I0708067

Joachim W. Dudenhausen, Wolfgang Henrich

Praktische Geburtsmedizin

Joachim W. Dudenhausen, Wolfgang Henrich

Praktische Geburtsmedizin

mit geburtshilflichen Operationen

Begründet von W. Pschyrembel
Unter Mitarbeit von M. Obladen

23. aktualisierte und erweiterte Auflage

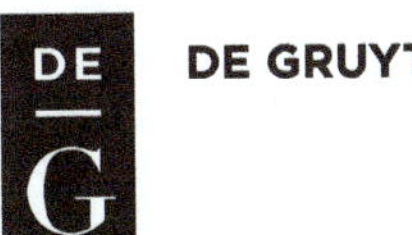

Professor Dr. med. Joachim W. Dudenhausen
ehemals Klinik für Geburtsmedizin
Charité Universitätsmedizin Berlin
Augustenburger Platz 1, 13353 Berlin
E-Mail: joachim.dudenhausen@charite.de

Professor Dr. med. Wolfgang Henrich
Klinik für Geburtsmedizin
Charité Universitätsmedizin Berlin
Augustenburger Platz 1, 13353 Berlin
E-Mail: wolfgang.henrich@charite.de

Professor Dr. med. Michael Obladen
ehemals Klinik für Neonatologie
Charité Universitätsmedizin Berlin
Augustenburger Platz 1, 13353 Berlin

Professor Dr. med. Dr. phil. Willibald
Pschyrembel †

ISBN 978-3-11-119259-8
ISBN 978-3-11-120155-9 (PDF)
ISBN 978-3-11-120295-2 (EPUB)
DOI https://doi.org/10.1515/9783111201559

Library of Congress Control Number: 2024952757

Bibliografische Information der Deutschen Nationalbibliothek
Die Deutsche Nationalbibliothek verzeichnet diese Publikation in der Deutschen Nationalbibliografie;
detaillierte bibliografische Daten sind im Internet über http://dnb.dnb.de abrufbar.

Der Verlag hat für die Wiedergabe aller in diesem Buch enthaltenen Informationen mit den Autoren
große Mühe darauf verwandt, diese Angaben genau entsprechend dem Wissensstand bei Fertigstellung
des Werkes abzudrucken. Trotz sorgfältiger Manuskriptherstellung und Korrektur des Satzes können
Fehler nicht ganz ausgeschlossen werden. Autoren und Verlag übernehmen infolgedessen keine
Verantwortung und keine daraus folgende oder sonstige Haftung, die auf irgendeine Art aus der
Benutzung der in dem Werk enthaltenen Informationen oder Teilen davon entsteht.
Die Wiedergabe der Gebrauchsnamen, Handelsnamen, Warenbezeichnungen und dergleichen in diesem
Buch berechtigt nicht zu der Annahme, dass solche Namen ohne weiteres von jedermann benutzt werden
dürfen. Vielmehr handelt es sich häufig um gesetzlich geschützte, eingetragene Warenzeichen, auch wenn
sie nicht eigens als solche gekennzeichnet sind.

© 2026 Walter de Gruyter GmbH, Genthiner Straße 13, 10785 Berlin, Deutschland

Alle Rechte vorbehalten. Dieses Werk sowie einzelne Teile desselben sind urheberrechtlich geschützt.
Jede Verwertung in anderen als den gesetzlich zugelassenen Fällen ist ohne vorherige schriftliche
Zustimmung des Verlags nicht zulässig. Text und Datamining zu kommerziellen Zwecken bedarf der
Genehmigung des Verlags.

De Gruyter und Walter de Gruyter GmbH sind Teil von De Gruyter Brill.
www.degruyterbrill.com

Fragen zur allgemeinen Produktsicherheit:
productsafety@degruyterbrill.com

Einbandabbildung: Diego Cerro Jimenez/iStock/Getty Images Plus

Vorwort 23. Auflage

Seit der ersten Auflage der „Praktischen Geburtshilfe" durch Willibald Pschyrembel (1901–1987) haben die folgenden Auflagen stets Neubearbeitungen und Erweiterungen erfahren. Auch für diese 23. Auflage der „Praktischen Geburtsmedizin" wurden zahlreiche Änderungen notwendig. Dabei wurde Wert darauf gelegt, den durch die eindringliche Didaktik und den persönlichen Erfahrungsschatz geprägten Charakter des Buches zu erhalten. Die Änderung des Titels des Lehrbuches von „Praktischer Geburtshilfe" in „Praktische Geburtsmedizin" ist ein Zeichen für die Entwicklung des medizinischen Fortschritts in den letzten Jahrzehnten.

Die Bearbeitung dieser Auflage ist durch die Zusammenarbeit mit Herrn Professor Dr. Wolfgang Henrich, Direktor der Klinik für Geburtsmedizin der Charité, erfolgt. Ich bin ihm für seine Kooperation dankbar.

Auch danke ich Professor Dr. Michael Obladen, ehemaliger Direktor der Klinik für Neonatologie der Charité, für seine Überarbeitung des Kapitels „Das Kind nach der Geburt". Die Kooperation ist durch die langjährige Zusammenarbeit im Perinatalzentrum der Charité gekennzeichnet.

Herzlichen Dank auch für die reichhaltige Unterstützung und Beratung durch Fachärztinnen der Charité, namentlich Dr. Hanna Brinkmann, Dr. Iris Dressler-Steinbach, Dr. Josefine Koenigbauer, Dr. Lisa Lorenz-Meyer, Dr. Irena Rohr, Dr. Silke Wegener, Dr. Katharina von Weizsäcker, Dr. Nanette Sarioglu und durch Dr. Larry Hinkson.

Bei den Literaturlisten zu den einzelnen Kapiteln handelt es sich um Arbeiten, die in den speziellen Punkten den Lesenden weitergehende Kenntnisse vermitteln.

Es wurde für Berufsbezeichnungen jeweils das generische Maskulinum verwendet. Ich bitte um Verständnis, es geschah zur Erleichterung des Lesens.

Berlin, März 2026   Joachim W. Dudenhausen

© 2026 Walter de Gruyter GmbH, Berlin | https://doi.org/10.1515/9783111201559-202

Inhalt

Vorwort 23. Auflage —— V

1 Physiologie der Plazenta und Schwangerschaft —— 1
1.1 Ovulation und Fertile Periode —— **1**
1.2 Plazentaentwicklung —— **3**
1.2.1 Zottenentwicklung —— **3**
1.2.2 Bau und Reifung —— **5**
1.2.3 Aufgaben der Plazenta —— **6**
1.2.4 Plazenta als endokrines Organ: HCG, HPL, Progesteron, Östrogene —— **9**
1.2.5 Fruchtwasser (FW), Liquor amnii —— **14**
1.3 Embryonal-/Fetalentwicklung —— **15**
1.3.1 Definitionen —— **15**
1.3.2 Präembryonale Entwicklung; Keimblätter —— **16**
1.3.3 Derivate der Keimblätter (n. Schumacher/Christ) —— **17**
1.3.4 Nabelschnur —— **18**
1.3.5 Lunge —— **19**
1.4 Mütterlicher Organismus —— **21**
Literatur —— **24**

2 Diagnose der Schwangerschaft —— 25
2.1 Frühschwangerschaft —— **25**
2.2 Diagnose der Spätschwangerschaft —— **26**

3 Schwangerenbetreuung —— 27
3.1 Vorsorgeuntersuchung —— **27**
3.1.1 Anamnese —— **28**
3.1.2 Geburtshilfliche körperliche Untersuchung —— **32**
3.1.2.1 Becken —— **32**
3.1.2.2 Äußere Untersuchung: Uterus, Leopold-Handgriffe —— **34**
3.1.2.3 Kindslage: Lage, Stellung, Haltung, Einstellung —— **39**
3.1.2.4 Herztöne (HT), Auskultation —— **41**
3.1.2.5 Äußere Beckenuntersuchung, Beckenmaße —— **43**
3.1.2.6 Vaginale Untersuchung. Zervix-, Muttermundstatus, Beckenaustastung —— **45**
3.1.3 Allgemeine Untersuchung —— **48**
3.1.3.1 Blutdruck, Urin, Gewicht —— **49**
3.1.3.2 Serologische Untersuchungen, Blutgruppe, Antikörper (Ak) —— **50**
3.1.3.3 Screening-Untersuchungen —— **53**

3.1.4 Untersuchungen bei Schwangerschaften mit erhöhtem Überwachungsbedarf (vormals Risikoschwangerschaften) —— **55**
3.1.4.1 Kardiotokographie: Kardiotokogramm (CTG) —— **56**
3.1.4.2 Amnioskopie (Fruchtwasserspiegelung) —— **64**
3.1.4.3 Ultraschalldiagnostik —— **66**
3.1.4.4 Dopplersonographie —— **87**
3.1.4.5 Hormonbestimmung —— **95**
3.1.5 Pränatale Diagnostik genetischer Defekte —— **95**
3.2 Beratung der Schwangeren —— **102**
Literatur —— **113**

4 Erkrankungen der Mutter während der Schwangerschaft —— 115
4.1 Schwangerschaftsspezifische Erkrankungen —— **115**
4.1.1 Hyperemesis gravidarum —— **115**
4.1.2 Intrahepatische Cholestase —— **116**
4.1.3 Hypertensive Schwangerschaftserkrankungen —— **117**
4.1.4 Schwangerschaftsspezifische Dermatosen —— **129**
4.2 Nicht für die Schwangerschaft spezifische Erkrankungen —— **130**
4.2.1 Herzkrankheiten —— **130**
4.2.1.1 Mütterliche Herzfehler —— **131**
4.2.1.2 Endokarditis —— **133**
4.2.1.3 Kardiomyopathien —— **133**
4.2.2 Lungentuberkulose (Tbc) —— **134**
4.2.3 Nierenerkrankungen —— **134**
4.2.3.1 Chronische Nierenerkrankungen —— **134**
4.2.3.2 Schwangerschaft nach Nierentransplantation —— **135**
4.2.3.3 Pyelonephritis gravidarum —— **135**
4.2.4 Diabetes mellitus (DM) —— **136**
4.2.4.1 Gestationsdiabetes (GDM) —— **141**
4.2.5 Thrombophilie —— **144**
4.2.6 Schilddrüsenkrankheiten —— **144**
4.2.7 Akutes Abdomen —— **145**
4.2.8 Adnextumoren —— **150**
4.2.9 Zytologie der Portio uteri —— **150**
Literatur —— **151**

5 **Gestörte Schwangerschaft in der zweiten Schwangerschaftshälfte** — **153**
5.1 Frühgeburt — **153**
5.2 Vorzeitiger Blasensprung (PROM), TRIPLE I, Amnioninfektionssyndrom (AIS) — **166**
5.3 Intrauterine Wachstumsrestriktion — **170**
5.4 Terminüberschreitung — **172**
5.5 Intrauteriner Fruchttod — **176**
Literatur — **177**

6 **Das kranke Kind in der Schwangerschaft** — **180**
6.1 Morbus haemolyticus (Mh) — **180**
6.2 Fetale und neonatale Alloimmunthrombozytopenie (FNAIT) — **187**
6.3 Pränatale Infektionen — **188**
6.3.1 Pränatale Rötelninfektion, Embryopathia rubeolosa — **190**
6.3.2 Zytomegalie — **192**
6.3.3 Varizellen, Zoster — **194**
6.3.4 Herpes simplex — **195**
6.3.5 Virushepatitis — **198**
6.3.6 Ringelröteln (Parvovirus-B-19-Infektion) — **200**
6.3.7 HIV — **202**
6.3.8 Listeriose — **204**
6.3.9 Toxoplasmose — **205**
6.3.10 Syphilis — **208**
6.3.11 Gonorrhoe (GO) — **211**
6.3.12 Impfung in der Schwangerschaft — **213**
6.4 Fehlbildungen — **214**
6.4.1 Hydrozephalus — **214**
Literatur — **217**

7 **Normale Geburt** — **219**
7.1 Geburtsfaktoren — **219**
7.1.1 Kind — **219**
7.1.2 Geburtsweg — **222**
7.1.3 Geburtskräfte, Wehen — **229**
7.2 Geburtsverlauf — **233**
7.2.1 Vorboten, Beginn der Geburt, Vorbereitung der Gebärenden — **234**
7.2.2 Anamnese, Untersuchung der Gebärenden, Spontangeburt — **236**
7.2.3 Kopf beim Durchtritt durch den Geburtskanal — **241**
7.2.4 Höhendiagnose. Höhenstand des Kopfes im Becken — **248**
7.2.4.1 Höhendiagnose durch äußere Handgriffe — **248**

7.2.4.2   Höhendiagnose durch innere Untersuchung —— **251**
7.2.4.3   Höhendiagnose durch Ultraschalldiagnostik —— **254**
7.3   Untersuchung des Kindes während der Geburt —— **255**
7.3.1   Auskultation, Fruchtwasserfarbe —— **256**
7.3.2   Kardiotokographie —— **257**
7.3.3   Fetalblutanalyse (FBA) —— **266**
7.4   Geburtsleitung —— **272**
7.4.1   Leitung der Eröffnungsperiode (EP) —— **272**
7.4.2   Leitung der Austreibungsperiode (AP) —— **285**
7.4.2.1   Gebärende in der AP: Presswehen, Geburtsposition, Mitpressen, Atmung —— **285**
7.4.2.2   Kind in der AP, Geburtsgeschwulst, Kopfblutgeschwulst —— **290**
7.4.2.3   Dammschutz —— **293**
7.4.2.4   Entwicklung von Schulter, Rumpf, Hüfte —— **296**
7.4.2.5   Geburtszeit, Abnabelung, Reifezeichen —— **298**
7.5   Leitung der Nachgeburtsperiode (Plazentarperiode) —— **300**
7.6   Postplazentarperiode —— **306**
7.7   Geburtsdauer —— **312**
    Literatur —— **314**

8   Pathologie der Geburt —— 316
8.1   Regelwidrige Kopfstände und -lagen —— **316**
8.1.1   Tiefer Querstand —— **316**
8.1.2   Hoher Geradstand —— **320**
8.1.3   Hintere Hinterhauptlage (HiHHL) —— **323**
8.1.4   Deflexions-, Strecklagen —— **330**
8.1.4.1   Vorderhauptlage (VoHL) —— **332**
8.1.4.2   Stirnlage (SL) —— **339**
8.1.4.3   Gesichtslage (GL) —— **340**
8.2   Beckenendlage (BEL) —— **349**
8.2.1   Einteilung, Diagnostik, Differentialdiagnostik —— **350**
8.2.2   Geburtsmechanismus —— **354**
8.2.3   Schwangerenberatung —— **365**
8.2.3.1   Prophylaktische (äußere) Wendung —— **365**
8.2.4   Entbindungsmodus und Geburtsleitung —— **367**
8.2.4.2   Manuelle Extraktion —— **383**
8.2.4.3   Schwierige manuelle Extraktion (Arm-, Kopfentwicklung) —— **393**
8.3   Querlage (QL) —— **398**
8.3.1   Verlauf der Querlagengeburt —— **400**
8.3.2   Behandlung der Querlage —— **404**
8.4   Mehrlinge —— **406**

8.4.1	Schwangerenbetreuung —— **410**
8.4.2	Geburtskomplikation, -modus —— **415**
8.4.2.1	Geburtskomplikationen —— **415**
8.4.2.2	Geburtsmodus, -leitung —— **416**
8.4.2.3	Nachgeburtsperiode —— **419**
8.5	Pathologische Wehenformen, Wehendystokie —— **419**
8.6	Geburtsstillstand —— **423**
8.7	Zervixreifung (Priming) und Geburtseinleitung —— **425**
8.8	Intrauteriner Sauerstoffmangel —— **428**
8.9	Nabelschnurkomplikation: Vorliegen, Vorfall —— **433**
8.9.1	Nabelschnurvorliegen —— **433**
8.9.2	Nabelschnurvorfall —— **435**
8.10	Armkomplikationen: Armvorliegen, Armvorfall —— **438**
8.11	Schulterdystokie —— **441**
8.12	Missverhältnis zwischen Kopf und Becken —— **444**
8.12.1	Allgemein verengtes Becken —— **446**
8.12.2	Trichterbecken —— **456**
8.12.3	Langes Becken (LB) —— **457**
8.13	Uterusruptur —— **463**
8.14	Geburtsleitung bei vorangegangener abdominaler Schnittentbindung —— **469**
8.15	Fruchtwasserembolie —— **470**
	Literatur —— **471**

9   **Geburtshilfliche Operationen —— 474**

9.1	Indikation —— **474**
9.2	Operationsvorbereitung —— **476**
9.3	Episiotomie, Scheidendammschnitt —— **477**
9.4	Scheidendammriss (Dammriss, DR), Klitoris-, Labienrisse —— **482**
9.5	Zangenoperation —— **486**
9.6	Vakuumextraktion (VE) —— **503**
9.7	Abdominale Schnittentbindung —— **510**
9.8	Kombinierte Wendung —— **518**
9.8.1	Wendung aus Querlage —— **518**
9.8.2	Wendung aus Schädellage —— **523**
9.9	Historischer Rückblick – Zerstückelnde Operationen: Perforation, Kraniotraxie —— **523**
	Literatur —— **531**

10 **Blutungen in der Schwangerschaft und während der Geburt** —— 534

10.1 Fehlgeburt, Abort (Abortus) —— 534

10.1.1 Artifizieller Abort —— 535

10.1.2 Spontanabort —— 536

10.1.2.1 Abortus completus, Frühabort —— 539

10.1.2.2 Abortus incompletus, Spätabort —— 540

10.1.2.3 Abortus incipiens, beginnender Abort —— 542

10.1.2.4 Abortus imminens, drohende Fehlgeburt —— 543

10.1.2.5 Abortus habitualis, habitueller Abort —— 544

10.1.2.6 Missed abortion, verhaltene Fehlgeburt —— 545

10.1.3 Abortus febrilis: fieberhafter Abort, septischer Abort —— 545

10.2 Gestationsbedingte Trophoblasterkrankungen —— 548

10.3 Ektope Gravidität (EG), Tubargravidität —— 555

10.4 Placenta praevia —— 563

10.5 Vorzeitige Plazentalösung (VL), Ablatio placentae —— 571

10.6 Insertio velamentosa und Vasa praevia —— 578

10.7 Verstärkte Blutungen in der Nachgeburtsperiode —— 581

10.7.1 Lösungsblutung, atonische Nachblutung —— 582

10.7.2 Rissblutung —— 596

Literatur —— 599

11 **Das normale Wochenbett** —— 602

11.1 Rückbildungsvorgänge (Involution) —— 602

11.1.1 Lage und Haltung des Uterus im Wochenbett —— 604

11.1.2 Verschluss der Zervix —— 605

11.1.3 Höhenstand des Uterus in den ersten Wochenbettstagen —— 605

11.2 Wundheilungsvorgänge im Wochenbett —— 606

11.2.1 Die Lochien = der Wochenfluss —— 607

11.3 Laktation —— 608

11.4 Die Wiederaufnahme der Ovarialfunktion —— 610

11.5 Klinik des Wochenbettes —— 612

11.5.1 Temperatur im Wochenbett —— 612

11.5.2 Kontrolle des Fundusstandes —— 613

11.5.3 Lochienkontrolle —— 614

11.5.4 Harnentleerung im Frühwochenbett —— 614

11.5.5 Darmentleerung —— 615

11.5.6 Gymnastik im Wochenbett —— 616

11.5.7 Aufstehen im Wochenbett – Frühmobilisation —— 616

11.5.8 Entlassung aus der Klinik am Ende des klinischen Wochenbetts —— 616

11.5.9 Das Stillen —— 617

Literatur —— 621

12   **Das pathologische Wochenbett** —— **622**
12.1   Puerperalfieber = Kindbett- oder Wochenbettfieber —— **622**
12.1.1   Lokal begrenzte Infektionen im Wochenbett —— **624**
12.1.1.1   Infizierte Geburtswunde —— **624**
12.1.1.2   Endometritis puerperalis —— **624**
12.1.2   Ausgebreitete Infektion im Wochenbett —— **625**
12.1.2.1   Schleimhautweg = Puerperale Adnexitis —— **625**
12.1.2.2   Blutweg = Puerperalsepsis —— **627**
12.1.2.3   Puerperale (diffuse) Peritonitis —— **630**
12.2   Blutungen im Wochenbett —— **630**
12.2.1   Plazentarest —— **631**
12.2.2   Geburtstraumatische Blutungen im Wochenbett —— **632**
12.3   Symphysenschaden —— **632**
12.4   Mastitis puerperalis —— **635**
12.5   Beckenvenenthrombose (BVTh) —— **639**
12.6   Peripartale Kardiomyopathie —— **642**
12.7   Postpartale Thyreoiditis —— **643**
12.8   Psychische Störungen —— **643**
            Literatur —— **644**

13   **Das Kind nach der Geburt** —— **646**
13.1   Das gesunde Neugeborene —— **646**
13.1.1   Das Kind und seine Eltern —— **646**
13.1.2   Erstversorgung —— **647**
13.1.3   Untersuchungen —— **648**
13.1.4   Screening-Programm —— **649**
13.1.5   Andere Präventionsmaßnahmen —— **652**
13.2   Ernährung und Pflege —— **653**
13.2.1   Laktation, Stillen, Medikamente in der Muttermilch —— **653**
13.2.2   Nahrungsaufbau bei künstlicher Ernährung —— **655**
13.2.3   Ernährungsstörungen —— **656**
13.2.4   Pflege des gesunden Neugeborenen —— **658**
13.3   Postnatale Adaptation —— **659**
13.3.1   Physiologie der Adaptation —— **659**
13.3.1.1   Atmungsadaptation —— **659**
13.3.1.2   Kreislaufadaptation —— **660**
13.3.1.3   Temperaturadaptation —— **662**
13.3.1.4   Beurteilung der Adaptation —— **662**
13.3.2   Pathologie der Adaptation —— **666**
13.3.2.1   Geburtsasphyxie —— **666**
13.3.2.2   Neu- und Frühgeborenenreanimation —— **666**

13.3.2.3 Mekoniumaspirationssyndrom (MAS) —— 670
13.3.2.4 Hypoxisch-ischämische Enzephalopathie —— 671
13.4 Geburtsverletzungen —— 672
13.5 Das Frühgeborene —— 677
13.5.1 Gestationsalter —— 677
13.5.2 Gefährdungen —— 678
13.5.3 Krankheiten Frühgeborener —— 679
13.5.3.1 Surfactantmangel (Atemnotsyndrom) —— 679
13.5.3.2 Persistierender Ductus arteriosus (PDA) —— 680
13.5.3.3 Bronchopulmonale Dysplasie (BPD) —— 680
13.5.3.4 Apnoe-Anfälle bei Frühgeborenen —— 682
13.5.3.5 Retinopathia praematurorum —— 682
13.5.3.6 Hirnblutung —— 683
13.5.3.7 Nekrotisierende Enterokolitis (NEC) —— 683
13.5.3.8 Frühgeborenenanämie —— 684
13.6 Hypotrophes Neugeborenes —— 684
13.7 Das Kind der diabetischen Mutter —— 686
13.7.1 Glukosestoffwechsel und Hypoglykämie —— 686
13.7.2 Fetopathia diabetica und Komplikationen —— 687
13.8 Häufige Krankheiten des Neugeborenen —— 689
13.8.1 Atemstörungen —— 689
13.8.2 Anämie, Polyzythämie, Hyperviskosität —— 690
13.8.3 Hyperbilirubinämie, Ikterus, Fototherapie —— 692
13.8.4 Morbus haemolyticus —— 695
13.8.5 Drogenabhängigkeit, Drogenentzug —— 696
13.8.6 Neugeborenenkrämpfe —— 697
13.9 Häufige angeborene Fehlbildungen —— 697
13.9.1 Magen-Darm-Trakt —— 698
13.9.2 Angeborene Herzfehler —— 702
13.9.3 Skelettfehlbildungen —— 703
13.9.4 Down-Syndrom —— 706
13.9.5 Alkoholembryopathie, -fetopathie (fetales Alkoholsyndrom) —— 707
13.10 Neonatale Infektionen —— 708
13.10.1 Immunstatus des Neugeborenen —— 708
13.10.2 Sepsis und B-Streptokokken-Infektion —— 708
13.10.3 Andere vertikale Infektionen —— 710
13.11 Versorgungsstufen und Regionalisierung —— 712
13.11.1 Pränatale Verlegung in Perinatalzentren —— 713
13.11.2 Hinzuziehen des Neonatologen —— 713
13.11.3 Indikation zur Verlegung auf eine Neugeborenen-Intensivstation —— 714

13.11.4 Keine Indikation zur Verlegung auf eine
Neugeborenen-Intensivstation — **715**
13.11.5 Postnataler Transport — **715**
Literatur — **716**

Register — **719**

1 Physiologie der Plazenta und Schwangerschaft

Die Physiologie der Schwangerschaft und der Plazenta umfasst eine Vielzahl von komplexen Prozessen, die den Beginn und den Verlauf der Schwangerschaft steuern und die Entwicklung des Embryos und des Fetus unterstützen.

1.1 Ovulation und Fertile Periode

Menstruationszyklus: Dauer ca. 28 Tage, besteht aus zwei Phasen: *Follikelphase* und *Gelbkörperphase*.

Follikelphase. In jedem Zyklus wachsen mehrere Follikel im Ovar heran, von denen ein Tertiärfollikel zur Befruchtung heranreift. Das in den Granulosazellen des Tertiärfollikels gebildete Progesteron bringt die Eizelle zum Reifen. Das in seiner Tunica interna gebildete Hormon Östradiol stimuliert die Proliferation der Uterusschleimhaut.

Durch den sprunghaften Anstieg des Östradiols und konsekutiver Ausschüttung von luteinisierendem Hormon („LH-Peak") wird die *Ovulation* ausgelöst: der Follikel platzt, die Eizelle wird mit Hilfe von Follikelwasser aus dem Eibläschen ausgeschwemmt.

Eizelle: Oogonie. Besteht aus Eiplasma mit Eihaut und Kern, umgeben von der inneren Zona pellucida und der äußeren Corona radiata (zottige Follikelepithelzellen).

Ovulation (Eisprung). Findet im Ovar ca. am 14. Tag des Menstruationszyklus statt.

Gelbkörperphase. Aus dem verbliebenen Rest des Follikels entsteht ein Gelbkörper (Corpus luteum).

Tubenwanderung. Der Fimbrientrichter der Tuba uterina legt sich über den reifen Tertiärfollikel und fängt die Eizelle auf; diese gelangt durch die Tube in das Cavum uteri. Die Wanderung dauert etwa 5 Tage. Die fertile Periode, in der die Eizelle befruchtungsfähig bleibt, erstreckt sich über etwa 4 Tage (Abb. 1.1).

Befruchtungsphasen. Die Befruchtung der Eizelle findet in der Tube (tuba uterina) statt. Die erste Phase besteht in der Imprägnation, bei der die Samenzelle in die reife Eizelle eindringt, die zweite in der Konjugation, bei der die männlichen und weiblichen Zellkerne miteinander verschmelzen und eine *Zygote* (befruchtete Eizelle) bilden.

Zygote. Befruchtete Eizelle; als äußerlich sichtbare Zeichen einer Befruchtung und beginnender Zellteilung (Tochterzellen = Blastomere) zeigen sich Furchen auf der Oberfläche.

Morula. Ab dem Stand von ca. 12 Blastomeren (3–4 Tage nach der Befruchtung) wird die Zygote wegen ihrer Ähnlichkeit mit einer Maulbeere Morula genannt.

Da mit jeder Teilung die Tochterzellen kleiner als ihre Mutterzellen werden, behält das Gebilde eine gleichbleibende Größe.

© 2026 Walter de Gruyter GmbH, Berlin | https://doi.org/10.1515/9783111201559-001

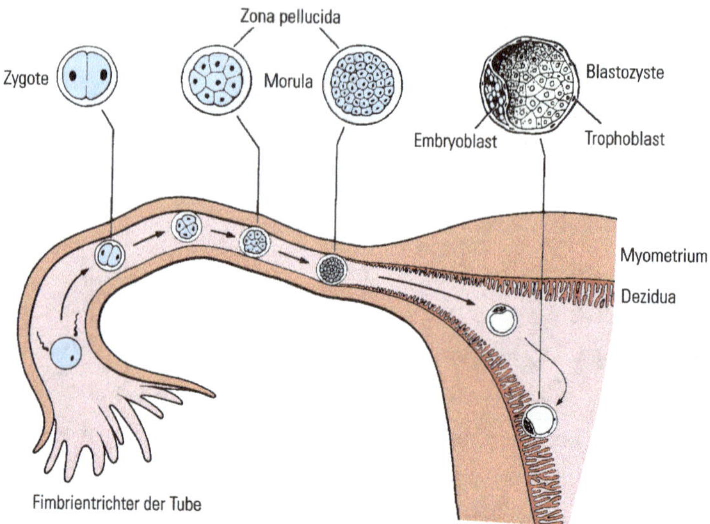

Abb. 1.1: Entwicklung der befruchteten Eizelle vor der Einnistung.

Blastozyste. Im 32–58 Zellstadium (5. Tag p. c.) bildet sich ein Hohlraum (Blastozystenhöhle), der aus einer äußeren Zellschicht, dem *Trophoblasten* und einem inneren Zellknoten, dem *Embryoblasten* besteht. Nach Eintritt in die Uterushöhle befreit sich die Blastozyste aus der Zona pellucida, sog. Schlüpfen. Durch Flüssigkeitsaufnahme nimmt sie stark an Größe zu.

Trophoblast. Äußere Zellschicht; bildet später extraembryonale Strukturen und den fetalen Teil der Plazenta.

Embryoblast. Knotenförmige innere Zellmasse. Vorstufe des Embryos, der Nabelschnur und des Amnions. Die Zellen des Embryoblasten sind größer und unreifer als die des Trophoblasten.

Dezidua. Durch Einwirkung von Progesteron aufgelockerte, angeschwollene, glykogen- und fettreiche Uterusschleimhaut nach Eintreten einer Schwangerschaft (Decidua graviditatis), in geringerer Ausprägung auch in der Sekretionsphase des Menstruationszyklus.

Die **Decidua basalis** (Basalplatte) besteht aus:
- Decidua compacta, innere feste Schicht,
- Decidua spongiosa, äußere aufgelockerte Schicht.

Die Plazentalösung erfolgt in der Decidua spongiosa. Bei der Plazentageburt wird daher die Decidua compacta mit einem Teil der Decidua spongiosa ausgestoßen. Beide Deziduateile bilden bei der abgelösten Plazenta die Basalplatte.

Nidation. Die Blastozyste dockt am 5. bis 6. Tag p. c. mit dem Embryonalpol voraus auf der hormonell vorbereiteten Uterusschleimhaut an und haftet fest unter Beteiligung des Adhäsionsmoleküls Mucin 1 (stimuliert durch Östrogene). Angeregt durch den Kontakt mit mütterlichem Gewebe differenziert sich aus dem der Schleimhaut aufliegenden *Trophoblasten* ein *Synzytium*.

Zytotrophoblast/Synzytiotrophoblast: Am Ende der ersten Entwicklungswoche differenziert der Trophoblast in eine innere Schicht aus einkernigen teilungsfähigen Zellen (*Zytotrophoblast*; ZT) und eine äußere Zellschicht, einem mehrkernigen Zellverband, dem *Synzytiotrophoblasten* (ST), gebildet durch Verschmelzung von Einzelzellen des ZT; der Synzytiotrophoblast produziert das Hormon HCG (human chorionic gonadotropin) und unterhält die endokrine Aktivität des Corpus luteum; Schwangerschaftstest s. u.

Implantation. Ab dem 6. Tag p. c. beginnt das Synzytium mit Hilfe von Interleukinen, Zytokinen und Interferonen die mütterliche Schleimhaut aufzulösen. Die Blastozyste dringt unter Dickerwerden des vorausgehenden Synzytiotrophoblasten durch lytische Aktivität tiefer in die Dezidua ein. Die synzytialen Zellen resorbieren die freiwerdenden Substanzen (Proteine, Lipide, Kohlenhydrate) zur Ernährung des Embryoblasten.

Über dem Eintrittsort bildet sich ein Fibringerinnsel (Schlusskoagulum), die umgebende Schleimhaut deckt den entstandenen Defekt vollständig zu.

1.2 Plazentaentwicklung

1.2.1 Zottenentwicklung

Am **Tag 7–8** p. c. bildet der vorausgehende Synzytiotrophoblast eine kompakte Masse, die die Blastozyste tief in die Dezidua eingräbt. Am **Tag 8-9** p. c. bilden sich im Synzytiotrophoblasten kleine Vakuolen, sog. **Lakunen**, die an Größe zunehmen und konfluieren. Sie werden lediglich durch Säulen aus Synzytiotrophoblast (Abb. 1.2), den **Trabekeln**, voneinander getrennt. Das Synzytium mit den Lakunen umgibt die gesamte Blastozyste.

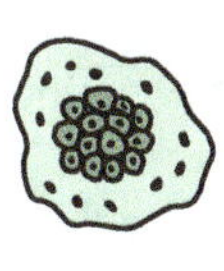
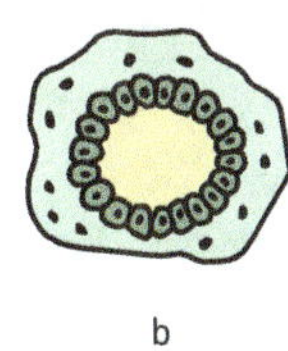
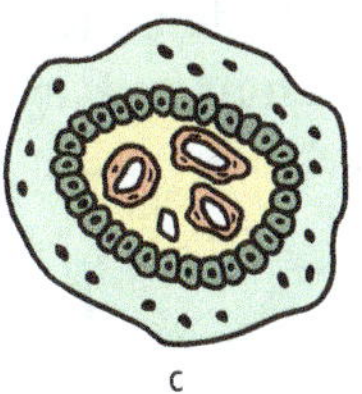

Abb. 1.2: Entwicklung der Zotten in den Stadien: **A** Primärzotte; besteht lediglich aus zentralem Zytotrophoblasten und äußerem Synzytiotrophoblasten; **B** Sekundärzotte; zentral eingewandertes Mesenchym (Bindegewebe, gelb); **C** Tertiärzotte; Trophoblast, Mesenchym und Blutgefäße.

Primärzotten. Ab **Tag 12** p. c. wandern Zytotrophoblastzellen in die Trabekel ein und erreichen am **Tag 13** p. c. ersten Kontakt zum Endometrium. Die Trabekel werden zu *Haftzotten.*

Sekundärzotten. Tag 12–15 p. c.: Aus dem extraembryonalen Mesenchym der Chorionplatte wandert primitives Bindegewebe in den Zytotrophoblasten ein, vermehrt und verzweigt sich. Die Versorgung des Embryoblasten durch Histiotrophie ist nicht mehr ausreichend; durch Eröffnung mütterlicher Blutgefäße und Kontakt zu den kindlichen Lakunen endet die histiotrophe Phase zur Versorgung der Blastozyste, es beginnt die hämotrophe Phase.

Zu diesem Zeitpunkt entwickelt sich der *Haftstiel* (Vorläufer der *Nabelschnur*); seine ersten Blutgefäße erreichen am **17. –18. Tag** p. c. die Chorionplatte.

Tertiärzotten. Mesenchymzellen der Sekundärzotten differenzieren zu Blutgefäßen, welche zu Beginn der 5. Entwicklungswoche Kontakt mit den Haftstielgefäßen zur Bildung des fetoplazentaren Kreislaufs erhalten.

Trophoblastinvasion. Einwandern von Trophoblastzellen in die Dezidua und in das innere Drittel des Myometriums zur Verankerung der Plazenta und Steigerung der uteroplazentaren Perfusion durch Veränderung der Spiralarterien. Die in Dezidua und Myometrium wandernden Trophoblastzellen werden als extravillöser Trophoblast bezeichnet (im Gegensatz zum villösen Trophoblast = Plazentazottentrophoblast). Es werden 2 Wanderwege des extravillösen Trophoblasten unterschieden:
- Interstitielle Invasion. Trophoblastzellen lösen sich aus den Zotten und wandern in Dezidua und Myometrium ein. Sie sezernieren eine extrazelluläre Matrix, die die Plazenta in der Dezidua verankert. An den Spiralarterien rufen die Zellen eine Anschwellung der Endothelzellen, ein Ödem der Media und Abbau elastischer Fasern hervor.
- Endovaskuläre Invasion. Ab 10. SSW finden sich die Trophoblastzellen anstelle der Intima und in der Media der Spiralarterien. Resultat ist eine ausgeprägte Dilatation der Spiralarterien mit Steigerung des uteroplazentaren Blutflusses.

In der späten Embryonalzeit ist die Chorionblase allseits von Zottenwerk umgeben. Am embryonalen Pol wächst das Chorion weiter (**Chorion frondosum** = buschiges Chorion), im übrigen Bereich wird es verdünnt (Chorionglatze) und verschwindet bis zum Ende der 10. SSW vollständig (**Chorion laeve** = glattes Chorion). Das Chorion laeve mit der Decidua capsularis verbindet sich in der 12.–14. SSW mit der Decidua parietalis.

Aus dem Fruchtsack hat sich eine Plazenta mit ihrem typischen Aufbau und der endgültigen Form entwickelt. Es folgt die Reifung.

1.2.2 Bau und Reifung

Die Plazenta ist ein rund/ovales, scheibenförmiges Organ. Sie hat am Termin ein Normgewicht von 415–650 g; ihre Basalfläche beträgt 200–315 cm^2. Idealerweise inseriert die Nabelschnur zentral. Ihre Nabelschnurlänge: 60–75 cm, Durchmesser 1–2 cm, drei Blutgefäße: eine Vene, zwei Arterien.

Chorionplatte: Grenzfläche zur Fruchthöhle; besteht aus Amnionepithel, Amnionbindegewebe, Zwischenschicht, chorialem Bindegewebe (in ihm verlaufen die fetalen *Allantoisgefäße*), Trophoblastzellschicht, Chorionplattenfibrinoid (Langhans-Fibrinoid).

Basalplatte: Dem Uterus zugewandte Schicht, Begrenzung des Zwischenzottenraums (Intervillosum); diese besteht aus:
- fetalem Anteil: Zyto- und Synzytiotrophoblast, Fibrinoid, kollagenfaseriges Bindegewebe.
- maternalem Anteil: Fibrinoidstreifen (Nitabusch), Dezidua.

Von der Basalplatte ragen unterschiedlich hohe Septen in den intervillösen Raum (kleines I). Sie unterteilen das Zottenwerk in **Kotyledonen**. Sie sind die fetalen und mütterlichen Hauptströmungseinheiten der Plazenta.

Die Tertiärzotten verzweigen sich mehr und mehr. Bis zur 15. SSW verschwindet die innere Zellschicht des Zottenepithels, der Zytotrophoblast,

Unterteilung der Zotten (Abb. 1.3):
- **Stammzotten:** von der Deckplatte abgehende großkalibrige Zotten, in ihr verlaufen stark Muskel ummantelte Gefäße für den Bluttransport.
- **Zwischenzotten:** verschiedener Ordnung mit Hormon bildendem Epithel; aus ihnen werden weitere Verzweigungen rekrutiert.
- **Endzotten:** kleinste Durchmesser: Der Durchmesser der Endzotten (Resorptionszotten, Nährzotten) nimmt von 140 μm in den ersten SSW bis auf 50 μm in den letzten SSW ab; sie passt sich dem Nahrungsbedürfnis des Feten an; ihre Blutgefäße sitzen alle ohne Zwischengewebe dem Trophoblasten unmittelbar an. In weiten Abschnitten der Zirkumferenz fehlt das Zytoplasma des Epithels, so dass eine Schicht mit der kürzest möglichen Diffusionsstrecke als Trennung zwischen kindlichem Blut in den Kapillaren und mütterlichem Blut im Intervillosum entsteht, den Stoffwechsel- oder **synzytiokapillären Membranen**. Eine synzytiokapilläre Membran besteht lediglich aus den Zellmembranen der fetalen Kapillare und denen des Trophoblasten.

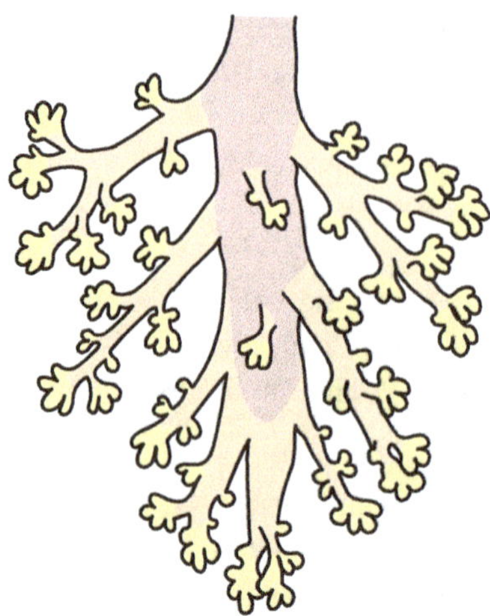

Abb. 1.3: Zottenbaum; Rosa: Stammzotten, Ocker: Zwischenzotten, Gelb: Endzotten (Nährzotten).

Das **Intervillosum** ist der Raum zwischen Deck- und Basalplatte. Er ist ausgefüllt von mütterlichem Blut, in dem die Zottenbäumchen flottieren. Das intervillöse Blutvolumen beträgt am Termin 200 ml, die innere Oberfläche der reifen Plazenta 12–13 m^2.

In der 32. SSW hat die Plazenta ihre größte Dicke pränatal bis 6 cm und postpartal 2 cm erreicht. Sie wächst nur noch in der Fläche, wobei das Wachstum der Plazenta und der unter ihr liegenden Gebärmuttermuskelwand gleich sind.

Die **Spiralarterien** (Endometriumarterien) verlaufen stark gewunden (→ **Spiralarterien**), die **Venen** sind trichterartig erweitert. 72 Spiralarterien (Lemtis) versorgen die Plazenta. Das arterielle mütterliche Blut strömt gerichtet von den basalen Arterienmündungen gegen die Chorionplatten. Von dort rieselt es duschenartig über die Zotten hinweg zur Basalplatte zurück, wo es durch die trichterartig erweiterten Venen dem mütterlichen Kreislauf wieder zugefügt wird.

Zwischen mütterlichem Blut im intervillösen Raum und kindlichem Blut in den Zottenkapillaren kommt es zum Sauerstoff- und Kohlendioxidaustausch sowie zum Übergang von Nahrungsstoffen aus dem mütterlichen zum fetalen Blut und zur Abgabe von Abbauprodukten an das mütterliche Blut.

Haftzotten. Das Zottenwerk ist von einem Teil der Stammzotten durch Zellsäulen mit der Basalplatte fest verhaftet.

1.2.3 Aufgaben der Plazenta

- Austausch zwischen mütterlichem und kindlichem Blut, Gas-, Nährstoffwechsel.
- Endokrines Organ, Plazentahormonbildung, s. S. 7.
- Immunologische Barriere zwischen Fruchtanlage und Mutter.

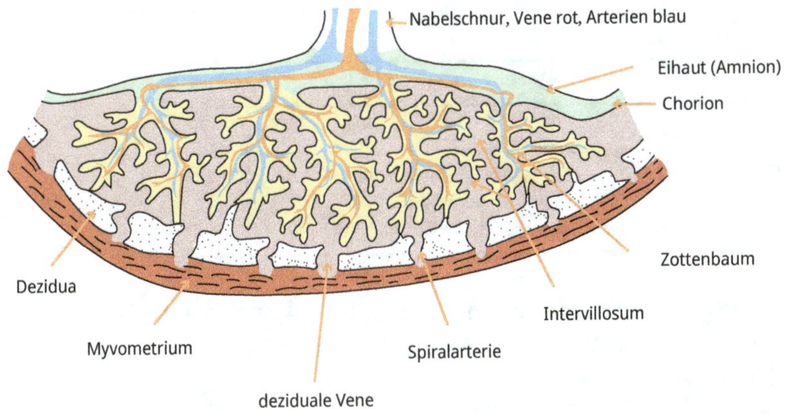

Abb. 1.4: Plazentaaufbau.

Plazenta als Austauschorgan (Abb. 1.4). Ausgetauscht werden:

– Gase (O_2, CO_2),
– Nährstoffe (Kohlenhydrate, Amino-, Fettsäuren, Vitamine, Elektrolyte),
– Medikamente (Inhalationsnarkotika, lipophile und hydrophile Substanzen mit niedrigem Molekulargewicht), **cave** auch Alkohol und andere Drogen.

Der Austausch via synzytiokapilläre Membran erfolgt auf 2 Wegen (Tab. 1.1): Zum einen passiv nach dem Konzentrationsgefälle durch Diffusion, zum anderen aktiv durch energiefordernden Transport.

Beispiel der einfachen Diffusion ist der diaplazentare Gasaustausch. Beispiel der erleichterten Diffusion ist Glukose. Ihr Durchtritt erfolgt schneller als bei einfacher Diffusion, auch findet eine struktur- und stereospezifische Selektion statt. Man nimmt an, dass diese durch Trägermoleküle (Carrier) in den Zellen der synzytiokapillären Membran erleichtert wird.

Die **fetale Sauerstoffaufnahme** wird durch den O_2-Konzentrationsunterschied zwischen mütterlichem und fetalem Blut und die Durchblutung des intervillösen Kapillarspaltes und der Zotte beeinflusst.

Tab. 1.1: Plazentarer Stoffaustausch.

Mechanismus	Stoff
passiver Durchtritt	
einfache Diffusion	O_2, CO_2, Kreatinin, Medikamente
erleichterte Diffusion	Glukose
Diapedese (durch Defekte der synzytiokapillären Membran)	Erythrozyten, Leukozyten, Medikamente

Tab. 1.1 (fortgesetzt)

Mechanismus	Stoff
aktiver Transport	
enzymatischer Prozess	anorganische Ionen, Aminosäuren, Fettsäuren, Vitamine, Hormone
Pinozytose	Proteine, Lipide, Immunglobuline

Beispiel. Die O_2-Sättigung im mütterlichen Blut beträgt 95–99 %, die des fetalen Blutes in der Plazentazotte 15 %. Wegen des Konzentrationsgefälles diffundiert O_2 aus dem mütterlichen in das fetale Blut.

Der Sauerstofftransport durch die Plazentamembran folgt dem Gesetz der einfachen Diffusion, also ohne Energieaufwand.

Die O_2-Sättigung ist auf der mütterlichen und fetalen Seite der synzytiokapillären Membran von der Durchblutung abhängig. Die Durchblutung auf der mütterlichen Seite am Termin ist 500 ml/min, auf der fetalen 300 ml/min. Es besteht keine lineare Beziehung zwischen Uterus- und Plazentadurchblutung und Sauerstoffaufnahme. Bei einer auf 350–400 ml/min reduzierten mütterlichen Durchblutung ist mit einer verminderten Sauerstoffaufnahme zu rechnen.

Multivillöses Stromprinzip. Der Sauerstoffgehalt des mütterlichen Blutes während der Passage durch den intervillösen Raum nimmt ab, während der Sauerstoffgehalt des kindlichen Blutes im Zottenkreislauf zunimmt.

- Gesteigertes Sauerstoffbindungsvermögen des fetalen Blutes (erhöhte Sauerstoffaffinität), hervorgerufen durch das gegenüber dem Erwachsenen-Hb anders strukturierten fetalen Hämoglobin (HbF) und dem niedrigen Gehalt an Diphosphorglyzerat der fetalen Erythrozyten. Außerdem ist die O_2-Affinität u.a. vom CO_2-Gehalt, pH-Wert des Blutes abhängig (Bohr-Effekt: Bei niedrigem pH-Wert ist die Sauerstoffbindung vermindert).
- Erhöhte Sauerstoffkapazität des fetalen Blutes durch die relative Polyglobulie (mittlerer Hb-Gehalt am Termin 16 g% gegenüber dem mittleren Hb-Gehalt der Mutter von 12 g%).

Während der intrauterinen Entwicklung wird die Diffusionsleistung dem steigenden Sauerstoffbedarf des Feten durch Zunahme der Durchblutung, Vergrößerung der Kapillaroberfläche und Verschmälerung der synzytiokapillären Membran angepasst. Erhöhter fetaler Sauerstoffverbrauch lässt den Sauerstoffdruck im Nabelschnurarterienblut abnehmen und den Sauerstofftransport durch Vergrößerung der Konzentrationsunterschiede steigen.

CO_2-Stoffwechsel. Auch der plazentare Kohlendioxidaustausch folgt der freien Diffusion. Die Diffusionsgeschwindigkeit ist durch die bessere Löslichkeit höher als für O_2.

CO_2 wird durch Hydratation und Dissoziation in HCO_3 und H^+ umgewandelt, nur ein kleiner Teil ist physikalisch gelöst. Der Transport erfolgt zu mehr als 80 % als Bicarbonat (⅔ im Plasma, ⅓ in Erythrozyten). Während der Schwangerschaft sinkt der CO_2-Partialdruck des mütterlichen Blutes infolge Hyperventilation von 40 auf 32 mmHg. Die respiratorische Alkalose wird ausgeglichen durch Verminderung des CO_2-Bindungsvermögens, sodass der aktuelle pH-Wert konstant bleibt. Die arterielle Druckdifferenz zwischen mütterlichem und fetalem CO_2 beträgt 9 mmHg.

Oxygenierung des Blutes vermindert das CO_2-Bindungsvermögen (→ Haldane-Effekt): Zunahme des Oxy-Hb erleichtert den CO_2-Transfer.

Fetomaternale CO_2-Differenz. Der Ausgleich ist nicht komplett; die Differenz beträgt 3–5 mmHg. Ursachen sind eine ungleichmäßige Diffusion in der Plazenta und ein verzögerter Austausch zwischen Erythrozyten und Plasma.

1.2.4 Plazenta als endokrines Organ: HCG, HPL, Progesteron, Östrogene

Plazentahormone. Die Plazenta synthetisiert folgende Hormone:
- Proteohormone (entstehen nur in der Plazenta). HCG (humanes Choriongonadotropin), HPL (Plazentalaktogen), HCT (humanes Choriothyrotropin).
- Steroidhormone. Östrogene und Gestagene. Die Synthese in der Plazenta setzt die Bereitstellung von Vorstufen mit Steroidnatur von Fet oder Mutter voraus.

Feto-materno-plazentares System. Plazenta und Fet bilden eine funktionelle, endokrine Einheit. Man spricht von fetoplazentarer Einheit oder vom fetoplazentaren endokrinen System oder, um die mütterliche endokrine Mitwirkung zu betonen, vom feto-materno-plazentaren System.

Choriongonadotropin, HCG
HCG, Human Chorionic Gonadotropin; von Aschheim und Zondek 1927 an der Charité entdecktes gonadotropes (auf die Keimdrüsen gerichtetes) Hormon mit Eiweißstruktur, gebildet im Synzytiotrophoblasten.

Das HCG-Molekül besteht aus 2 Peptidketten (α, β). Die β-Kette ist für die hormonspezifische Aktivität verantwortlich.

Das vom Trophoblasten gebildete HCG geht auf die Mutter über (Abb. 1.5). Die Ausscheidung über die Nieren (Abb. 1.6) beginnt wenige Tage nach Implantation mit einem Gipfel im 1. Schwangerschaftsdrittel (50.–80. Tag p. m.).

HCG-Nachweis ist Grundlage des Schwangerschaftstests (s. S. 79).

Funktion. HCG wandelt das Corpus luteum in ein Corpus luteum graviditatis und erhält damit seine Östrogen- und Gestagensynthese, die Funktion der mütterlichen Hypophyse wird gehemmt. Damit wird die Decidua graviditatis so lange erhalten, bis der

Trophoblast selbst ausreichend Progesteron für die Erhaltung der Decidua bildet (ab 8. SSW).

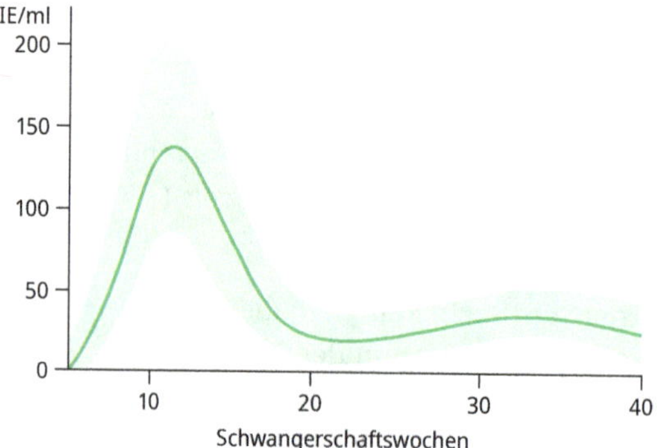

Abb. 1.5: Serum-HCG-Werte in der Schwangerschaft; Mittelwerte und doppelte Standardabweichungen (nach Keller).

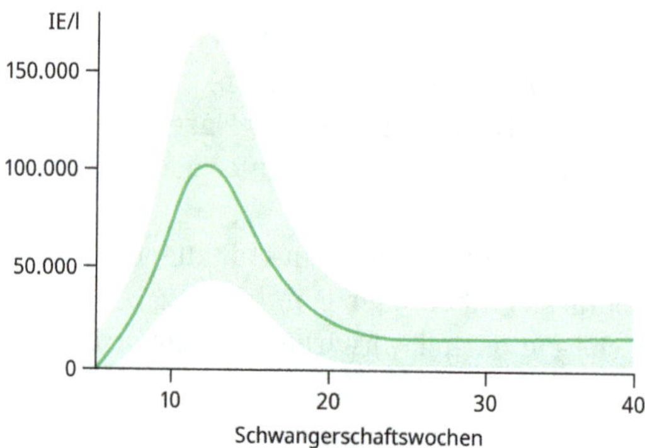

Abb. 1.6: Urin-HCG-Werte in der Schwangerschaft; Mittelwerte und doppelte Standardabweichungen (nach Keller).

Diskutiert werden der HCG-Einfluss auf die plazentare Steroidsynthese (Progesteronsynthese) sowie die Auslösung der testikulären Testosteronbildung bei männlichen Feten in der 10.–12. SSW.

Plazentalaktogen, HPL

HPL ist Human Placental Lactogen. Laktogenes (= Milch bildendes) Hormon, 1961 von Ito und Higashi gefunden, einkettiges Eiweiß, das chemisch dem Wachstumshormon (STH) und Prolaktin (HPRL) ähnelt, Bildung im Synzytiotrophoblasten.

HPL-Anstieg korreliert mit funktionsfähiger Synzytiotrophoblastmenge. HPL-Konzentration im mütterlichen Blut ist Maß für die plazentare Funktion.

Funktion. HPL soll bei der Mutter Glukose (antiinsulinäre Wirkung) und freie Fettsäuren mobilisieren und den diaplazentaren Durchtritt der freien Fettsäuren regulieren. Prolaktin und HPL stimulieren das Wachstum und die Differenzierung der Milchdrüse.

Progesteron

Progesteron wird im Corpus luteum und während der Schwangerschaft ab ca. 8. SSW im Synzytiotrophoblasten der Plazenta ansteigend (ca. 10 × so viel) synthetisiert.

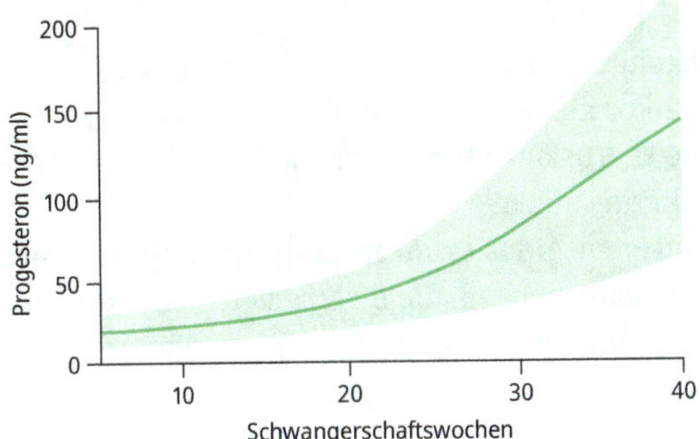

Abb. 1.7: Serumprogesteron in der Schwangerschaft; Mittelwerte und 95% Konfidenzintervall (nach Keller).

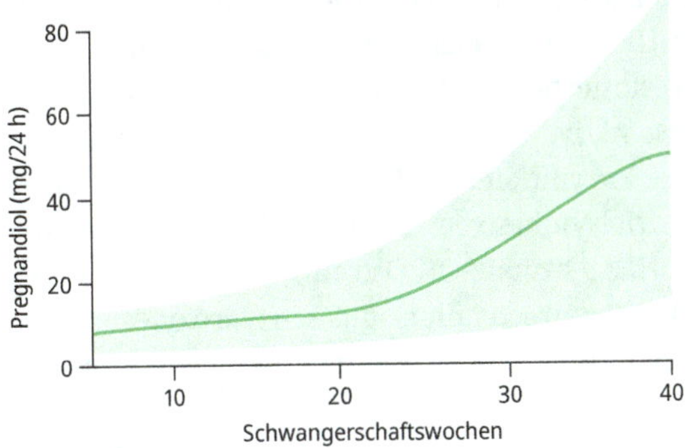

Abb. 1.8: Pregnandiol im Urin in der Schwangerschaft; Mittelwerte und 95% Konfidenzintervall (nach Keller).

Weitere Bildungsorte sind in geringem Maße die NNR von Mutter und Feten. Gegen Ende der Schwangerschaft werden 200–500 mg plazentares Progesteron täglich an den mütterlichen Organismus abgegeben.

Progesteron wird in der Plazenta aus Pregnenolon gebildet, das hierfür benötigte Cholesterin wird überwiegend von der Mutter bereitgestellt. Das an den Feten abgegebene Progesteron wird größtenteils zu weiteren Steroiden umgebaut: Corticosteron, Cortisol, Androstendion und Testosteron bei männlichen Feten; ein anderer Teil wird von der fetalen Leber zu 20α- bzw. 20β-Dihydroprogesteron reduziert, das über die Nabelarterien zur Plazenta zurückkehrt.

Pregnandiol. Das an den mütterlichen Kreislauf abgegebene plazentare Progesteron (Abb. 1.7) wird zu 10–20 % als Pregnandiol (Pregnandiolglukuronosid oder P-Glukuronsäure-Konjugat) im Urin ausgeschieden (Abb. 1.8).

Da die Progesteronsynthese eine plazentare Leistung ist, ist die Pregnandiolausscheidung im mütterlichen Urin ein Maß für den plazentaren Funktionszustand.

Funktion. Die „schwangerschaftserhaltende" Wirkung des Progesterons wird angenommen, ist aber nicht bewiesen. Jung konnte experimentell nachweisen, dass das Progesteron eine Hemmwirkung auf die Uteruskontraktion ausübt, Muskeltonus, Frequenz und Amplitudenhöhe der Kontraktion sinken.

Die Interaktion des Progesterons mit den Aldosteronrezeptoren der Niere führt zu einem Anstieg von Aldosteron und Angiotensinogen, die ihrerseits für die Natrium- und Wasserretention in der 2. Zyklushälfte und während der Schwangerschaft verantwortlich sind.

Östrogene

Östron, Östradiol, Östriol werden in der Plazenta gebildet, die Plasmakonzentration steigt kontinuierlich.

Der **Hauptsyntheseweg** geht in der Plazenta vom mütterlichen (10 %) und fetalen (90 %) Dehydroepiandrosteronsulfat (DHEAS) aus. Nach Abspaltung der Sulfatgruppe wird DHEAS über Androstendion und Testosteron in Östron und Östradiol verwandelt.

Da die Plazenta keine 16-Hydroxylase-Aktivität besitzt, kann aus Östron oder Östradiol kein Östriol aufgebaut werden. Diese Enzyme sind in der fetalen Leber und Nebenniere vorhanden, sodass der Fet zur Östriolsynthese sowohl DHEAS bzw. das von der Plazenta produzierte Östron zu 16-OH-DHEAS bzw. 16-OH-Östron hydroxyliert als auch 16-hydroxylierte Vorstufen wie 16-Hydroxyandrostendion und 16-Hydroxytestosteron liefert. Von den Sulfaten wird in der Plazenta die Sulfatgruppe abgespalten und das freie Steroid zu Östriol verarbeitet.

Die Östrogene werden unkonjugiert (= frei) von der Plazenta an das mütterliche Blut abgegeben. V. a. in der mütterlichen Leber, auch in Darm und Nieren werden sie zu Glukuroniden, Sulfaten und Sulfoglukuroniden konjugiert. Im mütterlichen Blut besteht beispielsweise das Gesamtöstriol aus freiem Östriol (10 %) und aus Östriolglukuronid, Östriolsulfat und Östriolsulfoglukuronid.

Ausscheidung. Östrogene werden über die Niere der Schwangeren ausgeschieden, zehnmal mehr Östriol als Östron und Östradiol; 80 % des Östriols stammen vom Feten.

Praxishinweis. Die Hydroxylierung der Östriolausgangsstoffe ist eine fetale Leistung. Die Östriolkonzentration im mütterlichen Serum bzw. -ausscheidung im Urin ist ein Maß für das Wohlergehen des Feten (Abb. 1.9 und Abb. 1.10).

Physiologische Bedeutung. Insgesamt ungewiss, Hauptwirkung ist die Wachstumsförderung des graviden Uterus durch Vermehrung der kontraktilen Elemente und energiereichen Substanzen im Uterus.

Zunahme des intrazellulären Calciums lässt das Membranpotential und die nervale Ansprechbarkeit der Muskelzellen steigern.

Durch Östrogengaben sind die Wehen zu steigern.

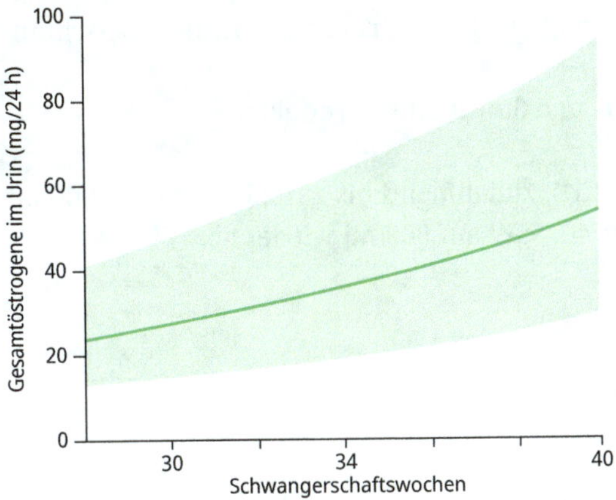

Abb. 1.9: Gesamtöstrogenausscheidung der Schwangeren im 24-Std.-Urin; Medianwert und 95% Konfidenzintervall (nach Hull).

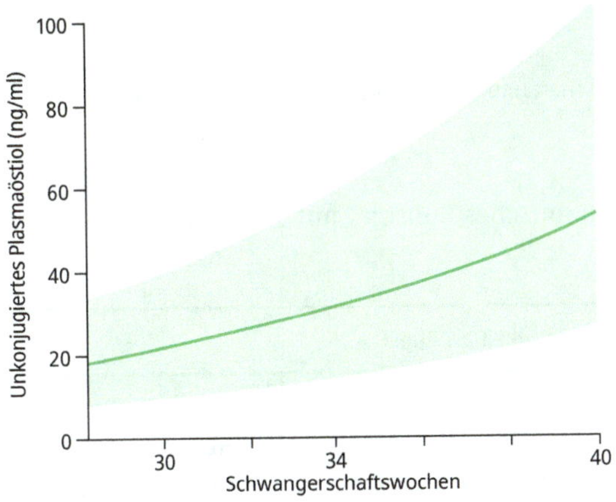

Abb. 1.10: Unkonjugiertes Östriol im Schwangerenplasma; Medianwert und 95% Konfidenzintervall (nach Hull).

1.2.5 Fruchtwasser (FW), Liquor amnii

Die **Fruchtwasserhöhle** (Amnionhöhle) – Entstehung, s. S. 2 – wird von 2 Eihäuten umgeben: außen Chorion, vom Trophoblasten gebildet, innen Amnion, aus dem Embryoblasten entstanden. Aufgabe der Eihäute ist die Fruchtwasserbildung und -resorption.

Das FW ist eine in der frühen Schwangerschaft gelbliche, in der späten weißlich-klare Flüssigkeit mit suspendierten Vernixflocken, Wollhaaren, Epidermisschuppen, v. a. am Ende der Schwangerschaft.

Aufgaben

– Schutz des Kindes vor Austrocknung, mechanischer Einwirkung, Temperaturschwankung, Platz für Wachstum und Bewegung, Druckpolster für Nabelschnur- und Choriongefäße.
– Transport und Austausch von Nähr- und Stoffwechselprodukten.

Volumen. In der 9. SSW 5–10 ml (Abb. 1.11), zunehmend bis zur 36. SSW auf 1.000 ml. Danach nimmt das FW-Volumen bis zur 40. SSW auf 800 ml wieder ab.

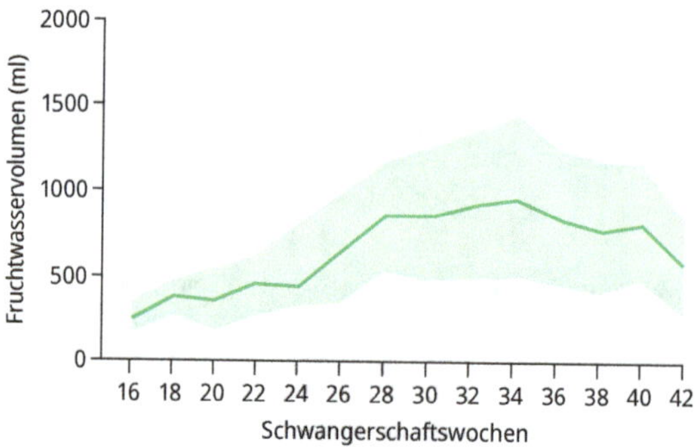

Abb. 1.11: Fruchtwassermenge in der Schwangerschaft und 95% Konfidenzintervall (nach Queenan, Thompson).

Fruchtwasseraustausch. FW ist ein dynamisches Substrat mit ständigem Wasseraustausch zwischen Mutter und Fet.

Am Termin wird innerhalb von 2 Std. die gesamte Flüssigkeit erneuert.

Paraplazentarer Stoffaustausch. Neben Wasser werden Substrate zwischen FW und mütterlichem Blut, FW und Fet ausgetauscht. Mengenmäßig tritt dieser Austausch hinter dem plazentaren Stoffaustausch zurück:

- pH-Wert 7,0; Azidose gegenüber dem mütterlichen Blut. Die Blutgase (O_2, CO_2) gelangen nur indirekt über den Feten in das FW.
- Harnstoff wechselt direkt aus dem FW via Eihäute in die mütterliche Blutbahn; seine Konzentration steigt von 23 mg% in der Frühschwangerschaft auf 33 mg% am Termin.
- Der Glukosegehalt ist mit 22 mg% niedriger als im mütterlichen Blut.
- Eiweißgehalt am Termin 500 mg%.

Bildung. Fruchtwasser wird vom Amnionepithel gebildet. Ab 12. SSW sind die Nieren über die Urinausscheidung des Feten (bis 500 ml/d zum Ende der Schwangerschaft) und in den letzten SSW die Abgabe von Flüssigkeit aus der Lunge (100 ml/d) an der Bildung beteiligt. Die Resorption erfolgt
- direkt über die Eihäute zur Mutter,
- indirekt über den Respirationstrakt (Aspiration) und Darm. Nach dem FW-Schlucken gelangt es über den fetalen Kreislauf und die Nabelschnur zur Plazenta.

Abnorme FW-Volumina. Störungen bei Produktion (bds. Nierenagenesie), Resorption und nach vorzeitigem Blasensprung führen zu pathologischen FW-Mengen:
- Hydramnion = Polyhydramnion, Vermehrung > 2.000 ml,
- Oligohydramnion, Verminderung < 100 ml.
- Anhydramnion = fehlendes Fruchtwasser

1.3 Embryonal-/Fetalentwicklung

1.3.1 Definitionen

Normogenese = Normentwicklung
Teratogenese = Fehlentwicklung
Einteilung nach Entwicklungsstand:

Gametogenese (gr. Gametes = Gatte). Keimzellenentwicklung (Gameten) im Elternorganismus (= Proontogenese, Progenese).

Gametopathien sind Schäden der Keimzellentwicklung (Ei-, Samenzelle): Mutation, morphologische und funktionelle Störung. Chromosomale Aberrationen.

Blastogenese 3.–4. SSW (gr. Blast = Spross, Trieb), umfasst Befruchtung bis Implantationsabschluss mit Herausbildung der zweiblättrigen Keimscheibe.

Blastopathie. Blastogenesestörung nach dem Alles-oder-Nichts-Gesetz in 3. und 4. SSW: Entweder ist der Schaden reparabel oder der Keim stirbt ab (Implantationsstörung führt zum Keimlingsverlust → Abort = Fehlgeburt).

Sonderform einer Blastopathie: Bildung monozygoter Mehrlinge durch Teilung der Zygote bei undifferenziertem Embryoblasten.

Organogenese. Mit der Herausbildung eines Kopf- und Schwanzhöckers am Keimschild beginnt die Organbildung. Den Zeitraum der Organogenese kennzeichnet die Embryonalperiode (bis Ende 8. EW p. c.). Das erste Organ, das seine Funktion aufnimmt, ist das Herz (ca. 22. Entwicklungstag).

Embryogenese. 5.–10. SSW (gr. Embryon = ungeborene Leibesfrucht), beginnt mit der dreiblättrigen Keimscheibe, beinhaltet die Organogenese (Ausbildung der Organanlagen) des jetzt als Embryo bezeichneten Keimlings.

Embryopathie. Entwicklungsstörung des Embryos in kritischen oder sensiblen Phasen während der Organogenese. Die schädigenden Noxen stellen das Überleben des Embryos nicht mehr zwingend in Frage.

Fetogenese. 11. SSW bis Geburt (lat. Fetus = Leibesfrucht), längster Abschnitt, in dem Reifung und Wachstum der Organe des Feten erfolgen.

Fetopathie. Pränatale Krankheit, intrauterine Entwicklungsstörung nach abgeschlossener Organogenese.

Intrauterine Wachstumskurve. Wachstum und Differenzierung der Organfunktion lassen sich in Kurven (Abb. 13.20, S. 685) ausdrücken, die für einen Teil der Fetalperiode veröffentlicht wurden.

1.3.2 Präembryonale Entwicklung; Keimblätter

Im Stadium 5 nach Carnegie ab 7. Tag nach Implantation entwickelt sich der Embryoblast zu einer zweiblättrigen Scheibe bestehend aus **Ektoderm** und **Endoderm**.

Bildung der **Amnionhöhle**: Es bildet sich ein Spalt zwischen Ektoderm und Trophoblast. Dieser wird von Amnionepithel (entstanden aus den ektodermalen Randzellen des Embroblasten) ausgekleidet.

Dottersack. Höhle auf der Seite des Endoderms, ausgekleidet von Zellen des Endoderms.

Beim 12 Tage alten Keim entsteht eine dritte Schicht, das extraembryonale *Mesoderm*, am kaudalen Pol der Keimscheibe. Es breitet sich aus und umschließt (Stadium 6 nach Carnegie) Amnionhöhle und Dottersack. Das Mesoderm dringt in die Primärzotten (Übergang zu Sekundärzotten) ein und bildet gemeinsam mit dem Trophoblasten das Chorion (spätere Deckplatte der Plazenta). Als Letztes schieben sich Mesodermzellen zwischen Ekto- und Endoderm. Die Keimscheibe wird dreilagig.

In der 3. Entwicklungswoche kommt es zu einer Aggregation und Differenzierung von extraembryonalen Mesodermzellen zu angioblastischen Strängen, diese kanalisieren. Aus deren zentral gelegenen Angioblasten entstehen Blutzellen. Anschließend setzt sich dieser Vorgang im embryonalen Mesoderm fort. Der Zusammenfluss der Blutgefäße komplettiert den feto-plazentaren Kreislauf.

Zum Ende der späten 3. Entwicklungswoche kommt es zur seitlichen Abfaltung und rostro-kaudalen Krümmung der Keimscheibe, so dass ein zylindrischer Körper entsteht. Ab dieser Zeit kann der Keim endgültig als Embryo bezeichnet werden.

Haftstiel. Mesenchymstrang am kaudalen Pol des Embryos, Verbindung von Rand und Hüllenmesoderm, Anlage der Nabelschnur. In der 3. Embryonalwoche treten die ersten Blutgefäßanlagen im Haftstiel und im Mesoderm auf (→ Blutinseln, -zellen) und bilden die späteren Nabelschnurgefäße (Abb. 1.12). Der Mitteldarm wölbt den Dottersack nach extraembryonal in den Haftstiel vor. Die Allantois entwickelt sich als Blindspross des Enddarmes in den Haftstiel hinein. Innerhalb weniger Wochen nimmt der Embryo eine menschliche Gestalt an (Abb. 1.13).

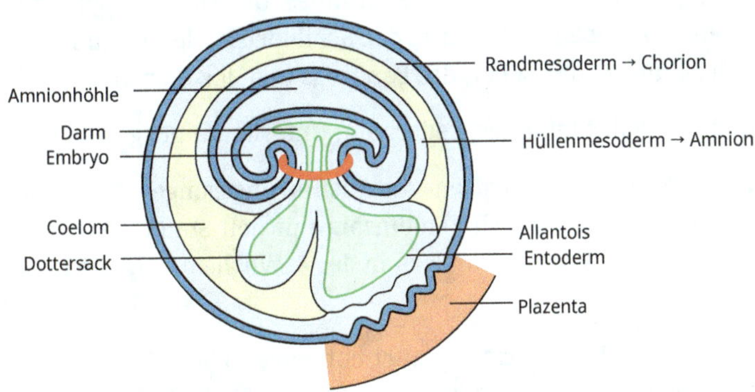

Abb. 1.12: Embryo 3 Wochen p. c.

1.3.3 Derivate der Keimblätter (n. Schumacher/Christ)

Ektoderm. Oberflächenektoderm: Haut mit Anhangsgebilden, Hypophysenvorderlappen, Zahnschmelz, Innenohr, Augenlinse, Epithel von Mundhöhle, Nase, After und Gehörgang.

Neuroektoderm. Neuralrohr, Gehirn, Rückenmark, Retina, Muskeln der Iris, Epiphyse, Hypophysenhinterlappen, Pigmentepithel der Retina. Neuralleiste: sensible und autonome Ganglien, Nebennierenmark, periphere Gliazellen, Pigmentzellen.

Kopfmesenchym, einige Knochen des Schädels, Hirnhäute, Muskeln des Kopfes, Dentin, Zahnzement, Bindegewebe.

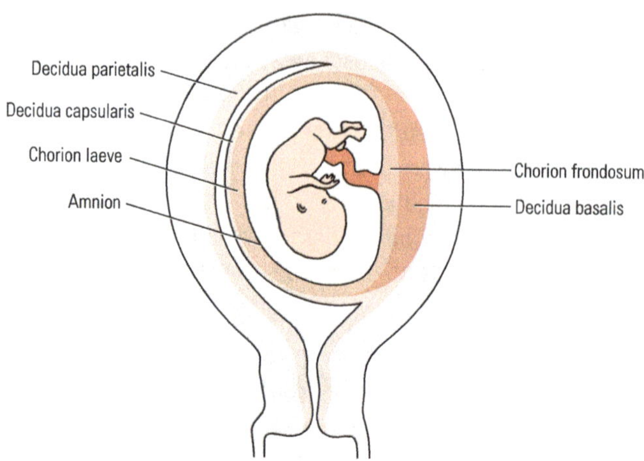

Abb. 1.13: Embryo und Plazenta 10. SSW.

Endoderm. Epithel des Magen-Darm-Kanals, des Schlundes, der Ohrtrompete, der Paukenhöhle, der Tonsillen, der Nebenschilddrüse, der Schilddrüse, des Thymus, des Kehlkopfs, der Trachea, der Lungen, der Leber, des Pankreas und der Harnblase.

Mesoderm. Skelett und Muskeln des Rumpfes, Lederhaut, Unterhautbindegewebe.

Intermediäres Mesoderm. Nieren, Keimdrüsen mit Ausführungsgängen außer Geschlechtszellen. Die Urkeimzellen lassen sich gemeinsam mit den Stammzellen des Blutes zuerst im Dottersack nachweisen; sie wandern in der 4. Woche p. c. in die indifferente Gonadenanlage ein.

Laterales Mesoderm. Viszerales Mesoderm (Splanchnopleura): glatte Muskulatur, Herz, Blutzellen, Mesothel der Eingeweide, Gefäße, Nebennierenrinde, Milz, Bindegewebe, Trigonum vesicae der Harnblase. Parietales Mesoderm (Somatopleura): Mesothel (parietales Blatt) für Pleura, Perikard und Peritoneum, Bindegewebe.

1.3.4 Nabelschnur

Aus dem Haftstiel des jungen Embryos entwickelt sich die Nabelschnur. In ihr verlaufen die Nabelschnurgefäße, zwei Arterien (Aa. umbilicales) mit Blut aus dem Feten zur Plazenta fließend, und eine Vene (V. umbilicalis) mit frisch oxygeniertem nährstoffreichem Blut, das zum Feten hin fließt. Dottersack und Allantois sind bereits in der frühen Entwicklungsphase verschwunden, der zur Bewältigung der Darmschlingendrehung aus dem Abdomen ausgelagerte Darm ist bis zur 11. SSW rückverlagert.

Auf der dem Feten zugewandten Seite der Chorionplatte verlaufen die Verzweigungen der Nabelschnurgefäße; die Arterien überkreuzen die Venen.

Der Anteil des plazentaren fetalen Blutvolumens beträgt 100 ml.

1.3.5 Lunge

Anatomische Lungenreifung. Die Lungenentwicklung beginnt als Ausstülpung des Vorderdarmes beim 28.–42. Tage alten Embryo (Stadium 13 n. Carnegie). Nach dem pseudoglandulären Stadium bis 16. SSW mit plumpen Bronchialbaumzweigen sowie breitem lockeren Mesenchymmantel, dem kanalikulären Lungentyp mit Aufteilung und Differenzierung der Bronchioli zur 26.–28. SSW sowie dem sakkulären Stadium (26./28. bis 32./36. SSW) wird durch weitere traubenförmige Sprossungen der azinäre Lungentyp gebildet. Die Azini sind die Vorläufer der reifen Lungenbläschen (Alveolen). Der Übergang zum alveolären Lungentyp beginnt in der 32.–36. SSW. Kennzeichen: Verdrängung des Platzhaltegewebes, Ausweitung der Lungenkapillaren mit Annäherung an die Alveolarlichtung, Ausreifung der Pneumozyten Typ II und I. Ihre Differenzierung kann bereits um die 22. Woche beginnen. Die Pneumozyten Typ II enthalten globuläre Einschlüsse, die als Zeichen der Reifung eine lamelläre Strukturierung erfahren.

Surfactant. Biochemische Lungenreifung und Ausreifung des Pneumozyten Typ II mit Synthese und Abgabe der oberflächenaktiven Substanzen: Anti-Atelektase-Faktor (= Alveolar-) Surfactant, der an der Grenzschicht zwischen Luft in der Alveole und Alveolarwand die Oberflächenspannung herabsetzt und bei Beginn der Atmung die Öffnung der Alveolen ermöglicht.

Das Surfactant besteht aus einem Lipoproteinkomplex mit Lezithinen als Lipidanteil.

Die Biosynthese des Surfactant wird von Pneumozyten Typ II bewerkstelligt. Die lamellären Einschlusskörperchen dienen als intrazelluläres Surfactant-Reservoir; sie entleeren ihren Inhalt in die Alveole und bilden die Surfactant-Schicht. Das Surfactant wird durch Flimmerepithel aus den Luftwegen entfernt und kontinuierlich ersetzt.

Biosynthese der Lezithine in den Pneumozyten Typ II.
- Früher Syntheseweg. Beim unreifen Feten (22.–35. Woche) überwiegt die Bildung von Palmitylmyristyllezithin. Diese Synthese wird durch Azidose, Hypoxie und Hyperkapnie stärker gehemmt als der späte Syntheseweg.
- Später Syntheseweg. Von der 35. Woche an wird die Bildung von Dipalmityllezithin stark aktiviert, was am steilen Anstieg der Lezithine im FW erkennbar ist.

Glukokortikoide erhöhen die Enzymaktivität der Cholin-Phosphotransferase in der fetalen Lunge. Die Steigerung bzw. Auslösung der Proteinsynthese soll durch Glukokortikoidrezeptoren der fetalen Lungenzellen übertragen werden.

Praxishinweis. Ab 26. SSW ist die morphologische Voraussetzung für die exogene Lungenreifeförderung erfüllt (Vogel).

Fetale Atembewegungen wurden erstmals 1888 von Ahlefeld beobachtet. Sie lassen sich mithilfe des Ultraschalls darstellen und sind für die Zustandsdiagnostik des Feten wertvoll. Sie treten episodisch in verschieden langen Abschnitten auf und haben eine Frequenz von 60/min; es wurden gelegentlich bis zu 200 Bewegungen/min gesehen. Tageszeitliche Schwankungen, Blutzuckerkonzentration, Nikotingenuss und Medikamente beeinflussen die Atemtätigkeit.

Fetaler Kreislauf

Der fetale Kreislauf unterscheidet sich grundsätzlich vom kindlichen Kreislauf, da sich nach der Geburt unmittelbar bzw. in den ersten Stunden das Foramen ovale und der Ductus Botalli verschließen (Abb. 1.14).
- Funktionell liegt das Foramen ovale zwischen der V. cava inferior und dem linken Vorhof. Das Blut aus der unteren Körperhälfte und der Vena umbilicalis gelangt sofort in das linke Herz.
- Rechts-Links-Shunt zwischen Pulmonalarterie und Aorta (= Ductus arteriosus Botalli). Das Blut fließt aus der oberen Hohlvene über das rechte Herz und die Pulmonalarterie größtenteils in die Aorta.
- Der Lungenkreislauf ist gedrosselt.

Der Blutdruck in der A. pulmonalis ist höher als in der Aorta.

- O₂-armes Blut aus der oberen Körperhälfte (V. cava superior → rechtes Herz → Pulmonalarterie → Ductus arteriosus Botalli) fließt erst nach Abgang der Herzkranzgefäße und A. carotis sinistra in die Aorta. Für die untere Körperhälfte steht arteriovenöses Mischblut zur Verfügung.
- Herzkranzgefäße und Aa. carotis führen O₂-reiches Blut, sodass Herz und Gehirn besser mit O₂ versorgt werden.
- Das Nabelschnurvenenblut gelangt überwiegend via Ductus venosus in die untere Hohlvene.

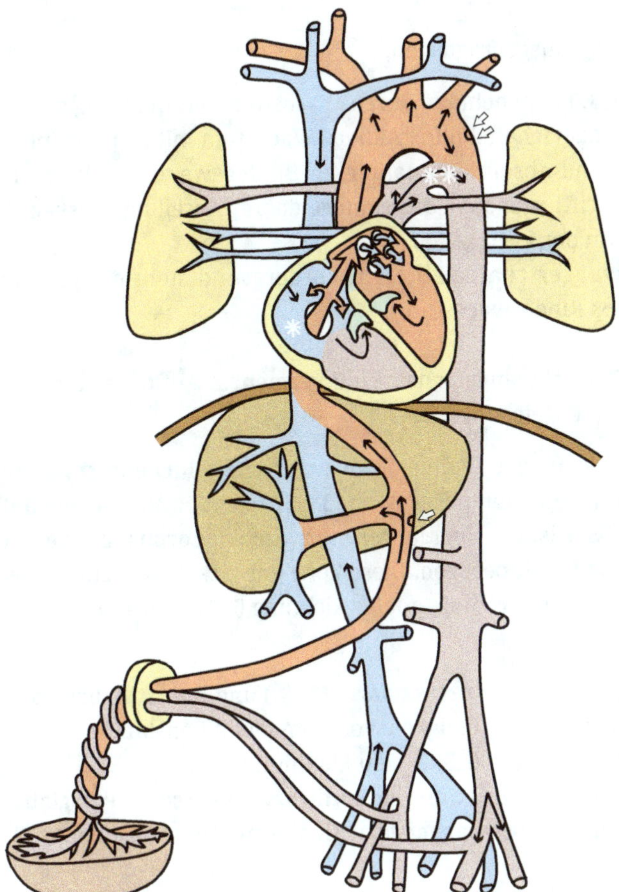

Abb. 1.14: Fetaler Kreislauf. Die Leber, die Aorta ascendens, die Koronararterien und die Kopf-/Halsgefäße bekommen das sauerstoffreiche Blut aus der Nabelvene über den Ductus venosus (rot). Die Aorta descendens (rosé) bekommt über den Ductus arteriosus Mischblut. Das sauerstoffarme Blut kommt aus der unteren und oberen Körperhälfte in den rechten Vorhof (blau) und vermischt sich teilweise mit dem sauerstoffreichen Blut auf Vorhofebene.

1.4 Mütterlicher Organismus

Der mütterliche Organismus stellt sich auf die erhöhten Ansprüche ein, die Wachstum und Ernährung des Kindes vor, während und nach der Geburt sowie der Geburtsvorgang an ihn stellen. Die organischen und psychischen Anpassungsvorgänge werden von den Hormonen der fetoplazentaren Einheit ausgelöst.

Uterus

Hier sind die Veränderungen am ausgeprägtesten.

Größe, Gewicht (von 60 g auf 1.000 g) nehmen durch Wachstum und Dehnung zu.
- Kennzeichen der 1. Schwangerschaftshälfte. Aktives Wachstum mit Hypertrophie, -plasie der Muskelzellen und absolute Zunahme an Bindegewebe. Die Vermehrung der Muskelzellen betrifft v. a. das Corpus uteri, da der Anteil an Muskelzellen hier 30–40 % beträgt (in der Zervix 5 %).
- Kennzeichen der 2. Schwangerschaftshälfte. Im Vordergrund steht die passive Vergrößerung als Folge des Kindeswachstums.

Das Gewebe erfährt in der Frühschwangerschaft eine vermehrte Auflockerung und Durchsaftung (s. Schwangerschaftszeichen, S. 25–26).

Formänderung. Der Uterus ist in der frühen Schwangerschaft birnenförmig, ab 12. SSW hat er die Form einer abgeplatteten Kugel, ab 13. SSW sieht er aus wie ein auf die Spitze gestelltes Ei. Ab 13. SSW ist die Übergangszone zwischen Corpus und Cervix uteri in den fruchttragenden Raum einbezogen. Diese Zone entwickelt sich zum unteren Uterinsegment, das am Termin in kraniokaudaler Richtung 6–9 cm breit ist.

Flüssigkeitshaushalt

Das **Körperwasser** nimmt um 6–7 l zu; intravaskuläres (35 %) und interstitielles Volumen vermehren sich; das intrazelluläre Flüssigkeitsvolumen bleibt konstant.
- Das Blutvolumen erreicht in der 32.–36. SSW sein Maximum!
- Das Plasmavolumen erhöht sich stärker als die Erythrozytenmasse (→ Polyglobulie), was eine Blutverdünnung (→ Schwangerschaftshydrämie) zur Folge hat.

Gewichtszunahme während der Schwangerschaft 11 kg (!), davon die Hälfte durch Feten, FW, Plazenta, der Rest durch Uterus, Mammae, Fettspeicherung, Flüssigkeitszunahme.

Herz-Kreislauf-Funktion

Das **Herzminutenvolumen** (HMV) erreicht sein Maximum in der 32. SSW: 6 l/min. Ursache:
- Schlagvolumen-Zunahme von 65 auf 70 ml (→ intravaskuläres Volumen ist gesteigert)
- Herzfrequenzsteigerung von 70 auf 85 Schläge/min
- Abnahme des peripheren Widerstands (Minimum 32. SSW), danach wieder Anstieg (s. Blutdruck).
- Der **arterielle Blutdruck** verändert sich:
  - Der systolische Blutdruck sinkt in den ersten Schwangerschaftswochen gering und steigt in der 2. Schwangerschaftshälfte wieder an.

– Der diastolische Blutdruck (= Ausdruck des peripheren Widerstands) sinkt in den ersten SSW ab, in der 2. Schwangerschaftshälfte steigt er um 10 mmHg gegenüber prägraviden Werten an.

Vena-cava-inferior-Syndrom. Rückenlage-Schock-Syndrom, aortokavales Kompressionssyndrom; Schocksymptome (Blässe, Schwitzen, Atemnot, reduziertes Herzminutenvolumen) in der Schwangerschaft inf. Kompression der V. cava inferior durch den Uterus (bes. in Rückenlage) mit Reduzierung des venösen Blutrückstroms zum Herzen u. Verminderung des Herzminutenvolumens; dabei nimmt u. a. die Uterusdurchblutung, bei Unterschreiten krit. Grenzwerte auch die Sauerstoffversorgung des Feten ab (Abnahme der fetalen Herzfrequenz). Leichte Formen des V.-c.-i.-S. treten bei 30–40 % der Schwangeren im letzten Trimenon in Rückenlage auf. Therapie: linke Seitenlage.

Durch Veränderung der Gerinnungsfaktoren, der Inhibitoren, der Fibrinolyseenzyme und deren Inhibitoren, kommt es in der Schwangerschaft zu einer **Hyperkoagulabilität**.

Nierenfunktion

Zunahme der Nierendurchblutung um 30–50 %. Renaler Plasmafluss (RPF) und glomeruläre Filtrationsrate (GFR) nehmen gleichermaßen zu, weil intravaskuläres Volumen und HMV angestiegen sind; Maximum in der 32. SSW, danach allmähliche Abnahme bis zur Norm bei Ende der Schwangerschaft.

Die glomeruläre **Basalmembran** wird durchlässiger, die Reabsorption wird vermindert. Diese Veränderungen verursachen die erhöhte Proteinausscheidung und die Glukosurie in der Schwangerschaft.

Nierenkelche, -becken, Harnleiter sind ab 10. SSW progesteronbedingt erweitert, rechts stärker als links, was zu Keimaszension und Harnwegsinfektion prädestiniert.

Atmung

Das **Atemminutenvolumen** (AMV) steigt um 40 % bis Schwangerschaftsende, weil Atemvolumen und -zugvolumen erhöht sind; die Atemfrequenz bleibt gleich. Vital-, Totalkapazität und inspiratorisches Reservevolumen sind **erniedrigt**.

In der Frühschwangerschaft wird ein hyperventilationsbedingter erniedrigter arterieller Kohlendioxidpartialdruck (p_aCO_2) beschrieben.

Dyspnoe tritt bei jeder zweiten Schwangeren unter körperlicher Belastung auf (Belastungsdyspnoe), bei 20 % Ruhedyspnoe.

Ursachen der Hyperventilation, der physiologischen Lungenfunktionsänderung und der Schwangerschaftsdyspnoe werden häufig als progesteronbedingt gesehen.

Literatur

Beier HM. Entwicklung und Differenzierung des Embryos. Von der Fertilisation zur Implantation. Gynäkologie. 1998;31:307.

Boyd JD, Hamilton WJ. The human placenta. Heffers, Cambridge 1970.

Cervar-Zivkovic M, Desoye G. Physiologie der Plazenta. Gynäkologie. 2013;46:790–797.

Drews U. Taschenatlas der Embryologie.Thieme-Verlag 1993.

Ernst LM, Ruchelli ED, Carreon CK, Huff DS. Color Atlas of Human Fetal and Neonatal Histology. Springer 2019.

Leichtweiß HP. Plazenta-Physiologie. In: Bettendorf G, Breckwoldt M: Reproduktionsmedizin. Fischer, Stuttgart, New York 1989.

Moore KL, Persaud TVN. Before We Are Born. Essentials of Embryology and Birth Defects. W. B. Saunders Company 1998.

Schumacher/Christ. Embryonale Entwicklung. Ulstein Mosby. 1993.

Vogel M. Atlas der morphologischen Plazentadiagnostik. Springer. 1996.

Zhu JY, Pang Z-J, Yu Y-H. Regulation of Throphoblast Invasion: The Role of Matrix Metalloproteinases. Rev Obstet Gynecol. 2012;5:e137–e143.

2 Diagnose der Schwangerschaft

2.1 Frühschwangerschaft

Klinische Schwangerschaftszeichen bestehen aus wahrscheinlichen und sicheren Zeichen.

Wahrscheinliche Schwangerschaftszeichen (→ Veränderungen an den Geschlechtsorganen):
- Ausbleiben der Periode
- Vergrößerung, Auflockerung der Gebärmutter
- Vergrößerung der Brüste
- livide Verfärbung von Scheidenhaut und -eingang
- Striae gravidarum. Frische (rötlich-blaurötliche) Schwangerschaftsstreifen (Striae), am stärksten über dem Bauch, an den seitlichen Beckenpartien und an der Außenfläche der Oberschenkel
- Linea fusca. Pigmentierung von Mittellinie des Bauches (braune Linie) und Warzenhof.

Sichere Schwangerschaftszeichen (→ existieren nur in der 2. Schwangerschaftshälfte!):
- Kindliche Herztöne sind zu hören
- Kindsbewegungen sind zu sehen, fühlen
- Kindsteile sind zu fühlen.

Vaginale Untersuchung

Praxishinweis. Erst Harnblase entleeren lassen, dann untersuchen!

Die vaginale Untersuchung umfasst:
1. **Betrachtung von Introitus, Vulva, Damm**
   - Entfaltung der kleinen Schamlippen, Prüfung des Introitus (bei Tageslicht!) auf Lividität
   - Inspektion der Vulva: Ulzera, Kondylomata?
   - Inspektion des Dammes: hoch, niedrig, narbig.
2. **Spekulumuntersuchung (Zytologie, Kolposkopie)**
   - Lividitätsnachweis der ganzen Scheide einschließlich Portio
   - Frühdiagnostik des Zervixkarzinoms durch die Betrachtung der Portio mit Spiegeln, zytologischem Abstrich u. Kolposkopie der Portio
   - Von 100 Frauen mit Zervixkarzinom sind 25 Frauen noch nicht 40 Jahre alt.
   - Ist der Muttermund grübchenförmig (→ Erstgebärende) oder quergespalten (→ Mehrgebärende)?

© 2026 Walter de Gruyter GmbH, Berlin | https://doi.org/10.1515/9783111201559-002

3. **Bimanuelle Untersuchung**

Die Gebärmuttergröße wird palpatorisch bestimmt und mit Angaben der Frau über die letzte Regelblutung bzw. das Schwangerschaftsalter verglichen.

Uterusgröße. Größenzunahme des Corpus uteri bis zur 16. SSW:
- nicht oder wenig vergrößert zu tasten am Ende der **4.** SSW
- deutlich vergrößert, gänseeigroß am Ende der **8.** SSW
- mannsfaustgroß am Ende der **12.** SSW
- Größe wie Neugeborenenkopf am Ende der **16.** SSW.

DD (bei Diskrepanz zwischen Befund und Regelanamnese):
- Uterus kleiner mit Blutung: Abortus (imminens, incipiens, incompletus, completus) (s. S. 534) oder EU (s. S. 555).
- Uterus kleiner ohne Blutungen: Missed abortion (S. 545).
- Uterus größer: Blasenmole, Hydramnion oder Zwillinge.

Schwangerschaftstest s. S. 31.
Ultraschalldiagnostik s. S. 66.

2.2 Diagnose der Spätschwangerschaft

Schwangerschaftszeichen. Auch die Diagnose der Spätschwangerschaft geht von den Schwangerschaftszeichen (s. o.) aus.

Die **äußere Untersuchung** weist auf sichere Schwangerschaftszeichen:
- kindliche Herztöne, Fühlen der Kindsteile, Sehen und Fühlen von Kindsbewegungen
- Vergrößerung der Gebärmutter.

Ultraschalluntersuchung s. S. 66.

3 Schwangerenbetreuung

3.1 Vorsorgeuntersuchung

Normale Schwangerschaft. Die Schwangerenbetreuung ist ein entscheidendes Werkzeug, die mütterliche und kindliche Morbidität und Mortalität zu senken. Vorsorgeuntersuchungen sind laut Mutterschaftsrichtlinien durchzuführen: bis zur 32. Schwangerschaftswoche (SSW) alle 4 Wochen, in den letzten 8 Wochen der Schwangerschaft alle 14 Tage, insgesamt 12 Konsultationen bei normaler Schwangerschaft.

Risikoschwangere müssen häufiger und intensiver überwacht werden.

Erstuntersuchung, -beratung. Vorteil einer frühen (nach dem Ausbleiben der Regelblutung) Erstuntersuchung ist das frühzeitige Erkennen von Risikofaktoren, die auf eine mütterliche oder fetale Gefährdung während Schwangerschaft, Geburt, Wochenbett, Neonatalperiode hinweisen.

Dies beinhaltet die Darstellung der (vitalen) Schwangerschaft und ihrer Lokalisation (intrauterin, Narbenimplantation, extrauterin etc.), das Festlegen des Schwangerschaftsalters sowie das Erkennen von Mehrlingen und ihrer Chorionizität (monochoriale Plazenta oder dichoriale Plazenta).

Die Erstvorstellung, Aufklärung und Beratung kann Gefahren durch Infektionen, Medikamenten- oder Strahlenexposition identifizieren.

Die individuelle Lebenssituation ist zu beachten, insbesondere bei

– Schwangeren, die im Gesundheitswesen arbeiten,
– Kindergärtnerinnen, Lehrerinnen sowie Müttern von kleinen und schulpflichtigen Kindern.

Mutterschaftsrichtlinien:
Richtlinien des Gemeinsamen Bundesauschusses über die ärztliche Betreuung während der Schwangerschaft und nach der Geburt sind am 15.12.2023 in der Fassung vom 21.09.2023 in Kraft getreten.

Im Auftrag des Gesetzgebers definiert und regelt der gemeinsame Bundesausschuss der Ärzte und Krankenkassen (G-BA) in den sogenannten **Mutterschaftsrichtlinien** die ärztliche Betreuung der Versicherten während der Schwangerschaft und nach der Entbindung. Dabei werden insbesondere der Umfang und der Zeitpunkt der einzelnen Leistungen, das Zusammenwirken mit Hebammen sowie die Art und Weise der Dokumentation im sogenannten Mutterpass festgelegt.

Seit 01.01.2022 kann die Schwangerenvorsorge entweder im Mutterpass in Papierform oder auf Wunsch der Patientin digital in der elektronischen Patientenakte bzw. im sogenannten eMutterpass dokumentiert werden.

Vorsorgeuntersuchungen sind laut Mutterschaftsrichtlinien bis zur 32. Schwangerschaftswoche (SSW) alle 4 Wochen, in den letzten 8 Wochen der Schwangerschaft

© 2026 Walter de Gruyter GmbH, Berlin | https://doi.org/10.1515/9783111201559-003

alle 14 Tage durchzuführen und sollten immer eine Blutdruck- und Gewichtskontrolle sowie einen Urinstatus und die Kontrolle der kindlichen Herzaktion beinhalten. Zudem werden zu bestimmten Zeitpunkten bzw. bei Schwangeren mit Risiken zusätzliche Untersuchungen bzw. kürzere Überwachungsabstände empfohlen.

Die Richtlinien standardisieren die Betreuung bei normaler und Risikoschwangerschaft.

3.1.1 Anamnese

Anamneseerhebung. Jede Untersuchung beginnt mit der Anamnese, die sich in 5 Hauptpunkte gliedert: **1.** Name, Alter, Parität, **2.** Geburtenanamnese, **3.** Schwangerschafts-, **4.** Krankheiten-, **5.** Sozialanamnese.

Name, Alter, Parität

Definitionen. Späte Erstgebärende sind älter als 35 Jahre, junge Erstgebärende sind jünger als 18 Jahre.

Erst-, Mehr- und Vielgebärende werden unterschieden:
- Erstgebärende = Primipara(e),
- Mehrgebärende = Pluripara(e) = 2–5 Kinder,
- Vielgebärende = Multipara(e) ≥ 6 Kinder.

Während der Schwangerschaft spricht man von:
- Erst-, Mehr-, Vielschwangeren: Primigravida(e), Plurigravida(e), Multigravida(e),
- Primigravidae sind Frauen mit erster Schwangerschaft, Nulliparae ohne Geburten.
- Para heißt die Gebärende mit Beginn des Geburtsvorganges.

Geburtenanamnese
- Anzahl und Verlauf früherer Schwangerschaften, Fehlgeburten, Geburten, Wochenbett?
- Wehenschwäche, operative Eingriffe, Blutungen, besonders im Verlauf der Nachgeburtsperiode?
- Wie viele Kinder leben? Sind die Kinder gesund? Zu früh geboren?
- Geburtsgewicht? Fehlbildungen?

Schwangerschaftsanamnese

Ausbleiben der Periodenblutung. Entscheidend ist die Frage, ob und wann die Regelblutung ausgeblieben ist.

Praxishinweis. Bleibt bei einer gesunden geschlechtsreifen Frau mit regelmäßigem Zyklus die Regel aus, ist zunächst von einer Schwangerschaft auszugehen, bis das Gegenteil nachgewiesen ist.

In der Schwangerschaft bleibt die Periode aus, weil die im Corpus luteum und später in der Plazenta gebildeten Östrogene und Gestagene über den HVL die Ovulation und damit den Ablauf des weiblichen Zyklus verhindern.

DD. Häufige Ursachen kurzdauernder, schwacher Blutungen im ersten Schwangerschaftsdrittel sind entweder Abortus imminens (s. S. 543): Zervixpolyp, blutende Ektopie der Portio oder EU (s. S. 555): Variköse Blutungen aus der Scheide, Klitoris, ein Zervixkarzinom oder eine Scheidenverletzung stellen seltene Differentialdiagnosen dar.

Praxishinweis. Bei vaginaler Blutung sollten mithilfe steriler Spiegel die Zervix und Vagina auf Verletzungen oder Ektopien untersucht werden.

Schwangerschaftsdauer. Auf Grundlage des Konzeptionszeitpunktes (→ p. c.) oder dem 1. Tag der letzten Regel (→ p. m.) kann die Dauer bestimmt werden.
- Schwangerschaftsdauer p. c. (tatsächliche oder echte Schwangerschaftsdauer). Tag der Befruchtung bis zum Tag der Geburt = 266 Tage = 38 Wochen = 9 ½ Lunar- oder Mondmonate (Monate zu 28 Tagen).
- Dauer der Schwangerschaft p. m. (Zeit vom 1. Tag der letzten Regel bis zum Tag der Geburt = etwa 280 Tage = 40 Wochen = 10 Lunarmonate).

Geburtstermin. Naegele-Regel, Konzeptionstag, Basaltemperatur, Schwangerschaftstest, Kindsbewegung

Drei Varianten der klinischen Geburtsterminbestimmung:
- vom 1. Tag der letzten Regel = Naegele-Regel, F. C. Naegele, 1778–1851, Geburtshelfer in Heidelberg,
- vom Konzeptionstag, insbesondere In-vitro-Fertilisation/Intrazytoplasmatische Spermieninjektion IVF/ICSI (s. S. 30),
- die Bestätigung oder ggf. Korrektur des Gestationsalters und das Bestimmen des erwarteten Geburtstermins erfolgt anhand der sonographischen Messung der Scheitel-Steißlänge (SSL) im ersten Trimester bzw. im Ersttrimester-Screening.

Eine untergeordnete Rolle spielen: ein positiver Schwangerschaftstest (s. S. 31), Tag des Basaltemperaturanstieges (s. S. 31), erste Kindsbewegungen (s. S. 31) und der Uterusfundusstand (s. S. 34).

Naegele-Regel. Der wahrscheinliche Geburtstermin wird berechnet, indem man vom 1. Tag der letzten Regel 3 Monate abzieht, 7 Tage und 1 Jahr dazuzählt: 1. Tag der letzten Regel – 3 Monate + 7 Tage + 1 Jahr = Geburtstermin.
   Vorteil: Das Zurückrechnen von 280 Tagen auf dem Kalender ist nicht erforderlich.
   Beispiel 1: 10.10.1993 – 3 Monate + 7 Tage + 1 Jahr = 17.07.1994.

Beispiel 2: Ist der Regelzyklus kürzer oder länger als 28-tägig, gilt: 1. Tag der letzten Regel – 3 Monate + 7 Tage + 1 Jahr ± x Tage. Dabei steht x für die Anzahl der Tage, um die der Zyklus vom Standard-28-Tage-Zyklus abweicht.

Konzeptionstag. Manchmal können Schwangere den Konzeptionstag angeben. Dann werden von der Schwangerschaftsdauer (266 Tage p. c.) vom Konzeptionsdatum 3 Monate und 7 Tage abgezogen: Konzeptionsdatum – 3 Monate – 7 Tage + 1 Jahr = Geburtstermin.
Beispiel: 18.05.1993 – 3 Kalendermonate – 7 Tage + 1 Jahr = 11.02.1994.

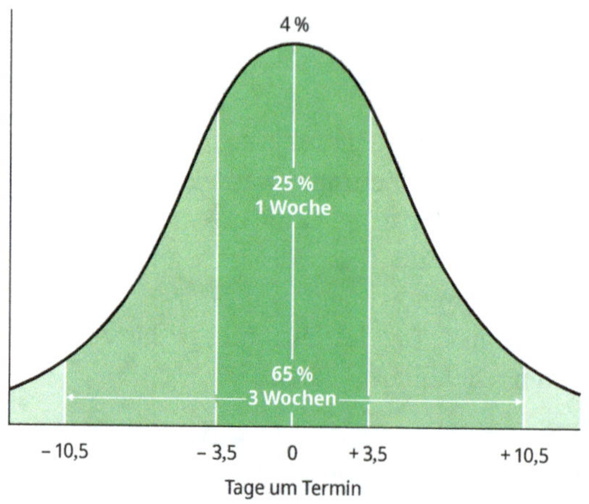

Abb. 3.1: Geburtenhäufigkeit am Termin und um den Termin herum.

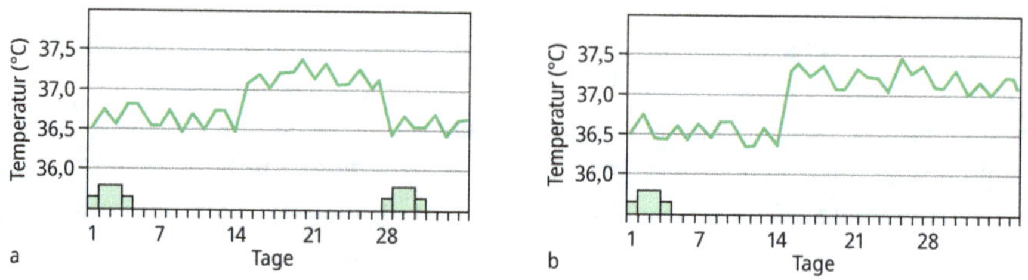

Abb. 3.2: a + b Basaltemperaturerhöhung > 16 Tage spricht für eine Gravidität (nach Ufer).

Praxishinweis. Der Naegele-Regel folgen < 5 % der Geburten. Immer ist mit einer Abweichung des Termins um 8–10 Tage früher oder später zu rechnen! Laut Statistik werden ⅔ der Kinder 3 Wochen um den errechneten Geburtstermin herum geboren (Abb. 3.1). Die Ultraschalluntersuchungen im ersten Trimester mit Messung der Scheitelsteißlänge (SSL) erreicht eine Genauigkeit der Terminbestimmung um +/– 2 Tage. Die SSL sollte mit einem Bild im Mutterpass dokumentiert werden.

Basaltemperaturanstieg. Körpertemperatur, die morgens (vor dem Aufstehen) oral oder rektal nach einer mindestens 6-stündigen Nachtruhe gemessen wird. Fieber verfälscht das Ergebnis.

Die Kurve einer geschlechtsreifen Frau liegt in der Proliferationsphase 0,5° C niedriger (meist < 37° C) als in der Sekretionsphase (meist > 37° C). Bei 28-tägigem Zyklus erfolgt der Temperaturanstieg (0,5° C) am 14.–15. Tag, 1 Tag nach der Ovulation. Kurz vor der Menstruation sinkt die Temperatur wieder (Abb. 3.2).

Die Körpertemperaturerhöhung ist Folge des thermogenetischen Effektes des Progesterons auf das Temperaturzentrum im Zwischenhirn.

Liegt eine Schwangerschaft vor, bleibt die Gelbkörperphase bestehen, so hält sich auch die Basaltemperatur mindestens auf gleicher Höhe (> 37° C; Abb. 3.2b), meist steigt sie um 0,1–0,2° C. Zur Berechnung des Geburtstermines wird der Tag des Temperaturanstieges als Konzeptionstag angenommen.

Positiver Schwangerschaftstest. Der Urin-Test weist ß-hCG mittels immunchromatograhischem Verfahren nach dem Prinzip des „Lateral Flow Tests" nach. Während ein normaler Schwangerschaftstest ß-hCG ab einer Konzentration von 25 mIU/ml detektiert, reagiert ein Frühschwangerschaftstest bereits auf geringere ß-hCG-Konzentrationen von ≥ 10 mIU/ml und kann eine Schwangerschaft schon bis zu 8 Tage nach dem Eisprung bzw. der Befruchtung feststellen, das wäre somit bereits vor Ausbleiben der Menstruation. Genauer ist der Nachweis von ß-hCG im Serum.

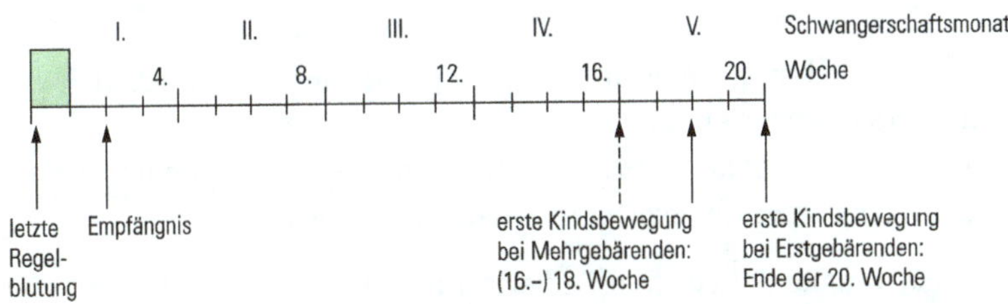

Abb. 3.3: Erste Kindsbewegungen bei Erst- und Mehrgebärenden.

Erste Kindsbewegungen (Abb. 3.3) werden von Erstgebärenden zum Ende der 20. SSW und von Mehrgebärenden um die 18. SSW (z. T. auch schon Ende 16. o. 17. SSW) bemerkt.

Ultraschalldiagnostik. Die klinische Bestimmung von Geburtstermin und Schwangerschaftsalter (letzte Regel) erfolgt regelmäßig durch Sonographie im ersten Schwangerschaftsdrittel (s. S. 66).

Praktisch wird das Schwangerschaftsalter bestimmt durch: Rundscheiben (Gravidarium nach Escher und Kätsch, Terminuhr nach Gauss, Gravidometer nach Gegenbach, Schwangerschaftsdatenscheibe nach Pluta und Dudenhausen).

Praxishinweis. Wir empfehlen, das Schwangerschaftsalter nach vollendeten Schwangerschaftswochen (SSW) anzugeben: Ein Gestationsalter von 282 Tagen ist danach mit 40 + 2 SSW zu beschreiben.

Krankheiten-Anamnese

Präexistente Krankheiten

- Herz-Kreislauf-Krankheiten, v. a. essentielle Hypertonie; Herzfehler (s. S. 112), Thrombose, Embolie,
- Nierenkrankheiten: Harnwegsinfektion, Glomerulonephritiden, Zystennieren,
- Lebererkrankungen: Gallensteinleiden, chronische Hepatitis, Cholestase in der vorangegangenen Schwangerschaft,
- Diabetes mellitus (vorbestehender Typ I oder Typ II Diabetes, Gestationsdiabetes in der Anamnese),
- Entzündlich-rheumatische Systemerkrankungen (z. B. SLE, Sjögren-Syndrom),
- Gerinnungsstörungen (z. B. von-Willebrand-Syndrom, Hämophilie, Faktor-V-Leiden-Mutation),
- Schilddrüsenerkrankungen (Morbus Basedow oder Hashimoto Thyreoiditis),
- Endometriose (vermehrt extrauterine Gravidität, Frühgeburt, Placenta praevia und peripartale Blutung),
- Allergien (Medikamente, Latex),
- Infektionen (HIV, Hepatitis u.a.).

Adipositas, Bluthochdruck oder Nierenerkrankungen gehen mit einem deutlich erhöhten Risiko für eine Präeklampsie einher.

Voroperationen, v. a. Operationen am Uterus (Kaiserschnitt, Myomenukleation) und Scheide (Senkungs- oder Inkontinenz-Operationen) sind zu erfragen.

Sozialanamnese. Berufstätigkeit? Belastung? Überlastung? Regeln des Mutterschutzgesetzes beachten!

3.1.2 Geburtshilfliche körperliche Untersuchung

3.1.2.1 Becken

Michaelis-Raute (Abb. 3.4). Auf die Spitze gestelltes gleichseitiges Viereck über dem Os sacrum. Ihre Form erhält die Raute durch 4 Grübchen.

- oberer Punkt: Grube unter dem Dornfortsatz des 3.–4. LWK (Kirchhoff)
- unterer Punkt: oberster Punkt der Gesäßfalte, bedingt durch die schrägen Ansatzlinien der Gesäßmuskulatur
- seitliche Punkte: 2 Spinae iliacae posteriores, meist gut sicht- und tastbar

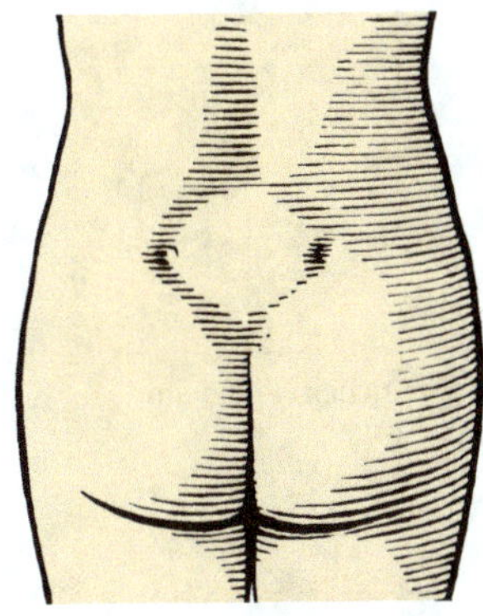

Abb. 3.4: Michaelis-Raute, auf die Spitze gestelltes Quadrat.

Normales Becken (Abb. 3.4, Abb. 3.5). Bei quadratischer Raute ist eine Anomalie des Beckens unwahrscheinlich! Weicht die Quadratform ab, ist ein enges Becken anzunehmen!

Platt-rachitisches Becken (Abb. 3.6). Raute mit Papierdrachenform: abgeflacht, fast dreieckig, in schweren Fällen vollkommen dreieckig mit stumpfem oberem Winkel!

Allgemein verengtes Becken (Abb. 3.7). Schmale Raute, oben und unten spitzwinklig, wesentlich höher als breit.

Langes Becken (s. S. 457). Die Drachenform der Raute (→ vertikale Deformierung) kann bedingt sein durch:
- hohe Position der Seitenpunkte (Elongierung der unteren Rautenhälfte), häufig, doch nicht ausnahmslos, beim langen und virilen Becken (Kirchhoff)
- tiefe Position des oberen Eckpunktes (Abflachung der oberen Rautenhälfte), s. Abb. 3.8.

Abb. 3.5: Michaelis-Raute, Form eines Quadrates.

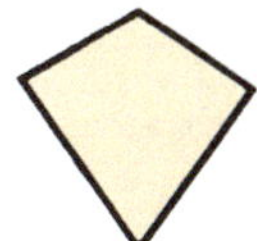

Abb. 3.6: Michaelis-Raute bei platt-rachitischem Becken = Papierdrachen- oder Dreiecksform (→ stumpfer oberer Winkel).

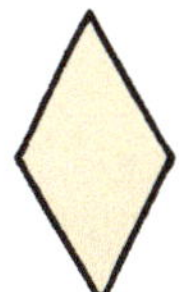

Abb. 3.7: Raute bei verengtem Becken = längliche Form, schmal, oben und unten spitz zulaufend.

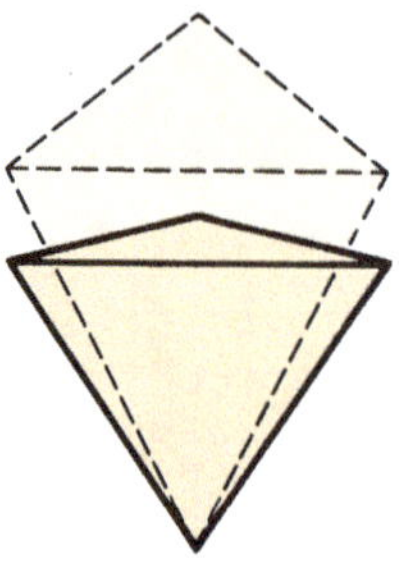

3.1.2.2 Äußere Untersuchung: Uterus, Leopold-Handgriffe

Die Untersuchung umfasst: Palpation, Auskultation und das äußere Becken und hat auch in Zeiten der Ultraschalluntersuchungen noch ihren Stellenwert.

Uterus

Praxistipp: Der Uterusfundusstand (Abb. 3.9) ist am Ende von
- 24. SSW auf Nabelhöhe
- 36. SSW am Rippenbogen (höchster Fundusstand)
- 40. SSW 1–2 Querfinger unterhalb des Rippenbogens, in gleicher Höhe wie am Ende der 32. SSW

Fundussenkung am Beginn der 37. SSW auf das Niveau am Ende der 32. SSW. Ursache: Das Kind tritt im Ganzen tiefer, weil der Kopf bei Erstgebärenden mit Schädellage durch verstärkte Schwangerschaftswehen (→ Senkwehen) tief in das Becken hineingesenkt wird. Bei Mehrgebärenden senkt sich der Kopf weniger, er tritt nicht ins Becken ein, sondern setzt sich ihm nur auf.

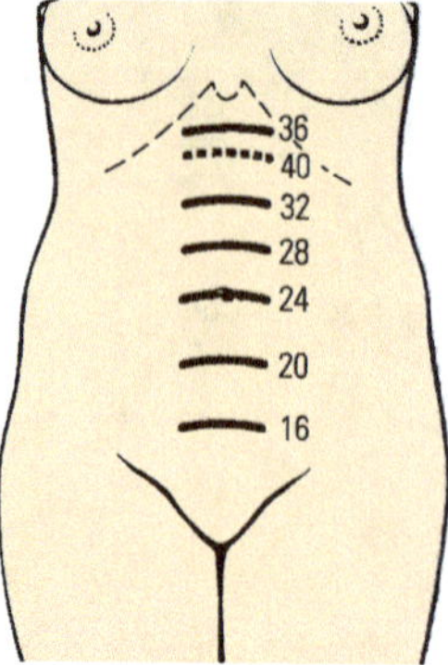

Abb. 3.9: Stand des Fundus uteri am Ende der Schwangerschaftswochen.

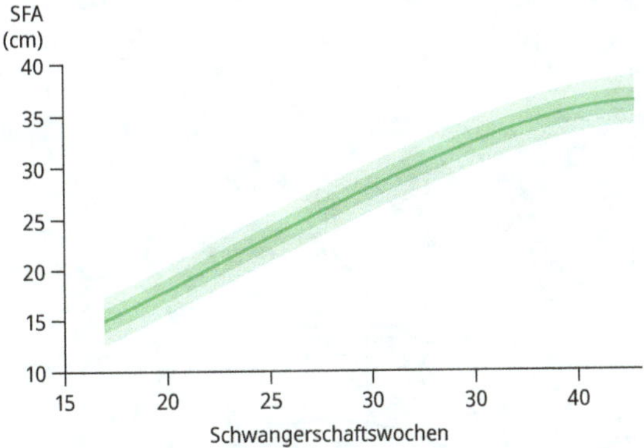

Abb. 3.10: Symphysen-Fundus-Abstand in der Schwangerschaft (Mittelwert ± 2 S; nach Westin).

Bei Mehrgebärenden und besonders bei Vielgebärenden ist die Senkung des Leibes 4 Wochen vor dem Termin nicht so deutlich zu beobachten. Das liegt daran, dass der Kopf noch nicht ins Becken eintritt, sondern ihm nur aufgesetzt ist.

Irregulärer Fundusstand. Entspricht der Fundusstand nicht dem Schwangerschaftsalter, sind 4 Fragen durch Sonographie (s. S. 66) zu beantworten:
- Ist das Schwangerschaftsalter korrekt berechnet? Stimmt die Regelanamnese?
- Sind Zwillinge, Hydramnion, makrosomes Kind ausgeschlossen?
- Lageanomalie, Fehlbildung, intrauteriner Fruchttod?
- Intrauterine Mangelentwicklung?

Größe. Bestimmt werden Uterusfundusstand (s. o.) und Symphysen-Fundus-Abstand (Abb. 3.10, Abb. 3.11): Man misst den Abstand der Symphysenoberkante zum Fundus uteri mit einem (nicht dehnbaren!) Zentimetermaßband in Rückenlage bei ausgestreckten Beinen und entleerter Blase entlang der Längsachse des Kindes.

Die Vorhersagekraft für normal- und mangelentwickelte Kinder soll jeweils 75 % sein (Westin).

Neben Fundusstand, Symphysen-Fundus-Abstand gibt der Leibesumfang Hinweise zur Uterusgröße.

Leibesumfang in Nabelhöhe. 100–105 cm bei normaler Körpergröße, Fruchtwasser-Menge und normale Bauchdecke am Termin.

Auf tabellarische Angaben wird verzichtet, weil erhebliche interindividuelle Schwankungen bestehen und sie daher in Klinik und Praxis nicht helfen.

Bauchumfang am Termin
- ungewöhnlich groß = großes Kind, Zwillinge, Hydramnion
- ungewöhnlich klein = kleines Kind (mangelentwickeltes Kind, Irrtum beim Schwangerschaftsalter).

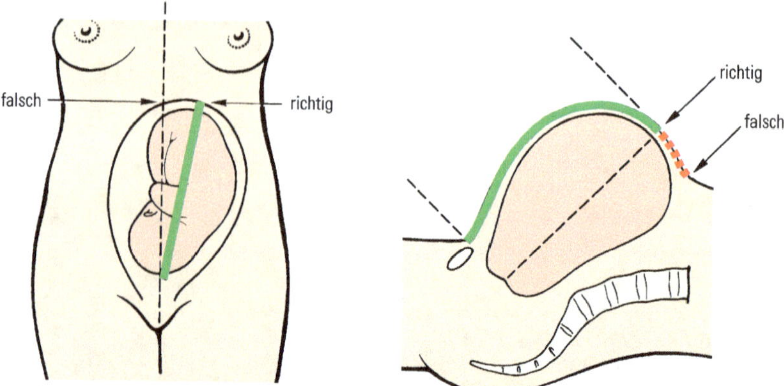

Abb. 3.11: Illustration der regelrechten und falschen Messtechnik bei der Bestimmung des Symphysen-Fundus-Abstandes in frontaler und lateraler Projektion (nach Westin).

Leopold-Handgriffe

Palpation des Leibes. Die Schwangere liegt ausgestreckt auf dem Rücken. Bei Handgriffen 1–3 sitzt man rechts oder links neben ihr, Gesicht gegen Gesicht, bei der Ausführung des 4. Handgriffes sitzt man neben der liegenden Schwangeren und dreht ihr den Rücken zu.

1. Handgriff (Abb. 3.12). Beide Hände werden mit der ulnaren Kante so in die Bauchdecken gesenkt, dass sie den Fundus uteri voll umfassen, sie berühren sich fast mit den Fingerspitzen, ggf. sind sie aber auch mehr oder weniger weit voneinander entfernt. Der Handgriff klärt 2 Fragen:
- Wo (in welcher Höhe) steht der Fundus uteri? → Zeitbestimmung der Schwangerschaft (Fundusstand/SSW s. S. 34)
- Welcher Kindsteil befindet sich im Fundus?

In 99 % fühlt man im Fundus einen großen Teil:
- Steiß (in 94 %): kleinerer großer Teil, uneben, abwechselnd harte und weiche Partien, kein Ballotement) oder
- Kopf (in 5 %): großer, gleichmäßig runder und harter Teil, Ballotement oder
- Teil des Rumpfes (in 1 %; s. Querlage; s. S. 398).

Man unterscheidet die großen Kindsteile: Kopf, Steiß, Rücken, und die kleinen Kindsteile: Beine, Arme (→ Arme sind selten zu fühlen).

2. Handgriff. Beide Hände gleiten vom Fundus auf die Bauchseiten herunter und werden flach (Abb. 3.13) und parallel zueinander links und rechts seitlich in Nabelhöhe auf die Bauchdecken gelegt. Auf diese Weise kommen sie auf den Seiten der Gebärmutter zu liegen. Der Handgriff klärt:
- Wo liegen Rücken und kleine Teile?

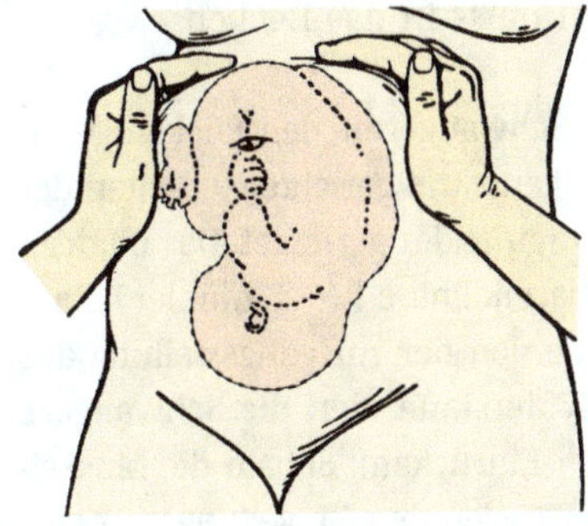

Abb. 3.12: Erster Leopold-Handgriff.

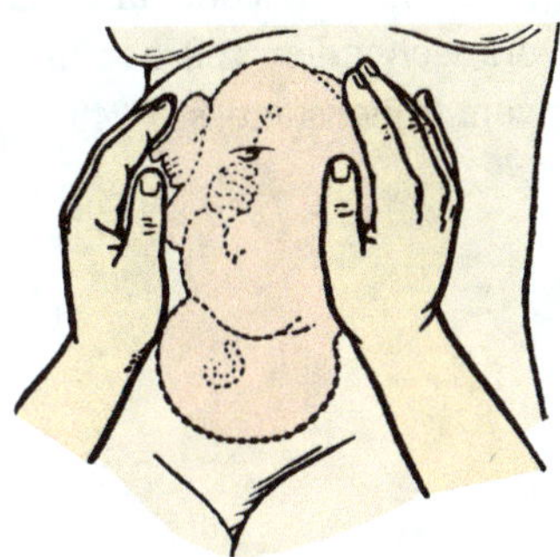

Abb. 3.13: Zweiter Leopold-Handgriff.

Vorgehen. Beide Hände sind flach aufgelegt. Abwechselnd tastet eine Hand mit leicht gekrümmten Fingern, die andere ist unbeweglich und übt einen geringen Gegendruck aus.

– Den Rücken tastet man als langen, gleichmäßig flachen, walzenförmigen Teil.
– Die kleinen Teile erkennt man als Unebenheiten, meist als teils spitze, teils stumpfe kleine Vorwölbungen oder kleine, verschiebbare, sich bewegende Teile, die ihre Lage bei Betastung leicht wechseln.
– Die Bauchseite (Seite der kleinen Teile) tastet man als tiefere Einsenkung zwischen Steiß und Kopf.
– Bei Querlage (s. S. 398) fühlt man auf den beiden Seiten einen großen Teil: Kopf und Steiß.

3. Handgriff. Voraussetzung: Der vorangehende Teil muss wenigstens z. T. oberhalb des Beckeneingangs (BE) stehen, ist also beweglich zu tasten.

– Der noch hoch stehende vorangehende Teil wird zwischen Daumen und max. abgespreizten Fingern 2 und 3 im Zangengriff (→ zart, sonst spannt die Kreißende) gefasst und palpiert. Um den vorangehenden Teil zu erreichen, dringen die Finger in der Regio suprapubica (unmittelbar oberhalb der Symphyse) tief ein (Abb. 3.14).
– Ballotement. Hat man den vorangehenden Teil erfasst, so versucht man, ihn schnell hin und her zu bewegen. Der Kopf lässt sich ballotieren, der Steiß nicht!

4. Handgriff. Voraussetzung: Der vorangehende Teil muss in das Becken eingetreten sein.

- Der Untersucher sitzt oder steht auf einer Seite der Schwangeren, den Rücken gegen ihr Gesicht gewendet; Aufsetzen (Abb. 3.15) und beckenwärts gerichtetes Gleiten der Hände seitlich am Unterbauch, Fingerspitzen sind aufeinander gerichtet. Das Eindringen der Hände in den Beckeneingang erfolgt in 2 Phasen. Phase I (→ Einfühlen): Zart, vorsichtig, unter leichtem Druck werden die Hände von der Ausgangsstellung aus langsam in die Tiefe geschoben. Man fühlt den Widerstand, den die Schwangere durch Muskelanspannung entgegensetzt. Phase II (→ Einrucken): Sobald die Muskelspannung nachlässt werden die Hände mit kurzen ruckenden Bewegungen mehrmals nacheinander in die Tiefe und dabei aufeinander gestoßen. Man stößt auf diese Weise hinter dem schon ins Becken eingetretenen vorangehenden Teil her und kommt an ihn in der Tiefe des Beckens heran, abhängig vom Höhenstand; s. S. 248.

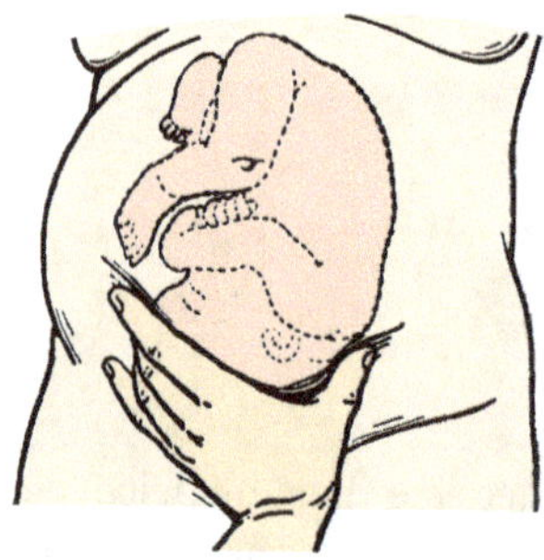

Abb. 3.14: Dritter Leopold-Handgriff.

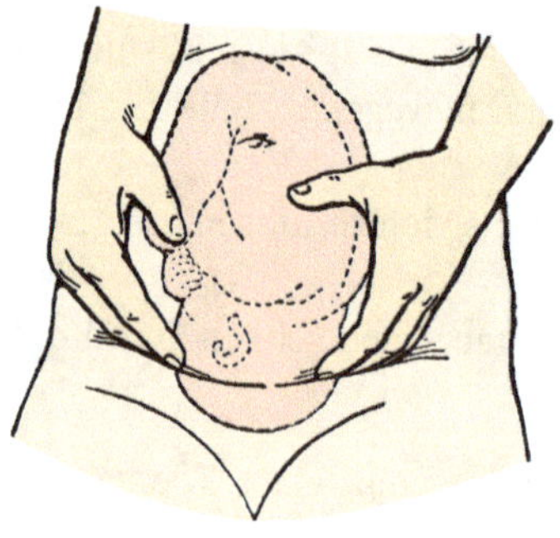

Abb. 3.15: Vierter Leopold-Handgriff.

Unterschied zwischen 3. und 4. Handgriff. Solange der vorangehende Teil über dem Becken steht und beweglich ist, untersucht man es mit dem 3. Handgriff. Ist der vorangehende Teil tiefer eingetreten, wird mit dem 4. Handgriff untersucht.

Wie viel steht über dem Becken, wie viel ist ins Becken eingetreten? Je tiefer der Kopf eintritt, desto mehr kommt der 4. Handgriff zu Geltung.

Der 4. Leopold-Handgriff ist der einzige äußere Handgriff, mit dem das allmähliche Versinken des Kopfes ins Becken zu verfolgen ist.

Zangemeister- oder Zusatzhandgriff (5. Leopold-Handgriff). Einzelheiten s. S. 445.

3.1.2.3 Kindslage: Lage, Stellung, Haltung, Einstellung

Vier Grundbegriffe der Geburtshilfe (Abb. 3.16)

Lage. Verhältnis der Längsachse des Kindes zur Längsachse des Uterus: Längsachse oder Gerad-, Quer-, Schräglage.

Stellung. Verhältnis des kindlichen Rückens zur Gebärmutterinnenwand: Rücken links seitlich, links vorn, links hinten usw.

Die Ausdrücke Lage und Stellung werden zusammengezogen:
- Man sagt nicht Längslage, sondern Stellung: Rücken links
- Man sagt stattdessen: linke Längslage oder (bei Längslagen) meist noch kürzer: linke Lage. Die linke Lage wird auch als **I.**, die rechte als **II.** Lage bezeichnet.
- Bei Kopflagen ist die I. Lage doppelt so häufig wie die II.

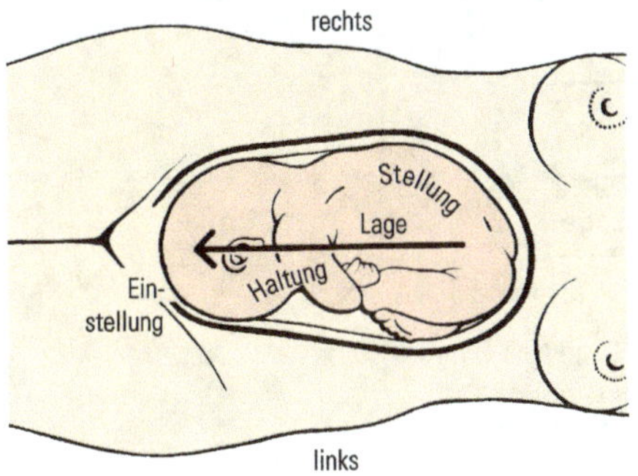

Abb. 3.16: Grundbegriffe: Lage, Stellung, Haltung, Einstellung.

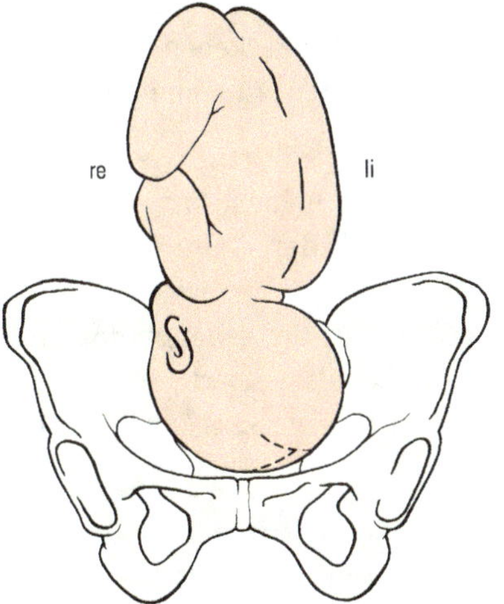

Abb. 3.17: linke Hinterhauptslage (I. HHL).

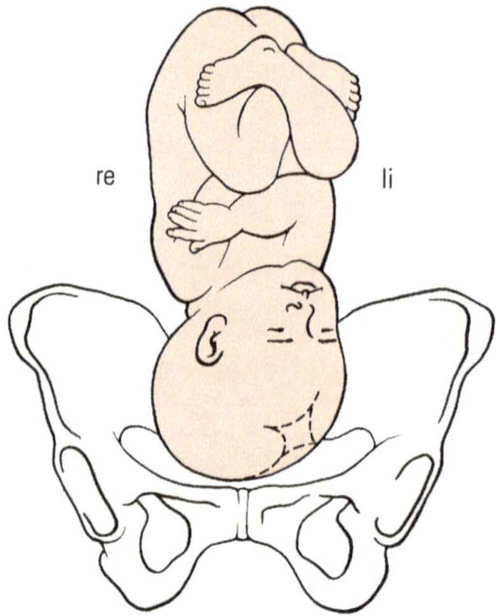

Abb. 3.18: rechte Hinterhauptslage (II. HHL).

Längslagen. Man unterscheidet bei den Längslagen (Abb. 3.17, Abb. 3.18):

	seitlich	I. oder linke Lage
Rücken links	vorn	Ia (I. dorsoanteriore) Lage
	hinten	Ib (I. dorsoposteriore) Lage
	seitlich	II. oder rechte Lage
Rücken rechts	vorn	IIa (II. dorsoanteriore) Lage
	hinten	IIb (II. dorsoposteriore) Lage

Stellung bezieht sich nicht nur auf den Rücken, sondern wird auch auf den vorangehenden Teil, Kopf oder Steiß angewandt. Wenn man z. B. sagt:

Der Kopf bzw. seine Pfeilnaht steht quer oder schräg in der Beckenendlage (BEL), so ist das ein Ausdruck der Stellung des vorangehenden Kindsteils im Geburtskanal.

Haltung. Beziehung der Kindsteile zueinander. Die Haltung gibt an, „wie das Kind sich hält" (Bumm). Unterschieden wird die Haltung von Kopf, Beinen, Armen. **Die Beziehung zwischen Kopf und Rumpf bei Durchtritt durch den Geburtskanal ist entscheidend.**

– Normal oder regelrecht ist die Haltung, bei der der Kopf tief gebeugt (das Kinn liegt auf der Brust) den oberen Abschnitt des Geburtskanals passiert.
– Regelwidrig ist jede Abweichung von dieser Kopfhaltung, jede Streckung oder Deflexion (→ Deflexionslagen, s. S. 330).

Einstellung. Beziehung des vorangehenden Teils zum Geburtskanal. Eingestellt ist der vorangehende Teil, der auf den Finger bei rektaler oder vaginaler Untersuchung stößt und den man bei innerer Untersuchung als vorliegend fühlt. Eingestellt ist also der Teil des vorangehenden Teils, der führt. Die Einstellung des Kopfes ist das Resultat von Haltung und Stellung.

Kopflage. Nach der Haltung (Beuge- oder Streckhaltung) stellen sich bei Kopflagen ein:
- Hinterhaupt → kleine Fontanelle, Vorderhaupt → große Fontanelle,
- Stirn oder Gesicht,
- Hinterhaupt, Vorderhaupt usw. können hinten, vorn oder seitlich stehen (Stellung).

Beckenendlagen. Eingestellt sind: Steiß allein, Steiß und Füße, Steiß und 1 Fuß, 2 Füße, 1 Fuß, ein oder beide Knie(e).

Querlagen. Eingestellt sind: 1 Schulter (1 Arm).

Statistik
- Bei 100 Schwangeren findet man das Kind 99 × in Längs-, 1 × in Querlage.
- Bei 99 Längslagen geht 94 × der Kopf, 5 × das Beckenende voran.
- Von 99 Geburten sind also 94 Kopf- oder Schädellagen, 5 BEL.

Bei den 94 Kopflagen geht unter der Geburt 92 × das vorn stehende Hinterhaupt in Führung. Wegen der Häufigkeit dieser Lage beim natürlichen, spontanen Ablauf der Geburt heißt sie regelrechte oder normale Hinterhauptslage. Zweimal bei 94 Fällen stellt sich ein anderer Kopfteil (Vorderhaupt, Stirn, Gesicht) oder das hinten stehende Hinterhaupt ein, wodurch diese Kopflagen zu regelwidrigen Lagen werden.

3.1.2.4 Herztöne (HT), Auskultation

Herztöne

Sechs Schallphänomene sind bei abdominaler Auskultation der Schwangeren wahrzunehmen: 3 vom Kind, 3 von der Mutter.

Vom Kind
- Kindliche HT. 110–160/Min. Die HT sind regelmäßige, kräftige Doppelschläge mit Akzent auf dem 1. Ton. Man kann sie mit dem „Tick-Tack" der Uhr vergleichen, nur ist die Schlagzahl der HT viel höher. Der Doppelschlag (das „Tick-Tack") wird beim Auszählen als ein Schlag gezählt. Instrument: Herztönerohr aus Metall nach Pinard (Abb. 3.19).
- Nabelschnurgeräusch. 110–160/Min. Ein blasendes oder schabendes Geräusch, das synchron mit den kindlichen HT zu hören ist. Ursprung ist nicht die Nabelschnur, sondern das Foramen ovale oder der Ductus Botalli.
- Kindsbewegung. Schabende, reibende oder kurze und ruckartige Geräusche, besonders in der Gegend der Füße (mit dem Stethoskop zu hören), manchmal wie leise Trommelschläge.

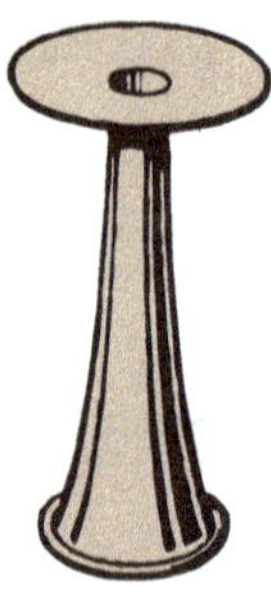

Abb. 3.19: Herztönerohr (nach Pinard).

Von der Mutter

- Aortenpuls. 70/min (mütterliche Herzfrequenz). Lautes Klopfen in der Frequenz des mütterlichen Pulses; kann nicht mit kindlichen HT verwechselt werden.
- Uteringeräusch. 70/min. In den weiten Uterusgefäßen entstehendes, sausendes Geräusch in der Frequenz des mütterlichen Pulses, das man sehr leicht und häufig hört, am deutlichsten über den Seitenkanten des Uterus. Das Uteringeräusch, das man auch bei großen Myomen hören kann, hat keine Bedeutung.
- Darmgeräusche. Entstehen durch Darmbewegung, besonders nach Mahlzeiten; oft sehr laut, dabei Polyphonie: reibend, klingend, gurrend, zischend.

Auskultation

Das **Abhören der HT** ist durch Ultraschalldiagnostik und Kardiotokographie nicht überflüssig geworden; Arzt und Hebamme müssen die Auskultation üben und sich Zeit nehmen. Die HT werden längere Zeit aufmerksam wahrgenommen und mit der Uhr in der Hand ausgezählt, besonders bei schlechten HT. Die Auskultation erfolgt kurz vor und kurz nach der Wehe, um schlechte HT zu erfassen.

Praxishinweis. Niemals die kindlichen HT abhören, ohne gleichzeitig den Radialis-Puls der Mutter zu fühlen! Nur auf diese Weise lässt sich der Unterschied zwischen den kindlichen HT vom Pulsschlag der Mutter unterscheiden.

Selten haben Mutter und Kind dieselbe Frequenz: Beschleunigung des mütterlichen Pulses (Fieber), Verlangsamung der kindlichen HT (schlechte HT) oder beides.

Bei suspekten oder nicht ableitbaren kindlichen Herztönen, Kontrolle mittels (mobilem) Ultraschallgerät bzw. CTG!

Wann sind HT erstmalig zu hören? Der gut angeleitete Anfänger nimmt die HT um die 20. SSW wahr. Erfahrung und Umstände bestimmen den Zeitraum: Stellung des

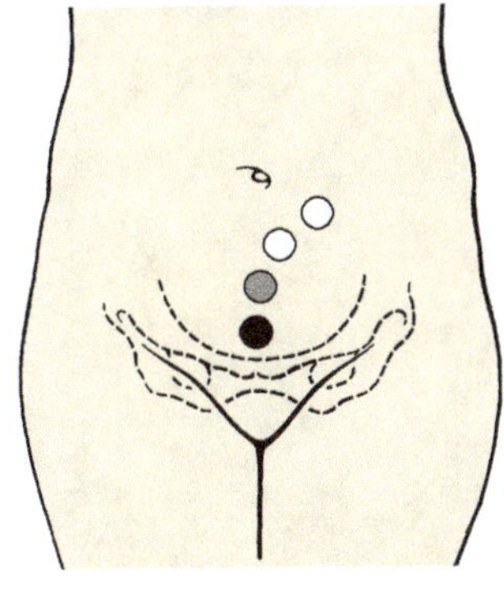

Abb. 3.20: Wandern der kindlichen Herztöne (HT). Bei I. HHL. ○ = HT im Verlauf der Eröffnungsperiode; ◉ = HT im Beginn der Austrittsperiode; ● = HT kurz vor der Geburt.

Rückens, Abstand des kindlichen Herzens von der Bauchdecke, Bauchdeckendicke, FW-Menge.

Wo hört man die HT am deutlichsten?

– 20.–28. SSW: Die Mittellinie befindet sich unmittelbar oberhalb der Symphyse oder über der stärksten Vorwölbung der Bauchdecke.

– Ab der 28. SSW ist die Rückenlage eine wichtige Orientierung. Die HT sind am besten zu hören, wenn der Rücken des Kindes an der Uteruswand anliegt. In der regelrechten Kopflage sind die Herztöne am lautesten auf der Seite des kindlichen Rückens: In der I. Lage links und in der II. Lage rechts.

– Beim Fortschreiten der Geburt wandern die HT (Abb. 3.20).

3.1.2.5 Äußere Beckenuntersuchung, Beckenmaße

Vier Beckenmaße können bestimmt werden (Abb. 3.21)

Die äußere Beckenuntersuchung und das Messen der Distanzen finden im Zeitalter der Sonographie und MRT-Untersuchung heutzutage kaum noch Anwendung.

Dennoch soll an dieser Stelle die Anatomie beschrieben werden:

– Distantia spinarum: 25–26 cm

– Distantia cristarum: 28–29 cm

– Distantia trochanterica: 31–32 cm

– Conjugata externa: 20 cm

Bestimmung mit dem Beckenzirkel. Folgende Maße sind zu nehmen:

Distantia spinarum: Entfernung der Spinae iliacae anteriores superiores: 25–26 cm. Die Knöpfe des Beckenzirkels werden schreibfederartig gefasst und auf den äußeren Rand jeder Spina aufgesetzt. Das Maß wird auf dem Gradbogen des Zirkels abgelesen.

Distantia cristarum: Mit den Knöpfen des Beckenzirkels werden die Cristae iliacae abgetastet, bis man die am weitesten voneinander entfernten Ansatzpunkte gefunden hat: 28–29 cm.

Distantia trochanterica: Weniger wichtig. Abtastung der am weitesten voneinander entfernten Stellen der Trochanteren: 31–32 cm. Um die Trochanteren leichter zu

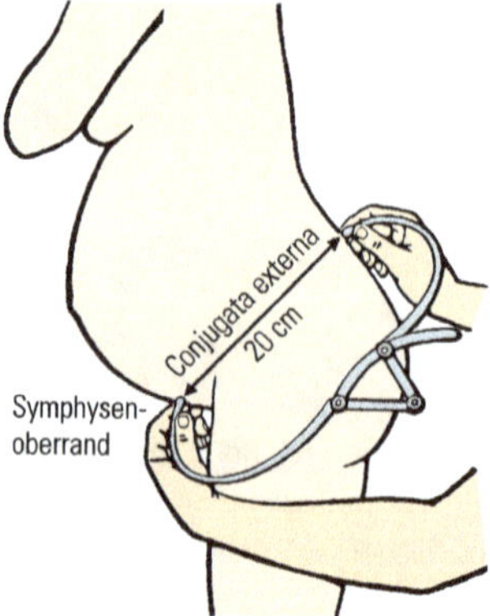

Abb. 3.21: Conjugata externa.

finden, empfiehlt es sich, die Frau nach außen rotierende Bewegungen der Beine machen zu lassen.

Conjugata externa (Abb. 3.21): Am besten im Stehen oder in Seitenlage messen. Ein Knopf des Beckenzirkels setzt man in die meist gut tastbare Grube unter dem Dornfortsatz des 3. oder 4. LWK (oberster Punkt der Michaelis-Raute), den anderen auf die Mitte des oberen Symphysenrandes.

Welchen Wert haben äußere Beckenmaße? Bei der äußeren Beckenuntersuchung wird das große Becken erfasst. Das knöcherne Gerüst des Geburtskanals, der Teil des knöchernen Beckens, der uns geburtshilflich interessiert, ist aber das kleine Becken (s. S. 225 – 226). Wenn von normal weitem oder zu engem Becken die Rede ist, so ist das kleine Becken, geburtshilflich „das Becken" schlechthin gemeint, an das durch äußere Messung heranzukommen unmöglich ist (Ausnahme: MRT). Daher ist es von Bedeutung, dass Hebamme und Geburtshelfer anatomische Beziehungen zwischen beiden kennen.

Differenz von Distantia spinarum und Dist. cristarum. Bei den beiden wichtigsten queren Maßen kommt es weniger auf die absoluten Zahlen als auf ihre Differenz an.
- Beträgt die Differenz 3 cm, so ist das große Becken und mit großer Wahrscheinlichkeit das kleine Becken normal gebaut.
- Eine platte Beckenverengung muss angenommen werden (Becken verengt im geraden Durchmesser des Beckeneingangs; s. S. 225 – 226): bei einer Differenz von 1–1,5 cm, bei gleichen Werten, und bei Dist. crist. < Dist. spinarum.

Zu kleine Beckenmaße. Beim verengten Becken (s. S. 446) unterschreiten alle äußeren (und inneren) Maße die Normalwerte; es liegt eine verkleinerte Form des normalen Beckens vor, ein Miniaturbecken (Bumm).

Conjugata externa (Abb. 3.16): Am besten im Stehen oder in Seitenlage messen. Ein Knopf des Beckenzirkels setzt man in die meist gut tastbare Grube unter dem Dornfortsatz des 3. oder 4. LWK (oberster Punkt der Michaelis-Raute), den anderen auf die Mitte des oberen Symphysenrandes. Abnorme Werte des großen Beckens lassen auf Anomalien des kleinen Beckens vermuten!

Aus der Conjugata externa soll sich die wichtige Conjugata vera, der gerade Durchmesser des Beckeneingangs, durch Abzug von 8–9 cm annähernd bestimmen lassen. Es hat sich aber gezeigt, dass diese Schätzung zu ungenau ist; sie wird daher kaum noch angewandt. Doch lässt sich orientierend von der Conjugata externa auf die Conjugata vera schließen:

– > 20 cm bedeutet normal lange Conjugata vera,
– 20–19 cm normal lang bis etwas verkürzt,
– 18 cm verkürzt!

Da die Geburt einen dynamischen Prozess darstellt, in dem sich sowohl das kindliche Köpfchen als auch das mütterliche Becken unter Geburt größenvariabel darstellen, hat man die Pelvimetrie weitestgehend verlassen. Eine Ausnahme stellt derzeit die geplante vaginale Beckenendlagengeburt dar, da die Erfolgsrate einer vaginalen BEL-Geburt mit der Distanz zwischen den Spinae ischiadicae (interspinaler Diameter) bzw. der Conjugata vera obstetrica zu korrelieren scheint.

Bei Wunsch nach einer vaginalen BEL-Geburt wird deshalb heutzutage häufig ein MRT-Becken zur präpartalen Pelvimetrie angeboten.

Praxishinweis. Heutzutage wird bei Beckenendlage mit Wunsch nach vaginaler Geburt von vielen Kliniken ein MRT zur Berechnung der inneren Beckenmaße gefordert.

3.1.2.6 Vaginale Untersuchung. Zervix-, Muttermundstatus, Beckenaustastung

Die vaginale Untersuchung erfüllte traditionell 2 Aufgaben: Zervix- und Muttermundsbefund geben Aufschluss über Frühgeburtsgefährdung und Geburtsreife.

Beckenaustastung

In der heutigen Schwangerenbetreuung ist die regelmäßige Palpation von Zervix und Muttermund zur Früherkennung einer vorzeitigen Zervixreifung oder Zervixinsuffizienz nicht mehr indiziert.

Praxishinweis: Keine vaginale Palpation in der Schwangerenvorsorge zur Frühgeburtsbeurteilung! Bei Risiko oder Beschwerden ist eine transvaginale Zervixlängenmessung bei leerer Harnblase und in der Routineversorgung auch eine transabdominale Zervixlängenmessung bei voller Harnblase ausreichend.

Punkte-Schema zur Zervixbefundung in der Schwangerschaft

In der Vor-Ultraschall-Ära wurde die Zervix palpatorisch evaluiert. Hierbei ist zu beachten, dass der supravaginale Zervixabschnitt bzw. der innere Muttermund bei geschlossenem äußeren Muttermund nicht erfasst werden kann.

Länge der Portio

- 3 cm (Portio steht): 0 Punkte,
- 2 cm (teilweise verstrichen): 1 Punkt,
- 1 cm (erheblich verstrichen): 2 Punkte,
- 0 cm (völlig verstrichen): 3 Punkte.

Öffnung des äußeren Muttermundes

- geschlossen: 0 Punkte,
- geöffnet für Fingerkuppe: 1 Punkt,
- für Finger eingängig: 2 Punkte,
- ≥ 2 cm geöffnet: 3 Punkte.

Konsistenz der Portio

- rigide: 0 Punkte,
- mittel: 1 Punkt,
- weich: 3 Punkte.

Geburtsreifebeurteilung nach Punkteschema. In Terminnähe oder bei vorzeitiger Schwangerschaftsbeendigung aus medizinischer Indikation wird die vaginale Untersuchung im Hinblick auf die Geburtsreife durchgeführt, ebenso um eine prognostische Aussage zur Geburtsart und -dauer zu erhalten. Auch die Erfolgsrate einer medikamentösen Geburtseinleitung korreliert mit dem vaginalen Tastbefund. Hierfür kann noch immer der sogenannte Bishop Score angewendet werden, der in Tab. 3.1. dargestellt wird.

Tab. 3.1: Der Bishop-Score – ein Score > 6 bedeutet Geburtsreife.

Bishop-Score

Muttermund (cm)	Position	Portio verstrichen in %	Leitstelle	Portio Konsistenz	Score
geschlossen	weit hinten gelegen	0–30 % (erhalten)	I–3	rigide	0 Punkte
1–2	mediosakral	40–50	I–2	mittel	1 Punkt
3–4	zentral	60–70	I–1, 0	weich	2 Punkte
5–6	–	80	I+1, +2	–	3 Punkte

Es kommen auch modifizierte Scores zur Anwendung. Ein unreifer Bishop-Score korreliert zwar invers mit dem Erfolg einer Geburtseinleitung, bedeutet jedoch nicht, dass diese nicht indiziert werden oder nicht versucht werden sollte.

Im ARRIVE-Trial konnte erstmals in einer randomisierten kontrollierten Multicenter-Studie gezeigt werden, dass die elektive Geburtseinleitung im Low-Risk-Kollektiv in 39 +0 SSW die Kaiserschnittrate senkt.

Es zeigte sich zwar eine höhere Kaiserschnittrate in der Gruppe der Schwangeren mit unreifem Muttermundbefund im Vergleich zur Gruppe mit reifem Muttermundsbefund (gemessen anhand des modifizierten Bishop-Scores). Da Frauen mit einem ungünstigen Score bei Studieneinschluss jedoch auch ein höheres Risiko für einen Kaiserschnitt hatten als Frauen mit einem günstigen Score, wenn sie die Strategie des abwartenden Vorgehens befolgten, führte die Geburtseinleitung bei Frauen mit einem unreifen Muttermundsbefund dennoch zu weniger Kaiserschnitten als das abwartende Management.

Länge der Portio
- ≥ 2 cm (steht oder teilweise verstrichen): 0 Punkte,
- 1 cm (erheblich verstrichen): 1,5 Punkte,
- 0 cm (völlig verstrichen): 3 Punkte.

Konsistenz der Portio
- rigide: 0 Punkte,
- mittel: 1,5 Punkte,
- weich: 3 Punkte.

Stellung der Portio
- weit hinten gelegen: 0 Punkte,
- gering hinten gelegen: 1 Punkt,
- zentral gelegen: 2 Punkte.

Muttermund
- geschlossen: 0 Punkte,
- 1 cm geöffnet: 1 Punkt,
- 2 cm geöffnet: 2 Punkte,
- ≥ 3 cm geöffnet: 3 Punkte.

Leitstelle
- 2 cm über I-Linie: 0 Punkte,
- 1 cm über oder in I-Linie: 1 Punkt,
- 2 cm unter I-Linie: 2 Punkte.

Gesamtpunktezahl (Geburtsreifepunkte) > 7 heißt Geburtsreife, eine zügige Muttermundseröffnung ist zu erwarten.

Beckenaustastung (Abb. 3.22)

Erreicht der Mittelfinger beim Einführen von Zeige- und Mittelfinger in die Scheide das Promontorium?
- Wenn nein, liegt keine Verkürzung der Conjugata vera vor! Bei regelrechter Beckengröße erreicht der in die Scheide eingeführte Mittelfinger das Promontorium nicht.
- Wenn ja, ist die Conjugata vera verkürzt!

Weitere Fragen

–   Spinae ossis ischii. Leicht oder schwer abzutasten, springen sie vor, ist ihre Entfernung also normal oder verkleinert? Letzteres würde eine quere Verengung der sogenannte Beckenenge, also ein Trichterbecken, bedeuten (selten).
–   Abtasten der Weichteile (Beckenboden, Bandapparat). Nachgiebig oder ungewöhnlich straff? Infiltration? Narbenbildung?

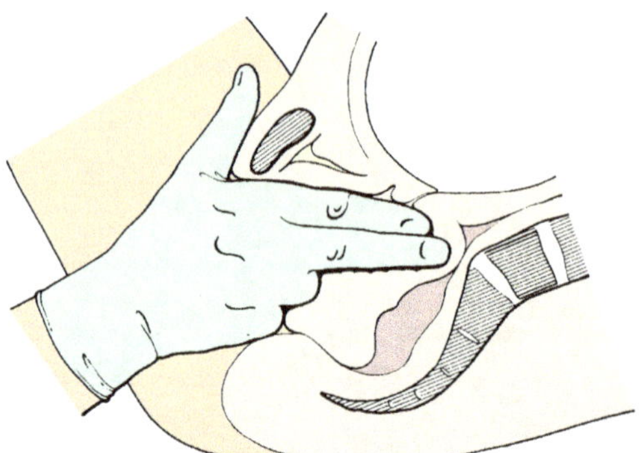

Abb. 3.22: Beckenaustastung. Der Mittelfinger erreicht nicht das Promontorium! Das Becken kann im BE nicht verengt sein.

3.1.3 Allgemeine Untersuchung

Obligatorische Erst- und Wiederholungsuntersuchung (alle 4 Wochen, ab 32 SSW alle 2 Wochen) neben der geburtshilflichen Exploration.
–   Blutdruckmessung,
–   Gewichtskontrolle,
–   Untersuchung des Mittelstrahlurins auf Eiweiß und Zucker,
–   Hämoglobinbestimmung – im Regelfall ab 24 SSW im 4-wöchigen Abstand, falls bei Erstuntersuchung normal –; je nach dem Ergebnis dieser Bestimmung (bei weniger als 11,2 g je 100 ml = 70 % Hb) Zählung der Erythrozyten, bakteriologische Urinuntersuchungen, soweit nach Befundlage erforderlich (z. B. bei Symptomen, rezidivierenden Harnwegsinfektionen in der Anamnese, nach Frühgeburt, erhöhtem Risiko für Infektionen der ableitenden Harnwege),
–   Kontrolle des Höhenstands der Gebärmutter,
–   Kontrolle der kindlichen Herzaktion,
–   Feststellung der Lage des Kindes.

3.1.3.1 Blutdruck, Urin, Gewicht

Der **SIH-Frühdiagnostik** (s. S. 117) dienen die folgenden Untersuchungen.

Blutdruckmessung. Ergebnis kann ein zu hoher (arterielle Hypertonie) oder zu niedriger Blutdruck (arterielle Hypotonie) sein.

Arterielle Hypertonie
- **Vorbestehende chronische Hypertonie** (Präkonzeptionell oder im ersten Trimester diagnostizierte Hypertonie).
- **Gestationshypertonie:** Im Verlauf neu auftretende Blutdruckwerte ≥140/90 mmHg bei zuvor normotensiven Schwangeren ohne Kriterien, die eine Präeklampsie definieren.

Arterielle Hypotonie. Behandlungsindikation im Interesse des Kindes großzügig stellen.
- < 100 mm Hg systolisch (wiederholt gemessen),
- Kreislaufdysregulation. Schwindel, Sehstörung, Schwarzwerden vor den Augen, Schweißausbruch, vegetative Dysregulation bei Lagewechsel, Orthostasesyndrom.

Therapie. Stützstrümpfe der Kompressionsstärke II.

Urinuntersuchung

Methoden. Untersuchung auf Eiweiß und Nitrit ist obligat.
- Teststreifen oder Laboruntersuchung (U-Stix bzw U-Status). Qualitative und (grob) quantitative Untersuchungen. Der Streifen wird für einige Sekunden in den Harn eingetaucht und die Farbreaktion abgelesen.
- Proteinurie:
    - Physiologische Schwangerschaftsproteinurie: Eine geringe Eiweißausscheidung ist besonders in der letzten Hälfte der Schwangerschaft häufig.
    - Pathologische Schwangerschaftsproteinurie: ≥ 300 mg/24 h oder Protein/Kreatinin Quotient im Urin: Normwert < 30 mg/mmol (gesteigerte Kapillardurchlässigkeit, SIH S. 101).
    - Eine signifikante Proteinurie vor 20 SSW gilt als Hinweis auf eine präexistente Nierenerkrankung.
- Harnsediment. Wird Eiweiß nachgewiesen, ist ggf. ein Harnsediment erforderlich. Man sucht nach Zellen (Epithelien, Leuko-, Erythrozyten) und Zylindern (Erythrozyten-, Leukozytenzylinder).
- **Mittelstrahlurin** ist Spontanurin zur bakteriologischen Untersuchung. Vorgehen: Reinigung der Genitalregion (Orificium urethrae), Verwerfen des ersten Harnstrahls (Spülung der Harnröhre) und Auffangen der folgenden Harnportion in einem sterilen Behälter.
- **über 100.000 Keime/ml:** Bakteriurie, (a)symptomatischer Harnwegsinfekt

- 10.000–100.000 Keime/ml Urin kontrollbedürftig bzw. bei Beschwerden und Rein-kultur signifikant
- 1.000 Keime/ml Urin entstehen durch Kontamination mit Bakterien, die die Ure-thra und äußeres Genitale besiedeln.
- Bakteriologische Untersuchung. Bei vorzeitigen Wehen, Harnwegsinfektion (Bren-nen beim und gehäuftes Wasserlassen), Blutdruckerhöhung, pathologischem Harn-sediment ist eine bakteriologische Untersuchung des Mittelstrahlurins (Nativharn oder Uricult) vorzunehmen, um eine Bakterienausscheidung behandeln zu können (s. Pyelonephritis gravidarum, S. 135).

Gewicht

Gewichtsverhalten

- Bis zur 20. SSW beträgt die empfohlene Gewichtszunahme 5 kg.
- Gewichtszunahme in den letzten SSW 400 g/Woche.
- Wünschenswerte Gewichtszunahme in Abhängigkeit vom Body-Mass-Index s. S. 104.

Beispiel Gewichtsverteilung (11–12 kg) in Terminnähe:

- 3.300 g auf das Kind,
- 650 g auf Plazenta, 800 g auf FW,
- 900 g auf die Größenzunahme des Uterus,
- 400 g auf das Wachstum der Brüste,
- 1.250 g auf die Zunahme des Blutvolumens, 2.000 g des Gewebewassers,
- 1.700 g des Depotfetts.

Gewichtskontrolle

- In der 1. Schwangerschaftshälfte kontrolliert man das Gewicht, um eine zu starke Abnahme (z. B. durch Appetitstörung, Übelkeit, morgendliches Erbrechen) früh-zeitig zu bemerken.
- In der 2. Schwangerschaftshälfte regelmäßige Kontrollen, da bei stärkerer Ge-wichtszunahme mit einer SIH, aber auch mit einer ungünstigen Ernährung ge-rechnet werden muss.

3.1.3.2 Serologische Untersuchungen, Blutgruppe, Antikörper (Ak)

Obligatorische Untersuchungen sind:

- TPHA (Treponema-pallidum-Hämagglutinationstest) als Lues-Suchreaktion (LSR; s. S. 210). Falls positiv, sollen aus derselben Probe die üblichen serologischen Un-tersuchung auf Syphilis (Lues) erfolgen.
- Röteln-HAH bei Schwangeren ohne dokumentierte zweimalige Impfung (Röteln-Hämagglutinationshemmungstest; s. S. 191).
- bei begründetem Verdacht auf Toxoplasmose und andere Infektionen

- zum Ausschluss einer HIV-Infektion; auf freiwilliger Basis
- Blutgruppe, Rhesusfaktor (Rh-Blutgruppenantigen D).
- Ak-Suchreaktion: Gesucht werden AK des Rhesus, Kell-, Duffy und MNS-Systems (gegen die Antigene D, C, c, E, e, Kell, Fy, S). Bei Nachweis von Antikörpern sollen möglichst aus derselben Blutprobe deren Spezifität und Titerhöhe bestimmt werden.

Irreguläre Antikörper

Tab. 3.2: Irreguläre MHN relevante erythrozytäre Antikörper. Häufigkeit nach Einführung der Anti-D-Prophylaxe.

Antikörper	Häufigkeit
Anti-D	85 %
Anti-K	10 %
Anti-c	3,5 %
Sonstige AK	1,5 %

Bei Blutgruppen-Unverträglichkeit (meist Rhesus und Kell, selten auch andere Blutgruppensysteme) zwischen Mutter und Kind sind Maßnahmen (engmaschige Überwachung und ggf. Therapie) notwendig, um das kindliche Leben zu erhalten (S. 180 – 187).

Einige irreguläre AK können durch einen beschleunigten Abbau fetaler Erythrozyten zu einem Morbus haemolyticus fetalis et neonatorum führen (Tab. 3.2). Häufigstes Beispiel sind auch nach Einführung des Anti-D-Prophylaxe noch immer Rhesus-AK (Anti-D und Anti-c).

Es gibt zahlreiche natürliche irreguläre AK, die für den Feten ungefährlich sind und nicht zu einem Morbus hämolyticus neonatorum (MHN) führen. Häufiges Beispiel sind Kälteautoantikörper.

Praxishinweis.
Ein **positiver AK-Suchtest** in ca 1,1–1,4 % aller Schwangeren zu erwarten, das sind ungefähr **1 von 80 Schwangerschaften**,

Wenn der AK-Suchtest positiv ist, Ausdifferenzierung und Titerbestimmung (aus derselben Probe).

MNH-relevante AK finden sich jedoch nur in 0,13–0,3 % (**1 von 300** – 1 von 600 **Schwangerschaften**), **Anti-D** > Anti-K > Anti-c verursachen > *98 %* aller schweren MHN.

Lebensbedrohliche Blutungen erfordern eine schnelle Transfusion, wozu die Blutgruppen, -faktoren bekannt sein sollten.

Rh-negative Schwangere

Jeder RhD-negativen Schwangeren mit einer Einlingsschwangerschaft soll die Bestimmung des fetalen Rhesusfaktors an fetaler DNA aus mütterlichem Blut angeboten werden. Diese ist seit Juli 2021 in die Mutterschafts-Richtlinien (MuSchRiLi) aufgenommen und Kassenleistung.

Die Untersuchung des fetalen Rhesusfaktors fällt unter das Gendiagnostikgesetz – für die Durchführung ist die **Qualifikation zur fachgebundenen genetischen Beratung erforderlich.**

Der NIPT-Rhesus soll frühestens ab der 12. Schwangerschaftswoche zur Anwendung kommen.

Die Rate an falsch negativen Befunden beträgt 1 : 2.000, falsch positive Befunde werden mit einer Häufigkeit von 1 : 1.000 angegeben.

Im Falle eines falsch negativen NIPT-rhesus ist die geschätze Transmissionrate max. 1–2 %, falls postpartal noch eine Rhesusprophylaxe erfolgt.

Praxishinweis. NIPT-Rhesus nicht vor 12 SSW und nicht für Mehrlingsschwangerschaften! Eine postnatale Bestimmung des kindlichen Rhesusfaktors bleibt bei Rh-negativen Frauen obligat.

– Wenn bei der Erstuntersuchung keine Antikörper nachgewiesen wurden: AK-Suchreaktion in 25.–32. SSW. (präpartale Anti-D-Gabe *nach* 2. Ak-Suchtest, falls NIPT-Rhesus nicht erfolgt oder NIPT-Rhesus einen positiven fetalen Rhesusfaktor ergeben hat, s. S. 153).
– Eine Anti-D-Prophylaxe bei der RhD-negativen Schwangeren ist nicht notwendig, wenn der Fetus mittels NIPT-Rhesus RhD-negativ bestimmt wurde oder wenn die RhD-negative Schwangere mit RhD-positivem Feten bereits Antikörper entwickelt hat.
– Irregulärer AK-Nachweis bei Erstuntersuchung: Spezifität und Titer bis 28. SSW alle 4 Wochen kontrollieren, danach ggf. alle 2 Wochen. Der Titer ist kein zuverlässiger Prognosefaktor. Ein klarer kritischer Cut-off existiert nicht. Insbesondere bei Anti-Kell-AK kann ein MNH auch schon bei niedrigen Titern auftreten. Bei erfolgter Sensibilisierung (durch frühere Schwangerschaft, Transfusion) induziert eine erneute Schwangerschaft AK, selbst wenn das Kind Rh-negativ, also überhaupt nicht gefährdet ist. Ein Titeranstieg > 2 Titerstufen wird dennoch als relevant angesehen und erfordert eine zeitnahe sonografische Untersuchung des Kindes (insbesondere Maximalgeschwindigkeit der A. cerebri media), um eine interventionsbedürftige fetale Anämie zu erkennen bzw. auszuschließen.
– Auch nicht zum Morbus haemolyticus neonatorum führende AK (z.B. IgM und/oder Kälte-AK) sind in den Mutterpass einzutragen, da sie ggf. bei einer Bluttransfusion für die Schwangere wichtig sein können.

Praxishinweis. Der Verdacht auf eine transfusionpflichtige Anämie besteht, wenn die V.max der A. cerebri media bei > 1,5 MoM liegt. Dies ist schätzungsweise der Fall, wenn sie schneller als 2 x die aktuelle SSW ist, Beispiel: V.max > 50 cm/s in 25 SSW.

Die Entstehung eines Morbus hämolyticus ohne relevanten Titeranstieg gilt als sehr unwahrscheinlich.

Einzelheiten über die Betreuung beim Morbus haemolyticus s. S. 180.

Nach jeder Schwangerenuntersuchung sind 2 Fragen zu beantworten:
- Liegt eine normale Schwangerschaft vor?
- Liegen Risikofaktoren (s. u.) vor, die das Leben der Mutter, des Kindes oder beider gefährden?

3.1.3.3 Screening-Untersuchungen

Genitale Chlamydieninfektion. Etwa 1 % der Schwangeren weisen eine Kolonisation von Zervix und Urethra mit Chlamydia trachomatis auf. Die Kolonisation soll das Risiko des Fruchtblasenprolaps, des vorzeitigen Blasensprunges und der Frühgeburt erhöhen, allerdings sind Chlamydien häufig mit einer bakteriellen Vaginose assoziert, die ebenfalls für eine Frühgeburt verantwortlich zu sein scheint. Das Infektionsrisiko des exponierten Neugeborenen bei vaginaler Geburt liegt bei 70 %. Die typischen Infektionserkrankungen treten erst mit einer Latenz auf. 30 % der exponierten Neugeborenen erkranken am 5.–14. Lebenstag an einer Einschlusskörperchen-Konjunktivitis, bei > 10 % tritt im 1.–3. Lebensmonat eine atypische Pneumonie – häufig mit einer begleitenden Otitis media – auf.

Daher ist in den Mutterschaftsrichtlinien ein **Chlamydien-Screening** vorgeschrieben. Die Untersuchung wird an einer Urinprobe mittels eines Nukleinsäureamplifizierenden Tests (NAT) durchgeführt.
- Therapie der 1. Wahl: Azithromycin 1,0 oder 1.5 g p.o. einmalig.
- Therapie der 2. Wahl: Erythromycin 4 x 500 mg/Tag, 7 Tage oder 2 x 500 mg/Tag, 14 Tage.
- Therapie der 3. Wahl: Amoxicillin 3 x 500 mg/Tag, 7 Tage.
- Zusätzlich Partnertherapie!
- Der Therapieerfolg ist ca. 8 Wochen nach Behandlungsbeginn zu kontrollieren.

Screening auf Hepatitis B (HBs-Ag)

Jeder Schwangeren soll seit 30.6.2023 **zum frühstmöglichen Zeitpunkt ein Screening auf HBsAg** empfohlen werden, da die Wahrscheinlichkeit einer Hepatitis-B-Übertragung auf das Kind durch wirksame therapeutische Maßnahmen erheblich gesenkt werden kann. Im Falle eines positiven Ergebnisses soll die Schwangere u. a. eine Viruslastbestimmung erhalten, von der eine eventuelle Therapieindikation abhängt. Die deutsche Leitlinie empfiehlt, Schwangeren mit Hepatitis B eine antivirale

Therapie (z. B. mit Tenofovir) anzubieten, sollte die Virusmenge höher als 200.000 IU/ml sein.

Unabhängig von Viruslast oder Transmissionprophylaxe soll das Neugeborene nach der Geburt aktiv und passiv gegen Hepatitis B immunisiert werden. Hierdurch lässt sich das Neugeborene sehr oft auch dann vor einer Infektion schützen, wenn die Mutter hochansteckend ist.

Das HBs-Ag-Screening sollte so früh wie möglich in der Schwangerschaft durchgeführt werden, um mit der Therapie – falls erforderlich – nach dem ersten Trimester, aber idealerweise vor der 28. SSW beginnen zu können.

Patientinnen mit HbsAg-positiv sollten in einer Lebersprechstunde bzw. bei einem Facharzt für Innere Medizin und Gastroenterologie und/oder Fachärzte mit Zusatzweiterbildung Infektiologie angebunden werden.

Stillen ist erlaubt – bei hoher maternaler Viruslast und blutigen Brustwarzen, ist die Datenlage uneinheitlich. Nach nachweislicher Schutzimpfung kann die Untersuchung auf HBsAg entfallen

Nicht geimpfte gesunde Schwangere mit erhöhtem Expositionsrisiko sollten eine Hepatitis-B-Impfung erhalten bzw. empfohlen bekommen.

B-Streptokokken. Streptokokken der serologischen Gruppe B (**GBS**) sind Ursache der B-Streptokokken-Infektion des Neugeborenen (s. S. 708), einer dramatischen Erkrankung mit hoher Mortalität und Morbidität sowie Spätfolgeschäden; Inzidenz der Frühform in den USA vor Antibiotikum-Prophylaxe 2 auf 1.000 Geborene, nach Einführung der Prophylaxe 0,5 auf 1.000.

Risikofaktoren für die Frühform der B-Streptokokken-Infektion des Neugeborenen:
- anovaginaler Nachweis von GBS bei der Mutter in Schwangerschaft oder bei Geburtsbeginn,
- Zeitraum zwischen Blasensprung und Geburt ≥ 18 h,
- Fieber sub partu ≥ 38° C,
- Frühgeburt < 37 + 0 SSW.

Etwa 10–30 % der symptomlosen Schwangeren sind in der Anorektal- und Genitalregion mit GBS kolonisiert, daher gilt die Empfehlung:

Zwischen 34 + 0 und 35 + 6 wird bei allen Schwangeren vom Introitus vaginae und vom Anorektum ein gepoolter Abstrich abgenommen und eine bakteriologische Kultur angelegt.

Mit dem bakteriologischen Institut ist wegen der zu nutzenden Selektivmedien eine vorherige Absprache notwendig.

Von Schnelltesten ist abzuraten!

Bei positivem bakteriologischem Nachweis erhält die Frau eine **subpartale Prophylaxe** bei vaginaler Geburtsleitung:

– **Penicillin G** zu Beginn 5 Mio. E i. v., dann bis zur Entbindung alle 4 h 2,5 Mio. E i. v. oder
– **Ampicillin** zu Beginn 2 g i. v., dann bis zur Entbindung alle 4 h 1 g i. v., bei Penicillin-Allergie Cefazolin zu Beginn 2 g i. v., dann bis zur Entbindung alle 8 h 1 g i. v.

Ist der GBS-Status bei Entbindung nicht bekannt, so sollte bei Risikofaktoren (Frühgeburt, vorzeitiger Blasensprung, Geburtsdauer ≥ 18 h, Fieber sub partu ≥ 38° C) die antibiotische Prophylaxe durchgeführt werden.

Symptomatische Schwangere < 37 + 0 SSW (vorzeitige Wehen, Blasensprung, drohende Frühgeburt) mit positivem GBS-Nachweis sollten eine Antibiotikum-Prophylaxe in der Schwangerschaft und sub partu erhalten. Symptomlose Schwangere sollten nach GBS-Nachweis nur eine subpartale Prophylaxe bekommen. Frauen, bei denen ein Kind mit einer B-Streptokokken-Infektion vorangegangen ist, sollten eine subpartale Prophylaxe erhalten.

3.1.4 Untersuchungen bei Schwangerschaften mit erhöhtem Überwachungsbedarf (vormals Risikoschwangerschaften)

Schwangerschaft mit erhöhtem Überwachungbedarf

Definition. Schwangerschaft, bei der eine Gefährdung von Mutter oder Feten durch einen oder mehrere Risikofaktoren besteht. Die 18 Risikofaktoren sind (→ Auflistung gemäß Mutterschaftsrichtlinie):

Anamnese
– Schwere Allgemeinerkrankungen der Mutter (z. B. an Niere, Leber oder erhebliche Adipositas), s. S. 130,
– nach Sterilitätsbehandlung, wiederholten Aborten oder Frühgeburten,
– Totgeborenes oder geschädigtes Kind,
– Vorausgegangene Geburten von Kindern über 4.000 g Gewicht, hypotrophen Kindern (small for gestational age, GBA), Mehrlingen,
– nach Uterusoperationen (z. B. Sectio, Myomentfernung, Korrektur angeborener Fehlbildung),
– Komplikationen bei vorangegangenen Geburten (z. B. Placenta praevia, vorzeitige Plazentalösung, Rissverletzungen, Atonie oder sonstige Nachgeburtsblutungen, Gerinnungsstörungen, Krämpfe, Thromboembolie),
– Erstgebärende unter 18 oder über 35 Jahre, Mehrgebärende über 40 Jahre, Vielgebärende mit mehr als vier Kindern (Risiko für genetische Defekte, geburtsmechanische Komplikationen).

Risiko aufgrund jetziger Befunde
– Hypertensive Schwangerschaftserkrankungen (in allen ihren Ausprägungen), Einzelheiten s. S. 117,

- Anämie unter 10 g/100 ml (g %),
- Diabetes mellitus s. S. 136,
- uterine Blutung, s. S. 534,
- Blutgruppen-Inkompatibilität (Früherkennung und Prophylaxe des Morbus haemolyticus fetalis bzw. neonatorum), s. S. 180,
- Diskrepanz zwischen Uterus- bzw. Kindsgröße und Schwangerschaftsdauer (z. B. fraglicher Geburtstermin, retardiertes Wachstum, Makrosomie, Gemini, Molenbildung, Hydramnion, Myom), s. S. 170,
- drohende Frühgeburt (vorzeitige Wehen, Zervixinsuffizienz), s. S. 153,
- Mehrlinge; pathologische Kindslagen,
- Überschreitung des Geburtstermins bzw. Unklarheit über den Geburtstermin, s. S. 172,
- Pyelonephritis.

Bei etwa **75 % der Schwangerschaften** liegen Schwangerschaftsrisiken nach der Definition des Gemeinsamen Bundesausschusses (GBA) vor.

Praxishinweis. Ein Risikofaktor muss keine akute Gefährdung bedeuten; er ist aber immer eine prospektive Gefahr, die die Aufmerksamkeit der Betreuenden erfordert (→ Intensivüberwachung): Abstände der Betreuungstermine, Zusatzuntersuchungen (s. u.). Es ist nicht Sinn der Risikoselektion, der Schwangeren mit dem Etikett „Risikoschwangere" Angst und Schrecken einzujagen.

Zusätzliche Untersuchungen. Untersuchungsmethoden, die v. a. zur Betreuung der Schwangeren mit Risikofaktoren eingesetzt werden und Informationen über den Feten erlauben.

Jede medizinisch-technische oder klinisch-chemische Untersuchung ist nur in Verbindung mit der Klinik, also am Krankenbett, zu interpretieren!

Diagnostik
- der respiratorischen Plazentafunktion: Kardiotokographie, Blutflussmessung.
- der nutritiven Plazentafunktion: Ultraschalldiagnostik, Blutflussmessung.
- genetischer Defekte (NIPT, invasive Diagnostik).

3.1.4.1 Kardiotokographie: Kardiotokogramm (CTG)

Definition. Kardiotokographie ist die fortlaufende simultane Aufzeichnung (Kardiotokogramm, CTG) von fetaler Herzfrequenz (HF) und Wehen in der Spätschwangerschaft (→ antepartale Kardiotokographie) und während der Geburt (→ intrapartale Kardiotokographie) zur Überwachung des Feten und Erkennung einer intrauterinen Hypoxie. Zumeist werden simultan zusätzlich die mütterliche Herzfrequenz sowie Kindsbewegungen (Kinetogramm) aufgezeichnet.

Pathophysiologie der fetalen Herzfrequenzregulation. Die HF beeinflussen biochemische, neurale und hämodynamische Faktoren.

- Biochemische Faktoren. Durch die Uteruskontraktion werden die uterinen Arterien komprimiert. Resultat ist ein wehenabhängiges fetales Sauerstoffminderangebot, sofern die Wehenpausen nicht lang genug sind, die HF sinkt, im typischen Fall der Wehe nachhinkend (→ Spät-Tief).
- Neurale Faktoren. Eine Kompression des kindlichen Kopfes während der Wehe führt über Stimulation des N. vagus zu einer wehensynchronen Verlangsamung der HF (→ Früh-Tief).
- Hämodynamische Faktoren. Unterbrechung des Nabelschnurkreislaufes durch Kompressionen der Nabelschnurvene oder -arterien führen zu wehenabhängigen HF-Abfällen, die in ihrer Form und in ihrem zeitlichen Verhältnis zur Wehe variabel sind (→ variable Tiefs; venöser Rückfluss wird durch Barorezeptorenreflex gesteuert).

Beat-to-beat-Methode (instantane Herzschlagregistrierung). Die HF wird aus dem Abstand von 2 Herzaktionen (1 Herzzyklus) ermittelt (Schlag-zu-Schlag- oder Beat-to-beat-Methode).

Beispiel. Aus dem Abstand zwischen 2 R-Zacken oder dem Beginn des 1. Herztons wird nach elektronischer Erkennung (und Filterung von Störungen) die Frequenz pro Minute berechnet; es wird also kein Wert aus mehrfachen Zeitabstandsmessungen von Herzaktionen berechnet.

Die **Tokographie** (Wehenschreibung) unterscheidet zwei Ableitungen:
- Extern über einen auf dem Bauch befestigten Taststift. Anwendung: ante- und intrapartual, Kindsbewegungen werden registriert; Nachteil: keine absoluten intrauterinen Druckwerte.

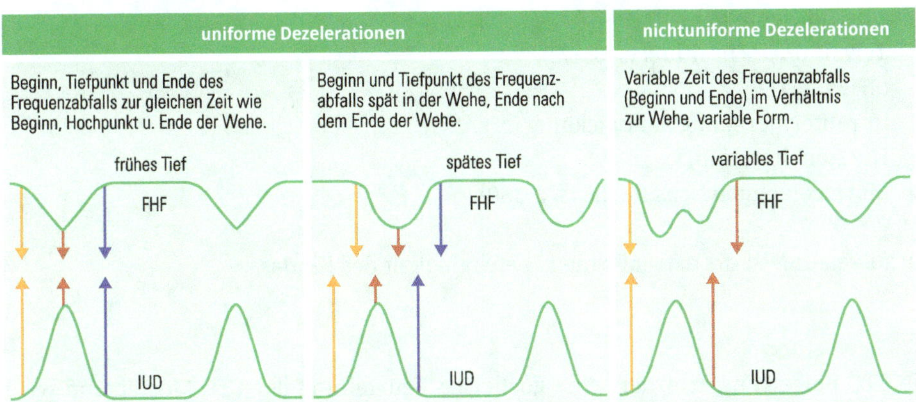

Abb. 3.23: Wehenabhängige Dezelerationen (FHF = fetale Herzfrequenz, IUD = intrauteriner Druck).

– Intern. Druckveränderungen in der Amnionhöhle werden über einen mit Flüssigkeit gefüllten, vorn offenen Katheter registriert, die auf eine Druckmessdose übertragen werden; Anwendung: subpartual, v. a. nach vorausgegangener Schnittentbindung; liefert absolute Druckwerte; Nachteil: eröffnete Fruchtblase Voraussetzung, Begünstigung der aszendierenden Infektion des FW.

Es existieren langfristige, mittelfristige und kurzfristige Herzfrequenzmuster.

Langfristige HF-Muster (Basalfrequenz, lang anhaltende Ruhefrequenz; Angaben in Schlägen pro Minute)
– Normokardie: 110–160,
– Bradykardie: ≥ 3 min anhaltende Verlangsamung der Basalfrequenz,
   – leichte Bradykardie: 100–109,
   – schwere Bradykardie: < 100,
– Tachykardie: ≥ 10 min anhaltender Anstieg der Basalfrequenz über 160.

Mittelfristige HF-Muster
– Frequenzanstieg (Akzeleration),
   – sporadisch, unabhängig von Wehen,
   – periodisch wehenabhängig,
– wehenabhängige Frequenzabfälle (= wehenabhängige Dezelerationen = wehenabhängige Tiefs, s. Abb. 3.23),
   – uniforme Typen: Früh-Tief, Spät-Tief,
   – nicht uniformer Typ: variables Tief.

Kurzfristige HF-Muster. Fluktuation (= Oszillation; charakterisiert durch Oszillationsamplitude und Oszillationsfrequenz, s. Abb. 3.24).

Indikationen zur kardiotokographischen Überwachung. Respiratorische Insuffizienz der Plazenta bei
– Terminüberschreitung (s. S. 172),
– SIH (s. S. 117),
– intrauteriner Mangelentwicklung (s. S. 170),
– Herztonalteration,
– Morbus haemolyticus fetalis (s. S. 180).

Voraussetzung ist die extrauterine Lebensfähigkeit des Kindes.

CTG-Bewertung

Die CTG-Bewertung erfordert eine vorherige Beurteilung der CTG-Muster und wird dann (nach den FIGO-Richtlinien) entsprechend der in Tab. 3.3 aufgeführten Kriterien in normal, suspekt oder pathologisch eingeteilt.

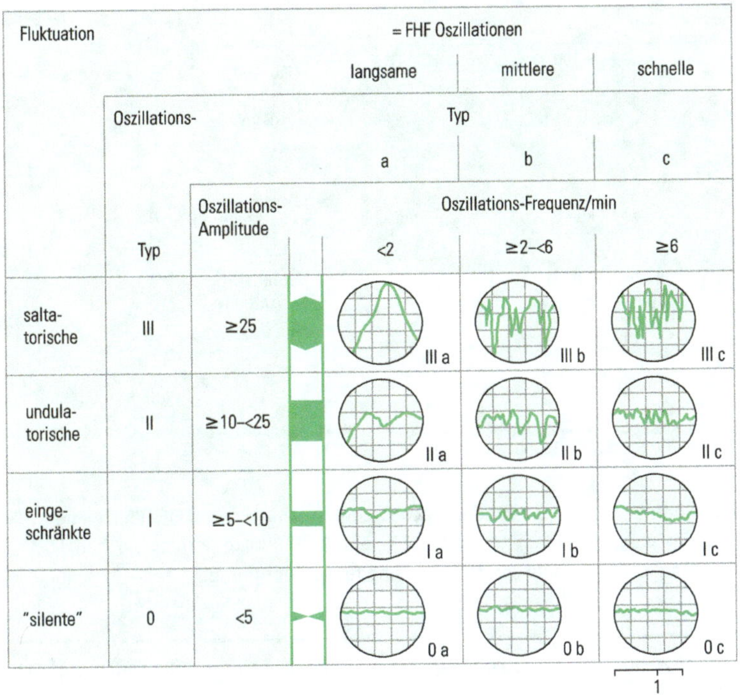

Fluktuation			= FHF Oszillationen		
			langsame	mittlere	schnelle
Oszillations-			Typ		
			a	b	c
	Typ	Oszillations-Amplitude	Oszillations-Frequenz/min		
			<2	≥2–<6	≥6
salta-torische	III	≥25	III a	III b	III c
undula-torische	II	≥10–<25	II a	II b	II c
einge-schränkte	I	≥5–<10	I a	I b	I c
"silente"	0	<5	0 a	0 b	0 c

Abb. 3.24: Fluktuationsbeurteilung anhand von 12 Oszillationstypen (nach Hammacher).

Tab. 3.3: CTG-Bewertung nach FIGO-Richtlinien.

	normal	suspekt	pathologisch
Basalfrequenz	110–160 S/min	Fehlen eines der 3 normalen Parameter	< 100 S/min
Oszillationsamplitude	5–25 S/min		< 5 S/min; > 25 S/min; sinusoidales Muster
Dezelerationen	keine repetitiven Dezelerationen		repetitive oder prolongierte Dezelerationen

CTG-Scores. Die Kardiotokogramm-Befundung erfolgt systematisch, analytisch. Vor allem Anfänger sollten sich beim antepartualen CTG eines Scores bedienen, der neben der Analyse eine (Semi-)Quantifizierung erlaubt, z. B. Fischer-Score (Abb. 3.25).

Die **antepartale Kardiotokographie** wird nahezu immer ohne Belastung durchgeführt. In seltenen Fällen simuliert die Belastung die Geburt, indem sie die Plazentafunktion testet, bei der es infolge der Wehentätigkeit zur Reduktion des uteroplazentaren Blutflusses kommt. Dabei wird die Reaktion der kindlichen Herztöne auf diese Reduktion geprüft.

		0	1	2	Σ
basale FHF	Niveau (spm)	< 100 > 170	100–110 160–170	110–160	
	Bandbreite (spm)	< 5	5–10 > 30	10–30	
	Nulldurchgänge (n/min)	< 2	2–6	> 6	
FHF-Alterationen	Akzelerationen	keine	periodische	sporadische	
	Dezelerationen	späte, variable mit prognostisch ungünstigen Zusatzkriterien	variable	keine, sporadisch auftretende Dip 0	
	Zustandsindex				
	Registrierdauer: 30 min Berücksichtigung des jeweils ungünstigsten Musters zusätzliches Zeitkriterium für basale FHF: 10 min Mindestdauer				

Abb. 3.25: Score zur Beurteilung des fetalen Zustandes (nach Fischer u. Mitarb., nach FIGO-Richtlinien geänderte Fassung). 5 Kriterien werden mit Punkten von 0–2 belegt: 8–10 Punkte normal, 5–7 Punkte Wohlergehen prognostisch fraglich, ≤ 4 Punkte sprechen für eine fetale Bedrohung.

Bevorzugte Lagerung der Schwangeren zur kardiotokographischen Registrierung: linke Seitenlage! Evtl. aufrecht oder auch halb-sitzend.

CTG ohne Belastung (Abb. 3.26). Registrierdauer 30 min.

Basalfrequenz
- normal 110–160 Schläge pro Minute,
- Tachykardie > 160 (Abb. 3.27); Ursache: Kindsbewegung, Fieber, Medikation (→ Tokolytika!) der Mutter, Hypoxie, Myokarditis des Feten,
- Bradykardie < 110; Ursache: Hypotonie der Mutter, Vena-cava-inferior-Syndrom, Dauerkontraktion, Vagotonie, Hypoxie des Feten, Herzrhythmusstörung (v. a. bei anhaltender Bradykardie über längere Zeit).

Oszillationsamplitude
- normal 10–25 Schläge/min,
- saltatorisch > 25 Schläge/min; evtl. Nabelschnursymptom,
- eingeschränkt undulatorisch 5–9 Schläge/min,
- silent < 5 Schläge/Min. (Abb. 3.28, 3.29) Ursache: Medikation der Mutter (→ Dolantin, Atropin), Ruhezustand, zerebrale, kardiale Fehlbildungen, Hypoxie des Feten.

Eine Ursache ist nicht immer evident, daher ist die silente HF klinisch zu bewerten. Die Dauerüberwachung fahndet nach anderen HF-Mustern. Gegebenenfalls normalisiert sich die Oszillation nach einiger Zeit.

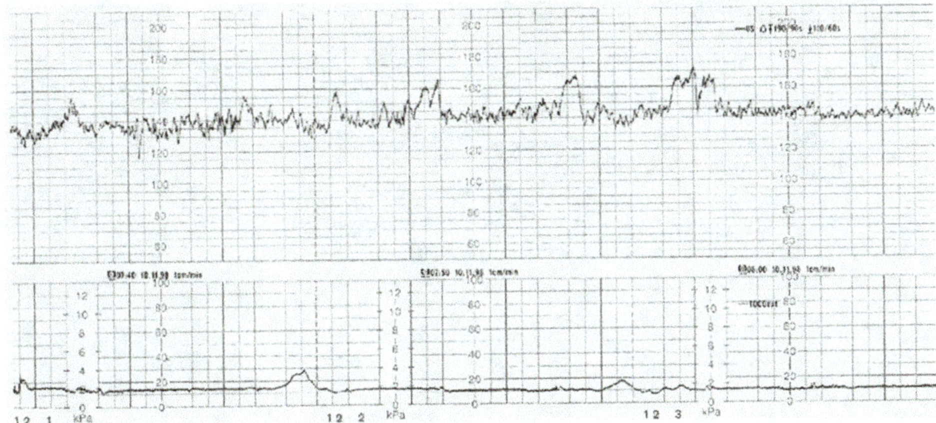

Abb. 3.26: Antepartales CTG mit sporadischen Akzelerationen einer 31-jährigen Erstschwangeren in 37 + 6 SSW.

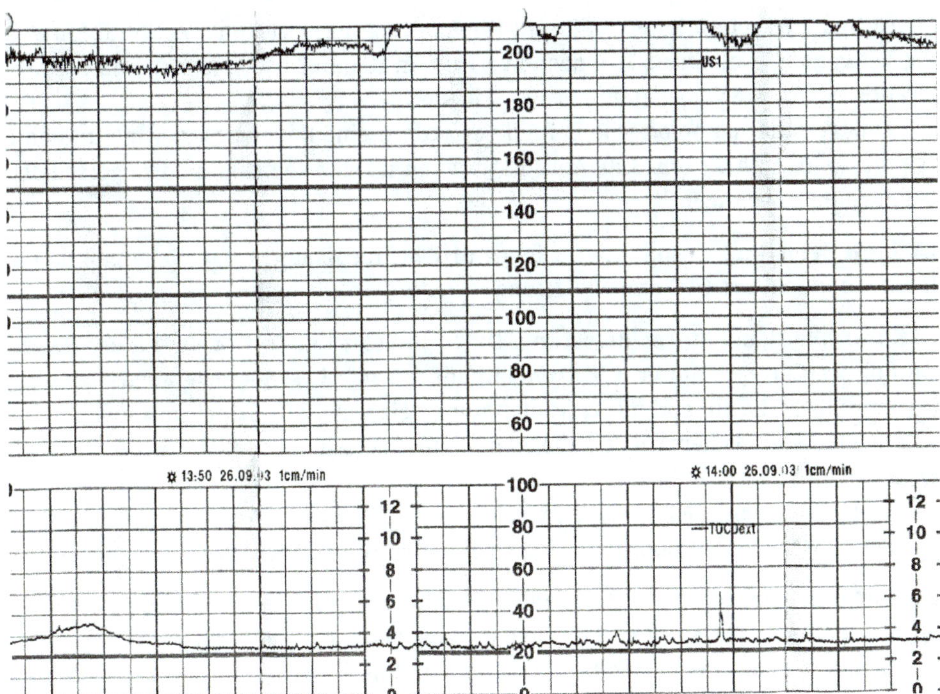

Abb. 3.27: Tachykardie im CTG einer 43-jährigen Achtschwangeren in 37 + 4 SSW um 210 spm. Nach Digitalisierung stabile Kardioversion nach 7 Tagen. Spontanpartus eines Knaben, 3310 g, 47 cm, 36 cm; Apgar 9/10/10; NapH 7,32; NvpH 7,39; BE –1,3 mmol/l.

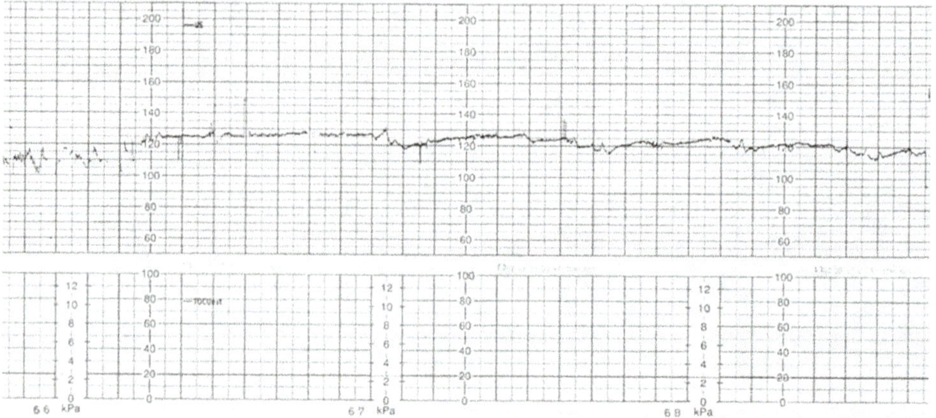

Abb. 3.28: Silente Oszillationsamplitude im Aufnahme-CTG einer 26-jährigen Drittschwangeren bei 26 + 1 SSW mit leichter vaginaler Blutung, sonographisch gesichertem retroplazentaren Hämatom. Abdominale Schnittentbindung: Knabe, 1040 g, 37 cm, Apgar 0/0/0; NA-pH 6,70.

Sporadische Akzelerationen während Kindsbewegungen zeigen das Wohlbefinden des Feten an (→ Non-Stress-Test nach Evertson: in 20 min 2 oder mehr spontane Akzelerationen von 15 Schlägen/min mit 15 s Dauer).

Unklare oder pathologische Befunde erfordern eine Dauerregistrierung und eine Dopplersonographie (Abb. 3.30, Abb. 3.31); selten ist eine sofortige Schwangerschaftsbeendigung zu erwägen.

CTG mit Belastung. Ermittlung der fetalen HF bei medikamentöser Weheninduktion. Indikation: unklares CTG ohne Belastung.

CTG mit medikamentöser Belastung. Oxytocin-Belastungstest. Während der Registrierung werden der Mutter 6 IE Oxytocin auf 500 ml physiologische Kochsalzlösung i. v. infundiert, beginnend mit 2 Tropfen/min, Steigerung alle 5 min um 1 Tropfen bis zu regelmäßiger Wehentätigkeit, die 30 min zur Beurteilung der HF des Feten anhalten sollte. Ergebnis:
–   Wehenabhängige Dezeleration bei mehr als der Hälfte der Wehen ist pathologisch.
–   Sporadische Dezelerationen erfordern eine Kontroll-Kardiotokographie nach 6 Std.

Klinische Bewertung der antepartalen Kardiotokographie. Normales CTG bedeutet Wohlbefinden des Kindes. CTG-Wiederholung abhängig von der Klinik:
–   in mehrstündigem Abstand bei intrauteriner Mangelentwicklung, bei regelmäßigen vorzeitigen Wehen, SIH, nach intrauterinen Eingriffen, nach äußerer Wendung,
–   mehrtägiger Abstand bei Terminüberschreitung, Diabetes,
–   Pathologische CTGs erfordern umgehend klinische Konsequenzen:
–   konservative Maßnahmen: Lageänderung bei Vena-cava-inferior-Syndrom, Blutdruckanhebung bei arterieller Hypotonie,

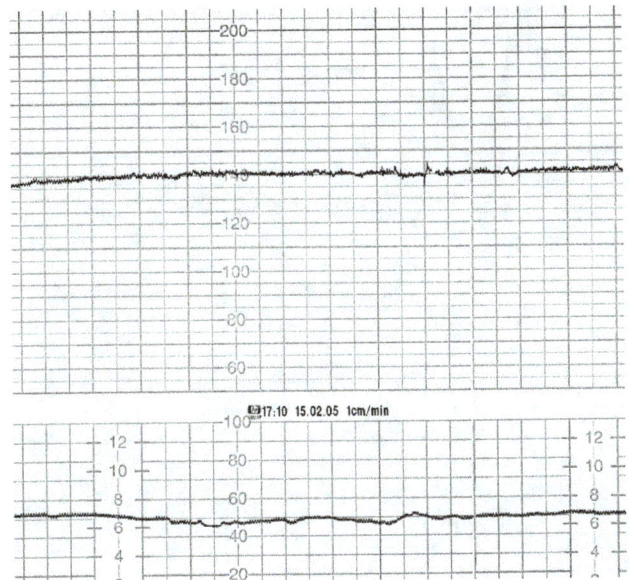

Abb. 3.29: Silente Oszillationsamplitude des Feten bei einer 19-jährigen Erstschwangeren in 29 + 0 SSW. Wegen Appendektomie in graviditate Sedierung mit Dormicum 10 mg/h und Fentanyl 1,5 µg/h. US: Normosomer Fet, fetale Doppler arteriell und venös unauffällig. Ausgeprägte Einschränkung des biophysikalischen Profils.

- Dopplersonographie,
- bei Erfolglosigkeit Beendigung der Schwangerschaft (Sauerstoffmangel!) durch Geburtseinleitung oder Schnittentbindung. Schwangerschaftsalter, Lungen-, Zervixreife sind dabei zu berücksichtigen,
- Suspekte CTG. Dopplersonographie. Kurzfristig Wiederholung innerhalb von 1–2 Std. erforderlich.

Die Messung der Mikrooszillation bzw. der fetalen Herzfrequenzvariablität ist nur computergestützt zu ermitteln und mit dem Auge nicht erkennbar. Das „Computer-CTG" oder auch Oxford CTG soll objektiver sein als das herkömmliche CTG. Für das antepartale CTG werden die Kurzzeitvariationen in ms berechnet. Das Erreichen der sog. "Dawes Redman Kriterien" gilt als prognostisch günstig. Das computergestützte CTG wird zur Überwachung von FGR-Feten eingesetzt. Es gilt als Entscheidungshilfe zum Festlegen des optimalen Entbindungszeitpunktes. Bei Werten > 4,5 ms ist eine Azidämie sehr unwahrscheinlich (NPV von 100 %). Bei Werten < 3 ms besteht ein hohes Risiko für eine Azidämie.

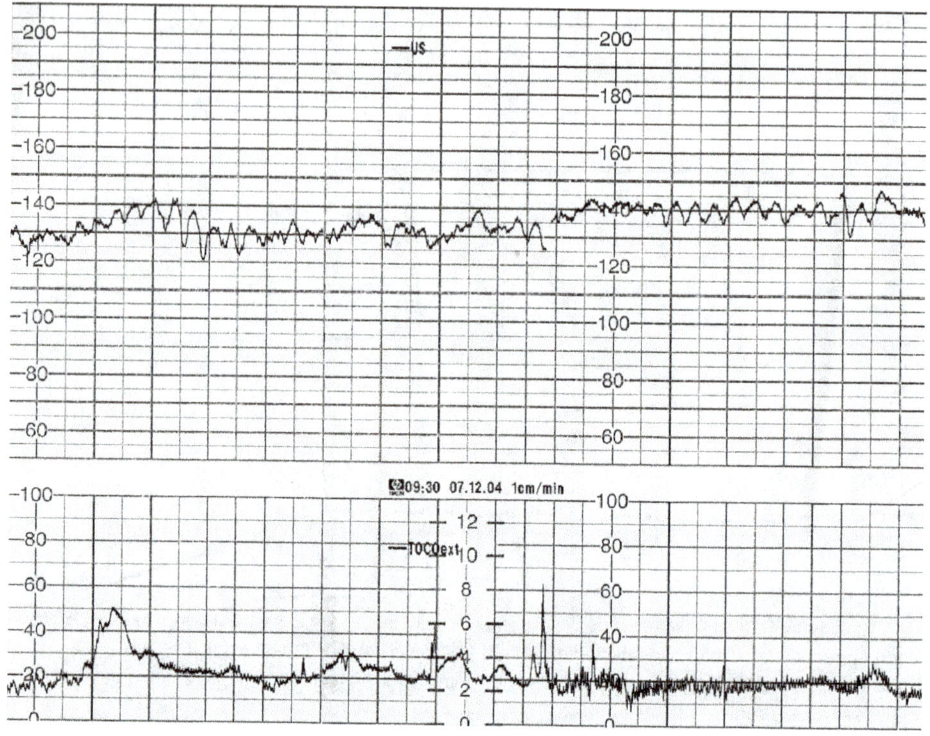

Abb. 3.30: Aufnahme-CTG bei einer 26-jährigen Zweitgebärenden wegen abnehmender
Kindsbewegungen in 32 + 1 SSW. US: SL 2000 g, reduziertes Bewegungsprofil, Fruchtwassermenge
normal, umbilikaler Doppler unauffällig, ACM mit Flussbeschleunigung 114 cm/s, Chordocentese: Hb fetal
2,5 g/dl! Sektio. Entwicklung eines Knaben, 2140 g, 44 cm, 33 cm; Apgar 3/5/7; NapH 7,33; Hb 2,7 g/dl;
BE –10,3 mmol/l; L 7,8 mmol/l; fetomaternale Makrotransfusion.

3.1.4.2 Amnioskopie (Fruchtwasserspiegelung)

Amnioskopie ist Besichtigung des FW am unteren Eipol durch intakte Eihäute mit
einem durch Vagina und Zervix eingeführten Endoskop (Amnioskop; Saling 1962;
Abb. 3.32). Erkannt wird eine hypoxische Gefährdung des Kindes in der Spätschwangerschaft und zu Geburtsbeginn, solange die Blase steht. Wir rechnen mit einer Versa-
gerquote von 1. : 2.000.

FW-Beurteilung. 1. Farbe, 2. Menge, 3. Vernixgehalt.

FW-Farbe

1. Klares und milchiges FW ist physiologisch.
2. Gelbes FW zeigt Rh-Inkompatibilität (S. 149) an.
3. Fleischfarbenes FW weist auf abgestorbenen Feten hin.
4. Grünes bis erbsbreiartiges FW ist Frühsymptom für Mekoniumabgang.

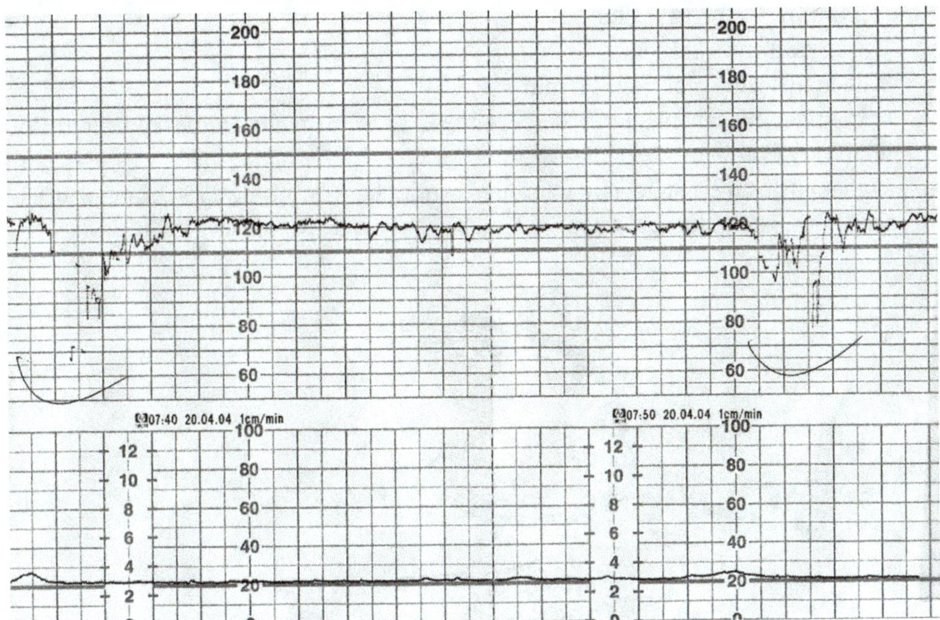

Abb. 3.31: Wehenabhängige Frequenzabfälle; 19-jährige Erstschwangere bei 24 + 4 SSW mit HELLP-Syndrom, fetaler IUGR und im fetalen Doppler enddiastolischem Nullfluss. Sektio. Entwicklung eines Mädchens, 595 g, 31 cm, 23,5 cm; Apgar 3/7/8; NapH 7,25.

Ursache des Mekoniumabgangs (intrauterine Sauerstoffminderversorgung, häufigste Gefährdung des Kindes in der Spätschwangerschaft) ist die Sauerstoffsparschaltung des fetalen Kreislaufes (s. S. 20) mit Hyperperistaltik des Darms.

FW-Menge
5. Reduziertes bzw. fehlendes FW bei Plazentainsuffizienz, Terminüberschreitung. Ursache: gestörtes Verhältnis zwischen Produktion und Resorption der Amnion-flüssigkeit.

FW-Vernixgehalt
6. Stark vernixhaltiges FW spricht für einen reifen Feten.

Indikation. Hinweise auf Sauerstoffmangelversorgung des Kindes in den letzten 4 SSW (ab 36 + 0) sind SIH und Terminüberschreitung vom errechneten Termin an.

Untersuchungsfrequenz. Jeden 2. Tag.

Klinische Bewertung. Pathologisches FW erfordert CTG und Intensivüberwachung. Bei Terminnähe und zervikaler Reife ist eine Schwangerschaftsbeendigung zu erwägen.

Komplikation. Geringes Risiko:
- Blaseneröffnung bei 1 %,
- Wehenauslösung vor dem Termin 3 %,
- vorzeitiger Blasensprung 35 % (gegenüber 25 % im nicht amnioskopierten Kollektiv),
- Wehenauslösung am Termin oder bei Terminüberschreitung 25 %; ein gewünschter Effekt, keine Komplikation i. e. S.

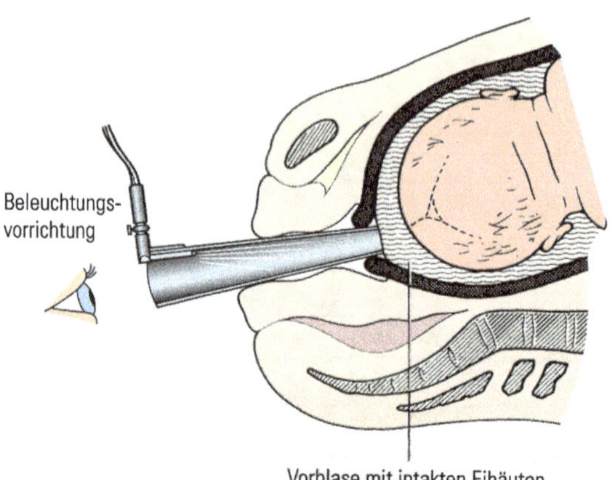

Abb. 3.32: Prinzip der Amnioskopie.

3.1.4.3 Ultraschalldiagnostik

Die pränatale Ultraschalldiagnostik ermöglicht die differenzierte Untersuchung des Feten, der Plazenta, der Nabelschnur, der Gebärmutterwand und Zervix und der Adnexe. Das geburtshilfliche Management wird maßgeblich perinatal und peripartal durch die Sonographie bestimmt.

Keine Fruchtschädigung durch Ultraschall bei modernen Ultraschallgeräten! Die thermische Wirkung der Ultraschallwellen-Energie auf biologische Gewebe ruft durch die Voreinstellungen der US-Geräte an die Besonderheiten der Nutzung am Feten keine Fruchtschädigung und keine Störung der Schwangerschaft hervor.

Thermische Wirkungen (Hyperämie, Nekrose, Hämorrhagie) infolge Gewebezerreißungen durch Gasblasenbildung (Kavitationen) haben Intensitäten im therapeutischen Bereich und darüber im unbewegten Schallfeld zur Voraussetzung. Ultrastrukturell ließen sich bei In-vitro- und In-vivo-Versuchen Alterationen aller Zellorganellen nachweisen, wobei membranöse Strukturen wie Mitochondrien und das endoplasmatische Retikulum besonders anfällig waren. Diagnostische Ultraschallintensitäten führen nicht zu derartigen Läsionen.

Ultraschalldiagnostik in der Schwangerenbetreuung. Laut Mutterschaftsrichtlinien sind drei Ultraschall-Screening-Untersuchungen mit Bilddokumentation bei einer normalen Schwangerschaft obligatorisch:

– Screening: 8 + 0 bis 11 + 6 SSW,
– Screening: 18 + 0 bis 21 + 6 SSW,
– Screening: 28 + 0 bis 31 + 6 SSW.

Die Möglichkeit der differenzierten Embryosonographie mit Nackentransparenzmessung **zwischen 11–14 vollendeten SSW** hat das Screening zwischen 9 + 0–11 + 6 SSW bei vielen Untersuchern abgelöst.

Bei Risikoschwangerschaften und/oder pathologischen Befunden erfolgt hierfür eine Überweisung zu einem zertifizierten Untersucher bzw. in ein spezialisiertes Zentrum!

Das erste Screening (8 + 0 bis 11 + 6 SSW) beantwortet 6 Fragen:

1) **intrauteriner Sitz?** (= Ausschluss einer ektopen Schwangerschaft):
Darstellung der intrauterin sitzenden Chorionhöhle 18 Tage p. c. oder am Ende der 5. SSW p. m.; sie ist 4,5 mm. Nachweis eines Dottersackes am Ende der 5. SSW vor Embryonachweis. Eine Windmole und extrauterine Gravidität wird hiermit ausgeschlossen.

2) **Embryo darstellbar?**
Embryo ab der 6. SSW mit 3 mm darstellbar. Die Scheitel-Steiß-Länge nimmt bis zur 13. SSW täglich um 1,1 mm zu (Abb. 3.34).
Die Amnionhöhle wird am Ende der 7. SSW sichtbar (Abb. 3.33). Sie dehnt sich aus, so dass sie sich in der 12. SSW von innen an das Chorion anlegt, die Chorionhöhle obliteriert, der in dieser Höhle liegende Dottersack löst sich auf.
Eine unscharf begrenzte oder deutlich entrundete Chorionhöhle mit Einblutungen in den Trophoblasten kann bei fehlendem Embryonachweis die Diagnose einer nicht intakten Schwangerschaft bedeuten: Windmole, Missed abortion.

3) **Herzaktion positiv?**
Die Herzaktion beginnt mit 5+4 SSW. Ab 7. SSW ist der Herzschlag immer nachweisbar!

4) **Mehrlingsschwangerschaft?**
Beim 1. Screening ist die Bestimmung der Chorionizität obligat! Monochoriale Zwillinge benötigen aufrund ihres Risikos (10–15 %) für ein fetofetales Transfusionsyndrom (FFTS) ab der 16. SSW eine engmaschige wöchentliche Betreuung. Höhergradige Mehrlinge erhöhen das Frühgeburts-, Wachstumsretardierungs- und Fehlbildungsrisiko.

5) **Zeitgerechte Entwicklung?**
Mit der Scheitel-Steiß-Länge in der 9. und 12. SSW (± 3 Tage) wird das Gestationsalter bzw. der erwartete Geburtstermin am zuverlässigsten bestimmt. Der vorausberechnete Termin nach der Regelanamnese muss ggf. korrigiert werden.

6) **Auffälligkeiten des Embryos?**
Embryo-Sonographie. Es werden die in Tab 3.4. genannten Körperrregionen als Mindestanforderung untersucht (ISUOG Practice Guidelines [updated] 2023, Tab. 3.4). Extremitäten können mit 12 SSW oft besser beurteilt werden als später (Abb. 3.35).

Praxishinweis. Optimal sind der kombinierte Einsatz von transabdominaler und transvaginaler Sonographie bei leerer Harnblase und die gleichzeitige Untersuchung der Adnexregion.

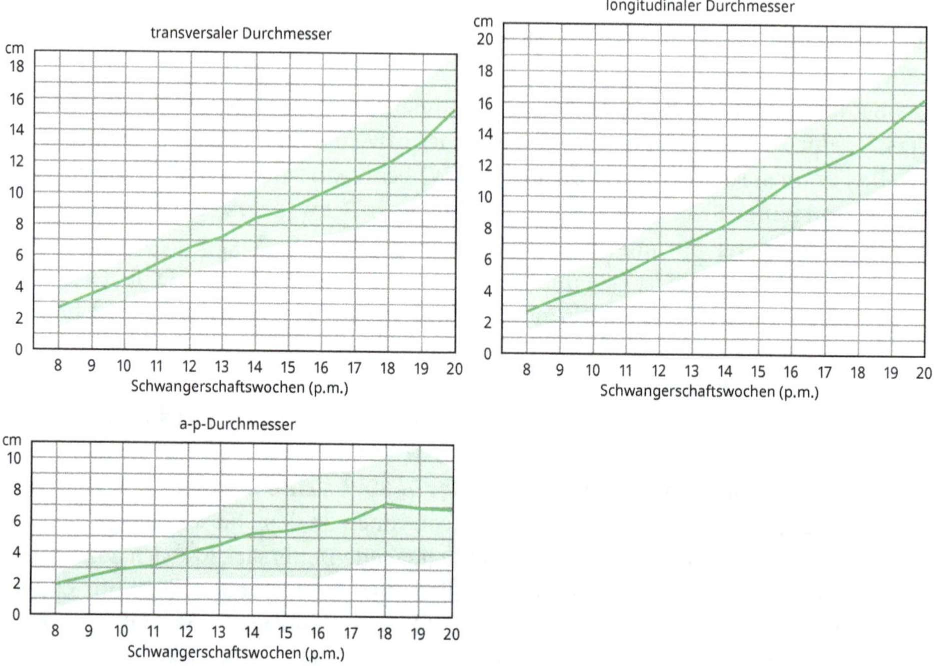

Abb. 3.33: Fruchthöhlendurchmesser bis zur 20. SSW, Mittelwerte und zweifache Standardabweichung (oben links transversal, unten a. – p., oben rechts longitudinal; nach Reinold).

Abortdifferenzialdiagnostik. Domäne in der Frühschwangerschaft ist v. a. die Differenzialdiagnostik des Abortes: Intakte Schwangerschaft? Verhaltener Abort? Inkompletter Abort?

Ist der Uterus bei vaginaler Untersuchung kleiner, als es der Schwangerschaftsdauer entspricht, kommen in Frage:

– Terminirrtum?
– Verhaltener Abort (Missed abortion)?
– Windmole bzw. Abortivfrucht?
– Extrauterinschwangerschaft?

Ist der Uterus bei vaginaler Untersuchung größer als es der Schwangerschaftsdauer entspricht, kommen in Frage:

– Terminirrtum?
– Mehrlingsschwangerschaft?
– Myom?

- Ovarialtumor?
- Blasenmole?

Mehrlingsschwangerschaft. Beim 1. Screening ist die Bestimmung der Chorionizität obligat!
- Chorionbeurteilung (s. S. 411). Dichoriale Zwillinge sind weitaus weniger gefährdet als monochoriale.
- Nur die Hälfte der in der 10. SSW diagnostizierten Zwillingsschwangerschaften enden als solche (s. S. 406). Dies sollten die Eltern wissen!
- Höhergradige Mehrlinge erhöhen insbesondere das Frühgeburts-, Wachstumsretardierungs- und Fehlbildungsrisiko.

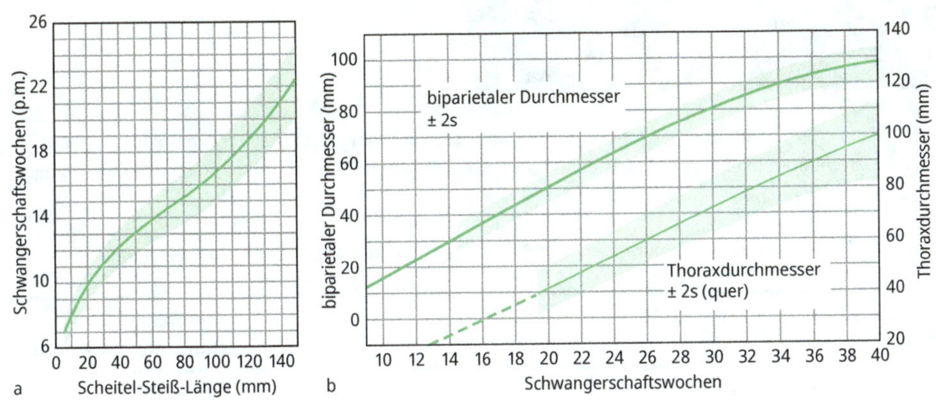

Abb. 3.34: a: Normbereichskurve. Gestationsalterschätzung aus der sonographischen Scheitel-Steiß-Länge, Mittelwerte und zweifache Standardabweichung (nach Hansmann u. Mitarb.). **b:** Biparietaler und querer Thoraxdurchmesser in Abhängigkeit vom Schwangerschaftsalter, Mittelwerte und zweifache Standardabweichung (nach Hansmann).

Embryo-Sonographie. Es werden folgende Körperregionen untersucht (Tab. 3.4): die geschlossene Schädelkalotte und die Zweiteilung des Gehirns (erkennbar an der Mittellinie und den symmetrischen, echogenen Plexus choroidei), die geschlossene Kontur der fetalen Bauchwand (Ausschluss eines Nabelbruchs, cave bis 11 + 5 SSW physiologisch), der Magen (links im Abdomen), das Herz (links im Thorax), 4-Kammer-Blick, (im bewegten Bild besser erkennbar) und 2 Ausflusstrakte (im Color Doppler besser erkennbar), die gefüllte Harnblase und die Extremitäten. Extremitäten können mit 12 SSW oft besser beurteilt werden als später (Abb. 3.35).

Die frühe Embryosonographie wird in der Regel transabdominell durchgeführt, bei schallabsorbierenden Bauchdecken oder ungünstiger Kindslage wird die Untersuchung mittels transvaginaler Sonographie ergänzt. Vorteilhaft sind eine höhere Auflösung und andere Freiheitsgrade zur Positionierung der Sonde.

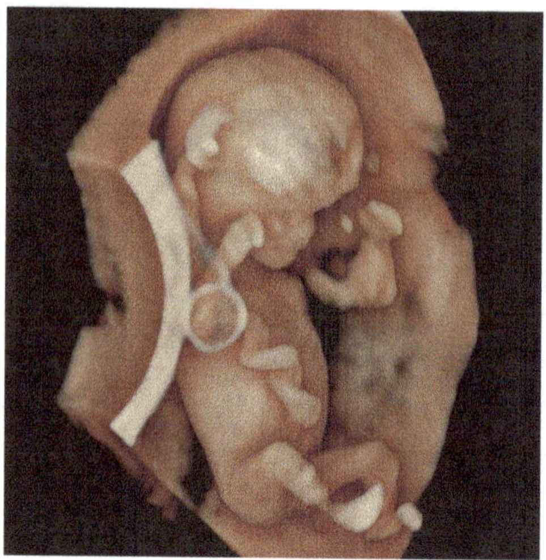

Abb. 3.35: Fetus 13 SSW. Die Darstellung erlaubt in diesem Schwangerschaftsalter die Dokumentation aller 4 Extremitäten in einem Bild, was in höherem Schwangerschaftsalter in der Regel nicht mehr gelingt.

Tab. 3.4: Checkliste Embryosonographie beim Ersten Screening (ideal 12 + 0 bis 13 + 0 Wochen).

Anatomische Region	Kriterien	empfohlene Mindestdokumentation
Schädel, Gehirn, Gesicht/Profil	Schädel geschlossen, Gehirn durchgehend und symmetrisch geteilt, Plexus chorioidei (Schmetterlingszeichen) fossa posterior mit IV. Ventrikel u. Cisterna magna	2 Bilder
Wirbelsäule	keine Achsenabweichung, geschlossene Kontur	1 Bild
Magen	links im Abdomen	1 Bild
Herz	⅔ links im Thorax umgeben von Lunge, 4 Kammerblick, evtl. Ausflusstrakte	2 Bilder
Bauchwand	regelrechter Nabelschnuransatz ohne Bauchwanddefekt	1 Bild
Blase	gefüllt während der Untersuchung, bds. Nierendarstellung	2 Bilder
Arme/Beine, Hände/Füße	alle darstellbar (Abb. 3.35), Achsenstellung und proportionierte Länge	2 bis 4 Bilder evtl. 3D
Plazenta	Lage, Struktur, Nabelschnuransatz	1 Bild
Biometrie	sagittale Ansicht: Scheitel-Steiß-Länge und Nackendicke axiale Ansicht: biparietaler Durchmesser, Abdomenumfang, Femurlänge	

Bei Zwillings- und höhergradigen Mehrlingsschwangerschaften muss die Chorionizität – monochorial versus dichorial – festgelegt werden. Bei einer monochorialen Plazentation (immer eineiig) findet sich zwischen beiden Feten niemals das echogene Chorion in der Trennwand, welches am besten mit 6–8 Wochen erkennbar ist; bei dichorialen Zwillingen (können ein- oder zweieiig sein) liegt immer echoreiches Chorion in der Trennmembran, und es ist in der Frühschwangerschaft bis zu 12 SSW am besten erkennbar (Lambda-Zeichen).

Auffälligkeiten am Embryo. Die Embryosonographie lässt eine Detektion von ca. 50 % der schweren angeborenen Fehlbildungen erkennen. Anenzephalie, Bauchwanddefekte (Omphalozele, Gastroschisis), Hygroma colli (Turner-Syndrom), Nackenödem (numerische Chromosomenaberration), Herzfehler, Urogenitaltrakt- und schwere Skelettfehlbildungen etc. sind erkennbar.

Neben der morphologischen Untersuchung gehört zum 1. Screening auch das Angebot der individuellen Risikoberechnung für die fetalen Trisomien 21, 18 und 13, also des Ersttrimester-Tests (ETT). Für den ETT sind zwei Aspekte wichtig: einerseits die Erläuterung der Risiken, der diagnostischen Möglichkeiten sowie Grenzen und andererseits die korrekte technische Durchführung.

Nur eine von 400 bis 500 Schwangeren ist von einer fetalen Trisomie 21 betroffen. Manchmal vermuten ältere Schwangere irrtümlicherweise ein deutlich höheres Risiko. Das Risiko nimmt zwar mit dem Alter der Schwangeren zu, aber das Altersrisiko liegt für die meisten Schwangeren unter 2 %. Der ETT ist, um eine Entdeckungsrate von 85 % der Trisomie 21 zu erzielen, so ausgelegt, dass er bei 5 % der Schwangeren „auffällig" wird. Das bedeutet aber nicht, dass bei auffälligem Befund eine Chromosomenstörung vorliegt, sondern nur, dass ein weiterer Test (z. B. NIPT oder eine invasive Abklärung) sinnvoll ist. Bei auffälligem ETT sind die meisten invasiven Abklärungen unauffällig, nur eine von 15 Punktionen ergibt eine Aneuploidie. Dieses Verhältnis spricht nicht gegen den ETT, sondern zeigt, wie selten und wie schwierig das fetale Down-Syndrom zu erkennen ist. Die Trisomien 18 und 13 zeigen im Gegensatz zur Trisomie 21 hingegen bereits im 1. Screening in der Regel sonographisch erkennbare Organauffälligkeiten.

Nackentransparenz (NT) (Abb. 3.36, Abb. 3.37). Die NT ist ein wichtiger sonographischer Marker chromosomaler Anomalien (Trisomie 21, Trisomie 18, Trisomie 13, Turner Syndrom u. a.).

Tipps für die NT-Messung:
1. Die Messung wird zwischen 12 + 0 und 13 + 0 Wochen im medianen Sagittalschnitt und im gezoomten Bild durchgeführt. Der Fetus ist für eine anatomische Beurteilung ausreichend groß.
2. Die Nasenspitze sollte ins Bild kommen. Die fetale Kopfhaltung sollte neutral (nicht überstreckt oder gebeugt) sein.
3. Die Messung der NT sollte mehrfach erfolgen, es sollte der höchste korrekt gemessene Messwert für die Risikoberechnung verwandt werden.

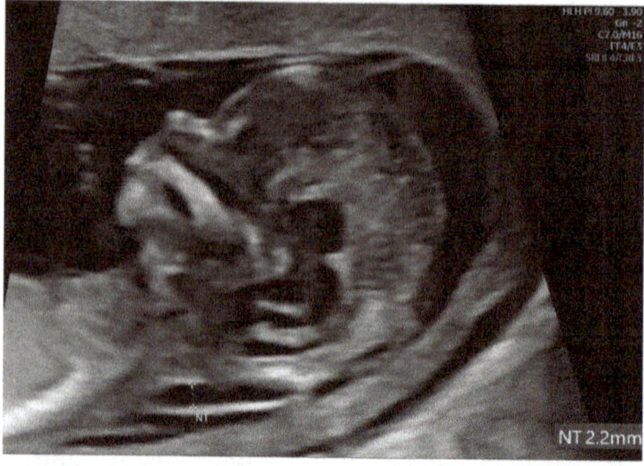

Abb. 3.36: Profil eines Feten in 13 SSW mit unauffälliger Nackentransparenz (2,2 mm). Normale hintere Schädelgrube mit Darstellung des IV. Ventrikels und der Cisterna magna.

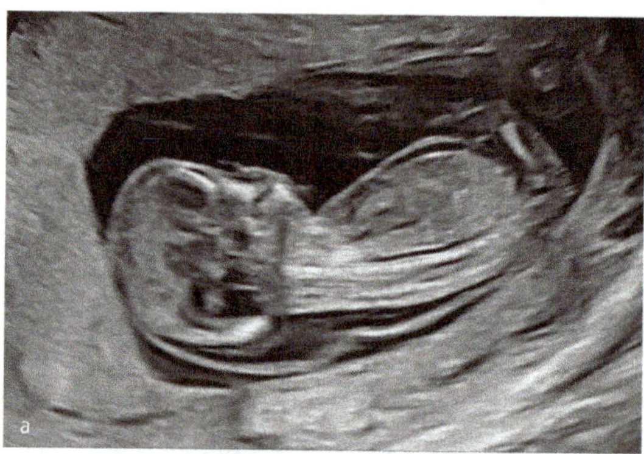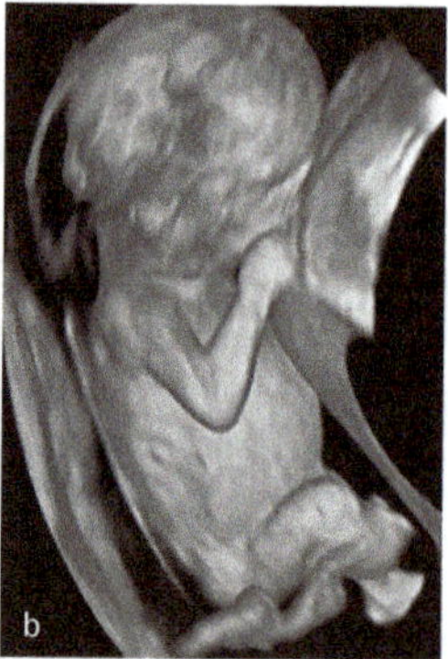

Abb. 3.37: a: Generalisiertes Ödem mit hoher Nackentransparenz bei Ullrich-Turner-Syndrom in der 12. SSW; **b:** Fetus 12 SSW mit einer auffälligen hohen Nackentransparenz im 3D-Oberflächenmodus.

4. Messwerte unter 1,0 mm sind sehr selten! Die meisten Messwerte liegen zwischen 1,5 – 2,0 mm.

5. Bei einem guten NT-Bild sind die Strukturen der hinteren Schädelgrube, die intrakranielle Transluzenz, der Hirnstamm und die Cisterna magna mit abgebildet (falls irregulär: Zeichen für eine Spina bifida aperta).

Das 2. (18 + 0 bis 21 + 6 SSW) und **3. Screening** (28 + 0 bis 31 + 6 SSW) beantwortet folgende Fragen:
–   Zeitgerechtes Wachstum?
–   Herzfrequenz?
–   Strukturelle Fehlbildungen?
–   Plazentalokalisation und -struktur?
–   FW-Menge

– Bewegungsverhalten?

Zeitgerechte Entwicklung. Bestimmt werden:
– biparietaler Durchmesser (Abb. 3.38),
– abdomino-thorakaler Querdurchmesser (in Höhe des Lebervenensinus; Abb. 3.39a), Abdomenumfang (AU),
– Femurlänge, jeweils mit Bilddokumentation.

Normwertkurven, in welche die Messwerte eingetragen werden (Abb. 3.34b), lassen eine intrauterine Hypotrophie oder eine Makrosomie erkennen.

Plazentalokalisation, -struktur. Die Plazentaentwicklung wird ab der 10. SSW (Chorion frondosum) verfolgt. Plazentasitz, Abgrenzung des Plazentarandes v. a. zum Muttermund, und die subtile Untersuchung der Plazentainvasion im Bereich von Sektionarben.

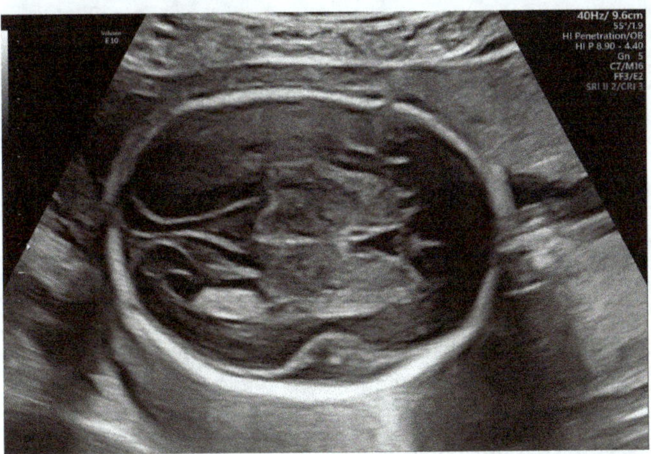

Abb. 3.38: Querovaler Kopfumfang und Gehirndarstellung im Transversalschnitt in 22 SSW.

Die Ermittlung verlangt eine gute Darstellung des Mittelechos, das durch Schallreflexe am Septum pellucidum, an der Falx cerebri, an den Wänden des III. Ventrikels und am Aquaeductus cerebri gebildet wird. Schmaler ist der biparietale Durchmesser (BPD) gelegentlich bei einer BEL. Dies führt zu einer dolichozephalen Kopfform (sog. Langschädel). Generell empfiehlt sich die Dokumentation des Kopfumfanges, der sich aus dem BPD und dem frontookzipitalen Durchmesser (FOD) ergibt.

Plazentadicke und -reifegrade sind von begrenztem diagnostischem Wert. Die Plazentadicke (37. SSW 35 – 40 mm) hilft bei der Diagnostik und Überwachung des nichtimmunologischen Hydrops fetalis, von Kohlenhydratstoffwechselstörungen, dem Morbus haemolyticus fetalis. Die Reifegraddiagnostik der Plazenta hat trotz der subtilen Stadieneinteilung einen sehr beschränkten Wert.

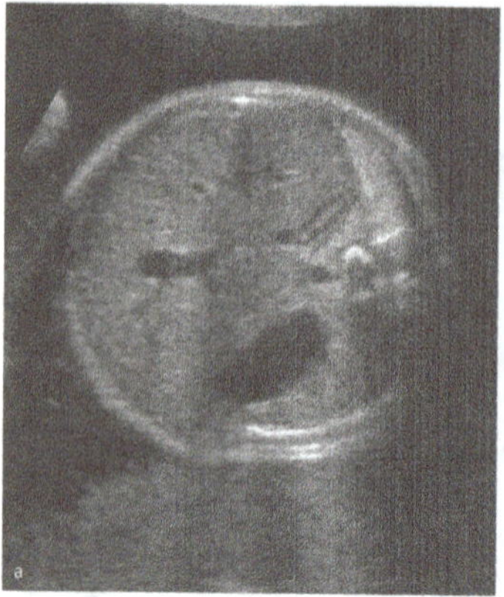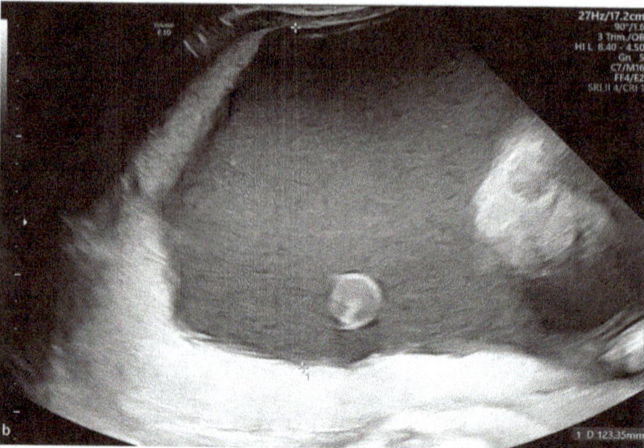

Abb. 3.39: **a:** Transversalschnitt durch das Abdomen mit 30 SSW; **b:** Polyhydramnion, FW-Depot 123 mm bei Gestationsdiabetes.

FW-Volumen. Semiquantitative Bestimmung.
- Depotmethode: Messung des größten einzelnen FW-Depots (SDP, „single deepest pocket"); oder
- Vierquadrantenmethode: Addition der senkrechten Durchmesser des größten Depots in 4 Quadranten.

Die Untersuchung kann zu wenig Fruchtwasser (→ Oligohydramnion) oder zu viel FW (→ Polyhydramnion) ergeben.
- Oligohydramnion (FW < 5 cm), Anhydramnion (< 2 cm) nach vorzeitigem Blasensprung, bei Dysplasie der Nieren oder Obstruktion der harnableitenden Wege. Kritisch ist es besonders unter 22 SSW, z. B. am häufigsten nach vorzeitigem Blasensprung mit daraus folgender Lungen-/Thoraxhypoplasie, Deformitäten der Extremitäten.
- Polyhydramnion (Abb. 3.39b) ist abnorm vermehrtes FW (größte Depots > 8 cm).

FW am Geburtstermin
- normal: 500 – 1.000 ml,
- „reichlich" oder „viel" FW: 1.500 – 2.000 ml,
- Polyhydramnion: > 2000 ml,
- Oligohydramnion: < 100 ml.

Ätiologie. Ein Hydramnion entsteht durch eine Imbalance zwischen Urinproduktion und intestinaler Resorption (Polyurie oder Schluckstörung).

Mütterliche Ursachen für ein Polyhydramnion sind häufig Gestationsdiabetes mellitus und gelegentlich eine Nephropathie.

Kindliche Ursachen für ein Polyhydramnion sind:
- Ösophagusatresie, Dünndarmatresien, Skelettdysplasie und zentrale Schluckstörungen, die den Schluckakt und die FW-Aufnahme behindern.

– Hydrops fetalis, fetale Tumore, AV-Malformationen, kongenitale Infektionen (z. B. Listerien, CMV, Parvo Virus B19).

Plazentare Ursachen: z. B. Chorangiom.

Häufigkeit. Etwa 1 % der Schwangerschaften.

Klinik
– Anamnese (Diabetes mellitus der Mutter!)

Es werden unterschieden:

Chronisches Hydramnion. Gewöhnlich entwickelt sich das Hydramnion schleichend, über Wochen, und die FW-Zunahme beeinträchtigt kaum.

Akutes Hydramnion. Extreme FW-Zunahme in wenigen Tagen (selten; meist nach 20 SSW):
– ausladendes Abdomen (Uterusvergrößerung), welches nicht zum Schwangerschaftsalter passt,
– Kompressionserscheinungen: diffus abdominaler Druckschmerz mit Betonung von Nieren- und Leistengegend,
– Dyspnoe durch Zwerchfellhochstand,
– Beinödeme,
– Unruhe, Schlafstörungen.

Diagnostik. Ultraschall!

DD. 1. Ovarialtumor **2.** Aszites, **3.** übermäßig gefüllte Harnblase **4.** Meteorismus, Ileus.

Geburtsverlauf. Bei ausgeprägtem chronischem oder akutem Hydramnion ist das Risiko für eine Frühgeburt, einen vorzeitigen Blasensprung, eine vorzeitige Plazentalösung und eine Atonie erhöht. Kennzeichen sind:
– primäre Wehenschwäche infolge der Überdehnung des Uterus,
– verzögerte Eröffnungsperiode,
– durch instabile Kindslage regelwidrige Einstellung des führenden Kindsteils im Beckeneingang,
– vorzeitige Plazentalösung,
– Nabelschnurvorfall,
– Uterusatonie!

Therapie. 1. Keine Behandlung bei asymptomatischem leichtgradigem Polyhydramnion, **2.** bei einer Fehlbildung individuell nach Ätiologie **3.** bei Diabetes entsprechende Insulineinstellung.
– Indomethacin (100 mg/d p. o.) soll über die Reduktion der Urinproduktion erfolgreich sein, v. a. vor 32 + 0 SSW. Wegen der Nebenwirkung (antenataler Verschluss des Ductus arteriosus) ist diese Therapie zeitlich limitiert.

– Hydramnionpunktion. Bei mütterlicher Dyspnoe, erheblichem Spannungsgefühl oder Frühgeburtsbestrebungen können risikoarm 1,5 Liter und gelegentlich mehr abpunktiert werden.

Technik. Punktion transabdominal unter Ultraschallsicht möglichst transamnial mit 18 Gauge Nadel. ggf. mit oraler Nifedipin oder i. v. Atosiban-Tokolyse.

Falls im sogenannten Zweittrimester-Basisscreening oder erweiterten Basisscreening Auffälligkeiten diagnostiziert werden, erfolgt eine Überweisung an ein spezialisiertes Zentrum für Pränataldiagnostik. Einige Schwangere suchen primär auf Wunsch spezialisierte Zentren auf oder werden wegen limitierter pränataldiagnostischer Erfahrung oder Geräteausstattung initial dorthin überwiesen. Prinzipiell orientiert sich die Feindiagnostik an der gleichen Checkliste des erweiterten Basisscreenings, jedoch gehen die Untersucher in der Detaildarstellung darüber hinaus (z. B. Darstellung cerebraler Gyrierung, des Corpus callosum, der Kleinhirnanatomie, der Gesichtsmorphologie, der Lungenvenen, der distalen Extremitäten etc.)

Tab. 3.5: Normalbefunde im Zweittrimesterscreening mit 19–22 SSW (ISUOG guidelines).

Körperregion	Befund
Kopf	
– Biometrie	Dem Gestationsalter entsprechende Maße.
– Form	Ovoid.
– Binnenstruktur	Mittelecho, normales Ventrikelsystem, Cavum septi pellucidi, Corpus callosum, Plexus chorioideus ohne Zysten, Cerebellum mit Vermis und Hemisphären, Cisterna magna. (Abb. 3.40, Abb. 3.41, Abb. 3.42).
– Gesicht	Äußerer Augenhöhlenabstand besteht zu je einem Drittel aus dem Durchmesser der Augenhöhlen und dem inneren Augenhöhlenabstand (3.45b).
– Gesichtsprofil	Normale Stirn-, Nasen-, Kiefer-, und Lippenkonturen (Abb. 3.44a, b). Regelrechtes Nasenbein und Kinn.
Thorax	
– Lungen	Typische Echogenität. Kein Fremdinhalt im Thoraxraum (Magen, Darm). Kein Pleuraerguss. Keine Zysten im Lungengewebe (Abb. 3.45a, b).
– Herz	Vierkammerblick, Überkreuzung der großen Gefäße (Abb. 3.46, Abb. 3.47, Abb. 3.48).
Abdomen	Magen normal groß in loco typico; keine Doppelblase; Gallenblase rechts der Nabelvene, Milz, Darm; keine Darmerweiterung, Tumoren Zysten oder Aszites (Abb. 3.49–3.51)
Retroperitoneum	Nebennieren. Nieren normal groß, ohne Zysten oder NBKS-Erweiterung. Harnblase normal groß und intrakorporal.

Tab. 3.5 (fortgesetzt)

Körperregion	Befund
Wirbelsäule	Spitzwinklige Dreiecke der Wirbelossifikationszentren im Horizontalschnitt. Hautkontur dorsal der gesamten Wirbelsäule geschlossen. Längsschnitte: parallele Anordnung der Verknöcherungszonen der Wirbelbögen (Abb. 3.52–3.54).
Skelett	Biometrie der langen Röhrenknochen/Gelenkstellungen und Ossifikation zeitentsprechend.

Die normale Entwicklung ist nach Tab. 3.5 bildlich zu dokumentieren und Fehlbildungen der wichtigsten Organe sind auszuschließen.

Körperumriss. Verschluss-Störungen des Neuralrohres werden erkannt (in Deutschland 1 : 1.000 Geburten), davon etwa die Hälfte Anenzephalie.

– Spina bifida (aperta) – v. a. im unteren Lumbalbereich – fallen durch Ventrikelerweiterung auf. **1.** Meningozele (ohne Nervengewebe), **2.** Meningomyelozele (mit Rückenmarkgewebe), **3.** Rachischisis (das Rückenmark liegt an der Oberfläche bloß). Eine Ventrikelerweiterung kommt durch eine Liquorzirkulationsstörung infolge Einklemmung des Gehirnstammes und des Kleinhirns in das Foramen magnum zustande. Spaltbildungsprophylaxe durch perikonzeptionelle Folsäuresupplementation 4 Wochen vor bis 8 Wochen nach Konzeption wird 0,4 mg Folsäure/die, nach vorangegangener Schwangerschaft mit Neuralrohrdefekt 4 mg Folsäure/die appliziert.
– Das Lemon-Sign (zitronenförmiger Kopfumfang durch Einziehung der Parietalknochen), Banana-Sign des Cerebellums in der hinteren Schädelgrube, eine verkleinerte Cisterna magna und eine Ventrikulomegalie sind die Kopfzeichen des vertebralen offenen Neuralrohrdefektes.

Praxishinweis. Feststellung, Mitteilung, Differenzialdiagnose und Prognose eines Neuralrohrdefektes, einer Ventrikelerweiterung (posteriorer Seitenventrikel > 10 mm) oder eines Hydrocephalus müssen einfühlsam interdisziplinär während eines pränatalen Konsils erarbeitet werden.

– Lippenkiefergaumenspalten (s. S. 703) fallen in der Regel bei der Darstellung des Gesichtes im Frontal- oder Sagittalschnitt auf (1 : 500 Geburten).
– Bauchwanddefekte lassen sich pränatal gut diagnostizieren. Omphalozele (1 : 3.500 Geburten): mediane Eventration von Bauchorganen durch den (erweiterten) Nabelring in die extraembryonale Zölomhöhle, in 25 % mit einer Chromosomopathie assoziiert (→ Karyotypisierung anzuraten!). Gastroschisis: Bauchwandverschlussstörung mit lateralem Defekt ohne Chromosomenstörungen mit Austritt des fetalen Darms in die Fruchtwasserhöhle und der Gefahr der Darmschädigung oder eines Ileus (Darmperistaltik überwachen).

Herzaktion. Während des 2. Screenings werden gelegentlich harmlose bradykarde Phasen und Extrasystolen beobachtet: supraventrikuläre Extrasystolen unter Tokolytika und bei Nikotin- und Kaffeegenuss.

Die fetale Echokardiographie (→ Vierkammerblick und Überkreuzung der großen Gefäße) ist Bestandteil des 2. Screenings.

Arrhythmie. Nach Hämodynamik und Prognose werden 2 Gruppen unterschieden:
- Harmlose Arrhythmien mit spontaner Rückbildung in der Perinatalperiode betreffen sowohl supraventrikuläre als auch ventrikuläre Extrasystolen.
- Arrhythmie mit fetalem Notfallcharakter durch mangelhafte Herzleistung: Sinustachykardie > 200 S/min supraventrikuläre Tachykardien, Sinusbradykardie < 60 S/min, AV-Block, Vorhofflimmern und -flattern. Sonographisch ist nach einer Herzdekompensation zu suchen: Aszites, generalisierte Ödeme.
- Intrauterine Therapie meist erfolgreich: Digitalisierung über die Mutter bei fetaler supraventrikulärer Tachykardie mit Frequenzen > 220 Schlägen/min (Digoxin oder Flecainid, selten ist die direkte Antiarrhythmikatherapie in die Nabelvene indiziert).

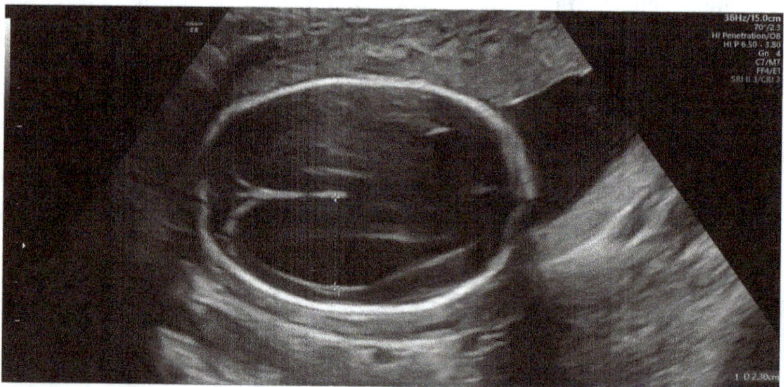

Abb. 3.40: Ausgeprägter Hydrozephalus internus mit erweiterten Seitenventrikeln (23 mm) und unterbrochener Falx cerebri 22 SSW.

Fetale Bewegungen. Die Feststellung von Bewegungsstörungen sind häufig Teil eines Syndroms. Besondere Bedeutung hat die Bewegungsanalyse bei neuromuskulären Krankheiten: myotonische Dystrophie, Pena-Shokeir-Syndrom, Arthrogryposis multiplex congenita. Bei der Bewertung müssen Schlafphasen des Kindes berücksichtigt werden.

Fetale Bewegungsmuster. Klassifikation von Bewegungsmustern ab 8. SSW (Prechtl u. Mitarb.): Langsame und schnelle Bewegungen folgen einem Zeitplan (Abb. 3.55). Ruhepausen von 15–40 min (Schlafphasen) wechseln mit Wachphasen.

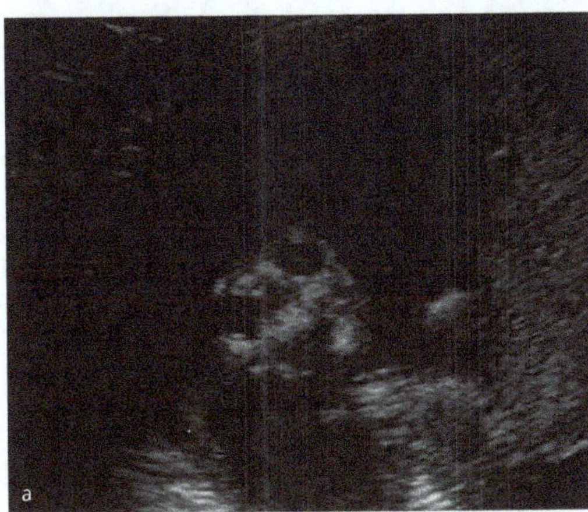
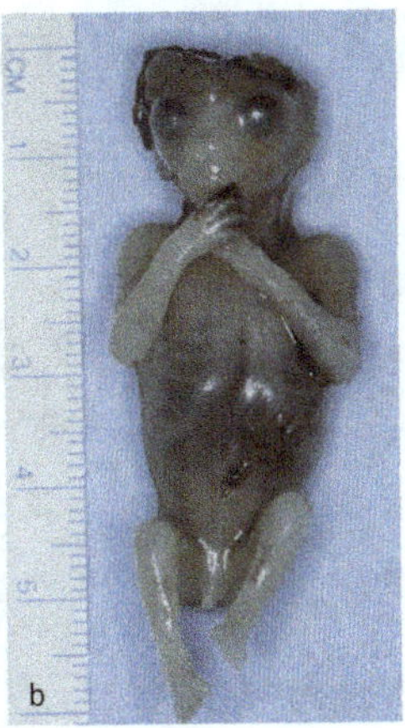

Abb. 3.41: Ex-/Anenzephalie 12 SSW; **a:** Anenzephalus mit fehlender Schädelkalotte, Frontalschnitt; **b:** Fetus nach Abruptio mit einer SSL von 50 mm und fehlendem Hirnschädel.

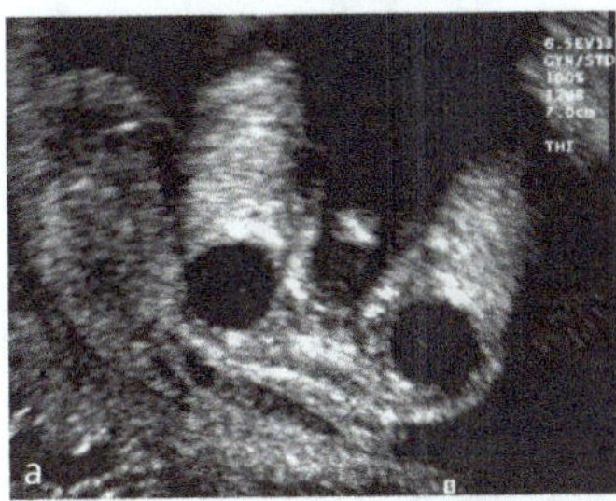
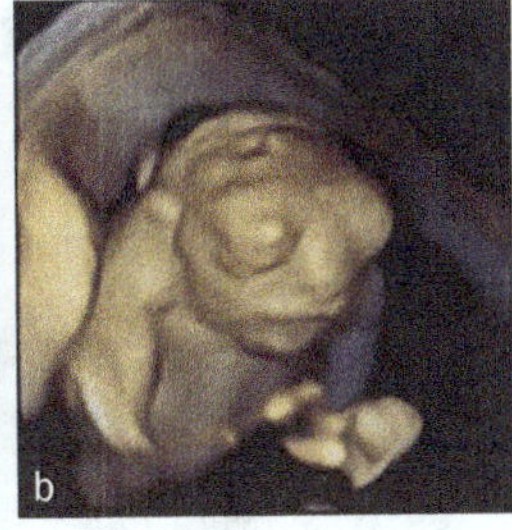
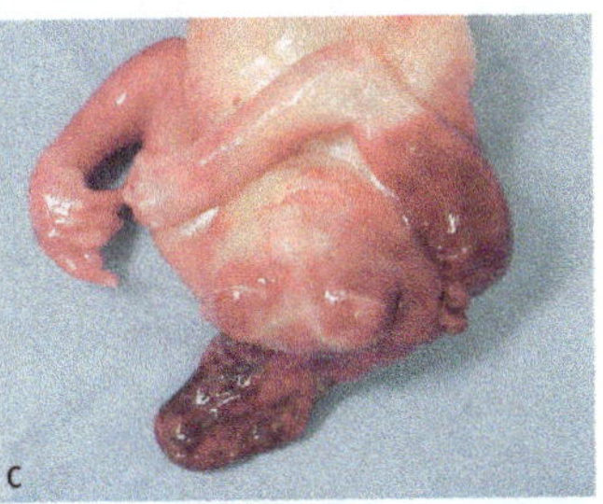

Abb. 3.42: Exenzephalie-Anenzephalie-Sequenz 22 SSW; **a:** Anenzephalus mit fehlender Schädelkalotte, und autolytischen freiliegenden Hirnanteilen, Transvaginalsonographie; **b:** Fetus im 3D Oberflächenmodus; **c:** Fetus nach Abruptio.

Das dritte Screening zwischen 28 + 0 bis 31 + 6 SSW dient primär zum Ausschluss einer Wachstumsverzögerung aufgrund einer Minderversorgung der fetoplazentaren Einheit. Die Dopplersonographie der A. umbilicalis hilft dabei, den gefährdeten Fetus mit schlechter Perfusion und hohen Gefäßwiderstand in der Plazenta vom konstitutionell zierlichen Fetus mit normalen Widerstandsindizes zu unterscheiden.

Nicht selten können dem Untersucher bei differenzierter Diagnostik neben der Erhebung biometrischer Masse spät auftretende Fehlbildungen (z. B. zerebrale Ventrikulomegalie, Gyrierungsstörungen, vergrößerte Cisterna magna, intestinale Obstruktionen, Nierenzysten, Tumore o. Ä.) oder Symptome wie renale Pyelektasien, Aszites, Blutungen, kardiale Arrhythmien oder Funktionsstörungen, Anämien, ein Hydrops oder eine kongenitale Infektion begegnen.

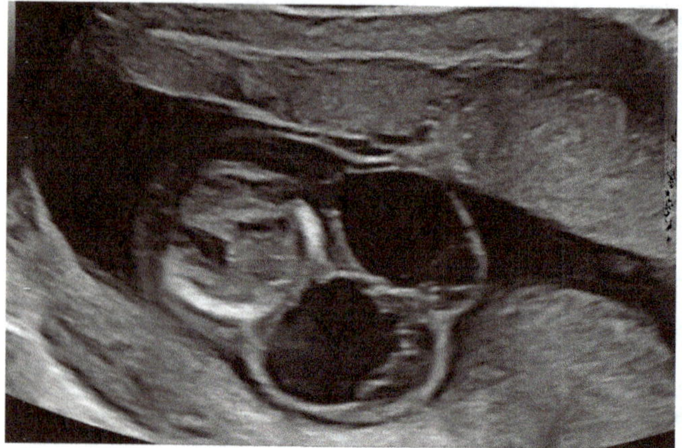

Abb. 3.43: Embryo mit septiertem Nackenhygrom bei zytogenetisch gesichertem Ullrich-Turner-Syndrom (45 X0).

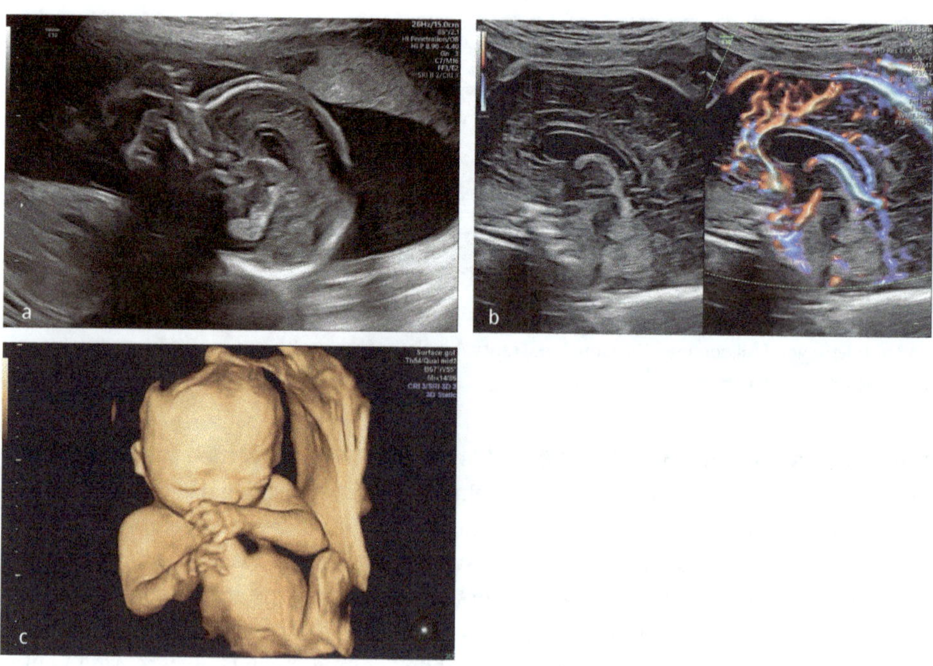

Abb. 3.44: a: Fetales Profil 22 SSW; **b:** Corpus callosum und Arteria pericallosa im Duplex Mode (B-Bild links, Color-Doppler rechts), Sagittalschnitt; **c:** Fetales Gesicht 22 SSW im 3D-Oberflächenmodus.

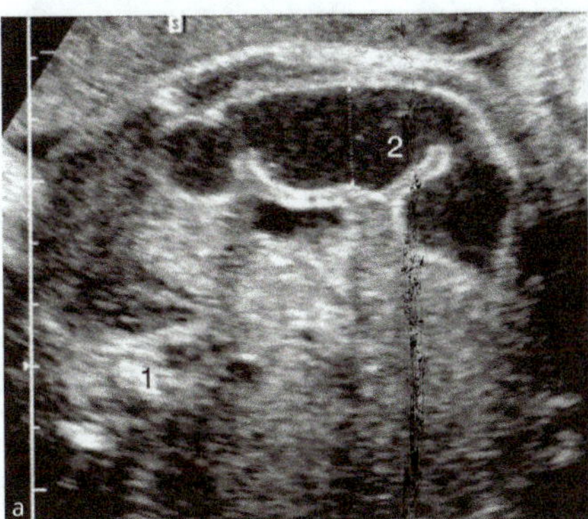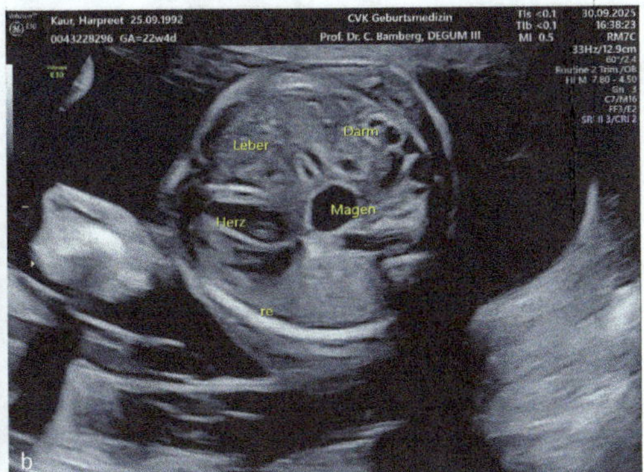

Abb. 3.45: **a:** Transversalschnitt durch das Abdomen mit dilatierter Dünndarmschlinge bei Jejunalstenose 28 SSW; 1 Wirbelsäule, 2 Dünndarmsegment **b:** Transversalschnitt durch den Thorax 23 SSW bei fetalem Zwerchfelldefekt links.

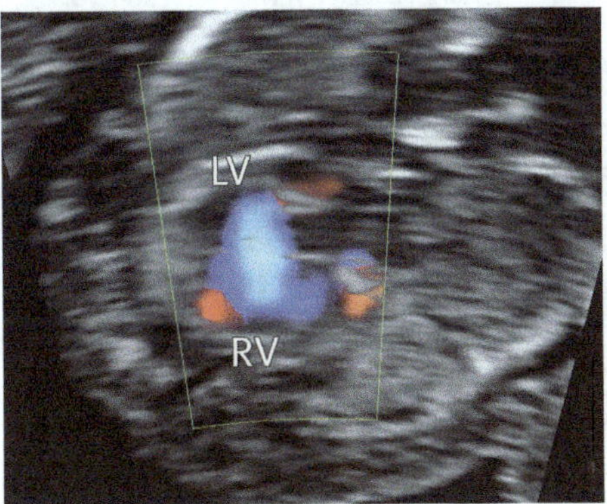

Abb. 3.46: Fetale Echokardiographie 13 SSW. Großer Ventrikelseptumdefekt mit Shunt zwischen den Ventrikeln im Color Doppler, Transvaginalsonographie.

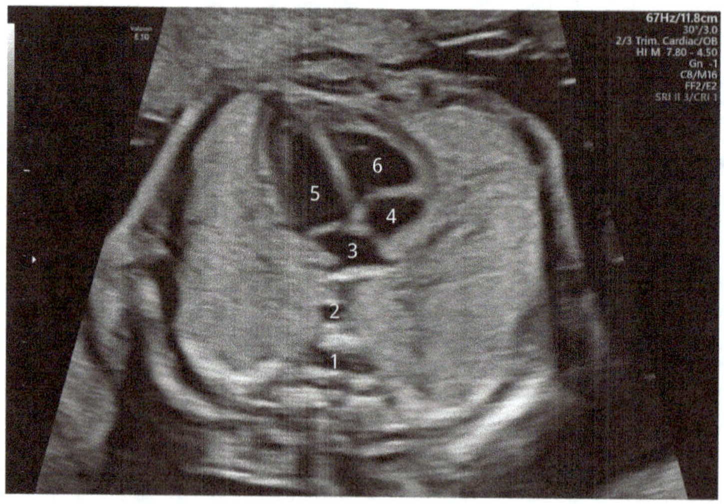

Abb. 3.47: Vierkammerblick des Herzens 21 SSW; 1 Wirbelsäule, 2 Aorta, 3 linker Vorhof, 4 rechter Vorhof, 5 linker Ventrikel, 6 rechter Ventrikel.

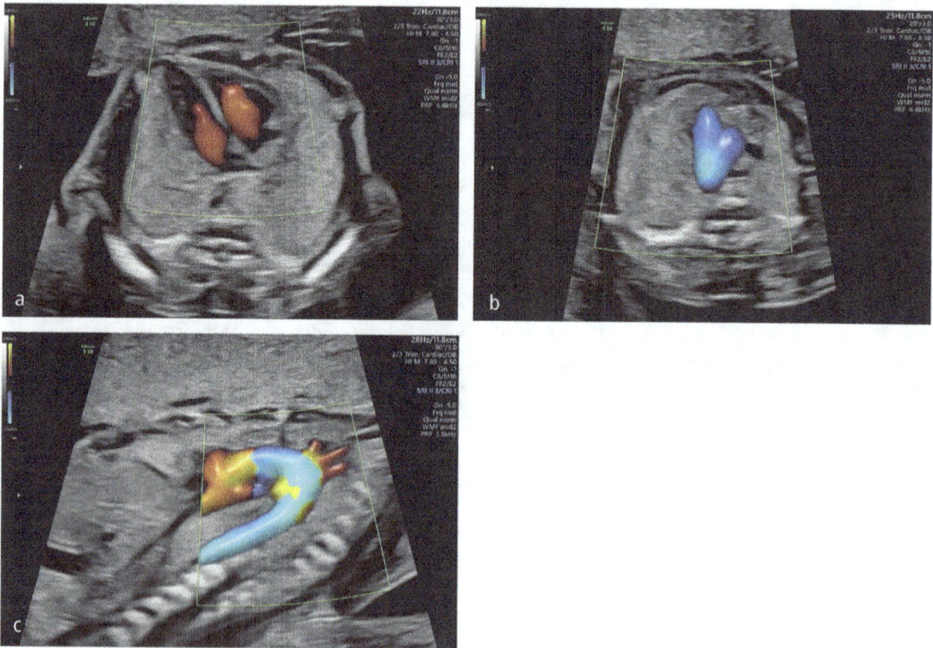

Abb. 3.48: a: Vierkammerblick des Herzens in 21 SSW im Color-Doppler; die rote Farbe zeigt den Blutfluss im Stadium der Kammerfüllung dem Schallkopf entgegen; **b:** 3-Gefäßblick im Colormodus; **c:** Aortenbogen im Sagittalschnitt mit den Abgängen der Kopf-Halsgefäße.

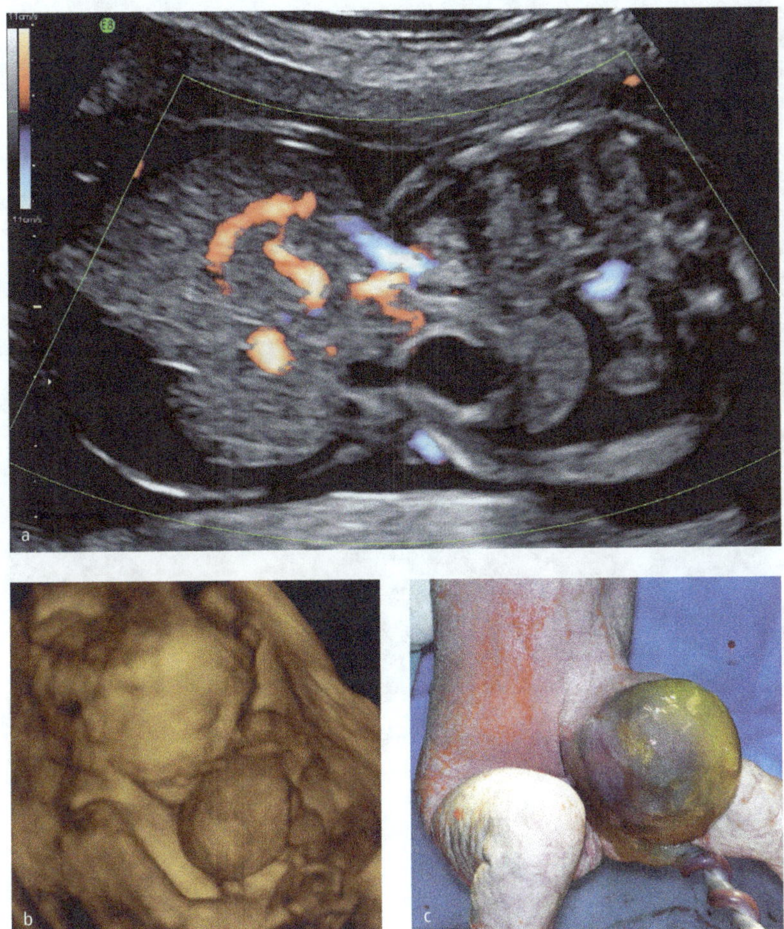

Abb. 3.49: Fetale Omphalozele. **a:** Abdomen Querschnitt (re) mit großer Omphalozele und Leber im Bruchsack (li. Im Bild) 22 SSW; **b:** 3D Bild des Feten, die Omphalozele liegt vor dem Kinn, **c:** Neugeborenes nach Sectio.

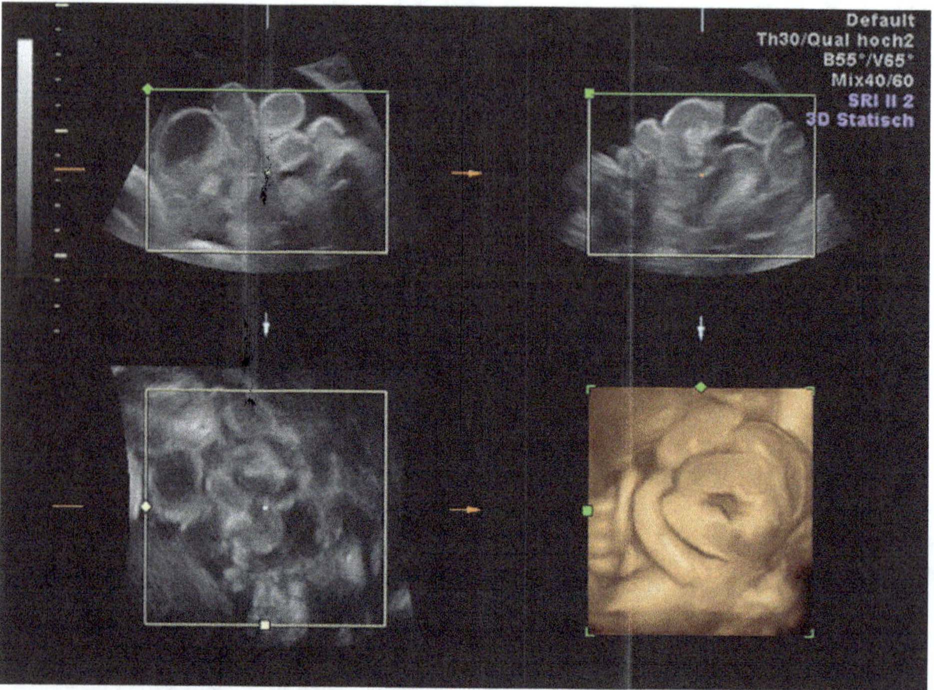

Abb. 3.50: Dünndarmschlingen bei Gastroschisis 35 SSW (kein Bruchsack!), intraamnial gelegen, dilatiert; Multiplanarmodus und 3D-Sonographie.

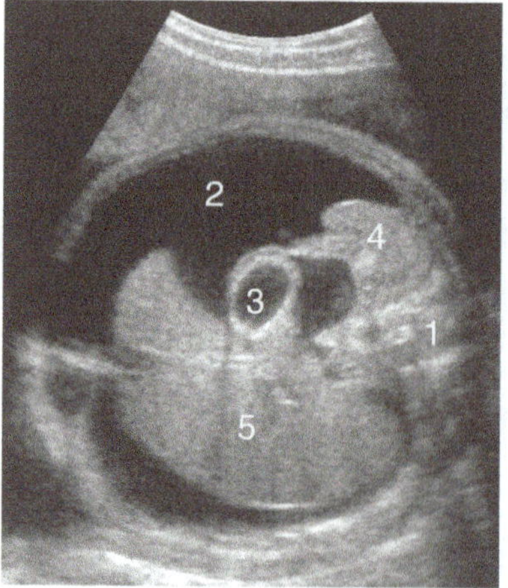

Abb. 3.51: Transversalschnitt durch den Oberbauch 30 SSW mit Aszites; **1** Wirbelsäule, **2** Aszites, **3** Magen, **4** Milz, **5** Leber.

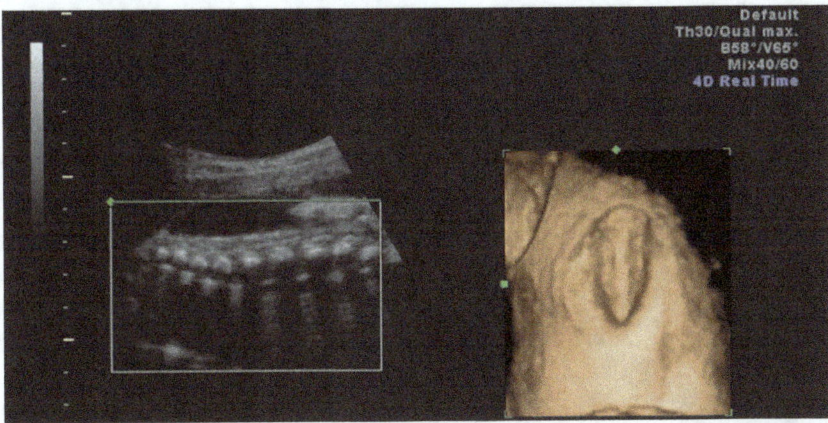

Abb. 3.52: Lumbosakrale Spina bifida aperta 36 SSW, links konventionelles B-Bild, Sagittalschnitt, rechts geränderter 3D-Oberflächenmodus.

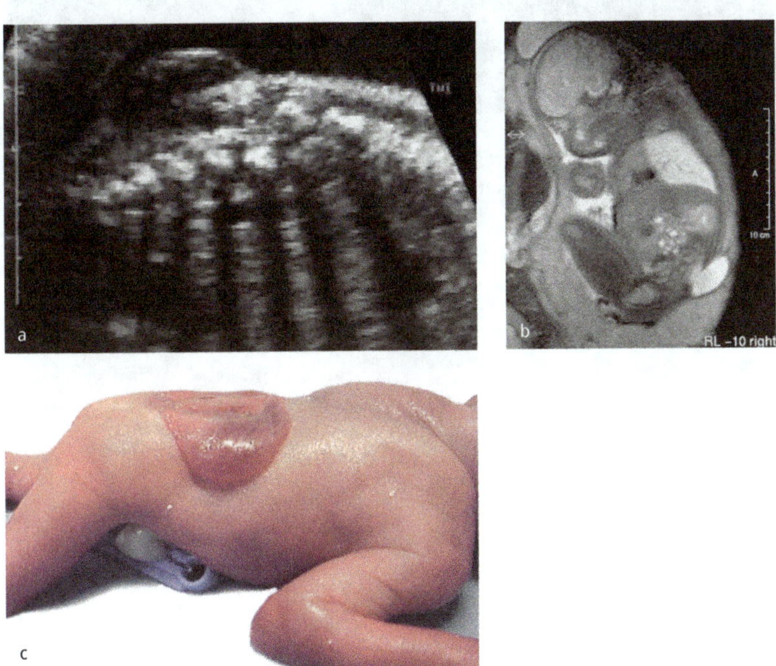

Abb. 3.53: a: Fetale offene Spina bifida 24 SSW; B-Bild, Sagittalschnitt;
b: Magnetresonanztomographie eines Feten mit Spina bifida 32 SSW; **c:** Frühgeborenes mit Spina bifida (Myelomeningozele).

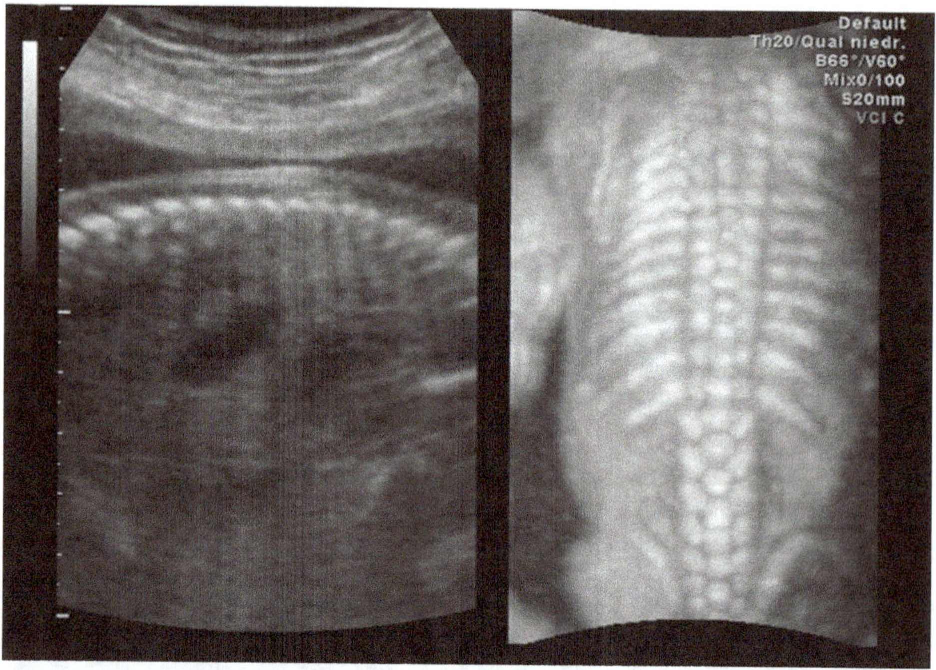

Abb. 3.54: Ultrasonographische Wirbelsäulen- bzw. Wirbelsäulen- und Rippendarstellung mit 21 SSW; links im konventionellen B-Bild, rechts im 3D-Skelettmodus.

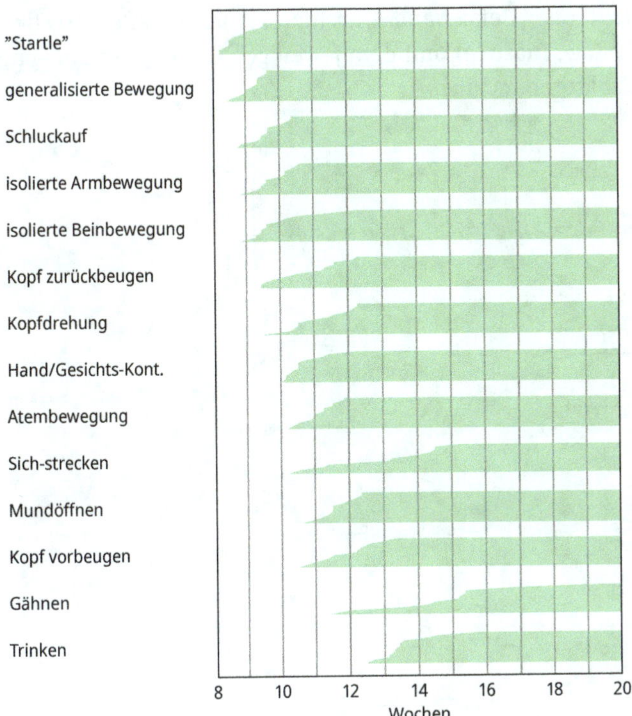

Abb. 3.55: Fetale Bewegungsmuster. Startles sind schnelle synchrone Bewegungen, beginnend in den Gliedmaßen, sich ausbreitend auf Nacken und Rumpf; generalisierte Bewegungen sind grobe Bewegungen des ganzen Körpers, Sekunden bis mehrere Minuten dauernd.

3.1.4.4 Dopplersonographie

Definition. Ultraschalldiagnostische Methode (Farbdoppler- und Spektraldoppler-Sonographie) zur Bestimmung der Blutflussgeschwindigkeit in Herz und Gefäßen.

Biophysik. Ein piezoelektrisches Kristall sendet Ultraschallwellen von konstanter Frequenz aus; trifft das Schallwellenbündel auf eine sich bewegende Grenzfläche (z. B. Erythrozyt), so wird die Frequenzänderung (Doppler-Effekt) reflektiert. Die Interferenz der Frequenzen von einfallendem und reflektiertem Strahl wird als niederfrequenter Ton hörbar gemacht bzw. erlaubt die Berechnung von Geschwindigkeit und Richtung des Objekts.

Die zahlreichen Frequenzänderungen werden mit Hilfe eines Analysators ausgewertet, indem Menge und Verteilung der Frequenzen über einem Gefäßquerschnitt dargestellt werden. Infolge der pulsatilen Strömung in den Arterien wandert die Blutsäule schubweise, mit jeder Herzkontraktion rückt die Blutsäule von einem Gefäßabschnitt ein Stück weiter voran (Abb. 3.56), beeinflusst durch: Blutviskosität, korpuskuläre Anteile des Blutes, Widerstand des nachgeschalteten Gefäßbettes, Kontraktionskraft des Herzens, Elastizität der Gefäßwand, Durchmesser des Gefäßes. Aus der Beziehung der Herzphase (Systole, Diastole) und dem jeweiligen Fluss-Spektrum sind Rückschlüsse auf die Einflussfaktoren möglich.

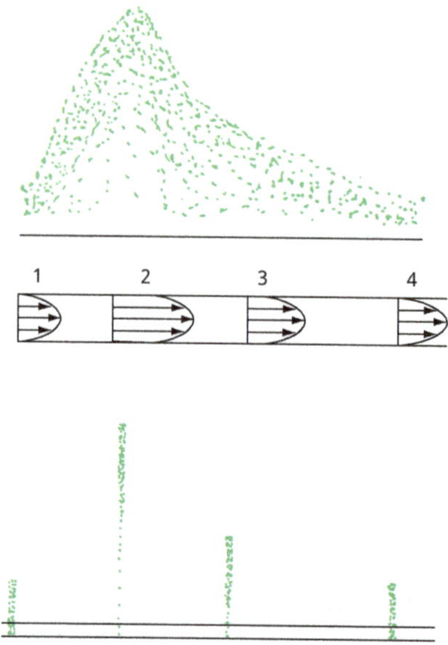

Abb. 3.56: Idealisierte Strömungsprofile im zweidimensionalen Monitorbild. **1** laminare Strömung; **2** flachlaminare Strömung bei hoher Peakgeschwindigkeit; **3** flachlaminare Strömung bei mittlerer Maximalgeschwindigkeit; **4** laminare Strömung.

Ursprünglich wurde mit der Dauerschalltechnik (continuous wave = cw Doppler) gearbeitet, bei der die piezoelektrischen Sender- und Empfängerkristalle gleichzeitig, kontinuierlich und nebeneinander arbeiten. Da eine gleichzeitige B-Bild-Darstellung nicht möglich ist, wurde die gepulste (pulsed waved = pw) Doppler-Technik entwickelt, bei der derselbe Kristall nacheinander als Sender und Empfänger funktioniert. Hier ist eine B-Bild-Darstellung (= Duplexsonographie) möglich. Durch eine Farbkodierung wird die Strömungsrichtung visualisiert (= Farbdoppler) und damit die Identifizierung von bestimmten Gefäßen einfacher.

Mess-Standards. Reproduzierbare Messungen erfordern messtechnische Standards wie die Messung bei mütterlichen Ruhebedingungen in Halbseitenlage. Kreislaufwirksame Medikationen (Tokolytika, Beta-Blocker) müssen bei der Interpretation berücksichtigt werden. Ebenso müssen die Messungen während eines fetalen Ruhezustandes durchgeführt und unter Berücksichtigung der fetalen Herzfrequenz interpretiert werden.

Anwendung. Ergänzung zu CTG und fetaler Ultraschalluntersuchung mit Fetometrie. Untersucht werden das fetale Herz sowie uteroplazentare Arterien, Nabelschnurgefäße, fetale Aorta, Aa. cerebri mediae mit Color und pw-Doppler.

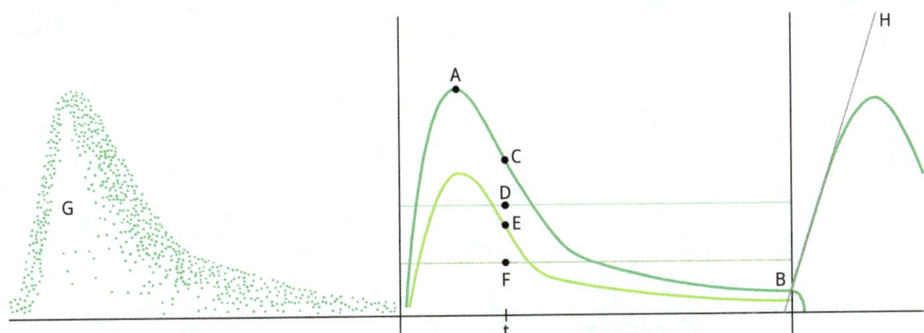

Abb. 3.57: Größen und Indizes zur Analyse von Fluss-Spektren (nach Vetter). **A:** maximale Maximalgeschwindigkeit = Peak-Geschwindigkeit: MVmax. **B:** minimale Maximalgeschwindigkeit: MVmin. **C:** Maximalgeschwindigkeit zum beliebigen Zeitpunkt t (Hüllkurve) = maximum velocity (t): MV(t). **D:** mittlere Maximalgeschwindigkeit über 1 Herzzyklus: TAMV. **E:** Durchschnittsgeschwindigkeit zum beliebigen Zeitpunkt = space average velocity (t): SAV(t). **F:** mittlere Durchschnittsgeschwindigkeit über einen Herzzyklus = „mittlere Geschwindigkeit": TASAV. **G:** Spektralfenster. **H:** Anstiegssteilheit. Indizes: Resistance Index (RI): (A-B)/A. A/B Ratio: A/B. Pulsatility Index (PI): (A-B)/D.

Das Dopplersonogramm eines Gefäßes zeigt die Blutströmung abhängig von der Zeit. Das Spektrum entspricht der Geschwindigkeitsverteilung der Erythrozyten im Gefäß. Es gibt auch Auskunft über die Fließeigenschaften des Blutes, über die Gefäßweite, die Strömungsgeschwindigkeit, über gestörte Strömungen. Die Geschwindigkeiten nehmen im Laufe der Schwangerschaft zu.

Blutströmungsdiagnostik
- Orientierung über Herzaktivität und Widerstand durch akustische und optische Analyse der Strömungsgeräusche,
- zweidimensionale (Zeit gegen Frequenz) Strömungsanalyse. Das Doppler-Spektrum beschreibt eine Wellenkurve mit stetigem Wechsel (= Pulsatilität) zwischen systolischen Maximal- und enddiastolischen Minimalgeschwindigkeiten. Zur Beschreibung des Blutfluss-Spektrums werden Indices benutzt, die aus mehreren uniformen Zyklen gewonnen wurden, 3 Indices (Definition s. Abb. 3.57) haben sich international durchgesetzt:
  - die A/B-Ratio
  - der Resistance-Index (RI)
  - der Pulsatilitätsindex (PI). Der PI gilt als der genaueste zur Beschreibung des Doppler-Spektrums.

Aa. uterinae. Die Gebärmutterarterien geben am zuverlässigsten die materno-plazentare Strömung (Impedanz = Widerstand des nachgeschalteten materno-plazentaren Gefäßgebietes) insbesondere der Spiralarterien wieder, wobei das Gestationsalter und der Plazentasitz zu berücksichtigen sind (Abb. 3.58, Abb. 3.59).

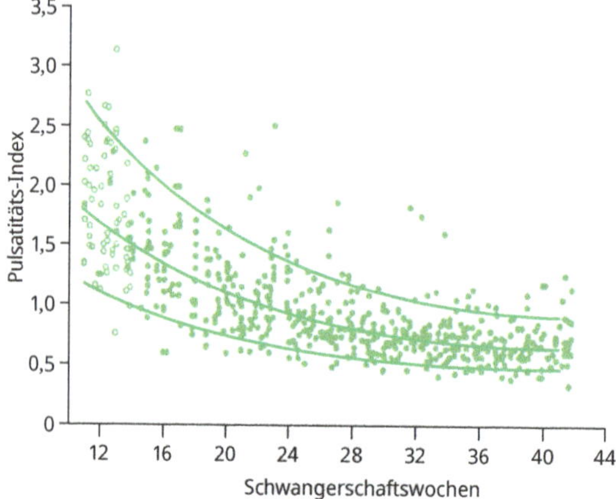

Abb. 3.58: Arteria-uterina-Pulsatilitäts-Index (PI) in Abhängigkeit von der Schwangerschaftswoche, transvaginal (○) und abdominal (●) gemessen, 5., 50. und 95. Perzentile (nach Gomez et al. 2008, Weichert 2017).

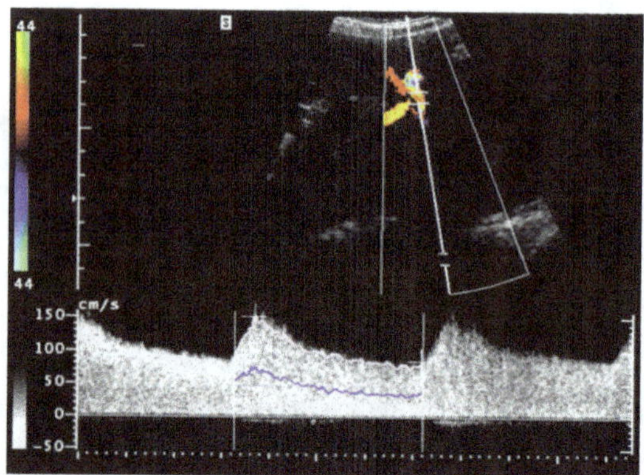

Abb. 3.59: Flow-Spektrum der A. uterina 22 SSW.

Hier ist die qualitative Analyse eingeführt, gekennzeichnet durch Zunahme der diastolischen Strömung gekennzeichnet und Nichtverschwinden (jenseits 24 SSW) der bilateralen frühdiastolischen Inzisur (notch). Das Bestehenbleiben kann ein Hinweis auf eine unvollständige Trophoblastinvasion sein. Die Inzisur deutet auf Pulswellenreflexionen hin, die bei ausbleibender Trophoblastinvasion und damit ausbleibender Erweiterung der Spiralarterien entstehen (Abb. 3.60, Abb. 3.61). In solchen Fällen treten gehäuft SIH-Präeklampsien, eine intrauterine Hypotrophie, eine vorzeitige Plazentalösung und eine meist iatrogene Frühgeburt auf (Abb. 3.62).

Aa. umbilicales. Die Blutströmung zeigt die Perfusion im feto-plazentaren Strombett an (Abb. 3.63). Der diastolische Anteil der Strömung nimmt mit Dauer der Schwanger-

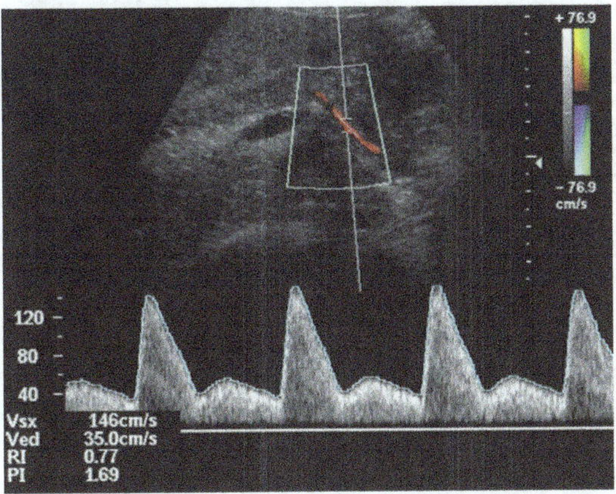

Abb. 3.60: Flow-Spektrum der A. uterina 30 SSW mit postsystolischer Inzisur (notch) und vermindertem enddiastolischen Fluss als Ausdruck des erhöhten utero-plazentaren Gefäßwiderstandes.

intervillöser Raum

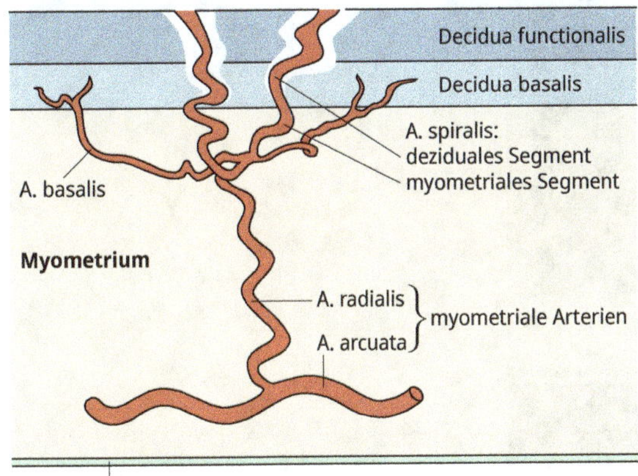

Abb. 3.61: Uterusgefäße in der Schwangerschaft.

schaft infolge der Zottenreifung zu. Pathologisch ist eine Strömungsabnahme durch veränderte Plazentagefäße, ggf. bis zum Null- oder Rückwärtsfluss („zero or reversed enddiastolic flow") (Abb. 3.64).

Bei pathologischer Dopplersonographie der Aa. umbilicales ist eine intensive sonographische und kardiotokographische Überwachung indiziert.

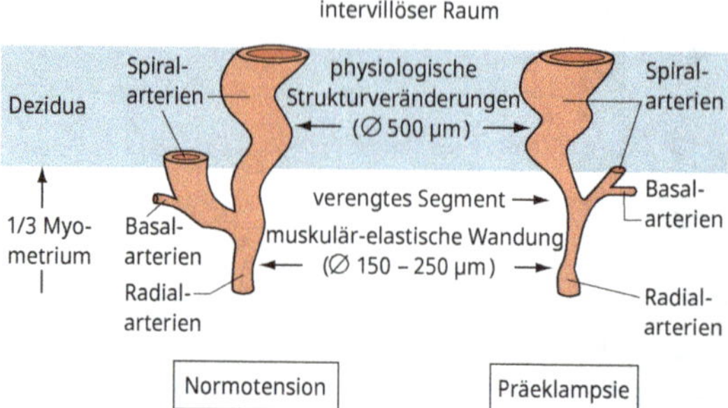

Abb. 3.62: Spiralarterienerweiterung durch Trophoblastinvasion in Dezidua und Myometrium bei normaler Schwangerschaft und unvollständig als Grundlage einer Präeklampsie.

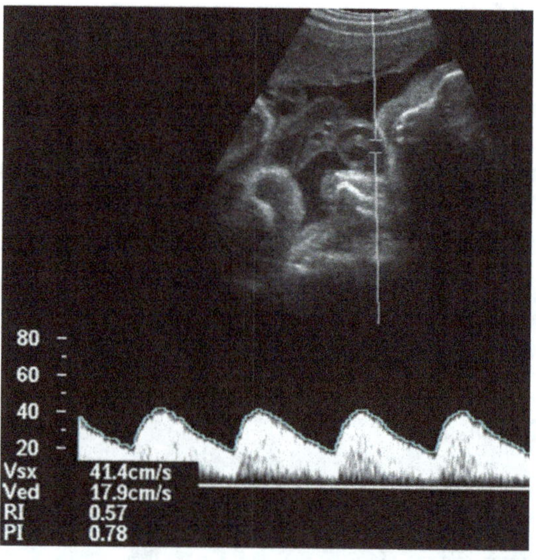

Abb. 3.63: Flow-Spektrum der A. umbilicalis 30 SSW.

Praxishinweis. Bei pathologischem Blutströmungsmuster in der A. umbilicalis wird die Dopplersonographie der A. cerebri media durchgeführt, um eine Sauerstoffsparschaltung zu diagnostizieren (= gesteigerte Durchblutung des Gehirns bei reduzierter Durchblutung der Peripherie!).

A. cerebri media (ACM). Die Strömung gibt Aufschluss über die Hirndurchblutung (Abb. 3.65, Abb. 3.66). Bis 36 SSW ist sie konstant, danach steigt sie in der Diastole an (→ Termineffekt). Kommt es früher zu einer erhöhten diastolischen Blutströmung, so ist dies Hinweis auf eine Zentralisation des fetalen Kreislaufes bei Hypoxämie (brain sparing effect). In einem solchen Fall findet sich gleichzeitig eine verminderte diasto-

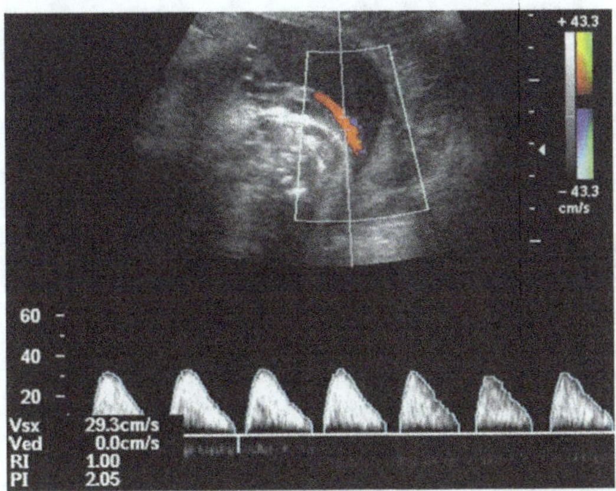

Abb. 3.64: Flow-Spektrum der A. umbilicalis 30 SSW mit diastolischem Zero-Fluss (Null-Fluss).

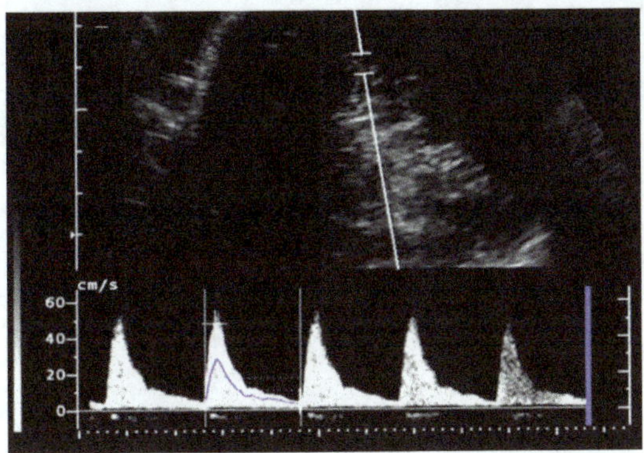

Abb. 3.65: Flow-Spektrum der A. cerebri media 30 SSW.

lische Strömung in der A. umbilicalis und in der Aorta. Hohe Geschwindigkeiten werden bei fetaler Anämie gefunden.

Venöse Gefäße. Die präkardialen Venen (Vena cava, Ductus venosus) können als pathologische Befundmuster eine Zunahme der Pulsatilität und die Vena umbilicalis ein Auftreten atemunabhängiger Pulsationen zeigen.

Indikationen (jenseits 20 SSW). Doppler-Untersuchungen erfolgen laut Mutterschaftsrichtlinien bei folgenden Risiken:

- intrauterine Hypotrophie,
- SIH/Präeklampsie,
- vorangegangener intrauteriner Fruchttod oder intrauterine Hypotrophie,
- vorangegangene Präeklampsie/Eklampsie,
- auffällige fetale HF,

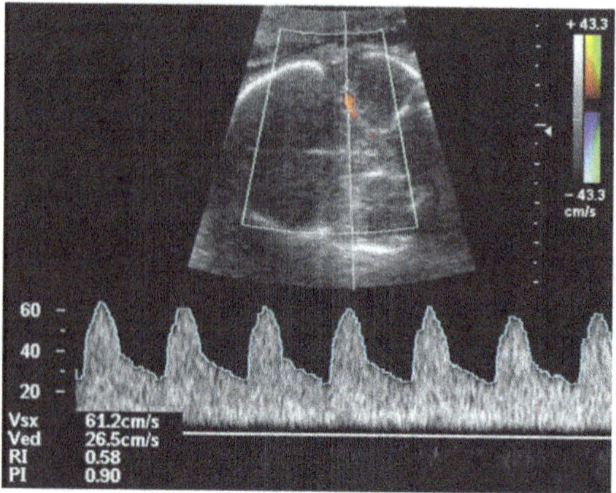

Abb. 3.66: Transversalschnitt durch den fetalen Kopf 30 SSW; Flow-Spektrum der A. cerebri media rechts, gesteigerter diastolischer Flow als Ausdruck der Kreislaufzentralisierung.

- Fehlbildung/fetale Erkrankung,
- Mehrlingsschwangerschaft, besonders bei diskordantem Wachstum und Monochorionizität,
- Herzfehler.

Über die Mutterschaftsrichtlinien hinaus bei
- Diabetes mellitus,
- Autoimmunkrankheit,
- Nephropathie,
- präexistenter Hypertonie,
- Gerinnungsstörungen.

Bewertung. Der gezielte und der nach Lage der Parameter evtl. wiederholte Einsatz der Dopplersonographie verringert die perinatale Mortalität und Morbidität. Sie ist geeignet, den Zeitpunkt einer Schwangerschaftsbeendigung zu optimieren. Vor allem in der Diagnostik und Überwachung der intrauterinen Wachstumsrestriktion ist die Methode unersetzlich. Eine solche Störung durch eine Erhöhung des Strömungswiderstandes in den Aa. umbilicales infolge einer Plazentafunktionseinschränkung wird im Spektral-Doppler sichtbar. Bei Progression der Störung kommt es zu Kompensationserscheinungen im Sinne einer bevorzugten und verstärkten Durchblutung des zentralen Kreislaufs in der A. cerebri media. Die Grenzen der Kompensation werden angezeigt, wenn die myokardiale Überlastung durch pathologische Blutflussmuster der venösen Gefäße auffällt.

Zurzeit sind Screening-Untersuchungen der fetalen Gefäße mithilfe der Dopplersonographie nicht indiziert. Im Gegensatz dazu hat die Dopplersonographie der Aa. uterinae mit 22 SSW auch im Low-risk-Kollektiv zur Voraussage von den o. g. Schwangerschaftspathologien einen hohen Wert.

3.1.4.5 Hormonbestimmung

Pathophysiologie. s. „Plazenta als endokrines Organ" S. 9.

HCG. Der Feststellung und Überwachung der Schwangerschaft dient das humane Choriongonadotropin (HCG). Die HCG-Produktion des Trophoblasten ist Grundlage der immunologischen Schwangerschaftstests, bei denen HCG im Blut oder Urin nachgewiesen wird.

HCG besteht aus 2 Untereinheiten (alpha- und beta-Kette). Die ß-Kette ist für die spezifischen Hormonfunktionen verantwortlich. Die befruchtete Eizelle beginnt mit der Nidation ß-HCG auszuschütten. Durch das ß-HCG wird der Gelbkörper erhalten und die Steroidproduktion stimuliert, bis diese von der Plazenta übernommen wird.

HCG-Test im Urin. Verwendet wird Morgen- oder Tagesurin, HCG-Nachweis durch Antigen-Antikörper-Reaktion (zwischen HCG und HCG-Ak). Mit einem positiven Test ist 35 – 40 Tage nach der letzten Regel zu rechnen. Zuverlässigkeit: $\geq$ 95 %.

HCG-Bestimmung in der gestörten Frühschwangerschaft. Die HCG-Konzentration in Urin oder Serum bei Abortus imminens, Blasenmole und Extrauteringravidität ist zu interpretieren:
– Normale HCG-Werte bei Blutungen lassen einen normalen Schwangerschaftsverlauf erwarten.
– Erniedrigte Werte mit Blutungen sprechen für eine ungünstige Prognose.

Die HCG-Bestimmung bei drohender Fehlgeburt ist nicht zur Diagnose der intakten Schwangerschaft geeignet, die durch eine Ultraschalluntersuchung festgestellt wird.
– Hohe HCG-Werte finden sich bei einer Blasenmole, s. S. 549.
– Inadäquat niedrige Werte oder ein inadäquater Anstieg der HCG-Werte können Kennzeichen einer EU sein (s. S. 555).
– Ab einem ß HCG von 1000 IU/ml erwartet man im Ultraschall eine Fruchthöhle.

3.1.5 Pränatale Diagnostik genetischer Defekte

Vermutlich > 30 % aller Zygoten tragen eine Chromosomenstörung in sich. Von diesen geht der überwiegende Teil unbemerkt vor bzw. unmittelbar nach der Implantation zugrunde. Mindestens 2/3 der Spontanaborte sind durch eine chromosomale Aberration verursacht (autosomale Trisomien > 50 %, Triploidien 17 %). Chromosomenanomalien sind bei 5 % Ursache von Totgeborenen.

4 – 5 % aller Lebendgeborenen weisen genetische Erkrankungen auf, 2 – 3 % haben erkennbare, schwere morphologische Störungen, bei 0,6 % der Neugeborenen liegt ein veränderter Chromosomensatz vor. 10 % der Kinder mit schweren angeborenen Fehlbildungen sterben in den ersten Lebensmonaten.

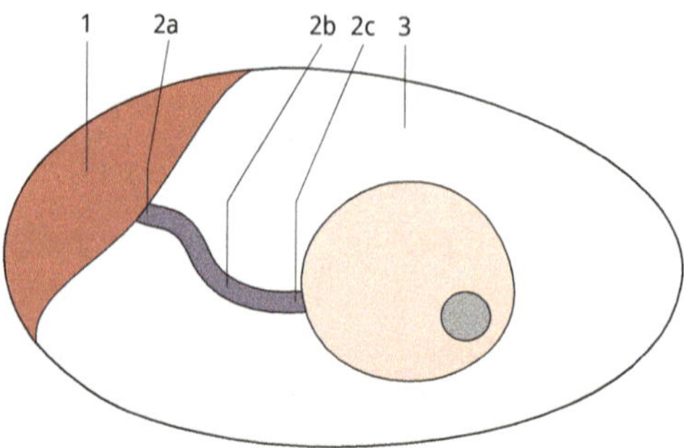

Abb. 3.67: Transabdominale Punktionen unter Ultraschallsicht. **1** = Chorionzottenbiopsie, Plazentese; **2** = Chordozentese, Punktion der Nabelvene, **2a** = Punktion am plazentaren Nabelschnuransatz; **2b** = Punktion einer frei beweglichen Nabelschnurschlinge; **2c** = Punktion am fetalen Nabelschnuransatz; **3** = Fruchtwasserpunktion, Amniozentese.

Epidemiologie. Die häufigsten Krankheiten mit Chromosomenstörungen sind:
- Down-Syndrom: 1 : 1.000 Lebendgeborene
- Fragiles X-Syndrom: 1 : 1.000 Lebendgeborene
- Klinefelter-Syndrom: 2 : 1.000 lebendgeborene Knaben
- Triple-X-Syndrom: 1 : 1.000 lebendgeborene Mädchen
- XYY-Syndrom: 1 : 1.000 lebendgeborene Knaben
- Ullrich-Turner-Syndrom: 1 : 2.500 lebendgeborene Mädchen.

Die häufigsten mono- u. polygenen Krankheiten sind Hämophilie A, Rot-Grün-Farbsehschwäche, Lippenkiefergaumenspalten sowie Pes equinovarus, Pfannendachhypoplasie des Hüftgelenks, Herzfehler.

Die am häufigsten vorkommende Morphogenesestörung ist das **fetale Alkoholsyndrom** (FAS) → 1 – 3 : 1.000 Lebendgeborene.

Genetische Krankheiten. 4 – 5 % der Neugeborenen sind genetisch krank. Das frühzeitige Erkennen der Krankheiten in der Schwangerschaft ist anzustreben (Tab. 3.6).

Der Perinatalmediziner hat folgende Ziele, nämlich den Ausschluss:
- struktureller Fehlbildungen,
- von Chromosomenstörungen,
- angeborene Stoffwechselerkrankungen,
- geschlechtschromosomal ererbte Leiden.

Eine Indikation zur invasiven pränatalen Diagnostik kann bestehen bei
- auffälligem Ultraschallbefund mit erhöhtem Risiko für einen genetischen Defekt,
- Chromosomentranslokation bei einem Elternteil,
- Überträgerinnen eines geschlechtschromosomalen Leidens,
- vorausgegangenes Kind mit Chromosomenstörung,
- familiäre Belastung durch einen Stoffwechseldefekt.

Tab. 3.6: Mütterliches Alter und Häufigkeit von Chromosomenanomalien (nach Knörr).

Mütterliches Alter in Jahren	Rate an Anomalien (%)
35 – 37	1,6
38 – 40	2,0
41 – 43	5,0
> 44	9,1

Der pränatalen Diagnostik dienen: Ultraschalldiagnostik, Amniozentese und Chorionzottenbiopsie (CVS), Chordozentese (Abb. 3.67), nicht-invasive pränatale Testung (NIPT), sowie biochemische Tests.

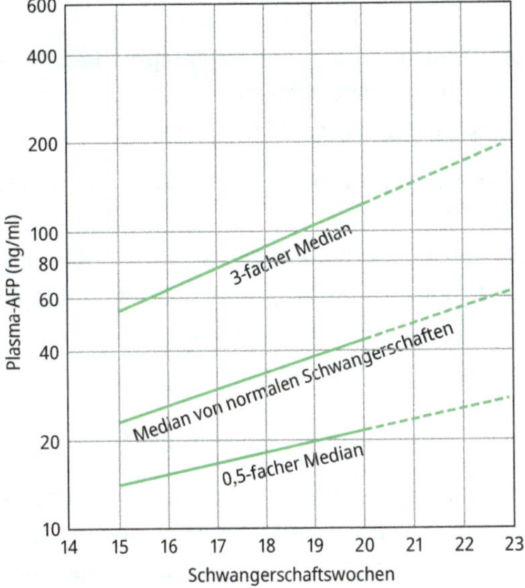

Abb. 3.68: AFP-Plasmakonzentration.

Amniozentese

Definition. Punktion der Amnionhöhle (= Amnion-, FW-Punktion), transabdominal (durch die Bauchdecken der Mutter) ab 15 vollendeten SSW unter Ultraschallsicht (FW-Volumen 180 ml).

Technik. Nach Desinfektion der Punktionsstelle wird mit einer Einmalkanüle ohne Lokalanästhesie die Fruchthöhle unter Ultraschallkontrolle punktiert und 10–15 ml FW für die Chromosomenanalyse entnommen und die darin enthaltenen fetalen Zellen angezüchtet. Bei Rh-negativen Frauen wird Anti D appliziert.

Komplikationen. Fehlgeburt 0,2–0,5 %. Vorübergehender Fruchtwasserabgang oder leichte Blutungen sind sehr selten, schwere Infektionen fast ausgeschlossen.

Chorionzottenbiopsie

Definition. Biopsie des Chorion frondosum der Plazenta (= Chorionbiopsie, CVS: chorionic villus sampling) ab 11 vollendeten SSW unter Ultraschallkontrolle zur Gewinnung von Trophoblastzellen, um zytogenetische, DNA-Analysen und biochemische Untersuchungen zu ermöglichen.

Die CVS erfolgt meistens in Deutschland transabdominal mit einer Spinalnadel 18, 20 G.

Vorteile gegenüber der Amniozentese
- Karyotypisierung aus Chorionzotten gelingt schneller, meist 1 – 2 Tage,
- ab 11 SSW durchführbar,
- Plazentabiopsie. Bei intrauteriner Mangelentwicklung und sonographischen Dysmorphiezeichen lassen sich Chorionzotten in der Spätschwangerschaft entnehmen (= Plazentabiopsie), wobei das Ergebnis schneller als aus dem FW verfügbar ist.

Komplikationen. Das Risiko gegenüber der Amniozentese ist nicht höher, die Abortrate nach CVS ist < 1 %.

Die gelegentlichen diagnostischen Unsicherheiten bei der Direktpräparation, das mögliche Auftreten von Mosaiken und die fragliche Assoziation zu Extremitätenfehlbildungen vor 10 SSW sowie die NIPT haben die Häufigkeit der CVS in den letzten Jahren gesenkt.

Nicht-invasive pränatale Testung (NIPT)

Die NIPT ist eine molekulargenetische Technik, die aus dem frei zirkulierenden mütterlichen Blut die zellfreie DNA des Feten (cffDNA) analysiert. Dieses entstammt den Plazentazellen und wird an das mütterliche Blut abgegeben. Mit den unterschiedlich entwickelten Testmethoden gelingt es, die Menge des kindlichen cffDNA für ein bestimmtes Chromosom festzustellen, um eine Trisomie des Kindes zu bestimmen.

Der negative prädiktive Wert für die Trisomie 21 Diagnostik ist 99,9 %, der positive prädiktive Wert ist deutlich niedriger. Positive Ergebnisse sollten durch eine Karyotypisierung in Fruchtwasserproben nach Amniozentese bestätigt werden.

Bei der Durchführung von NIPT muss die diagnostische Lücke bedacht werden: Nur die Trisomien 21, 18 und 13 werden sehr bzw. relativ zuverlässig mit NIPT erkannt, aber das Spektrum der möglichen genetischen Veränderungen – v. a. bei strukturellen Fehlbildungen oder bei Nackentransparenz > 95. Perzentile – ist natürlich viel größer.

Die NIPT ersetzt nicht den Ersttrimester-Ultraschall und auch nicht die NT-Messung, da diese Methoden Hinweise auf andere Chromosomenstörungen oder fetale Fehlbildungen geben können!

Biochemische Tests

Alphafetoprotein (AFP). Einkettiges Glykoprotein, wandert bei Serumelektrophorese in der Alpha-1-Fraktion; wird von der fetalen Leber gebildet, erscheint im fetalen Blut in höchster Konzentration und wird über die Nieren in das FW ausgeschieden, von wo es paraplazentar in das mütterliche Blut übertritt. Die Konzentrationen ändern sich mit dem Schwangerschaftsalter.

Suchmethode für neurale Spaltbildung. Bei offenem Neuralrohrdefekt gelangt AFP über den Liquor in FW und mütterliches Serum; erhöhte Konzentration in der 16. bis 18. SSW (Abb. 3.68, Abb. 3.69) spricht für eine neurale Spaltbildung (→ Dysraphiesyndrome): Anenzephalie, Spina bifida aperta (Meningomyelozele), einen Bauchwanddefekt oder eine LKG-Spalte. Die mögliche ErsttrimesteR-US-Diagnostik und das Zweittrimester-Screening haben den AFP-Test als Screening für einen Neuralrohrdefekt praktisch abgelöst.

10 % der Neuralrohrdefekte sind unabhängig davon geschlossen und entziehen sich zusätzlich der AFP-Serumdiagnostik.

Erhöhte AFP-Serumwerte in 16 – 18 SSW kommen vor bei:
- Berechnung eines falschen Schwangerschaftsalters,
- Mehrlingsschwangerschaften,
- nahendem oder eingetretenem intrauterinen Fruchttod,
- intrauteriner Mangelentwicklung,
- Bauchwanddefekte Omphalozele, Gastroschisis,
- fetaler Atresie im Magen-Darm-Trakt,
- fetaler Nierenerkrankung,
- Lebererkrankung der Mutter.

Biochemische Screening-Tests. In den 1980er-Jahren wurden statistische Korrelationen zwischen der Trisomie 21 und erniedrigten AFP-Werten im mütterlichen Serum beschrieben. Wald et al. führten in dieser Zeit als weitere Serummarker für die Trisomie 21 **HCG und unkonjugiertes Östriol ein** (sog. **Triple-Test**). Dieser hat eine etwa 60 % Entdeckungsrate bei einer 5 % falsch positiven Rate. Methodische Fehlerquellen, ungenügende labortechnische Standardisierung und Einflussfaktoren wie Schwangerschaftsalter, Nikotinabusus u. Ä. haben eine generelle Einführung dieses Testes verhindert.

In den ersten Jahrzehnten der pränatalen Diagnostik führte v. a. die Altersindikation zu einer invasiven Diagnostik. Damit wurde bei vielen jüngeren Frauen (unter 35 Jahren) kein Anlass zur invasiven Diagnostik gesehen und damit eine pränatale

Diagnose der Trisomie 21 nicht gestellt. Durch biochemische Verfahren sollte das Ziel eines Screenings, d. h. die Untersuchung aller Schwangeren, ohne eine Steigerung des Risikos beispielsweise der Fehlgeburt infolge einer Amniozentese, erreicht werden. Insofern ist die Erkenntnis wertvoll, dass eine Reihe von biochemischen Serummarkern einen prädiktiven Wert in Bezug auf die Trisomie 21 haben.

Heute werden als Serumparameter insbesondere die β-Kette des HCG-Moleküls (β-HCG), Östriol, schwangerschafts-assoziiertes Plasmaprotein A (PAPP-A) eingesetzt.

β-HCG. β-Kette des HCG-Proteohormons der Plazenta. Bei der Trisomie 21 wurde eine Erhöhung des β-HCG im Serum gezeigt.

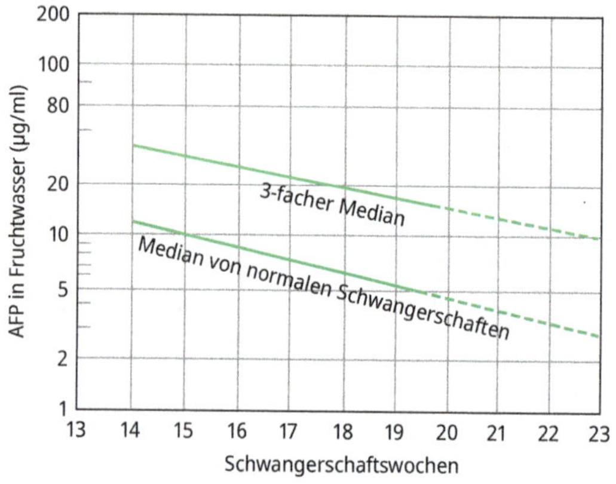

 AFP-Konzentration im Fruchtwasser.

Östriol. Das Steroidhormon wird von der fetalen Nebenniere unter Mithilfe von fetaler Leber und Plazenta gebildet. Bei der Trisomie 21 wurde eine Verminderung des Östriols im Serum gezeigt.

PAPP-A. Ein Glykoprotein im mütterlichen Serum, das mit steigendem Schwangerschaftsalter kontinuierlich zunimmt und dessen physiologische Funktion nicht bekannt ist. Bei der Trisomie 21 konnte eine Erniedrigung gezeigt werden.

AFP, uÖ3 (= uE$_3$), β-HCG, PAPP-A werden heute im sogenannten **Ersttrimester-Screening** (11. – 14. SSW) zur Kalkulation eines individuellen Risikos eingesetzt. Auch bei anderen Chromosomenaberrationen (Trisomie 18, Trisomie 13, Triploidie) besitzen diese Parameter eine prädiktive Aussage.

Für die komplette Risikoberechnung für Trisomien sind auch die Blutentnahme zur Untersuchung des freien beta-HCG und des PAPP-A und die Angabe des aktuellen maternalen Gewichts, der Parität, der Frage nach Stimulation und des Raucher- und Diabetes-Status erforderlich. So kann eine hohe Entdeckungsrate erzielt werden. Die Blutentnahme ist auch bei IVF-Schwangerschaften, bei Zwillingen, nach vaginaler Blutung und auch bei normaler NT sinnvoll.

Die Entdeckungsraten für ein fetales Down-Syndrom liegen bei Berechnung nur aufgrund des maternalen Alters und der Nackentransparenz bei etwa 65 %, bei zusätzlicher Untersuchung der Hormonwerte bei 85 %. Die Verwendung eines festen NT-Grenzwerts (z. B. 2,5 mm oder 3,0 mm) für die Erkennung eines erhöhten Risikos für eine fetale Trisomie 21 ist obsolet. Allerdings besteht bei einem erhöhten NT-Wert, z. B. 3,0 mm oder größer, auch ein erhöhtes Risiko für einen fetalen Herzfehler oder andere Fehlbildungen. Daher sollte die Empfehlung für eine gezielte fetale Untersuchung inkl. Herz, spätestens mit 18 + 0 SSW, ausgesprochen werden.

Die Hormonbestimmung wird nicht von der Krankenkasse getragen (IGeL). **Da der NIPT für T21, 18, 13 seit Juli 2022 Kassenleistung ist, entscheidet sich kaum noch eine Schwangere für die Hormonbestimmung.**

Der pränatalen Diagnostik und auch dem kombinierten Ersttrimesterscreening muss eine **ergebnisoffene und nichtdirektive Beratung vorausgehen!** Die Schwangere muss über Sinn, Fragestellung und Konsequenzen vor der Diagnostik aufgeklärt werden. Auch wenn das Screening möglichst früh in der Schwangerschaft vorgenommen werden sollte, damit mögliche Konsequenzen früh durchgeführt werden können, muss die Zeit für eine ausführliche Beratung und Entscheidungsfindung nach eingehender Information gefunden werden.

Nach dem **Gendiagnostikgesetz** (GenDG), das am 1. Februar 2010 in Kraft getreten ist, sind vom pränataldiagnostisch tätigen Arzt folgende Beratungsinhalte zu beachten:
– Aufklärung und schriftliche Einwilligung gemäß § 8 GenDG vor der Durchführung der Untersuchung,
– genetische Beratung vor und nach der Untersuchung gem. § 10, 15 GenDG,
– medizinische Aufklärung über die jeweilige Untersuchungsmethode.

Empfehlungen für die Praxis:
Häufigstes Vorgehen ist nun die frühe detaillierte Embryosonografie u. a. mit Untersuchung aller Organe und Extremitäten, Messung der Nackentransparenz und Durchführung einer Echokardiografie.
– Falls die NT > 95. Perzentil, Organauffälligkeiten oder andere Risikofaktoren bestehen sollte eine invasive Diagnostik geboten werden.
– Falls die NT < 95. Perzentile und die Embryosonographie unauffällig ist, aber ein intermediäres Risiko für T21 aus der NT Messung (≥ 1 : 1.000 < 1 : 100) besteht, kann eine NIPT angeboten werden, falls eine invasive Diagnostik unerwünscht ist.
– Generell kann **auf Wunsch der Eltern** auch bei unauffälliger Embryosonographie, Nackentransparenz und maternaler Biochemie ein NIPT durchgeführt werden!

3.2 Beratung der Schwangeren

Die ärztliche Beratung ist eine hohe Kunst. Die Schwangeren fordern zunehmend eine selbstbestimmte Schwangerschaft und Geburt. Die Einbeziehung der Schwangeren in Entscheidungen ist zwingend erforderlich, gleichzeitig müssen im Rahmen der Beratung die rechtlichen Vorgaben erfüllt werden.

Gemeinsame Entscheidung von Aufklärendem und Schwangerer nach vorgegebenem mehrstufigem Entscheidungsprozess

Informierte Zustimmung.
Aufklärung über Vor- und Nachteile einer Behandlung, danach Zustimmung oder Ablehnung.
Informierte Wahl.
Zusätzliche Darstellung von Vor-und Nachteilen von Behandlungsalternativen.
Partizipative Entscheidungsfindung.
„Kommunikation auf Augenhöhe"
- das Gesundheitsproblem definieren,
- Werte und Wünsche der Frau herausarbeiten,
- Die Verantwortung für die Umsetzung der Behandlung wird somit geteilt.

Vorteile der partizipativen Entscheidungsfindung:
- verbesserte „Compliance" als Befolgung ärztlicher Therapieanweisungen durch Einbezug der Patientenwünsche,
- Mögliche ökonomische Vorteile – für verordnete, aber auch abgesetzte oder gar nicht erst eingenommene Medikamente,
- möglicher positiver Effekt auf Behandlungsqualität.

Umfassende Beratung. Ärztliche Aufgabe ist es, die Schwangere umfassend zu informieren über
- Ernährung (u. a. Jodzufuhr), Medikamente, Genussmittel (Alkohol, Tabak und andere Drogen),
- Tätigkeit/Beruf, Sport, Reisen,
- Risikoberatung,
- Geburtsvorbereitung/Schwangerschaftsgymnastik,
- Krebsfrüherkennungsuntersuchung,
- den HIV-Antikörpertest,
- die Mundgesundheit.

Die ärztliche Beratung umfasst bei Bedarf auch Hinweise auf regionale Unterstützungsangebote für Eltern und Kind (z. B. „Frühe Hilfen")

Die Schwangere soll über ihren Rechtsanspruch auf Beratung zu allgemeinen Fragen der Schwangerschaft nach § 2 des Schwangerschaftskonfliktgesetzes (SchKG) unterrichtet werden.

Ernährung

Etwa 30 % der Frauen im reproduktionsfähigen Alter sind übergewichtig, maternale Adipositas und Gestationsdiabetes verdoppeln das Risiko für ein makrosomes Kind mit entsprechenden direkten Folgen für die Schwangerschaft und die Geburt.

Sowohl ein höherer mütterlicher BMI als auch eine übermäßige Gewichtszunahme in der Schwangerschaft sind unabhängig voneinander mit einer erhöhten Adipositas bei den Nachkommen im Kindesalter assoziiert.

Zudem führt die maternale Adipositas zu einem hohen Risiko für (spätere) Adipositas beim Nachwuchs im Sinne einer metabolischen Fehlprogrammierung. Es wird die Assozitaion mit zahlreichen Folge-Erkrankungen im höheren Lebensalter durch die ‚perinataler‘ Exposition postuliert:
- Übergewicht, Adipositas, Essstörungen,
- Typ-1 und Typ-2 Diabetes, Gestationsdiabetes,
- vermehrte Stressanfälligkeit,
- Ateriosklerose, Myokardinfarkt, Schlaganfall,
- Asthma, Atopien,
- Depression, Schizophrenie,
- Maligne und benigne Tumoren,
- ADHS / Kognitive Defizite,
- Männliche und weibliche Infertilität.

Im Verhältnis zum Energiebedarf steigt der Bedarf an einzelnen Vitaminen und Mineralstoffen/Spurenelementen in der Schwangerschaft deutlich stärker. Die Ernährungsgewohnheiten entsprechen nur zum Teil den „Empfehlungen für die Nährstoffzufuhr" der Deutschen Gesellschaft für Ernährung

Die Aufnahme bestimmter Mikronährstoffe (Vitamine, Zink u. a.) könnte bei uns, besonders in Risikogruppen, unzureichend sein. Wie ist dies im Einzelfall prüfbar?

Indirekter Ernährungsindikator. Gewicht, Gewichtszunahme. Biochemische Indikatoren einer Mangelversorgung sind nicht verlässlich, ihre Messung ist kostenintensiv und nicht bevölkerungsweit anwendbar. Deshalb können globale Indikatoren des Ernährungszustandes wie prägravides Gewicht und Gewichtszunahme sowie eine Befragung über die Aktivität der Schwangeren und ihre Ernährungsgewohnheiten als Anhaltspunkte für die Versorgung mit Nährstoffen dienen. **Risikogruppen müssen identifiziert und beraten werden.**

Risikofaktoren für eine unzureichende Ernährung in der Schwangerschaft sind:
- bariatrische Operation in der Anamese – Supplementierung teilweise auch i.m. notwendig,
- Teenager (≤ 15 Jahre),
- 1 oder mehr Schwangerschaften in den vorausgegangenen 2 Jahren,
- belastete geburtshilfliche Anamnese (Mangelentwicklung, intrauteriner Tod, Frühgeburt),
- ungünstige Umstände sozialökonomische Begleitumstände,
- Konsum von Nikotin, Alkohol, Drogen,
- spezielle Diät bei chronischen Systemerkrankungen,
- Unter- oder Übergewicht.

Praxishinweis. Bestimmte Mikronährstoffe (Folsäre, Eisen, Jod, Magnesium) sollten allen Schwangeren als Supplement gegeben werden, während von einigen Nahrungsmitteln und Zubereitungsarten (z. B. rohem Fisch, Lebergerichten) abzuraten ist.

Prägravides Gewicht, Gewichtszunahme

Untergewicht. Bei Untergewicht vor der Schwangerschaft zeigt sich ein Zusammenhang zu einem steigenden Risiko für Frühgeburten, Fehlgeburten und einem niedrigen Geburtsgewicht. Risikofaktor der perinatalen Mortalität ist ein niedriges Geburtsgewicht.

Tab. 3.7: Empfohlene Gewichtszunahme in der Schwangerschaft laut Institute of Medicine (IOM), 2009.

Prägravider BMI (kg/m^2)	Gesamtzunahme (kg)
Untergewicht (< 18,5)	12,5–18
Normalgewicht (18,5–24,9)	11,5–16
Übergewicht (> 25–29,9)	7,0–11,5
Adipositas (> 30)	5,0–9,0

Es gibt gute Daten für die Hypothese, dass die Wachstumsretardierung im Mutterleib langfristig mit einem häufigeren Auftreten von koronaren Herzkrankheiten, arterieller Hypertonie und Diabetes mellitus im Erwachsenenalter assoziiert sei.

Übergewicht = Risikofaktor. Erhöhter Body-Mass-Index (BMI) vor der Schwangerschaft oder starke Gewichtszunahme während der Schwangerschaft sind Risikofaktoren für ein erhöhtes Geburtsgewicht, Geburtskomplikation, Diabetes, Hypertonie, postpartale Adipositas.

Das ehemalige Institut of Medicine (IOM) – jetzt National Academy of Medicine (NAM) hat 2009 seine Empfehlungen für die ideale Gewichtszunahme in der Schwangerschaft abhängig vom prägraviden BMI angepasst (Tab 3.7). Das Umsetzen der Empfehlungen scheint mit einem verbesserten kindlichen und mütterlichen Outcome assoziert zu sein. Jedoch deutet die aktuelle Studienlage darauf hin, dass nicht nur die Gewichtszunahme in der Schwangerschaft, sondern v. a. das prägravide Ausgangsgewicht der Mutter einen sehr großen Einfluss auf das Übergewichtsrisiko und die Gesundheit des Kindes hat.

Postpartales Gewicht. Nach der Geburt kann die Mutter ohne Schaden für die Laktation statt der physiologischen Gewichtsabnahme von 0,6–0,8 kg/Monat einen Gewichtsverlust von 2,0 kg/Monat anstreben. Dagegen kann die spätere Laktationsleistung von unterernährten Schwangeren auch durch Energiesupplemente nicht verbessert werden.

Spurenelemente, Vitamine, Mineralien

Eisen. In Deutschland leiden mehr als 40 % der Schwangeren (bis zur 28. SSW) an einen Eisenmangel. Eine prospektive Kohortenstudie mit 1274 schwangeren Frauen im Alter von 18 bis 45 Jahren in Großbritannien zeigte, dass es einen positiven Zusammenhang zwischen der Gesamteisenaufnahme (aus Lebensmitteln und Nahrungsergänzungsmitteln) in der Frühschwangerschaft und dem Geburtsgewicht gab.

Die „Babys Vascular Health and Iron in Pregnancy Studie" (Baby VIP) zeigte zudem, dass für jeden Anstieg des mütterlichen Hb-Werts um 10 g/l in der ersten Hälfte der Schwangerschaft das SGA-Risiko um 30 % reduziert werden konnte. Hb-Level < 110 g/l waren mit einem dreifachen Anstieg des SGA-Risikos assoziiert:
- Eisensupplemente werden in Deutschland nur nach ärztlich diagnostizierter Unterversorgung empfohlen (10–30 mg/die).

Jod. Jodmangel besteht weltweit: 1,5 Milliarden Menschen sind betroffen; er soll die größte Einzelursache für (vermeidbare) geistige Retardierung (endemischer Kretinismus) sein und ist verantwortlich für: erhöhte perinatale Mortalität, Säuglingssterblichkeit, Hypothyreose und Kropf beim Neugeborenen.

Deutschland ist entsprechend der WHO-Kriterien ein Gebiet mit mildem bis moderatem Jodmangel. Generell ist die Verwendung von jodiertem Speisesalz und mit jodiertem Speisesalz hergestellten Lebensmitteln (z. B. Brot) sowie der Verzehr von Milch, Milchprodukten und Meeresfisch für die Jodzufuhr empfehlenswert.

Therapie: Mitteleuropa und Deutschland ist Jodmangelgebiet. Kochsalzjodierung und fischreiche Kost reichen nicht aus, den Mangel auszugleichen.

Jodtabletten: 100–200 µg/Tag (Empfehlung des „Arbeitskreises Jodmangel" und DGE).

Bei Schilddrüsenerkrankungen soll vor der Supplementation eine Rücksprache mit dem behandelnden Arzt erfolgen.

Folsäure. Frauen mit Kinderwunsch sollen zusätzlich zu einer ausgewogenen Ernährung 400 µg Folsäure pro Tag oder äquivalente Dosen anderer Folate in Form eines Supplements einnehmen.

- Die Einnahme soll mindestens 4 Wochen vor der Konzeption beginnen und bis zum Ende des 1. Schwangerschaftsdrittels fortgesetzt werden.
- Frauen, die die Folsäuresupplementation weniger als 4 Wochen vor der Konzeption beginnen, sollten höher dosierte Präparate verwenden (800 µg Folsäure pro Tag).
- **Spaltbildungsprophylaxe** nach vorangegangener Schwangerschaft mit Neuralrohrdefekt durch perikonzeptionelle Folsäuresupplementation: Mindestens 12 Wochen vor bis 12 Wochen nach Konzeption werden 5mg Folsäure/d appliziert.

Folsäure-Mangel kann zu Neuralrohrdefekten führen (1 : 1.000 Neugeborene): Anenzephalie, Spina bifida, Meningomyelozele, begleitet von frühem Tod oder dauerhafter Behinderung. Das Wiederholungsrisiko für weitere Kinder ist 10-mal so hoch. Ihre Verbreitung ist dort am größten, wo Armut und mangelnde Bildung zu einem schlechten Ernährungszustand mit Vitaminmangel führen.

Interventionsstudien mit Multivitaminpräparaten und Folsäure zeigen, dass das Wiederholungsrisiko signifikant gesenkt und das erstmalige Auftreten eines Neuralrohrdefektes teilweise verhindert werden kann.

Das Risiko von orofazialen Spaltbildungen war ebenfalls in einer Fallkontrollstudie bei den Müttern geringer, die folathaltige Multivitaminpräparate erhalten hatten. Die perikonzeptionelle Einnahme eines Multivitaminpräparates war in einer Fallstudie in den USA mit einer geringen Prävalenz von kongenitalen Herzfehlern assoziiert. In Deutschland haben 4 % der Bevölkerung niedrige Folsäureplasmakonzentrationen.

Omega-3-Fettsäuren. Diese und speziell die Docosahexansäure (DHA) sind essenzielle Bausteine aller Zellmembranen, auch der Nervenzellen im Gehirn und der Retina. In späten Schwangerschaftsmonaten und den ersten Lebensmonaten speichern das Nervengewebe und die Photorezeptoren besonders viel DHA. Die ausreichende Versorgung des Feten und Neugeborenen mit DHA (200 mg/Tag) ist wichtig für die kognitive, visuelle und körperliche Entwicklung des Kindes.

Calcium. Die empfohlene Calciumzufuhr der DGE während der Schwangerschaft ist 1.000 mg/d. Bereits mit dem Verzehr von ¼ l Milch und 50–60 g Emmentaler Käse (2 Scheiben) ist die empfohlene Zufuhrmenge erreicht. Ausreichende Sonnenexposition oder adäquate Vitamin-D-Aufnahme begünstigen die Calciumresorption. Dagegen beeinträchtigen ein hoher Phytat-, Oxalat- und Ballaststoffgehalt auf der Basis von Pflanzenkost, z. B. bei reinen Vegetariern, die Calciumresorption. Der Calciumverarmung des Skeletts kann durch Calciumsupplemente entgegengewirkt werden.

Nicht zu empfehlende Nahrungs- und Genussmittel

Risikogruppen. Oft sind Ernährungsprobleme durch niedrigen Sozialstatus, schlechte Schulbildung, häufige Infektionen und chronische Erkrankungen überlagert. Einige Belastungsfaktoren lassen eine unzureichende Ernährungszufuhr vermuten. Diese Patientinnen sollten vom Arzt frühzeitig erkannt und beraten werden.

Vitamin-A-Hypovitaminose ist weltweit der häufigste Vitaminmangel und führt jährlich zu 0,5 Mio. Erblindungen, Resistenzschwäche bei Infektionen, oft tödlichem Verlauf, besonders bei Kindern. In Mitteleuropa ist der Mangel selten und bei karotinreicher Ernährung mit Gemüse und Früchten ausgeschlossen.

> **Praxishinweis.** Vitamin A ist ein potenzielles Teratogen, wenn es in Dosen > 2.400 µg/Tag verabreicht wird (Vitamin-A-Hypervitaminose). Multivitaminsupplemente, die für die Schwangerschaft angeboten werden, enthalten bis zu 1.200 µg Vitamin A pro Dosis, Leber bis zu 13.200 µg/100 g. Wir empfehlen:
> - keine Vitamin-A-Supplemente,
> - Lebergerichte meiden.

Genussmittel. Ein Zusammenhang zwischen Genussmittelkonsum (Nikotin, Alkohol) und perinataler Mortalität, Morbidität und Frühgeburtenrate ist statistisch schwer zu sichern, da sich Konsum und Umwelteinflüsse (Sozialstatus, Alter) überlagern.

Nikotin. Gesichert ist die Zunahme intrauterin mangelentwickelter Neugeborener bei steigendem Zigarettenkonsum in der Schwangerschaft (Abb. 3.70). Kinder rauchender Mütter sind im Durchschnitt 200 g leichter; vereinzelt wird über somatische und intellektuelle Entwicklungsrückstände im Alter von 1 Jahr berichtet; das verminderte Längenwachstum wurde auch bis zum Schulalter nicht ganz aufgeholt; Verhaltensstörungen und mentale Retardierung fanden sich häufiger.

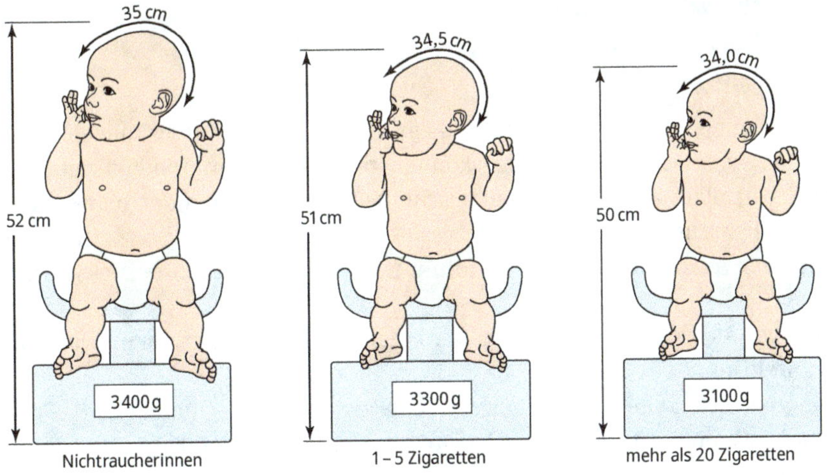

Abb. 3.70: Abnahme der Kindsmaße nach Nikotingenuss in der Schwangerschaft.

Alkohol. Keine Dosis-Wirkungs-Beziehung.

Die intrauterine Alkoholexposition kann bereits bei kleinen Mengen zu toxischen Schäden des besonders vulnerablen Gehirns des Feten führen, aber auch alle anderen fetalen Organe können in ihrer Entwicklung negativ beinflusst werden. Daraus resultierende Auffälligkeiten beim Kind werden unter dem Oberbegriff „fetale Alkoholspektrumstörung" (FASD – fetal alcohol spectrum disorders) zusammengefasst.

Fetale Alkoholspektrumstörungen beinhalten unterschiedliche Schweregrade (S3-Leitlinie Fetale Alkoholspektrumstörung, FASD-Diagnostik, AWMF-Register-Nr.022–025):
- Mikrozephalie,
- vermindertes Wachstum, Kleinwuchs,
- Gesichtsauffälligkeiten/Kraniofasziale Dysmorphie: kurze Lidachsen, verstrichenes Philtrum, schmales Oberlippenrot,
- neurologische Entwicklungsstörungen, mentale Retardierung, neurologische und intellektuelle Schäden mit Teilleistungsdefiziten bis zu globalen Einschränkungen im Alltag, Verhaltensauffälligkeiten.

Circa 2000 Kinder kommen in Deutschland jährlich mit dem Vollbild des Erkrankungsspektrums, des sogenannten Fetalen Alkohol Syndroms (FAS) zur Welt. Die Inzidenz der FASD im alkoholpermissiven Deutschland wurde in einer Registerstudie im Jahr 2014 auf 1,7 : 100 Lebendgeburten geschätzt. Die FASD ist damit die häufigste angeborene chronische Erkrankung.

Dem behandelnden Frauenarzt kommt die wichtige Aufgabe zu, zum **absoluten Alkoholverzicht** zu raten.

Die Schwangere muss aufgeklärt sein, dass die möglichen negativen Folgen einer intrauterinen Alkoholexposition das Kind lebenslang begleiten und einschränken werden. Die Rolle des Vaters zur Unterstützung einer alkoholfreien Schwangerschaft kann hierbei noch gestärkt werden.

Tätigkeit/Beruf, Sport, Reisen

Beruf. Untersuchungen zeigen, dass die Berufsausübung positive Auswirkungen hat.

Bestimmte Berufe oder Arbeitsplätze können gefährdend sein. Die konkrete Belastung am Arbeitsplatz und dessen ökologische Bedingungen muss der betreuende Arzt kennen. Dabei müssen die Regelungen des Gesetzes zum Schutz von Müttern bei der Arbeit, in der Ausbildung und im Studium (Mutterschutzgesetz) berücksichtigt werden.

Ein wichtiger Aspekt ist die Beratung werdender Mütter **zur Primärprävention einer CMV-Infektion.**

Bei Kinderwunsch sollte im Idealfall vor Schwangerschaftsbeginn der CMV-Antikörperstatus bestimmt werden. Dies wird nicht von der Krankenkasse übernommen (IGeL).

Es sollte die Aufklärung über die Übertragungswege durch infektiöse Körperflüssigkeiten wie Tränen, Speichel, Urin, Muttermilch, Blut erfolgen.

Wirksame Präventionsmassnahmen einer CMV-Infektion sind v. a.
- gründliches Händewaschen,
- erkältete Menschen meiden,
- über Tätigkeiten mit potenziell infektiösen Körperflüssigkeiten aufklären, beispielsweise Windeln wechseln, (fremde) Nase putzen, Füttern, Tränen abwischen, Küssen, Schnullerkontakt,
- Risikoberufe beachten – Beschäftigungsverbot empfehlen: Berufe mit engem Kontakt zu Kleinkindern, z. B. Kindergärtnerinnen, Pflegeberufe, Kinderärztinnen.

Sport, körperliche Belastung. Zuverlässige Daten über Risiken von Sport und körperlicher Belastung für Schwangerschaft, Geburt und Kind sind rar.

Prospektive Studien zeigten keinen Einfluss von längerem Stehen, Heben und Klettern auf das Wachstum des Kindes, andererseits konnten Studien v. a. an Risikogruppen mit belasteter geburtshilflicher Anamnese ein erhöhtes Risiko für eine erneute Fehlgeburt nach häufigem Heben von > 9 kg oder nach einer Arbeitszeit von > 7 h/Tag nachweisen.

Moderate körperliche Aktivität ist zu empfehlen. Sport hat einen postiven Effekt auf Mutter und Kind und reduziert nachweislich das Risiko für Bluthochdruck, Präeklampsie und Gestationsdiabetes.

Vorteile für restriktive Bettruhe sind nicht nachgewiesen und sollten nicht ausgesprochen bzw. angeordnet werden. Die Schwangeren scheinen ärztlich Empfehlung hierzu zu einem hohen Prozentsatz umzusetzen.

Es gibt Hinweise, dass selbst im stationären Setting bei Hochrisikoschwangeren (vorzeitige Wehen, Präeklampsie) ein Aktivitätsprogramm für das mütterlich und kindliche Wohlergehen von Vorteil ist. Es mangelt jedoch an Studien, die die Auswirkungen verschiedener Arten von körperlicher Aktivität/Bewegungsintervention auf bestimmte Erkrankungen bewerten.

Sportarten mit abrupten Leistungsspitzen, schweren Landungen/Stürzen, aggressiven Körperkontakten (Kampfsportarten, Rugby) oder Ballspiele (→ Traumatisierung des Bauches) sind ungeeignet. Beim Schwimmen ist die oft geäußerte Angst vor aszendierender Infektion nicht begründet, da kein Wasser in die Scheide gelangt; ein idealer Sport für die Schwangere.

Auswirkungen auf den Feten. Die meisten Studien, die sich mit der Reaktion des Feten auf mütterliche Bewegung befassten, konzentrierten sich auf Veränderungen der fetalen Herzfrequenz und des Geburtsgewichts. Studien haben einen minimalen bis moderaten Anstieg der fetalen Herzfrequenz um 10–30 Schläge pro Minute gegenüber dem Ausgangswert während oder nach dem Training gezeigt (Szymanski 2012). In Metaanalysen konnten keine wesentlichen Unterschiede im Geburtsgewicht bei Frauen, die während der Schwangerschaft Sport trieben, im Vergleich zu Kontrollpersonen nachgewiesen waren. Spitzenbelastungen sind dennoch zu meiden, da die uterine Durchblutung reduziert wird.

Tab. 3.8: Beispiele für Übungen, die **in der Schwangerschaft** ausgiebig untersucht wurden und sich als sicher und vorteilhaft erwiesen haben:

1. Gehen
2. Stationäres Radfahren
3. Aerobic-Übungen
4. Tanzen
5. Widerstandsübungen (z. B. mit Gewichten, Gummibändern)
6. Dehnübungen
7. Hydrotherapie, Wassergymnastik

Tab. 3.9: Vorteile von regelmäßiger Bewegung in der Schwangerschaft.

Höhere Rate an
– vaginaler Entbindung

Geringere Inzidenz von:
– Übermäßige Gewichtszunahme während der Schwangerschaft
– Gestationsdiabetes mellitus
– Bluthochdruckerkrankungen während der Schwangerschaft*
– Frühgeburt
– Kaiserschnitt
– Geringeres Geburtsgewicht
– Rückenschmerzen
– Postpartalen Depressionen

*Definiert als Schwangerschaftshypertonie oder Präeklampsie

Modifiziert nach Berghella 2017.

Reisen

Fliegen führt nicht zu einem fetalen Sauerstoffmangel. Auch tritt keine ungünstige Blutverteilung bei vermeintlichem „Flugstress" bei der Mutter ein.

Bei Langstreckenflügen ist eine Thromboseprophylaxe individuell zu erwägen.

Reiseimpfungen. Allgemein gilt: in der Schwangerschaft nur Totimpfstoffe! Reisegebiete, in denen eine Impfung mit Lebendviren verlangt wird, sollten gemieden werden.

Autofahren. Schwangere haben kein höheres Unfallrisiko, vom Autofahren ist also nicht abzuraten, wenn der Dreipunkt-Sicherheitsgurt korrekt angelegt wird.

Aufenthalt in der Höhe. Schwangere, die im Flachland leben, sollten keine Höhen über 2.500 m aufsuchen.

In Höhen ab 2.500 m können hypoxiebedingte Komplikationen auftreten, da die Sauerstoffsättigung ($SaO2$) mit Abnahme des arterielle Sauerstoffpartialdruck ($PaO2$) exponentiell abnimmt. Bei kardialer oder pulmonaler Vorbelastung kann es auch schon in niedrigerer Höhe zu Beschwerden kommen.

Geschlechtsverkehr

Normale Schwangerschaft. Gegen Geschlechtsverkehr ist zu keinem Zeitpunkt der normal verlaufenden Schwangerschaft etwas einzuwenden.

Bei Vasa praevia (Nabelschnurgefäße, die in der Eihaut über dem inneren Muttermund verlaufen) und Placenta praevia sollte penetrierender Gerschlechtsverkehr vermieden werden. Eindeutige Evidenz hierzu existiert bei erhaltener Zervix nicht.

Frühgeburtssymptome. Der Orgasmus vermag Wehen auszulösen, ein Zusammenhang zwischen Koitusfrequenz und Frühgeburt ist indes nicht nachzuweisen. Die Studienlage ist inkonsistent. Ein Risiko für bakterielle Vaginose bzw. Zytokin-Inflammation durch Geschlechtsverkehr wird diskutiert.

Ob die in der Samenflüssigkeit enthaltenen Prostaglandine einen Einfluss auf vorzeitige Wehen haben können, bleibt ebenso ungewiss. Sicherheitshalber wird Frauen mit Frühgeburtsgefährdung oder frühgeburtsbelasteter Anamnese empfohlen, den Geschlechtsverkehr einzuschränken.

Geburtsvorbereitung

Schwangerschafts-, Geburtsverlauf, Methoden der Geburtsvorbereitung, Anzeichen der Geburt; Methoden der Geburtserleichterung, -überwachung, Auswahl des Geburtsortes.

Geburts-/Entbindungsort. Der medizinische Fortschritt in der Geburtshilfe und die Familienorientierung der Kliniken hat die Klinikentbindung zu einem wesentlich geringeren Risiko für Mutter und Kind in einer emotional orientierten Umgebung werden lassen. Es ist Aufgabe des betreuenden Frauenarztes über die möglichen Vorteile und Risiken der außerklinischen sowie klinischen Entbindung sachlich zutreffend zu informieren, dabei muss auf die Leveleinteilung des Gemeinsamen Bundesausschusses fallorientiert eingegangen werden.

Risikoberatung

TSH-Screening

In Deutschland besteht aufgrund mangelnder Studienlage kein Konsensus über die Aufnahme der Schilddrüsenuntersuchung in den Katalog der Krankenkassenleistungen im Rahmen der normalen Schwangerschaftsvorsorge.

Für die Schwangerschaft von Bedeutung ist insbesondere die subklinische Hypothyreose (SCH). Die klinische Symptomatik ist meistens unspezifisch, subklinische Schilddrüsenfunktionsstörungen sind somit meist „Labordiagnosen". Häufigste Ursache einer (latenten) Hypothyreose in der Schwangerschaft ist die Hashimoto-Thyreoiditis, die Prävalenz einer SCH wird mit 2 – 3 % angegeben.

Die subklinische Hypothyreose geht mit einem erhöhten Fehl- und Frühgeburtsrisiko einher.

Krebsfrüherkennungsuntersuchung (Pap, HPV Abstrich)

Pap/HPV Vorsorge. Frauen ab 35 wird der Pap-Abstrich alle 3 Jahre zusammen mit einer Untersuchung auf bestimmte Viren angeboten (HPVTest). Beides kann auch in der Schwangerschaft durchgeführt werden:
– bei Veränderung Überweisung an Dysplasiezentrum,
– oft spontan regrediente Befunde.

HIV

HIV-Antikörpersuchtest:
– Beratung als Dokumentationspflicht,
– Einverständnis der Patientin notwendig,
– HIV-Test Durchführung soll im Mutterpass dokumentiert werden,
– Bis 2008 ~ 50 unerkannte HIV-Diagnosen/Jahr in Deutschland.

Unter antiretroviraler Therapie liegt die Transmissionrate bei niedriger Viruslast heutzutage bei < 1 %. Die Spontangeburt ist möglich und wird angestrebt. Stillen wird in „High-Income-Ländern" nicht empfohlen. Dies wird insbesondere für Frauen mit HIV mit niedriger Viruslast (< 50 Kopien) zunehmend kontrovers diskutiert. In der Schweiz wurde eine seit Ende 2018 geltende Empfehlung, die Entscheidung zum Stillen bei maternaler HIV-Infektion nach Nutzen-Risokoabwägung im partizipativen Prozess zu treffen, erfolgreich umgesetzt. Den Vorteilen des Stillens muss die verlängerte Medikamentenexposition sowie das Risiko einer vertikalen Transmission des Säuglings gegenübergestellt werden. Die PROMISE-Studie zeigte unter **mART (modified antiretroviral therapy)** bzw. neonataler Prophylaxe (infant Nevirapin) Transmissionraten bei stillenden Müttern von 0,3 % nach 6 Monaten, und 0,9 % nach 12 bzw. 14 Monaten.

Man muss sich im Klaren sein, dass Frauen mit HIV in Deutschland – entgegen der aktuellen Empfehlungen – mit zunehmender Häufigkeit stillen.

Mundgesundheit

Die Aufklärung zur Zahngesundheit und Mundhygiene inklusive Paradontitis Prophylaxe wird empfohlen.

Eine Reduktion des Frühgeburtsrisikos durch zahnmedizinische Prophylaxe konnte jedoch nicht nachgewiesen werden.

Literatur

Akhter Z, Rankin J, Ceulemans D, et al. Pregnancy after bariatric surgery and adverse perinatal outcomes. A systematic review and meta-analysis. PLoS Med. 2019;16:e1002866.

Berghella V, Saccome G. Exercise in pregnancy. Am J Obstet Gynaecol. 2017;216:335–337.

Bergmann RL, Spohr HL, Dudenhausen JW. Alkohol in der Schwangerschaft – Häufigkeit und Folgen. Urban & Vogel, München 2006.

Bianchi DW, Parker LR, Wentworth J, et al. DNA sequencing versus standard prenatal aneuploidy screening. N Engl J Med. 2014;370:799–808.

Blohm HJ. Folic acid, methylation and neural tube closure in humans. Birth Defects Research (Part A) 2009;85:285.

Chervenak FA, McCollough LB, Campbell S. Is third trimester abortion justified? Br J Obstet Gynaecol. 1995;102:434.

Deutsche Gesellschaft für Gynäkologie und Geburtshilfe. Standards in der Perinatalmedizin – Dopplersonographie in der Schwangerschaft. AWMF S1-Leitlinie 015/019, 2012.

Deutsche Gesellschaft für Gynäkologie und Geburtshilfe. Diagnostik und Therapie hypertensiver Schwangerschaftserkrankungen S2-K Leitlinie 07/2024.

Deutsche Gesellschaft für Gynäkologie und Geburtshilfe. Fetale Überwachung in der Schwangerschaft (Indikation und Methodik zur fetalen Zustandsdiagnostik im low-risk Kollektiv) AWMF S3-Leitlinie 015–089. 2023

Gaase R, Freitag U, Hösemann C, et al. Impfungen in der Schwangerschaft. Frauenarzt. 2022;63:665.

Greer IA, Nelson-Piercy C. Low-molecular-weight heparins for thromboprophylaxis and treatment of venous thromboembolism in pregnancy: a systematic review of safety and efficacy. Blood. 2005;106:401.

James DK, Mahomed K, Stone P, et al. Evidence-based Obstetrics. 2nd ed. Saunders, London 2004.

Kramarz S. Risikosportarten in der Schwangerschaft. Gynäkologe. 2016;49:715–25.

Kirschner W. Ernährung als Thema in der Schwangerenvorsorge. Gynäkologe. 2013;5:313–319.

Kramer MS, Kakuma R. Energy and protein intake in pregnancy. Cochrane Database Systematic Reviews 2003; 4:CD000032.

Merkel M, Bräutigam M, Kling D, et al. Die palliative Geburt. Gynäkologie. 2022;55:842.

Mylonas I, Friese K. Reisen während der Schwangerschaft. Gynäkologe. 2013;5:299–306.

Neumann G. Impfungen während der Schwangerschaft. Gynäkologe. 2013;5:307–312.

Rey E, Kahn SR, David M, Shrier I. Thrombophilic disorders and fetal loss: a meta-analysis. Lancet. 2003;361:901.

Royal College of Obstetricians and Gynaecologists. Amniocentesis and Chorionic Villus Sampling. Green-top Guideline No. 8. June 2010.

Royal College of Obstetricians and Gynaecologists. Ultrasoud from conception to 10^{+0} weeks of gestation. Scientific Impact Paper No. 49. March 2015.

Verlohren S, Henrich W. Biomarker in der Pänataldiagnostik. Gynäkologe. 2013;6:397–401.

Wenstrom KD, Carr SR. Fetal Surgery. Obstet Gynecol. 2014;124:817–35.

Wisser J. Pränataldiagnostik. Gynäkologe. 2013;3:183–190.

Zerres K, Böckmann B, Arning L et al. Gute Kriterien von Schwangerschaftstests und ihre Bedeutung für die Betreuung von Schwangeren. Frauenarzt. 2022;63:661.

4 Erkrankungen der Mutter während der Schwangerschaft

4.1 Schwangerschaftsspezifische Erkrankungen

Häufigere schwangerschaftsassoziierte Krankheiten sind: Hyperemesis gravidarum, intrahepatische Cholestase, Gestationshypertonie, Präeklampsie und das HELLP-Syndrom.

4.1.1 Hyperemesis gravidarum

Definition. Übermäßiges Schwangerschaftserbrechen in milder, moderater und schwerer Form nach Erhebung der Häufigkeit von Übelkeit, Erbrechen und Würgereiz innerhalb von 24 Stunden (PUQE-24-Fragebogen [Pregnancy-Unique Quantification of Emesis and Nausea Score]). Beginn vor 9. SSW, Ende zumeist 12.–16. SSW.

Ätiologie. Nicht geklärt. Möglicherweise sind die endokrinen Veränderungen im 1. Schwangerschaftsdrittel (HCG-Bildung der Plazenta, erhöhte Östrogenkonzentration) die Ursache. Psychische Faktoren können mildern oder verschlimmern; Risikofaktoren sind Seekrankheit, Migräne, familiäre Disposition, Hyperemesis in vorheriger Schwangerschaft.

Klinik
- nach PUQE-24-Score: mild: ≤ 6 Punkte, 7–12 Punkte: moderat, > 13 Punkte: schwer
    - Übelkeit in 24 h: 1–5 Punkte: 1. gar nicht, 2. ≤1 h, 3. 2–3 h, 4. 4–6 h, 5. > 6 h
    - Erbrechen in 24 h: 1. gar nicht, 2. 1–2 mal, 3. 3–4 mal, 4. 5–6 mal, 5. > 6 mal
    - Würgereiz in 24 h: 1. gar nicht, 2. 1–2 mal, 3. 3–4 mal, 4. 5–6 mal, 5. > 6 mal
- brennender Durst (Wasserverlust)
- Austrocknung (Exsikkose: welke Haut, trockene Zunge, langes Bestehenbleiben abgehobener Hautfalten)
- übelriechender Atem (Foetor ex ore)
- rasche Gewichtsabnahme
- Verschlechterung des Allgemeinzustandes
- Temperatursteigerung
- Ikterus (erhebliche Störung des Leberstoffwechsels)
- zentralnervöse Erscheinungen: Benommenheit, Delir

Labor
Urin: Ketonurie, ggf. Proteinurie.

Blut: u. a. Ketone, Elektrolytverschiebung, Hypokaliämie, Hyponatriämie, ggf. hyperchlorämische Alkalose o. Azidose, Kreatininanstieg, Transaminasen und Bilirubinan-

© 2026 Walter de Gruyter GmbH, Berlin | https://doi.org/10.1515/9783111201559-004

stieg (Bilirubin ist in schweren Fällen bis auf 2 mg% vermehrt und ein bedrohliches Zeichen), ggf. transiente Hyperthyreose mit TSH-Erniedrigung, Hämatokritanstieg, seltener Amylase/Lipaseanstieg.

DD. Gastrointestinale Ursachen (u. a. Gastroenteritis, Hepatitis, Appendizitis, Pankreatitis), metabolische Ursachen (diabetische Ketoazidose, Hyperthyreose, Hyperparathyreoidismus, Porphyrie, M. Addison), neurologische Erkrankungen wie u. a. Migräne, vestibuläre Störungen, Pseudotumor cerebri, andere gestationsbedingte Erkrankungen wie Schwangerschaftsfettleber, Präeklampsie, und Intoxikationen.

Therapie

In Abhängigkeit von der Symptomatik, z. B. nach PUQE-24 (Pregnancy-Unique Quantification of Emesis and Nausea Score) -Fragebogen bei moderater und schwerer Form: Klinikeinweisung!

- Milde Form: Ingwer 1 g tgl., Akupressur, pharmakologische Therapie:
    - Doxylamin und Pyridoxin (Vit B6) in Kombination, z. B. 10 mg 2–4 Kapseln tgl. (Cariban®)
    - Bei pers. Symptomen: Meclozin 50 mg tgl (Agyrax®, in Dt. nicht erhältlich), Dimenhydrinat (Vomex® Supp., 25–50 mg alle 4–6 Stunden). 2. Linie: Diphenhydramin, 25–50 mg oral alle 4–oder Promethazin, 12,5–25 mg alle 4–6 h (CAVE: sedierend), falls H-Blocker nicht wirksam: MCP 10 mg/3 × tgl. oder Ondansetron 4-8mg- 3 × tgl.
- Moderate Form: Infusionstherapie (Flüssigkeit-, Kochsalz- und Glucosesubstitution, Vitaminsubstitution. mind. 3 Tage, dann Re-Evaluation und evtl.
    z. B.: morgens: 1 l Glucose 5 % Vit B Komplex + 10 mg MCP, mittags: 1 l Ionosteril + 1. Amp Vit B-Komplex + 10 mg MCP, abends 10 mg MCP-Kurzinfusion
- Schwere Form: Infusionstherapie: z. B. additiv nach 3 Tagen: Hydrocortison 50 mg iv mit 1 l Ionosteril + 1 Amp. Vitamin B6 + 10 mg MCP iv, Hydrocortison 50 mg iv. mit 1 l 5 % Glucose + 1 Amp. Vitamin B6 + 10 mg MCP iv., dann Kortison ausschleichen: Tag 5: 40 mg Prednisolon morgens + MCP bei Bedarf, Tag 6 20 mg Prednisolon, Tag 8 10 mg Prednisolon, ab Tag 9 10 mg Prednisolon + Cariban als Prophylaxe – 4 × tgl.

Komplikationen. Bei nicht genügender oder falscher Behandlung drohen Organschäden wie Elektrolytentgleisung, Ösophaghitis, Vitaminmangel, sehr selten Nierenversagen, Pneumothorax und Ösophagusruptur.

4.1.2 Intrahepatische Cholestase

Definition. Erkrankung der Gallenwege bzw. der Leber mit dem Leitsymptom des ausgeprägten Juckreizes, dem Anstieg der Gallensäuren und Transaminasen, die meist erst im 3. Schwangerschaftsdrittel auftritt und nach der Geburt spontan verschwindet.

Ätiologie und Häufigkeit. Ungeklärt, multifaktorielle Genese mit gen. Komponente. V. a. Östrogeneinfluss als maßgeblicher Faktor. Die schwangerschaftsbedingte intrahepatische Cholestase tritt mit ethnischer Varianz auf (Europa ca. 1.5%, in Asien vereinzelt bis zu 20%)

Diagnostik. Neben intensivem Juckreiz ohne Primäreffloreszenzen sind Gallensäuren teilweise auch isoliert erhöht, die Transaminasen sind in 60 % der Fälle erhöht, weiterhin können Bilirubin, y-GT und die alkalische Phosphatase ansteigen. Differenzialdiagnostisch muss an Virus- und Autoimmunhepatitiden sowie den Verschlussikterus gedacht werden, Entsprechend den Laborveränderungen kommen eine Präeklampsie, TTP, ITP, akute Fettleber und das aHUS infrage.

Prognose. Erhöhte IUFT-Rate korrelierend mit Serumgallensäuren, bei < 40 µmol/ l 0,13 % IUFT-Rate, 40-100 µmol/l 0,28 %, > 100 µmol/l 3,4 %, zudem erhöhte Frühgeburtenrate iatrogen bedingt und spontan.

Therapie. Ursodesoxycholsäure (UDCA) 10–15 mg/kg/ KG bis zur Normalisierung der Leberwerte ca. 10 Tage postpartal (z. B. 3 × 250 mg tgl.). Es besteht keine Evidenz für einen besseren kindlichen Ausgang, auch nicht bei einer Geburtseinleitung ab 37 + 0 SSW. Nach einem IUFT sollte diese Entscheidung ggf. in Abhängigkeit von der Höhe der gemessenen Gallensäuren getroffen werden.

4.1.3 Hypertensive Schwangerschaftserkrankungen

Definition. Gruppe von schwangerschaftsspezifischen Erkrankungen mit dem Kardinalsymptom arterielle Hypertension.

Klassifikation entsprechend der AWMF-Leitlinie für hypertensive Schwangerschaftserkrankungen 07/2024 und der International Society for the Study of Hypertension in Pregnancy (ISSHP):
1. Chronische Hypertonie: arterielle Blutdruckerhöhung (systolisch ≥ 140 mmHg, diastolisch ≥ 90 mmHg) präkonzeptionell oder im 1. Trimester diagnostiziert
2. Gestationshypertonie: arterielle Blutdruckerhöhung (systolisch ≥ 140 mmHg, diastolisch ≥ 90 mmHg) im Verlauf der Schwangerschaft auftretend bei zuvor normotensiver Schwangerer ohne weiteres präeklampsiedefinierendes Kriterium
3. Gestationsproteinurie: Neu in der Schwangerschaft aufgetretene Proteinurie ≥ 300 mg/24 h oder Protein/Kreatininquotient ≥ 30 mg/mmol, ohne weitere Kriterien, die eine Präeklampsie definieren und ohne vorher bestehende Nierenerkrankung
4. Präeklampsie: Jeder (auch vorbestehende) Hypertonus (systolisch ≥ 140 mmHg, diastolisch ≥ 90 mmHg) mit mindestens einer neu aufgetretenen Organbeteiligung, welche keiner anderen Ursache zugeordnet werden kann

5. HELLP-Syndrom: Typische Laborkonstellation mit erhöhten Leberenzymen, erniedrigten Thrombozyten < 100 G/l, Hämolyse, zumeist mit Präeklampsie, isoliertes Auftreten aber möglich
6. Eklampsie: Tonisch-klonische Krampfanfälle in der Schwangerschaft, die keiner anderen neurologischen Ursache zugeordnet werden können.

Häufigkeit, Bedeutung. 2 – 8 % aller Schwangeren entwickeln eine Präeklampsie, 1 % ein HELLP-Syndrom, 0,1 % eine Eklampsie. Die hypertensiven Schwangerschaftserkrankungen sind mit 20 % eine der häufigsten Ursachen der Müttersterblichkeit. Die Eklampsie hat eine Letalität von 1,8 %. Die perinatale Mortalität bei schwerer Präeklampsie und Eklampsie reicht bis zu 20 %.

Pathophysiologie. Über die Ursachen und den Ablauf hypertensiver Schwangerschaftserkrankungen sind in den letzten Jahrzehnten eine große Zahl von Arbeitshypothesen entstanden. Eine lückenlose, allgemein akzeptierte Pathophysiologie dieser Erkrankungsgruppe gibt es aber bis heute nicht.

Gestörte Trophoblasteninvasion. Vor allem die frühere Präeklampsie vor 34 Schwangerschaftswochen wurde jahrzehntelang hauptsächlich mit einer gestörten Trophoblasteninvasion erklärt, bei denen der Umbauprozess der uterinen Spiralarterien von kleinen Arteriolen zu großen Kapazitätsgefäßen fehlschlägt und es zu einer Hypoxie kommen soll. Im Zentrum der Erklärungen steht heute jedoch mehr die Interaktion von plazentaren Faktoren und der Reaktion des Organismus der Schwangeren darauf. Die zuvor propagierte Theorie einer Mangelinvasion des extravillösen Trophoblasts in die uterinen Arterien erklärt allenfalls Präeklampsiefälle mit Wachstumsrestriktion, könnte also auch ausschließlich Grund der Wachstumsrestriktion und nicht der Präeklampsie sein. Ursache der maternalen Symptome könnte vielmehr ein gestörter villöser Trophoblast sein, der unkontrolliert subzelluläres, endothelschädigendes/nekrotisches Material in den maternalen Organismus unterschiedlicher Suszeptibilität abgibt.

Genetische Faktoren. Beobachtungsstudien lassen eine genetische Prädisposition vermuten, die durch maternale, paternale, fetale Faktoren und den „couple-effect" bedingt werden. Hinzu kommen genetisch bedingte Erkrankungen, die mit einem erhöhten Risiko für Präeklampsie assoziiert sind (z. B. thromb. Mikroangiopathien, atypisches hämolytisch-urämisches Syndrom, Moschcowitz-Syndrom)
- Schwangere mit positiver Familienanamnese für eine Präeklampsie haben ein 2–5-fach erhöhtes Risiko, an einer Präeklampsie zu erkranken;
- Partnerinnen von Männern, die aus einer durch Präeklampsie komplizierten Schwangerschaft hervorgegangen sind oder von Männern mit positiver Präeklampsieanamnese weisen ein erhöhtes Präeklampsie-Risiko auf;
- Frauen, deren Partner bereits eine frühere Beziehung mit einer anderen Frau, die eine durch Präeklampsie verkomplizierte Schwangerschaft hatte, haben ebenfalls ein erhöhtes Risiko, zu erkranken.

Im Zuge des fortschreitenden Wissens in der Molekulargenetik sind eine Vielzahl von beeinflussenden Genen identifiziert worden, u. a. das STOX1-Gen oder das ACVR2A-Gen, welche in Zusammenhang mit der Throphoblasteninvasion stehen. Genomweite Assoziationsstudien identifizieren neuerdings immer weitere assoziierte Genloci, wobei aber nicht von einer monogenen Erkrankung ausgegangen werden kann. Weitere Faktoren, die das Risiko für Präeklampsie beeinflussen können, sind plazentare Mosaike chromosomaler Aberrationen, epigenetische Faktoren und der Einfluss von microRNAs.

Immunologische Faktoren. Erstgebärende haben ein höheres Präeklampsierisiko, gleichfalls steigt das Risiko für eine Präeklampsie bei Mehrgebärenden mit dem Intervall zwischen zwei Schwangerschaften wieder bis zum Risiko von Erstgebärenden nach 10 Jahren. Immunologische Phänomene werden auch dem steigenden Risiko für eine Präeklampsie nach Partnerwechsel zugeschrieben, wobei in großen Studien das Intervall zwischen zwei Schwangerschaften mit einem Partnerwechsel interferierte und somit keine abschließende Aussage über eine „immunologische Gewöhnung" zwischen Partnern und dem damit verbundenen Präeklampsierisiko getroffen werden kann. Immunologische Mechanismen, denen bei der Entstehung der Präeklampsie eine Rolle zugesprochen werden, sind u. a. eine Verlagerung zugunsten einer TH1-Immunantwort und einer erhöhten Interferon-γ-Konzentration, wobei diese von plazentaren natürlichen Killerzellen und -dendritischen Zellen stammen könnte.

Vaskuläre Mediatoren. Ob diese Substanzen Ursache oder Folge der plazentaren Ischämie sind, ist nicht endgültig entschieden.

In der normalen Schwangerschaft spielen zwei Faktoren bei der endothelialen Stabilität eine große Rolle: **VEGF** (vascular endothelial growth factor) und **PlGF** (placental growth factor). Diese Faktoren werden u. a. von dem wachsenden Trophoblasten und dem Endothel gebildet. Bei Präeklampsie kommt es zu einer kausal bisher ungeklärten verstärkten plazentaren Expression der löslichen Form des VEGF-Rezeptors (= **sFlt-1**). Dieser zirkuliert dann im mütterlichen Blut und bindet und inaktiviert VEGF und PlGF. Es ist bemerkenswert, dass diese Veränderungen lange vor dem klinischen Auftreten von Präeklampsie-Symptomen im Serum festgestellt werden können. Ein signifikanter Anstieg der sFlt-1 Konzentration und des sFlt-1/PlGF-Quotienten ist Wochen vor klinischen Symptomen beschrieben worden (Abb. 4.1). Versuche, Schwangerschaften durch sFlt-1-Inaktivierung (Plasmapherese) zu verlängern, gab es bisher nur in Pilotstudien.

Die erhöhte Sensitivität für Angiotensin II bei der Präeklampsie trotz gleichbleibender Konzentrationen von Angiotensin II ist Folge der Produktion von agonistischen AT1-Rezeptor-Auto-Antikörpern (**AT1-AA**). Auch sie treten vor der klinischen Manifestation der Präeklampsie auf. AT1-AA generieren in Trophoblastzellen reaktive Sauerstoffmetaboliten (ROS = reactive oxygen species), die als wesentlich für die endotheliale Schädigung empfunden werden.

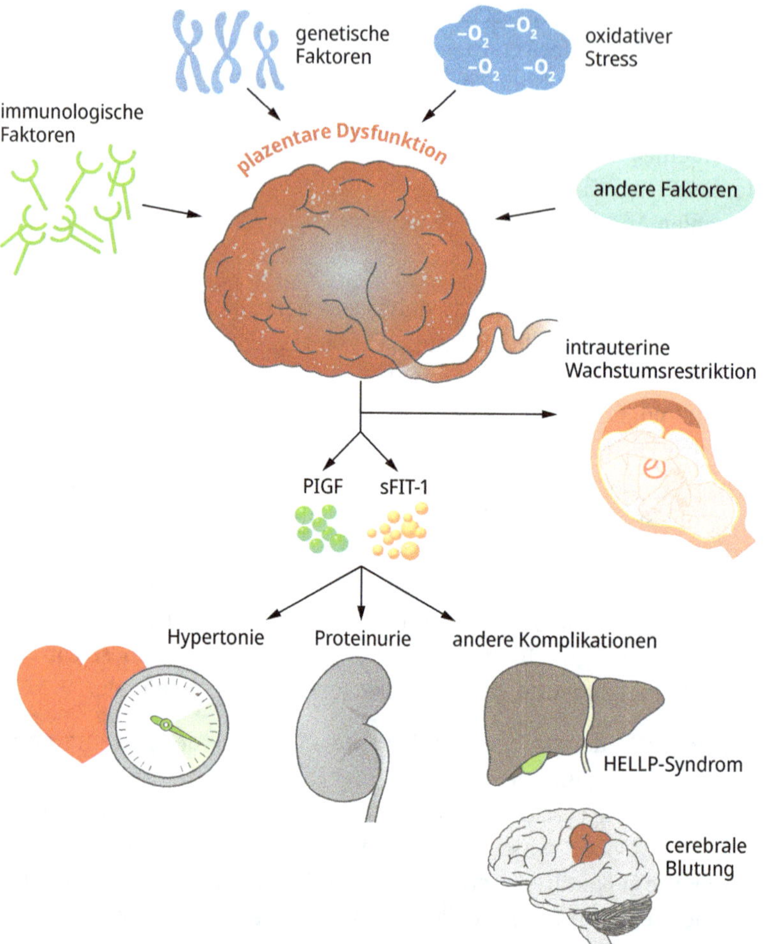

Abb. 4.1: Stellenwert der angiogenen Faktoren in der pathophysiologischen Kaskade der Präeklampsie. Quelle: Stepan H, Verlohren S. Präeklampsie: Diagnostik und Klinisches Management. Berlin, Boston: De Gruyter; 2022. https://doi.org/10.1515/9783110612127.

Prostaglandine. Durch die Endothelzellschädigung kommt es zu einer verminderten Produktion der Prostazykline, deren physiologische Wirkungen die potente Vasodilatation und die Verhinderung der Thrombozytenaggregation sind. Bei verminderten Prostazyklinen trägt die ausbleibende periphere Vasodilatation zur Hypertension bei. Demgegenüber ist das in der Plazenta produzierte Thromboxan A_2, Vasokonstriktion und Thrombozytenaggregation hervorrufend, bei Schwangerschaftshypertonikerinnen siebenfach erhöht gegenüber normotensiven Schwangeren. Die Schwangerschaftshypertonie ist gekennzeichnet durch eine deutliche Verschiebung zum Thromboxan A_2 und damit zu einem Überwiegen der Vasokonstriktion.

RAAS (Renin-Angiotensin-Aldosteron-System). Für die Schwangerschaft ist eine Resistenz gegenüber Angiotensin II, jenseits 20 SSW, nachweisbar. Bei Schwangeren mit Schwangerschaftshypertonie fehlt diese Resistenz gegen Angiotensin II.

NO und Endothelin-1. Während NO ein Vasodilatator und Thrombozytenaggregationshemmer ist, wirkt Endothelin-1 als peripherer Vasokonstriktor. Durch den Endothelzellschaden kommt es zu einer vermehrten Freisetzung von NO und Endothelin-1, wobei das Endothelin-1 NO inaktiviert wird und zu einer Vasokonstriktion beiträgt.

Letztendlich führt die Veränderung der vaskulären Mediatoren zu einer generalisierten endothelialen Dysfunktion, welche sich mit unterschiedlichem Ausmaß der Betroffenheit verschiedener Organe manifestieren kann:

Zentrale Phänomene sind:
- generalisierte Vasokonstriktion, Endothelläsion mit Erhöhung des peripheren Gefäßwiderstandes, Mikrozirkulationsstörung
- Aktivierung der intravasalen Gerinnung durch Fibrinablagerung und Thrombozytenaggregation
- Minderperfusion der terminalen Strombahn, Gewebehypoxie in Organen.

Plazenta. Die verminderte uteroplazentare Perfusion führt zu morphologischen Konsequenzen:
- vermehrte Fibrinablagerung, proliferative Endarteriitis in den Spiralarterien
- deziduale Hämatome, Makro- und Mikroinfarzierung mit Fibrinpräzipitation.

Resultat kann eine chronische Plazentainsuffizienz mit intrauteriner Wachstumsrestriktion bis hin zum intrauterinem Fruchttod sein. Auch vorzeitige Plazentaablösungen werden häufiger beobachtet.

Niere. Endothelschaden und Fibrinablagerung in den Glomerula vermindern renalen Plasmafluss und GFR, begleitet von Oligurie, Albuminurie. Die Glomerulaschlingen erfahren in den 4 Wochen p. p. zumeist eine Restitutio ad integrum, Langzeitfolgen können aber auch persistieren.

Leber. Schwerwiegende Veränderung bei 10 % der Frauen mit Präeklampsie:
- Periportale hämorrhagische Nekrose mit Blutflussminderung in den Sinusoiden, subkapsuläre Hämatome.
- Schmerzen im rechten Oberbauch oder epigastrische Beschwerden weisen auf die ungünstige Entwicklung hin.
- Periportale und fokale Parenchymnekrosen bedingen den Anstieg der Transaminasen.

Die Thrombozytenaggregation und Mikrothromben führen zu einer laborparametrisch messbaren Thrombopenie und durch mechanisch-hypoxische Schädigung der Erythrozyten zur Hämolyse (**HELLP-Syndrom**). Für diese Symptomkombination (Hämolyse, elevated liver enzymes, low platelet counts) hat Weinstein 1982 das Akronym HELLP-Syndrom geprägt, das 10 % aller Frauen mit Präeklampsie aufweisen und das wegen seiner hohen mütterlichen Letalität bei Nichterkennen gefürchtet ist.

Symptome

Hypertension. Ein Blutdruck ≥ 140/90 mmHg ist pathologisch.

Standardisierte Blutdruckmessung im Sitzen nach 10-minütiger Ruhepause an beiden Armen mit an den Armumfang adaptierter Manschette.

> **Praxishinweis.** Tages-Nacht-Rhythmik der Blutdruckregulation und Weißkittelhochdruck sind bei der Interpretation der ermittelten Werte zu berücksichtigen und ggf. eine differenzialdiagnostische Abklärung einzuleiten. Eine Aufhebung der zirkadianen Rhythmik ist prognostisch ungünstig.

Proteinurie. Die erhöhte Kapillarpermeabilität in der Schwangerschaft erfasst auch die Glomerulumkapillaren, Eiweiß gelangt in höherer Konzentration in den Primärharn. Immer sind die Albumine mit dem niedrigsten Molekulargewicht am stärksten vertreten; sie passieren Kapillarwände leichter als die höhermolekularen Globuline. Abgeklärt werden sollte jede Proteinurie, die größer oder gleich einfach positiv Eiweiß im Urinstreifentest nachweist.

Physiologisch ist eine Gesamtproteinurie < 0,3 g/l/24 Std oder ein Protein/Kreatininquotient < 30 mg/mmol.

Pathologisch ist eine Gesamtproteinurie ≥ 0,3 g/l im 24-Std.-Urin oder ein Protein/Kreatininquotient ≥ 30 mg/mmol.

Ödeme in der Spätschwangerschaft sind ein unspezifisches Symptom, welches eine Bedeutung ab ≥ 1 kg Gewichtszunahme pro Woche oder ausgeprägtem Gesichtsödem erhält.

Oberbauch. Schmerzen im Epigastrium und rechten Oberbauch können ein Leitsymptom des HELLP-Syndroms sein und erfordern Laborkontrollen (Thrombozyten, Transaminasen, Haptoglobin) sowie eine Bedside-Lebersonographie zum Ausschluss von Leberhämatomen.

Oberbauchbeschwerden können auch Vorboten der Eklampsie sein: Brechreiz, Übelkeit, Schmerzen im Epigastrium, Erbrechen.

Hinzu treten:

ZNS-Symptome

- starke Kopfschmerzen, allgemeine Unruhe, Benommenheit
- Hyperreflexie: gesteigerte, verbreitete Reflexe
- Augensymptome (Flimmern vor den Augen, Doppeltsehen, Fundus hypertonicus), zentrale Amaurose (Erblindung).

Eklampsie-Anfall (Eclampsia convulsiva; Ursache: Spasmen der Hirngefäße!). Aus den Vorsymptomen heraus, selten ohne ein präeklamptisches Zeichen, tritt der eklamptische Anfall auf; er ist lebensgefährlich für Mutter und Kind!

Symptome:
- allgemeine Unruhe; fibrilläre Zuckung der Gesichtsmuskeln, Zittern der Hände, Arme, Füße, Mydriasis
- tonische Krämpfe: Zusammenballen der Hände, Aufeinanderbeißen der Zähne (Vorsicht, Zungenbiss!), Atemstillstand, blaue Verfärbung des Gesichts mit abruptem Übergang in
- klonische Zuckungen, die den ganzen Körper erfassen. Die Krampfende schlägt mit Armen und Beinen um sich, Krämpfe der Nackenmuskulatur werfen den Kopf nach hinten, Krämpfe der Rückenmuskulatur spannen die Wirbelsäule wie einen Bogen. Die Pat. hat Schaum vor dem Mund (erhöhte Speichelsekretion).
- Die Reflexe sind im Anfall erloschen, der Blutdruck ist maximal erhöht.

Praxishinweis. Die Mortalität steigt mit jedem Anfall, und es ist die Aufgabe des Geburtshelfers, weitere Anfälle zu verhüten.

DD der Eklampsie. Epilepsie, Intoxikation, Meningitis/Enzephalitis, Tumor, Hirnblutung, Urämie, Coma diabeticum, Tetani.

Schweregradeinteilung der hypertensiven Schwangerschaftserkrankungen

Über eine Schweregradeinteilung der Präeklampsie in Zusammenhang mit der entsprechenden Organbeteiligung gibt es international keinen Konsens. Die ISSHP spricht sich daher gegen eine Unterteilung in eine schwere- und leichte Form aus. In Studien wird aufgrund der unterschiedlichen Komplikationsrate häufig in die früh und zumeist schwerwiegender auftretende (early-onset) < 34 SSW und die später, zumeist milder auftretende (late-onset) Form unterteilt. Bedeutung für eine Entbindungsindikation hat die Höhe des Blutdrucks und die schwere der Organbeteiligung, so dass die deutsche AWMF-Leitlinie eine Entbindung bei folgenden Symptomen empfiehlt:
- Vorliegen einer therapierefraktären Hypertonie ≥ 160/110 mmHg
- Vorliegen einer zunehmenden Niereninsuffizienz
- Kardiale Dekompensation
- akutes Lungenödem
- Disseminierte intravasale Gerinnung
- persistierende Oberbauchschmerzen
- neu aufgetretene zentral-nervöse Störungen oder eine Eklampsie
- vorzeitige Plazentalösung

Früherkennung der Schwangerschaftserkrankungen

Maßnahme zur Früherkennung sind: Schwangerschaftsbetreuung, klinische (Blutdruck, Gewicht) und Laborbefunde (Urin) sowie die Definition von Risikogruppen.

Prädisposition. Risikogruppen sind:
- Schwangere mit plazentarer Alteration: hydatidiforme Mole, Aneuplodie, Mehrlingsschwangerschaften (größere Plazentamasse), Hydrops fetalis.
- Immunologische Faktoren: Autoimmunerkrankungen, Lupus, IVF/ICSI, Erstgebärende
- Schwangere mit endothelialer Vorerkrankung: chronische Hypertonie, Diabetes mellitus, Adipositas, Nierenerkrankung.
- Anamnestische Faktoren: Schwangere mit hypertensiver Schwangerschaftserkrankung in der Vorgeschichte oder der Familienanamnese, Ethnizität und Vorerkrankungen.

Wiederholungsrisiko hypertensiver Schwangerschaftserkrankung. Das Wiederholungsrisiko variiert und hängt von dem Zeitpunkt des Auftretens im Schwangerschaftsverlauf ab und wird weiterhin von der Schwere der Erkrankung beeinflusst.
- Wiederholungsrisiko für Präeklampsie im Mittel 14–18 %, Auftreten vor 28. SSW und schweren Symptomen: bis zu 55 %
- Nach 2 vorangegangenen Präeklampsien: 32 %
- Wiederauftreten einer Gestationshypertonie: 16–47 %
- Wiederauftreten HELLP: ca. 13 %
- Eklampsie: 2–16 % für eklamptischen Anfall (deutliche Reduktion durch adäquate Behandlung bei ersten Symptomen!)

Ersttrimesterscreening auf Präeklampsie

Bereits im ersten Trimester können Frauen mit einem hohen Präeklampsierisiko identifiziert werden und ihnen dann eine prophylaktische Aspiringabe empfohlen werden:

Nach Algorithmus der Fetal Medicine Foundation wird zum Zeitpunkt des Ersttrimesterscreenings in 11 + 0–13 + 6 SSW mit einer Kombination aus mütterlicher Anamnese, Dopplersonographie der Aa. uterinae (frühdiastolische Inzisur, PI), einer standardisierten Messung des mütterlichen Blutdrucks sowie der Bestimmung der Serummarker PAPP-A und PlGF das individuelle Risiko für das Auftreten einer Präeklampsie im späteren Schwangerschaftsverlauf bestimmt.

In Studien konnte gezeigt werden, dass bei Anwendung dieses Ersttrimesterscreenings eine frühe Präeklampsie < 32 SSW mit einer Detektionsrate von 95–100 % vorhergesagt werden, eine Präeklampsie < 37 SSW mit einer Detektionsrate von 70 – 75 % und eine PE > 37 SSW mit einer Detektionsrate von etwa 40 %, jeweils bei einer Falsch-Positivrate (FPR) von 10 %.

Die Konsequenz bei auffälligem Ersttrimesterscreening ist ein frühzeitiger Beginn einer Prophylaxe mit Acetylsalicylsäure. Metaanalysen konnten zeigen, dass der frühe Beginn < 16 SSW einer Einnahme von Aspirin zu einer signifikanten Senkung des Auftretens einer Präeklampsie im späteren Schwangerschaftsverlauf führt. Die daraufhin durchgeführte prospektive, doppelt-verblindete plazebo-kontrollierte Interventionsstudie ASPRE konnte zeigen, dass die Gabe von 150 mg Aspirin pro Tag das Auftreten der Präeklampsie vor 37 + 0 SSW signifikant reduziert und die präeklampsiebedingte Frühgeburtenrate senkt. In dieser Studie wurden Patientinnen, die ein erhöhtes Risiko auf Präeklampsie im Erstsemesterscreening nach FMF-Algorithmus aufwiesen, randomisiert und erhielten entweder Aspirin oder Plazebo. In der Verumgruppe lag die Präeklampsieinzidenz bei 1,6 % gegenüber 4,3 % in der Plazebogruppe.

Dopplersonographie im Rahmen des Zweittrimester-Screenings

Im Rahmen der differenzierten fetalen Organsonographie in 18–22 SSW kann eine Dopplersonographie der uterinen Gefäße helfen, das Risiko des Auftretens einer Präeklampsie im weiteren Verlauf der Schwangerschaft abzuschätzen. Eine vor allem bilateral vorliegendes pathologisches Flussprofil der Aa. uterinae mit Erhöhung der uterinen Flusswiderstände (gemessen im Pulsatilitätsindex) sowie das Auftreten einer postsystolischen Inzisur („notch") kann ein erhöhtes Risiko für Präeklampsie bedeuten.

Beispielsweise konnten Untersuchungen zeigen, dass Frauen mit hohem Risiko bei pathologischem Doppler-Fluss in 21 – 24 SSW in 60 % eine Präeklampsie oder eine intrauterine Hypotrophie entwickeln, wohingegen bei Frauen mit physiologischem Flussprofil nur in 8 % eine entsprechende Pathologie auftraten. Kommt es zu einem erhöhten PI bei einer Frau ohne sonstige Risikofaktoren, liegt der positive Prädiktionswert (PPV) nur bei ca. 24 %, das heißt drei von vier Patientinnen werden in diesem Fall keine Präeklampsie entwickeln.

Mittlerweile gibt es eine Vielzahl von Untersuchungen zur Vorhersagekraft des sFlt-1/PlGF-Quotienten für das Auftreten einer Präeklampsie und von präeklampsiebedingten Komplikationen in Hoch- und Niedrigrisikokollektiven. 2016 zeigte die PROGNOSIS-Studie, dass bei Frauen, die sich mit V. a. Präeklampsie nach 24 + 0 SSW vorstellten, ein sFlt-1/PlGF-Quotient < 38 das Auftreten einer Präeklampsie innerhalb einer Woche mit einem Negativ-Prädiktivem Wert von 99 % ausschließen lässt. Ist der Trennwert von 38 überschritten, liegt der Positiv-Prädiktive Wert bei 37 %, dass eine PE innerhalb der nächsten vier Wochen auftritt. Eine Präeklampsie oder mütterliche und/oder kindliche Komplikationen können innerhalb von vier Wochen mit einem PPV von 66 % vorhergesagt werden können, wenn der Trennwert von 38 überschritten ist. Die Bestimmung des sFlt-1/PlGF-Quotienten kann bei typischen Symptomen, aber unklarer Diagnose helfen, Klarheit zu schaffen. Der hohe negative Prädiktionswert für das Auftreten einer Präeklampsie bei einem niedrigeren sFlt-1/PlGF-

Quotienten mit 94 % auch über 4 Wochen kann helfen, stationäre Aufnahmen und unnötige apparative Diagnostik zum „Ausschluss Präeklampsie" zu vermeiden. Im Gegensatz dazu kann bei Überschreiten des Trennwerts ein engmaschiges Monitoring bzw. die Anbindung an ein Perinatalzentrum erfolgen.

Diagnostik der Präeklampsie

1. **Basisdiagnostik Mutter:** Messung von Blutdruck, Proteinurie, ggf. Bestimmung des HELLP-Labors → s. o.
2. **Basisdiagnostik Fetus:** CTG, Ultraschall (Biometrie, Doppler der Aa. uterinae, fetale Doppler): Insbesondere bei Präeklampsie mit intrauteriner Wachstumsrestriktion (IUGR) muss eine sofortige Überprüfung des fetalen Zustandes erfolgen. Im Ultraschall werden Kindsbewegungen, Fruchtwassermenge, Zustand der Plazenta erfasst. Die Biometrie gibt Aufschluss darüber, ob eine IUGR vorliegt. In der Dopplersonographie der Aa. uterinae wird die plazentare Perfusion erfasst. Die Dopplersonographie der fetalen Gefäße schließt eine Mangelversorgung (Widerstanderhöhung in der A. umbilicalis, ggf. Fortschreiten zum Null- oder reverse Fluss) oder ein „brain sparing" (erniedrigter Widerstand in der Arteria cerebri media) aus. Im CTG wird das fetale Wohlbefinden überprüft.
3. **Weiterführende Labordiagnostik:** sFlt-1/PlGF-Quotient: Wenn im Falle einer Präeklampsie < 34 SSW ein sFlt-1/PlGF-Quotient von > 85 und im Fall einer Präeklampsie > 34 SSW von > 110 gemessen wird, ist von einer Präeklampsie mit drohenden Komplikationen auszugehen. Die Höhe des sFlt-1/PlGF-Quotienten korreliert mit der verbleibenden Schwangerschaftsdauer: sehr stark erhöhte Werte > 616 sind mit einer Entbindung innerhalb der folgenden 48 Stunden vergesellschaftet. Somit kann der sFlt-1/PlGF-Quotient bei klinisch manifester Präeklampsie eingesetzt werden, um eine Prognose über die verbleibende Schwangerschaftsdauer zu stellen und weitere Maßnahmen, wie die antenatale Steroidprophylaxe, zu planen.

Therapie der hypertensiven Schwangerschaftserkrankungen

Grundsätze. Frühzeitig, konsequent behandeln. Risiken der antihypertensiven Medikation beachten (in leichten Fällen). Zustand der Mutter stabilisieren und Schwangerschaftsbeendigung erwägen (in schweren Fällen).

Es gibt keine evidenzbasierten allgemeinmedizinischen Maßnahmen, die das Auftreten einer hypertensiven Schwangerschaftserkrankung verhindern können.

Antihypertensive Therapie:
Die antihypertensive Therapie ist eine symptomatische Therapie. Die Einleitung einer medikamentösen Therapie soll bei Blutdruckwerten ≥ 160/110 mmHg unter stationären Bedingungen erfolgen. Jede initiale antihypertensive Behandlung der schweren Hypertonie (Blutdruck ≥ 160/110 mmHg) soll unter CTG-Überwachung vorgenommen werden, da ein ausgeprägter Blutdruckabfall mit einer akuten fetalen Gefährdung verbunden sein kann. Der Zielblutdruck sollte ≤135mmHg systolisch und ≤85 mmHg diastolisch betragen, Frauen mit wiederholten Blutdruckwerten von ≥140mmHg systolisch und/oder ≥90mmHg diastolisch sollen medikamentös behandelt werden.

Medikamente:
Antihypertensive Langzeitmedikation präpartal:

Alpha-Methyl-Dopa: 250-500mg oral (3–4x täglich)/ max 2g/d

Labetalol (Österreich, Schweiz): Startdosis 3 × 200mg, max. 4 × 300mg/d

Nifedipin retard: 20–60 mg oral, max. 120 mg/d
Eingeschränkt geeignet wegen Gefahr der IUGR: **Metoprolol** 25–100 mg 2 × tgl.

Urapidil: 6,25 mg langsam iv., danach 3–24 mg/h über Perfusor

Labetalol: (Österreich, Schweiz): 50 mg iv über 1–3 min, ggf. Wdh. Nach 30 Minuten, dann über Perfusor 120 mg/h

Nifedipin: p. o. initial 5 mg p. o., nach 20 min. ggf. Wdh.
Eingeschränkt geeignet, wenn auch zugelassen: **Dihydralazin**
- verzögerter Wirkbeginn nach 3–5 Minuten, dann ggf. überschießend mit Gefahr der vital bedrohlichen Hypotonie für den Feten, maternale Nebenwirkungen sind Reflextachykardie, Kopfschmerzen
- erst 500 ml Elektrolyte infundieren, dann 5 mg iv., dann 2–20 mg/h oder 5 mg alle 20 Minuten

Praxishinweis. Injektion nur unter permanenter Blutdruckkontrolle. Langsame Blutdrucksenkung anstreben, nicht mehr als 20 % innerhalb 1 Std. (z. B. von 200/120 mmHg auf 160/95 mmHg im Max.) und nicht unter 140/90 mmHg. Bei zu raschem Blutdruckabfall drohen Hypotonie der Mutter mit Minderdurchblutung von Gehirn, Niere, Plazenta mit Gefährdung des Feten (Azidose!).

Antikonvulsiva. Zur Therapie und Prophylaxe der Präeklampsie wird Magnesiumsulfat angewendet. Dosis: 4–6 g in 50 ml über 20 Minuten, dann Erhaltungsdosis mit 1–2 g/h. Als Antidot muss Kalziumglukonat (1 Amp, 10 ml 10 % über 3 min iv.) zur Verfügung stehen. Während der Therapie sollte die Atmung. (nicht < 12/min) und die Nierenfunktion (Oligurie 0,5 ml/kg/h) überwacht werden.

Diuretika werden nur bei Herzinsuffizienz oder Lungenödem notfallmäßig mit 10–20 mg eingesetzt. Ansonsten wird z. B. Furosemid nicht eingesetzt, weil es die Plazentadurchblutung verringert.

Empfehlung zur ambulanten Betreuung:

- Frauen mit einem erhöhten Präeklampsierisiko oder milden manifesten Symptomen sollten Stress vermeiden (ggf. Krankschreibung vom Arbeitsplatz oder individuelles Beschäftigungsverbot), sich körperlich schonen und sich trotzdem bewegen (keine Bettruhe!).
- Die Patientin soll den Blutdruck regelmäßig (tgl.) zu Hause kontrollieren, gleichzeitig erfolgen engmaschige ambulante Kontrollen von Eiweißausscheidung und eine Überwachung des Körpergewichts, z.B. wöchentlich.
- Die Patientin soll über präeklampsietypische Symptome (Augenflimmern, Kopfschmerzen, Ödeme, Oberbauchschmerzen) informiert werden und sich bei Vorhandensein dieser Symptome ärztlich vorstellen.
- Ab einem Blutdruck von ≥ 160/110 mmHg soll eine Klinikeinweisung erfolgen.
- Bei schweren Symptomen wie drohender Eklampsie, HELLP-Syndrom, hypertensiver Krise soll eine Klinikeinweisung schnellstmöglich mit dem Rettungswagen erfolgen.
- Spezielle Ernährungshinweise außerhalb der üblichen Empfehlungen für Schwangere haben keinen nachgewiesenen positiven Effekt auf den Schwangerschaftsausgang.

Stationäre Betreuung

- Anamneseerhebung, typische Symptome abfragen, Blutdruckmessung, Quantifizierung einer Proteinurie, Reflexstatus überprüfen, weitere neurologische Symptome prüfen, Labor (mind. Blutbild, LDH, Hämatokrit, Elektrolyte, Transaminasen, Kreatinin, Gerinnung, falls möglich sFlt-1/PlGF), Ultraschall (fetale Biometrie, fetaler und maternaler Doppler, Fruchtwassermenge, überblickend Sonographie der maternalen Leber zum Ausschluss eines Leberhämatoms).
- Bei schwereren Symptomen: zusätzlich Pulsoxymetrie, Urinausscheidung überwachen (Oligurie 0,5 ml/kg/h)
- Interdisziplinäres Management mit Geburtsmedizin und Anästhesie
- Überwachung des Feten: neben Sonographie engmaschig CTG (Oxford-CTG bei IUGR), bei schweren maternalen Symptomen durchgängig CTG-Überwachung
- Kontrolle der Elektrolyte (CAVE: Hyponatriämie), großzügige Überwachung auf der Intensivstation- Behandlung der Eklampsie: Magnesiumsulfat s. o., Notsektio

Entbindungsindikation und Implikationen

Bislang gibt es keine kausale Therapie gegen hypertensive Schwangerschaftserkrankungen, so dass die einzige Therapie die Entbindung darstellt. Diese sollte in Abwägung der kindlichen Risiken (Frühgeburt, Abort) und der mütterlichen Symptome erfolgen und orientiert sich am Gestationsalter. Der Wahl des Geburtsmodus hängt davon ab, wie schwer die Symptome sind. Bei Präeklampsie besteht keine generelle Sektioindikation.

Als absolute Entbindungsindikation unabhängig vom Gestationsalter gelten:
– therapierefraktäre schwere Hypertonie
– zunehmende Niereninsuffizienz
– kardiale Dekompensation
– akutes Lungenödem
– vorzeitige Plazentalösung / IUFT
– persistierende schwere Oberbauchschmerzen
– neuaufgetretene zentralnervöse Symptome
– Eklampsie.

23-24 SSW: Die Grenze der Überlebensfähigkeit schiebt sich weiter in frühere Gestationsalter, so dass eine interdisziplinäre Entscheidung bei Vorliegen einer Präeklampsie zwischen Geburtshilfe und Neonatologie getroffen werden sollte, die die Wünsche der Patientin berücksichtigt. Sind Symptome therapierefraktär, muss die Schwangerschaft schnellstmöglich beendet werden.

24 + 0–33 + 6 SSW: Eine Prolongation der Schwangerschaft ist in Abhängigkeit von den maternalen Symptomen auch bei HELLP-Syndrom möglich, auch eine IUGR mit Wachstum < 5.Perz. stellt keine Entbindungsindikation dar, sollten andere Parameter stabil sein. Voraussetzung ist eine kontinuierliche maternale und fetale Überwachung. Bei schwerwiegenden Symptomen (s. o.) sollte eine Entbindung auch vor Abschluss der antenatalen Steroidprophylaxe erfolgen.

34 + 1–36 + 6 SSW: Jede Schwangere mit schwerer Präeklampsie sollte schnellstmöglich entbunden werden, ebenfalls bei fetalem Wachstum < 5. Perzentil oder bei pathologischer fetoplazentarer Perfusion.

≥ 37 + 0 SSW: Bei Präeklampsie und Gestationshypertonie sollte die Schwangerschaft nach 37 + 0 SSW beendet werden, eine Schwangerschaftsprolongation ist nicht sinnvoll.

4.1.4 Schwangerschaftsspezifische Dermatosen

Definition. Typische Hauterkrankungen in der Schwangerschaft, zu denen man PUPPP (pruritic urticarial papulles and plaques of pregnancy, auch polymorphe Schwangerschaftsdermatose), Pemphigoid gestationis (auch Herpes gestationis genannt) und das atopische Schwangerschaftsekzem zählt.

Der Pruritus gravidarum ist bedingt durch die intrahepatische Cholestase (s. o.) und verursacht keine Primäreffloreszenzen, sondern Exkoriationen durch Kratzen.

PUPPP (polymorphe Schwangerschaftsdermatose). Vor allem bei Erstschwangeren (und vor allem Mehrlingsschwangeren) im letzten Schwangerschaftsdrittel auftretendes, stark juckendes, polymorphes, erhabenes Exanthem, oft girlandenförmig und mit Bläschen, vor allem am Bauch. Ein Risiko für Mutter und Kind besteht nicht, Wiederholungsrisiko gering. Häufigkeit: bis zu 1:300 Schwangere.

Therapie. Lokale Juckreizbekämpfung, lokale Steroide und Antihistaminika.

Pemphigoid gestationis (auch Herpes gestationis genannt, nicht viral bedingt). HLA-assoziierte Autoimmunkrankheit, v. a. ab 2. Trimenon. Beginn meist mit stark juckenden Bläschen periumbilikal, im Verlauf gesamte Haut betroffen, außer Gesicht, Fuß- und Handflächen. Antikörper vermittelt kann das Ungeborene postnatal rückläufige Effloreszenzen entwickeln. Die Frühgeburtenrate soll erhöht sein. Die Angaben zum Wiederholungsrisiko sind unterschiedlich hoch. Häufigkeit 1:2.000–1:60.000

Therapie. Lokale Steroide und Antihistaminika, bei Bedarf Kortikoide systemisch.

Atopisches Ekzem/ atopische Schwangerschaftsdermatose. Eigentlich gestationsassoziiert (kann durch Schwangerschaft ausgelöst werden) aber nicht gestationsspezifische Hauterkrankung mit ekzematösen und bläschenartigen Veränderungen und Juckreiz ab 1. und 2. Trimenon. Häufigkeit 1:5–1:20

Therapie. Lokale Steroide und Antihistaminika, bei Bedarf Kortikoide systemisch.

4.2 Nicht für die Schwangerschaft spezifische Erkrankungen

Hier können nicht alle Erkrankungen aus der Inneren Medizin, der Chirurgie und anderen Fachgebieten dargestellt werden, die die Schwangere ereilen können. Besprochen werden vielmehr Krankheiten, bei denen das Zusammentreffen mit der Schwangerschaft besondere diagnostische oder therapeutische Maßnahmen erfordert.

Einige Infektionskrankheiten werden wegen der hohen fetalen Gefährdung anderenorts dargestellt: Röteln, s. S. 190, Zytomegalie s. S. 192, Virushepatitis s. S. 198, Listeriose s. S. 204, Gonorrhoe s. S. 211, Toxoplasmose s. S. 205.

4.2.1 Herzkrankheiten

Auch herzgesunde Schwangere klagen nicht selten über Anfälle von Herzrasen, Herzrhythmusstörungen z.B. Extrasystolen, akzidentellen Herzgeräuschen oder Atemnot.

Es handelt sich dabei häufig um vegetativ-nervöse Störungen als Folge der normalen Schwangerschaftsveränderungen, wie der Zunahme des Plasmavolumens (40 % im Vergleich zu präpartal), dem Zwerchfellhochstand und der Herzverlagerung in der Spätschwangerschaft. Diese Erscheinungen müssen mithilfe des Internisten von organischen Herzkrankheiten abgegrenzt werden.

4.2.1.1 Mütterliche Herzfehler

Häufigkeit: 1–2 %
- Angeborene Vitien sind mit 75–82 % die häufigsten Herzerkrankungen in der Schwangerschaft
- 15 % sind verursacht durch erworbene Klappenerkrankungen
- Kardiomyopathien, Arrhythmie und koronare Herzerkrankung sind seltener.

Eine interdisziplinäre Betreuung dieser Schwangeren mit Kardiologen in einem spezialisierten Zentrum ist dringend anzuraten.

Modifizierte WHO-Kriterien zur Abschätzung des maternalen kardiovaskulären Risikos:

Klasse 1: Kein erhöhtes mütterliches Mortalitätsrisiko, kein/gering erhöhtes mütterliches Morbiditätsrisiko.

z.B. milde Pulmonalklappenstenose, milder Mitralklappenprolaps, früh korrigierter ASD, VSD, sporadische Extrasystolen.

Klasse 2: Gering erhöhtes mütterliches Mortalitätsrisiko, moderat erhöhtes mütterliches Morbiditätsrisiko.

z.B. unkomplizierter, nicht operierter ASD oder VSD, korrigierte Fallot-Tetralogie, Herzrhythmusstörungen.

Klasse 2–3: Moderat erhöhtes mütterliches Mortalitäts- und Morbiditätsrisiko.

z.B. milde LV-Funktionsstörung, hypertrophe Kardiomyopathie, Klappenanomalien (außer Kl. 1 und 4), Marfan-Syndrom ohne Aortendilatation, Aortendilatation < 45 mm mit bikuspider Aortenklappe, operativ korrigierte Aortenisthmusstenose.

Klasse 3: Signifikant erhöhtes mütterliches Mortalitätsrisiko und hohes Morbiditätsrisiko. Interdisziplinäre Beratung bereits präkonzeptionell und im Falle einer Schwangerschaft intensivierte Betreuung mit kardiologisch-geburtsmedizinischem Expertenteam empfohlen.

z.B. mechanischer Klappenersatz, systemischer rechter Ventrikel, Fontan-Kreislauf, zyanotische Herzerkrankung, andere komplexe Herzfehler, Aortendilatation 40–45 mm bei Marfansyndrom, Aortendilatation 45–50 mm bei bikuspider Aortenklappe.

Klasse 4: Sehr hohes mütterliches Mortalitäts- und Morbiditätsrisiko. Schwangerschaft kontraindiziert. Im Falle einer Schwangerschaft muss eine Beendigung aus mütterlicher Indikation diskutiert und bei Fortführung eine intensivierte Betreuung mit kardiologisch-geburtsmedizinischem Expertenteam empfohlen werden.

z.B. pulmonalarterielle Hypertension, schwere Systemventrikeldysfunktion (LVEF < 30 %, NYHA III-IV), vorherige peripartale Kardiomyopathie mit bleibender Einschränkung der linksventrikulären Funktion, schwere symptomatische Mitral-/Aortenklappenstenose, Aortendilatation > 45 mm bei Marfansyndrom, Aortendilatation > 50 mm bei bikuspider Aortenklappe, nicht operierte schwere Aortenisthmusstenose

NYHA-Einteilung in klinische Schweregrade (New York Heart Association). Prognoseentscheidend sind Leistungsfähigkeit und Beschwerden vor und zu Beginn der Schwangerschaft.

Klasse 1: Beschwerdefreiheit, keine Leistungseinschränkung vor der Schwangerschaft.

Klasse 2: leicht bis mäßig eingeschränkte körperliche Leistungsfähigkeit vor der Schwangerschaft.

Klasse 3: deutlich verringerte Leistungsfähigkeit vor der Schwangerschaft. Kardiale Dekompensation bei geringer körperlicher Anstrengung.

Klasse 4: Leistungseinschränkung vor der Schwangerschaft bereits in Ruhe (Herzinsuffizienz in Ruhe).

Letalität Die Sterblichkeit der Mütter in den NYHA-Klassen 1 und 2 ist nicht höher als bei gesunden Müttern, die der Klasse 3 beträgt 5 %, Klasse 4 20–40 % (!).

Mit 20–28 % der Schwangerschaften herzkranker Patientinnen zeigt sich ein erhöhtes neonatales Morbiditätsrisiko und eine kindliche Mortalität von 1–4 %.

Schwangerschaft. Die Betreuung der Schwangeren erfolgt interdisziplinär mit den (kinder-)kardiologischen und kardiochirurgischen Kollegen und orientiert sich an den modifizierten WHO-Kriterien. EKG und echokardiografische Kontrollen präkonzeptionell bzw. in der Frühschwangerschaft sind sinnvoll, anschließend erfolgt ein individuelles Management je nach Schweregrad.

Häufig wird die Frage nach dem Wiederholungsrisiko für angeborene Herzfehler bei den ungeborenen Kindern gestellt. Dieses Risiko ist mit 4 % gegenüber 0,7 % bei Eltern ohne angeborene Herzfehler erhöht.

Geburtsplanung. Frühzeitige Evaluation der kardialen Funktion vor Geburt mittels Echokardiografie.

In vielen Fällen ist die vaginale Geburt für die mütterliche Herzerkrankung weniger belastend als die Schnittentbindung, Ausnahmen bilden z. B. die dilatativen Aortenerkrankungen.

Eine postpartale intensivmedizinische Überwachung aufgrund des Volumenshifts und der folgenden kardialen Mehrbelastung direkt nach der Geburt sowie die eingeschränkte Verwendung bestimmter geburtshilflicher Medikamente (z. B. Fenoterol: Tachykardie, Arrhythmien) sollten bereits präpartal besprochen und sichtbar dokumentiert werden.

In besonders schweren Fällen (WHO 3 & 4) kann eine präpartale stationäre Aufnahme bis zur Schnittentbindung unter ECMO-Bereitschaft notwendig sein. Eine Entbindung im Perinatalzentrum mit Kardiologie ist empfohlen.

Geburtsleitung

Eröffnungsperiode. Periduralanästhesie, möglichst Wehenmittel (Oxytocin) und Bolustokolyse (Partusisten) vermeiden.

– Austreibungsperiode. Großzügig Beckenausgangshilfe mittels VE oder Zange.
– Nachgeburtsperiode. Starken Blutverlust vermeiden.
– Wochenbett. Erhöhte Aufmerksamkeit erforderlich, da in den ersten Tagen die Gefahr der Herzinsuffizienz (Lungenödem, Lebensgefahr!) besteht. Großzügig kardiologisches Konsil und Echokardiographie veranlassen. Bei geringer Temperaturerhöhung ist wegen der Gefahr einer Endokarditis eine Antibiotikatherapie zu erwägen.

4.2.1.2 Endokarditis

Die Endokarditis in der Schwangerschaft ist ein seltenes Ereignis (1 auf 100.000 Schwangere). Bei vorbestehender Herzkrankheit ist die Häufigkeit allerdings höher (0,5 %).

Therapie. Erregergerechte Therapie mit u. a. Penicillin G, Flucloxacillin, Amoxicillin, Cefazolin.

Prophylaxe. Es gelten die gleichen Prophylaxekriterien wie für nicht-schwangere Patientinnen. Empfohlen wird sie für Patientinnen u.a. mit Klappenersatz/Rekonstruktion im Rahmen von Hochrisiko-Eingriffen wie oralchirurgischen Operationen. Mangels Evidenz wird keine über die geburtshilfliche Antibiotikaprophylaxe hinausgehende Prophylaxe im Rahmen der vaginalen oder Schnittentbindung empfohlen.

4.2.1.3 Kardiomyopathien

Häufigkeit. Etwa 1 auf 5.000 bis 15.000 Geburten.

Wegen der Seltenheit, ihrer unterschiedlichen Klassifikation (z. B. hypertroph, dilatativ, toxisch etc.) sowie der diagnostischen Kriterien und des hohen Risikos dieser Erkrankungen sind das Erkennen und die sachgerechte Betreuung besonders wichtig.

Die **peripartale Kardiomyopathie** (PPCM) mit eingeschränkter linksventrikulärer Auswurffraktion (LVEF) (± linksventrikulärer Dilatation) tritt am Schwangerschaftsende und in den ersten Monaten nach der Entbindung auf. Die PPCM ist eine Ausschlussdiagnose, wenn keine andere Ursache für das Herzversagen gefunden wird.

Ätiologie. Ungeklärt, autoimmunologische und inflammatorische Ursachen werden diskutiert.

Therapie. 50 % Spontanheilungsrate in den ersten 6 Monaten nach Erstdiagnose, im Vergleich zu anderen Kardiomyopathien hat die PPCM eine gute Prognose bzgl. der Normalisierung der LVEF. Die Therapie mit Bromocriptin zusätzlich zur standardisierten Medikation bei Herzversagen zeigte bessere Überlebensraten und eine bessere LVEF im Verlauf.

4.2.2 Lungentuberkulose (Tbc)

Die Tbc ist keine Indikation zum Schwangerschaftsabbruch! Kombinationstherapie mit Isoniazid (INH), Rifampicin (RMP), Ethambutol (EMB). Kontraindiziert sind Aminoglykoside (z. B. Streptomycin) wegen der Ototoxizität; auf Protionamid sollte aufgrund der eingeschränkten Daten verzichtet werden.

Klinik. Bei Husten, Fieber, Nachtschweiß, Gewichtsverlust in der Schwangerschaft sollte insbesondere in Bevölkerungsgruppen mit hoher Inzidenz (z. B. Asylsuchende, Schwangere nach Reisen in Risikogebiete) an eine Tuberkulose gedacht werden.

Diagnostik. Röntgen-Thorax, Sputumdiagnostik, Ultraschall für extrapulmonale Manifestation, Screening: Interferon-Gamma-Release Assays, Tuberkulin-Hauttest.

Therapie

Offene Tbc (Erregernachweis im Auswurf). Therapie mit Isoniazid (INH) + Rifampicin (RMP) + Pyrazinamid (PZA) + Ethambutol (EMB). Bei aktiver Tbc in der Schwangerschaft besteht das Risiko für eine kongenitale Tbc des Neugeborenen. Es sollte eine zeitnahe postnatale Untersuchung des Kindes erfolgen. Bei Entbindung und im Wochenbett ist die Gebärende bzw. Wöchnerin zu isolieren. Die Mutter-Kind-Einheit kann unter laufender Therapie bei hoher mütterlicher Compliance (Maske, Antituberkulotika) gewahrt werden.

Geschlossene Tbc. In der Schwangerschaft ist die präventive Therapie nur bei HIV-positiven Schwangeren oder bei kürzlich zurückliegender Ansteckung (latente tuberkulöse Infektion) zu diskutieren. Es besteht kein erhöhtes Risiko für eine neonatale Ansteckung. Das Stillen ist nicht zu untersagen.

Neugeborene einer Mutter mit offener Tbc werden prophylaktisch mit INH behandelt. Bleibt der Tuberkulintest nach 3 Monaten negativ, kann die Therapie abgebrochen werden, tritt Tuberkulintestkonversion ein, sollte, nach röntgenologischem Ausschluss einer Tbc, die Therapie als Chemoprävention für weitere 3 Monate fortgeführt werden, insgesamt über 6 Monate.

Praxishinweis. Die Tuberkuloseschutzimpfung (BCG-Impfung) wird seit März 1998 von der Ständigen Impfkommission am Robert-Koch-Institut (STIKO) für Deutschland nicht mehr empfohlen.

4.2.3 Nierenerkrankungen

4.2.3.1 Chronische Nierenerkrankungen

Leichte Niereninsuffizienzen bei einem Kreatininwert < 1,1 mg/dl sind ohne weitere Komorbiditäten bei Schwangeren ohne klinische Bedeutung. Stärkere Nierenfunktionsstörungen vor allem gleichzeitig mit weiteren Krankheitssymptomen (wie z. B. Hypertonie) sind klinisch bedeutungsvoll, da fetale Komplikationen wie IUGR oder Frühgeburtlichkeit und mütterliche Komplikationen wie Propfpräeklampsie häufiger sind.

4.2.3.2 Schwangerschaft nach Nierentransplantation

Die transplantierte Niere erfährt die Zunahme der Nierendurchblutung und der glomerulären Filtrationsrate sowie den konsekutiven Kreatininabfall. Die Nierenfunktion in der Schwangerschaft sollte engmaschig überwacht werden. Vor Schnittentbindung sollte eine Lagekontrolle der transplantierten Niere (häufig im kleinen Becken) erfolgen.

4.2.3.3 Pyelonephritis gravidarum

Definition. Schwangerschaftspyelonephritis; Harnwegsinfektion nach Keimaszension, begünstigt durch Tonusminderung und Dilatation des harnableitenden Systems, meist in der Spätschwangerschaft.

Häufigkeit. 5 %

Ätiologie. Haupterreger ist in 80 % E. coli. Weitere Erreger sind Proteus, Klebsiellen und Enterokokken.

Die Infektion erfolgt meist aszendierend (aufsteigender Harnwegsinfekt), seltener hämatogen.

1/10 aller chronischen Pyelonephritiden entstehen in der Schwangerschaft. Oft kommt es zu einem Rezidiv, wobei die Erstinfektion früher, evtl. im Kindesalter stattfand. Anomalien von Harnwegen oder Niere begünstigen die Infektion.

10 % aller Schwangeren haben eine asymptomatische Bakteriurie.

Infektionsbegünstigend sind:
- Der Tonus des Nierenbeckens und der Harnleiter wird herabgesetzt (Gestagenwirkung) → Weitstellung der abführenden Harnwege.
- Der Tonus des Magen-Darm-Traktes ist herabgesetzt → Schwangerschaftsobstipation.
- Der vergrößerte Uterus drückt auf den rechten Harnleiter und verursacht einen Harnstau.

Lokalisation. In ⅔ tritt die Pyelonephritis gravidarum rechtsseitig auf.

Ursache. Leichte Rechtsverlagerung des Uterus; Niere, Nierenbecken und Harnleiter rechts sind durch zahlreiche Lymphbahnen mit dem Dickdarm verbunden.

Klinik. Akute Pyelonephritis. Wenn eine Schwangere plötzlich hoch fiebert (oft mit Schüttelfrost) und über Schmerzen in der Nierengegend klagt (meist rechts), liegt die Verdachtsdiagnose nahe. Diagnosesichernd ist der Bakteriennachweis im Urin.

Praxishinweis. Der Lendenschmerz darf in der Schwangerschaft nicht bagatellisiert werden, sondern hat diagnostische Konsequenzen: **1.** Wiederholte Urinkultur und Untersuchung des Urins auf Nitrit, Eiweiß, Glucose, Sediment, **2.** Differenzialblutbild, CrP, Blutkulturen.

DD. Cholezystitis, Appendizitis, Nephrolithiasis, Pankreatitis, Pneumonie, Ileus.

Komplikationen. Häufig vorzeitige Wehen (s. S. 153), auch bei fieberlosem Verlauf, Pfropf-Präeklampsie (S. 117). Spätfolge ist die chronische Pyelonephritis mit Schrumpfniere in 30 %. Schädigung durch die Pyelonephritis können sein: Bluthochdruck, fetale Hypoxämie und. Frühgeburt durch vorzeitigen Wehenbeginn als Folge des Fiebers.

Praxishinweis. Die Nierenfunktion ist bei akuter und schleichender Pyelonephritis gravidarum bis 2 Wochen nach Therapieende bakteriologisch zu kontrollieren!

Therapie
- Großzügige Klinikaufnahme. Urinkultur und Blutkulturen.
- Empirische i. v. Therapie nach Abnahme der Mikrobiologie z. B. mit Cephalosporinen der 3. Generation. Anschließend Umstellung und Oralisierung der Therapie nach Antibiogramm, bei klinischer Besserung ambulante Therapie (insg. 7–10 d). 2 × negative Urinkulturen nach Abschluss der Therapie empfohlen.
- Rezidivprophylaxe (nur bei rezidivierenden Pyelonephritiden, dann auch ggf. in Folgeschwangerschaften). Schwangere, in deren Anamnese sich Nephritiden finden (nach Anginen, Scharlach u. a.) müssen eingehend klinisch untersucht und eventuell behandelt werden.

Die asymptomatische Bakteriurie ist nach Antibiogramm (Erregerbestimmung, Empfindlichkeitstestung) zu behandeln.

4.2.4 Diabetes mellitus (DM)

Definition. Kohlenhydratstoffwechselstörung, die in verschiedene Subgruppen eingeteilt wird: autoimmunvermittelter, insulinresistenter, genetisch und schwangerschaftsbedingter Diabetes mellitus.

Häufigkeit. 0,93 % aller Schwangerschaften. 1 von 10 Erwachsenen weltweit lebt derzeit mit Diabetes.

Ätiologie. Stoffwechselstörung ausgelöst durch verschiedene Faktoren z. B. autoimmun, genetisch, multifaktoriell, iatrogen und insbesondere auch durch Lebensstilführung.

Präkonzeptionelle Beratung. Durch die gute Beratung und glykämische Kontrolle wird der Grundstein für einen komplikationsarmen Schwangerschaftsverlauf gelegt.

- HbA1c < 6,5 %
- Beendigung Rauchen
- Folsäure 0,4 mg/Tag
- Ggf. Umstellung auf eine CSII (Insulinpumpe)
- Ggf. mit automatisierter Insulindosierung (AID)
- Ggf. CGM (continuous glucose monitoring)
- Behandlung Begleiterkrankungen und ggf. Umstellung der Medikation z. B. bei Hypertonie
- Besprechung BMI-Ziele.

Hier sollte besonders Wert auf die Senkung des HbA1c unter 6,5 % und die gute Einstellung der Begleiterkrankungen wie z. B. eines Hypertonus gelegt werden. Laut aktueller Datenlage profitieren Frauen mit Kinderwunsch bzw. in der Schwangerschaft von einer CSII (Insulinpumpe) sowie dem Einsatz eines CGM (continuous glucose monitoring).

Erkrankungsrisiko. Das Erkrankungsrisiko für Kinder mit einem Elternteil mit DM-Typ 1 beträgt 3–5 %. MODY (Maturity Onset Diabetes of the Young) wird autosomal dominant vererbt. Das Risiko an einem DM-Typ 2 zur erkranken beträgt bei einem erkrankten Elternteil 40–50 %.

Pathophysiologie. Die verminderte Kohlenhydratverwertung durch eine gesteigerte Insulinresistenz steht im Mittelpunkt, wie mangelhafte Glukoseverwertung v. a. in Muskelzellen (erschwerte Glukosepassage via Zellmembran) u. gesteigerte Glukoseneubildung aus Proteinen und Lipolyse mit Anstieg der freien Fettsäuren im Serum. Diese führen zusammen mit einer gehemmten Verwertung von Acetyl-CoA zur Ketonkörperbildung (Abb. 4.2).

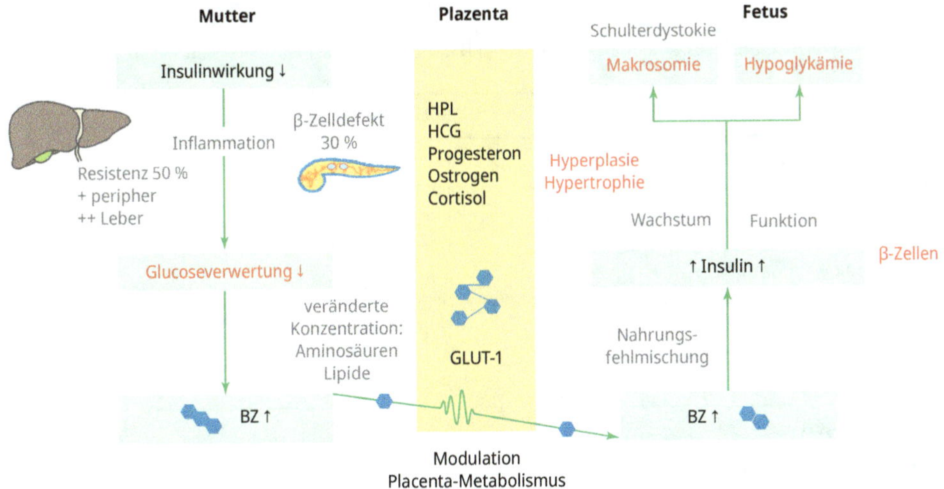

Abb. 4.2: Folgen mütterlicher Hyperglykämie für den Feten.

Die Schwangerschaft geht mit einer Veränderung der Stoffwechsellage einher:

Bis zur 11. SSW: Neigung zur Hypoglykämie bei passager stärkerer Insulinwirkung.

Ab der 20. SSW: Zunahme des Insulinbedarfs bei zunehmender Insulinresistenz insgesamt labiler Stoffwechsel: Neigung zu Ketoazidose, aber auch Hypoglykämien meist präprandial.

Ab der 30. SSW: stabilere Stoffwechsellage mit weiterhin steigendem Insulinbedarf.

ADA-Klassifikation. Die Diabetes-Einteilung Amerikanischer Diabetes-Gesellschaft (ADA) kennt 4 Formen:

- I: Diabetes mellitus Typ 1. Betazell-Zerstörung mit absolutem Insulinmangel: A immunologisch, B idiopathisch bedingt.
- II: Diabetes mellitus Typ 2. Insulinresistenz mit relativem Insulinmangel bis Sekretionsdefizit mit Insulinresistenz.
- III: Andere Diabetestypen mit bekannten Ursachen. Genetische Defekte der Betazellen (MODY) oder Insulinwirkung, Erkrankungen des exokrinen Pankreas, Endokrinopathie, medikamentös-toxisch induziert, Infektion, Pankreas-Operationen, seltene immunologische Formen, andere, mit Diabetes assoziierte Syndrome.
- IV: Gestationsdiabetes. Kohlenhydratstoffwechselstörung, die in der Schwangerschaft erstmalig auftritt.

Die **maternale Mortalität ist in den letzten Jahrzehnten deutlich gesunken.** Auch heute kann die Schwangerschaft eine Gefährdung der Schwangeren mit Diabetes darstellen, wenn sie nicht intensiv betreut wird.

Risiken und Komplikationen. Der Diabetes birgt für das Kind in Schwangerschaft und Perinatalperiode, v. a. bei schlechter Stoffwechseleinstellung, Risiken (Tab. 4.1).

Tab. 4.1: Maternale und fetale/neonatale Risiken bei Diabetes in der Schwangerschaft.

Maternale Risiken	Fetale/neonatale Risiken
Harnwegs- und vaginale Infektionen	Frühgeburt
Präeklampsie	Fetale Fehlbildungen
Ketoazidose	Perinatale Mortalität/IUFT: 2–4 %
Erhöhte Sectiorate	Diabetische Fetopathie (s. S. 687)
Höhergradige Dammrisse	Makrosomie
Transfusionspflichtige postpartale Blutungen	Schulterdystokie
	Hypoglykämie
	ARDS
	Hyperbilirubinämie
Langzeitfolgen	
DM-Typ 2 ca. 50 % (bei GDM)	Adipositas
	Disposition DM-Typ 2

Therapie. Bausteine der interdisziplinären (diabetologischen und geburtsmedizinischen) Betreuung sind eine intensive, umfassende Schwangerenüberwachung sowie Stoffwechseleinstellung unter Beachtung der ggf. vorhandenen Begleiterkrankungen.

Schwangerenüberwachung. Die interdisziplinäre Betreuung und Anbindung an ein Perinatalzentrum mit Schwerpunktsprechstunde sollte so früh wie möglich erfolgen.
- 1×/Trimenon Augenarztvorstellung zum Ausschluss einer Retinopathia diabetica
- 1×/Trimenon Ausschluss einer Mikroalbuminurie (Albumin-Kreatinin Ratio/Mikral-Test)
- alle 4 Wochen Bestimmung des HbA1c
- differenzierter Ultraschall (DEGUM 2) im ersten und zweiten Trimenon, Biometrie alle 4 Wochen
- wöchentliche CTG- Kontrollen ab 32 + 0 SSW.

Der Fet ist gegenüber azidotischen und hyperglykämischen Situationen sehr empfindlich. Stoffwechseldekompensationen können den intrauterinen Tod zur Folge haben. Eine Ketoazidose mit einer fetalen Mortalitätsrate von bis zu 35 % stellt auch bei milderen Verläufen in der Schwangerschaft immer einen Notfall dar, der interdisziplinär unter intensivmedizinscher Überwachung umgehend behandelt werden muss. Besonders bei vorzeitigen Wehen und/oder Gabe einer antenatalen Steroidprophylaxe sollte die Schwangere engmaschig mit kontrolliert werden bzw. eine BGA- Kontrolle erfolgen.

Stoffwechselkontrollen umfassen Laborparameter, Ernährungs- und Insulintherapie.

Laborparameter sind Blutzucker und Glykohämoglobin (HbA1c), ggf. Ketone aus venöser BGA.

Blutzucker. Ziel ist eine normoglykämische Blutglukosekonzentration kapillär vor den Mahlzeiten unter 95 mg/dl, 1 h postprandial < 140 mg/dl, 2 h postprandial < 120 mg/dl.

Glykohämoglobin (HbA1c). Ein kleiner Teil der von den Erythrozyten aufgenommenen Glukose verbindet sich mit der terminalen Aminogruppe der Betakette des Globins, der mit dem Blutzuckerspiegel korreliert: je höher der Blutzucker, desto mehr HbA1c! Durch $HbA1_c$-Bestimmung ist der Langzeiterfolg der Stoffwechselführung über 3 Monate zu kontrollieren (Blutzuckergedächtnis). Normalwert: < 6,5 %. CAVE: Verfälschung durch Anämie möglich!

Ketone. Ketonselbstmessung durch die Schwangere.

Albumin-Kreatinin Ratio. < 30 mg/g Krea.

CGM. Kontinuierliche Gewebszuckermessung, die heutzutage meist in Echtzeit (rtCGM) einsehbar ist. Hier sollte der Zielbereich auf 70–140 mg/dl eingestellt werden. Die Zeit im Zielbereich sollte mindestens bei vorbestehendem Diabetes 70 % betragen und eine Durchschnittsglukose zischen 90–110 mg/dl angestrebt werden.

Praxishinweis. Auch Diabetikerinnen sollten in der Schwangerschaft auf die BMI-Grenzen achten.

Therapie

Insulin. Die Therapie mittels Insulins erfolgt mittels intensivierter konventioneller Insulintherapie (ICT) oder Insulinpumpentherapie (CSII).

ICT. Hier sind nach dem sogenannten Basis-Bolus-Prinzip 4–5 Insulingaben pro Tag erforderlich. Inzwischen sind langwirksame Insuline wie z. B. Insulin degludec in der Schwangerschaft zugelassen, was eine in der Schwangerschaft oft schwierige Umstellung auf z. B. Protaphane unnötig macht. Zu den in der Regel einmal täglich applizierten Basalinsulinen werden kurzwirksame Analoga wie Insulin lispro/aspart zu den Mahlzeiten appliziert.

CSII. Wenn möglich sollte jeder Schwangeren mit Diabetes eine präkonzeptionelle Einstellung auf eine CSII angeboten werden. Aktuelle Daten sprechen für eine Verbesserung der glykämischen Kontrolle bei Anwendung eines AID (automated insulin delivery) Systems aus CGM und CSII mit einem hybrid closed loop.

Metformin. Metformin wurde 2022 unter dem Handelsnamen Glucophage® mit Einschränkungen in Europa zur Therapie in der Schwangerschaft zugelassen. Nach guter Aufklärung ist eine Fortführung der Metformin insbesondere bei DM-Typ 2 möglich, auch um sehr hohe Insulindosen und eine nicht ausreichende glykämische Kontrolle zu vermeiden. Eine Therapie mit Metformin kann durch Insulin ergänzt werden. Der Einsatz von Metformin ist in besonderen Therapiesituationen z. B. bei ausgeprägter Insulinresistenz nach Aufklärung der Schwangeren möglich.

Blutzuckertagesprofil. In der Regel ist ein 4- oder 6 Punkt Tagesprofil mit Nüchternblutzuckermessung und jeweils 1 Stunde nach den Hauptmahlzeiten ausreichend. Je nach Verlauf kann dieses Schema durch präprandiale oder Spätblutzuckermessungen um 22 Uhr ergänzt werden.

Eine gute Schulung und erneute Ernährungsberatung ist auf Grund der veränderten Stoffwechsellage dringend anzuraten.

Leitung der Geburt. Die Geburt sollte in einem Perinatalzentrum mit Erfahrung in der Betreuung von Schwangeren mit Diabetes erfolgen. Eine Geburtseinleitung in Terminnähe ist bei Ausbleiben eines spontanen Geburtsbeginns sinnvoll. Frühzeitige Entbindungen insbesondere vor 37 + 0 SSW sollten möglichst vermieden werden. Auch bei makrosomen Feten sollte zunächst, außer bei akuter fetaler oder maternaler Bedrohung, eine Verbesserung der glykämischen Kontrolle erfolgen.

Geburtsmodus. Es besteht keine generelle Indikation zur Geburt mittels Sectio caesarea. Dies sollte individuell je nach Befunden entschieden werden.

Sub partu. Eine CSII ggf. mit AID ist einer ICT sub partu gleichwertig. Bei Aufnahme zur Geburt empfiehlt es sich, die Dosis des Basalinsulins zu halbieren und je nach weiteren Blutzuckerwerten kurzwirksames Insulin einzusetzen. Bei Aufnahme sollten eine venöse Blutgasanalyse erfolgen und stündliche Blutzuckermessung im Verlauf erfolgen. Eine Messung mittels CGM sollte unter der Geburt immer konventionell gegenkontrolliert werden. Eine Einstellung per AID (automatische Insulindosierung) sub partu ist nicht sicher. Eine gute Planung vorab mit Einspeicherung eines Programms sub partu bei CSII oder Festlegung der Dosen bei ICT ist essenziell.

Postpartum. Nach der Geburt sinkt der Insulinbedarf rasch auf die Hälfte bis ein Drittel der vor der Geburt benötigten Dosis ab.

Stillen. Eine Stillberatung und Anleitung zur Kolostrumgewinnung sollte bereits präpartal erfolgen. In der Stillzeit kann es insbesondere in den frühen Morgenstunden zu Hypoglykämien kommen.

Ziel der Betreuung. Spontaner Geburtsbeginn in Terminnähe (bei guter Einstellung des Kohlenhydratstoffwechsels und ungestörtem Schwangerschaftsverlauf). Der Diabetes ist keine Sektioindikation; eine wesentliche Terminüberschreitung sollte vermieden werden. Eine gute Geburtsplanung im Idealfall mit dem Partner ist unverzichtbar.

4.2.4.1 Gestationsdiabetes (GDM)

Definition. Pathologische Kohlenhydrattoleranz oder diabetische Stoffwechsellage während der Schwangerschaft auftretend als Erstmanifestation.

Häufigkeit. ca. 8 % aller Schwangerschaften in Deutschland, ca. 13 % aller Schwangerschaften in Europa.

Diagnostik. Der 50 g Screeningtest ist laut Mutterschaftsrichtlinien zwischen 24 + 0 und 27 + 6 SSW durchzuführen. Dieser schwankt in der Sensitivität je nach vorheriger Nahrungsaufnahme, ist nicht an den IADPSG/WHO-Kriterien validiert und beinhaltet nicht die Testung des Nüchternblutzuckerwertes. Ein GDM wird somit häufig nicht durch diesen Test erkannt. Bei Schwangeren mit bariatrischen Operationen in der Vorgeschichte sollte kein oGTT durchgeführt werden (Abb. 4.3).

oGTT-Indikation. Bei den nachfolgenden Risiken sollte der 75 g oGTT direkt indiziert werden (Abb. 4.3):

Anamnestische und Befundrisiken bei Gestationsdiabetes:
Anamnestische Risiken
-   familiäre Diabetes-Belastung (bei Verwandten 1. Grades)
-   makrosomes Neugeborenes bei vorangegangener Schwangerschaft
-   intrauteriner Tod bei vorangegangener Schwangerschaft unklarer Ursache
-   wiederholte Frühgeburten/Aborte

- Gestationsdiabetes in vorheriger Schwangerschaft
- Gewichtszunahme von mehr als 3 kg zwischen den Schwangerschaften.

Befundrisiken
- wiederholte Glukosurie
- Adipositas (BMI > 30 kg/m^2)
- übermäßige Gewichtszunahme
- V. a. Makrosomie
- Polyhydramnion ohne andere erkenntliche Ursache.

50 g Screeningtest. Der orale 50-g-Glukose-Screening-Test kann zu jeder Tageszeit, unabhängig von der Nahrungsaufnahme, erfolgen. 50 g Glukose werden in 200 ml Wasser gelöst und innerhalb von 3–5 Min. getrunken. Bei einem auffälligen Screeningtest muss ein 75 g oGTT durchgeführt werden.

75 g oGTT-Durchführung
- Am Vorabend vor dem Test ab 22 Uhr Einhalten einer Nüchternperiode von mind. 8 Stunden
- Testbeginn am folgenden Morgen zwischen 6 und 9 Uhr
- normales Essverhalten in letzten 3 Tagen
- keine außergewöhnliche körperliche Belastung
- keine akute Erkrankung/Hyperemesis
- keine Medikation morgens (L-Thyroxin, Progesteron, β-Mimetika wirken kontra-insulinär)
- frühsten 5 Tage nach der letzten Injektion von Betamethason wegen drohender Frühgeburt

Die Schwangere trinkt nach initial kapillärer Messung des Nüchternblutzucker 75 g Glucose in 300 ml Wasser innerhalb von 3–5 Minuten. Die Messung des Blutzuckers erfolgt im venösen Plasma nüchtern, nach 1 und 2 Stunden. Bei einem Nüchternblutzuckerwert ≥ 126 mg/dl sollte kein oGTT durchgeführt werden.

Grenzwerte sind 92/180/152 mg/dl.

Bewertung. Ist der 50 g Screeningtest auffällig, sollte ein 75 g oGTT erfolgen. Bei einem auffälligen Wert im 75 g oGTT wird die Diagnose GDM gestellt. Bei Nüchternblutzuckerwerten ≥ 126 mg/dl oder einem 2 h Wert ≥ 200 mg/dl geht man nicht von einem GDM, sondern einem vorbestehenden Diabetes aus, der eine diabetologische Anbindung notwendig macht.

Geburtshilfliche Komplikationen der Gestationsdiabetikerinnen gleichen denen bei manifesten Diabetikerinnen. Eine Ketoazidose ist nicht zu erwarten.

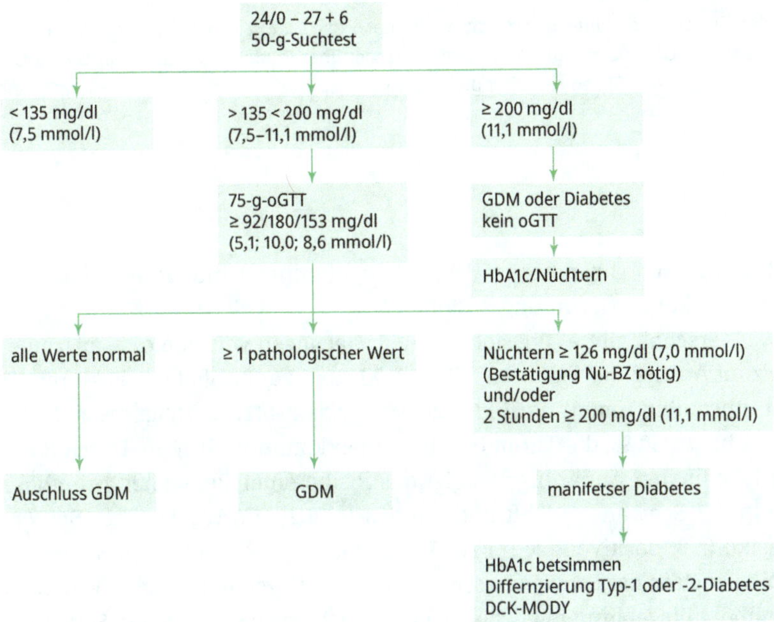

Abb. 4.3: Vorgehen zum Screening auf Gestationsdiabetes.

Schwangerenbetreuung. Regelmäßige Wachstumskontrollen, 4 Punkt Blutzucker-tagesprofile und CTG-Kontrollen bei Insulintherapie ab 32 + 0 SSW. Der Einsatz eines CGM zur Überwachung der glykämischen Kontrolle kann sinnvoll sein.

Therapie. Es gelten 3 Säulen der Therapie: Bewegung, Ernährungsumstellung und bei **Bedarf eine Insulintherapie (ca. 30 % aller Schwangeren mit GDM).**

Empfehlungen zur Geburt. Die Geburtseinleitung sollte bei Insulintherapie am Geburtstermin erfolgen. Bei gut diätetisch eingestelltem GDM kann die Schwangere nach der Leitlinie zur Terminüberschreitung betreut werden. Bei iGDM die Insulintherapie abgesetzt werden. Bereits vor der Geburt sollte eine Still-beratung und Anleitung zur Kolostrumgewinnung erfolgen.

Nachsorge nach Gestationsdiabetes. Nach der Geburt sollte am 2. postpartalen Tag ein Blutzuckertagesprofil erfolgen. Frauen mit Gestationsdiabetes sollten 6–12 Wo-chen postpartal einen 75 g oGTT durchführen lassen. Weiterhin wird eine jährliche Diabetesdiagnostik mit Nüchternglukose und HbA1c empfohlen, die auch bei Planung einer Folgeschwangerschaft erfolgen sollte. Zusätzlich empfiehlt sich eine frühzeitige Hyperglykämie-Diagnostik im 1. Trimenon bzw. ein 75 g oGTT anstatt des 50 g Scree-ningtests.

Praxishinweis. Der Gestationsdiabetes bildet sich häufig nach der Geburt spontan zurück. Andererseits tritt bei Frauen mit GDM später signifikant häufiger gegenüber Frauen ohne GDM ein Diabetes mellitus Typ 2 auf. Insbesondere Stillen reduziert dieses Risiko.

4.2.5 Thrombophilie

Neigung zur Bildung von Thrombosen (Hyperkoagulabilität) infolge angeborener oder erworbener Defekte im Gerinnungssystem.

In der Schwangerschaft gibt es physiologische Änderungen von Hämostaseparametern, es kommt zum Anstieg der Faktoren VII, VIII, XII und zum Abfall der Faktoren XI und XIII, das Antithrombin nimmt um 10 bis 20 % ab, das Protein C steigt bis zu 50 %, das Protein S fällt bis zu 50 %, die Thrombozyten fallen kontinuierlich ab. Durch diese schwangerschaftsbedingten Änderungen steigt das Risiko einer Beinvenenthrombose um das 4-fache in der Schwangerschaft und um das 14-fache im Wochenbett. Bei V.a. ein erhöhtes Risiko (z.B. positive Eigen- bzw. Familienanamnese) sollte ein Screening auf Thrombophilie auch in der Schwangerschaft erfolgen. Wegen eines weiter erhöhten Risikos bei thrombophiliegefährdeten Schwangeren/Wöchnerinnen sollte ein Screening auf Thrombophilie in der Schwangerschaft erfolgen. Bevor eine labormedizinische Diagnostik gestartet wird, muss anamnestisch nach einem thrombo-embolischen Ereignis gefahndet werden (S. 639).

Gerinnungsanalytische Suche in dieser Risikogruppe nach APC-Resistenz, meist Faktor-V-Leiden-Mutation, Prothrombin-Polymorphismen, Protein-C-Mangel, Protein-S-Mangel, Antithrombinmangel, Faktor-VIII-Erhöhung, Antiphospholipidsyndrom.

Therapie. Bei heterozygoter Faktor-V-Leiden-Mutation ohne vorausgegangenes thrombo-embolisches Ereignis ist eine Heparingabe nur im Wochenbett angezeigt. Bei homozygoter Faktor-V-Leiden-Mutation und bei Protein-C- oder Protein-S-Mangel ist eine Heparingabe in Schwangerschaft und Wochenbett indiziert (S. 639).

4.2.6 Schilddrüsenkrankheiten

Während der Schwangerschaft kommt es zu einer Funktionssteigerung der Schilddrüse und damit zu einer Steigerung der Hormonproduktion sowie zu einer begleitenden Hypertrophie der Schilddrüse (physiologische Zunahme des normalen Schilddrüsenvolumens von etwa 18 ml um 10–15 %).

Der Schilddrüsenhormonstoffwechsel ist durch eine physiologische Hyperthyroxinämie gekennzeichnet. Die vermehrte Produktion von Thyroxin ist eine Folge der hohen Östrogenspiegel bzw. des Anstiegs des Bindungsproteins (Thyroxin-Globulin TBG). Dieses wird in der Leber gebildet, sein Abbau ist verzögert. Durch den Anstieg des TBG kommt es zu einer vermehrten T3- und T4-Bindung, sodass die Hormonproduktion zur Aufrechterhaltung des freien Hormonspiegels gesteigert werden muss.

20 % der Frauen haben eine kurzzeitige plazentare Überstimulation durch HCG, besonders während des Serum-HCG-Gipfels zwischen der 8. und 14. SSW. Dadurch kommt es zur Suppression des TSH bei noch adäquatem freien T3 und T4 im Sinne einer subklinischen Hyperthyreose, bei 1–2 % der Frauen tritt eine manifeste Schwangerschaftshyperthyreose auf.

Hyperthyreose. Frauen mit Schilddrüsenüberfunktion haben eine erhöhte Abortrate und eine erhöhte Frühgeburtenrate, eine erhöhte perinatale Mortalität und eine erhöhte fetale Fehlbildungsrate. Sie sind der Gefahr der Auslösung einer thyreotoxischen Krise bei der Geburt ausgesetzt.

Therapie. Die Dosis des Thyreostatikums ist möglichst niedrig zu wählen, wobei eine geringe Plazentagängigkeit zu berücksichtigen ist. Das Therapieziel ist, die Schilddrüsenhormonkonzentration im oberen Normbereich einzustellen, dazu sind Kontrollen in 2–4-wöchigen Abständen notwendig.
- Anfangsdosierung 10–20 mg/die Thiamazol,
- Erhaltungsdosis 2,5–5 mg/die.

Jodidgabe ist kontraindiziert. Die Radiojodtherapie ist in der Schwangerschaft absolut kontraindiziert, selten muss eine Schilddrüsenoperation (Strumektomie) durchgeführt werden, wenn notwendig, vor allem zwischen der 15. und 25. SSW.

Hypothyreose. Frauen mit Schilddrüsenunterfunktion werden häufig nicht schwanger oder die Schwangerschaft ist durch eine drohende Fehl- oder Frühgeburt kompliziert. Aufgrund des Mehrbedarfs an Schilddrüsenhormonen bei vielen Schwangeren ist eine Steigerung der Substitutionsdosis von Thyroxin notwendig. Die Dosisfestlegung erfolgt anhand der TSH-Kontrollen, eine Normalisierung des TSH wird angestrebt.

Euthyreote Struma. Die häufigste Ursache einer sichtbaren, tastbaren und sonographisch messbaren Vergrößerung der Schilddrüse ist der Jodmangel, verstärkt durch die Schwangerschaft in Jodmangelgebieten (Deutschland ist Jodmangelgebiet!).

Praxishinweis. Für die Struma-Prophylaxe bei Mutter und Kind reicht die Jodsalzzufuhr in Jodmangelgebieten nicht. Erforderlich ist die Substitution von 200 µg Jodid pro Tag.

4.2.7 Akutes Abdomen

In der Schwangerschaft können Appendizitis, Cholezystitis und Cholelithiasis, Choledocholithiasis, Darmverschluss und die Ulkuskrankheit zu einer notfallchirurgischen Operation Anlass geben. Die Krankheit an sich und ihre Komplikationen, der chirurgische Eingriff sowie die Anästhesie stellen ein Risiko für Mutter und Kind dar. Dabei ergeben sich häufig Risiken durch die Verzögerung der Diagnose und Therapie. Das Risiko für das Kind ist abhängig vom Schwangerschaftsalter, der fetalen Lungenreife und der Sauerstoffversorgung.

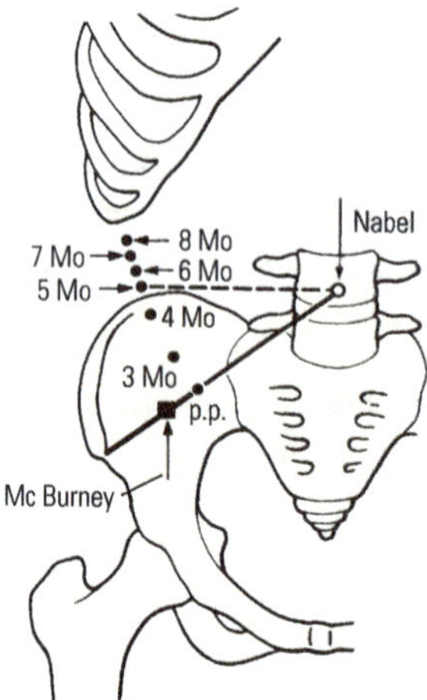

Abb. 4.4: Dislokation der Appendix während der Schwangerschaft und im frühen Wochenbett.

Risiko für die Schwangerschaft durch Krankheiten mit notfallchirurgischer Behandlung

Während der normalen Schwangerschaft treten häufig gastrointestinale Symptome auf, die die Folge der physiologischen Anpassungsveränderungen der mütterlichen Organe des Verdauungstraktes an die Schwangerschaft sind. Darüber hinaus können sich aber präexistente gastrointestinale Erkrankungen in der Schwangerschaft verstärken oder mit der Schwangerschaft einhergehende oder von ihr begünstigte Krankheiten auftreten.

Akute Appendizitis. Es wird mit einer Prävalenz von 1:2.000 Schwangerschaften gerechnet. Durch die physiologischen Veränderungen mit der Folge der untypischen Lokalisation der Appendix (Abb. 4.4), der Anschuldigung geburtshilflicher Ursachen für die entsprechenden Beschwerden und den Hemmungen, die Operation an einer Schwangeren durchzuführen, kommt es häufig zu einer Verzögerung der Diagnose. Damit entsteht die Gefahr einer Perforation, Peritonitis und Sepsis, und es entstehen Risiken hinsichtlich einer Fehlgeburt, Frühgeburt oder einem intrauterinen Fruchttod. Nach Perforation einer entzündeten Appendix wird eine mütterliche Mortalität von 17 % und eine fetale von 43 % angegeben, nach schwedischen Daten wird eine fetale Sterblichkeit von 15–20 % beobachtet. Die Ursachen der mütterlichen und fetalen Gefährdung lassen sich durch die verzögerte Diagnostik und chirurgische Therapie erklären.

Hinsichtlich der operativen Technik – laparoskopische Appendektomie versus konventionelle Appendektomie – ist dem laparoskopischen Konzept der Vorzug aus folgenden Gründen zu geben:

1. Das laparoskopische Vorgehen erleichtert die Auffindbarkeit der Appendix bei der Lagevariabilität in der Schwangerschaft.
2. Die Belastung der konventionellen Appendektomie-Narbe in der voranschreitenden Schwangerschaft mit der Gefahr des späteren Narbenbruchs wird vermieden.

Darmverschluss. Gelegentlich kommt als Ursache von Abdominalbeschwerden, insbesondere nach Appendektomie, in der Schwangerschaft ein Darmverschluss vor, meistens bedingt durch Adhäsionen infolge der vorangegangenen intraabdominalen Operationen bei jungen Frauen. Neben diesen Ursachen kommen ein Volvulus, innere Hernien und Komplikationen des Morbus Crohn in Frage. Eine mütterliche Mortalität von 10–20 % und eine fetale von 30–50 % werden berichtet.

Akute Cholezystitis und Cholelithiasis. Die in der Schwangerschaft physiologisch verminderte Gallenblasenmotilität sowie die Gallengangsweitstellung bewirken eine erhöhte Gefahr der Gallenblasenerkrankung in der Schwangerschaft. 3,5 % der Schwangeren weisen eine asymptomatische Cholezystolithiasis auf, die zumeist die Ursache der Cholezystitis in der Schwangerschaft ist. 30 % der Schwangeren weisen ein Sludge-Phänomen der Gallenblase und der Gallengänge auf. Die Diagnose der Erkrankung des Gallengangsystems und der Gallenblase in der Schwangerschaft ist problemlos durch die Abdominalsonographie und das MRT, die die Röntgendiagnostik ersetzt haben. Gallensteine werden ultrasonographisch leicht gefunden, da sie echogen sind und sich bei Körperbewegungen bewegen. Die NMRCP (Magnetresonanz-Cholangiopankreatikographie) ermöglicht die Diagnostik von Gallenwegsobstruktionen durch Lithiasis ohne Strahlenbelastung.

Die Diagnose einer Cholezystolithiasis bei asymptomatischen Schwangeren stellt keine Indikation zur Cholezystektomie dar. Schwangere mit zunehmender Symptomatik bei exspektativem Vorgehen, mit zunehmender Pankreatitis oder mit Verschlussikterus sollten allerdings ohne Verzug operiert werden. Der Goldstandard ist auch in der Schwangerschaft das laparoskopische Vorgehen mit angepassten CO_2-Insufflationsdrucken. Schwangere mit wiederholten cholezystitischen Episoden werden zur Vermeidung einer sehr frühen Frühgeburt möglichst erst im dritten Schwangerschaftsdrittel operiert. Ein besonderes Problem stellt der akute steininduzierte Verschlussikterus mit chologener Pankreatitis dar, die mit einer Prävalenz von 1:1.000 bis 1:12.000 Schwangeren angegeben wird. Hier besteht akuter Handlungsbedarf. Die Zumutbarkeit einer ERCP (endoskopische retrograde Cholangiopankreatikographie) mit der Option der Steinextraktion ist individuell zu entscheiden, darf aber die Dringlichkeit der Therapie nicht außer Acht lassen.

Aus geburtshilflicher Sicht ist das HELLP-Syndrom als die Differenzialdiagnose bei Beschwerden im rechten Oberbauch zu bedenken, da bei diesem Krankheitsbild ein beträchtliches Risiko für Mutter und Kind besteht.

Nach Laparotomie besteht eine erhöhte Frühgeburtsgefährdung, die nach Perforation und Peritonitis deutlich zunimmt. Die Pankreatitis ist mit einer mütterlichen Mortalität von 14 % und einer intrauterinen Sterberate von 20 % belastet.

Ulkusperforation. Es wird mit einer Prävalenz der Ulkuskrankheit von 1:10.000 Schwangere gerechnet. Des Öfteren bessert sich die Ulkuskrankheit während der Schwangerschaft, Komplikationen sind daher seltener. Kommt es zu den genannten seltenen Komplikationen, ist die verzögerte Diagnose – meist durch Endoskopie – sehr oft zu beklagen. In der Literatur gibt es Fallberichte, dagegen liegen belastbare statistische Aussagen über Morbidität und Mortalität von Mutter und Kind nicht vor.

Notfallchirurgische Maßnahmen in der Schwangerschaft können darüber hinaus bei der Leberblutung bzw. Leberruptur, die auch als Komplikation beim HELLP-Syndrom auftreten können, oder bei der Aortendissektion (z.B. Marfan-Syndrom) notwendig werden.

Risiko für die Schwangerschaft durch notfallchirurgische Maßnahmen

Nach schwedischen Daten werden 1:500 Schwangere abdominal-chirurgisch operiert. Die häufigsten zur Operation führenden Diagnosen sind Appendizitis und Gallensteine.

Ein erhöhtes Fehlgeburtsrisiko ist nach Laparotomie während der frühen Schwangerschaft beschrieben. Im letzten Drittel der Schwangerschaft stehen durch den großen Uterus die räumlichen Verhältnisse im Abdomen und die Gefahr der Frühgeburtsauslösung im Vordergrund. Allerdings muss festgehalten werde, dass die Risiken für Mutter und Kind bei den hier besprochenen Notfall-Indikationen durch die Erkrankung deutlich höher sind als durch die Operation selbst.

Operationszeitpunkt und perinatalmedizinische Behandlung

Grundsätzlich ist vor jeder nicht geburtshilflichen Operation ein interdisziplinäres Konsil mit den Chirurgen angezeigt. Eine Verlegung in ein Perinatalzentrum ist zu empfehlen, sofern es der Krankheitsverlauf zulässt. Prä- und postoperativ sind eine Ultraschalluntersuchung der Schwangeren einschließlich der Biometrie des Feten, Zervixlänge, biophysikalisches Profil, Dopplersonographie und eine Kardiotokographie erforderlich.

Aus geburtshilflicher Sicht ist vor einer Operation aufgrund mütterlicher Indikation das Risiko für den Feten unter den folgenden Aspekten abzuwägen: Schwangerschaftsalter, Überlebenswahrscheinlichkeit, Lungenreife, Hypoxiegefährdung. Wenn möglich, sollte der operative Eingriff in ein späteres Schwangerschaftsalter verschoben werden.

Bei Eingriffen vor 34 Schwangerschaftswochen ist eine wehenhemmende Therapie (Tokolyse) angezeigt.

Vor allem in den Schwangerschaftswochen 24 bis 34 sollte – wenn die Krankheit es zulässt und der Notfalleingriff um 48 Stunden verschiebbar ist – eine antenatale Steroidprophylaxe mit Betamethason (2-mal 12 mg i. m. in 24-stündigem Abstand) durchgeführt werden. Mit diesem Vorgehen lassen sich die Risiken für das Atemnotsyndrom und intraventikuläre Blutungen als typische Frühgeburtskomplikationen signifikant senken.

Häufig muss die chirurgische von einer antibiotischen Therapie begleitet werden. Aus geburtshilflicher Sicht eignen sich Penicilline, Cephalosporine und Erythromycin. Zur analgetischen prä- und postoperativen Therapie sind Paracetamol und Opiate geeignet. Bei Morphingaben in den letzten Stunden vor der Geburt sollte wegen möglicher respiratorischer Beeinträchtigung des Neugeborenen eine neonatologische Versorgung gesichert sein.

Risiko für die Schwangerschaft durch die Anästhesie inkl. Lagerung

Die Wahl der Anästhesie ist von der Operation und den Wünschen der Patientin und des Chirurgen abhängig. Sowohl Intubationsanästhesien als auch Regionalanästhesien können in der Schwangerschaft durchgeführt werden. Das Risiko der Anästhesie für die Schwangerschaft ist sehr klein. Aus geburtshilflicher Sicht ist es unabdingbar, arterielle Hypotonien und Hypoxämien zu vermeiden. Der diastolische Blutdruck sollte nicht unter 70 mmHg gesenkt werden, da Kreislaufinsuffizienz und Sauerstoffmangel der Mutter den Feten gefährden. Mit der Pulsoxymetrie der Mutter bietet sich ein nichtinvasives kontinuierliches Überwachungsverfahren an.

Bei lebensfähigem Kind (etwa ab 24 vollendeten SSW) sollte die Sauerstoffversorgung des Feten mithilfe der Kardiotokographie überprüft werden. Während einer Narkose ist allerdings auch die Wirkung der Narkotika auf die Bewegungen des Feten zu beachten. Durch das Übertreten von Sedativa/Anästhetika durch die Plazentaschranke ergibt sich eine eingeschränkte Variabilität und Oszillation der fetalen Herzfrequenzmuster.

Wichtig ist, die Schwangere für die Operation und während der Operation in halblinker Seitenlage (Operationstisch nach links um 15 Grad gesenkt) zu lagern. Damit wird das Risiko des Vena-cava-Kompressions-Syndroms gemindert. Die linke Seitenlage verbessert unmittelbar die Kreislaufsituation der Mutter und damit auch die Sauerstoffversorgung des Kindes.

4.2.8 Adnextumoren

Häufigkeit. Symptomatische oder palpable Tumoren werden bei etwa 1:500 Schwangeren festgestellt. Bei routinemäßigen Ultraschalluntersuchungen in der Schwangerschaft findet sich bei 1:100 Schwangeren ein Adnextumor.

Praxishinweis. Bei den meisten Adnextumoren handelt es sich um funktionelle Zysten!

Neben diesen, sich häufig spontan zurückbildenden Zysten werden Teratome, muzinöse und seröse Kystadenome sowie Thekome gefunden. Die Häufigkeit von malignen Ovarialtumoren beträgt 1:27.000.

Therapie. Falls keine akute Symptomatik (Torsion, Ruptur) oder sonographischer Malignitätsverdacht besteht, sollte ein operativer Eingriff bis etwa zur Schwangerschaftsmitte aufgeschoben werden. Spontan sich zurückbildende Zysten werden dann meist nicht mehr gefunden und das operationsbedingte Fehlgeburtsrisiko ist geringer. Prospektiv-randomisierte Studienergebnisse liegen zu den Therapierichtlinien nicht vor; so sind beispielsweise Ratschläge zum Operationsmodus (Längslaparotomie vs. Laparoskopie) sehr kontrovers.

4.2.9 Zytologie der Portio uteri

1 bis 3 % aller Schwangeren haben ein suspektes Portioepithel: Dysplasie, Stadien der zervikalen Präkanzerose. Die Häufigkeit von Portioveränderungen scheint zuzunehmen!

Praxishinweis. Schwangerschaftsbedingte Veränderungen in zytologischen Abstrichen können missdeutet werden; darüber hinaus ist eine spontane Regression von Portioepithelatypien, v. a. mittelgradiger Dysplasien, nach der Geburt zu beobachten. Die Beurteilung des zytologischen Befundes der Portio bei Schwangeren erfordert besondere Erfahrung.

Bei zytologischen Auffälligkeiten in der Schwangerschaft (Pap IIID/IVa, Dysplasie) sollte sich die Schwangere in einer **zertifizierten Dysplasiesprechstunde** vorstellen, damit eventuell eine gezielte Biopsie erfolgt. Nach dem histologischen Ergebnis der Biopsie ist über die Konsequenzen zu entscheiden (regelmäßige Kontrollen oder invasiver Eingriff in der Schwangerschaft, Entbindungsmodus, Vorgehen nach der Entbindung).

Literatur

Adam C, Oduncu FS. Hämatologische Erkrankungen in der Schwangerschaft. Gynäkologe. 2012;45:95–102.

American College of Obstetricians and Gynecologists. Gestational diabetes mellitus. ACOG practice bulletin No. 180, July 2017.

Aschka C, Felke B, Cimin-Bredée, et al. Lebererkrankungen in der Schwangerschaft. Gynäkologe. 2012;45:119–125.

Bock N, Sigler M, Maier LS, et al. Kardiologische Erkrankungen in der Schwangerschaft. Gynäkologe. 2012;45:112–118.

Brand KMG, Saarelainen L, Sonajalg J, et al. Metformin in pregnancy and risk of adverse long-term outcomes: a register-based cohort study. BMJ Open Diabetes Res Care. 2022;10(1):e002363. doi: 10.1136/bmjdrc-2021-002363. PMID: 34987051; PMCID: PMC8734020.

Buck C, Dellas C, Ibishi S. Lungenerkrankungen in der Schwangerschaft. Gynäkologe. 2015;48:101–107.

CLASP. A randomized trial of low-dose aspirin fort he prevention and treatment of pre-eclampsia among 9364 pregnant women. Lancet. 1994;343:619–29.

Deutsche Gesellschaft für Gynäkologie und Geburtshilfe. Gestationsdiabetes mellitus. AWMF S3 Leitlinie 057/008. Februar 2018.

Deutsche Gesellschaft für Gynäkologie und Geburtshilfe. Diabetes und Schwangerschaft. AWMF S3 Leitlinie 057/023. Dez 2014.

Deutsche Gesellschaft für Gynäkologie und Geburtshilfe. S2k-Leitlinie Hypertensive Erkrankungen in der Schwangerschaft (HES): Diagnostik und Therapie AWMF 015 - 018, Juli 2024

Deutsche Gesellschaft für Gynäkologie und Geburtshilfe. Chronic Disease and Pregnancy. AWMF S2 Guideline 015–090 Februar 2022

Drever E, Tomlinson G, Bai AD, Feig DS. Insulin pump use compared with intravenous insulin during labour and delivery: the INSPIRED observational cohort study. Diabet Med. 2016;33(9):1253–9. doi: 10.1111/dme.13106. Epub 2016 Mar 20. PMID: 26927202.

Feig DS, Donovan LE, Corcoy R, et al; CONCEPTT Collaborative Group. Continuous glucose monitoring in pregnant women with type 1 diabetes (CONCEPTT): a multicentre international randomised controlled trial. Lancet. 2017;390(10110):2347–2359. doi: 10.1016/S0140-6736(17)32400-5. Epub 2017 Sep 15. Erratum in: Lancet. 2017.;390(10110):2346. PMID: 28923465; PMCID: PMC5713979.

Feig DS, Corcoy R, Donovan LE, et al; CONCEPTT Collaborative Group. Pumps or Multiple Daily Injections in Pregnancy Involving Type 1 Diabetes: A Prespecified Analysis of the CONCEPTT Randomized Trial. Diabetes Care. 2018;41(12):2471–2479. doi: 10.2337/dc18-1437. Epub 2018 Oct 16. PMID: 30327362.

Figura von A, Patchan S, Bock N, Müller GA. Rheumatologische Erkrankungen in der Schwangerschaft. Gynäkologe. 2015;48:117–123.

Geyer A, Röcken M, Strölin A. Hautveränderungen und Erkrankungen der Haut in der Schwangerschaft. Geburtsh Frauenheilk. 2006;66:910.

Gromnica-Ihle E, Krüger K. Rheuma und Schwangerschaft. Frauenarzt. 2009;50:586–90.

Haslinger C, Gonser M. Schwangerschaftscholestase. Gyäkologe. 2015;48:817–25.

Hühner B, Reister F. Notfälle in der Geburtshilfe. Gynäkologie. 2022;55:246.

Kirschner W. Jückstock J, Henrich W. Die subklinische Hypothyreose erhöht das Risiko für Fehlgeburten, Frühgeburten und Gestationsdiabetes. Frauenarzt. 2021;62:326–332.

Knabl J, Kainer F, Gärtner R. Endokrine Erkrankungen in der Schwangerschaft. Schilddrüse und Diabetes. Gynäkologe. 2012;45:103–111.

Koziolek, MJ, Stock J, Piela A, Müller GA. Schwangerschaft und Niere. Gynäkologe. 2015;48:108–116.

Lee TTM, Collett C, Bergford S, et al.; AiDAPT Collaborative Group. Automated Insulin Delivery in Women with Pregnancy Complicated by Type 1 Diabetes. N Engl J Med. 2023.;389(17):1566–1578. doi: 10.1056/NEJMoa2303911. Epub 2023 Oct 5. PMID: 37796241.

Magee LA, Pels A, Helewa M, et al. Diagnosis, evaluation and management of the hypertensive disorders of pregnancy. Pregnancy Hypertens. 2014;4:105–145.

Melchior H, Kurch-Bek D, Mund M. Prävalenz des Gestationsdiabetes. Dtsch Ärztebl Int. 2017;114:412–8.

Rath W, Fischer T. Diagnostik und Therapie hypertensiver Schwangerschaftserkrankungen. Neue Ergebnisse für Praxis und Klinik. Dtsch Ärztebl Int. 2009;106:733–8.

Rolnik DL, Wright D, Poon LC, et al. Aspirin versus Placebo in pregnancies at high risk for preterm preeclampsia. N Engl J Med. 2017;377:613–22.

Royal College of Obstetricians and Gynecologists. Obstetric cholestasis. Green top Guideline No. 43, April 2011.

Rys PM, Ludwig-Slomczynska AH, Cyganek K, Malecki MT. Continuous subcutaneous insulin infusion vs multiple daily injections in pregnant women with type 1 diabetes mellitus: a systematic review and meta-analysis of randomised controlled trials and observational studies. Eur J Endocrinol. 2018;178 (5):545–563.

Schäfer-Graf U, Kleinwechter H, Kainer F, et al. Gestationsdiabetes – praktische Umsetzung der neuen S3-Leitlinie. Frauenarzt. 2011;52:962–970.

Schlembach D, Verlohren S, Klein E, et al. Der sFlt-1/PlGF-Quotient in Prädiktion und Diagnostik der Präeklampsie. Frauenarzt. 2015;56:858.

S3-Leitlinie Gestationsdiabetes mellitus (GDM), Diagnostik, Therapie und Nachsorge, 2. Auflage AWMF-Registernummer: 057–008, 2018

Stepan H. Präeklampsie – Therapieoptionen und Zukunftsaussichten. Gynäkologe. 2014;47:652–654.

Tauscher A, Dathan-Stumpf A, Stepan H. Ambulante Betreuung hypertensiver Schwangerschaftserkrankungen. Frauenarzt. 2023;64:516.

Verlohren S, Galindo A, Schlembach D, et al. An automated method for the determination of the sFlt-1/ PlGF ratio in the assessment of preeclampsia. Am J. Obstet Gynecol. 2010; 201:161.

5 Gestörte Schwangerschaft in der zweiten Schwangerschaftshälfte

5.1 Frühgeburt

Definition. Geburt vor abgeschlossenen 37 Schwangerschaftswochen p. m. (post menstruationem).

Als Geburt wird die Geburt von einem toten Kind > 500 g Geburtsgewicht oder von einem lebenden Kind ohne Berücksichtigung des Geburtsgewichtes oder des Schwangerschaftsalters definiert.

Frühgeburt an der Grenze der Überlebensfähigkeit. Frühgeborene zwischen 22 + 0 SSW und 23 + 6 SSW stellen eine besondere medizinische Herausforderung dar. Sie sind anatomisch und physiologisch unreif, benötigen oft intensive Atemunterstützung und haben ein erhöhtes Risiko für neurologische Entwicklungsstörungen. Die Entscheidungen zur Behandlung dieser extremen Frühgeborenen sind ethisch komplex und erfordern eine individuelle Abwägung in einem erfahrenen Perinatalzentrum Level 1 unter Berücksichtigung von Risiken und elterlichen Wünschen. Fortschritte in der Neonatologie haben die Überlebenschancen verbessert, aber die langfristigen Herausforderungen bleiben bestehen.

Häufigkeit. In Deutschland ca. 8 %.

Ätiologie. Multifaktoriell; im Einzelfall sind Ursachen meist nicht festzustellen. Häufig treffen Risikofaktoren zusammen (Tab. 5.1): schlechte sozioökonomische Verhältnisse, Anamnese, Schwangerschaftskomplikationen.

Pathophysiologie. Ebenso unklar wie der Beginn der termingerechten Geburt.
1. Chorion-, Deziduazellen. Gesichert ist, dass Chorion- und angrenzende Deziduazellen entscheidend für die Genese der Frühgeburt sind. Der aszendierenden Infektion sowie vaskulären Veränderungen mit Durchblutungsstörungen der Plazenta werden eine Auslösung zugesprochen, gefördert von mütterlichem Stress, plazentarer Hypoxämie, dezidualer Blutung. Die Produktion von Kortikotropin-releasing-Hormon und die zelluläre Prostaglandinproduktion in Chorion und Dezidua wird in vitro durch bakterielle Endotoxine und die entzündlichen Zytokine Interleukin-1 (IL-1) und den Tumornekrosefaktor (TNF) stimuliert. Die Herstellung von IL-6 durch Dezidua- und Chorionzellkulturen wird durch IL-1 und TNF stimuliert. Außerdem stimuliert IL-6 die deziduale Prostaglandinherstellung. Auf diese Weise können entzündliche Mediatoren Wehen verursachen.
2. Chorion-Dezidua-Ablösung, Blasensprung. Die Frühgeburt ist mit fortschreitender Zerreißung der extrazellulären Matrix (ECM) der Zervix assoziiert, die zur Dilatation und Zerreißung der Chorion-Dezidua-ECM-Berührungsfläche, zur Chorion-Dezidua-Ablösung und zum Blasensprung führt. Kulturelle zervikale

© 2026 Walter de Gruyter GmbH, Berlin | https://doi.org/10.1515/9783111201559-005

Chorion- und Deziduazellen, die IL-1 ausgesetzt sind, setzen ECM-abbauende Kollagenasen frei. Der IL-8-Gehalt, ein Granulozytenchemotaktor und -aktivator, ist im FW bei Frühgeburt erhöht. Aktivierte Granulozyten setzen Kollagenasen frei, die fähig sind, Substanzen abzubauen: Kollagen I–III (Komponenten von zervikaler ECM), Elastase (Elastin abbauend), Kollagen IV, Proteoglykane und Fibronektin (Komponente der Chorion-Dezidua-ECM).

Tab. 5.1: Risikofaktoren der Frühgeburt.

Sozioökonomisches Risiko	Anamnestische Belastung	Schwangerschaftskomplikation
niedrige soziale Schicht, mütterliches Alter (< 18 bzw. > 35 Jahre), Multiparität, Alleinstehende, Raucherin	vorausgegangene Frühgeburten, vorausgegangene Totgeburten, mehr als 2 Fehlgeburten (spontan oder artifiziell)	aszendierende Infektion, Störungen der Plazentation und Plazentaentwicklungsstörungen, Uteruspathologien, fetale Ursachen wie Fehlbildungen oder Mehrlinge

Prävention. Der langfristigen Senkung der Frühgeburtenrate dienen ein adäquates Gesundheitsbewusstsein und Änderung des Lebensstils.

Bei der Schwangerenberatung wird die Gefährdung anhand der klinischen Erfahrung oder mithilfe von Risikokatalogen erfasst. Wichtig ist die Aufklärung von Schwangeren über die Gefährdungen der Frühgeburt und über die Risikofaktoren, die eine Frühgeburt auslösen können.

Verständnis ist zu wecken für eine erhöhte Frequenz von Vorsorgeuntersuchungen, frühzeitige Bescheinigung der Arbeitsunfähigkeit u. ggf. eine frühzeitige stationäre Aufnahme.

Das sozialmedizinische Umfeld der frühgeburtsgefährdeten Frauen bedarf einer besonderen Zuwendung.

Praxishinweis. Positive Effekte einer prophylaktischen Cerclage sind nicht gesichert.

Vaginaler pH-Wert. Bei unkomplizierter Schwangerschaft beträgt der pH-Wert am Introitus vaginae 4,5. Die hohe Azidität des vaginalen Milieus ist ein natürlicher Infektionsschutz; sie wird durch Milchsäurebakterien (Döderlein-Flora) gewahrt, die sich in der Schwangerschaft vermehren. Gestörte Vaginalflora und atypische bakterielle Kolonisation der Scheide sind häufig mit einer Erhöhung des Scheiden-pH-Werts verbunden.

Ein vaginales Mikrobiom mit einem normalen pH-Wert, der von Laktobazillen dominiert ist, übt eine protektive Wirkung auf den Schwangerschaftsverlauf hinsichtlich Frühgeburt und Spätabort aus. Die Diagnostik mittels vaginalem pH-Wert auf eine asymptomatische und symptomatische bakterielle Vaginose und deren Behandlung senkt allerdings nicht generell die Frühgeburtsrate. Die pH-Metrie als alleiniges Verfahren hat keinen Stellenwert in der Diagnostik.

Bakterielle Vaginose

50–75 % verlaufen asymptomatisch.

Die Befundung der bakteriellen Vaginose erfolgt nach den Amsel-Kriterien:

1. Grau-weißer Vaginalausfluss
2. Fischgeruch
3. pH-Wert in der Scheide über 4,5
4. Mehr als 20 % Schlüsselzellen („Clue Cells")

Wenn 3 der 4 Kriterien erfüllt sind, liegt eine bakterielle Vaginose vor.

Alternativ zu den Amsel-Kriterien kann der Nugent-Score angewandt werden. Hierbei erfolgt durch Gram-Färbung die Diagnose. Erfasst werden: Laktobazillen, Gardnerella vaginalis und Mobilunces spp.

Eine bakterielle Vaginose ist ein Risikofaktor für eine Frühgeburt, jedoch senkt deren Therapie mit Antibiotika nach aktuellem Forschungsstand die Frühgeburtenrate nicht generell. Ganz im Gegenteil kann die Gabe von Antibiotika zur Zerstörung der mütterlichen Darmflora mit gehäuften Durchfällen und Bauchschmerzen führen. Bei vielen Frauen kann eine bakterielle Vaginose beobachtet werden, die wenigsten jedoch entwickeln eine aszendierende Infektion. Bei einem Laktobazillenmangel sollte die Vaginalflora aufgebaut werden. Schwangere mit *symptomatischer* bakterieller Vaginose sollten aufgrund ihrer Beschwerden mit Antibiotika behandelt werden. Das Mittel der ersten Wahl ist Clindamycin 300 mg 2 × täglich für 7 Tage (auch im ersten Trimenon). Alternativ kann Metronidazol 500 mg 2 × täglich für 7 Tage verabreicht werden.

Praxishinweis: Die generelle Antibiotikabehandlung bei drohender Frühgeburt (und stehender Fruchtblase!) ist derzeit nicht indiziert.

Klinik, Diagnostik. Anamnese: Beurteilung der Risikofaktoren lt. Tab. 5.1; Symptome: vorzeitige Wehen (Kontraktionstätigkeit), Transvaginale Zervixlängenmessung.

Kontraktionen des Uterus

–   Empfundene Kontraktionen. Am einfachsten ist das Notieren der Gebärmutterkontraktion durch die Schwangere (Wehenkalender):
–   Äußere Wehenmessung (externe Tokometrie). Elektromechanische Druckwandler, die mit einem Gürtel auf dem Abdomen an der prominentesten Stelle befestigt werden, registrieren die Wehen:
    –   Wehenfrequenz. 3 Kontraktionen/Std. bis zur 30. SSW, danach 5 Kontraktionen/Std. sind normal.

- Zwei Wehenkontraktionsformen (Abb. 7.19, S. 230). Alvarez-Kontraktionen sind unkoordinierte lokale Uteruskontraktionen von niedriger Stärke jenseits der 20. SSW, Braxton-Hicks-Kontraktionen sind stärkere seltenere Uteruskontraktionen ab 20. SSW.
- Ab welcher Frequenz und welchen Drucken diese Uteruskontraktionen eine Wirkung auf die Zervix haben, ist individuell verschieden.

Vorzeitige Zervixreifung. Maßgeblich ist die transvaginale Zervixlängenmessung:

Transvaginalsonographie (TVS). Verlässlicher und reproduzierbarer als die digitale Untersuchung der Zervix für die Überwachung bei frühgeburtsgefährdeten Frauen oder zur Prognoseeinschätzung bei Frauen mit vorzeitigen Wehen ist die transvaginale Zervixlängenmessung mittels Ultraschall (Abb. 5.1 a–c). Es wird die Zervixlänge vom Os cervicale internum zum Os cervicale externum bei entleerter Harnblase in Millimeter gemessen. Die Darstellung soll sagittal und das Bild ausreichend vergrößert sein (50–75 %). Außerdem sollte so wenig Druck wie möglich ausgeübt werden, um die Zervix nicht artifiziell zu verlängern

Praktisch hat sich folgende Einteilung bewährt:

Niedriges Risiko für eine Frühgeburt: Zervixlänge > 30 mm oder 15–30 mm + negativer Biomarkertest.

Erhöhtes Risiko: Zervixlänge < 15 mm oder Zervixlänge 15–30 mm + positiver Biomarkertest

Zervixinsuffizienz ist die Muttermunderöffnung ohne Wehen, eine Störung des zervikalen Verschlussapparates (selten!). Häufig wird die Reifung der Zervix durch Wehen vor 37/0 SSW (vorzeitige Zervixreifung) unzutreffend mit Zervixinsuffizienz gleichgesetzt.

Biomarker/Frühgeburtsmarker

1. Fibronektin (fFN): Freisetzung als Frühgeburtsmarker. Die Chorion-Dezidua-Ablösung setzt ECM-Proteine frei, die im zervikalen oder vaginalen Milieu nachweisbar werden. Die Fibronektinfreisetzung in die zervikovaginalen Sekrete können eine drohende Frühgeburt anzeigen (Abb. 5.2). Bei symptomatischen Schwangeren kann der Fibronektin Test aus dem zervikovaginalen Sekret bei einer im transvaginalen Ultraschall gemessenen Zervixlänge zwischen 15 und 30 mm dazu beitragen, das Frühgeburtsrisiko für die nächsten 7 Tage besser einzuschätzen. Bei asymptomatischen Schwangeren und Schwangeren mit einer Zervixlänge über 30 mm soll kein Einsatz von Biomarkern zur Einschätzung des Frühgeburtsrisikos eingesetzt werden.
2. Placental Alpha-Mikroglobulin-1 (PAMG-1) und phosphorylierte Form von Insulin-Like-Growth-Faktor-Binding-Protein-1 (phlGFBP-1)

Sowohl der vaginale als auch der zervikale Nachweis von Placental Alpha-Mikroglobulin-1 (PAMG-1) oder die phosphorylierte Form von Insulin-Like-Growth-Faktor-Binding-

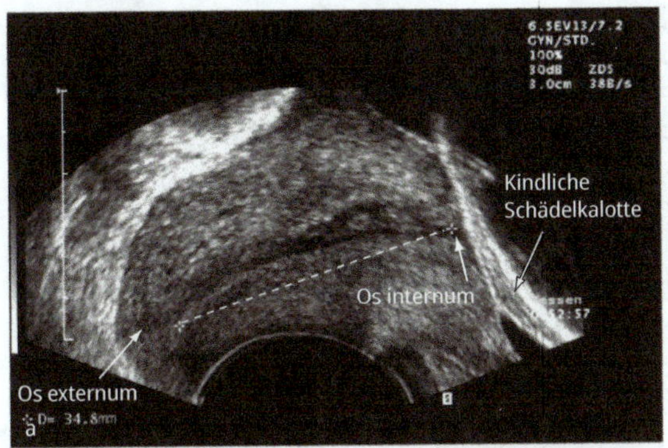

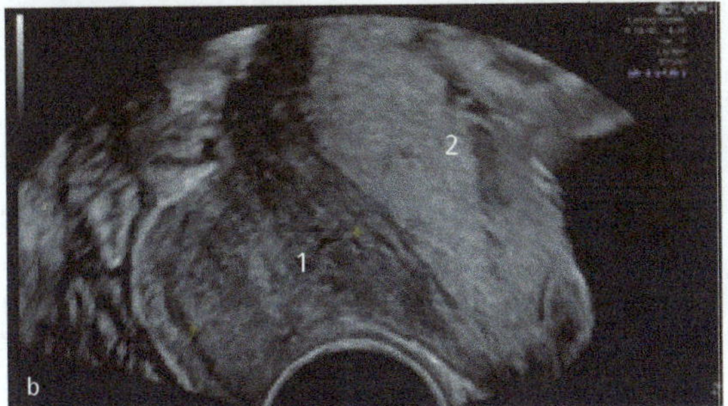

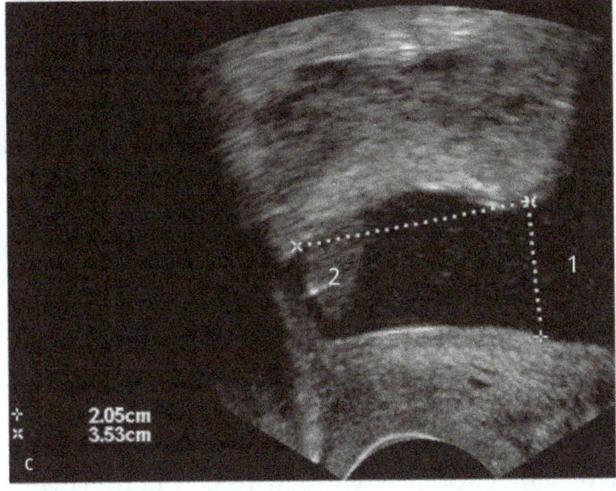

Abb. 5.1: a Transvaginalsonographie zur Zervixlängenmessung, rechts im Bild ist der fetale Schädel dem inneren Muttermund aufgesetzt. b Transvaginalsonographie zur Zervixlängenmessung bei einer Schwangeren mit einer Hinterwand-Placenta praevia totalis. 1: Zervix, 2: Plazenta. c Transvaginalsonographie zur Zervixlängenmessung bei einer Schwangeren mit einem Fruchtblasenprolaps und Eröffnung des **1** Zervikalkanals auf 2 cm. Am unteren Eipol ist **2** Sludge sichtbar, der ein Hinweis auf eine intraamniale Infektion sein kann.

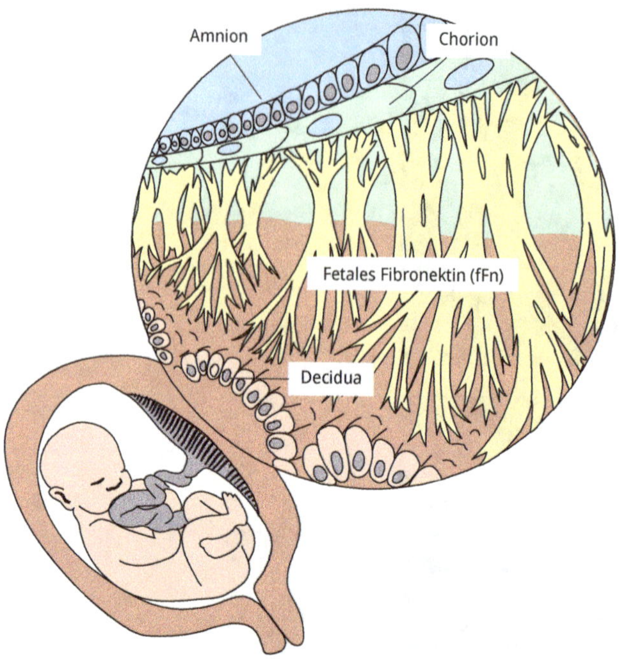

Abb. 5.2: Schematische Darstellung der Quelle des Fibronektins zwische Decidua und Chorion.

Protein-1 (phlGFBP-1) zeigen wie das Fibronektin eine Separation der choriodezidualen Grenzfläche während der Wehen an.

In einer Metaanalyse aus dem Jahr 2018, die die drei Biomarker fFN, PAMG-1 und IGFBP-1 bei Schwangeren mit vorzeitigen Wehen verglich, wurde festgestellt, dass der positive Vorhersagewert von PAMG-1 signifikant höher ist als bei den anderen Markern, während der negative Vorhersagewert für alle drei Biomarker gleich hoch ist. Bei allen drei Biomarkern können falsch positive Ergebnisse auftreten, wenn innerhalb von 24 Stunden vor der Untersuchung Geschlechtsverkehr stattgefunden hat, Blut im vaginalen Bereich nachweisbar ist oder eine digitale Untersuchung durchgeführt wurde.

Drohende Frühgeburt. Etwa ⅓ aller Frühgeborenen werden wegen mütterlicher oder kindlicher Risiken zu früh geboren (Schwangerschaftsbeendigung beispielsweise wegen SIH, HELLP-Syndrom, Placenta-praevia-Blutung; intrauteriner Wachstumsrestriktion), bei ⅓ kommt es infolge eines Blasensprungs zur Frühgeburt und bei ⅓ besteht eine spontane Frühgeburt ohne vorzeitigen Blasensprung.

Voraussetzung der schwangerschaftsverlängernden Behandlung ist das kindliche Wohlbefinden, das durch Ultraschalluntersuchung und Kardiotokographie festgestellt wird.

Schwangerschaftsverlängerung bei lebensfähigem Kind und drohender Frühgeburt (Kontraktionen, vorzeitige Zervixreifung) ist kontraindiziert, wenn das Kind durch Plazentainsuffizienz und Sauerstoffmangel bedroht ist. Behandelt wird mit: **1.** Ruhigstellung, **2.** medikamentöser Wehenhemmung, **3.** ggf. Antibiotika, **4.** Gestagenen, **5.** ggf. Cerclage.

Ruhigstellung in folgenden Eskalationsstufen: Arbeitsunfähigkeitsbescheinigung, Entlastung im Haushalt und Ruhigstellung zu Hause; bei höherem Risiko und ungewisser Einhaltung häuslicher Schonung ist eine Klinikaufnahme mit gelockerter Bettruhe erforderlich. Bei längerer Dauer ist eine physikalische und medikamentöse Thromboseprophylaxe mit niedermolekularem Heparin erforderlich. Auf eine absolute Bettruhe wird verzichtet.

Obwohl sich die körperliche Schonung klinisch als sinnvoll erwiesen hat, ist zu betonen, dass es keine evidenzbasierten Daten für die körperliche Schonung zur Therapie der drohenden Frühgeburt gibt.

Medikamentöse Wehenhemmung. Ziel der medikamentösen Wehenhemmung ist die Verlängerung der Schwangerschaft um mindestens 48 Stunden. In diesem Zeitraum wird die antenatale Steroidprophylaxe (s. S. 164) durchgeführt und die Schwangere gegebenenfalls in ein Perinatalzentrum verlegt. Es muss betont werden, dass für eine Langzeittokolyse evidenzbasierte Daten fehlen und diese nicht mehr durchgeführt werden sollte.

Indikationen

– Schwangerschaftsalter (22 + 0) 24 + 0 bis 33 + 6 SSW,
– spontane vorzeitige Wehen = schmerzhafte palpable > 30 s dauernde Kontraktionen > 4 pro 30 Min. in Verbindung mit einer transvaginal gemessenen Zervixlänge < 15 mm oder Zervixlänge 15–30 mm + positiver Biomarkertest.
– und/oder Muttermundserweiterung

Kontraindikationen

– intrauterine Infektion
– intrauteriner Fruchttod
– letale Fehlbildungen
– < 22 + 0 SSW
– ≥ 34 + 0 SSW
– Zervixdilatation > 4 cm
– substanzspezifische Kontraindikationen
– mütterliche Indikation zur Schwangerschaftsbeendigung
– kindliche Indikation zur Schwangerschaftsbeendigung.

Eingesetzte Tokolytika

Praxishinweis: Das Ziel der Tokolyse ist, die Schwangerschaft um mindestens 48 Stunden zu verlängern, um die Applikation der antenatalen Steroide zu ermöglichen und den in-utero-Transfer in ein Perinatalzentrum mit neonatologischer Intensivstation zu ermöglichen.

Zugelassen:
– Betamimetika (Fenoterol, Terbutalin, Ritodrine)
– Oxytocinrezeptorantagonisten (Atosiban)

Nicht zugelassen:
– Ca^2-Antagonisten (Nifedipin)
– Prostaglandinsynthesehemmer (Indometacin)
– No-Donatoren (Nitroglycerin)
– Magnesium

Um eine angemessene Behandlung zu gewährleisten, ist es wichtig, dass der Arzt die Schwangere über die Verwendung nicht zugelassener Tokolytika (off-label-use) informiert und ihre schriftliche Zustimmung einholt.

Betasympathomimetika. Binden an den zellmembranständigen Beta-2-Rezeptoren des Myometriums an und verursachen eine intrazelluläre cAMP-Erhöhung, die über die Inhibierung der Phosphorylierung der Myosinkinase eine Erschlaffung der Myometriumzelle bewirkt. Angesichts der hohen Inzidenz maternaler und fetaler Nebenwirkungen sowie einer erhöhten Häufigkeit von Lungenödemen sollte die parenterale Verabreichung von Betasympathomimetika nicht mehr für die Tokolyse in Betracht gezogen werden. Eine parenterale Verabreichung von Betasympathomimetika sollte ausschließlich als Notfallmaßnahme während der Geburt verwendet werden. Sie erfordert eine besonders intensive Überwachung und ist mit dem höchsten maternalen und fetalen Nebenwirkungsprofil assoziiert. Auch die orale und rektale Anwendung von Beta-Sympathomimetika in geburtshilflichen Indikationen ist nicht mehr empfohlen.

Dosierung als Notfalltokolytikum intrapartal: 25 µg Fenoterolhydrobromid wird mit 4 ml geeigneter Trägerlösung in einer Spritze aufgezogen. Diese Lösung wird über 2–3 min intravenös (i. v.) injiziert (CAVE: maternale Kontraindikationen)

Praxishinweis. In Anbetracht der vergleichsweise höheren maternalen Nebenwirkungen bei der Gabe von Betasymphatomimetika und des Fehlens evidenzbasierter Belege für die tokolytische Wirkung von Magnesiumsulfat sollte die kontinuierliche intravenöse Gabe der beiden Substanzen nicht mehr zur Tokolyse eingesetzt werden.

Oxytocin-Rezeptorantagonist. Kompetitive Bindung am Oxytocinrezeptor, damit Unterdrückung oxytocinausgelöster Kontraktionen. Die Daten für Atosiban belegen eine effektive Verlängerung der Schwangerschaft um 7 Tage, Betasympathomimetika und

Atosiban werden als äquivalent in ihrer Wirkung beschrieben, allerdings sind die mütterlichen Nebenwirkungen sehr viel geringer, schwere mütterliche Nebenwirkungen sind nicht bekannt. Atosiban ist vor allem bei Schwangeren mit kardiopulmonalen Erkrankungen oder manifestem Diabetes Typ 1 indiziert.

Dosierung. Dauerinfusion über Perfusor 6,75 mg für 1 Min., 5 mg für 3 h, 6 mg/h für 15 bis 48 h.

Nicht zugelassene Tokolytika

Calciumantagonisten. Sie hemmen den Einstrom von Calcium in die Zelle und fördern den Ausstrom. Die Erniedrigung des intrazellulären Calciumspiegels führt zur Hemmung der Phosphorylierung der Myosinkinase und damit zur Relaxierung der Myometriumzelle. Die Untersuchungen beziehen sich auf Nifedipin. Danach ist Nifedipin gleich effektiv wie die Betasympathikomimetika zur Wehenhemmung. Die mütterlichen Nebenwirkungen erklären sich aus der Funktion des peripheren Vasodilatators (arterielle Hypotonie). Sie sind in der Regel, vor allem bei normotensiven Schwangeren, gering.

Dosierung. Oral! Eine allgemein anerkannte Dosierung gibt es noch nicht, vorgeschlagen werden: 10 mg Nifedipin alle 20 Min. bis zu 40 mg, dann 20 mg alle 4–8 h oder 3-mal 30 mg/die.

Magnesiumsulfat. Wirkt intrazellulär als Calciumantagonist und führt damit zur Hemmung der Phosphorylierung der Myosinkinase und damit zur Relaxierung der Myometriumzelle. Randomisierte kontrollierte Studien haben keine Effektivität zur Wehenhemmung gezeigt.

Prostaglandinsynthesehemmer. Sie hemmen COX-Enzyme, die bei der Prostaglandinsynthese beteiligt sind, die wiederum an der Stimulation der Myometriumzellen mitwirken. Prostaglandinsynthesehemmer haben eine hohe tokolytische Effizienz bei geringer Rate an maternalen Nebenwirkung. Sie dürfen jedoch nur bis 31 + 6 SSW verabreicht werden, da es jenseits 32 Schwangerschaftswochen zum vorzeitigen Verschluss des Ductus arteriosus botalli kommen kann.

Dosierung. Oral oder rektal, 50 mg loading dose, gefolgt von 25–50 mg alle 6 h. Maximaldosis 200 mg/d.

NO-Donatoren (Nitroglycerin). Stickoxid stimuliert die Guanylatzyklase und führt damit zu einer Steigerung der intrazellulären cGMP-Konzentration, die über einen verstärkten Calciumausstrom eine Ruhigstellung der Myometriumzelle bewirkt. Einige Studien haben eine den Betasympathikomimetika gleichwertige Wehenhemmung gezeigt, andere Studien konnten diesen Effekt nicht zeigen. Als mütterliche Nebenwirkung sind die durch Erweiterung der zerebralen Arterien verursachten Kopfschmerzen („Nitratkopfschmerz") bekannt, die bei etwa 25 % zum Therapieabbruch führen. Im klinischen Alltag sind NO-Donatoren zur Tokolyse zu vernachlässigen.

Dosierung. Transdermal! Noch keine Dosierungsrichtlinie akzeptiert! Bisher angegebene Dosierungen 10 mg/die bis 100 mg/die.

Magnesiumsulfat zur fetalen Neuroprotektion. Schwangere unter 32 Schwangerschaftswochen und drohender Frühgeburt innerhalb der folgenden 24 Std. sollten Magnesiumsulfat intravenös als Bolus-Injektion (Magnesiumsulfat 4 g in 20 min) und anschließend als Erhaltungsdosis (1 g/h für 24 Std.) zur fetalen Neuroprotektion erhalten.

Praxishinweise.

Bei einer Kombination von Magnesiumsulfat zur fetalen Neuroprotektion in Kombination mit Ca-Antagonisten (Nifepidin) kann es zu einer schweren maternalen Hypotension und Atemdepression kommen. Hier sollte ein anderes Tokolytikum angewandt werden.

Die Anwendung mehrerer Tokolytika sollte vermieden werden, da sie nicht mit einer nachgewiesenen Steigerung der Effizienz einhergeht und eine signifikant erhöhte Rate an maternalen Nebenwirkungen verursachen kann.

Eine Erhaltungstokolyse über 48 Stunden sollte nach gegenwärtigem Kenntnisstand nicht angewendet werden, da sie nicht nachweislich zur Reduzierung der Frühgeburtenrate sowie zur Verringerung der neonatalen Morbidität und Mortalität beiträgt.

Gestagene

Progesteron spielt eine zentrale Rolle während der Schwangerschaft und beeinflusst den Geburtsprozess, insbesondere durch die Steuerung von uterinen Kontraktionen und Zervixdilatation. Bei den meisten Spezies führt ein Entzug von Progesteron zu uterinen Kontraktionen. Die Verwendung von Progestagenen zur Prävention von Frühgeburten ist besonders bei Frauen mit einer belasteten Anamnese eine individuelle Entscheidung. Bei Frauen mit einer Einlingsschwangerschaft und einer Vorgeschichte spontaner Frühgeburten kann eine Progesteronprophylaxe, beginnend ab 16 + 0 SSW bis zu 36 + 0 SSW in Betracht gezogen werden. Empfohlen ist die Progesterongabe für Frauen mit einer sonographisch gemessenen Zervixlänge von ≤ 25 mm vor der 24 + 0 SSW (200 mg/d vaginal oder oral) bis 36 + 6 SSW. Bei Frauen mit Zwillingsschwangerschaften und einer Zervixlänge ≤ 25 mm oder weniger wird ebenfalls die tägliche Gabe von 200–400 mg Progesteron oral oder vaginal bis zur 36 + 6 SSW empfohlen.

Cerclage/totaler Muttermundverschluss (nach McDonald Abb. 5.3)

Indikation. Verkürzte Zervix (≤ 25 mm) vor 24 + 0 SSW und eine vorausgegangene Frühgeburt und/oder Spätabort.

Weitere Indikationen (prophylaktische Cerclage nach vorausgegangener Frühgeburt, Mehrlingsschwangerschaft) sind umstritten. Statistisch war nicht zu beweisen, dass eine großzügige Anwendung der Cerclage die Frühgeburtenrate reduziert.

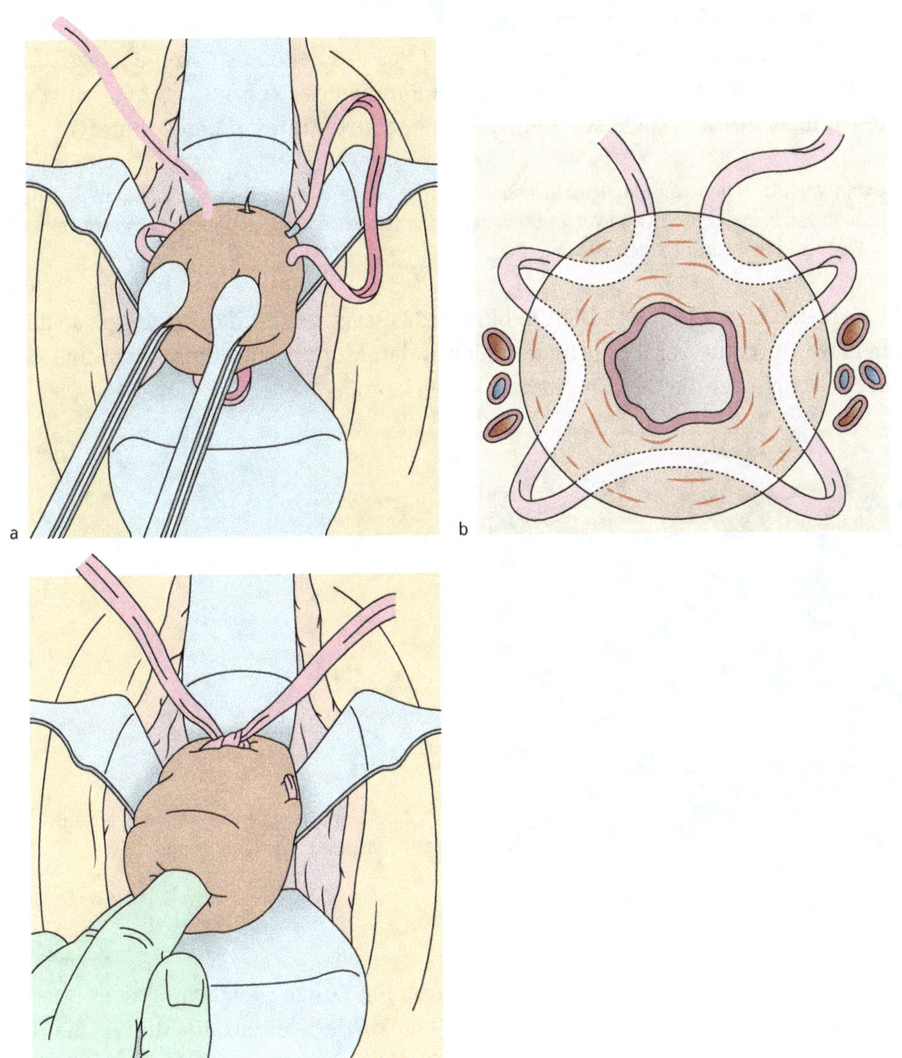

Abb. 5.3: a: Cerclage nach McDonald. Eine Tabaksbeutelnaht umgrenzt mit 4–6 Stichen die
Zervix, möglichst hoch platzieren. **b:** Jeder Stich sollte genügend Cervixgewebe erfassen, aber nicht in den
Endozervikal-Kanal eindringen. **c:** Die Naht wird vorn geknotet, dabei sollte der externe Muttermund für
eine Fingerkuppe offenbleiben, der innere Muttermund sollte geschlossen sein.

Pessar

Die Evidenz zur Prävention der Frühgeburt mittels Pessar ist heterogen. Groß angelegte Studien in renommierten Journals widerlegen den Nutzen eines Pessars zur
Senkung der Frühgeburt. Auch ein systematisches Review und Metaanalyse unterstützen die Einlage des Pessars zur Senkung der Frühgeburt bei Einlings- und Zwil-

lingsschwangerschaften bei asymptomatischen Frauen nicht. Eine 2012 veröffentlichte Studie zeigt, dass die Verwendung eines Pessars bei einer Gruppe ausgewählter Frauen mit erhöhtem Risiko, die zuvor im Rahmen der Zervixlängenmessung im zweiten Trimester untersucht wurden, die Frühgeburtenrate senken könnte.

Praxishinweis. In Fällen von Einlingsschwangerschaften, bei denen die vaginale Sonographie eine Zervixlänge von weniger als 25 mm vor 24 Schwangerschaftswochen zeigt, könnte das Einsetzen eines Zervix-Pessars in Betracht gezogen werden.

CAVE: Korrekte Lage (Abb. 5.4). Die Wölbung des Pessars soll nach oben zeigen, so dass der kleinere Durchmesser so hoch wie möglich den Muttermund umschließt und der größere Durchmesser die Gebärmutter abstützen kann.

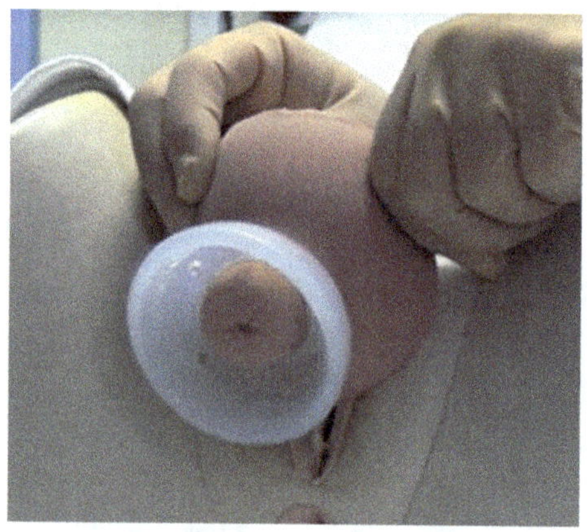

Abb. 5.4: Darstellung der regelrechten Einlage eines Zervixpessars am Uterusmodell.

Antenatale Steroidprophylaxe mit Glukokortikoiden (ANS)

Nach Frühgeburt drohen Adaptationsstörungen der Lunge (Respiratorisches Membransyndrom, RDS). Daher Applikation von Glukokortikoiden an die Mutter, die die intraalveoläre Surfactantsynthese des Feten steigern:

12 mg Betamethasonphosphat (Celestan solubile) i. m. 2 × in 24-stündigem Abstand (i. v. Gabe nur bei maternaler Kontraindikation zur intramuskulären Injektion (schwere Thrombopenie < 50.000/μl).

Alternativ: Dexamethason, 4 × 6 mg i. m. alle 12 Stunden.

Indikationen

– Schwangerschaftsalter (21 + 5) 23 + 5 bis 34 + 0. Eine antenatale Steroidgabe (ANS) ab 21 + 5 Schwangerschaftswoche kann in einem qualifizierten Perinatalzentrum auf ausdrücklichen Wunsch der Eltern durchgeführt werden. Dies geschieht nach aus-

führlicher interdisziplinärer Beratung, unter voller Kenntnis der erheblichen Risiken und unter Berücksichtigung der Optionen für eine palliative Behandlung.
- Bei Einlings- oder Mehrlingsschwangerschaften medizinisch indizierter (z. B. Präeklampsie, IUGR mit path. Doppler-Flow) oder mit hoher Wahrscheinlichkeit zu erwartender Frühgeburt
  - Zervixlänge < 15 mm
  - Zervixlänge 15–30 mm + positiver Biomarkertest.
- Vorzeitiger Blasensprung < 34 + 0 SSW (ohne Zeichen eines Amnion-Infektions-Syndroms!).

Die ANS-Behandlung senkt signifikant die Häufigkeit eines Respiratory Distress Syndromes (RDS), intraventrikulärer Blutungen, nekrotisierender Enterokolitiden, systemischer Infektionen in den ersten 48 Lebensstunden und die perinatale und neonatale Mortalität.

Eine strenge Indikationsstellung ist wegen der möglichen Nebenwirkungen (s. fetale Programmierung, S. 172) zu empfehlen. Das wiederholte Verabreichen von antenatalen Steroiden wird in der medizinischen Fachwelt kontrovers diskutiert. Eine im Jahr 2019 veröffentlichte Studie hat gezeigt, dass die erneute Gabe keine schwerwiegenden Komplikationen bei Neugeborenen, wie beispielsweise das Atemnotsyndrom (RDS), intraventrikulären Hirnblutungen Grad 3–4, nekrotisierende Enterokolitis (NEC), Retinopathie Grad 3 oder die antenatale/neonatale Mortalität oder Tod im Kindesalter beeinflusst. Allerdings kann sie die Notwendigkeit einer Beatmungsunterstützung reduzieren. Die Vor- und Nachteile einer wiederholten Verabreichung antenataler Steroide wurden in einer Analyse von Zephyrin et al. eingehend untersucht. Die Schlussfolgerung ihrer Untersuchung ist, dass die erneute Anwendung einer antenatalen Steroidprophylaxe nach der 29. Schwangerschaftswoche mit zunehmenden Risiken für die Gesundheit der Kinder verbunden ist. Eine wiederholte Gabe soll bei Frauen unter der 29. Schwangerschaftswoche, die vor mehr als sieben Tagen Steroide erhalten haben, in Erwägung gezogen werden (Leitlinien Prävention und Therapie Frühgeburt).

Kontraindikationen. Amnion-Infektions-Syndrom, dringliche Entbindungsindikation (z. B. fetale Hypoxie), Tuberkulose der Mutter.

Bei mütterlichem Diabetes/Gestationsdiabetes ist wegen der möglicherweise entstehenden Hyperglykämie ein Blutzuckermonitoring notwendig.

Bei gleichzeitiger intravenöser Betamimetika-Tokolyse Gefahr des Lungenödems der Mutter!

Leitung der Frühgeburt

Geburtsmodus. Geburtsmechanische Empfindlichkeit des unreifen Gehirns und die Hypoxievermeidung sind zu berücksichtigen. Daher ist die Wahl des Geburtsmodus eine wichtige Entscheidung bei der Frühgeburt.

Indikation für die Schnittentbindung:

- Einstellungsanomalie wie BEL oder Lageanomalie wie Querlage
- vorzeitige Plazentalösung, Placenta praevia, Vasa praevia
- intrapartale Hypoxie
- protrahierter Geburtsverlauf, vorzeitiger Blasensprung, Amnioninfektionssyndrom.

Entscheidung für die vaginale Geburt:

- Schädellage
- Frühgeburt, die nicht mehr aufzuhalten ist
- Geburtsfortschritt
- normales CTG.

Geburtstrauma. Die Periduralanästhesie wird zur Relaxation der Geburtswege empfohlen: Verminderung des kindlichen Schädeltraumas.

Schonung der Fruchtblase. Es empfiehlt sich, die Fruchtblase stehen zu lassen.

Bei extremer Frühgeburt kann in speziellen Einzelfällen die Durchführung eines Uteruslängsschnitts beim Kaiserschnitt erwogen werden, um eine möglichst schonende Entwicklung des Neugeborenen zu unterstützen

Angesichts des gesteigerten Risikos für eine intraventrikuläre Hirnblutungen sollte die Anwendung der Vakuumextraktion bei Schwangerschaften unterhalb 34 + 0 SSW vermieden werden.

5.2 Vorzeitiger Blasensprung (PROM), TRIPLE I, Amnioninfektionssyndrom (AIS)

Vorzeitiger Blasensprung

Definition. Blasensprung und Fruchtwasserabgang vor Eröffnungswehen.

Weitere Definitionen. Blasensprung in Abhängigkeit von der Muttermundsweite, Blasensprung in Abhängigkeit von der Latenz zwischen Blasensprung und regelmäßigem Wehenbeginn, Latenz zwischen Blasensprung und Geburt.

Häufigkeit. Der vorzeitige Blasensprung (Blasensprung < 37 + 0 SSW) tritt bei etwa 3 % aller Schwangerschaften auf.

Ursachen

- vorzeitige Zervixreifung
- Hydramnion
- Mehrlingsschwangerschaft
- Infektion des unteren Eipols
- iatrogen (Amniozentese, Cerclage).

Diagnose

- Charakteristische Patientinnenanamnese (Austreten von Flüssigkeit aus der Vagina).
- Bestätigungsuntersuchung mittels Spekulum.
- Wenn die Diagnose unsicher ist, sollte ein biochemischer Test durchgeführt werden. Der Nachweis von IGFBP-1 (insulin like growth factor binding protein-1) in der Flüssigkeit im hinteren Scheidengewölbe. IGFBP-1 kommt normalerweise im Vaginalsekret nicht vor, im Fruchtwasser ist es 100–1.000-mal höher konzentriert als im mütterlichen Serum. Beim vorzeitigen Blasensprung ist es im Vaginalsekret nachweisbar. Darauf beruht das Testprinzip des **actim PROM**-Testes: Mithilfe eines Polyestertupfers wird während einer sterilen Spekulum-Untersuchung eine Probe des Vaginalsekretes entnommen, die mit einer Pufferlösung extrahiert wird. Durch eine Immunchromatographie, bei der monoklonale Antikörper gegen das IGFBP-1 eingesetzt werden, gelingt der Nachweis auf einem Teststreifen. **Testeinschränkungen:** Bei länger zurückliegendem Blasensprung kann es zu einem Sistieren des Fruchtwasserabganges kommen. Blutbeimengungen können ein falsch positives Ergebnis erbringen!
- Nachweis von plazentarem alpha-Mikroglobulin-1 in der zervikovaginalen Flüssigkeit. Das plazentare alpha-Mikroglobulin-1 ist im Fruchtwasser etwa 1.000– 10.000-mal höher konzentriert als im Zervikalsekret ohne offene Fruchtblase. Ein bettseitiger Immunoassay (**Amnisure ROM Test**) ermöglicht den einfachen Nachweis.
- Zervixabstrich zur mikrobiologischen Diagnostik!
- Digitale Untersuchungen der Zervix aufgrund des Infektionsrisikos vermeiden!

Einteilung. Blasensprung in Terminnähe bzw. mit reifem Kind oder Blasensprung vor 34 + 0 SSW mit unreifem Kind.

Blasensprung ≥ 34 + 0 SSW. Prognostisch unproblematisch, meist Spontangeburt in den folgenden Stunden, geringes Infektionsrisiko.

Komplikation. Amnioninfektionssyndrom. Mit der Latenz zwischen Blasensprung und Geburt steigt die Gefahr einer aszendierenden Infektion (Amnioninfektionssyndrom):

- 12 Std. wird gewartet, um spontane Wehen oder Spontanreifung der Portio uteri zu erreichen (bei ungünstiger Zervix).

- Nach 12 Std. Oxytocin-Infusion oder Prostaglandin-Gaben zur Geburtseinleitung oder Zervixreifung.
- Zwischen 34 + 0 und 37 + 0 Gabe von Antibiotika.

Im Vergleich zur abwartenden Behandlung (die in den meisten Studien von 24 bis 96 Stunden reichte) führte eine Einleitung innerhalb von ≤ 12 Stunden zu folgenden Ergebnissen:
- weniger Chorioamnionitis/Triple I
- weniger Endometritis
- weniger neonatale Sepsis
- weniger Aufnahme in eine neonatale Intensivstation
- kürzere Zeitspanne zwischen (PROM) und der Entbindung
- eine höhere Wahrscheinlichkeit, innerhalb von 24 Stunden nach dem PROM zu gebären
- keine signifikanten Unterschiede in der Rate von Kaiserschnittgeburten.

Blasensprung bis 33 + 6 SSW. Die beiden Risiken Infektion und Prämaturität sind gegeneinander abzuwägen.

> **Praxishinweis.** Je jünger die Schwangerschaft, desto mehr schwangerschaftserhaltend behandeln; je älter die Schwangerschaft, desto aktiver vorgehen! Das Amnioninfektionssyndrom muss beim vorzeitigen Blasensprung frühzeitig erkannt werden, v. a. in frühen SSW bei unreifem Kind!

- Temperatur- und CRP-Kontrollen alle 6–24 h, CTG 2 × täglich, regelmäßig Ultrasonographie,
- abwartende Haltung und ANS (s. S. 164). Innerhalb von 24 Std. nach vorzeitigem Blasensprung weisen 2–4 % der Feten eine Infektion auf, nach 48 Std. sind bereits 20 % infiziert. Eine Gabe von Antibiotika sollte erfolgen. Wegen später Aufnahme der Schwangeren wird sie aber oft zu spät begonnen. Zur Keiminvasion kommt es bereits innerhalb der ersten Stunden nach Blasensprung.

Die vorliegenden Daten erlauben keine konkrete Empfehlung bezüglich eines spezifischen Therapieprotokolls. Dennoch sollte aufgrund der dokumentierten erhöhten Rate von nekrotisierender Enterokolitis (NEC) die Verwendung einer Kombination aus Amoxicillin und Clavulansäure vermieden werden. Eine bevorzugte Therapieoption in der Schwangerschaft ist die Gabe eines Penicillins, z. B. Ampicillin (2 g i. v. alle 6–8 h über 48 h), gefolgt von Amoxicillin (3 × 500 mg oder 2 × 875 mg p. o. über fünf Tage). Bei Penicillinallergie können Cephalosorine (z. B. Cefuroxim 3 × 1,5 g i. v.) verabreicht werden.
- Mit Erreichen von 34 + 0 SSW-Vorgehen wie dort beschrieben (S. 167).

Blasensprung 20 + 0 bis 23 + 6 SSW. Individuelles Vorgehen bei Frühgeburt an der Grenze der Überlebensfähigkeit.

Blasensprung < 20 + 0 SSW. Abwarten möglich, Prognose für das Kind wegen Lungenhypoplasie u. a. schlecht, Schwangerschaftsbeendigung besprechen.

Praxishinweis. Für alle Schwangerschaftswochen gilt: Bei einem Amnioninfektionssyndrom ist ein Abwarten kontraindiziert! Die Schwangerschaft sollte beendet werden.

Eine Übersicht über das Vorgehen beim vorzeitigen Blasensprung bietet Abb. 5.5.

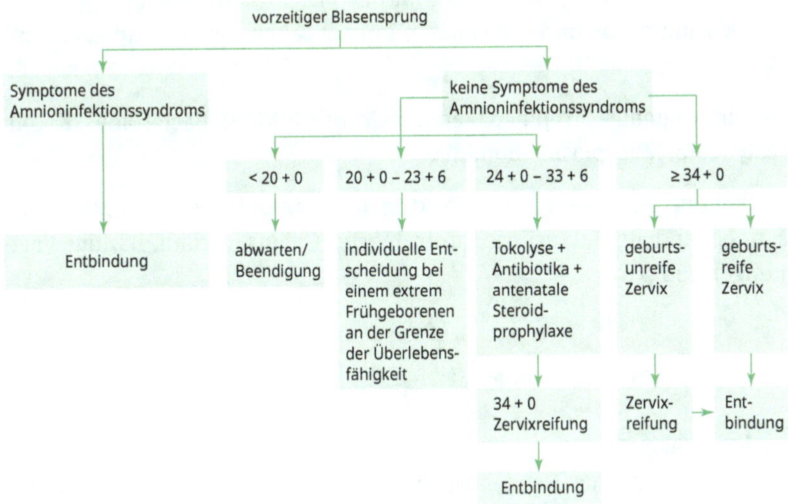

Abb. 5.5: Vorgehen bei vorzeitigem Blasensprung.

Die Begriffe „Chorionamnionitis oder Amnioinfektionssyndrom" werden in der Literatur zunehmend durch den Begriff „Triple I (Intrauterine Inflammation, Infection or both)" ersetzt. Der Begriff „Triple I" dient dazu, das führende Symptom des mütterlichen Fiebers präziser zu kontextualisieren und es in Bezug auf den tatsächlichen Gefährdungszustand des Fetus, insbesondere im Falle eines vorzeitigen Blasensprungs (PROM), differenzierter zu bewerten.

Klinische Anzeichen für ein **Triple I** sind:

Maternales Fieber und einer der folgenden Befunde:

- Fetale Tachykardie über 160 Schläge pro Minute über 10 Minuten
- Maternale Leukozytose über 15000/μl ohne Gabe von Kortikosteroiden
- Purulenter Fluor aus dem Muttermund
- Erhöhung des CRP (C reaktives Protein)

Maternales Fieber wird als ein Anstieg der Korpertemperatur der Mutter auf 39,0° C oder höher bei einer einzelnen Messung oder als eine Temperaturerhöhung auf Werte zwischen 38,0° C und 38,9° C in zwei Messungen, die im Abstand von 30 Minuten durchgefuhrt werden, definiert, sofern keine andere Ursache dafur feststellbar ist. Ein Triple I kann nur histologisch gesichert werden.

Risiken: Im Rahmen eines Triple I kann der Fetus ein Fetales Inflammatory Response Syndrom (FIRS) entwickeln. Die Neonaten haben ein hohes Risiko für eine Sepsis.

Therapie: Bei V. a. Triple I ist eine umgehende Entbindung indiziert.

Gefährdung von Mutter und Kind bei meist aszendierender, selten hämatogener oder von der Mutter deszendierender Infektion der Fruchthöhle mit dem gemeinsamen Substrat der Amnionitis und Chorionamnionitis; selten bei stehender Fruchtblase.

Erreger. Gardnerella vaginalis, Streptokokken der Gruppe B (GBS), Bacteroides, E. coli, Ureaplasma urealyticum, Mycoplasma hominis.

Risikofaktoren. Vorzeitiger Blasensprung, bakterielle Vaginose, GBS- und Mycoplasmen-Nachweis, unbehandelte Bakteriurie, protrahierter Geburtsverlauf, häufige vaginale Untersuchungen sub partu.

5.3 Intrauterine Wachstumsrestriktion

Small for Gestational Age (SGA):
SGA beschreibt den Zustand eines Neugeborenen, dessen fetales Schätzgewicht unterhalb der 10. Perzentile des populationsbezogenen Referenzbereichs für das jeweilige Gestationsalter liegt.

Der SGA ist primär nicht gefährdet wegen einer ausreichenden Plazentafunktion und normalen Durchblutungswiderständen in der Ae. umbilicales und Ae. uterinae.

Intrauterine Growth Restriction (IUGR):
IUGR beschreibt den Zustand eines Neugeborenen, dessen fetales Schätzgewicht unterhalb der 10. Perzentile des populationsbezogenen Referenzbereichs für das jeweilige Gestationsalter liegt. UND/ODER nicht perzentilengerechtes Wachstum im Verlauf.

Und eines der folgenden Kriterien:
- Pathologische A. umbilicalis Doppler
- Pathologischer Ae. uterinae Doppler
- Oligohydramnion.

Im Gegensatz zum SGA-Fetus ist der IUGR-Fetus mit zunehmendem Gestationsalter gefährdet hinsichtlich einer chronischen Hypoxämie und dem Risiko für einen intrauterinen Fruchttod.

Diagnostik
- Das Gestationsalter nochmalig mit der Messung der Scheitel-Steiß-Länge überprüfen. Ab einer Diskrepanz von sieben Tagen korrigieren.
- Anamnese. Risikofaktoren identifizieren: SIH, Nierenerkrankung, Mehrlinge, Nikotinabusus in der Schwangerschaft, Frauen, die bereits mangelentwickelte Kinder geboren haben.
- Vermindertes FW-Volumen (Diagnostik, s. S. 73).
- Ultraschallbiometrie s. S. 72).
- Dopplersonographie (s. S. 87).
    - Aufklärung über differenziertes Organscreening.
    - Aufklärung über Karyotypisierung, V. a. beim Vorliegen einer Anomalie.
    - Aufklärung über infektiologische Abklärung (Zytomegalievirus und Toxoplasmose, bei Riskokollektiv auch ggf. Malaria und Syphilis).

Komplikationen. Intrauterine Hypoxie (typische Komplikation während der Geburt). Intrauteriner Fruchttod (IUFT). Frühgeburt.

Therapie
- Serielle Sonographie des fetalen Wachstums und der Fruchtwassermenge in zwei-dreiwöchigen Intervallen.
- Dopplersonographie, A. umbilicalis Doppler mind. in zweiwöchigen Intervallen. Bei Auffälligkeiten Messung der A. cerebri media und des Ductus venosus.
- Durchführung eines Computer-CTGs (Oxford-CTG), um die Kurzzeitvariabilität zu beurteilen.
- Engmaschige Kontrolle bezüglich Präeklampsiesymptomen.
- Gabe einer Antenatalen Steroidprophylaxe bis 34 + 0 SSW, wenn die Geburt innerhalb der nächsten sieben Tage erwartet wird.
- Magnesiumsulfat zur fetalen Neuroprotektion bei zu erwartender Frühgeburt unter 32 + 0 SSW erwägen.
- Geburt im Perinatalzentrum mit neonataler Intensivstation
- Eine Entbindung kann in Betracht gezogen werden, abhängig vom individuellen Schweregrad des IUGR, sofern dies ab 37 + 0 Schwangerschaftswochen medizinisch vertretbar ist. Der Entbindungsmodus muss individuell nach geburtsmedizinischen Kriterien gewählt werden, eine primäre Sectio caesarea ist nicht immer erforderlich.
- Bei einem erhöhten Risiko für eine Störung der uteroplazentaren Versorgung, verbunden mit dem Risiko für eine intrauterine Wachstumsrestriktion (IUGR), wird empfohlen, ab 16 + 0 Schwangerschaftswochen eine tägliche Dosis von 150 mg Acetylsalicylsäure (ASS) einzunehmen.
- Entfernen von äußeren Faktoren wie Rauch- und Drogenentwöhnung, Behandlung einer Grundkrankheit wie z. B. Hypertonie, Anämie.

Prognose. Die Spätmorbidität scheint im Säuglingsalter gering, da die Säuglingsperiode anfangs durch das Aufholwachstum gekennzeichnet ist. Später besteht häufig eine Gewichtsdifferenz zwischen ehemals mangelentwickelten Kindern und normalgewichtig Geborenen. Im 6. LJ sind 30 % ehemals mangelentwickelter Kinder untermaßig. Die geistige Entwicklung ist häufig gestört. Bei neurologischen Nachuntersuchungen werden 50 % als auffällig eingestuft.

Die intrauterine Wachstumsrestriktion hat – ähnlich wie ein mütterlicher Diabetes mellitus oder eine perinatale Überernährung – dauerhafte Konsequenzen im Sinne der Induktion einer Disposition für Übergewicht und Adipositas, Insulinresistenz, gestörte Glukosetoleranz, erhöhtes Diabetes-mellitus-Typ-2-Risiko, kardiovaskuläre Erkrankungen (**metabolisches Syndrom des Erwachsenen**). Dieses entwicklungspathophysiologische Konzept (**fetale/perinatale Programmierung**) sieht die Ursache dieser Prozesse in der Fehlprogrammierung neuroendokriner Regelsysteme: Die fetale Prägung beschreibt den Zusammenhang zwischen dem Einfluss exogener und endogener Faktoren in sensiblen Phasen der Fetalentwicklung und dem Zellwachstum und der Organentwicklung, letztendlich mit dem Resultat einer anhaltenden postnatalen Veränderung in Organ- und Gewebsfunktion. Hierbei kann eine Fehlanpassung mit dem Auftreten von Erkrankungen im höheren Lebensalter assoziiert sein. Suboptimale intrauterine Bedingungen – wie zum Beispiel mütterliche Unter- oder Überernährung, Hypoxämie, psychischer Stress oder aber die Glukokortikoid-Exposition (Antenatale Steroidprophylaxe!) während der Schwangerschaft – können die fetale Entwicklung nachhaltig beeinflussen (Plagemann et al.). Das mögliche Spektrum der Spätfolgen ist hierbei weit gefächert und reicht von kardiovaskulären und stoffwechselbedingten Erkrankungen bis zur Ausbildung von malignen Tumoren im Erwachsenenalter.

5.4 Terminüberschreitung

Definition. Der Zeitraum nach dem Überschreiten des voraussichtlichen Geburtstermins (40 + 1 SSW) bis zur 41 + 6 SSW wird als „Terminüberschreitung" bezeichnet. Ab 42 + 0 SSW wird dieser Zeitraum als „Übertragung" definiert.

Bei den meisten „Übertragungen" handelt es sich um Rechenfehler, Irrtümer oder bewusste Täuschungen (rechnerische Übertragung). Echte Übertragungen sind selten.

Der voraussichtliche Geburtstermin wird üblicherweise anhand von Informationen aus der Anamnese, wie beispielsweise dem ersten Tag der letzten Periodenblutung und der Zykluslänge, festgelegt. Jedoch ist es empfehlenswert, diesen Termin in der Frühschwangerschaft anhand der Messung der Scheitel-Steiß-Länge (SSL) zu überprüfen, da diese Methode zuverlässigere Ergebnisse liefert. Sollte das anamnestische Gestationsalter um mindestens 7 Tage von diesem Messwert abweichen, wird eine Korrektur des Gestationsalters empfohlen, sofern kein sicher feststehender Konzeptionstermin vorliegt (z. B. bei In-vitro-Fertilisation).

Ursachen. Hauptgrund ist die mangelhafte Erregbarkeit der Uterusmuskulatur.

Komplikationen. Bei echter Übertragung sind die Kinder gefährdet. Die perinatale Mortalität nimmt zu, weil die Plazentafunktion abnimmt.

Therapie

In der klinischen Praxis wird ab 41 + 0 SSW eine Geburtseinleitung als Option angeboten. Es wird empfohlen, ab 41 + 3 SSW eine Geburtseinleitung zu erwägen, um mögliche Risiken einer fortgesetzten Schwangerschaft zu minimieren. Ab 42 + 0 SSW wird dringend empfohlen, eine Geburtseinleitung durchzuführen, um potenzielle Komplikationen für Mutter und Kind zu vermeiden. Risikofaktoren wie ein BMI über 30, Nikotinabusus und Schwangere ab 35 Jahren beachten.

In der umfangreichen ARRIVE-Studie wurden 6.106 Patientinnen einbezogen, um die Auswirkungen einer Geburtseinleitung bei Erstgebärenden ohne Risikofaktoren ab 39 + 0 SSW im Vergleich zu einem abwartenden Management zu untersuchen. Die Studie ergab keinen signifikanten Unterschied im primären Zielparameter, der eine Kombination aus perinatalem Tod und schweren neonatalen Komplikationen umfasste. Allerdings zeigte sich in der abwartenden Geburtseinleitung-Gruppe eine signifikant höhere Rate an Kaiserschnitten. Diese Erkenntnisse haben dazu geführt, dass in internationalen Leitlinien die Geburtseinleitung ab 39 + 0 SSW bei Erstgebärenden ohne Risikofaktoren als mögliche Option betrachtet wird.

Intensivüberwachung (Abb. 5.6): Kardiotokographie (S. 56) in zweitägigem Abstand zur Früherkennung einer respiratorischen Plazentainsuffizienz und zur wöchentlichen FW-Bestimmung.

1. Risikoschwangerschaften profitieren je nach Schweregrad von einer Geburt ab 38 + 0 SSW bzw. 39 + 0 SSW. Das gilt auch für eine Zwillingsschwangerschaft. Dichoriale Zwillinge sollten spätestens mit 38 + 0 SSW, monochoriale mit 37 + 0 SSW eingeleitet werden, wenn die Kriterien für eine vaginale Geburt erfüllt sind.
2. Terminkorrektur nach Ultraschall im 1. Trimenon (Scheitel-Steiß-Länge), wenn die Diskrepanz zum rechnerischen Termin mehr als 7 Tage beträgt.
3. Bei geburtshilflich reifem Befund (Bishop Score > 6) ist eine Geburtseinleitung eine mögliche Option, sofern die Schwangere den Wunsch hierzu äußert.
4. Im Hinblick auf die Erkennung einer Makrosomie ist die Sensitivität des Ultraschalls mit < 80 % begrenzt.
5. Ziel ist es, Schwangere mit einer Oligohydramnie zu selektionieren. Nach dem Termin definiert sich die Oligohydramnie als größtes vertikales Fruchtwasserdepot < 2,5 cm. Dabei muss darauf geachtet werden, dass der Schallkopf senkrecht gehalten wird. Das gemessene Depot sollte keine Nabelschnurkonvolute oder kleine fetale Teile enthalten.
6. In Deutschland ist die Überwachung des Feten mittels CTG ab 40 + 0 SSW klinische Versorgungsrealität, obwohl für eine Senkung der perinatalen Morbidität und Mortalität keine durch entsprechende Studien belegbare Evidenz vorliegt.

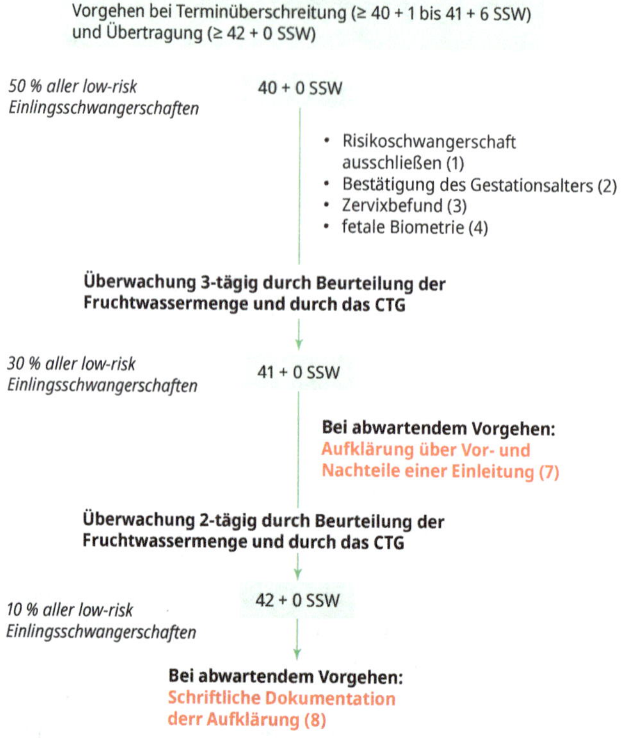

Abb. 5.6: Vorgehen bei Terminüberschreitung und Übertragung.

7. Allen Schwangeren wird die Einleitung ab 41 + 0 SSW empfohlen. Bei der Aufklärung ist allerdings zu beachten, dass die Risikoerhöhung hinsichtlich perinataler Mortalität bei abwartendem Verhalten danach zwar signifikant ist, sich die absoluten Zahlen aber immer noch in einem sehr niedrigen Bereich bewegen. Ab 40 Jahren wird die Einleitung bereits am E.T empfohlen.

8. Ab 42 + 0 SSW ist eine Einleitung oder Entbindung per Sectio caesarea indiziert. Die erhöhten Risiken (IUFT, Schulterdystokie, Mekoniumaspirationssyndrom, peripartale Asphyxie und Pneumonie) sollten bei der Aufklärung der Schwangeren erwähnt und für den Fall der Entscheidung zum weiteren Abwarten schriftlich dokumentiert werden.

Medikamentöse Geburtseinleitung

Die Wahl der Medikamente zur Geburtseinleitung ist abhängig vom Reifegrad der Cervix uteri. Klinisch wird die Reife der Cervix uteri nach dem Bishop-Score erfasst (Tab. 5.2). Ein Score ≥ 6 gilt als ein reifer Muttermundsbefund.

Tab. 5.2: Bishop-Score.

Punkte	0	1	2	3
Höhe des vorangehenden Teils*	–3	–2	–1/0	+ 1
Dilatation des Muttermundes (cm)	geschlossen	1–2	3–4	≥ 5
Portioverkürzung (%)	0–39	40–59	60–79	≥ 80
Portiokonsistenz	derb	mittelweich	weich	
Position der Portio	sakral	mediosakral	medial	

*bezogen auf die Interspinalebene

Bei einer unreifen Cervix uteri (Bishop-Score ≤ 5) wird eine Einleitung mit Misoprostol (Angusta®) als Tabletten vaginal oder oral in einer Startdosis von 25 µg, gefolgt von 50 µg alle 6 h (maximal 200 µg/d) verabreicht. Alternativ kann Dinoproston (Prostaglandin E2) intravaginal in From von Gel verabreicht werden. Die Initialdosierung beträgt eine Fertigspritze Minprostin E2 Vaginalgel 1 mg. Je nach Geburtsfortschritt kann nach 6 Stunden eine zweite Gabe von Minprostin E2 Vaginalgel 1 mg oder 2 mg erfolgen (Maximaldosis 3 mg/d).

Nach Prostaglandin-Gabe kann es zu einer uterinen Überstimulation kommen, weshalb im Verlauf CTG -Untersuchungen erfolgen sollten.

Eine Einleitung mittels Oxytocin soll bei einem reifen Zervixbefund Bishop Score ≥ 6 erfolgen. Die Kombination mit einer Amniotomie erhöht die Wahrscheinlichkeit einer vaginalen Geburt. Eine Geburtseinleitung mittels Oxytocin soll unter kontinuierlicher CTG-Überwachung erfolgen.

Mechanische Geburtseinleitung

Die mechanische Geburtseinleitung ist eine weitere Option im Repertoire der geburtshilflichen Interventionen.

Insbesondere der Einsatz von einem transzervikalen Ballonkatheter oder osmotischem Dilatator, bietet eine effektive Methode zur Zervixreifung und Geburtseinleitung bei unreifem Zervixbefund. Die empfohlene Liegedauer eines Ballonkatheters beträgt bis zu 12 Stunden. Diese Methoden sind aufgrund ihres geringen Risikos für eine uterine Überstimulation, besonders bei ambulanter Einleitung zu bevorzugen. Auch bei Schwangeren mit einer Sectio caesarea in der Anamnese empfiehlt sich eine mechanische Einleitung mittels Dilapan-S-Stäbchen. Eine transzervikale Ballonkatheteranlage kann nach einer off-label-use-Aufklärung ggf. erfolgen. Es besteht jedoch ein Bedarf an randomisierten, kontrollierten Vergleichsstudien, um die Effektivität und Sicherheit dieser mechanischen Methoden im Vergleich zu anderen, wie vaginalem Prostaglandin E2 und oral verabreichtem Misoprostol, zu bewerten. Nach vorausgegangener Sectio oder Myomenukleation sind Prostaglandine zur Einleitung kontraindiziert.

Eipollösung und Amniotomie

Eine Eipollösung am Termin kann den Schwangeren angeboten werden. Ein Geburtshelfer führt dabei einen oder zwei Finger in den Gebärmutterhals ein und löst mit einer kontinuierlichen kreisenden Bewegung den unteren Pol der Membranen vom unteren Uterinsegment ab. Diese Technik kann wirksam sein, um ein spontanes Einsetzen der Wehen zu erreichen und die Notwendigkeit einer formellen Geburtseinleitung möglicherweise zu verringern.

Die Amniotomie, die künstliche Eröffnung der Amnionhöhle, wird bei reifem Zervixbefund und Muttermunderöffnung durchgeführt. Ihr Hauptzweck ist die Freisetzung von endogenen Prostaglandinen zur Förderung des Geburtsverlaufs. Diese Intervention birgt jedoch Risiken wie Nabelschnurvorfall und Infektionsgefahr. In der Praxis wird die Amniotomie üblicherweise mit einer Oxytocin-Infusion kombiniert, um die Effizienz der Geburtseinleitung zu erhöhen.

5.5 Intrauteriner Fruchttod

Definition. Der intrauterine Fruchttod (IUFT) definiert den Tod eines Fetus im Mutterleib nach 22 + 0 SSW.

Eine Totgeburt ist definiert als die Geburt eines Kindes, das entweder ein Gewicht von mindestens 500 Gramm erreicht hat oder bei dem die Schwangerschaft mindestens 24 vollendete Wochen (24 + 0 SSW) angedauert hat, und das ohne Lebenszeichen wie Herzschlag, Pulsation der Nabelschnur oder natürliche Lungenatmung zur Welt kommt. Solche Fälle erfordern eine standesamtliche Beurkundung und eine ordnungsgemäße Bestattung gemäß der deutschen Personenstandsverordnung (Bundesgesetzblatt Jahrgang 2018 Teil I Nr. 36, ausgegeben zu Bonn am 29. Oktober 2018)

Häufigkeit. 0,44 % aller Schwangeren (Bundesamt für Statistik/Pressemitteilung Nr. 287 vom 20. Juli 2023)

Risikofaktoren/Ursachen. Plazentafunktionsstörungen, fetale Fehlbildung, Diabetes mellitus, präexistenter Hypertonus, maternale Sichelzellanämie, IUGR, vorangegangener IUFT, Nabelschnurvorfall, Nabelschnuranomalien, Morbus haemolyticus fetalis, Infektionen, Hypoxämie (Plazentainsuffizienz) bei SIH (S. 117), Übertragung, maternale Thrombophilie, Cholestase, Nikotinabusus, Adipositas, maternales Alter über 35, Long-QT-Syndrom

Mazeration. Das im Uterus gestorbene und zurückgehaltene Kind mazeriert, autolysiert, hervorgerufen durch Enzyme an der Körperoberfläche und durch die im entleerten Mekonium enthaltenen Gallensäuren. Die Mazeration erfolgt aseptisch und hat mit bakterieller Fäulnis nichts zu tun. Man unterscheidet:

– Mazeration 1. Grades. Die Haut ist grau-weiß, die Nabelschnur ist meist grünlich verfärbt.
– Mazeration 2. Grades. Die Haut hebt sich in Blasen ab und wird in Fetzen abgestoßen (innerhalb von 1–3 Tagen nach dem Absterben).
– Mazeration 3. Grades. Der Fet sieht infolge der eingetretenen Hämolyse schmutzig grau-braun aus. Die Gelenke haben ihre Festigkeit verloren. Der Schädel ist infolge Lösung der Knochenverbindung unregelmäßig zusammengesunken. Die Haut ist welk, der Fet im Ganzen geschrumpft, das Gewicht erheblich geringer (die volle Entwicklung des 3. Grades der Mazeration erfordert 3–4 Wochen).

Diagnose
– Subjektiv. Kindsbewegungen werden nicht mehr gefühlt
– Objektiv. Fehlende HT im CTG, keine Kindsbewegungen zu fühlen. Die Diagnose eines IUFT wird vorzugsweise von zwei erfahrenen Untersuchern durch den Nachweis einer ausbleibenden Herzaktion und fehlender Pulsation in der Nabelschnurarterie mittels Farbdopplersonographie gestellt.

Therapie. Zwischen 22 + 0 und 36 + 6 SSW wird eine Einleitung mit Mifepriston 200 mg, gefolgt von einem Prostaglandin (Misoprostol oder Dinoproston), verwendet. Ab 37 Schwangerschaftswochen kann die Weheninduktion mit den üblichen Medikamenten zur Geburtseinleitung am voraussichtlichen Geburtstermin durchgeführt werden. Es ist wichtig zu beachten, dass eine primäre Schnittentbindung nur dann in Frage kommt, wenn es absolute oder relative Kontraindikationen für eine Geburtseinleitung gibt, wie zum Beispiel eine Uterusruptur, eine Plazentalösung mit Gefährdung für die Mutter oder einer vorangegangenen Sectio caesarea mit medianer Uterotomie.

Praxishinweis. Bei einer Palliativgeburt sollte eine vaginale Geburt angestrebt und ein Kaiserschnitt vermieden werden. Bei einer Wehenschwäche kann eine Vakuum- oder Forcepsextraktion durchgeführt werden.

Literatur

Albertini L, Ezekian J, Care M, et al. Assessment of Severity of Long QT Syndrome Phenotype and Risk of Fetal Death. J Am Heart Assoc. 2023:e029407. doi: 10.1161/JAHA.122.029407. Epub ahead of print. PMID: 38014677.
AWMF-Leitlinien: S2k-Leitlinie Prävention und Therapie der Frühgeburt (Stand 1.10.2022).
AWMF-Leitlinien: S2k-Letinlinie Frühgeborene an der Grenze der Überlebensfähigkeit (Stand 24.6.2020).
AWMF-Leitlinien: S2e-Letinlinie Überwachung und Betreung von Zwillingsschwangerschaften (Stand 1.5.2020).
AWMF-Leitlinien: S2k-Letinlinie Intrauterine Wachstumsrestriktion (Stand Oktober 2016).
AWMF-Leitlinien: S2k-Leitlinie Geburtseinleitung (Stand April 2022).

Berghella V, Odibo AO, To MS, Rust OA, Althuisius SM. Cerclage for short cervix on ultrasonography: meta-analysis of trials using individual patient-level data. Obstet Gynecol. 2005;106(1):181–9. doi: 10.1097/01.AOG.0000168435.17200.53. PMID: 15994635.

Bellussi F, Seidenari A, Juckett L, Di Mascio D, Berghella V. Induction within or after 12 hours of ≥ 36 weeks' prelabor rupture of membranes: a systematic review and meta-analysis. Am J Obstet Gynecol MFM. 2021;3(5):100425. doi: 10.1016/j.ajogmf.2021.100425. Epub 2021 Jun 18. PMID: 34153513.

Braun T, Filleböck V, Metze B, et al. Long term alterations of growth after antenatal steroids in preterm twin pregnancies. J Perinat Med. 2020;49(2):127–137. doi: 10.1515/jpm-2020-0204. PMID: 33010142.

Chappell LC, Cluver CA, Kingdom J, Tong S. Pre-eclampsia. Lancet. 2021;398(10297):341–354. doi: 10.1016/S0140-6736(20)32335-7. Epub 2021 May 27. PMID: 34051884.

Conde-Agudelo A, Romero R, Nicolaides KH. Cervical pessary to prevent preterm birth in asymptomatic high-risk women: a systematic review and meta-analysis. Am J Obstet Gynecol. 2020;223(1):42–65.e2. doi: 10.1016/j.ajog.2019.12.266. Epub 2020 Feb 3. PMID: 32027880; PMCID: PMC9359001

Grobman WA, Rice MM, Reddy UM, et al; Eunice Kennedy Shriver National Institute of Child Health and Human Development Maternal–Fetal Medicine Units Network. Labor Induction versus Expectant Management in Low-Risk Nulliparous Women. N Engl J Med. 2018;379(6):513–523. doi: 10.1056/NEJMoa1800566. PMID: 30089070; PMCID: PMC6186292.

Crowther CA, Middleton PF, Voysey M, et al; PRECISE Group. Effects of repeat prenatal corticosteroids given to women at risk of preterm birth: An individual participant data meta-analysis. PLoS Med. 2019;16(4):e1002771. doi: 10.1371/journal.pmed.1002771. PMID: 30978205; PMCID: PMC6461224.

Goya M, Pratcorona L, Merced C, et al; Pesario Cervical para Evitar Prematuridad (PECEP) Trial Group. Cervical pessary in pregnant women with a short cervix (PECEP): an open-label randomised controlled trial. Lancet. 2012 May 12;379(9828):1800–6. doi: 10.1016/S0140-6736(12)60030-0. Epub 2012 Apr 3. Erratum in: Lancet. 2012;379(9828):1790. PMID: 22475493.

Hammad IA, Blue NR, Allshouse AA, et al.; NICHD Stillbirth Collaborative Research Network Group. Umbilical Cord Abnormalities and Stillbirth. Obstet Gynecol. 2020;135(3):644–652. doi: 10.1097/AOG.0000000000003676. PMID: 32028503; PMCID: PMC7036034.

Harrison MS, Thorsten VR, Dudley DJ, et al. Stillbirth, Inflammatory Markers, and Obesity: Results from the Stillbirth Collaborative Research Network. Am J Perinatol. 2018 Sep;35(11):1071–1078. doi: 10.1055/s-0038-1639340. Epub 2018 Apr 2. PMID: 29609190; PMCID: PMC6436964.

Higgins RD, Saade G, Polin RA, et al; Chorioamnionitis Workshop Participants. Evaluation and Management of Women and Newborns With a Maternal Diagnosis of Chorioamnionitis: Summary of a Workshop. Obstet Gynecol. 2016;127(3):426–436. doi: 10.1097/AOG.0000000000001246. PMID: 26855098; PMCID: PMC4764452.

Hoffman MK, Clifton RG, Biggio JR, et al; National Institute of Child Health and Human Development Maternal-Fetal Medicine Units (MFMU) Network. Cervical Pessary for Prevention of Preterm Birth in Individuals With a Short Cervix: The TOPS Randomized Clinical Trial. JAMA. 2023;330(4):340–348. doi: 10.1001/jama.2023.10812. PMID: 37490086; PMCID: PMC10369212.

Jung E, Romero R, Yeo L et al. The fetal inflammatory response syndrome: the origins of a concept, pathophysiology, diagnosis, and obstetrical implications. Semin Fetal Neonatal Med. 2020;25(4):101146. doi: 10.1016/j.siny.2020.101146. Epub 2020 Oct 23. PMID: 33164775; PMCID: PMC10580248.

Kenyon S, Boulvain M, Neilson JP. Antibiotics for preterm rupture of membranes. Cochrane Database Syst Rev. 2013;(12):CD001058. doi: 10.1002/14651858.CD001058.pub3. PMID: 24297389.

McGoldrick E, Stewart F, Parker R, Dalziel SR. Antenatal corticosteroids for accelerating fetal lung maturation for women at risk of preterm birth. Cochrane Database Syst Rev. 2020;12(12):CD004454. doi: 10.1002/14651858.CD004454.pub4. PMID: 33368142; PMCID: PMC8094626.

Middleton P, Shepherd E, Crowther CA. Induction of labour for improving birth outcomes for women at or beyond term. Cochrane Database Syst Rev. 2018;5(5):CD004945. doi: 10.1002/14651858.CD004945.

pub4. Update in: Cochrane Database Syst Rev. 2020 Jul 15;7:CD004945. PMID: 29741208; PMCID: PMC6494436.

National Institute for Health and Care ExcellencE (NICE) (2021) Inducing laobur. NG. 207:15–16.

Nicolaides KH, Syngelaki A, Poon LC, et al. A Randomized Trial of a Cervical Pessary to Prevent Preterm Singleton Birth. N Engl J Med. 2016 Mar 17;374(11):1044–52. doi: 10.1056/NEJMoa1511014. PMID: 26981934.

Plagemann A. Fetal programming and functional teratogenesis an epigenetic mechanism and prevention of perinatally acquired lasting health risks. J Perinat Med. 2004;32:297.

Rath W, Hellmeyer L, Tsikouras P, Stelzl P. Mechanical Methods for the Induction of Labour After Previous Caesarean Section – An Updated, Evidence-based Review. Geburtshilfe Frauenheilkd. 2022;82(7):727–735. doi: 10.1055/a-1731-7441. PMID: 35815098; PMCID: PMC9262630.

Rehal A, Benkő Z, De Paco Matallana C, et al. Early vaginal progesterone versus placebo in twin pregnancies for the prevention of spontaneous preterm birth: a randomized, double-blind trial. Am J Obstet Gynecol. 2021;224(1):86.e1–86.e19. doi: 10.1016/j.ajog.2020.06.050. Epub 2020 Jun 26. PMID: 32598909.

Romero R, Conde-Agudelo A, Da Fonseca E, et al. Vaginal progesterone for preventing preterm birth and adverse perinatal outcomes in singleton gestations with a short cervix: a meta-analysis of individual patient data. Am J Obstet Gynecol. 2018;218(2):161–180. doi: 10.1016/j.ajog.2017.11.576. Epub 2017 Nov 17. PMID: 29157866; PMCID: PMC5987201.

Royal College of Obstetricians and Gynaecologists (2010) Late intrauterine fetal death and stillbirth. Green – top guideline no. 55.

Saccone G, Gragnano E, Ilardi B, et al. Maternal and perinatal complications according to maternal age: A systematic review and meta-analysis. Int J Gynaecol Obstet. 2022;159(1):43–55. doi: 10.1002/ijgo.14100. Epub 2022 Feb 7. PMID: 35044694; PMCID: PMC9543904.

Sanchez-Ramos L, Olivier F, Delke I, Kaunitz AM. Labor induction versus expectant management for postterm pregnancies: a systematic review with meta-analysis. Obstet Gynecol. 2003;101(6):1312–8. doi: 10.1016/s0029-7844(03)00342-9. PMID: 12798542.

Scorza WE. Prelabor rupture of membranes at term: Management: UpToDate, Stand 27. März 2023.

Townsend R, Sileo FG, Allotey J, et al. Prediction of stillbirth: an umbrella review of evaluation of prognostic variables. BJOG. 2021;128(2):238–250. doi: 10.1111/1471-0528.16510. Epub 2020 Oct 13. PMID: 32931648.

Zephyrin LC, Hong KN, Wapner RJ, et al; Eunice Kennedy Shriver National Institute of Child Health and Human Development Maternal–Fetal Medicine Units (MFMU) Network. Gestational age-specific risks vs benefits of multicourse antenatal corticosteroids for preterm labor. Am J Obstet Gynecol. 2013;209(4):330.e1–7. doi: 10.1016/j.ajog.2013.06.009. Epub 2013 Jun 13. PMID: 23770471; PMCID: PMC3967787.

6 Das kranke Kind in der Schwangerschaft

6.1 Morbus haemolyticus (Mh)

Definition. M. haemolyticus (auch „haemolytic disease of the fetus and newborn", HDFN) ist eine immunhämolytische Anämie des Feten (M. haemolyticus fetalis) bzw. Neugeborenen (M. haemolyticus neonatorum) durch transplazentaren Übertritt mütterlicher IgG-Antikörper, die sich gegen kindliche Blutgruppeneigenschaften richten. Am häufigsten (> 85 %) handelt es sich um Anti-D i. R. einer Rhesus-inkompatiblen Schwangerschaft. Infolge der kompensatorisch gesteigerten Erythrozytenregeneration kommt es zur Erythroblastose (Ausschüttung unreifer, kernhaltiger roter Blutkörperchen). Bei mütterlichen Antikörpern gegen Antigene aus dem Kell-System kommt es zusätzlich zur Hämolyse zur Hemmung der fetalen Erythropoese mit nachfolgend häufig schwerer Anämie ohne Erythroblastose, die bereits bei relativ niedrigen Titern und vor der 20. Schwangerschaftswoche auftreten kann.

Häufigkeit.
Vor Einführung der Rh-Immunprophylaxe (Anti-D)
- Häufigkeit der Rh-Sensibilisierung Rh-negativer Mütter 40–50 auf 1.000
- Häufigkeit des Rh-bedingten
    - M. haemolyticus 4–5 auf 1.000 Lebendgeborene
    - Rh-bedingte Letalität (pränatal) 0,8–1,0 auf 1.000 Lebendgeborene.
Nach Einführung der Rh-Immunprophylaxe (Anti-D). Häufigkeit des Rh-bedingten
- M. haemolyticus 0,5–1 auf 1.000 Lebendgeborene
- Rh-bedingte Letalität 0,05–0,1 auf 1.000 Lebendgeborene.

Pathophysiologie, -genese. Blutgruppen-Ag des Kindes (z. B. RH, Kell) treten mit der transplazentaren Erythrozyten-Diapedese während der Schwangerschaft, v. a. unter der Geburt mit fetomaternalen Blutungen, in den mütterlichen Blutkreislauf über und können eine Ak-Bildung induzieren. Die Mutter bildet Ak, sofern sie das betreffende kindliche Blutgruppenantigen nicht besitzt. Eine Blutgruppenunverträglichkeit setzt voraus, dass sich die kindliche von der mütterlichen Blutgruppe unterscheidet (autosomale Vererbung vom Kindesvater). Die tatsächliche Ak-Bildung der Mutter ist – von RhD abgesehen - selten. Bei ca. 1 auf 500 Schwangerschaften lassen sich Mh-relevante erythrozytäre Alloantikörper nachweisen.

In 15 % aller Partnerschaften in Deutschland trifft eine RhD-negative Frau auf einen RhD-positiven Mann; sie haben also mit einem RhD-positiven Kind zu rechnen. Bei RhD-negativen Frauen sind während der ersten Schwangerschaft (also ohne Vorimmunisierung) meist keine Rh-Ak nachzuweisen. In 50 % dieser Partnerschaften ist mit der Heterozygotie des RhD-positiven Mannes und dementsprechend mit einem Teil RhD-negativer Kinder zu rechnen.

© 2026 Walter de Gruyter GmbH, Berlin | https://doi.org/10.1515/9783111201559-006

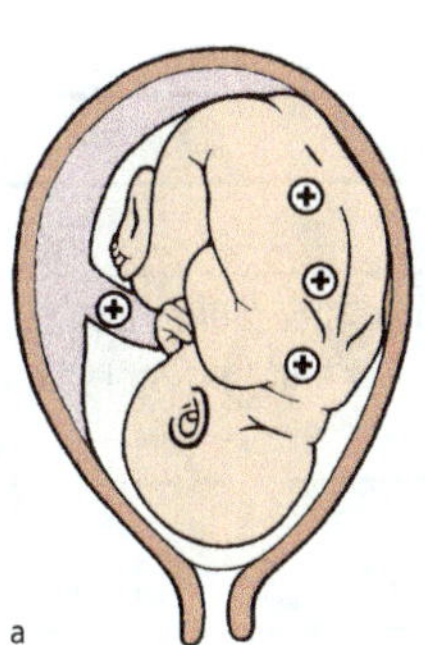

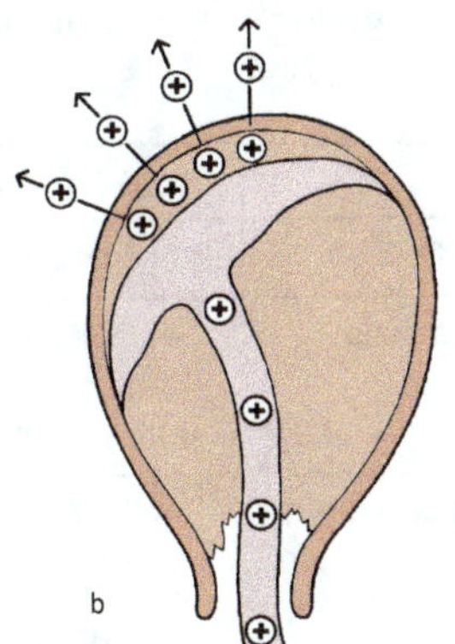

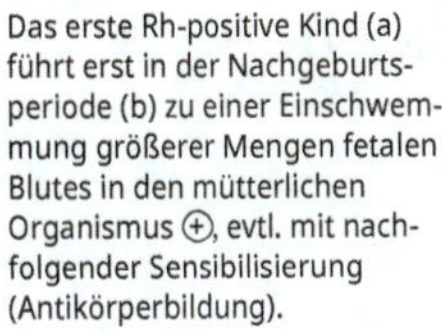

a

Das erste Rh-positive Kind (a) führt erst in der Nachgeburtsperiode (b) zu einer Einschwemmung größerer Mengen fetalen Blutes in den mütterlichen Organismus ⊕, evtl. mit nachfolgender Sensibilisierung (Antikörperbildung).

b

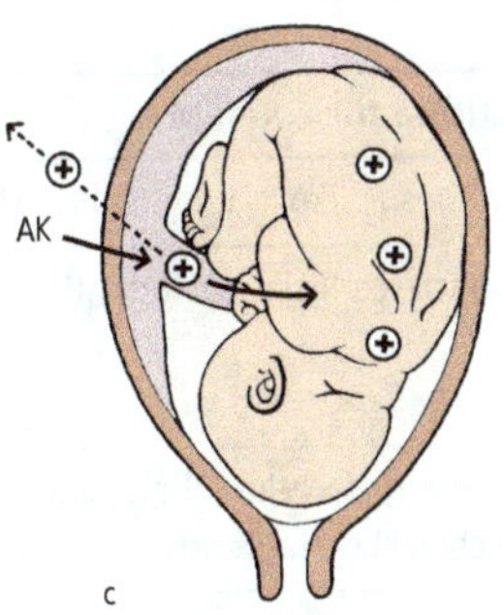

c

In einer neuen Schwangerschaft (c) genügt bei sensibilisierten Frauen der Übertritt weniger fetaler Erythrozyten ⊕, um die Mutter zu einer messbaren Antikörperproduktion AK anzuregen.

Abb. 6.1: Rh-Immunisierung (nach Ballowitz).

Weitere Faktoren, die die mütterliche Ak-Bildung beeinflussen:
- frühere Transfusionen mit Blutgruppen-inkompatiblem Blut
- frühere Schwangerschaften (auch Aborte, EU) mit fetomaternaler Blutgruppeninkompatibilität begünstigen die Ak-Bildung
- AB0-Rh-Antagonismus führt zu einer isoantikörperbedingten Zerstörung der fetalen Erythrozyten (Hämolyse vor Immunisierung der Mutter im Rh-System).

Weitere irreguläre Ak. Unbeeinflusst von der Anti-D-Immunprophylaxe sind die nicht durch den Rh-Faktor D bedingten Immunisierungen gegen andere kindliche Blutgruppenmerkmale, z.B. gegen andere Rhesusantigene oder Antigene des Kell-, Duffy-, Kidd- und MNS-Blutgruppensystem (s.Tab. 6.1). Ihre Häufigkeit hat relativ zugenommen.

Praxishinweis. Die Blutgruppenunverträglichkeit v. a. durch Anti-D, gefolgt von Anti-K und Anti-c („klein-c") führt zur schweren Hämolyse, die bereits intrauterin beginnt.

- Rh- und K-Unverträglichkeit: intrauterine + extrauterine hämolytische Erkrankung des Kindes
- AB0-Unverträglichkeit: nur extrauterine hämolytische Erkrankung des Kindes. Kann bereits nach der 1. Geburt auftreten, da mütterliche Isoagglutinine präformiert vorliegen.

Tab. 6.1: Relevanz verschiedener anti-erythrozytärer Antikörper im Hinblick auf das Risiko einen Mh zu verursachen (mod. nach de Haas et al., Vox Sang 2015)

Risiko für einen M.h.	Antikörperspezifität
hohes Risiko, häufig (sehr) schwer verlaufend	- anti-D, anti-K, anti-c
mittleres Risiko, gelegentlich schwer verlaufend	- Anti-E und andere Rh-Antikörper (außer anti-D, -c)- alle Kell-Antikörper (außer anti-K)- Anti-Fy^a / -Fy^b, -Jk^a / -Jk^b
niedriges Risiko, überwiegend mild (sehr selten schwer) verlaufend	- anti-A / -B - anti-M (IgG), -S, -s
Kein Risiko	- anti-HI /-I, -P1 - AK gegen Le, Lu, Yt, Knops - Kälteauto-AK

Klinik

Rh-bedingter M. haemolyticus. Der 1. Schweregrad des M. haemolyticus (Anaemia neonatorum; 30 % der Rh-Erythroblastosen) beginnt intrauterin mit:

– Anämie. Mütterliche Ak treten transplazentar auf den Feten über und zerstören seine Erythrozyten, worauf die hämolytische Anämie hinweist. Diese ist Dopplersonographisch bewertbar.

– Hyperbilirubinämie. Auf den Erythrozytenuntergang (Hb-Abbau) weist auch der Bilirubinüberschuss (Hyperbilirubinämie) hin, der erst extrauterin in Erscheinung tritt. Kindliche Reaktionen sind: überstürzte Erythrozytenregeneration mit Erythroblastämie, Retikulozytose, Vergrößerung extramedullärer Blutbildungsherde (Leber-, Milzschwellung).

– Der 2. Schweregrad (→ Icterus gravis, 60 % der Rh-Erythroblastosen) beginnt extrauterin.

– Neben der Verminderung der fetalen Erythrozytenzahl mit Sauerstoffmangel ist auf die Gelbfärbung des FW zu verweisen.

– O_2-Mangel (schwere Anämie, Dopplersonographie!) und Hyperbilirubinämie können schwere Folgen für das Kind haben.

Der Erythrozytenuntergang beginnt bereits pränatal, schadet also schon dem Feten. Zum gefährlichen Bilirubinanstieg kommt es erst nach der Geburt.

Bilirubin. Das im Neugeborenen nicht an Glukuronsäure gekoppelte Bilirubin ist wasserunlöslich, kann daher nicht über die Galle ausgeschieden werden, sondern häuft sich in Blut und Gewebe an. Da es lipidlöslich ist, dringt es leicht in lipidreiche Organe

(ZNS) ein und wirkt dort zytotoxisch (Hemmung der oxidativen Phosphorylierung in den Zellen der Stammganglien, die den lebhaftesten Stoffwechsel im Neugeborenengehirn besitzen): Kernikterus bzw. Bilirubinenzephalopathie sind extreme Folgen.

- Jeder O_2-Mangel erhöht die Durchlässigkeit der Nervenzellmembran.
- Jede Hypoxie begünstigt bei ikterischen Neugeborenen eine Bilirubinenzephalopathie.
- Der 3. Schweregrad des M. haemolyticus (Hydrops universalis fetus et placentae; < 10 % der Rh-Erythroblastosen) beginnt intrauterin:
- Hydrops (= Flüssigkeitsansammlung in vorgebildeten Höhlen, Geweben). Der Hydrops von Fetus und Plazenta entsteht bei starker Anämie (Hb < 5 g%) infolge erhöhter Gefäßpermeabilität und unzureichender Eiweißsynthese (Hypoproteinämie < 3 g%) in der Leber und hat maternale, fetale und plazentare Ursachen (Tab. 6.2).
- Häufig werden diese Kinder tot geboren oder sterben kurz nach der Geburt.
- Der immunologisch bedingte Hydrops bei M. h. ist am häufigsten.

Tab. 6.2: Ursachen des Hydrops universalis congenitus.

maternale Ursachen	Morbus haemolyticus, immunologisch bedingt
	α-Thalassämie
	Diabetes mellitus
	SIH
plazentare Ursachen	Chorioangiom
	Chorionvenenthrombose
	Nabelvenenthrombose
fetale Ursachen	Anämie, z. B. fetomaternale oder fetofetale Transfusion
	kardial, z. B. schweres Vitium, Fibroelastose, supraventrikuläre Tachykardie
	pulmonal, z. B. Lungenhypoplasie
	Hypoproteinämie, z. B. Nephrose, Nierenvenenthrombose
	infektiös, z. B. Zytomegalie, Virushepatitis, Syphilis, Toxoplasmose
	Anomalien, z. B. Chromosomenaberration
	idiopathischer Hydrops

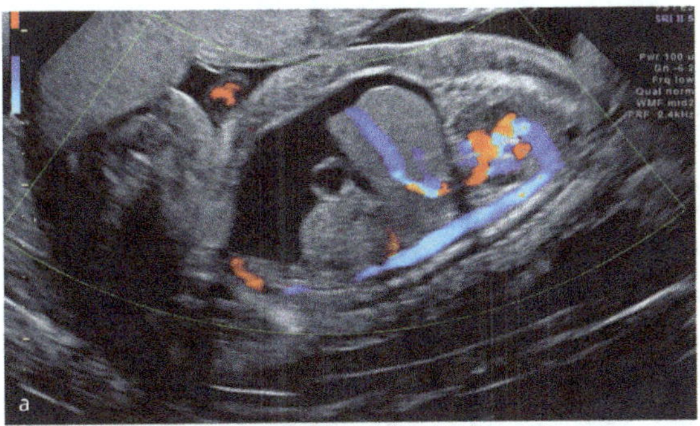
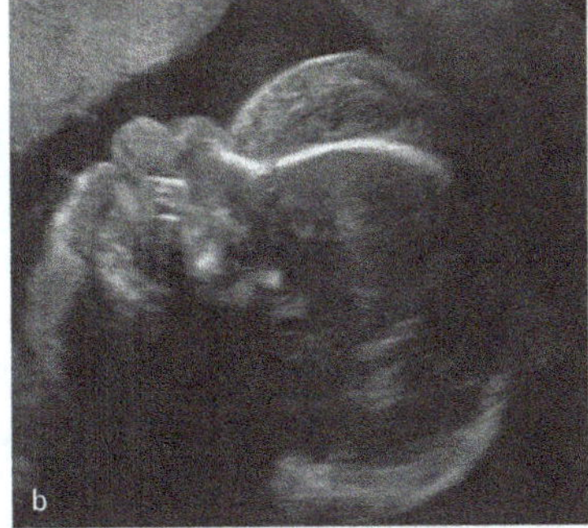

Abb. 6.2: Fetaler Hydrops 26 SSW. a) massives Hautödem und Aszites des Feten, Sagittalschnitt; b) Gesichtsprofil mit ausgeprägtem Stirnödem.

Diagnostik

- Sonographie. U. a. pränataler Nachweis des Hydrops universalis congenitus (Abb. 6.2). Das pränatale Ultraschallbild eines Hydrops verpflichtet zu umfassenden differenzialdiagnostischen Überlegungen (s. Tab. 6.2).
- **Dopplersonographie.** Die Messung der systolischen Maximalgeschwindigkeit in der A. cerebri media eignet sich als nichtinvasive Überwachungsmethode zur Abschätzung der fetalen Gefährdung. Pulsationen der Nabelvene sind ein Spätzeichen einer fetalen Gefährdung. Heute wird als Methode der Wahl zur Überwachung bei Mhf. die nichtinvasive Dopplersonographie der invasiven Fruchtwasserspektrophotometrie vorgezogen!
- **Serodiagnostik.** Zu einem möglichst frühen Zeitpunkt ist die Blutgruppenunverträglichkeit festzustellen:
- **Blutgruppenbestimmung** (AB0, RhD) und Ak-Suchtest bei der Schwangerenerstuntersuchung. Er ist in der 24.–27. SSW zu wiederholen.
- **Antikörpertitration:** Bei allen Schwangeren mit M.h. relevanten Antikörpern (s. Tabelle 6.1) erfolgen regelmäßige Titerkontrollen, in der Regel bis zur 24. SSW in 4-wöchigen, danach in 2-wöchigen Abständen. Als M.h. kritische Titer werden für Anti-D und die meisten anderen Antikörper Titer von ≥ 16 angesehen; Ausnahme ist anti-K, mit einem kritischen Titer von ≥ 4
- Die nichtinvasive Bestimmung der fetalen Blugruppenmerkmale aus zellfreier DNA aus dem maternalen Plasma ist heute Standard und hat die invasiven Maßnahmen zur fetalen Blutgruppendiagnostik fast komplett ersetzt. Sie ist für RhD und weitere Blutgruppenmerkmale ab der 12. SSW möglich

Anti-D-Prophylaxe, Rh-Desensibilisierung (Mutter RhD negativ, Kind RhD positiv). Anti-D-Immunglobulin ist zu injizieren:
- bei einer RhD-negativen (d) Frau unmittelbar (bis 48, spätestens 72 Std.) nach der Geburt eines RhD-positiven (D) Kindes
- nach jeder Fehlgeburt, Abruptio, EU, Amniozentese, Chorionzottenbiopsie
- bei Blutungen in der Schwangerschaft.

Die Erstimmunisierung im Rh-System erfolgt durch Einstrom fetaler Erythrozyten während der Geburt des ersten RhD-positiven Kindes. Die Mutter bildet Rh-Ak nach der Geburt. Das zweite RhD-positive Kind führt bereits während der Schwangerschaft durch transplazentaren Erythrozytenübertritt zu einer stärkeren Immunisierung (Boosterung = Wiederholungsimmunisierung). Entscheidend für die Immunisierung der RhD-negativen Frau ist der erste Antigenkontakt während der Geburt eines RhD-positiven Kindes. Anti-D-Applikation (IgG) verhindert die körpereigene Anti-D-Synthese (feed back). Außerdem binden sich die passiv zugeführten Anti-D-Immunglobuline an die fetalen Blutzellen und begünstigen deren rasche Elimination aus dem mütterlichen Blutkreislauf vor Beginn der eigenen Ak-Bildung.

Praxishinweis. Die Prophylaxe ist nur sinnvoll und indiziert, wenn die Mutter keine Ak gegen RhD aufweist (indirekter Coombs-Test), also lediglich eine Rh-Konstellation Mutter (d), Kind (D) vorliegt:
300 µg Immunglobulin-Anti-D i. v. oder i. m. innerhalb der ersten 48 (spätestens 72 Std.) nach der Geburt. Wurde die 12. SSW noch nicht überschritten, so wird die Dosis auf 100 µg reduziert.

Mit der Standardisierung von 300 µg wird das mütterliche Immunsystem gegenüber 20–30 ml fetalen Rh-positiven Blutes abgeschirmt. Untersuchungen mit dem Kleihauer-Betke-Test haben in 75 % aller Schwangeren eine fetomaternale Transfusion gezeigt (im 1. Trimenon 3 %, im 3. Trimenon 45 %) und während der Geburt 64 % (Bowman 1988). Die transfundierte Menge war unter der Nachweisgruppe (0,05 ml fetales Blut) in 80 %, > 20 ml in 1 %.

Um eine fetomaternale Makrotransfusion und eine dann nicht ausreichende Anti-D-Dosierung zu erfassen, ist die Zählung fetaler Erythrozyten im mütterlichen Blut 3 Tage nach Anti-D-Gabe zu empfehlen. In einem solchen Fall (≥ 1 ‰) ist ggf. eine berechenbare Dosis Anti D nachzuspritzen, und zwar pro 20 ml geschätztes transfundiertes fetales Blut 300 µg Anti D i. m.

Beispiel. Ergebnis der Hb-F-Zellbestimmung: 8 ‰. Mütterliches Blutvolumen 5000 ml. Also sind rund 40 ml fetales Blut in den mütterlichen Kreislauf eingetreten. Man müsste also 600 µg Anti-D i. m. geben.

Bei Anti-D-Gabe während einer weiterbestehenden Schwangerschaft (nach Amniozentese, Chorionzottenbiopsie, Fehlgeburtsblutung) wird eine Standard-Anti-D-Dosis alle 12 Wochen empfohlen, um eine Augmentation der Nachinjektion zu vermeiden (Schneider).

Die nichtinvasive Bestimmung des fetalen RhD-Status aus zellfreier plazentarer DNA aus maternalem Plasma (NIPT) ermöglicht eine **gezielte präpartale Immunisierungsprophylaxe**, da nur RhD-negative Schwangere, deren Kind RhD-positiv ist (ca. 60%), diese benötigen (siehe aktuelle Mutterschaftsrichtlinie). Der Rhesus-NIPT ist nicht geeignet für Mehrlingsschwangerschaften und Mütter mit bestimmten Rhesusvarianten.

In der 28. SSW werden bei allen RhD-negativen Schwangeren (ohne Anti-D Ak), die ein RhD-positives Kind erwarten, bzw. bei denen der RhD-Status des Feten nicht bekannt ist, 300 µg Anti D i. m. oder i.v. injiziert. Vorherige Ak-Kontrolle!

Therapie

Intrauterine Bluttransfusion. Die Spenderblutzellen werden über die Nabelschnurvene, die unter Ultraschallsicht punktiert wird (Chordozentese), zugeführt.

Das Verfahren geht auf Liley (1963) zurück, um eine vorzeitige Geburt (Unreife!) zu umgehen: Injektion von serologisch verträglichem (meist 0 RhD neg) Erythrozytenkonzentrat in die Bauchhöhle des Feten, ist auch heute möglich bei fetalem Ascites und schlechten Punktionsbedingungen der Nabelvene.

Praxishinweis. Vorgehen des Geburtshelfers während und nach der Geburt eines Kindes, dessen Mutter Ak hat:

– Verzögertes Abnabeln ohne Ausstreichen der Nabelschnur, damit das weitere antikörperbeladene Erythrozyten enthaltende Reserveblut nicht übergeht.
– Langlassen des Nabelschnurstumpfes (3–4 cm) für eine evtl. Austauschtransfusion.
– Sofortuntersuchung des Nabelvenenblutes (sofern noch nicht unter der Geburt geschehen):
    – direkter Coombs-Test (erfasst die an die kindlichen Erythrozyten gebundenen Ak) und anschließende Elution (Absprengung) der Ak zum Nachweis der Ak-Spezifität
    – Blutgruppenbestimmung
    – ggf. freie mütterliche Ak im kindlichen Serum mit Feststellung ihrer Natur (unter Verwendung des indirekten Coombs-Testes und eines Enzymtestes)
    – rotes und weißes Blutbild mit Erythroblasten (suspekt > 10 Erythroblasten auf 100 Leukozyten), Hb-Bestimmung (verdächtig: Hb < 16 g% = 10 mmol/l), Retikulozyten (verdächtig > 50 ‰)
– Soforttherapie nicht erforderlich. Häufige Kontrolle der klinischen, serologischen und hämatologischen Befunde ergeben die Indikation zur Fototherapie oder Austauschtransfusion:
    – Blässe?
    – Milz- oder Lebervergrößerung? Zunahme der Hepatosplenomegalie?
    – Ikterus? Zunahme des Ikterus bzw. Anstieg des Bilirubinspiegels?
    – Hb-Abfall < 14 g% = 9 mmol/l
    – Erythroblastenanstieg.
– Soforttherapie bei: positivem direkten Coombs-Test, Hb < 10 g% (7 mmol/l), Hydrops.
    – Intubation, Beatmung (O_2!)
    – Aderlass (50–100 ml!) mit Transfusion (vor der Geburt bereitgestelltem) Erythrozytenkonzentrat der Spendergruppe 0 RhD-negativ bei Anti-D oder Ag-negative Erythrozytenkonzentrate bei anderen Ak (10–20 ml/kg Körpermasse langsam i. v.). Die Zufuhr von O_2-Trägern kann die Hypoxiezeit lebensrettend verkürzen.
    – Austauschtransfusion vorbereiten und durchführen

Postnatale Austauschtransfusion. Die Austauschtransfusion bei Neugeborenen ist obligat, sofern der M. h. klinisch manifest war, unabhängig von der mütterlichen Ak-Spezifität. Diese ist allerdings bei der Wahl des Spenderblutes zu berücksichtigen.

Entfernt werden: mütterliche Ak und geschädigte kindliche Erythrozyten und Bilirubin. Zugeführt werden: frische, funktionstüchtige Erythrozyten.

- Spenderblut bei RhD-Unverträglichkeit ist RhD-negatives, in der Regel 0 Blut; CAVE: bei Vorliegen von Anti-c Ak muss c-negatives (RhD-positives, CCD.ee) Spenderblut eingesetzt werden.
- Hyperbilirubinämie-Verlaufskurve. Der Serumbilirubinwert ist für die Indikation zur Austauschtransfusion wegweisend. Je höher desto mehr droht eine Bilirubinenzephalopathie (= Kernikterus). Man nutzt Verlaufskurven. Verbreitet ist die von Polacek.
- Neugeborene mit zusätzlichen Erkrankungen (Hypoxie, Atemnotsyndrom, Hirnblutung) sowie Frühgeborene neigen besonders zum ZNS-Schaden und bedürfen bereits bei niedrigeren Bilirubinwerten einer Austauschtransfusion.

Fototherapie. S. 692.

Prognose. Rechtzeitig erkannt und an einem in der Diagnostik, Verlaufkontrolle und Therapie erfahrenen Perinatalzentrum betreut, hat der M.h. eine sehr gute Prognose.

6.2 Fetale und neonatale Alloimmunthrombozytopenie (FNAIT)

Definition. Fetale und neonatale Thrombozytopenie infolge Übertritts thrombozytenspezifischer Antikörper der Mutter.

Häufigkeit. Schwere FNAIT (Thrombozyten < 50.000/µl) etwa 1 : 1.500 bis 2.500 Geburten.

Pathophysiologie. Der transplazentare Übertritt von mütterlichen IgG-Antikörpern gegen ein fetales, thrombozytenspezifisches, vom Vater ererbtes Antigen (Human-Platelet-Antigen, HPA) führt zum beschleunigten Thrombozytenabbau und zur Thrombozytopenie (< 50.000/µl), vor allem in der zweiten Schwangerschaftshälfte. Im Gegensatz zum M.h.f / M.h.n treten mehr als die Hälfte der Fälle bereits während der ersten Schwangerschaft auf. Auslöser sind zu mehr als 80% Anti-HPA-1a-Antikörper, gefolgt von Anti-HPA-5b-Antikörpern. Sowohl Risiko einer Immunisierung der Mutter als auch Schwere der Thrombozytopenie beim Feten sind bei Anti-HPA-1a-Antikörper stark mit dem *HLA-DRB3*01:01*-Allel assoziiert.

Klinik. Im Vordergrund der hämorrhagischen Symptome beim Feten wie Petechien, Hämatome u. a. stehen die intrazerebralen Blutungen, die bei ca. 10% bis 20% der betroffenen Kinder und in mehr als der Hälfte der Fälle bereits vor der 28. SSW auftreten. Ihr Risiko ist bei Thrombozytenzahlen von unter 30.000/µl groß.

Diagnostik. In der Regel erfolgt der Hinweis auf eine FNAIT postnatal bei isolierter Thrombozytopenie mit oder ohne Blutungszeichen, seltener pränatal bei Hirnblutung. Die Diagnose erfolgt durch den Nachweis anti-thrombozytärer Antikörpern im Serum der Mutter, ggf. durch einen Cross-Match mit paternalen Thrombozyten sowie mittels maternaler und paternaler HPA-Genotypisierung. Ist der Kindsvater heterozygoter

Merkmalsträger (50%ige Wahrscheinlichkeit, dass das Kind kein Anlageträger ist), erfolgt im Rahmen der Schwangerschaft die Bestimmung des fetalen Antigenstatus mittels nicht-invasiver HPA-Genotypisierung aus maternalem Blut (ab der 12. SSW möglich).

Therapie. Das Wiederholungsrisiko einer FNAIT-bedingten intrazerebralen Blutung (ICH) in Folgeschwangerschaften beträgt bis zu 80%.

Pränatales Vorgehen:

- bei Vorliegen einer HPA-Inkompatibilität (insbesondere durch Anti-HPA-1a-Antikörper) erfolgt zur Prophylaxe einer ICH eine wöchentliche Gabe von hochdosierten Immunglobulinen. Bei hohem Risiko (ICH in einer vorausgegangenen Schwangerschaft) beginnend ab der ca. 14. SSW ggf., bei niedrigem Risiko (nachgewiesene HPA-Inkompatibilität ohne vorausgegangene ICH) ab der ca. 20. SSW. Hinweis: die Immunglobulingabe kann mangels Zulassung bei dieser Indikation nur Off-Label erfolgen.
- eine invasive Bestimmung der Thrombozytenzahl oder wiederholte intrauterine Transfusionen von Thrombozytenkonzentraten sollten aufgrund der hohen Komplikationsrate unterbleiben.
- bezüglich des optimalen Geburtsmodus gibt es keine einheitlichen Empfehlungen. Bei Schwangeren mit hohem FNAIT Risiko (z.B. ICH bei Geschwisterkind) ist die Geburt zwischen SSW 36 und 38 durch primäre Sectio möglicherweise vorteilhaft.
- bei Nachweis einer FAIT-bedingten ICH in der aktuellen Schwangerschaft: ggf. sofortiger Beginn der hochdosierten Immunglobulingabe, ab 34. SSW Geburt per Sectio und postnatale Thrombozytentransfusion; bei ausgeprägter Blutung ggf. Schwangerschaftsabbruch erwägen.

Postnatales Vorgehen:

- Thrombozytentransfusionen bei Neugeborenen mit FNAIT sollten bei Thrombozytenzahlen < 25.000/µl (< 50.000/µl bei intrazerebraler Blutung in vorausgegangener Schwangerschaft) oder bei akuter Blutung erfolgen. HPA-ausgewählte Thrombozytenkonzentrate bieten gegenüber unselektierten Präparaten keinen eindeutigen Vorteil und sollten daher nur bei unmittelbarer Verfügbarkeit eingesetzt werden

6.3 Pränatale Infektionen

Infektion ist Übertragung, Haftenbleiben und Eindringen von Mikroorganismen (Viren, Bakterien, Pilzen, Protozoen) in einen Makroorganismus (prä-, peri-, postnatal) und Vermehrung in ihm; sie sind Voraussetzung für eine Infektionskrankheit. Bereits pränatal können Viren, Bakterien (z. B. Treponemen) bzw. Protozoen über die Schwangere die Frucht infizieren. Perinatal stehen bakterielle Infektionen im Vordergrund.

Infektionswege sind (absteigende Häufigkeit):
- aszendierend nach Blasensprung, seltener bei stehender Blase
- hämatogen über die Plazenta bei mütterlicher Virämie, Bakteriämie, Parasitämie
- deszendierend aus den Eileitern oder ausgehend von einer Appendizitis.

Infektionszeitpunkt. Der Infektionstermin bestimmt, ob die Krankheit prä- oder postnatal manifest wird. Pränatale Infektionen können in Blasto-, Embryo- oder Fetopathien münden.

Blasto-, Embryopathie. Intrauterine Entwicklungsstörung des Embryos während der Embryonalperiode (Organogenese; Blastopathie während der ersten 2 Wochen p. c.).

Blasto- (3.–4. SSW p. m.) und Embryopathien (5.–14. SSW p. m.) sind phasen- (Infektionszeitpunkt ist entscheidend!) und nicht ursachenspezifisch (Erreger) und umfassen das folgende Spektrum: **1.** Abort und Totgeburt, **2.** Frühgeborenes mit Fehlbildung, **3.** Reifgeborenes mit Fehlbildung, **4.** klinisch gesundes Frühgeborenes, **5.** klinisch gesundes Reifgeborenes. Aus der Fehlbildungsart (Organsitz) ist retrospektiv der pränatale Schädigungszeitpunkt (z. B. Rötelninfektion) zu bestimmen.

Fetopathien. Definierte pränatale Krankheiten mit Ursachenspezifität nach abgeschlossener Organogenese (Embryonalperiode) in der Fetalperiode bis zur Geburt.

Der Fet entwickelt die Fähigkeit zur Abwehrreaktion, die zu erregertypischen morphologischen (Entzündung) und funktionellen (Entwicklungsstörung) Veränderungen führen kann.

Praxishinweis. Von klinischer Bedeutung sind die Spätfolgen (late onset) pränataler Infektionen, die erst im Laufe der (späteren) Kindheit manifest werden können. Das Spätsyndrom nach pränataler Infektion wirft bisweilen unüberwindliche diagnostische Probleme auf:
- Wachstums- und Entwicklungsstörung wie Minderwuchs, psychomotorische Retardierung
- Hörschaden wie Schwerhörigkeit bis Taubheit
- Diabetes mellitus Typ 1 und evtl. andere Regulationsstörungen
- rezidivierende Durchfälle, respiratorische Krankheiten
- bösartige Neubildungen

Tab. 6.3: **TORCH-Komplex** (memotechnische Konstruktion, steht für): Toxoplasma gondii, Other infectious microorganisms, Rubella-, Cytomegalie-, Herpes-simplex-Viren.

T	=	Toxoplasmose	Protozoen
O	=	andere (Syphilis, Listeriose, Tbc)	Bakterium
R	=	Röteln	Virus
C	=	Zytomegalie	Virus
H	=	Herpes simplex, Hepatitis, HIV	Virus

6.3.1 Pränatale Rötelninfektion, Embryopathia rubeolosa

Definition. Durch Röteln-Virus bedingte, pränatale Differenzierungsstörung (= Rötelnembryopathie, Embryopathia rubeolaris, Gregg-Syndrom) während der ersten 3 SSM mit unterschiedlichem Ausprägungsgrad der Trias: Vitium cordis (angeborener Herzfehler), Taubheit, Cataracta congenita (angeborene Augenlinsentrübung).

Embryopathia rubeolosa. 1941 beschrieb der australische Augenarzt Gregg erstmals ein Fehlbildungssyndrom bei Neugeborenen, das er auf eine Rötelninfektion während der Schwangerschaft zurückführen konnte (Gregg-Sequenz, -Syndrom). 1964 kam es in den USA zu einer sehr umfangreichen Rötelnepidemie mit mehreren Millionen Erkrankungen, bei denen mehr als 10.000 pränatale Infektionen beobachtet und studiert wurden.

Häufigkeit. Während der großen Rötelnepidemie in den USA (1964) rechnete man mit einer intrauterinen Fruchtschädigung von 4 ‰ und in interepidemischen Zeiten von 1 ‰. Die Röteln-Embryopathie-Rate in Deutschland liegt bei < 1:100.000 Lebendgeburten.

Ätiologie. Infektion mit Virämie (tritt nur bei Erstinfektion auf!) einer bisher noch nicht mit Rubeola-Virus (Familie der Togaviren) infizierten oder geimpften Schwangeren. Die Viruspräsenz im Blut (= Virämie) ist Voraussetzung der pränatalen Infektion!

Praxishinweis. Die klassische Rötelnembryopathie wird durch pränatale Infektion bis zur 16., selten bis zur 20. SSW verursacht.

Pathogenese. Persistierende Entzündung der Plazenta mit Nekrosen von Chorionepithel und Zottengefäßen, intravasale Gerinnung, Blutungen. Abschwemmung von Nekrosen in das kindliche Herz, dort ebenfalls Nekrosen, hämatogene Aussaat.

Die klassische Rötelnembryopathie stellt ein relativ einheitliches Fehlbildungssyndrom dar, das auch für andere pränatale Virusinfektionen (Influenza, Mumps, Varizellen) gelten dürfte (Virusembryopathie-Modell).

Tab. 6.4: Der Infektionszeitpunkt bestimmt die Infektionsrate (Enders).

Infektionszeitpunkt	Infektionshäufigkeit (%)
bis Ende 4. SSW	~ 50
5.–8. SSW	~ 25
9.–12. SSW	~ 15
13.–16. SSW	~ 10
ab 17. SSW	< 3,5

Klinik

Praxishinweis. Je früher die Infektion, desto schwerwiegender die Schädigung: Vor der 14. SSW typische Röteln-Embryopathie mit disruptiven morphischen Störungen, nach der 14. SSW Hypotrophie, hämolytische Anämie, thrombozytopenische Purpura, Hepatosplenomegalie, interstitielle Pneumonie. Die häufigsten Organfehler betreffen Ohr, Auge, Herz.

Klassische Symptome
- Ohr (Innenohrtaubheit, häufig partiell)
- Auge (Katarakt, Mikrophthalmie)
- Angiokardiopathie
- pränatale Dystrophie (untergewichtige, mangelhaft entwickelte Neugeborene)
- psychomotorische Entwicklungsstörung (häufig Mikrozephalie)
- Milchzahndefekte (Hypoplasie, Aplasie).

Erweitertes Rötelnsyndrom (rubella expandet syndrome, acute congenital Rubella)
- pränatale Dystrophie (untergewichtige Neugeborene)
- Hepatosplenomegalie mit oder ohne Ikterus
- makulopapulöses, bläulichrotes, heidelbeerähnliches Exanthem (blueberry muffin)
- Thrombozytopenie
- Knochenveränderungen, z. B. Störungen der Verkalkung im Metaphasenbereich der Röhrenknochen
- Myokardschaden (evtl. auch angeborene Aortenklappenstenose)
- Glaukom
- Nierenveränderungen (z. B. Nierenarterienstenose).

Das fetale Krankheitsbild der Röteln entspricht einer schweren Virusgeneralisation.

Prophylaxe. Durchgemachte Röteln oder Impfung verschaffen (lebenslange) Immunität.

Ob die Immunisierung des Neugeborenen lebenslang, während der geschlechtsreifen Periode anhält, ist umstritten.
- Die aktive Immunisierung ist im Rahmen der allgemeinen Kinderimpfung zusammen mit Masern- und Mumps-Impfung sowie Wiederholungsimpfungen im 6.–12. Lebensjahr bzw. für alle Mädchen vor der Pubertät zu empfehlen. Vor der (geplanten) Schwangerschaft erfolgt ein Antikörpertest. Rötelnseronegative Frauen werden geimpft. Röteln-Ak (Hämagglutionations-Hemmungstiter > 1:16) bedeuten Immunschutz für Mutter und Embryo.
- Schwangere mit Kontakt zu Röteln-Kranken werden untersucht, ob Immunität besteht (Röteln-Ak-Nachweis).
- Werden Röteln-Ak (IgG und IgM) nicht nachgewiesen oder ist der Hämagglutinations-Hemmungstiter < 1:32, ist wie folgt zu verfahren:

– 10 ml Antiröteln-Hyperimmunglobulin i. m. (Rötelnkontakt sollte nicht länger als 7 Tage zurückliegen) oder
– Kontrolluntersuchung nach 10 Tagen:
    – Titer steigt an (> 2 Stufen) oder Röteln-IgM-Ak-Nachweis bedeuten frische Infektion
    – Titer bleibt niedrig heißt keine Infektion. Daraus folgt: Chorionzottenbiopsie ab 9. SSW mit Virusnachweis oder Amniozentese mit PCR-Bestimmung.
    – Uneindeutiger Befund. Empfohlen wird eine Chordozentese in der 20. SSW zur Blutgewinnung und IgM-Ak-Bestimmung im fetalen Blut. Werden IgM-Ak nachgewiesen, ist eine fetale Infektion anzunehmen. Die mögliche Schädigung ergibt sich aus der Analyse des Infektionszeitpunktes.

– Findet sich bei der Schwangerenerstuntersuchung ein hoher Titer, z. B. 1:512, so ist eine frische Infektion möglich. Kontrolluntersuchung nach 7–10 Tagen veranlassen! Titerbewegung beachten!
– Schwangere dürfen rötelnkranke Kinder nur pflegen, wenn sie Rötelnimmunität besitzen.

6.3.2 Zytomegalie

Zytomegalie (Cytomegalia infantum, Speicheldrüsenvirus-, Einschlusskörperchenkrankheit), prä- und postnatale Virusinfektion.

Häufigkeit. Häufigste Pränatalinfektion!
1904 wurde erstmals eine generalisierte Zytomegalie des Neugeborenen beschrieben. Infektionen mit Zytomegalie-Virus (CMV) sind weit verbreitet; 1 % aller Neugeborenen werden intrauterin infiziert; sie ist häufiger als sie diagnostiziert wird.

Ätiologie, Pathogenese. Ursache ist die Infektion über infizierte Körpersekrete, häufig von Kindern, mit dem Zytomegalie-Virus (CMV), ein RNA-Virus. CMV-Infektionen verlaufen häufig inapparent, unabhängig vom Zeitpunkt der Infektion; Zellen des infizierten Organismus beherbergen die Viren. Bei Immunschwäche (maligne Tumoren oder Systemkrankheiten, immunsuppressive Therapie, Organtransplantation) kann die latente Infektion manifest werden.

Während einer Schwangerschaft bedeutet die Infektion ein Infektionsrisiko für das Kind; rekurrierende Infektionen der Mutter sind möglich, das kindliche Risiko ist dabei geringer.

Klinik. Vieldeutige Symptomatik! Die meisten infizierten Kinder (90 %) sind bei Geburt klinisch gesund. Spätere mentale Retardierung und Hörschäden werden beschrieben.

Pränatalinfektion. Symptomatisch werden 10 % der infizierten Neugeborenen:
- Mikrozephalie, Meningoenzephalitis, intrazerebrale Verkalkungen
- Hepatosplenomegalie, Anämie
- pränatale Dystrophie, thrombozytopenische Purpura
- interstitielle Pneumonie, Myokarditis.

Postnatalinfektion. Ebenfalls selten symptomatisch:
- Ähnlichkeit mit der infektiösen Mononukleose (mit charakteristischen Blutbildveränderungen), bisweilen stehen Organmanifestationen im Vordergrund:
- Hepatitis, Pneumonie, Myokarditis, Gastroenteritis.

Diagnostik. Wegen der vieldeutigen klinischen Verläufe ist der Virusnachweis diagnoseführend!
- Virusnachweis in Urin, Rachen-, Zervixsekret, in Biopsien von Leber, Niere, Lunge, Gehirn.
- Ak-Bestimmungen besitzen epidemiologischen Wert, ein Titeranstieg bei frischer Infektion ist selten nachzuweisen.
- Bei verdächtiger Serologie der Mutter und sonographischen Hinweisen (Polyhydramnion, Aszites, Hypotrophie, Hepatosplenomegalie) Virusnachweis durch invasive pränatale Diagnostik, PCR aus Chorionzotten und Fruchtwasser, ab 22. SSW aus fetalem Blut.

Ultraschalldiagnostik. Für eine intrauterine Infektion typische gravierende Symptome können Ventrikulomegalie, Hydrozephalie, Mikrozephalie, Corpus callosum-Agenesie, IUGR sprechen, Allerdings ist der prädiktive Wert der ultrasonographischen Befunde eingeschränkt.

DD. 1. Zahlreiche Krankheiten des Neugeborenen. Die klinische Manifestation der prä- und postnatalen CMV-Infektion zeigt wenig typische Merkmale und hat Ähnlichkeit mit anderen Erkrankungen des Neugeborenenalters, insbesondere bei Organmanifestation der Postnatalinfektion. Hieraus erklärt sich die Schwierigkeit der klinischen Diagnose. **2.** Infektiöse Mononukleose. Die postnatale Infektion verursacht Symptome, die auch für andere Erkrankungen typisch sind, häufig an das Pfeiffer-Drüsenfieber mit typischem Blutbild erinnernd.

Therapie. Symptomatische Behandlung. Eine passive Immunisierung in der Schwangerschaft bei primärer Zytomegalieinfektion mit CMV-Hyperimmunglobulin sowie antenatale Therapie des Feten mit transabdominaler intravenöser CMV-Hyperimmunglobulingabe wurde vorgeschlagen. Neuere Daten sprechen aber eher dafür, dass dies nicht zu einer signifikanten Senkung der Rate an erkrankten Kindern und der Folgeschäden führt. Ein neuerer Therapieansatz ist die Behandlung der Mutter mit Valaciclovir bei Infektionen im ersten und frühen zweiten Trimenon.

Prognose. Ungünstig!
- Spätfolgen. Einschränkung der Sehleistung, Schwerhörigkeit, Entwicklung eines zerebralen Anfallsleidens, sensomotorische und geistige Retardierung, Zahndefekte.
- Asymptomatische Infektion. Letalität < 1 %. 5–15 % entwickeln Spätfolgen!

Prävention. Serologischer Test bei gefährdeten Müttern (z. B. Krankenschwestern). Seropositive Mutter: Minimales Risiko für die Geburt eines kranken Kindes. Seronegative Mutter: Einhaltung hygienischer Maßnahmen. Vorsicht mit Urin, Speichel Infizierter! Bislang ist kein CMV-Impfstoff verfügbar.

6.3.3 Varizellen, Zoster

Definition. Hochkontagiöse Viruskrankheit, die bei Erstmanifestation zu Windpocken und durch Reaktivierung nach früher abgelaufener Infektion zu einem Zoster (Gürtelrose) führt. Drohende Embryo-Fetopathie bei Infektion der Mutter mit Varizella-Zoster-Virus und Virämie in der ersten Hälfte der Schwangerschaft (kongenitales Varizellen-Syndrom).

Häufigkeit. Windpocken sind in der Schwangerschaft selten, da der Durchseuchungsgrad mit Varizella-Zoster-Virus der Frauen im gebärfähigen Alter (95 %) hoch ist. Das kongenitale Varizellen-Syndrom befällt 20 % der infizierten Neugeborenen.

Ätiologie, Pathogenese. Erreger ist Varizella-Zoster-Virus (Alphaherpesvirus) aus der Familie der Herpes-Viren. Übertragung durch Kontakt-, Tröpfcheninfektion (fliegende Infektion), initial Affektion des Nasenrachenraumes, Virämie, Virusvermehrung in der Haut. Bei Zoster endogene Reinfektion. Das kongenitale Varizellen-Syndrom nimmt einen schweren Verlauf, da bei perinataler Infektion (einige Tage vor und einige Tage nach der Geburt) keine Varizellen-Ak von der Mutter gebildet und auf das Kind übertragen werden konnten (kein Nestschutz!).

Klinik

Kongenitales Varizellen-Syndrom. Eine lebensbedrohliche Erkrankung ist die perinatale Infektion 4 Tage vor und 2 Tage nach der Entbindung:

- ZNS. Mikrozephalie, kortikale Atrophie, Kleinhirnhypoplasie, Ausbildung eines Hydrozephalus, Kalzifikationen.
- Augen. Optikusatrophie, Mikrophthalmie, Chorioretinitis, Anisokorie, Katarakt.
- Periphere Nerven. Sensomotorische Retardierung, Hypoplasie der Extremitäten, Dysfunktion von Anal- u. Vesikalsphinkter. Hautnarben.

Bei Infektion am Ende der Schwangerschaft (30–5 Tage vor der Entbindung) ist der Krankheitsverlauf infolge der übertragenen mütterlichen IgG-Ak (Nestschutz) milde: 25 % der Neugeborenen entwickeln bläschenförmige Hauteffloreszenzen; selten Pneumonie.

Diagnostik. Windpocken pränatal in der mütterlichen Anamnese. Nach einer Windpockenerkrankung der Mutter in der Schwangerschaft ist ab sechs Wochen nach Erkrankung eine engmaschige Ultrasonographie des Feten notwendig. Bei fetalen Auffälligkeiten virologische Diagnostik aus Amnionflüssigkeit oder Nabelschnurblut! Ak-Nachweis (IgM) direkt postnatal beim Kind.

Therapie. Isolierung von Mutter und Kind!
Vorgehen bei Kontakt der Schwangeren mit Varizella-Zoster-Infizierten:
– Varizellen-Immunstatus bestimmen
– besteht Immunität (Varizellen-Ak positiv), keine weiteren Maßnahmen
– besteht keine Immunität, innerhalb von 3 bis 10 Tagen nach Kontakt Varizellen-Zoster-Hyperimmunglobulin (Varicellon® 0,2 mg/kg Körpergewicht i. m.; Varitect® 1 ml/kg Körpergewicht) geben.

Vorgehen bei Erkrankung in der Schwangerschaft:
– Bis 20. SSW: Risiko des kongenitalen Varizellen-Syndroms 1,5 %, keine Varizellen-Zoster-Immunglobuline, Beratung der Eltern.
– Ab 15. SSW: orale Aciclovir® Therapie (5 mal 800 mg täglich über 5–10 Tage) erwägen. Off-Label-Use beachten. Vorliegende Daten weisen auf eine Senkung der Letalität hin.
– 30–5 Tage vor Entbindung: Gabe von Varizellen-Zoster-Immunglobulin an das Neugeborene.
– Bei perinataler Infektion, 4 Tage vor bis 2 Tage nach der Entbindung: Gabe von Varizellen-Zoster-Hyperimmunglobulin an die Mutter (0,2 ml/kg) und sofort nach der Geburt an das Neugeborene (2,0 ml).

Prognose. Die Letalität der Infektion ist ohne Varizellen-Zoster-Immunglobulin-Behandlung 30 %, neurologische Restschäden sind häufig. Der Zoster der Mutter in der Schwangerschaft, während der Geburt oder im Wochenbett ist ungefährlich.

6.3.4 Herpes simplex

Definition. Primärinfektion (Herpes labialis, genitalis) mit Herpes-simplex-Virus (HSV) oder Reaktivierung intraganglionär persistierender Viren.

Häufigkeit. Am weitesten verbreitete Viren; für einen hohen Durchseuchungsgrad sprechen HSV-Ak, die bei 85 % jüngeren und > 90 % älteren Erwachsenen (HSV-1) bzw. bei 20–40 % der Erwachsenen (HSV-2) nachweisbar sind.

Ätiologie. Erreger ist HSV, ein DNA-Virus aus der Alphasubfamilie der Herpetoviridae. Zwei Typen: **1.** HSV-1 (orofazialer Stamm), **2.** HSV-2 (genitaler Stamm).

Verbreitung. Viren aus Speichel, Urin und Stuhl; Inf. durch Mikroläsionen in Haut und Schleimhaut (Urogenitaltrakt, Magen-Darm-Trakt, Konjunktiven). HSV penetriert als Nukleokapsid in die Nervenendigungen und gelangt mit dem axonalen Strom in die zugehörigen Ganglien; nach 1–2 Tagen beginnt die aktive produktive Infektion. Symptome treten erst ab dem 6. Tag nach Inf. auf, Virusausscheidung hält bis zum 10. Tag an.

Pathogenese. Übertragung. Erstinfektion meist im Kleinkindesalter bis zum 5. Lebensjahr durch Schmier- u. Tröpfcheninfektion aus Herpesläsionen, verläuft in 99 % inapparent.

Nur 1 % der Infektionen verlaufen (vorwiegend bei Kindern) klinisch apparent: Gingivostomatitis herpetica, Vulvovaginitis herpetica, Herpes corneae. Herpes genitalis (HSV 2) der Gebärenden, ggf. auch Herpes labialis (HSV 1) von Mutter oder pflegender Schwester sind eine Gefahr für das Neugeborene. Schwere Verlaufsformen sind: Herpessepsis des Neugeborenen, Ekzema herpeticatum, Meningoencephalitis herpetica. Die pränatale HSV-Infektion wird mit Aborten und Fehlbildungen in Verbindung gebracht.

Klinik
- Juckreiz, Spannungsgefühl
- gruppierte Bläschen auf gerötetem Grund, die zu Krusten eintrocknen. Das kleinste, unscheinbarste Herpesbläschen im Genitalbereich der Schwangeren bedeutet für das Kind während der Geburt Lebensgefahr. Der vorzeitige Blasensprung begünstigt jede aszendierende, also auch die HSV-Infektion des Kindes.
- nach 8–10 Tagen narbenlose Abheilung
- geschwollene u. schmerzhafte regionale Lymphknoten.
- Prädilektionsstellen: Lippen (Herpes labialis), Vulva (Herpes genitalis).

Diagnostik (bei der Mutter)

Klinik
- zytologischer Abstrich (Papanicolaou). Ergebnis nach einigen Stunden. Eine virusserologische Untersuchung hat nur dann diagnostischen Aussagewert, wenn es sich um eine Erstinfektion mit dem HSV-2 oder um einen sehr schweren Verlauf mit Lymphknotenbeteiligung handelt. Nur in diesen Fällen kann mit einem Antikörperanstieg innerhalb von 8–10 Tagen gerechnet werden.
- Virusnachweis aus Bläscheninhalt oder Gewebematerial innerhalb von 1–2 Tagen
- Elektronenmikroskop, Immunfluoreszenz, ELISA.

Besonderheit. Bei 0,1–1 % aller Schwangeren ist mit einer HSV-2-Infektion zu rechnen, Reaktivierung einer latenten Infektion durch die Schwangerschaft, meist asymptomatischer Verlauf, seltener (gruppierte) Bläschen an Haut und Schleimhaut der Genitalregion. Häufig sind die befallenen Hautstellen dolent; Zervix und Portiobereich sind nicht schmerzempfindlich. Die Infektion wird meist durch Zufall bei einer Routineuntersuchung bemerkt. (Regelmäßige) Rezidive (→ Herpes simplex recidivans), oft am gleichen Ort (→ Herpes simplex recidivans in loco) durch Irritation latent infizierter Neurone nach fiebriger Infektion (Herpes febrilis), Sonnenlichtexposition (Herpes solaris), Menstruation (Herpes menstrualis), Trauma (Herpes traumaticus), Magen-Darm-Störung, Immunsuppression, hormonell, psychisch.

Therapie. Symptomatische Lokalbehandlung bei bestehendem Herpes simplex:
- Herpes genitalis. Zweimal tgl. Sitzbad mit Kamilleauszügen, anschließend Bepinselung mit antiseptischen Farbstoffen (z.B. 0,5% Pyoktaninlösung). Abheilungsphase: Polyvidon-Iod auf die Erosionen
- Lokale virostatische Therapie: Cave: Entstehung von Kontaktallergien

Therapie. Symptomatische Lokalbehandlung bei bestehendem Herpes simplex:
- Herpes labialis im Bläschenstadium. 3-mal tägl. Clioquinol (2 % Clioquinol in Lotio alba aquosa od. Linola-sept® Emulsion) zur eintrocknenden antiseptischen Behandlung. In Abheilungsphase: Auflösung der Krusten z. B. mit Dexpanthenol (Bepanthen® Salbe).
- Herpes genitalis. 2-mal tägl. Sitzbad mit Kamilleauszügen (Kamillosan® Konzentrat); anschließend Bepinselung mit antiseptischen Farbstoffen (z. B. 0,5 % Pyoktaninlösung). Abheilungsphase: Polyvidon-Jod (Betaisodona® Salbe) auf die Erosionen.
- Lokale virostatische Therapie: bis zu 5-mal tägl. Auftragen von Tromantadin (Viru-Merz® Creme), Idoxuridin (Virungent® Salbe) od. Aciclovir (Zovirax® Creme); cave: Entstehung von Kontaktallergien.

Prognose
- Die pränatale HSV-Infektion wird in 30 % mit einem Abort beantwortet.
- Herpes genitalis der Schwangeren nach der 32. SSW bedeutet in 10 % eine neonatale HSV-Infektion.
- Herpes genitalis der Gebärenden bedeutet:
  - in 40 % neonatale Infektion bei vaginaler Entbindung
  - keine neonatale Infektion bei Sektio (≤ 4 Std. nach Blasensprung).
- Neonatale HSV-Infektion heißt in 50 % klinische Manifestation mit:
  - Exitus letalis in 30 %
  - schwere neurologische Schäden in 30 %.

Prophylaxe

- Abklingen des Herpes bis spätestens zum Entbindungstermin anstreben.
- Sektio (max. 4 Std. nach dem Blasensprung), sofern der Herpes genitalis bei Entbindung besteht und der Erregernachweis positiv ist, um einer neonatalen Infektion vorzubeugen.
- Bei rezidivierender HSV-Infektion in der Schwangerschaft sollte eine Prophylaxe mit Aciclovir (oral) ab 34 SSW bis zur Geburt erwogen werden, um das Übertragungsrisiko auf das Neugeborene zu senken.

Praxishinweis. Die Übertragung von HSV-1 auf Neugeborene erfordert eine Isolierung. Herpes-labialis-Kranke (z. B. Mutter, Schwester) dürfen Neugeborene nicht pflegen!

6.3.5 Virushepatitis

Definition. Akute Leberentzündung durch Hepatitis-Viren A–G mit einer Krankheitsdauer < 6 Monaten. Gehört zu den weltweit verbreitetsten Infektionskrankheiten.

DD. s. Tab. 6.5.

Hepatitis A

- Erreger HAV (Hepatitis-A-Virus)
- Übertragung überwiegend oral-fäkal Virusausscheidung 2–3 Wochen nach Erkrankungsbeginn
- pränatale Gefährdung wahrscheinlich nur 3–4 Wochen vor und unmittelbar während der Geburt (wenn überhaupt)
- Schutz: Humangammaglobulin

Hepatitis B

- Erreger: HBV (Hepatitis-B-Virus)
- Übertragung: parenteral
- Virusausscheidung: Wochen bis Monate nach Erkrankungsbeginn, bes. HBe-Antigenträger
- pränatale Gefährdung: 2.–3. Schwangerschaftsdrittel durch transplazentare Übertragung, während der Geburt
- Schutz: Hepatitis-B-Immunglobulin (Anti HBs, Anti HBe), Hepatitis B-Impfung

Hepatitis C

- Erreger: HCV (Hepatitis-C-Virus)
- Übertragung: parenteral
- Virusausscheidung: nicht bekannt
- pränatale Gefährdung: transplazentare Übertragung
- Schutz: keine Prophylaxe

Hepatitis D
- Erreger: HDV (Hepatitis-D-Virus)
- Übertragung: parenteral
- Virusausscheidung: ?
- pränatale Gefährdung: wie Hepatitis B, C
- Schutz: keine Prophylaxe

Hepatitis E
- Erreger: HEV (Hepatitis-E-Virus)
- Übertragung: überwiegend fäkal-oral
- Virusausscheidung: ?
- pränatale Gefährdung: bisher nicht nachgewiesen.

Hepatitis G
- Erreger: HGV (Hepatitis-G-Virus)
- Übertragung: wahrscheinlich parenteral
- Virusausscheidung: ?
- pränatale Gefährdung: bisher nicht bekannt

Tab. 6.5: Differenzialdiagnose von Lebererkrankungen in der Schwangerschaft.

Schwangerschaftsspezifische Lebererkrankungen	Präeklampsie, HELLP-Syndrom (s. S. 96)
	Schwangerschaftsfettleber Cholestase (s. S. 116)
nicht für die Schwangerschaft spezifische Lebererkrankungen	Virushepatitiden A–G
	Hepatitiden mit Epstein-Barr-Virus, Zytomegalie-Virus, Herpes-simplex-Virus, Coxsackie-Virus Autoimmunhepatitis (ANA, AMA, LKM u. a.) Morbus Wilson Cholelithiasis

Hepatitis B

Die **Hepatitis B** ist für das Kind am gefährlichsten, weil sie transplazentar übertragen wird und in Mittel- und Nordeuropa am häufigsten vorkommt.

Prophylaxe. Frauen sollten bei Beginn der Schwangerschaft auf Hepatitis B getestet werden.

Pathogenese. Das Infektionsrisiko für das Neugeborene hängt von Infektionszeitpunkt und Antikörperbildung der Mutter ab.

- Infektion in den ersten 6 Schwangerschaftsmonaten führt in 10% zu fetaler Miterkrankung
- Infektion in den letzten Schwangerschaftswochen und während der Geburt führt in 75-80% zu fetaler/kindlicher Miterkrankung.

Mütterliche Anti-HBs und noch mehr Anti-HBe werden ebenfalls transplazentar übertragen und schützen das Kind vor einer Hepatitis-B-Infektion oder mildern den Krankheitsverlauf.

Klinik. Meist asymptomatisch! Entwicklung einer chronischen Hepatitis möglich (s. Komplikationen).

Diagnostik. Serodiagnostik lt. Mutterschaftsrichtlinien: Bei allen Schwangeren ist zu Beginn der Schwangerschaft eine HBsAg-Untersuchung durchzuführen!

Bei Nachweis von HBsAg:

- Leberenzyme (GOT, GPT, alkalische Phosphatase), Bilirubin
- HBe-Ag, HBV-PCR (Viruslast)

Praxishinweis. Schwangere mit HBe-Ag sind hochinfektiös in Bezug auf das Kind!

Komplikationen. Protrahierter Verlauf bis hin zur Leberzirrhose: CPH (chronisch-persistierende Hepatitis), CGH (chronisch-aggressive Hepatitis). Eine pädiatrische Betreuung (Überwachung) der Kinder im ersten Lebensjahr ist deshalb dringend geboten.

Prophylaxe der Neugeborenenhepatitis

- Neugeborene HBsAG-positiver Mütter sollen unmittelbar nach der Geburt (bis zu 12 Stunden nach der Geburt) simultan mit Hepatitis-B-Immunglobulin und Hepatitis-B-Vakzine behandelt werden.
- Hepatitis-B-Immunglobulin (0,5 ml i. m.) unmittelbar nach der Geburt.
- Hepatitis-B-Vakzin. Dosierung: 10 μl sofort nach der Geburt parallel zum Gammaglobulin, Wiederholung nach 4 Wochen und 6 Monaten jeweils 10 μl.

Bei hoher Viruslast der Mutter, ist eine Therapie (z.B. mit Tenofovir) ab ca. 32 SSW bis zur Geburt zu erwägen.

6.3.6 Ringelröteln (Parvovirus-B-19-Infektion)

Definition. Erythema infectiosum acutum (Ringelröteln); seltene, wenig ansteckende virale Infektionskrankheit mit typischer Hautrötung (Erythem).

Ätiologie, Pathogenese. Erreger: Parvovirus B 19, Familie der Parvoviren (Einzelstrang-DNA-Virus). Infektion über Tröpfchen od. parenteral. Nach virämischer Phase vorübergehende Reifungsstörung von Erythrozyten (Hauptzielzelle: erythropoetische Stammzelle). Es besteht ein ausgeprägter Tropismus des Virus auf erythroide Vorläuferzellen, dadurch kommt es zur Beeinträchtigung der blutbildenden Organe. Nach Synthesebeginn der spezifischen IgM- und IgG-Ak verschwinden die Blutbildveränderungen, insofern ist die Infektion für Gesunde zwar nachweisbar, aber praktisch bedeutungslos.

Epidemiologie. Kontagiosität 50 %, wahrscheinlich lebenslange Immunität, Inkubationszeit 6–14 d, Infektiosität bis zum Auftreten des Exanthems.

Klinik
- schmetterlingsförmiges Exanthem im Gesicht (spannt, juckt). Nach 1–2 Tagen Übergang zunächst auf Streckseiten der Extremitäten u. Gesäß, später Beugeseiten u. Stamm. Dabei erscheint das Exanthem girlandenförmig mit rotem Rand u. zentraler Aufhellung (Ringelröteln).
- pathognomonisch periodisches Abblassen u. Wiederaufflammen des Exanthems (Dauer 8 Tage).
- Lymphknotenschwellungen, grippale Symptome, Polyarthralgien (bei Kindern in 10 %, bei Erwachsenen in 60 %), Bauchschmerzen, akute Gastroenteritis.
- beim immunreduzierten ungeborenen Kind komplikationsreicher Verlauf!

Diagnostik
- Klinik (Erythem).
- evtl. Thrombo-, Neutro-, Retikulozytopenie, Anämie Der Hämoglobinwert kann beträchtlich abnehmen (bis 3–4 g%!). Serologie (12 Tage nach Infektion). IgM-, IgG-Ak (ELISA).
- Ultraschalldiagnostik und Dopplersonographie, ggf. FW- u. fetale Blutanalyse auf Virus-DNA.
- PCR-Virus-Nachweis.

Besonderheiten. 50 % der Infektionen verlaufen subklinisch (stille Feiung). Pat. mit Exanthem sind nicht mehr ansteckend.

Komplikationen. Transplazentarer Übertritt auf den Feten mit der Folge von Anämie und Ödemen, nichtimmunologischem Hydrops fetalis. Die Symptome beim Feten entwickeln sich 2 bis 6 Wochen verzögert nach der akuten Infektion der Schwangeren. Risiko des intrauterinen Todes: etwa 1–2 %.

Therapie
- Bei pränataler Infektion mit Hydrops fetalis Chordozentese, Hb-Bestimmung und intrauterine Bluttransfusion.
- Hochdosierte Gabe von Immunglobulinen kann bes. bei Organbefall indiziert sein.

Prophylaxe. Schwangere von Infizierten fernhalten (sofern möglich).

6.3.7 HIV

Definition. Acquired immune deficiency syndrome; 1981 beschriebene virale Infektionskrankheit mit zellulärer Immunschwäche, rezidivierenden Infektionen durch opportunistische Erreger, Parasiten, maligne Tumoren (Kaposi-Sarkom, maligne Lymphome).

Ätiologie. Erreger ist HIV 1 (human immunodeficiency virus) und selten HIV 2; der Virus ist ein Retrovirus mit ausgeprägtem Polymorphismus.

Übertragung. Die Infektion erfolgt überwiegend durch Sexualkontakt oder parenteral auf dem Blutweg (bei Transfusionen, Injektionen). HIV wurde bei Infizierten nachgewiesen in Blut, Samenflüssigkeit, Vaginalsekret, Speichel, Muttermilch und anderen Körperflüssigkeiten wie Aszites, Gelenkergüssen, Liquor cerebrospinalis und lymphatischem Gewebe.

Epidemiologisch gesichert ist die Übertragung durch parenterale Inokulation von erregerhaltigen Körperflüssigkeiten, Blut bzw. Blutbestandteilen:
- beim Geschlechtsverkehr
- durch Injektion bzw. Transfusion
- prä- bzw. perinatale Übertragung.

Das HI-Virus wird durch übliche Desinfektionsmaßnahmen rasch inaktiviert.

Pathogenese. HIV-Zielzellen sind eine Subpopulation der T-Lymphozyten, die T4-Lymphozyten, CD4-Helferzellen sowie Zellen des Monozyten-Makrophagen-Systems, mukosale Langerhans-, dendritische lymphatische Zellen und Mikroglia. Makrophagen gelten als Reservoir von HIV im Organismus.

Die HIV-Infektion führt über Zelldestruktion, Autoimmunphänomene und Immundysregulation zur Verminderung der zellulären Immunität, besonders nehmen die T4-Lymphozyten ab.

Der Virustropismus erklärt den phasenhaften Infektionsverlauf (Wochen, Monate bis viele Jahre). Unmittelbar nach der Infektion werden bei einem Teil der Infizierten Blutbildveränderungen im Sinne einer infektiösen Mononukleose beschrieben, die wieder verschwinden. Die anschließende Latenzphase kann bis zu 15 Jahren dauern!

Infizierte entwickeln nach 4–7 Wochen im Serum nachweisbare Antikörper. Es ist davon auszugehen, dass diese Personen kontagiös sind.

Prä- und perinatale Infektion. Zeitpunkt und Weg der maternofetalen Transmission sind nicht endgültig geklärt. Sicher tritt die Infektion spät in der Schwangerschaft oder während der Geburt ein, Wehen scheinen die Virustransmission erheblich zu steigern. Frühgeburt, Infektion der Eihäute und Blasensprung stellen ein erhöhtes HIV-Infektionsrisiko dar.

Das Risiko der perinatalen Virusübertragung betrug in den 80er-Jahren 30 % (Industrieländer), sie beläuft sich seit der Einführung von Präventionsmaßnahmen in der Schwangerschaft und beim Neugeborenen in 1995 nur noch auf 1–2 %.

Diagnostik. HIV-Serologie:
- HIV-Antikörper (ELISA-Test, geeignet als Screening-Verfahren)
- HIV-Virusmaterial (Western- oder Immunoblot-Verfahren).

Nach der Anzahl der CD4-Zellen werden drei Laborkategorien definiert: > 500/µl, 200–490/µl und < 200/µl.

Prävention. Im Zentrum der Vermeidung der maternofetalen Virustransmission stehen:
- die antiretrovirale Therapie (ART) der HIV-1-positiven Schwangeren,
- die Vermeidung von Wehen und Durchführung einer Schnittentbindung am wehenlosen Uterus bei Frauen mit nachweisbarer Viruslast oder ohne antiretrovirale Therapie
- die antivirale Prophylaxe beim Neugeborenen
- Verzicht auf das Stillen bei nachweisbarer Viruslast oder Adhärenzproblematik
- Einigen schwangeren Frauen ist die HIV-Seropositivität bzw. ihre HIV-Infektion nicht bekannt.

Um die Präventionsmaßnahmen durchführen zu können, **ist ein HIV-Antikörper-Screening bei allen Schwangeren empfohlen.**

Nach den Schwangerschaftsrichtlinien soll allen Schwangeren das HIV-Screening angeboten werden, die Blutabnahme und -untersuchung darf nur mit Einverständnis der Schwangeren durchgeführt werden!

Geburtshilfliche Betreuung der HIV-positiven Schwangeren, die in einer Institution mit Expertise in der Betreuung HIV-positiver Schwangeren, Gebärenden, Wöchnerinnen und Neugeborenen erfolgen sollte:
- CD4-Zellzahl regelmäßig bestimmen
- Viruslast regelmäßig bestimmen
- Hämoglobinwert monatlich bestimmen
- Nativpräparat, mikrobiologische Kultur im Vaginalsekret
- STD-Diagnostik: Chlamydien, Gonorrhoe, Trichomonaden, Syphilis

- Toxoplasmose-Screening
- Hepatitisserologie
- zytologischer Abstrich von der Zervix, Kolposkopie und HPV High-risk-Typen-DNA-Untersuchung
- Messung der Nackentransparenz zwischen 12 + 0 und 13 + 6 SSW
- Fehlbildungsultraschall zwischen 21 + 0 und 22 + 0 SSW

6.3.8 Listeriose

Definition. Listeriose ist eine Zoonose (Rind, Schaf, Ziege, Schwein; Hühner; Nager) und wird vom Tier auf den Menschen übertragen.

Häufigkeit. Serologische Untersuchungen der Bevölkerung in Mitteleuropa sprechen für einen hohen Durchseuchungsgrad (50–80 %). Die Erkrankungshäufigkeit unterliegt regionalen Schwankungen, deren Zusammenhang mit der Verbreitung listeriosekranker Haustiere und infizierter Nahrungsmittel umstritten ist; insgesamt ist sie selten.

Ätiologie. Erreger ist Listeria monocytogenes, ein grampositives Stäbchenbakterium.

> **Praxishinweis.** Eine pathogene Bedeutung besitzt die Listeriose nur für Schwangere und Neugeborene.

Klinik. Schwangerschaftslisteriose: Schmerzen im Nierenlager, Urinbefund (wie bei Pyelonephritis).

Neugeborenenlisteriose. Entscheidend ist der Infektionstermin:
- Früher Infektionstermin (frühfetal, d. h. intrauterin während der Schwangerschaft) führt zur polysymptomatischen Sepsis (Granulomatosis infantiseptica): Hypotonie, Nahrungsverweigerung, Leber- und Milzschwellung mit Hyperbilirubinämie (direktes Bilirubin erhöht), Neigung zu Atemnot, Fieber. Blutbild- und Bluteiweißveränderungen finden sich häufig nicht. Neugeborenensepsis verläuft atypisch, es fehlen die „septischen Symptome".
- Später Infektionstermin (spätfetal, d. h. perinatal). Monosymptomatischer Verlauf: Pneumonie, Meningitis.

Diagnostik. Diagnoseführend ist der Erregernachweis aus:
- Blutkultur, Urin und Lochien der Mutter, Gehörgängen des Kindes, Fruchtwasser, Mekonium, Nasen-Rachen-Sekret, Liquor, Urin, Hautgranulom.
- Die (mehrmalige) serologische Bestimmung des Agglutinintiters bei Mutter und Kind unterstützt (lediglich) die Diagnose. Listerienagglutinine (meist IgM) treten nicht transplazentar auf das Kind über.

Therapie

- Ampicillin (bei Neugeborenen 100–200 mg pro kg Körpergewicht in 24 Stunden in 2 Dosen). Sie ist umso aussichtsreicher, je früher sie begonnen wird.
- Gentamycin (4–5 mg pro kg KG in 24 Std. in 2 Dosen) bei schweren generalisierten Verläufen in Kombination mit Ampicillin.

Prävention. Tierkontakt, rohe Milch, rohes Fleisch meiden (Expositionsprophylaxe).

6.3.9 Toxoplasmose

Definition. Zoonose (Rind, Schaf, Ziege, Schwein; Hühner; Nager). Die Infektion verläuft asymptomatisch, akut oder chronisch und kann prä- oder postnatal auftreten.

Häufigkeit, Epidemiologie. Hoher, regional unterschiedlicher Durchseuchungsgrad, bei Erwachsenen 50–80 %. Die Prävalenz in Europa beträgt 30 % (England) bis 50 % (Schweiz). Das Risiko, während der Schwangerschaft eine Toxoplasmose zu erwerben, beträgt in Europa 0,4–2,6 %.

Ätiologie, Pathogenese. Der Erreger, Toxoplasma gondii, wird vom Tier auf den Menschen übertragen. Nur wenige Toxoplasmen-Infektionen werden klinisch manifest, die meisten bleiben latent. Katzen sind Wirt u. Reservoir.

Toxoplasma gondii lebt intrazellulär; neben Einzelparasiten gibt es Parasitenanhäufungen in parasitophoren Vakuolen (Pseudozysten) od. in echten Zysten (von einer Zystenwand umschlossen). Es erzeugt umschriebene herdförmige Entzündungen u. Nekrosen mit Affinität zum ZNS (zerebrale Form), besonders in der Fetalperiode u. im Kindesalter.

Infektionsquelle. Rohes oder ungenügend erhitztes Fleisch (Schlacht-, Haustiere als Zwischenwirte: Rind, Schaf) mit lebenden Toxoplasmazysten u. Oozysten aus verschmutzter Erde oder ungewaschenem Gemüse; konnatale, intrauterine Infektion des Feten durch die infizierte Mutter.

Übertragung. Aufnahme von Zysten mit rohem oder ungenügend gekochtem Fleisch, Oozysteninfektion mit Katzenkot oder pränatal (diaplazentar) über die infizierte Mutter.

Pränatale Toxoplasmose (= angeborene, konnatale Toxoplasmose). Plazentapassage von Toxoplasmen erfolgt in 30 %, wobei in den ersten SSW 1 % und am Ende der Schwangerschaft mehr als 90 % der Übertragung stattfinden.

Umgekehrt verhält sich die Schwere der Schädigung des Feten: Die Infektionen im ersten Trimenon sind schwerwiegend, während sie im letzten Schwangerschaftsdrittel mild und subklinisch verlaufen. Für das Kind besteht die größte Gefahr, wenn eine Schwangere erstmals eine Toxoplasmoseinfektion durchmacht.

Frühere Toxoplasmoseinfektionen der Mutter sind ungefährlich.

Klinik

Pränatale Toxoplasmose. Trias aus Hydrozephalus, Chorioretinitis und intrazerebraler Verkalkung.

– Generalisation der Erreger in Leber, Milz, Lymphknoten, Lunge, Herz.
– Erregerinvasion in ZNS, Auge: mit Enzephalitis, Chorioretinitis, Hydrozephalus, intrazerebralen Verkalkungen und weitere ZNS-Schäden, weil sich Toxoplasmen-dauerformen (Zysten) in ZNS und Muskel absiedeln (bis zu mehreren Tausend Toxoplasmen).
– Generalisierte Krankheit, floride Enzephalitis bis zum postenzephalitischen Stadium.
– Fetopathia toxoplasmotica (Früh- od. Totgeburten).

Postnatale Toxoplasmose:
– meist asymptomatisch beim älteren Kind und Erwachsenen (> 60 %)
– leichtere Erscheinungen (30 %): Fieber, Lymphadenitis
– schwerere Symptome (< 10 %) mit Enzephalitis
– keine Dauerschäden.

Prophylaxe, Diagnostik und Therapie während der Schwangerschaft

(1) Toxoplasmosetests (→ toxoplasmosespezifische IgG und IgM-Ak, s. u.) bei jeder Frühschwangeren (1. Trimenon). Leider sehen die Mutterschaftsrichtlinien dieses Screening nicht vor. Nach den Mutterschaftsrichtlinien ist eine Toxoplasmose-Antikörper-Bestimmung nur bei klinischen Hinweisen auf eine akute Infektion vorgesehen. Nach dem Ergebnis dieses Testes kann man einteilen:
– nicht infizierte Frauen ohne Ak
– Frauen mit zurückliegender Infektion mit Rest-Ak
– Frauen mit frischer Toxoplasmose-Erkrankung

Der toxoplasmosespezifische Ak-Nachweis (Abb. 6.3) lässt auf den Infektionszeitpunkt schließen und bestimmt das Risiko für den Feten:
– IgM-Ak sind 1–2 Jahre über das Stadium der akuten Infektion hinaus nachzuweisen. Aufgrund langer postinfektiöser Persistenz der IgM-Ak-Titer ist die Diagnose einer mütterlichen Primärinfektion nur bei vorheriger Seronegativität zu stellen.
– IgG-Avidität kann einen zusätzlichen Hinweis auf den Infektionszeitpunkt geben (niedrige Avidität: kürzer zurückliegend, hohe Avidität: länger zurückliegend).

Praxishinweis. Eine alleinige Titerdiagnostik ist nicht ausreichend, da IgM-Ak bis 2–3 Jahre nach einer Infektion nachweisbar sind. Andererseits sind bei HIV-Pat. oft nur niedrige IgG-Titer u. fast nie IgM-Titer nachweisbar.

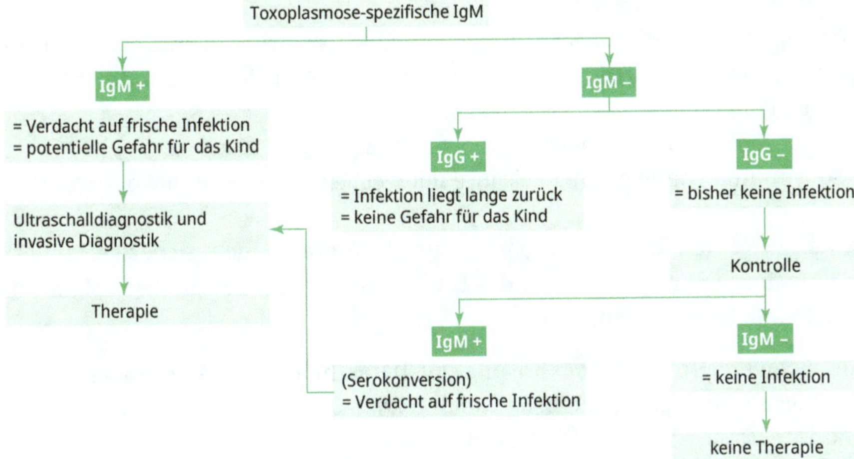

Abb. 6.3: Vorgehen bei Nachweis von Toxoplasmose-spezifischem IgM.

(2) Frauen mit negativer Serologie sind Risikoschwangere, weil sie die Infektion vermeiden müssen (Primärprävention!): alle 4–6 Wochen Serologie (eine Serokonversion erlaubt eine exakte Datierung der Infektion).

(3) Ernährungshygiene
  – Verzehr von gut gegartem Fleisch
  – Verzehr von gut gesäubertem und gekochtem Gemüse bzw. Salat
  – sorgfältige Reinigung der Hände nach Gartenarbeit
  – regelmäßige Desinfektion des Katzenstreu

(4) Frauen mit IgG- und IgM-Ak erhalten nach Kontrolluntersuchung:
  – Punktion der Nabelvene ab 22 SSW und Bestimmung von IgM-, IgA-Ak, Thrombozyten, weiterer Entzündungsparameter im fetalen Blut.

Praxishinweis. Die Sensitivität der Diagnostik im fetalen Blut beträgt 60–70 %.

  – FW-Entnahme durch Amniozentese (nach 18 SSW, mindestens jedoch 4 Wochen nach der Infektion der Mutter): PCR positiv, Titeranstieg, mehrfach höhere Ak-Titer des Kindes im Vergleich zur Mutter. Mit dem rDNA-Gen wurde eine Sensitivität von 90 % erreicht (Cazenave et al. 1994).

Ultraschalldiagnostik: Werden symmetrische Hirnventrikelerweiterungen oder ventrikuläre Dilatationen mit zerebralen Kalzifikationen gefunden (Hinweis auf frühe Infektion!), ist die Prognose schlecht, sodass eine Schwangerschaftsbeendigung diskutiert werden kann.

Therapie

– Bei Serokonversion und frischer Infektion: Spiramycin 2–3 g/24 Std. in 4 Dosen über 4 Wochen, besonders im 1. Trimenon.
– Bei fetaler Infektion (ab 16. SSW) Pyrimethamin (Daraprim®) (1 mg pro kg KG in 24 Std. in 2 Dosen) + Sulfadiazin (50–100 mg pro kg KG in 24 Std. in 4 Dosen) über 3 Wochen kombinieren.
  – Wiederholung nach mindestens 4 behandlungsfreien Wochen.
  – Substitution von 15 mg/Tag Folsäure mit wöchentlichen Blutbildkontrollen.

Die Infektion des Feten kann durch eine pränatale Therapie nicht sicher verhindert werden. Allerdings kann die Therapie das Risiko schwerer neurologischer Folgeschäden wahrscheinlich reduzieren.

Prognose. Schwere Hirnfunktionsstörung mit Defektheilung (postenzephalitischer Schaden); Pflegebedürftigkeit, abhängig vom Infektionszeitpunkt.

Frühe Infektion. Niedriges Übertragungsrisiko, bei Infektion vor der 16. SSW meist Spontanaborte, Embryopathien werden nicht beobachtet. Schwere Folgen durch Fetopathie!

Späte Infektion (im 3. Trimenon). Hohes Übertragungsrisiko, blander Verlauf.

Prophylaxe. Kein rohes oder ungenügend erhitztes Fleisch essen, Katzenkot meiden, rohes Gemüse u. Salat ausreichend waschen, Händedesinfektion nach Gartenarbeit oder anderem Kontakt mit Erde.

6.3.10 Syphilis

Definition. Lues, meldepflichtige, durch Treponema pallidum hervorgerufene Geschlechtskrankheit, angeboren (Lues connata, Syphilis connata) oder erworben (Syphilis acquisita).

Häufigkeit. Zwei gemeldete Erkrankungen auf 100.000 Einwohner. Die wirkliche Erkrankungshäufigkeit wird zehnfach höher geschätzt.

Epidemiologie. Infektionsquelle ist der Mensch, Übertragung durch Geschlechtsverkehr.

Pathogenese. Erregerpenetration durch Mikroverletzung von Haut oder Schleimhaut.
Die Frühsyphilis besteht aus dem Primär- und Sekundärstadium.

Primärstadium. An der Eintrittsstelle (= Infektionsstelle) bildet sich nach 5–21 (bis 90) Tagen (Inkubationszeit) eine Läsion mit Beteiligung der regionären Lymphknoten (Primäraffekt): schnell zerfallende Papel, münzgroßes, induriertes (harter Schanker), schmerzloses Primärulkus (= syphilitischer Primäraffekt). Prädilektionsstelle. Genitalien, perioral. Während der Inkubationszeit bewirkt das aktivierte Immunsystem die Abheilung des Primäraffektes.

Das **Sekundärstadium** setzt 3–6 Wochen später ein und dauert in Abhängigkeit der systemischen Immunität Wochen bis Monate. Die hämatogene Ausbreitung der Treponemen führt zu einem makulösen Exanthem. Ist die Immunität zur Kontrolle der Treponemen ausreichend, asymptomatischer Verlauf (latentes Stadium).

Tertiärstadium. Nach 1–20 Jahren Latenzzeit, in denen die Treponemen in immunologischen Nischen überleben sollen (z. B. im ZNS), kommt es bei etwa ⅓ der unbehandelten Patienten zur tertiären Syphilis (gummöse Syphilis, kardiovaskuläre Syphilis, Neurosyphilis).

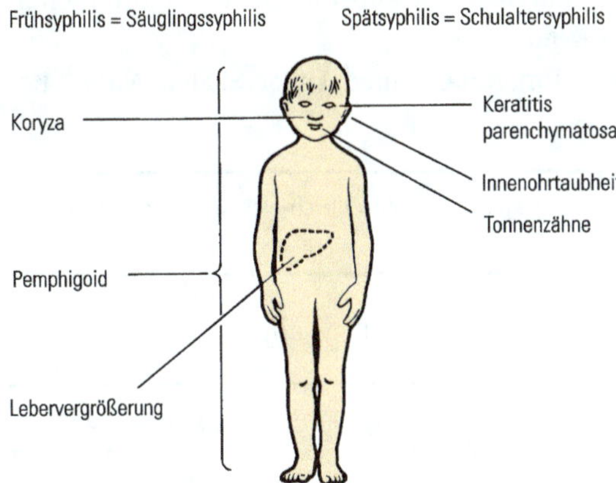

Abb. 6.4: Die häufigsten Manifestationen bei angeborener Syphilis.

Lues connata. Von einer erkrankten bzw. unzureichend behandelten Mutter diaplazentar auf den Feten übertragene Infektion. Die Erregerpassage ist zu jedem Zeitpunkt der Schwangerschaft möglich, gehäuft nach 16-18 SSW.

Erworbene Syphilis. Frühsyphilis. An der Eintrittsstelle entwickelt sich aus einer schnell zerfallenden Papel das münzgroße, indurierte, schmerzlose Primärulkus, der syphilitische Primäraffekt.

Sekundärstadium: nicht juckender, makulo-papulöser Hautausschlag, Palmoplantarsyphilid (fleckenförmiger psoriasiformer Ausschlag an Handtellern u. Fußsohlen). Nässende, breitbasig aufsitzende, wuchernde, treponemenreiche Papeln perianal u. -genital, die hochinfektiösen Condylomata lata u. Schleimhautefflores zenzen (Plaques muqueuses); Angina syphilitica, Alopecia specifica, syphilitisches Leukoderm (v. a. am Hals: Collier de Venus).

Angeborene Syphilis (Abb. 6.4). Das klinische Bild hängt (wie bei allen pränatalen Infektionen!) vom Infektionstermin ab: je früher, desto schwerer: Frühtotgeburt, Frühsyphilis des Neugeborenen und Säuglings, Rezidivsyphilis des Kleinkindes, Spätsyphilis des Schulkindes (Lues connata tarda).

Die Frühsyphilis manifestiert sich im Neugeborenenalter, häufiger in der 6.–10. LW.

Die klinischen Erscheinungen sind vielgestaltig und lassen sich 4 Schweregraden zuordnen.

Asymptomatisch. Die meisten Kinder sind in der Neugeborenenperiode klinisch unauffällig!

Symptomarm. Anämie, Leber-, Milzschwellung, Glanzhaut an Handtellern und Fußsohlen

Parietallues. Eindrucksvolle (hochkontagiöse!!) Haut- und Schleimhauterscheinungen mit Blasen (syphilitisches Pemphigoid)

Viszerallues. Schwere Manifestation an inneren Organen: Leber, Skelett, Nase – Koryza – ZNS.

Leitsymptome. Coryza syphilitica (Korzya; eitriger, blutiger Schnupfen durch Nasenschleimhautbefall), Pemphigoid, Leberschwellung.

Die Spätsyphilis tritt im Schulalter auf, häufig im 6.–14. Lebensjahr.

Leitsymptome sind die Hutchinson-Trias: Keratitis parenchymatosa (am häufigsten), Innenohrtaubheit, Hutchinson-Zähne (nur an den bleibenden, beiden oberen mittleren Schneidezähnen → Tonnenform mit halbmondförmiger Eindellung).

Diagnostik. Die Diagnose ist pränatal durch Anamnese und Serologie zu stellen: TPHA-Screening-Test bei der 1. Schwangerenuntersuchung!

Eine Infektion ist auch nach der ersten Schwangerenuntersuchung möglich!

- TPHA-Test (Treponema-pallidum-Hämagglutination): wird 3 Wo. p. i. reaktiv; Prinzip. positiv bei makroskopisch sichtbare Agglutination der mit dem Serum zusammengebrachten Testerythrozyten (angelagerte Treponemen); zur Routinediagnose ausreichend.
- FTA-ABS-Test (Fluoreszenz-Treponemen-Antikörper-Absorption): wird 2 Wo. p. i. reaktiv; Prinzip. abgetötete Treponemen werden auf einem Objektträger mit Patientenserum zusammengebracht u. die Reaktion ggf. vorhandener Antikörper mittels fluoreszenzmarkiertem Antihumanglobulin mikroskopisch sichtbar gemacht.

Beide Tests haben eine hohe Spezifität u. bleiben auch nach Ausheilung oft lebenslang reaktiv. Sie weisen neben der venerischen auch nichtvenerische (Frambösie, Yaws, Bejel, Pinta) Infektionen nach, sind deshalb nur zum Nachweis von Treponemeninfektion (cave bei Schwangeren aus Endemiegebieten!) u. nicht zur Beurteilung des Therapieerfolgs geeignet.

- IgM-FTA-ABS-Test (Immunglobulin-M-Fluoreszenz-Treponemen-Antikörper-Absorption): gibt Aufschluss über die Aktivität der Infektion, v. o. über die Behandlungsbedürftigkeit und -kontrolle; Prinzip: weist treponemenspezifische IgM-Ak nach.
- Bei dringendem klinischem Verdacht eines Primäraffektes mikroskopischer Direktnachweis von Treponema pallidum im Primäraffekt bzw. im Abstrich mittels Dunkelfelduntersuchung und direkte Immunfluoreszenz sowie evtl. Genomnachweis.

Die serologischen Untersuchungsbefunde der Schwangeren müssen differenziert betrachtet werden:

TPHA	positiv	kurzfristige Kontrolle notwendig
FTA-ABS	negativ	
TPHA	negativ	wahrscheinlich „alte", ausgeheilte Syphilis („Serumnarbe")
FTA-ABS	positiv	
TPH	positiv	vielleicht „alte", ausgeheilte Syphilis („Serumnarbe").
AFTA-ABS	positiv	Primärsyphilis nicht ausschließen, deshalb Abklärung durch IgM-FTA-ABS-Test
TPH	positiv	behandlungsbedürftige Syphilis aller Stadien
AFTA-ABS	positiv	
IgM-FTA-ABS	positiv	

Therapie. Bei Verdacht auf frische Syphilis (Serologie) oder bisher nicht behandelter latenter Syphilis: Benzathin 2,4 Mio. E. i.m. einmalig. Bei unbekannter Krankheitsdauer entsprechende Dosisanpassung.

6.3.11 Gonorrhoe (GO)

Definition. Durch Neisseria gonorrhoeae verursachte Infektionskrankheit von Schleim- u. Bindehaut mit genitaler (urethraler u. vaginaler eitriger Ausfluss) u. extragenitaler Manifestation (anorektale G., pharyngeale G., Arthritis, Endokarditis, Meningitis, Ophthalmoblenorrhoe). Bei Neugeborenen steht die Gonoblenorrhoe im Vordergrund.

Epidemiologie. Häufigste meldepflichtige Geschlechtskrankheit, Krankheitsgipfel bei Männern 20–24 Jahren, bei Frauen 15–19.

Infektion. Perinatal, Schmierinfektion (Neugeborene infizieren sich meist unter der Geburt bei gonorrhoischer Zervizitis der Mutter).

Ätiologie, Pathogenese. Erreger. Gonokokken (Neisseria gonorrhoeae) verfügen über Zellstrukturen (Pili, Fimbrien, Membranproteine), mit denen sie sich an zilienfreies Schleimhautepithel heften; sie vermögen nach Phagozytose in den Phagozyten zu überleben.

Inkubationszeit. 3 (2–7) Tage.

Eitrige Entzündung mit reichlich Exsudat u. polymorphkernigen Leukozyten!

Kontakt- od. Schmierinfektion der Schleimhäute von Urethra, Zervix, Rektum, Pharynx od. Konjunktiven, ggf. der Vagina mit Neisseria gonorrhoeae.

Klinik

Gonoblenorrhoe bei Neugeborenen. Wenige Tage nach Infektion purulent-blutige Augenentzündung mit Chemosis u. Lidschwellung. Im Gegensatz zu anderen Erregern kann es rasch zu Ulzerationen der Hornhaut, zur Einschmelzung u. Erblindung kommen. Ferner: Bakteriämie, Skalpabszesse, Vaginitis, Arthritis, Meningitis u. Endokarditis.

Erwachsene (mit sexuellem Kontakt). Hauptsächlich Infektion des Genitaltrakts. Bei Frauen häufig Vaginitis, Entzündungen der inneren Genitalorgane (Salpingitis, Adnexitis, Peritonitis), bei Jugendlichen/Männern Urethritis, Epididymitis. Außerdem können je nach Eintrittspforte Proktitis, Pharyngitis od. Konjunktivitis auftreten. Bei systemischer Streuung auch Haut- u. Gelenkbeteiligung.

Diagnose. Angaben der Mutter über Ausfluss, Dysurie, wechselnde Geschlechtspartner während der Schwangerschaft.

– Abstrich u. Gram-Färbung (Nachweis von intra- od. extrazellulären gramnegativen Diplokokken)
– PCR

Besonderheiten. Die Neugeborenen-Gonoblenorrhoe ist in Industrieländern durch konsequente Schwangerenvorsorge bzw. die Credé-Prophylaxe selten geworden.

Komplikationen. Anorektale u. pharyngeale Gonorrhoe mit geringen, uncharakteristischen Symptomen; selten: Gonoblenorrhoe, benigne Gonokokkensepsis, Meningitis, Arthritis (meist Monarthritis), Endokarditis, Hautläsionen. Bei Frauen Verklebung der Tubenlumina mit folgender Sterilität, Douglas-Abszess. Bei Männern Harnröhrenstriktur.

Therapie. Melde- u. behandlungspflichtige Geschlechtskrankheit.

– Unkomplizierter Verlauf. Einzeitige Behandlung mit Ceftriaxon (1-2g i.m. oder i.v.) oder Cefixim 800mg p.o.+/- Azithromycin 1.5g p.o.)
– Schwangere. Ceftriaxon
– Ophthalmoblenorrhoe. Neugeborene: Ceftriaxon (gewichtsadaptiert) einmalig i.m. oder i.v. oder Cefotaxim
– bei Erregerpersistenz. Behandlung nach Antibiogramm.

Sonstige Maßnahmen. Wegen der weltweit zunehmenden Zahl penicillinaseproduzierender u. tetracyclinresistenter Neisserien sollte eine Therapie mit Penicillin bzw.

Tetracyclinen nur erfolgen, wenn der infizierende Stamm empfindlich gegenüber dem Antibiotikum ist (Antibiogramm!).

- Anonyme Meldung an das zuständige Gesundheitsamt. Entzieht sich die Patientin der Behandlung od. Nachuntersuchung (Kontrollabstrich von allen Infektionsherden 7 Tage nach Therapieende), namentliche Meldung durch den behandelnden Arzt.
- Kein Geschlechtsverkehr bis zur Feststellung der Abheilung (gesetzl. vorgeschrieben).
- Mituntersuchung u. ggf. Mitbehandlung aller Sexualpartner.
- Serologische Untersuchungen auf Syphilis (6 Wochen nach Therapieende) u. HIV-Infektion (3 Monate nach Therapieende) wegen möglicher Koinzidenz empfehlenswert.

Prognose. Gute Ausheilung, abhängig von Ersterkennung u. Therapiebeginn. Bei Ophthalmie mit Hornhautulzerationen schlecht.

6.3.12 Impfung in der Schwangerschaft

Impfungen sind erforderlich! Begründung. Die Schwangere ist gegenüber Infektionen empfänglicher als die Nichtschwangere; das gilt besonders für Virusinfektionen, die durch die erhöhte Stoffwechselintensität in der Schwangerschaft begünstigt werden.

Impfbesonderheiten. Embryo und Fet bieten mit ihren rasch wachsenden Geweben einen vorzüglichen Nährboden für Viren und andere Krankheitserreger, v. o. während der Embryonalperiode. Daher verbietet sich eine Impfung mit Lebendvirusimpfstoffen (Masern, Röteln, Gelbfieber), besonders in den ersten 12 SSW.

Tab. 6.6: Impfungen in der Schwangerschaft.

gegen Virusinfektionen		Gegen bakterielle Infektionen	
Poliomyelitis	inaktivierte Poliovakzine ja	Tetanus	ja (möglichst nicht bis zur 12. SSW)
Tollwut	eher nein	Diphtherie	eher nein
Gelbfieber	eher nein	Typhus, Paratyphus	eher nein
Masern	nein	Cholera	nein
Influenza	im 2. Schwangerschaftsdrittel empfiehlt die WHO Impfung mit Antigen Kombination	Tuberkulose	nein

Tab. 6.6 (fortgesetzt)

	gegen Virusinfektionen		Gegen bakterielle Infektionen
Hepatitis A	eher nein	Meningokokken	ja, bei vorliegendem Infektionsrisiko
Hepatitis B	eher nein	Pertussis	ja, im III. Trimenon

Praxishinweis. Impfungen in der Schwangerschaft sind auf vitale Indikationen (Tollwut) oder unaufschiebbare Auslandsreisen (Gelbfieber, Typhus) zu beschränken (Tab. 6.6).

6.4 Fehlbildungen

Ein großer Teil angeborener Fehlbildungen (s. auch Kap. 13.9) kann pränatal durch die Ultraschalldiagnostik nachgewiesen werden. Die möglichst frühe Diagnose einer fetalen Fehlbildung kann die Konsequenz einer invasiven Diagnostik, die Beratung der Eltern über Konsequenzen, das antenatale Konsil mit Neonatologen, Kinderkardiologen, Kinderchirurgen und anderen Disziplinen, die Wahl des optimalen Entbindungsortes und -verfahrens, die Festlegung der kompetenten Erstversorgung und die Diskussion der Prognose haben.

6.4.1 Hydrozephalus

Definition. Hydrozephalus, Ventrikelerweiterung. Zwei Formen: Hydrocephalus externus (Erweiterung des Subarachnoidalraums: Flüssigkeitsansammlung zwischen den Hirnhäuten; sehr selten) sowie Hydrocephalus internus (Erweiterung der Hirnventrikel).

Hydrocephalus communicans. Hydrocephalus externus und internus bei erhaltener Verbindung zwischen inneren und äußeren Liquorräumen.

Häufigkeit. 0,5 % aller Geburten (auf 2.000 Geburten 1 Hydrozephalus).

Ätiologie. In 80 % findet man Aquäduktstenose, Neuralrohrdefekt, intrazerebrale Fehlbildung, fetale Hirnblutung, Aneuploidie, intrakranieller Tumor, Infektion (CMV, Toxoplasmose).

Pathogenese. Folge gestörter Liquordynamik. Dazu führen: Liquorübersekretion: H. hypersecretorius durch entzündliche, toxische Reize, Plexuspapillom; Resorptionsstörungen: H. aresorptivus postmeningitisch; oder Verschluss der Liquorwege: H. occlusus durch Aquäduktstenose bzw. Obstruktion des Foramen Monroi (z. B. Fehlbildung, Tumor, Entzündung).

Diagnostik. Grundlage sind Tastbefund und Ultraschall-Diagnostik.
– Tastbefund. Vier Kennzeichen bei vaginaler Untersuchung:
– klaffende Nähte und abnorm weite Fontanellen
– dünne, nachgiebige, weiche Schädelknochen
– Pergamentknistern der Schädelknochen bei Betastung
– abnorme Beweglichkeit der Knochenränder in der Wehenpause oder (bei sehr großem Hydrozephalus): Gefühl einer prall gefüllten, fluktuierenden Zyste.

Dieses Gefühl hat man besonders, wenn die große Fontanelle im Mm steht, wobei die Differenzierung von großer Fontanelle und Fruchtblase schwierig sein kann. Bei abgestorbener Frucht kann man die ganz weichen und dünnen Schädelknochen in weiten Grenzen hin und her „schwappen" lassen.

Ultraschall-Diagnostik (s. Abb. 3.40, S. 78). Ziel ist pränatale Diagnose durch:
– Zunahme des biparietalen Durchmessers jenseits 20 SSW
– Bestimmung von Ventrikeldurchmesser bzw. Ventrikel-Hemisphären-Quotient
– bei Ventrikelerweiterung nach begleitenden Fehlbildungen (z. B. Spaltbildung der Wirbelsäule) und Infektionen fahnden (s. Besonderheiten).

Besonderheiten. Ein Hydrozephalus ist auch bei Mikrozephalus möglich z. B. bei der konnatalen Zytomegalie. Die Inzidenz von angeb. Hydrozephali, nicht assoziiert mit Spina bifida, beträgt 0,5/1.000 Lebendgeborene; von diesen Kindern haben 30 % eine Aquäduktstenose! 2 % aller Hydrozephali (meist mit Aquäduktstenosen) werden X-chrom. vererbt. Hydrozephali treten auch kombiniert mit Spina bifida u. Arnold-Chiari-Syndrom Typ II auf: Verlagerung des Kleinhirns von Kleinhirnteilen sowie der Medulla oblongata durch das Foramen magnum in den Spinalkanal mit H. internus occlusivus, häufig bei Meningomyelozele. Beim Dandy-Walker-Syndrom führt eine Fehlbildung des Kleinhirnwurms zu zystischer Erweiterung des IV. Ventrikels mit und ohne Verschluss der Foramina Luschkae et Magendii; oft entsteht sekundär ein Hydrozephalus.

Komplikationen. Hauptsächlich durch Uterusüberdehnung verursacht: frühzeitige Wehenschwäche, atonische Nachblutung, Uterusruptur.

Geburtsverlauf
– Kopflage (in etwa ⅔) – gefährlich! Der vorangehende Hydrozephalus liegt in der Schwangerschaft im unteren Uterinsegment und überdehnt dieses. Die Uterusruptur droht mit Beginn der Eröffnungswehen. Da der Kopf bei einem großen Hydrozephalus sich nicht von der Stelle rühren kann, leistet beim vorangehenden Hydrozephalus jede Wehe vergebliche Arbeit. Vielmehr erhöht sich mit jeder Wehe die Ausziehung des unteren Uterinsegments und bringt die Gebärende der Katastrophe näher.

Hydrozephalus bedeutet höchste Gefahr für die Mutter! Die Frühdiagnose ist besonders wichtig bei vorangehendem Hydrozephalus, da die Uterusruptur in der Eröffnungsperiode droht.

- BEL (⅓). Die Geburt läuft bis zu den Schultern ohne Schwierigkeiten ab. Der Kopf bleibt über dem BE hängen, und die Überdehnung des unteren Uterinsegments beginnt erst jetzt, also im letzten Abschnitt der Austreibungsperiode. Im Gegensatz zur Schädellage setzt die Uterusüberdehnung erst nach Geburt des Rumpfes ein, also bei einem wesentlich kleineren Uterusinhalt.

Quer- und Schräglage (selten).

Ein großer und mittelgroßer Hydrozephalus am Termin tritt auch bei besten Wehen nicht oder nur mit einem kleinen Segment ins Becken ein. Kennzeichen sind:
- primäre Wehenschwäche. Infolge der Überdehnung des Uterus kommen Wehen über mehrere Tage nicht in Gang.
- Sehr schmerzhafte Wehen.
- ausgezogenes Uterinsegment, kein Geburtsfortschritt. Gleichzeitig ist die Bauchgegend oberhalb der Symphyse mehr oder weniger druckschmerzhaft: Das untere Uterinsegment ist stark über dem Hydrozephalus ausgezogen und wird sowohl in Länge und Breite überspannt. Trotz Wehen kein Geburtsfortschritt. Wird die Geburt nicht operativ beendet, resultiert eine Ruptur.
- Uterusruptur. Die Ruptur tritt sehr plötzlich, ohne die klassischen Zeichen auf (stille Ruptur), auch wenn der Mm nicht vollständig eröffnet ist (allgemein: Gebärmutterruptur erst nach vollständiger Mm-Eröffnung). Längs- und Querrisse werden beobachtet, was mit der kugelförmigen Auftreibung und Überdehnung des unteren Uterinsegments zu erklären ist. Insbesondere kann die eingetretene Ruptur deswegen für einige Zeit nicht bemerkt worden sein, weil sie an der narkotisierten Frau während der Manipulationen des Operateurs auftrat (vergeblicher Versuch der Manualhilfe).

Therapie
Mäßiger Hydrozephalus oder ultrasonographisch festgestellte **Ventrikelerweiterung.** In diesen Fällen steht bei der Therapie nicht das geburtsmechanische Problem im Vordergrund, sondern eher die Prognose des Kindes.

In der Spätschwangerschaft termingerechte Geburt anstreben bei:
- geringer Progredienz der Ventrikelerweiterung
- weiteren Fehlbildungen.

Geburtseinleitung erwägen bei Zunahme der Ventrikelerweiterung, um einen vaginalen Geburtsweg zu ermöglichen und neurochirurgisch behandeln zu können.

Praxishinweis. Antenatale Hirnventrikelpunktion und Ventrikeldrainage (Shunt) werden nicht empfohlen, weil die Ergebnisse enttäuschen.

Großer Hydrozephalus. Der große und mittelgroße Hydrozephalus bedeuten eine Geburtsunmöglichkeit durch das Missverhältnis zwischen Kopf und Becken, der Kopf kann trotz Wehen nicht in das Becken eintreten. Folge: übermäßige Ausziehung des unteren Uterinsegments, ggf. Uterusruptur.

Praxishinweis. Den Behandlungsablauf bestimmen Lebensgefahr für die Mutter, Prognose des Kindes und Entscheidung der Eltern, ob vaginale Geburtsleitung bei infauster Prognose und Ablassen des Liquors nach ultraschallgesteuerter transabdominaler Punktion.

Früher wurde eine Perforation des Schädels (S. 524) mit dem Perforatorium bei geöffnetem Muttermund durchgeführt.

Literatur

American College of Obstetricians and Gynecologists. Cytomegalovirus, parvovirus B19, varicella zoster and toxopasmosis in pregnancy. Practice bulletin No. 151; June 2015.

Centers for Disease Control. Rubella and congenital rubella syndrome. Control and elimination – Global progress 2000–2012, MMWR. 2013; 62:983.

Demmler G. Congenital cytomegalovirus infection and disease. Adv Pediatr Infect Dis. 1996;11:135.

Deutsche Gesellschaft für Gynäkologie und Geburtshilfe. Diagnostik und Therapie der Syphilis. AWMF S2 Leitlinie 059/002. Juli 2014.

Deutsche Gesellschaft für Gynäkologie und Geburtshilfe. Therapie in der Schwangerschaft bei HIV-exponierten Neugeborenen. AWMF S2 Leitlinie 055/002. März 2017.

Enders M, Hagedorn HJ. Syphilis in der Schwangerschaft. Z Geburtsh Neonatol. 2002;206:131.

Friese K, Neumann G. Impfungen in der Schwangerschaft. Gynäkologe. 2000;33:598.

Hernadi A, Schäffer L. Screening auf CMV und Toxoplasmose. Gynäkologie. 2023;56:93–102.

Kotlyar AM, Grechukhina O, Chen A et al. Vertical transmission of coronarvirus disease 2019: a systematic review an meta analysis. AJOG. 2020;222:35–53

Mari GC, Deter RL, Carpenter R et al. Noninvasive diagnosis by Doppler ultrasonography of fetal anemia due to maternal allimmunization. N Engl J Med. 2000;342:9.

Montoya JG, Liesenfeld O. Toxoplasmosis. Lancet. 2004;363:1965.

Mustafa HJ, Sambatur EV, Shamshirsaz AA, Johnson S, Moise KJ Jr, Baschat AA, Joanne Verweij EJT, Javinani A, Kilby MD, Lopriore E, Rose R, Devlieger R, Snowise S, Sachs UJ, Khalil A; HDFN Delphi Working Group. Monitoring and management of hemolytic disease of the fetus and newborn based on an international expert Delphi consensus. Am J Obstet Gynecol. 2025 Mar;232(3):280–300. doi: 10.1016/j.ajog.2024.11.003. Epub 2024 Nov 14. PMID: 39547350.

Niemeier V. Impfungen in der Schwangerschaft – Schutz oder Risiko? Frauenarzt. 2003;44:535.

Nigro G, Adler SP, La Torre R, Best AM. Congenital Cytomegalovirus Collaborating Group: Passive immunization during pregnancy for congenital cytomegalovirus infection. N Engl J Med. 2005;353:1350.

Pecks U, Agel L, Doubek K et al. COVID-19 in Schwangerschaft und Wochenbett – Das CRONOS-Register. Gynäkologie. 2022;55:645–653.

Pothof et al. Rising to the challenge: an international Delphi consensus study on fetal and neonatal alloimmune thrombocytopenia Pothof, Romy et al. The Lancet Haematology, 12(4) 304–311.

Thiebaut R et al. Effectiveness of prenatal treatment for congenital toxoplasmosis: a meta-analysis of individual patients´data. Lancet. 2007;369:115.

7 Normale Geburt

7.1 Geburtsfaktoren

Die Geburt wird durch drei Hauptfaktoren beeinflusst: Kind, Geburtsweg und Geburtskräfte.

7.1.1 Kind

Das **reife Kind** ist 49–54 cm lang und wiegt 3.000–4000 g,

Geburtsmechanisch am wichtigsten ist der Kopf; er ist der größte und härteste Teil des Kindes und geht bei 100 Geburten 94 × voran (S. 41).

Kopf. Der Kopf füllt den Beckenraum bis auf einen schmalen Spalt aus; das Größenverhältnis zum Becken bestimmt den Geburtsablauf!

Kopfdurchmesser, -ebenen, -umfänge (Abb. 7.1, Tab. 7.1) sind Reifezeichen (s. S. 299) sowie geburtsmechanische Kriterien, um den Geburtsablauf bei regelrechten und regelwidrigen Kopflagen zu verstehen.

Kopfnähte sind (Abb. 7.6):
- Pfeilnaht, zwischen den Scheitelbeinen
- Lambdanaht, zwischen Scheitelbeinen und Hinterhauptsbein
- Kranznaht, zwischen Stirn- und Scheitelbeinen
- Stirnnaht, zwischen Stirnbeinen.

Fontanellen (Abb. 7.6). Zwei Knochenlücken am kindlichen Schädel sind zu unterscheiden.
- Große Fontanelle (Stirnfontanelle, Fonticulus anterior; Abb. 7.7). Vierzipfelig; 4 Nähte stoßen zusammen: Pfeil-, Stirn- und beide Schenkel der Kranznaht.
- Kleine Fontanelle (Hinterhauptfontanelle, Fonticulus posterior; Abb. 7.8). Dreizipfelig; 3 Nähte stoßen zusammen: Pfeil- und beide Schenkel der Lambdanaht.

© 2026 Walter de Gruyter GmbH, Berlin | https://doi.org/10.1515/9783111201559-007

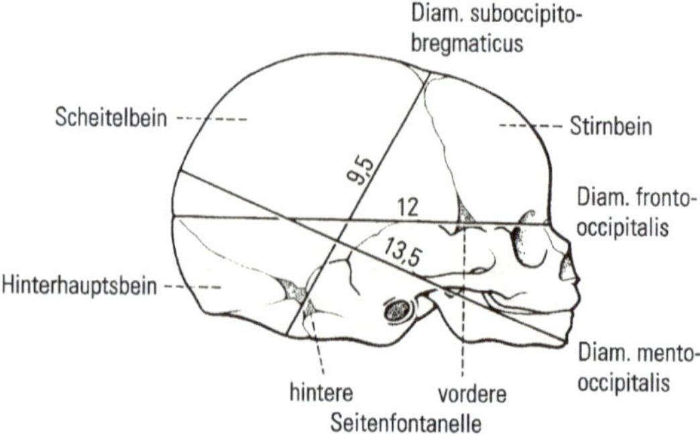

Abb. 7.1: 3 Längsdurchmesser des Kopfes (gemessen mit dem Beckenzirkel): **1.** Diameter suboccipito-bregmaticus (→ 9,5 cm; kleiner schräger Dm.), **2.** Diameter fronto-occipitalis (→ 12 cm; gerader Dm.), **3.** Diameter mento-occipitalis (→ 13,5 cm; großer schräger Dm.).

Tab. 7.1: Kopf, Längsdurchmesser, Ebenen, Umfänge.

Durchmesser (Diameter = D.)	Größe	Planum (P; entspr. Ebene):	Umfang
D. suboccipito-bregmaticus* = kleiner schräger Durchmesser (s. Abb. 7.1; vom Nacken bis zur Mitte der großen Fontanelle)	9,5 cm	P. suboccipito-bregmaticum	32 cm (s. Abb. 7.2)
D. fronto-occipitalis = gerader Durchmesser (Abb. 7.1; von der Glabella bis zum entferntesten Punkt des Hinterhaupts)	12 cm	P. fronto-occipitale	34 cm (s. Abb. 7.3)
D. mento-occipitalis = großer schräger Durchmesser (Abb. 7.1; vom Kinn bis zum entferntesten Punkt des Hinterhauptes)	13,5 cm	P. mento-occipitale	35 cm (s. Abb. 7.4)

*Bregma = Vorderhaupt

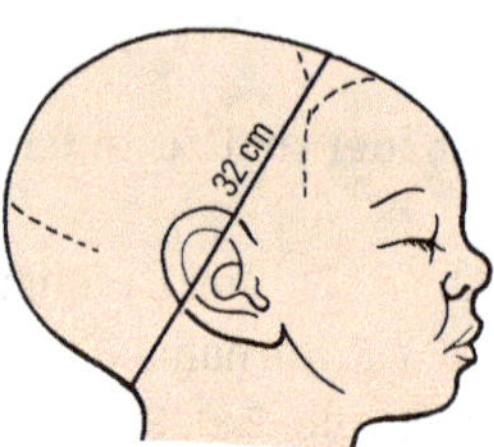

Abb. 7.2: Circumferentia suboccipito-bregmatica (32 cm).

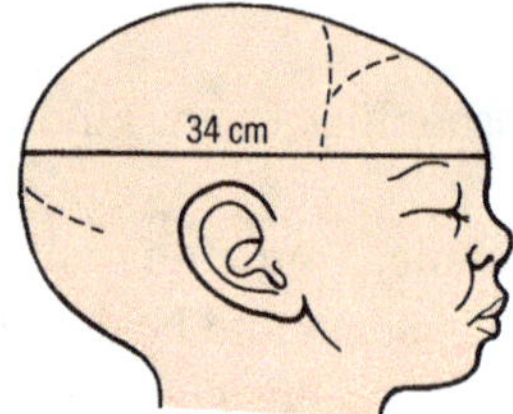

Abb. 7.3: Circumferentia fronto-occipitalis (34 cm).

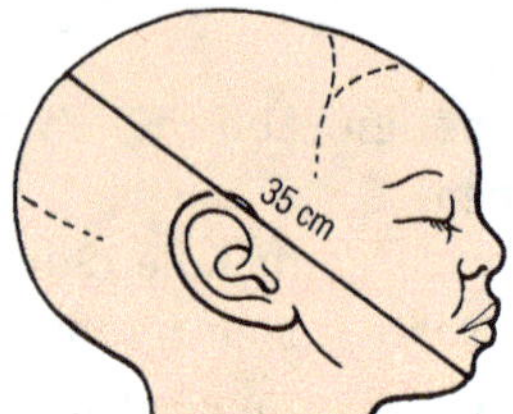

Abb. 7.4: Circumferentia mento-occipitalis (35 cm).

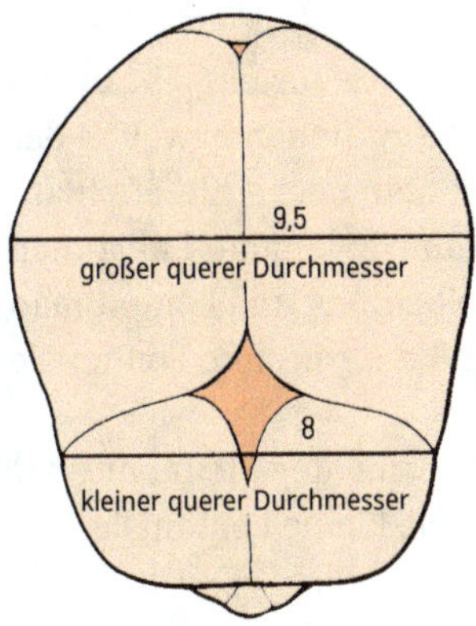

Abb. 7.5: Querdurchmesser des Kopfes, **1.** großer querer Durchmesser (Diameter biparietalis, 9,5 cm), **2.** kleiner querer Durchmesser (Diameter bitemporalis, 8 cm).

Befund. Bei wenig geöffnetem Mm ertastet man eine Fontanelle.

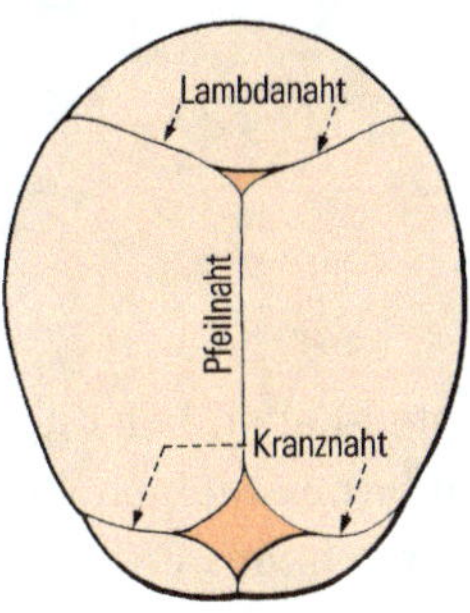

Abb. 7.6: Schädelnähte, kleine, große Fontanelle.

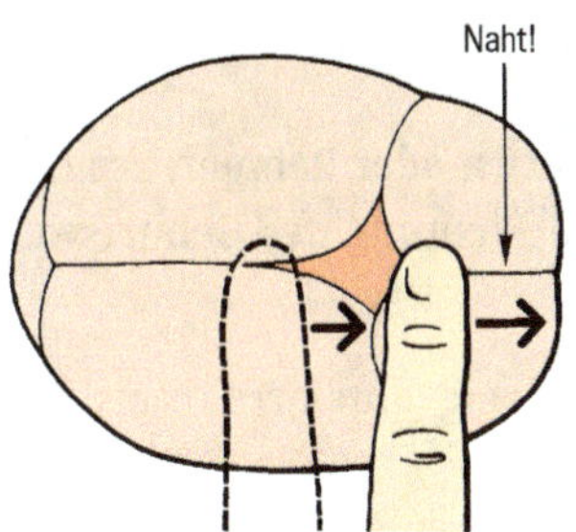

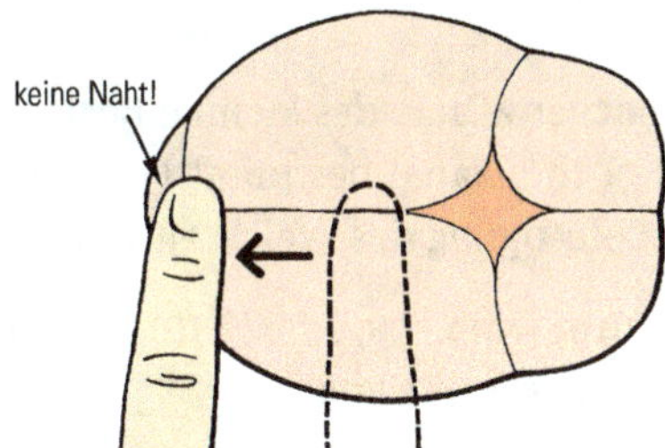

Abb. 7.7: Tasten der großen Fontanelle. Führt man den Finger in Pfeilnahtrichtung, so kommt man über die Fontanelle hinweg wieder an eine Naht, die Stirnnaht.

Abb. 7.8: Tasten der kleinen Fontanelle. Hier kann es sich nur um die Hinterhauptfontanelle handeln, weil man in der Verlängerung der Pfeilnaht über die Fontanelle hinaus auf keine Naht kommt.

DD

- Große Fontanelle (Abb. 7.7). Hier stoßen 4 Nähte kreuzweise zusammen. Dieses Zeichen ist kein unfehlbares Mittel, um die Knochenlücke zu finden bzw. von der kleinen zu unterscheiden. Wir empfehlen diesen Weg: Man suche die Pfeilnaht auf (s. Abb. 7.6) und verfolge sie, bis man auf eine Fontanelle kommt. Führt man den Finger über die Fontanelle in derselben (Pfeilnaht-)Richtung und kommt man wieder auf eine Naht, so kann das nur die Stirnnaht und die getastete Fontanelle die große Fontanelle sein.
- Kleine Fontanelle (Abb. 7.8). Findet sich in der Verlängerung der Pfeilnaht über die Fontanelle hinaus keine Naht, so handelt es sich um die kleine Fontanelle.

Rumpfmaße

- Schulterbreite: größter querer Durchmesser der Schultern 12 cm
- Schulterumfang: 35 cm
- Hüftbreite: größter querer Durchmesser der Hüften 10–11 cm
- Hüftumfang: 25 cm

7.1.2 Geburtsweg

Definition. Geburtsweg ist der Geburtskanal, ein Knochen-Weichteil-Kanal: Der Knochenkanal besteht aus dem knöchernen Becken (Knochenwände des kleinen Beckens). Der Weichteilkanal, Dehnungs- oder Durchtrittsschlauch besteht aus unterem Uterinsegment, Zervix, Scheide, Vulva, Beckenboden.

Knochenkanal

Definition. Die Knochenwände des kleinen Beckens sind Gerüst oder Rahmen des Geburtsweges. Der Knochenkanal bestimmt Form, Weite und Richtung des Geburtsweges und dient der Befestigung des Weichteilrohres.

Beckeneingangsraum (Abb. 7.9, Abb. 7.10). Geburtshilflich relevante Strukturen im obersten Teil des knöchernen Kanals sind:
- Promontorium
- der am weitesten nach innen vorspringende Punkt der Schamfuge
- querer, gerader, schräger Durchmesser des BE.

Grenzen. Zwei parallele Ebenen begrenzen den BE-Raum:
- obere Beckeneingangsebene durch die Tubercula pubica und das Promontorium

– untere Beckeneingangsebene durch die Linea terminalis (→ Terminalebene; Abb. 7.9). Vielfach wird auch die Parallelebene durch den am weitesten nach innen vorspringenden Punkt der Schamfuge als untere Beckeneingangsebene aufgefasst.

Maße. Der BE-Raum ist queroval (Abb. 7.10); der Längsdurchmesser der oberen Beckeneingangsebene (→ Conjugata anatomica) beträgt 12 cm, der Querdurchmesser (in der Terminalebene) 13 cm. Die beiden schrägen Durchmesser sind 12 cm lang.

Größter Durchmesser ist der quere Durchmesser.

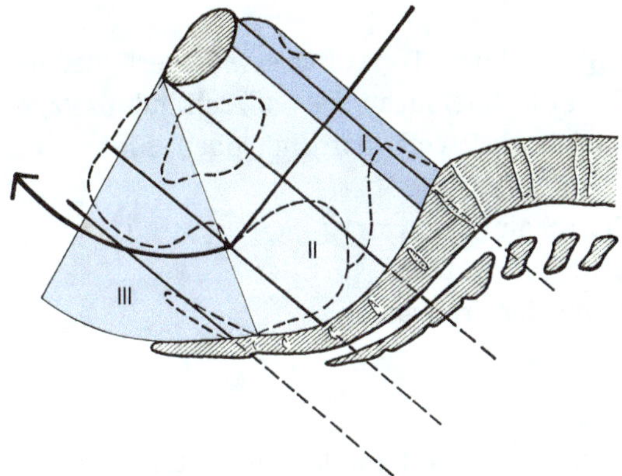

Abb. 7.9: 3 Etagen des Beckens, **I** Beckeneingangsraum, **II** Beckenhöhle, **III** Beckenausgangsraum.

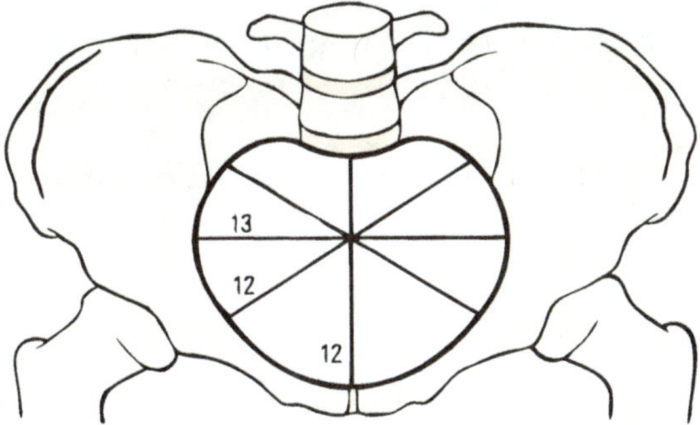

Abb. 7.10: Querovaler Beckeneingangsraum.

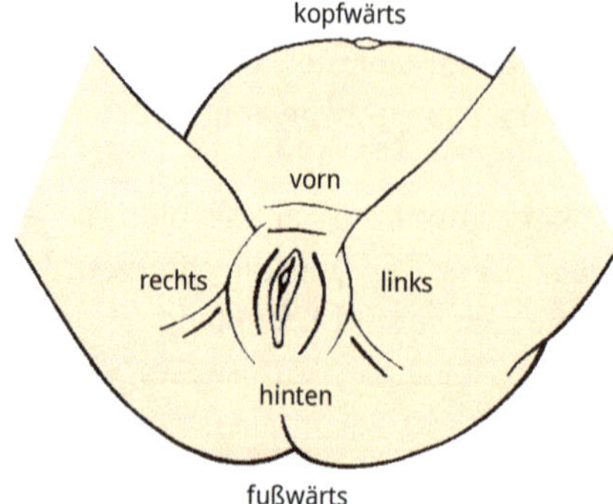

Abb. 7.11: Geburtshilfliche Richtungsbezeichnungen.

Geburtshilfliche Richtungsbezeichnungen (Abb. 7.11). Typische Anfängerfehler beruhen darauf, dass von der liegenden Frau (in Untersuchungs- und Entbindungslage) und nicht von der stehenden ausgegangen wird: vorn wird mit oben, hinten mit unten verwechselt:

- vorn → symphysen-, schoßfugen- oder schamfugenwärts
- hinten → kreuzbein- oder promontoriumwärts
- rechts, links → rechts und links im Sinne der Kreißenden
- oben → kopfwärts
- unten → fußwärts.

Conjugata vera (obstetrica): 12 cm. Orientierungshilfe liefert die Raumdiagonale des Beckeneingangsraumes: Linie, die das Promontorium mit dem am weitesten nach innen vorspringenden Punkt der Schamfuge verbindet (Abb. 7.13), die Conjugata vera.

I, II: schräger Durchmesser (Abb. 7.12). Man unterscheidet 2 schräge Durchmesser, indem man das Becken von unten her betrachtet, entsprechend der bei der inneren Untersuchung geübten Blickrichtung.

Praxishinweis. Der **I.** schräge Durchmesser verläuft von links vorn nach rechts hinten, der **II.** von rechts vorn nach links hinten (Abb. 7.12).

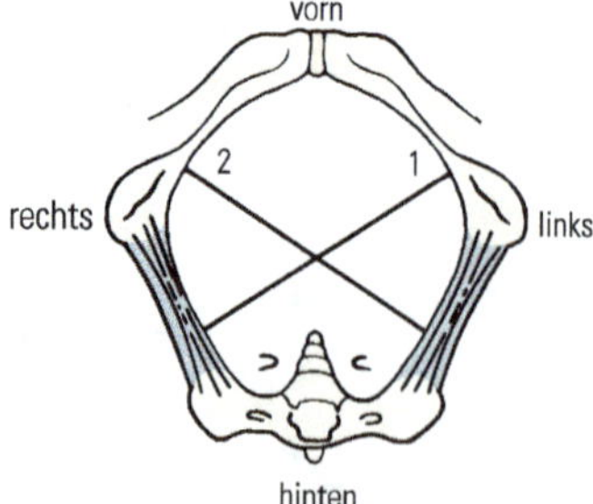

Abb. 7.12: Schräger Durchmesser des Beckens (von unten gesehen).

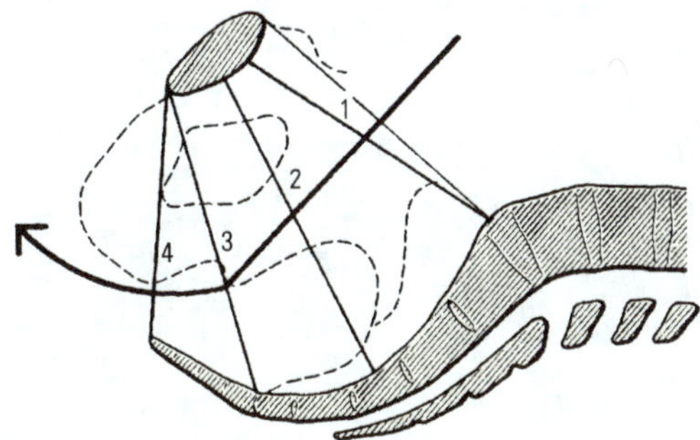

Abb. 7.13: Klassisches Ebenensystem (medianer Sagittalschnitt durch das Becken) mit 4 geraden Durchmessern: **1** Beckeneingang, **2** Beckenweite, **3** Beckenenge, **4** Beckenausgang.

Beckenhöhle = Beckenmitte (Abb. 7.13). Nachdem der vorangehende Teil den BE-Raum passiert hat, gelangt er in die Beckenhöhle, die den Hauptteil des von den Knochenwänden des kleinen Beckens umfassten Raumes ausmacht. Sie hat die Form einer großen Tasse oder eines runden Topfes.

Unterteilung nach dem klassischen Ebenensystem in: Beckenweite, Beckenenge und Beckenausgang (BA).

Die Beckenweite wird begrenzt:
– vorn durch die Mitte der hinteren Symphysenfläche
– hinten durch die Mitte des 3. Kreuzbeinwirbels (tiefste Stelle der Kreuzbeinhöhle)
– seitlich durch die Hinterfläche der Acetabula (Gelenkpfanne des Hüftgelenks).

In dieser Ebene ist die Beckenhöhle fast kreisförmig, gerader und querer Durchmesser betragen je 13 cm.

Die Beckenenge wird begrenzt:
– vorn vom unteren Symphysenrand
– hinten von der Spitze des Kreuzbeins (Articulus sacrococcygeus)
– seitlich durch die Spinae ischiadicae (Darmbeinstachel).

Gerader Durchmesser 12 cm, querer Durchmesser 11,5 cm (Abstand der beiden Sitzbeinstachel, Spinae ischiadicae).

Beckenausgang (Abb. 7.14). Er besteht aus 2 fast senkrecht aufeinander stehenden halbkreisförmigen Ebenen mit längsovaler Form.

Den vorderen Halbkreis begrenzen: Verbindungslinie der Sitzbeinhöcker (Tubera ischiadica), Schambogen (Arcus pubis) und Scheitel des Schambogens.

Der hintere Halbkreis hat dieselbe Basis: Verbindungslinie der beiden Tubera ischiadica, seitlich begrenzen ihn die Ligg. sacrotuberalia, hinten die Steißbeinspitze.

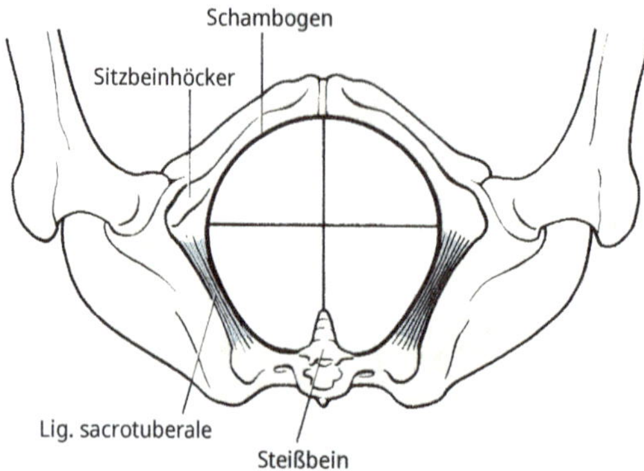

Abb. 7.14: Beckenausgang mit den beiden Durchmessern.

Der gerade Durchmesser (Entfernung Steißbeinspitze bis Schambogenscheitel) beträgt 9,5 cm. Da das Steißbein gegen das Kreuzbein nach hinten abgewinkelt werden kann, ist der Durchmesser um 2 cm verlängerungsfähig.

Querer Durchmesser (Abstand der breiten Tubera ischiadica): 12 cm.

Beckenausgangsraum. Da die Begrenzungspunkte des BA genau wie die des BE auch nicht in einer Ebene liegen, ist es richtiger (nach Sellheim), von einem Beckenausgangsraum zu sprechen.

Wir unterscheiden somit 3 Etagen des knöchernen Geburtskanals: Beckeneingangsraum, -höhle, -ausgangsraum.

> **Praxishinweis.** Verbreitet sind diese Bezeichnungen (Tab. 7.2): Beckeneingang, BE (Beckeneingangsraum), Beckenmitte, BM (Beckenhöhle), sowie Beckenausgang, BA (Beckenausgangsraum).

Beckenführungslinie, -achse (Abb. 7.13) ist die Verbindungslinie der Mittelpunkte der klassischen Ebenen (s. o.). Diese Achse oder Führungslinie des Geburtsweges verläuft vom Beckeneingang über die Mitte hinaus in gerader Linie, weiter gekrümmt in einem nach vorn offenen Bogen um die Symphyse (→ Knie des Geburtskanals).

Tab. 7.2: Gerade und quere Durchmesser des knöchernen Geburtskanals.

Ebene des Geburtskanals	Gerader Durchmesser	Querer Durchmesser
Beckeneingang	12 cm	13 cm
Beckenweite	13 cm	13 cm
Beckenenge	12 cm	11,5 cm
Beckenausgang	9,5 cm (bis 11,5)	12 cm

Weichteilkanal

Definition. Weicher Geburtskanal oder Weichteilschlauch, der aus 2 übereinander geschobenen Rohren besteht: dem langen inneren Rohr sowie dem kurzen äußeren Rohr.

Das **innere Rohr** (Abb. 7.15) besteht aus unterem Uterinsegment, Zervix, Weichteilansatzrohr (Scheide und Vulva). Abb. 7.15 stellt es nach Eröffnung von Zervikalkanal und äußerem Mm und nach Auswalzung von Scheide und Vulva dar, wie sie erst am Ende der Austreibungsperiode erfolgt.

Das **äußere Rohr** besteht aus dem Beckenboden.

Beckenboden, BB (Abb. 7.16). Ein im Ruhezustand (außerhalb der Geburt) flaches, dachziegelartig übereinander geschobenes Muskelfasziensystem von 4 cm Dicke, das in der Austreibungsperiode zu einem 15 cm langen Rohr ausgewalzt wird.

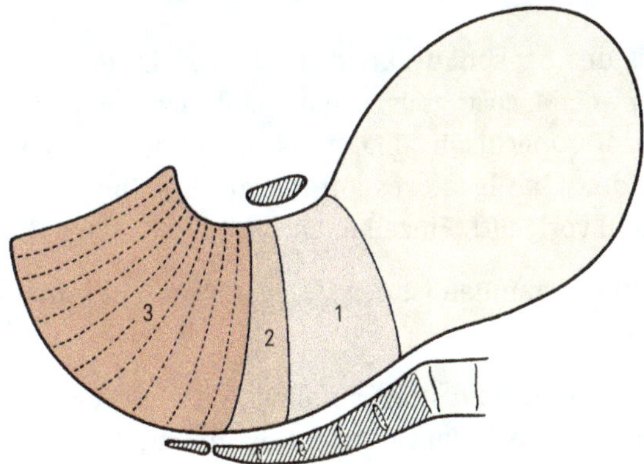

Abb. 7.15: Völlig ausgewalztes inneres Weichteilrohr am Ende der Austreibungsperiode von innen gesehen, **1** unteres Uterinsegment, **2** Zervikalkanal, **3** Weichteilansatzrohr (Scheide und Vulva).

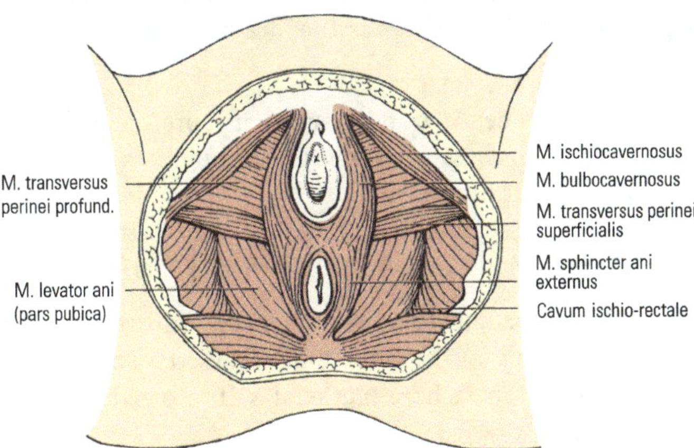

Abb. 7.16: Beckenboden (außerhalb der Geburt). Unter der Geburt wird die Beckenbodenmuskulatur zum äußeren Rohr ausgewalzt, s. Abb. 7.17.

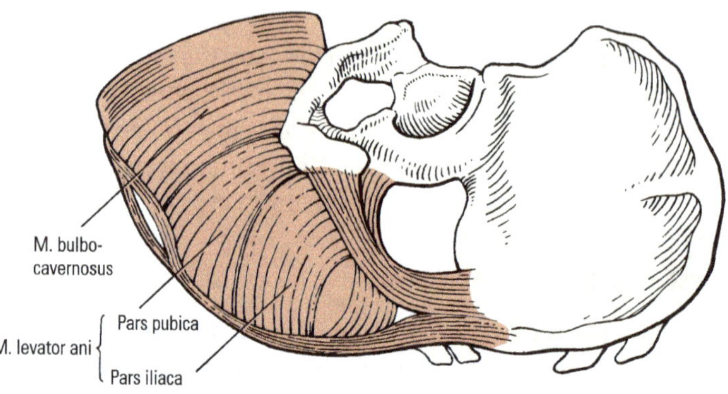

Abb. 7.17: Äußeres Rohr des weichen Geburtsweges ist entfaltet, von außen gesehen (nach Sellheim).

Der BB ist der muskulöse Verschluss des Beckenausgangs durch (von innen nach außen): Diaphragma pelvis (M. levator ani, M. coccygeus) sowie Diaphragma urogenitale (M. transversus perinei profundus u. superficialis, Lig. transversum perinei), das sich von kaudal dem Spalt zwischen den Mm. levatores ani (Levatortor: Durchtritt von Darm, Harn- und Geschlechtswegen) vorlagert. Einzelheiten:

Diaphragma pelvis. Muskelplatte, Hauptbestandteil ist der M. levator ani mit seinen beiden Teilen (Pars pubica, Pars iliaca).

Levatorentrichter. Der M. levator ani ist als eine stark abfallende trichterförmige schiefe Ebene angeordnet (→ Levatorentrichter), deren Bedeutung für die Kopfdrehung auf S. 244 besprochen wird.

Levatorspalt (→ Hiatus genitalis). Die beiden medialen Schenkel der Levatoren geben beckenausgangswärts einen Durchlass frei, Levatorspalt: ein längsgestellter Weichteilspalt, dessen vorderer Teil eingeengt wird durch das Diaphragma urogenitale, die 2. Muskelschicht des BB.

Diaphragma urogenitale. Grundlage ist der M. transversus perinei profundus, der in den vorderen Teil des Schambogens eingelassen ist und einen Durchlass für Harnröhre (M. sphincter urethrae) und Scheide besitzt.

Unterstützt wird die Platte durch: M. sphincter urethrae, Lig. transversum perinei und die sie bedeckende Fascia diaphragmatis urogenitalis superior et inferior.

Außenschicht (Schließmuskelschicht). Hauptbestandteile sind zwei kräftige Muskeln, M. bulbocavernosus (sive bulbospongiosus; Austrittsöffnung des äußeren Rohres) und M. sphincter ani, verstärkt durch zwei schwächere Muskeln: M. transversus perinei superficialis und M. ischiocavernosus.

BB-Funktion bei Geburt. Die flache BB-Platte wird in der Austreibungsperiode durch den andrängenden Kopf auseinandergeschoben, entfaltet. Die vorher dachziegelartig übereinander liegenden Muskelplatten liegen am Ende der AP Kante gegen Kante. Der M. sphincter ani wird weit aufgezogen, sodass der After klafft, wenn der kindliche Schädel den letzten Abschnitt des Weichteilrohres auswalzt (Abb. 7.17).

Man muss sich klarmachen, dass der Weichteilvorbau des äußeren Rohres den letzten Abschnitt des inneren Rohres, also den Scheidenteil, umgibt, da das äußere Rohr erst am BB beginnt; das äußere Rohr wird über den Endabschnitt des inneren Rohres geschoben (Abb. 7.18).

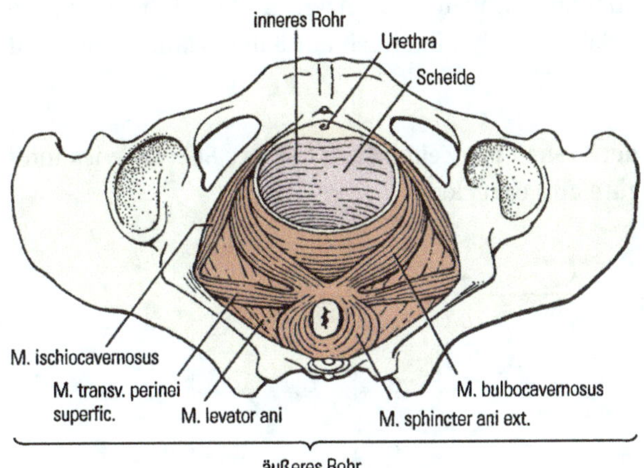

Abb. 7.18: Endabschnitt des entfalteten Weichteilkanals mit beiden übereinander geschobenen Weichteilrohren (nach Jaschke).

Länge. Die gebogene Vorderwand wird bei Entfaltung von 3 auf 5 cm, die Hinterwand von 4 auf 15 cm verlängert.

7.1.3 Geburtskräfte, Wehen

Definition. Austreibende Kräfte oder Wehen, die allein das Corpus uteri (Gebärmutterkörper) zu entfalten imstande sind.

Palpation. Die Wehen werden geprüft durch Auflegen der Hand auf den Leib der Gebärenden. Man fühlt am Härterwerden des Uterus: **1.** Beginn und Ansteigen der Wehenkraft (→ Stadium incrementi), **2.** Höhepunkt der Wehe (→ Akme, Spitze), **3.** allmähliches Nachlassen (→ Stadium decrementi). Mit Wehenbeginn richtet sich der Uterus jedes Mal auf und bringt damit sich und seinen Inhalt in die Führungslinie der Geburtsbahn hinein.

Wehencharakteristik. Folgende Begriffe dienen der Beschreibung der Geburtskräfte: Wehenstärke, -dauer, -pause, -frequenz.

Wehenstärke wird am Kreißbett durch Handauflegen auf den Bauch beurteilt.

Wehendauer und -pausen werden mit der Uhr in der Hand geprüft.
- Wehendauer variiert zwischen 20–30–45–60 und mehr Sekunden; Wehen < 20 s sind kurze, > 45 s lange Wehen.
- Wehenpausen schwanken ebenfalls in weiten Grenzen. In der EP betragen die Pausen 10 Min. und mehr, verkürzen sich allmählich auf 6 und 5 Min., manchmal sogar auf 3 Min.

Wehenfrequenz ist die Anzahl der Wehen pro Zeiteinheit, z. B. pro Std.; sie wird indirekt durch Angabe der Wehenpause ausgedrückt.

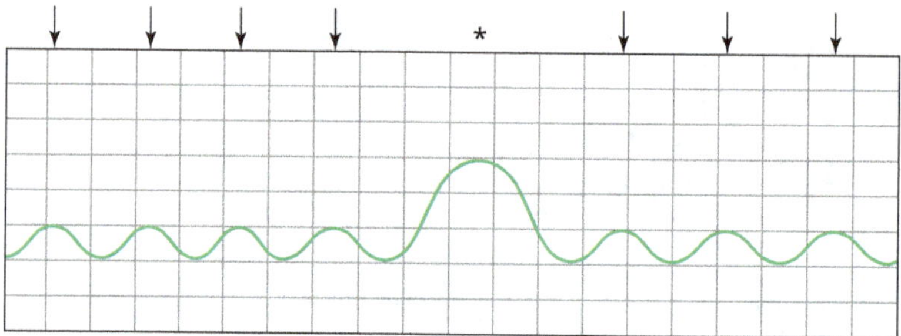

Abb. 7.19: Externes Tokogramm mit den beiden Schwangerschaftswehen, Alvarez-Wellen (Pfeile), Braxton-Hicks-Kontraktionen (Stern).

Registrierung. Neben der palpatorischen Beurteilung steht ein abdominaler Wehentaster (→ externe Tokographie) zur Verfügung.

Wehenarten. Unterschieden werden sechs Wehenarten:
1. Schwangerschaftswehen existieren in zwei Formen (Abb. 7.19):
   - Alvarez-Wellen sind lokale Kontraktionen der Gebärmutter hoher Frequenz und geringer Intensität.
   - Braxton-Hicks-Kontraktionen sind tetaniforme Kontraktionen in unregelmäßigen Intervallen. Sie werden gegen Ende der Schwangerschaft häufiger. Nach ihrer zeitlichen Folge bezeichnet man diese Kontraktionen als Senk- bzw. Vorwehen.
     - Senkwehen. Schwangerschaftswehen, die mehr oder weniger deutlich beim Senken des Leibes 3–4 Wochen vor dem Geburtstermin auftreten.
     - Vorwehen. Unregelmäßige Wehen in den letzten SSW, treten präpartal häufiger auf, 1–2 Wehen/10 Min., intrauteriner Druck 40 mmHg.
     - Stellwehen. Die Vorwehen wirken sich als Stellwehen aus, indem sie bei Erstgebärenden den Kopf fest in den BE stellen.

2. Eröffnungswehen. Regelmäßige Wehen zur Mm-Eröffnung. Anfangs werden 2–3 Wehen/30 Min., später 2–3 Wehen/10 Min. mit einem Druck von 40–50 mmHg registriert.
3. Austreibungswehen. Die Wehen der AP haben eine Häufigkeit von 4/10 Min. und einen intrauterinen Druck von 60 mmHg.
4. Presswehen. Die Wehen während der Pressperiode erreichen ein Mehrfaches des intrauterinen Drucks im Verhältnis zu den Austreibungswehen (200 mmHg).
5. Nachgeburtswehen. Uteruskontraktion zur Lösung und Austreibung der Plazenta.
6. Nachwehen. Uteruskontraktion im Wochenbett zur Förderung der Gebärmutterinvolution.

Wehen-Basaltonus. Der intraamniale Ruhedruck oder intrauterine Druck in der Wehenpause (Basaltonus) steigt von 6 auf 12 mmHg während der Geburt.

Registriert wird er mit Druckmessvorrichtung und gefülltem offenen Intrauterinkatheter (→ interne Tokometrie).

Uterusfunktion unter der Geburt. Mit Geburtsbeginn zeigt der Uterus eine funktionelle Zweiteilung durch einen Kontraktionsring:
– Der obere aktive Abschnitt ist das Corpus uteri, kräftig, kontraktionsfähig, der die Wehenarbeit leistet.
– Der untere passive Abschnitt, unteres Uterinsegment und Cervix uteri (Teile des Durchtrittsschlauches), wird gedehnt (Abb. 7.20). Mit der Erzeugung der Wehen haben diese Teile nichts zu tun. Durch Umwandlung ihres Gewebes (kavernöse Umwandlung, Vermehrung der elastischen Fasern, Quellung) geben sie bei jeder Kontraktion des Corpus uteri nach, dehnen, erweitern sich, um den unter Druck gesetzten Inhalt des Korpus in sich aufzunehmen und durchtreten zu lassen.

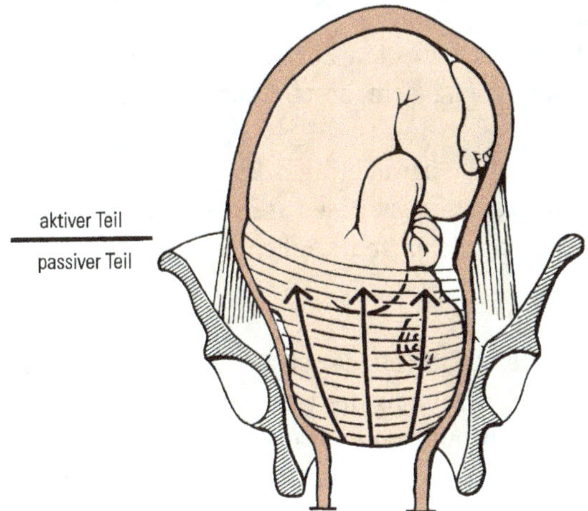

Abb. 7.20: Oberer aktiver und unterer passiver Gebärmutterabschnitt (funktionelle Zweiteilung des Uterus unter der Geburt).

- Kontraktionsring. Die Grenze zwischen dem oberen und unteren Uterusabschnitt ist eine Grenzfurche (Kontraktionsring, Bandl-Furche) zwischen dem Dehnungsschlauch (unteres Uterinsegment + Zervix) und dem Corpus uteri.

Wehengenese. 1. Kontraktion, die Korpusmuskulatur zieht sich zusammen, die Muskelwand wird dicker, Muskelfaserverkürzung, Oberflächenverkleinerung. **2.** Retraktion (Zusammenziehen). **3.** Distraktion. Dadurch wird auf das dünne untere Uterinsegment (und auch auf die Zervix) ein Zug ausgeübt, es wird gedehnt, auseinandergezogen.

Kontraktion und Retraktion des Uteruskorpus und Distraktion des unteren Uterinsegments haben zwei Wirkungen:

- Der Zervikalkanal wird durch den Zug nach oben eröffnet (Mechanismus I der Eröffnung des Geburtskanals).
- Der Uterusinhalt (FW, Frucht, Nachgeburt) wird durch Druck nach unten ausgetrieben.

Innendruckerhöhung. Kontraktion und Retraktion des Corpus uteri bewirken eine Verkleinerung des vom Korpus umschlossenen Raumes und erhöhen den Druck im Fruchthalter (Innendruck).

Wäre der Gebärmutterkörper frei beweglich, so würde er sich bei Kontraktion und Retraktion, also bei jeder Erhöhung des Innendruckes, über den Inhalt, das Kind, nach oben zurückziehen müssen, ohne dass das Kind tiefertreten würde. Der Uteruskörper ist durch einen Befestigungsapparat verankert, er kann sich nicht nach oben zurückziehen, die Erhöhung des Innendruckes wirkt sich auf die Frucht als Druck nach unten austreibende Wehenkraft aus in Richtung auf die Stelle des geringsten Widerstandes (Sellheim), den inneren Mm des Halskanals.

- Das Verankerungssystem der Gebärmutter, das ein Zurückziehen des Körpers nach oben über die Frucht hinaus unmöglich macht, besteht aus 3 Strukturen.
  - Bandapparat. Ligg. teres uteri
  - Haftapparat (Martin). Retinaculum uteri, parametraner Bandapparat des Lig. cardinale, einem kollagene und elastisch-muskulöse Fasern enthaltenden Gewebe. Die dünnen Ligg. sacro-uterina spielen keine Rolle.
  - Stützapparat (Beckenboden; s. S. 227)

Fruchtblase, vorangehender Kindsteil. Der erste Teil, der sich zur Geburt stellt, ist die Fruchtblase mit dem Vorwasser. Durch Austreibung des Uterusinhalts wird zuerst diese, danach (nach Blasensprung) die Frucht mit dem vorangehenden Teil in den sich zunächst nach dem Mechanismus I (Zug nach oben) eröffnenden Zervikalkanal hineingetrieben.

Resultat. Dehnung des Zervikalkanals von innen her im Sinne einer radiären Aufweitung (Mechanismus II der Eröffnung des Zervikalkanals) bis auf Kopfdurchgängigkeit, wodurch der Eröffnungsmechanismus I unterstützt wird.

Die größte dehnende Wirkung hat der vorangehende Kopf. Die weitende Kraft der Fruchtblase ist gering.

Treten nach vorzeitigem oder frühzeitigem Blasensprung Kopf oder Steiß als Dehnungsinstrument des Halskanals in Funktion, so zeigt sich, dass ihre dehnende Wirkung wesentlich größer als die der Fruchtblase ist.

Das Verankerungssystem (s. o.) hindert den Uteruskörper, sich nach oben zurückzuziehen. Ein Teil dieses Verankerungssystems, Haftapparat (s. o.), ist so eingerichtet, dass er während der Eröffnung des Halskanals ein Tiefertreten der Gebärmutter bewirkt, sie in das Becken hineinzieht. Die muskulösen Fasern des parametranen Bandapparates setzen nicht nur an der Zervix an, sondern durchsetzen die gesamte zervikale Uteruswand von beiden Seiten, indem sie den Zervikalkanal spiralförmig umlaufen.

7.2 Geburtsverlauf

Ursachen des Geburtsbeginns sind weitgehend ungeklärt, verschiedene Arbeitshypothesen werden diskutiert. Die Wehenaktion vermittelt das Zusammenspiel von intrauteriner Reifung des Kindes, hormonalen und mechanisch-nervösen Faktoren.

Unmittelbar vor Geburtsbeginn steigt die Sensibilität des Myometriums für Prostaglandine und Oxytocin, die mit erhöhter Oxytocinrezeptor-Konzentration einhergeht (Fuchs et al.). Außerdem soll es zu einer Zunahme der Oxytocinrezeptoren in der Dezidua kommen, die die Prostaglandinsynthese stimulieren. Darüber hinaus steht fest, dass die fetale Hypophyse vor Wehenbeginn zunehmend Oxytocin sezerniert. Außerdem spielen die Stresshormone Corticotropin-Releasing-Hormon (CRH) und Cortisol eine wichtige wehenauslösende Rolle.

Möglicherweise ist die Reifung des Zusammenspiels zwischen fetalem Hypothalamus und fetaler Hypophyse ein Signal zur Geburtsauslösung, dann würde der Fet selbst den Anstoß zur Geburt geben.

Hormonale Faktoren. Bei dem komplexen Geschehen soll den Östrogenen besondere Bedeutung bei der Triggerung der Wehentätigkeit zukommen, unter deren vermehrter Aktivität es zu einer gesteigerten Produktion von Östrogenrezeptoren und zur vermehrten Gap-junction-Bildung kommt. Ob dem vorgeburtlichen Progesteronentzug große Bedeutung bei der Geburtsauslösung beigemessen werden muss, wird heute bezweifelt. Die lokale Progesteronverminderung in der Dezidua dagegen scheint allerdings für die Prostaglandinsynthese wichtig zu sein.

Entscheidende Bedeutung kommt der gesteigerten Prostaglandinsynthese in der Dezidua und in den Eihäuten zu. Diese Produktionssteigerung wird durch lokalen Progesteronentzug, immunologische und nichtinfektiöse Entzündungsreaktionen erklärt, v. a. als Antwort auf einen bakteriellen Reiz und die Mediatorenfreisetzung wie Interleukin-1, Interleukin-6, Interleukin-8 sowie Tumornekrosefaktor (TNF). Interleukin-1 bewirkt darüber hinaus die Einwanderung von Leukozyten in die Zervix und eine dortige Steigerung der Kollagenase-Protease-Wirkung mit der Folge von Strukturänderungen des Zervixgewebes.

Mechanisch-nervöse Faktoren. Es ist seit langem bekannt, dass Stress, z. B. der Schreck, wehenauslösend wirken, wahrscheinlich über den nervös-hormonalen Weg. Ebenfalls ist lange bekannt, dass die Reizung sensibler Nervenendigungen in Höhe des inneren Mm Wehen auslösen bzw. verstärken kann. Diese Nervenendigungen führen zum Plexus uterovaginalis mit Frankenhäuser-Ganglion.

Plexus uterovaginalis. Vegetatives Nervengeflecht im Parametrium mit Fasern aus dem Plexus hypogastricus inferior und zahlreichen Ganglien; Versorgung von Uterus, Vagina, Tube, Ovar. In den Plexus sind sympathische und parasympathische Ganglien am seitlichen Umfang der Cervix uteri im Parametrium eingestreut, die die Uteruskontraktionen unter der Geburt beeinflussen sollen: Frankenhäuser-Ganglion.

7.2.1 Vorboten, Beginn der Geburt, Vorbereitung der Gebärenden

Geburtsvorboten. Die sieben **Vorboten der Geburt** sind Hinweise auf die bevorstehende Geburt:

1. Senkung des Leibes. 3–4 Wochen vor der Geburt senkt sich der Fundus uteri, der am Ende der 36. SSW den Rippenbogen erreicht hatte, deutlich abwärts auf seine Höhe am Ende der 32. SSW.
2. Eintritt des Kopfes ins Becken bei Erstgebärenden. In den letzten 3–4 Wochen gibt der Kopf seine ungezwungene Haltung auf, geht in starke Beugehaltung (→ erste Drehung) über und senkt sich mit dem Hinterhaupt voran in das Becken hinein.
3. Vorwehen. In den letzten Tagen unregelmäßig auftretendes Hartwerden der Gebärmutter; meist nicht schmerzhaft.
4. Verlagerung der Längsachse der Zervix in Richtung Führungslinie.
5. Reifung der Zervix. Die Cervix uteri wird in den letzten SSW weicher, nachgiebiger und dehnbarer, sie wird reif. Die Erfahrung zeigt, dass der Uterus wehenbereit ist, wenn darüber hinaus bei der vaginalen Untersuchung die Portio z. T. oder ganz aufgebraucht ist und der Muttermund bzw. die Zervix bequem durchgängig ist, bei
   - Erstgebärenden für 1 Finger
   - Mehrgebärenden für 2 Finger.
6. Erstes Zeichnen. Abgang von blutigem Schleim aus der Scheide, Ausstoßung des Zervixschleimpfropfes (Verschlusspfropf). Das beigemengte Blut stammt aus Deziduagefäßen, die bei der Ausziehung des unteren Uterinsegments und Ablösung der dort sitzenden Eihäute eröffnet wurden.

7. Druck auf die Blase in den letzten SSW (und unter der Geburt); erklärt sich aus der engen Beziehung zwischen maximal gebeugtem und tief stehendem großem Kopf und Blase.

Geburtsanzeichen. Hinweise der bald einsetzenden Geburt sind:
1. Allgemeinerscheinungen. Gelegentlich Herzklopfen, Kopfschmerzen, allgemeine Unruhe, Blutandrang zum Kopf, Hitzegefühl, Nervendruckschmerzen (am häufigsten entlang des N. ischiadicus, auch im kleinen Becken). Wiederholte, ziehende Kreuzschmerzen. Gewichtsabnahme in den letzten Tagen (s. S. 50 u. 105).
2. Magen-Darm-Kanal. Erbrechen, Durchfall, Appetitlosigkeit, Blähung durch Druck auf den Mastdarm.
3. Geschlechtsorgane. Vermehrte Absonderung aus der Scheide, Völlegefühl in der Gegend der Vulva.
4. Kurz vor Geburt lassen die Kindsbewegungen meist etwas nach, was von den Schwangeren empfunden und auf Befragen angegeben wird.

Geburtsbeginn

Die Geburt hat begonnen, wenn sich mindestens 2 Zeichen eines Geburtsvorgangs nachweisen lassen:
(1) Regelmäßige Wehen alle 10 Min. über mindestens 30 Min. Der Anfänger darf diese nicht mit Vorwehen verwechseln!

Praxishinweis. Vorwehen treten manchmal so stark und anhaltend auf, dass sie mit Eröffnungswehen verwechselt werden, lassen dann wieder nach, um erst nach Tagen erneut stärker aufzutreten und dann in echte Eröffnungswehen überzugehen!

Die vaginale Untersuchung zeigt, ob Eröffnungswehen über einige Zeit bestanden:
-   Bei Erstgebärenden: Portio ist teilweise oder ganz aufgebraucht, Muttermund nimmt wenigstens die Fingerkuppe auf (meist ist der Mm bei aufgebrauchter Portio größer).
-   Bei Mehrgebärenden: Portio ist teilweise verbraucht, Mm ist für 2 Finger durchgängig.
(2) Blase springt, FW fließt ab.

Praxishinweis. Sobald die Blase gesprungen ist, befindet sich die Frau unter der Geburt, gleichgültig ob sie Wehen hat oder nicht!

Es kommt vor, dass die Blase springt und regelmäßige Eröffnungswehen Tage, ja sogar Wochen auf sich warten lassen.
(3) Wenn es zeichnet (erstes Zeichnen): Ausstoßung des Zervixschleimpfropfs.

Vorbereitung der Gebärenden. Die Gebärende wird von der Hebamme auf die Geburt vorbereitet. Angeboten werden Reinigungseinlauf zur Entleerung des Darmes und zur Wehenanregung oder Voll- oder Duschbad zur Entspannung und Wehenanregung.

Auf ein Kürzen der Schamhaare oder Rasieren wird bei der Aufnahme zur Geburt heute meist verzichtet.

7.2.2 Anamnese, Untersuchung der Gebärenden, Spontangeburt

Anamneseerhebung und Untersuchung müssen so schnell wie möglich Aufschluss über die Geburtssituation geben.

Anamnese am Gebärbett

Hauptfrage 1. Name, Alter, -para (s. S. 28).
Hauptfrage 2. Bisheriger Geburtsverlauf? Also: Fruchtblase? Temperatur? Ist die Kreißende am Termin? Wehen? Wo steht der Kopf? Weite des Mm? Herztöne oder CTG?

Fruchtblase
- Steht die Blase noch? Ging Wasser im Schuss ab? Wie viel?
- Bei gesprungener Blase: Wann (genau) war der Blasensprung? Somit sind (wie viel) Std. vergangen. Lackmustest. Ist nicht klar, ob die Blase gesprungen ist, wird eine Vorlage mit Lackmuspapierstreifen vor die Vulva gelegt. Nach 30–60 Min. verfärbt er sich blau, sofern Blasensprung erfolgte.
- Die Körpertemperatur sollte gemessen werden. Die Infektionsgefahr beginnt nach dem Blasensprung! Je länger der Uterus offen ist, umso größer ist die Gefahr. Mit dem Blasensprung ist die Barriere zwischen dem keimhaltigen Scheidenteil und der keimfreien Uterushöhle aufgehoben! Scheidenkeime steigen nach oben! s. S. 166.
- Das Gestationsalter sollte überprüft werden, um eine drohende Frühgeburt auszuschließen

Wehen. Beginn der regelrechten Wehen? Geburtsdauer bis jetzt (wie viele) Std. (über Geburtsdauer s. S. 267).

Praxishinweis. Neben dem vorzeitigen Blasensprung ist die verzögerte Geburt die Hauptursache für Fieber intra partum.

Waren die Wehen vorübergehend weniger kräftig? Wie oft kommen die Wehen jetzt? Sind sie kräftig? Halten sie lange an? Länge der Wehenpausen?

Wo (in welcher Höhe) steht der Kopf (Steiß)?

Weite des Muttermundes?

Wie sind die Herztöne oder wie ist das Kardiotokogramm?

Hauptfrage 3. Frühere Geburten?

– Bei Mehrgebärenden fragen: Zahl der Kinder? Alter? Lebend- oder Totgeburt(en)? Anzahl der Fehl- und Frühgeburten?

– Art der Entbindung(en) spontan oder operativ? Wenn operativ, wie? (Zange? Kaiserschnitt?).

– Geburtsdauer? Kamen die früheren Wehen von selbst in Gang? Erhielten Sie Wehenmittel?

– Nachgeburtsperiode. Blutungen? Musste die Nachgeburt geholt werden?

– Wochenbett. Fieber, Blutungen, Mastitis?

– Gewicht der Kinder?

– Wann war die letzte Geburt?

– Leben die Kinder, sind sie gesund?

Äußere und innere Untersuchung der Gebärenden

Vorher stets Hände und Unterarme mit Seife, warmem Wasser und Bürste waschen.

Praxishinweis. Mit der Untersuchung stets in Wehenpause beginnen! Die äußere Untersuchung kann nur während der Pause ausgeführt werden, die innere setzt man bis in die Wehe hinein fort; man fühlt unter der Wehe deutlicher, ob die Blase noch steht oder schon gesprungen ist, und wie tief der vorangehende Teil in der Wehe herunterkommt.

Äußere Untersuchung. Man beginnt mit der äußeren Betrachtung (s. S. 32), an die sich die äußere und vaginale Untersuchung (s. S. 45) anschließt.

Praxishinweis. Die vier Geburtsfaktoren nacheinander prüfen (→ Grundregel der Geburtshilfe!): **1.** Kind, **2.** Becken, **3.** Wehen, **4.** Mm. Die Summe der Faktoren (kindlicher Kopf → Becken → Wehen → Mm-Weite) hat Priorität gegenüber dem Einzelfaktor! Auf diese Weise wird die Möglichkeit einer Spontangeburt geprüft.

Der Geburtsverlauf hängt davon ab, in welchem Grade die 4 Hauptfaktoren Kind, Becken, Wehen und Mm-Erweiterung vom Normalen abweichen.

Kind. Der 1. Hauptfaktor umfasst alle Punkte, die das Kind geburtshilflich kennzeichnen: Fundusstand (s. S. 34), Kindslage (s. S. 36), Größe, vorangehender Teil (s. S. 37), dessen Größe. Ferner:
Haltung (s. S. 40) und Einstellung (s. S. 40)
Höhenstand (s. S. 213) und seine Verformbarkeit (s. u.)
Fetaler Zustand (s. S. 255).

Breite und harte Schädel sind wenig verformbar. Das gleiche gilt für einen Schädel, dessen Scheitelbeine fest aneinander liegen, sodass man die Pfeilnaht nicht fühlen kann. Diese Scheitelbeine werden sich nicht übereinander schieben können, um dadurch den Kopfeintritt ins Becken zu erleichtern.

Nachgiebige Kopfknochen und ein schmaler Kopf passen sich der Beckenform wesentlich leichter an, vorausgesetzt, dass genügend kräftige Wehen (3. Hauptfaktor) für die Modellierarbeit am Kopf vorhanden sind.

Den 1. Hauptfaktor, Kind, können wir wenig beeinflussen, insbesondere ist die Größe des (lebenden) Kindes ein unveränderlicher Faktor. Jedoch können regelwidrige Haltung und Einstellung des Kopfes durch Lagerung häufig verbessert werden.

Becken. Der 2. Hauptfaktor ist ebenfalls wenig zu beeinflussen.

Erweiternde Operation des knöchernen Geburtskanals, z. B. Symphysiotomie (Schamfugenschnitt) werden kaum noch ausgeführt.

Der Hauptfaktor Becken kann umgangen werden durch die abdominale Schnittentbindung (→ Sektio caesarea abdominalis).

Bei engem Becken nimmt man die Beckenmaße (besonders Conjugata externa, s. S. 43) und versucht durch vaginale Exploration, das Promontorium zu erreichen (S. 47).

Eine fast ebenso große Rolle wie der knöcherne Geburtskanal (Becken) spielt der Weichteilkanal, insbesondere seine Bereitschaft, sich unter dem andrängenden Kopf zu eröffnen.

Wehen. Der 3. Hauptfaktor lässt sich beeinflussen. Der Geburtshelfer kann:
- Wehen verstärken durch physikalische Maßnahmen und Medikamente (S. 426)
- Wehen mindern mit Medikamenten (S. 160)
- die Wehenrichtung regeln durch Lagerung und indem man den Wehendruck auf den Teil ausrichtet, der tiefer treten und die Führung übernehmen soll.

Wehen werden mittels abdominaler Palpation untersucht und dabei die Dauer von Wehen und -pausen mit der Uhr festgestellt. Wehenstärke, -dauer und abstand werden überdies kardiotokographisch registriert, S. 257.

Muttermund (Mm). Der 4. Hauptfaktor ist der äußere (Ostium uteri) und innere (Orificium internum canalis isthmi) Mm.

Oft macht die Erweiterung von Halskanal und Mm Schwierigkeiten, weil diese Gewebe zu spastisch oder zu rigide sind. Nicht Wehenmittel, sondern allein Spasmolytika führen zum Ziel. Inzisionen sind Sonderfällen vorbehalten.

Die **Spontangeburt** ist stets erstrebenswert: Wenn's von selbst geht, geht's am besten! Sechs Bedingungen gelten für den Spontanverlauf einer Geburt: **1.–3.** Der Kopf darf nicht zu groß sein, er muss gut konfigurierbar und eingestellt sein. **4.** Das Becken darf nicht zu eng sein. **5.** Die Wehen müssen gut (kräftig, regelmäßig) sein. **6.** Der Mm muss sich zügig eröffnen.

Innere Untersuchung. Mit der äußeren Untersuchung allein ist weder die Mm-Größe noch die Leitstelle hinreichend genau festzustellen. Auf der inneren Untersuchung beruht die verfeinerte geburtshilfliche Diagnostik!

Vaginale Untersuchung. Eine Routineuntersuchung während der Geburt. Sie beginnt stets in der Wehenpause (s. u.).

Technik. Untersuchung im Kreißbett oder auf dem Untersuchungsstuhl.

Händedesinfektion. Hände 3 Min. unter fließendem, warmem Wasser mit Seife und Bürste (Nagelreinigung!) waschen, keine chirurgische Desinfektion erforderlich. Sterile Handschuhe werden angezogen.

Mit der einen Hand werden die Labien stark gespreizt und das Scheidenrohr weit aufgezogen, sodass Zeige- und Mittelfinger der anderen Hand beim Einführen nicht den Introitus und den unteren Abschnitt der Scheide berühren, damit keine Bakterien von dort in den Mm gebracht werden.

Argumente gegen die Untersuchung sind bekannt: Keimaszension. Pathogene Keime aus Vulva und Scheidenrohr werden nach oben in den keimfreien Teil des Geburtskanals geschoben. Ferner können Fremdkeime in den Geburtskanal eingebracht werden.

Empirisch wissen wir, dass eine mögliche Keimaszension oder das Einschleppen von Fremdkeimen kaum eine Rolle spielt, sofern aseptische Kautelen beachtet werden.

Der Reihe nach werden getastet:

1. **Muttermund**
   - Größe? Beschaffenheit: dick- oder dünnsaumig, scharfrandig, nachgiebig oder rigide.
   - Zervix noch ganz oder z. T. erhalten? Wenn ja: Länge, Form und Konsistenz der Zervix? Stand der Portio: vorn, Mitte, hinten?

Praxishinweis, diagnostisches Hilfsmittel: Druck auf den Mm-Saum ist schmerzhaft, Druck auf den vorangehenden Teil nicht.

2. **Blase**
   - Steht?
   - Ist gesprungen? Wehe abwarten! Während der Wehe stellt sich die Blase, und man fühlt viel besser, ob sie noch steht.

Praxishinweis. Diagnostisches Hilfsmittel: Beweisend für gesprungene Blase sind Kopfgeschwulst und Konfiguration der Schädelknochen. Beim Anheben des vorangehenden Teils in der Wehe geht bei gesprungener Blase etwas FW ab.

3. **Vorangehender Teil.** 4 Fragen: Was? Wo? Wie? Rotationstendenz?
   - Was geht voran? (Kopf, Steiß, Fuß, Schulter, Arm, Hand?)

- Wo steht der vorangehende Teil? Höhenstand: fest im BE, in BM, auf BB, Beziehung der Leitstelle zur I-Linie (s. S. 248). Die Geburtsgeschwulst (S. 253) abrechnen!
- Hauptfrage: Hat der Kopf die Terminallinie mit seinem größten Umfang überschritten (s. S. 249)?
- Wie steht er? Verlauf der Pfeilnaht (Gesichtslinie, Stirnnaht, Hüftbreite), Stellung der Fontanellen? Somit Einstellung, Haltung?
- Rotationstendenz.

4. **Becken**
   - Ist die Kreuzbeinhöhlung leer oder ausgefüllt?
   - Besonderheiten des Beckens. Kann man das Promontorium erreichen? Vorspringendes Steißbein? Einspringende Spinae? Auffallend derber Bandapparat? Unnachgiebige Weichteile?

Tastbefunde
Portio
- Portio noch (fast) vollständig erhalten: 2–3 cm
- Portio zu einem Teil aufgebraucht: verkürzt, 1 cm
- Portio völlig aufgebraucht: völlig verstrichen.

(Äußerer) Muttermund (bei Erstgebärenden)
- Mm geschlossen
- Mm nimmt Fingerkuppe auf, Mm-Saum dickwulstig
- Mm für 1 Finger durchgängig
- Mm 2 cm weit
- Mm 3, 6, 8 cm weit
- Mm noch als Saum zu tasten
- Mm nicht mehr zu tasten, vollständig erweitert; 10–12 cm.

Bei Mehrgebärenden klafft der äußere Mm schon im Beginn der Geburt.
   Den vollständig eröffneten äußeren Mm fühlt man bei
- Erstgebärenden dünn, scharfrandig und kreisrund
- Mehrgebärenden dick, wulstig und oft unregelmäßig am Umfang gestaltet.

Ultraschalluntersuchung
Äußere und innere Untersuchung der Gebärenden sollten – vor allem bei unklaren Befunden – ergänzt werden durch eine transabdominale Ultraschalluntersuchung. Dabei lässt sich sowohl die Haltung als auch die Rotation des Kopfes verfolgen. Eine wichtige weitere Information lässt sich über die Stellung des kindlichen Rückens durch Aufsuchen der Wirbelsäule des Kindes erhalten. Auch zur Höhendiagnos-

tik – vor allem in der Austreibungsphase – kann die translabiale Ultraschalldiagnostik (S. 254) eingesetzt werden.

Die subpartale Ultrasonographie ist heute eine wichtige Untersuchungsmethode zur Verfolgung des Geburtsverlaufes, deren Informationsgehalt häufig noch nicht ausreichend genutzt wird.

7.2.3 Kopf beim Durchtritt durch den Geburtskanal

Kriterien für das Verhalten des Kopfes sind: **1.** Eintritt in den BE, **2.** Durchtritt durch die Beckenhöhle, **3.** Austritt aus dem Geburtskanal, **4.** äußere Kopfdrehung.

1. Eintritt in den BE, Eintrittsmechanismus (Abb. 7.23 bis Abb. 7.25). Im BE stellt sich der Kopf so ein, dass die Pfeilnaht quer oder etwas schräg verläuft (s. Abb. 7.25).

Begründung. Der Kopf stellt sich in jeder Etage des Beckens so ein, wie er am besten hineinpasst → Gesetz des kleinsten Zwanges von C. F. Gauss. Der BE ist (quer)oval, der Kopf im Querschnitt ebenfalls oval. Ein ovaler Körper passt sich am leichtesten in eine ovale Öffnung ein, indem sich die beiden langen und beiden kurzen Durchmesser in Deckung bringen (→ Gesetz der Formübereinstimmung als eine Ausdrucksform des Gesetzes vom kleinsten Zwang). Das knöcherne Oval des BE erzwingt durch seine Form die quere Kopfstellung.

Die Kopfhaltung wird dagegen im BE keinem Zwang unterworfen, sie ist ungezwungen; Der Kopf hält sich dabei weder in Beugung noch in ausgesprochener Streckung (Abb. 7.24).

Synklitismus (Abb. 7.21). Achsengerechte Einstellung des kindlichen Kopfes; bei dem im BE stehenden oder schon mit einem kleinen Segment eingetretenen Kopf findet man die quer verlaufende Pfeilnaht in der Führungslinie des Beckens.

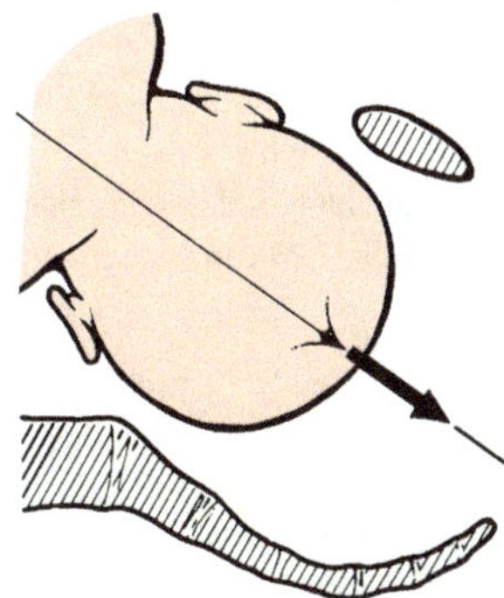

Abb. 7.21: Synklitische, achsengerechte Einstellung des Kopfes im Beckeneingang.

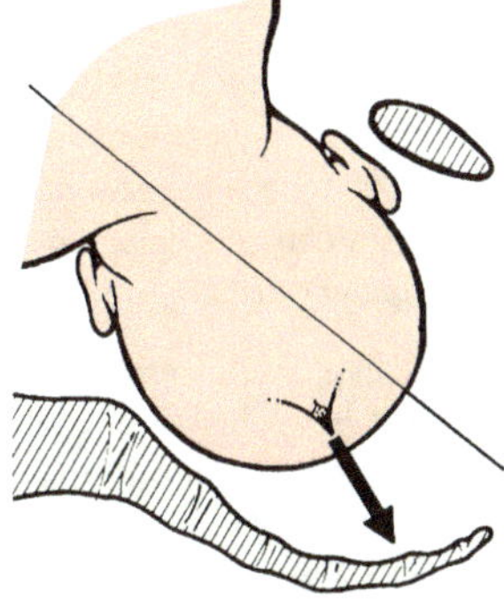

Abb. 7.22: Physiologischer vorderer Asynklitismus, Naegele-Obliquität.

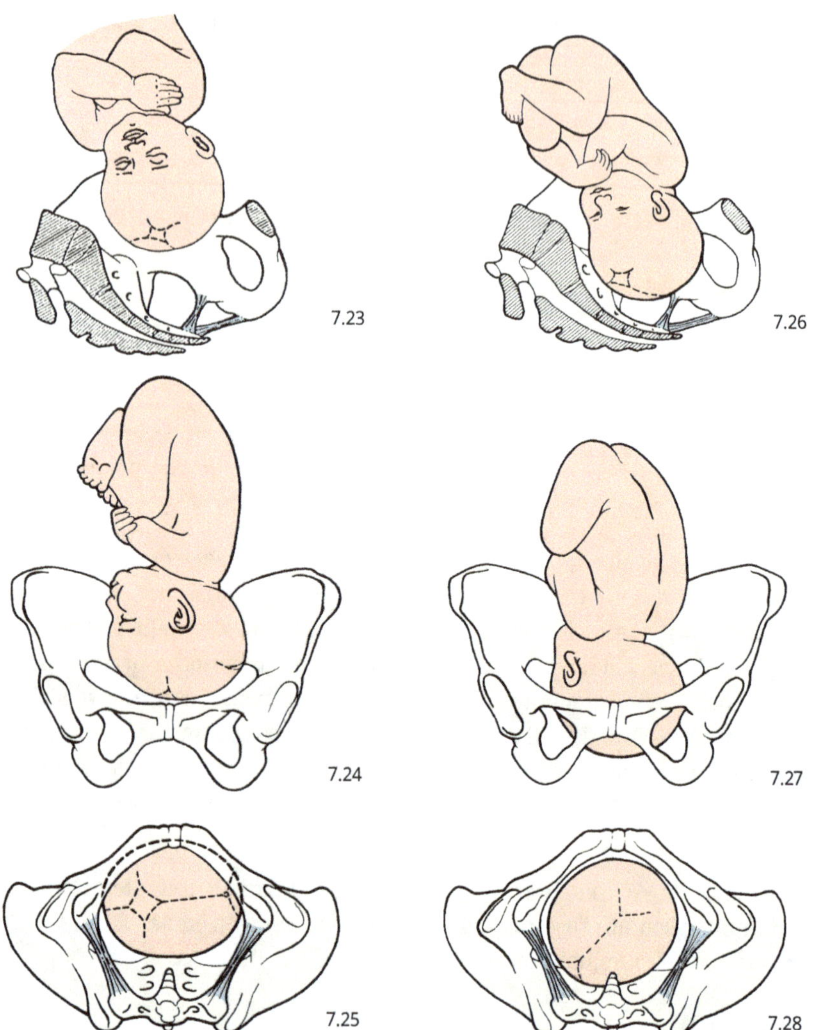

Abb. 7.23 bis 7.25: Eintrittsmechanismus, Kopf tritt in den BE. In den BE-Raum tritt der Kopf quer oder etwas schräg gestellt. Die Pfeilnaht verläuft entsprechend quer oder mit Neigung zum I. schrägen Durchmesser. Die Haltung des Kopfes ist noch ungezwungen. In dieser Höhe, Stellung und Haltung findet sich der Kopf bei der Mehrzahl der Erstgebärenden schon in den letzten SSW. Abb. **7.23** von der Seite, Abb. **7.24** von vorn, Abb. **7.25** von unten gesehen.

Abb. 7.26 bis 7.28: Durchtrittsmechanismus, Durchtritt des Kopfes durch die Beckenhöhle. Der Kopf hat mit seinem größten Umfang die Terminalebene überschritten, er steht tief und fest im BE. Die 3 Bewegungen, die der Kopf beim Durchtritt durch die Beckenhöhle gleichzeitig ausführt (Schraubenbewegungen) sind:
1. Höhenänderung, **2.** Beugung (Haltungsänderung, das Kinn hat sich der Brust deutlich genähert),
3. Drehung (Stellungsänderung am deutlichsten erkennbar an der Drehung der Pfeilnaht ganz in den I. schrägen Durchmesser). Die kleine Fontanelle ist im Begriff, in die Führungslinie zu treten und zur Leitstelle zu werden. Abb. **7.26** von der Seite, Abb. **7.27** von vorn, Abb. **7.28** von unten gesehen.

Vorderer Asynklitismus (Naegele-Obliquität; Abb. 7.22). Nicht selten stellt sich der Kopf so ein, dass die Pfeilnaht nicht mit der Führungslinie zusammenfällt, sondern außerhalb von ihr, asynklitisch und meist dem Kreuzbein genähert verläuft.

Man bezeichnet diese Einstellung als physiologischen vorderen Asynklitismus, weil das vorn gelegene Scheitelbein in Führung kommt.

Im BE liegt noch keine Hinterhauptseinstellung vor, sodass man nicht von Hinterhauptlage, sondern allgemein von Kopf- oder Schädellage sprechen darf.

Die Stellung im BE mit quer verlaufender Pfeilnaht nimmt der Kopf ein bei:
– Erstgebärenden in den letzten SSW
– Mehrgebärenden mit Wehenbeginn.

Definition für Stellung, Haltung, Einstellung, s. S. 39.

2. Durchtritt durch die Beckenhöhle, Durchtrittsmechanismus (Abb. 7.26 bis Abb. 7.28). Die Beckenhöhle ist ein topfförmiger Raum. Der Boden des Topfes ist der BB, Ziel und Ende der Durchtrittsbewegung. Die Höhe des Topfes (BE BB) beträgt 8 cm; das ist die Strecke, die der Kopf beim Durchtrittsmechanismus zurücklegen muss.

Um den Höhenabstand zwischen BE und BB zu überwinden, muss der Kopf tiefer treten. Um sich dem Raum der runden Beckenhöhle besser anzupassen, beugt er sich. Um am BB in der am besten passende Ausgangsstellung zur Überwindung der nächsten Etage, des längsgestellten BA-Spaltes, anzukommen, muss der tiefertretende Kopf sich (um 90°) drehen, wobei der Nacken nach vorn (schamfugenwärts) bewegt wird.

Drei Kopfbewegungen erfolgen während des Durchtrittsmechanismus:
Tiefertreten (Progression) Höhenänderung, **Beugung** (Flexion) Haltungsänderung, **Drehung** (Rotation) Stellungsänderung.

Tiefertreten. Die 3 Bewegungen werden nicht nacheinander ausgeführt; das Tiefertreten geht mit gleichzeitiger Beugung und Drehung einher: Der Kopf macht in der Beckenhöhle eine Schraubenbewegung.

Beugung. Das Hinterhaupt kommt in Führung, es geht voran, die kleine Fontanelle wird in die Beckenachse (S. 226) zentriert und zum tiefsten Punkt des vorangehenden Teils in der Führungslinie, zur Leitstelle.

Hinterhauptlage (HHL). Damit hat sich die HHL ausgebildet; die in Funktion tretende (funktionierende oder funktionelle) Ebene, Durchtrittsebene des Kopfes ist das Planum suboccipito-bregmaticum mit einem Umfang von 32 cm, die beim Kopf kleinstmögliche und damit günstigste Ebene (sie ist fast kreisförmig). Die Drehung des Nackens nach vorn bedeutet zugleich eine Drehung der Pfeilnaht aus dem queren über einen schrägen in den geraden Durchmesser, bei:
I.   HHL (s. Abb. 7.28) aus dem queren über den I. schrägen in den geraden Durchmesser
II. HHL aus dem queren über den II. schrägen in den geraden Durchmesser.

Begründung der Bewegung. Der Querschnitt der topfförmigen Beckenhöhle ist kreisrund. Nach dem Gesetz des kleinsten Zwanges, nach dem sich der Kopf in den durch die Form des Geburtskanals gegebenen Querschnitt einstellt, wie er am besten hineinpasst, muss er sich in den runden Querschnitt einstellen. Das erreicht er, indem er sich beugt, und zwar so stark, dass die Längsachse des Kopfes in die Höhenachse der Beckenhöhle fällt. Durch Beugung wird das Hinterhaupt zum führenden Teil und sein kreisrundes Planum suboccipito-bregmaticum mit der Circumferentia suboccipito-bregmatica von 32 cm zur Durchtrittsebene gemacht. Diese ist nicht nur die einzige runde Kopfebene, sondern zugleich die mit dem denkbar kleinsten, günstigsten Umfang. Das mechanische Moment dieser Beugung ergibt sich aus einer Hebelwirkung zwischen Kopf und Beckenring.

Die **Drehung des Nackens nach vorn** entspricht aus zwei Gründen dem Gesetz der leichtesten Einpassung:

Der Weichteilspalt, der bei der nun folgenden Austrittsbewegung passiert werden muss, ist ein längs gestellter Spalt. Er wird am leichtesten überwunden von einem Kopf, dessen gerader mit dem Längsdurchmesser des Weichteilspaltes zusammenfällt.

Der Kopf wird (bei der noch zu besprechenden Austrittsbewegung) durch das Knie des Geburtskanals gezwungen, sich im Bogen um die Symphyse herum zu bewegen, sich also abzubiegen, um austreten zu können.

In welcher Richtung die Kopf-Hals-Verbindung ganz allgemein am leichtesten abbiegbar ist, erklären die Sellheim-Begriffe:
- Biegungsfazillimum(Richtung der leichtesten Abbiegbarkeit) und
- Biegungsdiffizillimum(Richtung der schwersten Abbiegbarkeit).

Jedem Teil des Kindes kommt ein eigenes Fazillimum und Diffizillimum der Abbiegung zu.

Die Halswirbelsäule hat ihr Biegungsdiffizillimum nach vorn und ihr Biegungsfazillimum nach hinten:
- Der Hals lässt sich schwerer nach vorn als nach hinten abbiegen, die Beugung geht (wegen der stärkeren Gewebespannung) schwerer als die Streckung, die Bewegung, bei der der Kopf in den Nacken geschlagen wird (wovon man sich am Kopf eines Neugeborenen wie auch am eigenen Kopf leicht überzeugen kann).

Wird der Nacken beim Durchtritt durch die Beckenhöhle nach vorn gedreht, so ist damit die einzige Ausgangsstellung geschaffen, von der aus der Kopf die ihm vorgeschriebene Abbiegung im Knie überwinden kann, indem er sich nach hinten, also im Sinne seines Biegungsfazillimums abbiegt.

Mechanik der Drehung. Die schiefe Ebene des Levatorentrichters, der unten in den längsgestellten Weichteilspalt ausläuft, zwingt den quer auftreffenden Kopf, sich in den geraden Durchmesser zu drehen.

3. Austritt aus dem Geburtskanal, Austrittsmechanismus (Abb. 7.29 bis Abb. 7.34). Auf seinem ganzen Weg durch die Beckenhöhle vom Beckeneingang bis auf den Beckenboden ist der Kopf flektiert. Jetzt steht er, das Kinn auf der Brust, auf BB, die Pfeilnaht verläuft im geraden Durchmesser, das Hinterhaupt mit der kleinen Fontanelle ist in Führung. Um aus dem Geburtskanal austreten zu können, muss der Kopf das Knie des Geburtskanals überwinden. Dazu muss er sich im Bogen um die Symphyse herum bewegen, indem er aus der tiefen Beugehaltung heraus eine Streckbewegung (Entbeugung, Deflexion) ausführt.

Die Austrittsbewegung ist eine reine Streckbewegung, Deflexion!

Kopfhaltung. Der Kopf ändert also lediglich seine Haltung, um aus dem Geburtskanal austreten zu können.

- Die Austrittsbewegung ist somit eine reine Haltungsänderung. Dabei schiebt sich die Gegend der Nackenhaargrenze als Stemmpunkt (→ Hypomochlion) gegen den unteren Rand der Symphyse (Abb. 7.29), um die herum die Drehbewegung erfolgt.
- Nacheinander werden Hinterhaupt, Vorderhaupt, Stirn, Gesicht, Kinn, über den Damm geboren (Abb. 7.34).

Äußere Drehung des Kopfes, Rückdrehung (Abb. 7.35 bis Abb. 7.40). Der Kopf ist aus dem Weichteilansatzrohr heraus geboren. Er hängt aus der Vulva heraus, das Gesicht auf das Kreißbett gerichtet (Abb. 7.34), häufig mit leichter Neigung zu einem schrägen Durchmesser (bei I. Lage zum I., bei II. Lage zum II.). Eine kurze Zeit vergeht, bevor der Kopf eine letzte Bewegung macht: die äußere Drehung. Dabei dreht sich das Gesicht bei: I. Lage zum rechten Oberschenkel der Mutter (Abb. 7.35 und Abb. 7.38), II. Lage zum linken Oberschenkel der Mutter.

Wenn der Kopf im Begriff ist durchzuschneiden, tritt die **Schulterbreite** quer in den Beckeneingang ein (Abb. 7.33). Während des weiteren Kopfaustrittes dreht sich die Schulter in der Beckenhöhle (bei I. Lage über den II., Abb. 7.36, bei II. Lage über den I. schrägen Durchmesser) in den geraden Durchmesser des Beckenausganges (Anpassung an den Längsspalt des Beckenausganges; Abb. 7.39). Beim letzten Teil dieser Schulterdrehung wird der inzwischen völlig geborene Kopf mitgenommen und macht die äußere Drehung. Bei Geburt der Schultern wird erst die vordere, dann die hintere Schulter geboren.

Der beschriebene Geburtsmechanismus der Hinterhauptlage wird vereinfacht durch fünf Bewegungen beschrieben: **1.** Progressivbewegung, **2.** Flexion, **3.** Rotation, **4.** Deflexion, **5.** Rotation.

Geburtsmechanismus bei I. Hinterhauptlage (HHL)

Drehung der Pfeilnaht. Dreht sich der Kopf, so dreht sich die Pfeilnaht mit. Es ist praktisch sehr wichtig, sich über die Drehung der Pfeilnaht bei der 2. Kopfdrehung, also der Rotation, der Drehung des Kopfes mit dem Nacken von seitlich nach vorn (90°), klar zu werden.

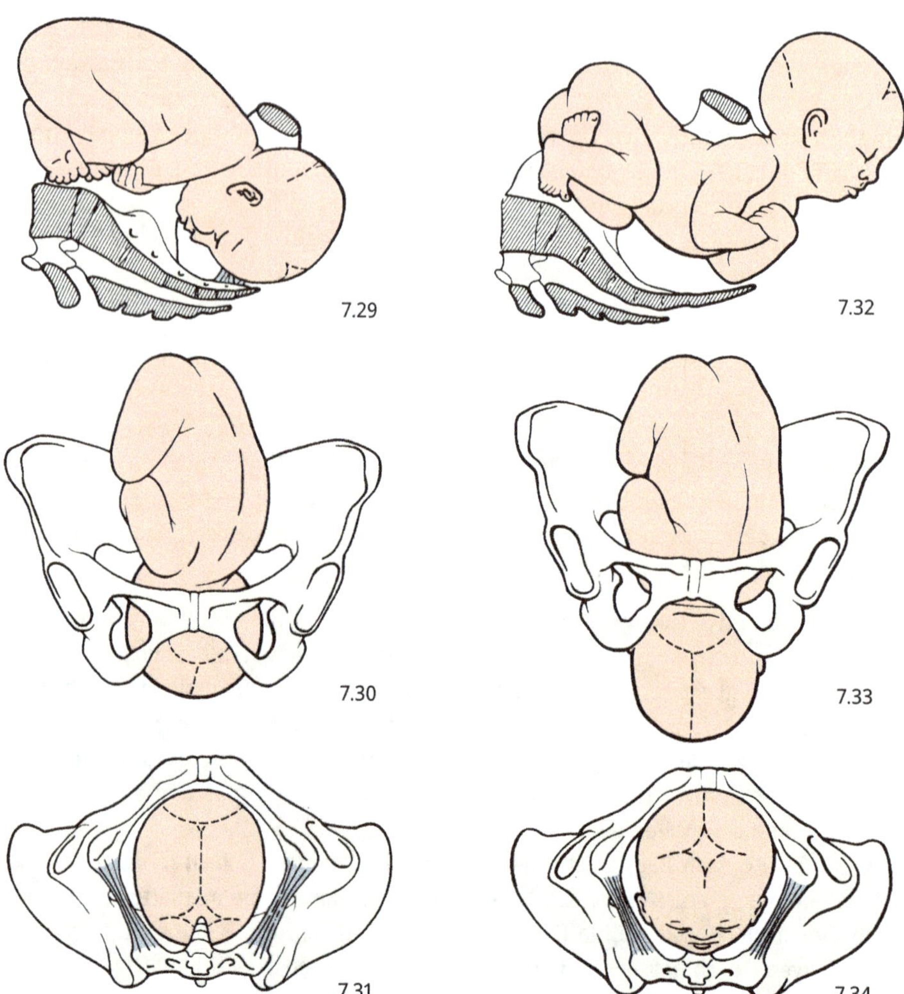

Abb. 7.29 bis Abb. 7.31: Austrittsmechanismus, der Kopf tritt aus dem Geburtskanal aus. Beginn der Austrittsbewegung. Um aus dem Geburtskanal austreten zu können, muss der Kopf das Knie des Geburtskanals überwinden, wozu er sich im Bogen um die Symphyse herum bewegt, indem er aus der tiefen Beugehaltung heraus eine Streckbewegung (Entbeugung, Deflexionsbewegung) ausführt. Die Austrittsbewegung ist also eine reine Haltungsänderung. Dabei schiebt sich unter Führung der kleinen Fontanelle die Gegend der Nackenhaargrenze als Stemmpunkt (Hypomochlion) gegen den unteren Rand der Symphyse, um den herum die Drehbewegung erfolgt. Die Pfeilnaht verläuft im geraden Durchmesser. Die Schultern treten mit quer oder etwas schräg verlaufender Schulterbreite in den BE-Raum ein. Abb. **7.29** von der Seite, Abb. **7.30** von vorn, Abb. **7.31** von unten gesehen.

Abb. 7.32 bis Abb. 7.34: Vollendung der Austrittsbewegung, Geburt des Kopfes. Der Kopf ist ganz aus dem Weichteilrohr heraus geboren. Nacheinander sind Hinterhaupt, Vorderhaupt, Stirn und Gesicht über den Damm gegangen. Die Streckbewegung um die Schamfuge herum unter Führung der kleinen Fontanelle ist vollendet. Das Gesicht ist auf das Kreißbett gerichtet, häufig mit leichter Neigung in einen schrägen Durchmesser. Abb. **7.32** von der Seite, Abb. **7.33** von vorn, Abb. **7.34** von unten gesehen.

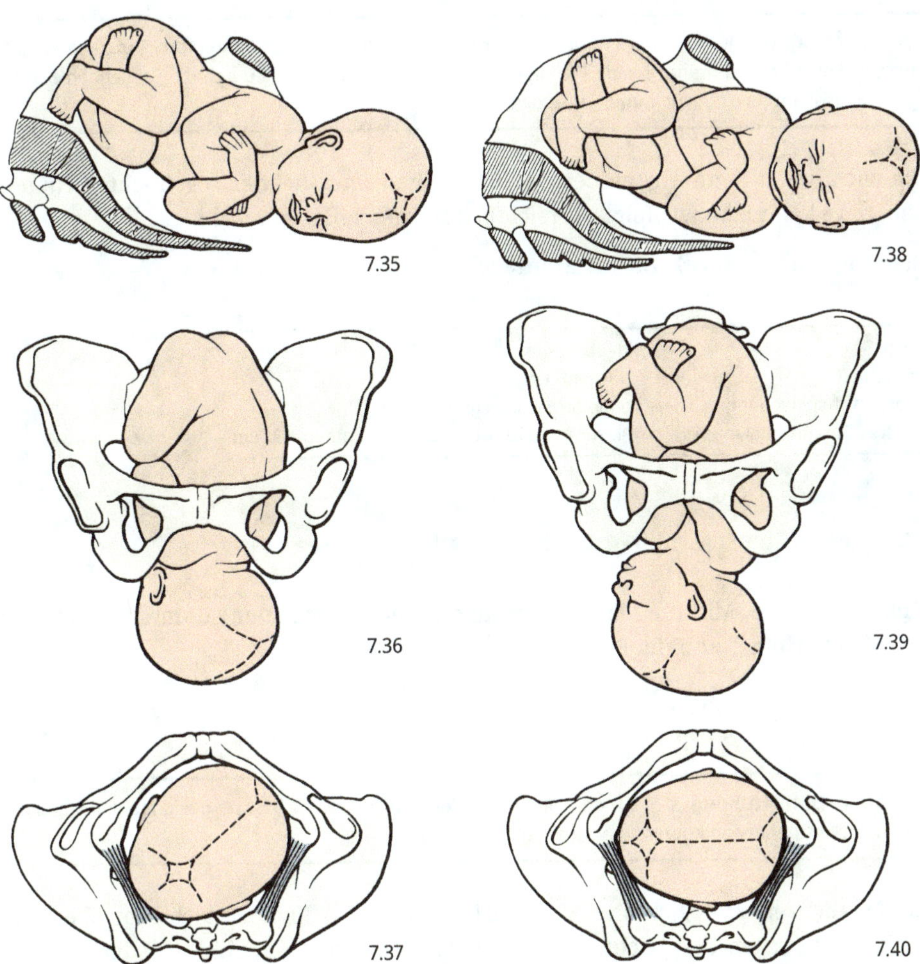

Abb. 7.35 bis Abb. 7.37: Beginn der äußeren Drehung des Kopfes. Während des Austritts des Kopfes haben sich die inzwischen in die Beckenhöhle eingetretenen Schultern mit ihrer Breite über einen schrägen in den geraden Durchmesser des BA (Anpassung an den Längsspalt des BA) gedreht. Beim letzten Teil dieser Schulterdrehung wird der völlig geborene Kopf mitgenommen und macht die äußere Drehung. Die vordere, also die schamfugenwärts gelegene Schulter ist im Begriff, geboren zu werden. Sie legt sich in den Schambogenausschnitt hinein. Abb. **7.35** von der Seite, Abb. **7.36** von vorn, Abb. **7.37** von unten gesehen.

Abb. 7.38 bis Abb. 7.40: Äußere Kopfdrehung ist vollendet. Bei der linken Lage sieht das Gesicht des Kindes zum rechten Oberschenkel der Mutter. Die hintere Schulter ist jetzt auch über den Damm geboren worden. Abb. **7.38** von der Seite, Abb. **7.39** von vorn, Abb. **7.40** von unten gesehen.

Der Kopf dreht sich aus dem queren Durchmesser über einen schrägen in den geraden Durchmesser des Beckens. Entsprechend dreht sich die Pfeilnaht. Beim Durchtritt des Kopfes durch die Beckenhöhle tastet man die Pfeilnaht meist (nicht immer!) wie folgt:

Die wichtigsten Kennzeichen des Geburtsmechanismus bei der regelrechten Hinterhauptlage kann man wie folgt übersichtlich zusammenfassen:

Regelrechte (vordere) Hinterhauptlage

Leitstelle	kleine Fontanelle
Drehpunkt	Nackenhaargrenze
Kopfaustrittsbewegung	reine Streckbewegung
Größtes Durchtrittsplanum	Pl. suboccipito-bregmaticum, Umfang = 32 cm.

7.2.4 Höhendiagnose. Höhenstand des Kopfes im Becken

Höhendiagnose. Mithilfe der äußeren und inneren (vaginalen) Untersuchung wird festgestellt, wo der Kopf im Becken steht.

7.2.4.1 Höhendiagnose durch äußere Handgriffe

Die **äußere Untersuchung** (s. S. 34) erlaubt oft eine Höhendiagnose. Auch ist sie geeignet, den Stand des tief im Becken stehenden Kopfes zu bestimmen.

Kopf steht frei beweglich über dem BE (Abb. 7.41). Der Kopf ist noch ganz über dem Becken abzutasten und leicht zu verschieben. Mit dem 3. Leopold- Handgriff bringt man den Kopf zum Ballotieren (Hin- und Herschwingen). Mit dem 3. Leopold-Handgriff sind die Fingerspitzen zwischen Kopf und Beckenring in die Tiefe zu drängen.

Kopf ist dem Becken aufgesetzt (Abb. 7.42). Der Kopf ist mit kleinstem Segment ins Becken eingetreten: Er beginnt sich zu engagieren. Seine Beweglichkeit wird geringer, sie geht von frei beweglich über BE in schwer beweglich im BE (Höhenstand 3; S. 249) über. Der Kopf ist zu einem großen Teil von außen gut abtastbar.

Kopf steht schwer beweglich im BE (Abb. 7.43). Das inzwischen in den BE eingetretene Kopfsegment ist größer als bei Höhenstand 2. Immer noch ist der Kopf von außen gut tastbar. Bei diesem Höhenstand kann man den Kopf bei Mehrgebärenden bei der vaginalen Untersuchung bequem aus dem Becken herausschieben; bei Erstgebärenden gelingt das nicht.

Kopf steht fest im BE (Abb. 7.44). Ein noch größerer Teil des Kopfes ist ins Becken eingetreten, ein kleinerer Teil des Kopfes noch von außen tastbar.

Innerlich. Die Leitstelle hat die I-Ebene noch nicht erreicht.

Der Kopf steht unbeweglich fest im BE, aber nicht: tief und fest im BE, das ist etwas anderes (s. Höhenstand 5). Beim Höhenstand 5 hat der Kopf mit seinem größten Umfang die Terminalebene überschritten, bei 4 ist das noch nicht der Fall.

Abb. 7.41 bis Abb. 7.47: Übersicht über die äußeren Handgriffe zur Bestimmung des Höhenstandes.

Kopf steht	Schema	Feststellung mit welchem äußeren Handgriff?
1.frei beweglich über BE (man kann ihn „ballotieren" lassen)	Abb. 7.41	3. Leopold-Handgriff (S. 30)
2. dem Becken aufgesetzt	Abb. 7.42	3. Leopold-Handgriff (S. 30)
3. schwer beweglich im BE	Abb. 7.43	3. und 4. Leopold-Handgriff (S. 30)
4. fest im BE	Abb. 7.44	3. und 4. Leopold-Handgriff (S. 30)

Abb. 7.41 bis Abb. 7.47 (fortgesetzt)

Kopf steht	Schema	Feststellung mit welchem äußeren Handgriff?
5. tief und fest im BE	Abb. 7.45	4. Leopold-Handgriff
6. in BM	Abb. 7.46	Der Höhenstand BM ist der einzige, der nicht durch äußere Handgriffe, sondern nur durch vaginale Untersuchung (s. S. 212) zu ermitteln ist
7. auf BB	Abb. 7.47	Schwarzenbach-Handgriff, de Lee-Handgriff (S. 211)

Kopf steht tief und fest im BE (→ Kopf hat die Terminalebene mit seinem größten Umfang überschritten; Abb. 7.45). Von außen ist vom Kopf wenig oder nichts zu tasten. Infolge der starken Kopfbeugung kann man mit einem 4. Leopold-Handgriff manchmal noch etwas von der Stirn abtasten. Vom Hinterhaupt ist nichts zu fühlen. **Innerlich.** Die Leitstelle des Kopfes hat bei diesem Höhenstand die I-Ebene erreicht.

Praxishinweis. Bei der äußeren Untersuchung steht der Kopf erst dann tief und fest im BE, wenn man von ihm mit dem 4. Leopold-Handgriff nichts mehr oder fast nichts mehr tasten kann. Solange der Kopf zu fühlen ist, steht er noch nicht tief und fest im BE, sondern mehr oder weniger höher!

Kopf in BM (Abb. 7.46). Dieser Höhenstand lässt sich nicht mit äußeren Handgriffen, sondern allein durch vaginale Untersuchung feststellen, da man von außen weder von oben noch von unten an den Kopf herankommt.

Kopf auf BB (Abb. 7.47). Der Kopf füllt die ganze Beckenhöhle aus und sitzt dem Beckenboden fest auf.

Der Kopf steht auf BB, wenn man ihn äußerlich von unten her fühlen kann, wozu 2 Handgriffe dienen:

– Schwarzenbach-Handgriff (Abb. 7.48). Drückt man die Spitzen der 4 Finger einer Hand (vom Kreuzbein her kommend) in die Gegend zwischen die Steißbeinspitze und den After, den Hinterdamm, so fühlt man den auf BB stehenden Kopf als harten, breiten Widerstand.
– De Lee-Handgriff (Abb. 7.49). Drückt man 2 Finger seitlich einer großen Schamlippe in die Tiefe, so fühlt man dort den großen, harten Kopf stehen, sofern er auf BB angekommen ist.

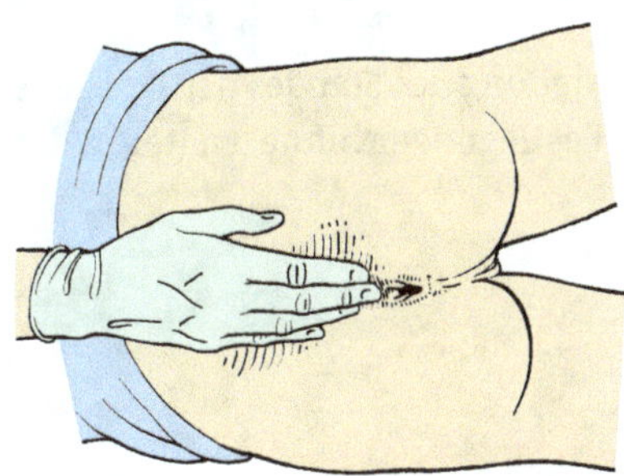

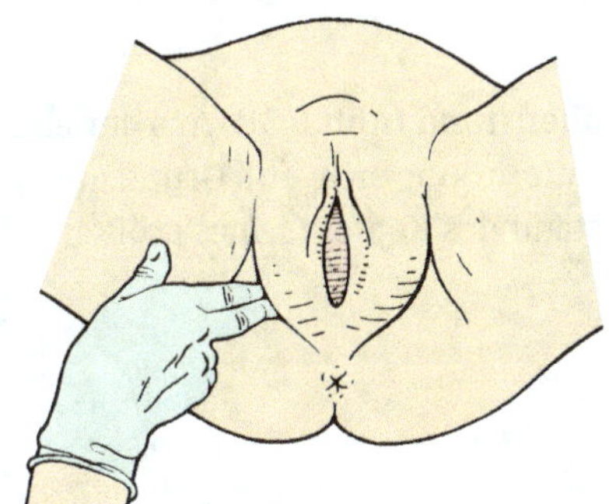

Abb. 7.48: Schwarzenbach-Handgriff, äußerer Handgriff zwischen Steißbeinspitze und After, um den auf dem Beckenboden stehenden Kopf von außen zu fühlen.

Abb. 7.49: De Lee-Handgriff, äußerer Handgriff: Druck von 2 Fingern seitlich einer großen Schamlippe um festzustellen, ob der Kindskopfes auf dem Beckenboden angekommenen ist.

Kopf im BA. Der Kopf steht im BA, wenn der Kopf in der Vulva bzw. in der Tiefe der Scheide sichtbar wird.

7.2.4.2 Höhendiagnose durch innere Untersuchung

Mit der inneren (vaginalen) Untersuchung ist das Tieferrücken des Kopfes innerhalb des Geburtskanals Zentimeter für Zentimeter zu verfolgen. Die beiden wichtigsten Anliegen der inneren Untersuchung sind: Wo steht die Leitstelle? Wo steht demnach der Kopf (mit seinem größten Umfang)?

Drei definierte Höhenstände des Kopfes im Becken:
– Kopf tief und fest im BE → Kopf hat mit seinem größten Umfang die Terminalebene überschritten.
– Kopf steht in BM → Kopf steht mit seinem größten Umfang in der Beckenmitte.
– Kopf steht auf BB → Kopf sitzt auf dem Beckenboden fest auf.

Höhenstand der Leitstelle. Durch die beiden erstgenannten Höhenstände wird festgestellt, in welcher Höhe die Leitstelle liegt (tiefster Punkt des vorangehenden Teils in der Führungslinie, Beckenachse). Sie werden durch den Stand des größten Kopfumfanges definiert, an den direkt nicht heranzukommen ist: Der tastende Finger kommt über die unteren Partien des Kopfes nicht hinaus! Aus dem Höhenstand der Leitstelle ergibt sich indirekt auf Grund bekannter Beziehungen der gesuchte Kopfhöhenstand.

Man beurteilt den Höhenstand des nicht tastbaren größten Kopfumfanges nach dem Höhenstand eines mit dem Finger direkt tastbaren Kopfabschnittes, nämlich der Leitstelle. Hierzu ist ihr jeweiliger Stand im Geburtskanal auf einen festen Knochenpunkt zu beziehen:

Interspinallinie, I-Linie (Abb. 7.50). Verbindungslinie der Spinae ischiadicae (Sitzbeindorne).

Kopfhöhenstand (Abb. 7.51). Aus der einfachen Feststellung des Standes der Leitstelle zur I-Linie ergibt sich auf Grund der folgenden Festlegungen ohne weiteres der Höhenstand des Kopfes (seines größten Umfanges).

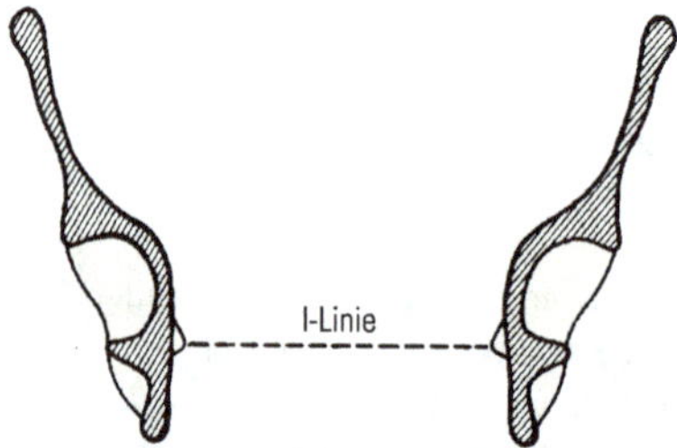

Abb. 7.50: Interspinallinie (I-Linie), Verbindungslinie der beiden Sitzbeinstachel (Spinae ischiadicae).

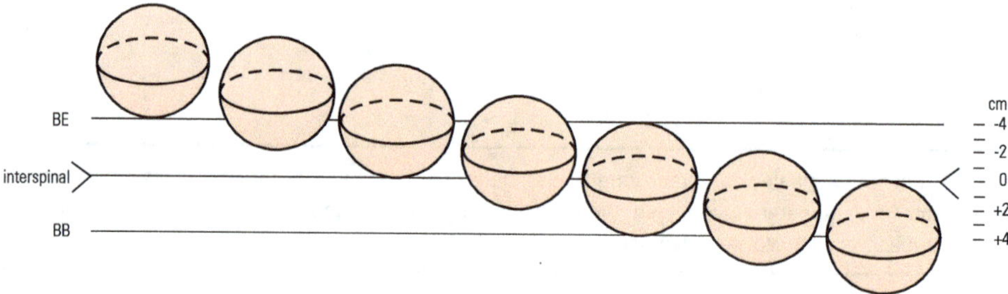

Abb. 7.51: Höhendiagnose des Kopfes bei vaginaler Untersuchung durch Abtastung des Abstandes Leitstelle zu I-Linie in cm.

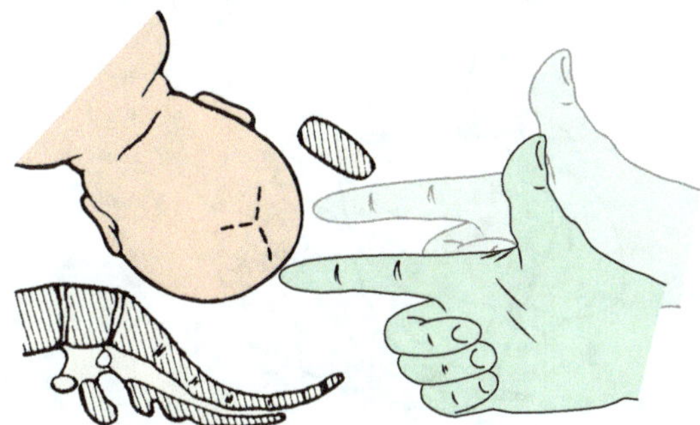

- BE. Kopf steht tief und fest im BE, wenn die Leitstelle des Kopfes in der I-Linie zu tasten ist. Bei diesem Höhenstand hat der Kopf mit seinem größten Umfang die Terminalebene überschritten!
- BM. Kopf steht in BM, wenn die Leitstelle unter der Interspinallinie steht.
- BB. Kopf steht auf BB, wenn man den Finger nicht oder fast nicht mehr zwischen Kopf und Beckenboden einschieben kann. An die Spinae kommt man nicht mehr heran.
- BA. Kopf steht im BA, wenn er in der Tiefe sichtbar ist.

Praxishinweis. Schwerwiegende Folgen für Mutter und Kind drohen, z. B. vor vaginal-operativer Entbindung, wenn die Höhenstandsdiagnostik fehlerhaft ist! Zu beachten sind daher diese drei Praxistipps:

1. Von Ungeübten wird der Kopfstand regelmäßig zu tief geschätzt: Der Kopfhöhenstand ist nur zu beurteilen, wenn der tastende Finger genau in der Führungslinie untersucht (Abb. 7.52). Das geschieht vielfach nicht, und der Untersucher, der außerhalb der Führungslinie, meist zu weit vorn untersucht, kommt auf diese Weise leichter an den Kopf heran und schätzt ihn zu tief.
2. Der Bezugspunkt am Kopf ist die knöcherne Leitstelle. Besteht eine Geburtsgeschwulst, so muss diese abgerechnet werden (Abb. 7.53, Abb. 7.54). Bei Geburten, die nach Blasensprung noch lange dauern, ist die Geschwulst meist erheblich, bei engem Becken extrem. Die Geburtsgeschwulst kann in der Tiefe der Vulva sichtbar sein, während der Kopf mit seinem größten Umfang noch nicht ins Becken eingetreten ist!
3. Die Regeln für den Kopfhöhenstand gelten nur für Flexions-, nicht für Deflexionslagen (S. 330). Für Deflexionslagen steht der Kopf erst fest und tief im BE, wenn die (knöcherne) Leitstelle 2 Querfinger unterhalb der Interspinallinie steht (Abb. 7.55, Abb. 7.56).

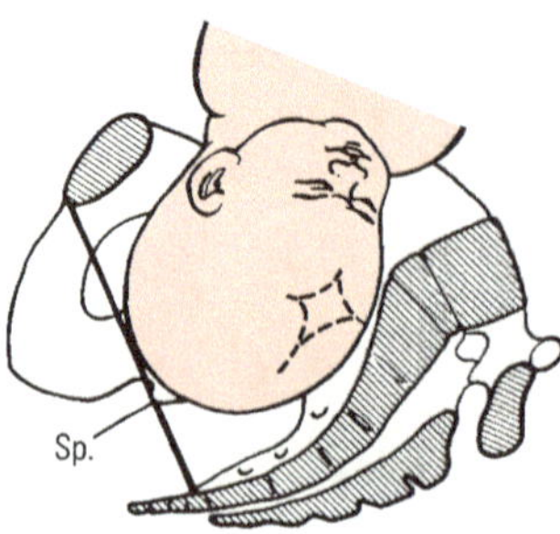

Abb. 7.53: Kopf ohne Geschwulst. Die Leitstelle hat die I-Linie erreicht, der größte Kopfumfang die Terminalebene überschritten: Der Kopf steht tief und fest im BE.

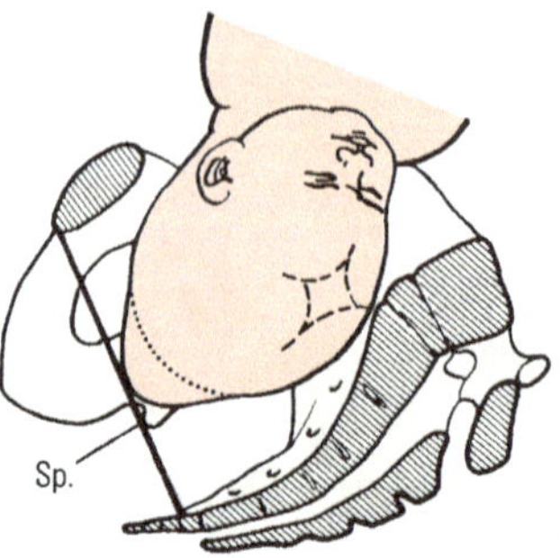

Abb. 7.54: Kopf mit Geschwulst. Nicht die Leitstelle des Kopfes, sondern die Kopfgeschwulst hat die I-Linie erreicht. Der größte Kopfumfang hat die Terminalebene nicht überschritten (nach Beck).

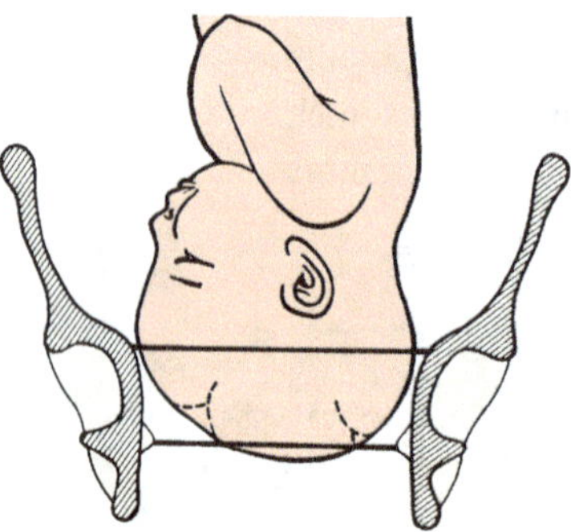

Abb. 7.55: Kopf ist tief und fest im BE, wenn bei Flexionslage (normale HHL) der tiefste Punkt des Kopfes die I-Linie erreicht hat.

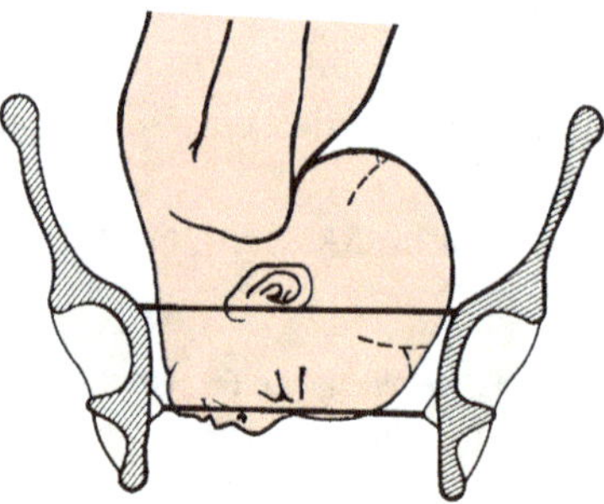

Abb. 7.56: Kopf steht mit seinem größten Umfang über dem Becken, wenn der tiefste Punkt des Kopfes bei einer Deflexionslage (Gesichtslage) die I-Linie erreicht (nach de Lee).

7.2.4.3 Höhendiagnose durch Ultraschalldiagnostik

Die intrapartale translabiale Ultraschalldiagnostik (ITU, Abb. 7.57, Abb. 7.58) ergänzt die Einschätzung der Dynamik der Austreibungsperiode und den möglichen Erfolg einer vaginal-operativen Entbindung.

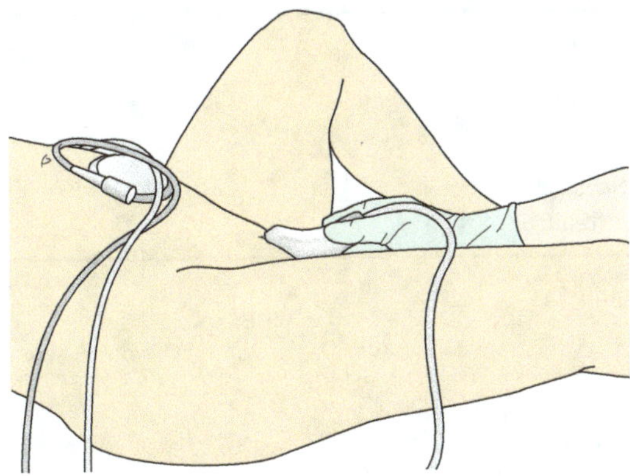

Abb. 7.57: Schema der intrapartalen translabialen Ultraschalluntersuchung (ITU) zur Höhenstandsdiagnostik.

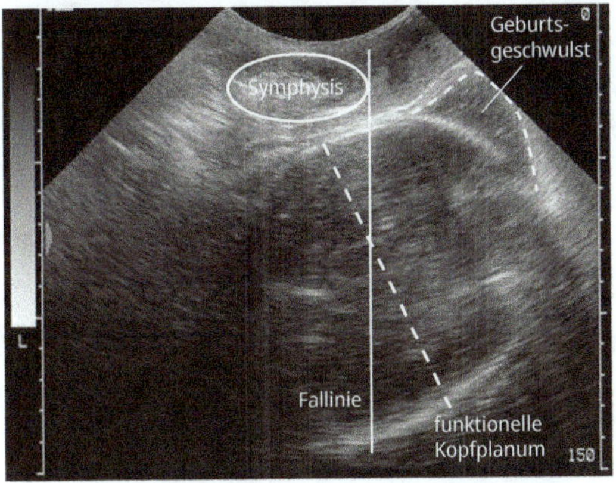

Abb. 7.58: ITU bei vakuumgerecht stehendem Kopf.

7.3 Untersuchung des Kindes während der Geburt

Subpartaler Sauerstoffmangel. Hypoxie kann den subpartalen, neonatalen Tod oder bleibende Schäden des Kindes verursachen. Der Überwachung des Feten während der Geburt kommt daher große Bedeutung zu!

Überwachungstechniken
Auskultation, Abhören der kindlichen Herztöne
Fruchtwasserfarbe beachten
Fetale Pulsoxymetrie u. a.
FBA zur Untersuchung des fetalen Säure-Basen-Haushaltes
Kardiotokographie, Aufzeichnung von fetaler Herzfrequenz, Wehen

7.3.1 Auskultation, Fruchtwasserfarbe

Auskultation

Normale Herztöne. 110–160/Min. (s. S. 41).

Schlechte Herztöne (klassische Definition). Herzfrequenz in 3 aufeinanderfolgenden Wehenpausen < 100/Min., ohne sich zu erholen! Resultat ist eine akute Gefährdung des Kindes!

> **Praxishinweis.** Die FBA hat gezeigt, dass nur etwa ein Drittel der Kinder mit verlangsamten HT durch einen intrauterinen Sauerstoffmangel gefährdet ist. Schlechte Herztöne heißt daher: Kardiotokographie durchführen. Schlechte HT → Geburt sofort operativ beenden, heißt eine alte Regel für Geburtshelfer, die nicht kardiotokographieren. Kardiotokographie (S. 257) und FAB zusammen ermitteln am zuverlässigsten den exakten Gefährdungsgrad!

Warnsignale für schlechte HT. HT-Beschleunigung > 160/Min. (→ Vorsignal) und HT-Schwankungen > 40 Schläge/Min.

Dauernde Beschleunigung, Akzentuierung, besonders starker Wechsel der HT über die physiologische Schwankungsbreite (110–160) hinaus, häufig mit gleichzeitigem Stolpern der HT (Arrhythmie!), aber auch länger anhaltendes Verweilen der Herzfrequenz > 160 zeigen eine herannahende Gefahr an:

Kind in **bedrohlichem** Zustand! Entbindung wünschenswert!

> **Praxishinweis.** HT-Verlangsamung beim Eintritt des Kopfes ins Becken (→ Eintrittseffekt nach Gauss) bedeutet keine Gefahr, verlangt aber eine aufmerksame Beobachtung der HT.

Mekoniumabgang bei Kopflagen heißt kardiotokographieren!

Fruchtwasserfarbe

Grünliches FW (→ gelöstes Mekonium) bedeutet, dass es dem Kind zurzeit oder vor längerer Zeit schlecht ging. Hier ist zu kardiotokographieren, da sich die Gefahr (Nabelschnurkompression, Kreislaufstörung, in der Plazenta) wiederholen kann.

Grünes, geformtes Mekonium im FW (→ erbsbreiförmiges FW) ist ein Vorsignal! Das Kindspech kann eben erst oder vor einigen Stunden abgegangen sein (Sauerstoffmangel → Kohlensäure- und Milchsäureüberladung → Azidose → vorzeitige Darmperistaltik).

Praxishinweis. Mekoniumabgang oder Abgang von grünem FW (gelöstes Mekonium) ist keine Indikation zur Geburtsbeendigung, sondern eine Indikation zur Kardiotokographie bzw. Fetalblutanalyse bei suspekten oder pathologischen Herzfrequenzmustern.

Mekoniumabgang ist Vorsignal, schlechte HT sind Alarmsignal!

7.3.2 Kardiotokographie

Definition. Kontinuierliche apparative Ableitung und Aufzeichnung (Kardiotokogramm, CTG) von fetaler Herzfrequenz und Wehen in der Spätschwangerschaft (antepartale Kardiotokographie) und während der Geburt (intrapartale Kardiotokographie).

Kardiotokographie heißt frühzeitige Erkennung sauerstoffmangelgefährdeter Kinder und damit Vermeidung von Spätschäden.

Pathophysiologie der kindlichen Herzfrequenz, technische Methoden s. S. 42.

Indikation. Wir überwachen bei allen Geburten die fetale Herzfrequenz!

Pro und Contra. Pro. Der Vorschlag, nur bei Risiken zu kardiotokographieren, erscheint nicht ausreichend. Denn auch nach normalen Schwangerschaften wurden bei 17 % der Geburten Gefährdungen der Kinder verzeichnet.

Contra. Andererseits haben prospektive Untersuchungen über den Wert der Kardiotokographie gegenüber der Auskultation (McDonald 1985) nicht nachweisen können, dass in der Gruppe der kardiotokographisch Überwachten eine geringere Anzahl deprimierter oder zerebralparetischer Kinder als in der auskultatorisch Überwachten vorkämen. Manche Kliniken streben keine lückenlose kardiotokographische Überwachung sub partu an. Der wissenschaftliche Streit über die Interpretation dieser Vergleichsuntersuchungen hält an. Im Augenblick bleibt für Mitteleuropa die Empfehlung eines für Mutter und Kind akzeptablen Betreuungskonzeptes, das die Zahl der deprimierten Neugeborenen niedrig und damit die Zahl der Kinder mit einer größeren Wahrscheinlichkeit einer u. U. forensisch vorwerfbaren Zerebralparese gering zu halten ermöglicht.

Praxishinweis. Wir verfahren nach einem Betreuungskonzept, das in der kombinierten (kardiotokographischen und fetalblutanalytischen) Überwachung des Feten während der Geburt besteht.

Absolute Indikation. Unabhängig vom Meinungsstreit ist bei folgenden Schwangerschafts- und Geburtsrisiken die Kardiotokographie zu fordern:
Anamnese. Intrauteriner Fruchttod, perinataler Hirnschaden
intrauterine Mangelentwicklung, Frühgeburt
> schwangerschaftsinduzierte Hypertonie
Kohlenhydratstoffwechselstörung
BEL
Geburtseinleitung, protrahierte Geburt, Wehenmittelgabe
Mehrlinge
Blutung in der 2. Schwangerschaftshälfte
antenatal diagnostizierte Fehlbildung, intrauterine Infektion
Übertragung, Oligo-, Polyhydramnion.

Alternative zur intrapartalen Kardiotokographie ist die standardisierte Auskultation (in der Eröffnungsperiode alle 15 Min. über 30 s nach einer Wehe, in der Austreibungsperiode alle 5 Min.) und Dokumentation von Zeitpunkt und Frequenz.

Minimalforderung bei subpartaler Überwachung:
- Routineaufnahme-CTG mit Akzelerationen
- in der Eröffnungsperiode alle 15 Min. Auskultation 30 s nach einer Wehe
- Kardiotokographie für 30 Min. nach Blasensprung, -eröffnung
- bei Frequenzen < 100, > 160 S/Min. und Dezelerationen sofortige Kardiotokographie
- Kardiotokographie unter Wehenmittelgabe, Mekoniumabgang, Blutung, in der Austreibungs- inkl. Pressperiode.

Überwachungsdauer. Die Forderung nach einer lückenlosen Überwachung des Kindes während der Geburt wurde schon erhoben.

Intermittierende Kardiotokographie. Vorgeschlagen wurde, nach normalem Schwangerschaftsverlauf und Aufnahme-CTG die kontinuierliche durch eine intermittierende Kardiotokographie zu ersetzen. Darunter versteht man die wiederholte (beispielsweise jeweils nach 30 Min.), mehrminütige (beispielsweise 20-minütige) CTG-Registrierung in der Eröffnungsperiode.

Dieses Vorgehen ist wegen mangelnder wissenschaftlicher Prüfung derzeit nicht zu bewerten.

Telemetrisches CTG. Ein Kompromiss zwischen geringerer Belastung der Gebärenden und Sicherheit für das Kind ist die telemetrische Übertragung des kontinuierlich registrierten CTG.

Technik. Wie soll kardiotokographiert werden? Zu fordern ist die lückenlose, gut interpretierbare, wenig gestörte CTG-Registrierung. Diese optimale Überwachung wird meist heute durch US-Kardiotokographen mit Autokorrelation erreicht werden. Die

Technik erlaubt auch der unruhigen Gebärenden beliebige Lageänderungen sowie eine telemetrische Übertragung. Selten (< 3 % der Gebärenden) wird kein interpretierbares CTG abgeleitet.

Die Direktregistrierung über das fetale EKG (Kopfschwartenelektrode) hilft hier. Die Eröffnung der Fruchtblase und ggf. mangelnde Asepsis haben ein Infektionsrisiko von 1 % zur Folge.

Herzfrequenzmuster sub partu

Bradykardie durch:

- mütterliche Zirkulationsstörung, z. B. Vena-cava-inferior-Syndrom,
- fetale kardiale (z. B. Reizbildungs-, -leitungsstörung) oder zerebrale (z. B. beim Anenzephalus) Ursachen.
- Ein gestörter Gasaustausch in der Plazenta (Abb. 7.59a + b) oder eine anhaltende Nabelschnurkomplikation. Kurzer O_2-Mangel wird mit Dezeleration, längerer mit Bradykardie beantwortet (→ Hypoxie-Bradykardie).

Hypoxie-Bradykardie. Kombiniertes Auftreten von Hypoxie-Bradykardie und silenter Oszillation ist für das Kind besonders bedrohlich.

Terminale Bradykardie. Treten die Hypoxie-Bradykardie und silent Oszillation in der Pressperiode auf, bezeichnet man sie oft als terminale Bradykardie.

Therapie

- Tokolyse bei Hypoxie-Bradykardie in der Eröffnungsperiode und frühen Austreibungsperiode!
- FBA und Operationsteam zusammenrufen (→ Sektioalarm!), wenn die Bradykardie trotz Tokolyse länger als 3 Min. anhält

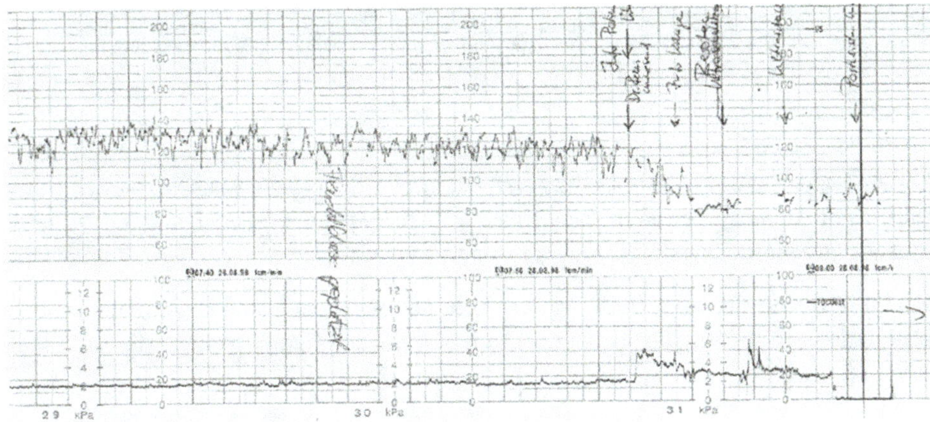

Abb. 7.59 **a:** CTG einer 29-jährigen Zweitpara mit 32 + 6 SSW. Akute Bradykardie bei vorzeitiger Plazentalösung, abdominale Schnittentbindung, Knabe, 1955 g, 43 cm, Apgar 4/7/7, NapH 7,17, NvpH 7,23.

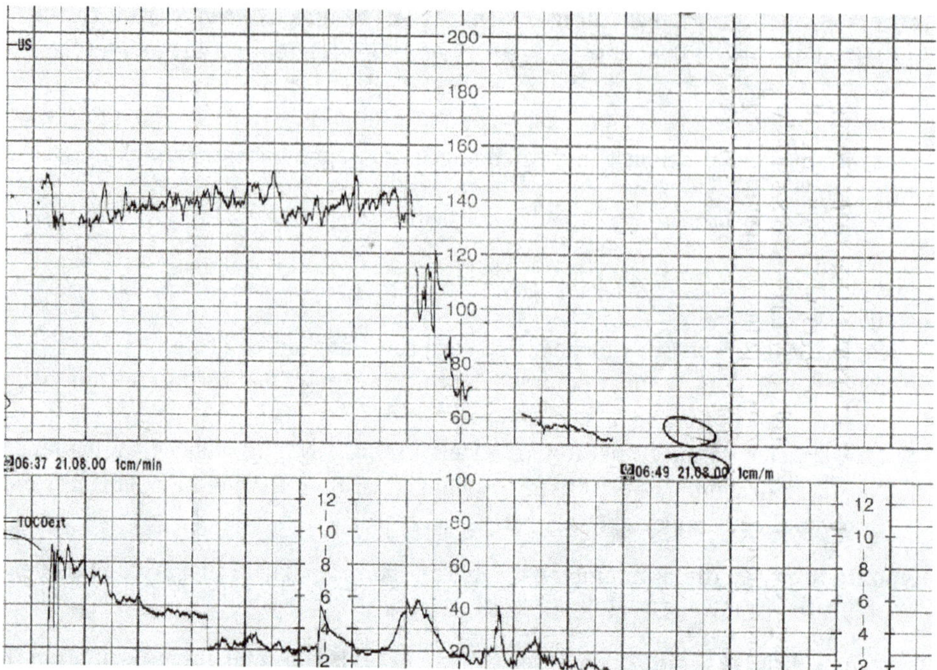

Abb. 7.59 **b:** Therapieresistente akute Bradykardie des Feten bei einer 32-jährigen Erstgebärenden in 40 + 6 SSW. Nikotinabusus 7/d. Notsektio. Entwicklung eines Mädchens aus dick-grünem Fruchtwasser, 3350 g, 50 cm, 35 cm; Apgar 5/8/9; NapH 7,16, NvpH 7,22; BE – 6,8 mmol/l. Großflächige partielle vorzeitige Plazentalösung.

– Bei raschem pH-Abfall sofortige Schnittentbindung (s. S. 510).
– Bei pH-Anstieg kann abgewartet werden.

Praxishinweis. Die terminale Bradykardie ist eine Indikation zur schnellen Geburtsbeendigung.

Dezeleration

Frühe Dezelerationen sind Folge einer geburtsmechanischen (→ Kopfkompression!) kurzen Ischämie des fetalen Gehirns, die zu einem Überwiegen des Vagotonus führt. Häufigkeit: 10 %; bei offener Fruchtblase > 10 %. Bei sonst normalen Herzfrequenzmustern ergeben sich keine Konsequenzen.

Variable Dezelerationen (Abb. 7.61 bis Abb. 7.63). Ursachen sind umbilikoplazentare Zirkulationsstörungen. Die Störung liegt im plazentaren Kapillargebiet oder im Nabelschnurverlauf.

Variable Dezelerationen sind bei jeder 2. Geburt zu registrieren.

Drei Schweregrade (leicht, mittelschwer, schwer) werden unterschieden (nach Amplitude des Frequenzabfalles und Dauer) und zu pH-Werten des fetalen Blutes korreliert (Kubli). Mittelschwere und schwere Dezelerationen sind häufiger mit einem pH-Abfall verknüpft.

Variable Dezelerationen und Zusatzkriterien (Abb. 7.60). Für variable Dezelerationen gelten klinische Richtlinien:

Therapie
- Lagewechsel der Mutter (Normalisierung der Nabelschnurdurchblutung).
- Tokolyse i. v. Fenoterol-Infusion bei hypoxiesuspekten Herzfrequenzmustern. Dosierung: 4 Amp. Partusisten® = 2 mg Fenoterol auf 500 ml Elektrolytlösung (z. B. Ionosteril®). Infusionsgeschwindigkeit: 20 Tropfen/Min. bis zum Sistieren oder bis zum deutlichen Abschwächen der Wehentätigkeit.
- FBA, wenn die variablen Dezelerationen trotz Tokolyse zunehmen, deren Ergebnis über das geburtshilfliche Vorgehen entscheidet.

Späte Dezelerationen (Abb. 7.64) kommen während der Geburt selten vor (5 %) und zeigen am ehesten eine hypoxische Gefährdung des Feten an, wobei der pH-Wert negativ korreliert mit dem Dezelerationsschweregrad.

Trotzdem sollte die FBA in der Eröffnungsperiode und frühen Austreibungsperiode das weitere Vorgehen bestimmen!

In der Pressperiode kann die späte Dezeleration eine baldige operative Geburtsbeendigung indizieren.

Tachykardie (Abb. 7.65, Abb. 7.66). Der langsame Grundfrequenzanstieg ist häufig bei:
- Fieber der Mutter oder pharmakologisch bedingt
- passagerer fetaler Hypoxie. Die Tachykardie beweist hier die Kompensationsfähigkeit des fetalen Herz-Kreislaufsystems.

Akzelerationen

Wehenunabhängige Akzelerationen entstehen während der Geburt durch fetale Bewegung, Berührung bei vaginaler Untersuchung, Blaseneröffnung, Anlegen einer Skalpelektrode, Fetalblutentnahme; sie sind prognostisch günstig.

Wehenabhängige Akzelerationen können jedoch hinweisen auf:
- wehensynchrone, uteroplazentare Minderdurchblutung
- Nabelschnurkompression, bei der nur die V. umbilicalis betroffen ist.

Praxishinweis. Wehenabhängige Akzelerationen können bei Nabelschnurkompression Frühhinweis einer fetalen Gefährdung sein.

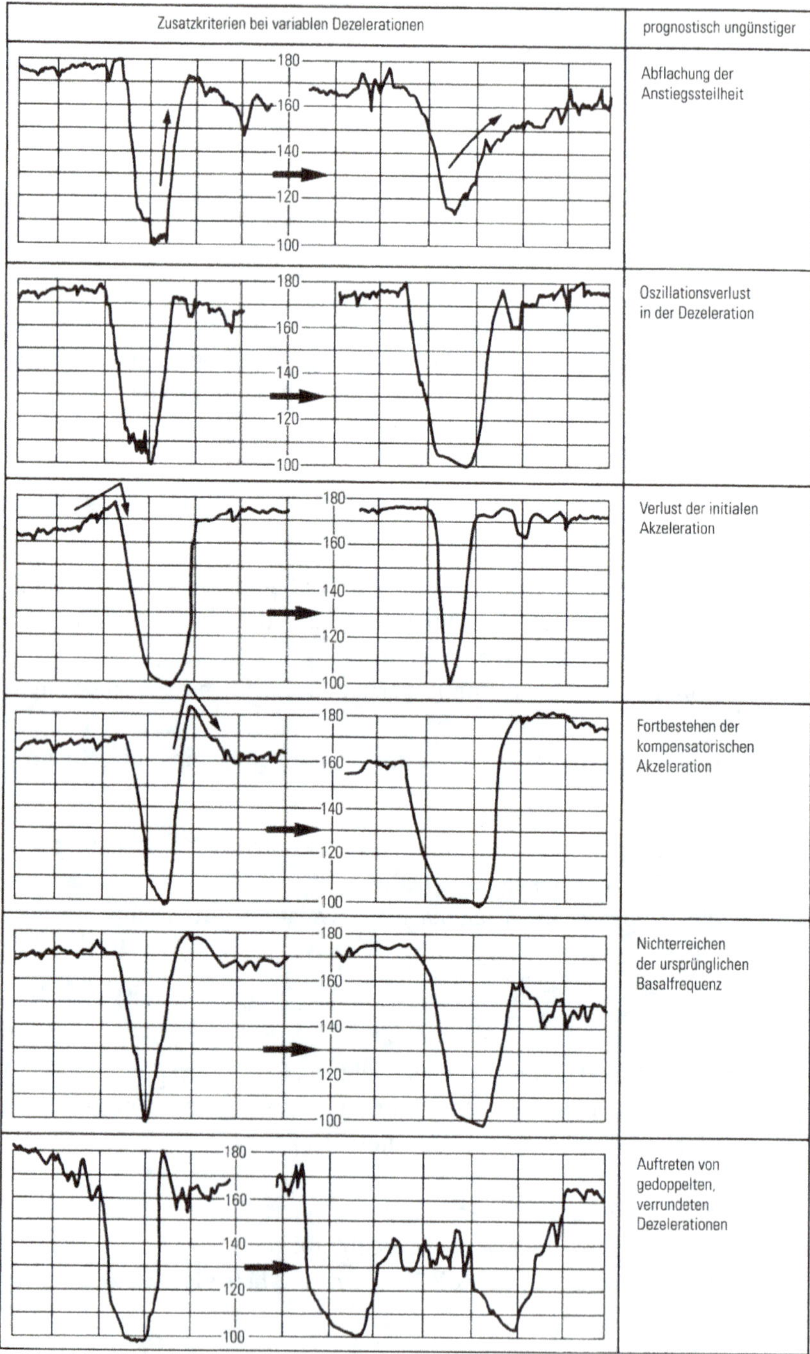

Abb. 7.60: Zusatzkriterien zur Beurteilung variabler Dezelerationen. Die prognostisch günstigen Herzfrequenzmuster sind links, die ungünstigen rechts dargestellt (nach W. M. Fischer).

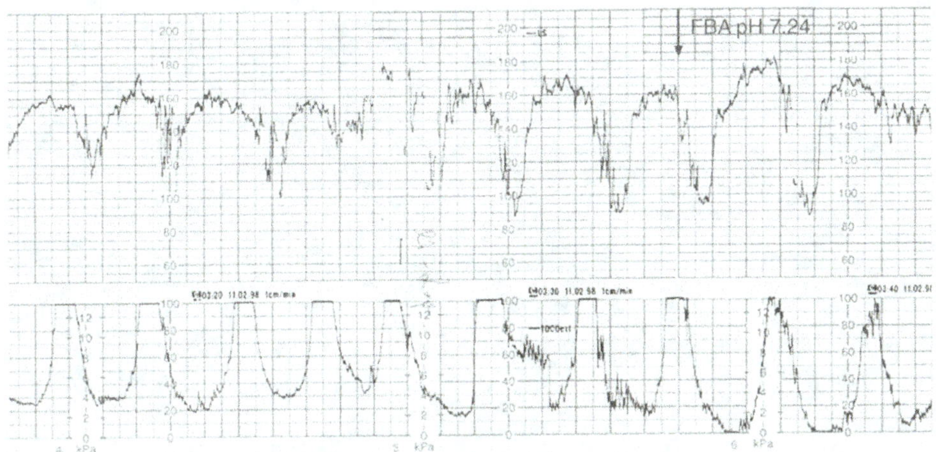

Abb. 7.61: CTG mit variablen Dezelerationen und pH-Wert 7,24 (fetalblutanalytisch); späte Eröffnungsperiode einer 29-jährigen Erstgebärenden am Termin; Spontangeburt, Mädchen, 3.260 g, 51 cm, Apgar 7/8/9, NapH 7,14, NvpH 7,28.

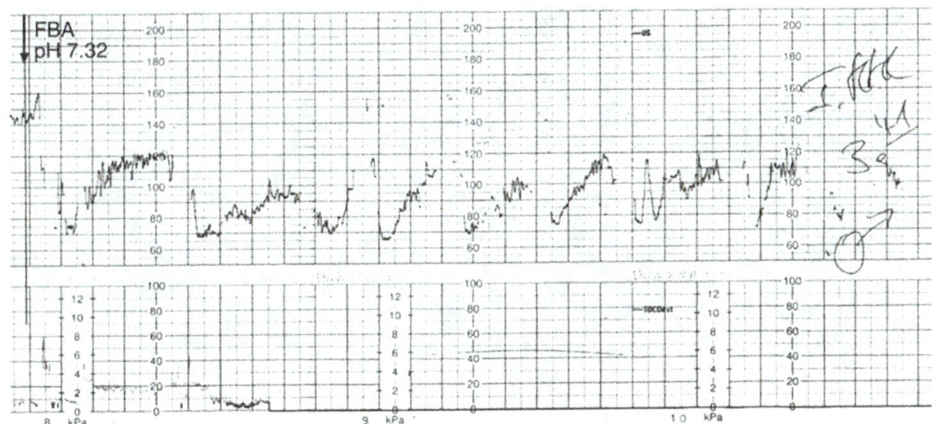

Abb. 7.62: CTG mit variablen Dezelerationen mit 4 Zusatzkriterien in der Austreibungsperiode: **1.** Abflachung der Anstiegssteilheit, **2.** Oszillationsverlust in der Dezeleration, **3.** Nichterreichen der ursprünglichen Basalfrequenz, **4.** Gedoppelte, verrundete Dezelerationen; Spontangeburt, Knabe, 2.860 g, 50 cm, Apgar 9/10/10, NapH 7,12, NvpH 7,17.

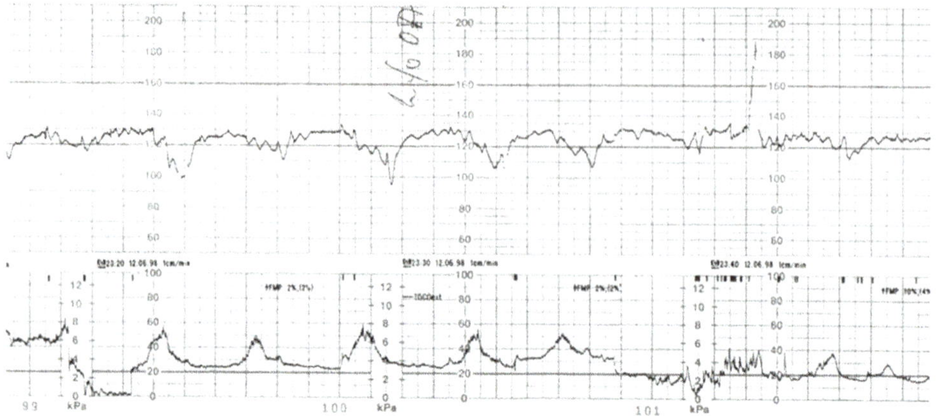

Abb. 7.63: Aufnahme-CTG mit hypoxiesuspekten Dezelerationen und Oszillationsverlust, 27-jährige Drittgebärende bei 35 + 0 SSW; abdominale Schnittentbindung; Knabe, 1.820 g, Apgar 3/7/8, NapH 6,74, NA BE – 23 mmol/l, NA-Laktat 14 mmol/l; NvpH 6,80, NV-BE – 22 mmol/l, NV-Laktat 16 mmol/l.

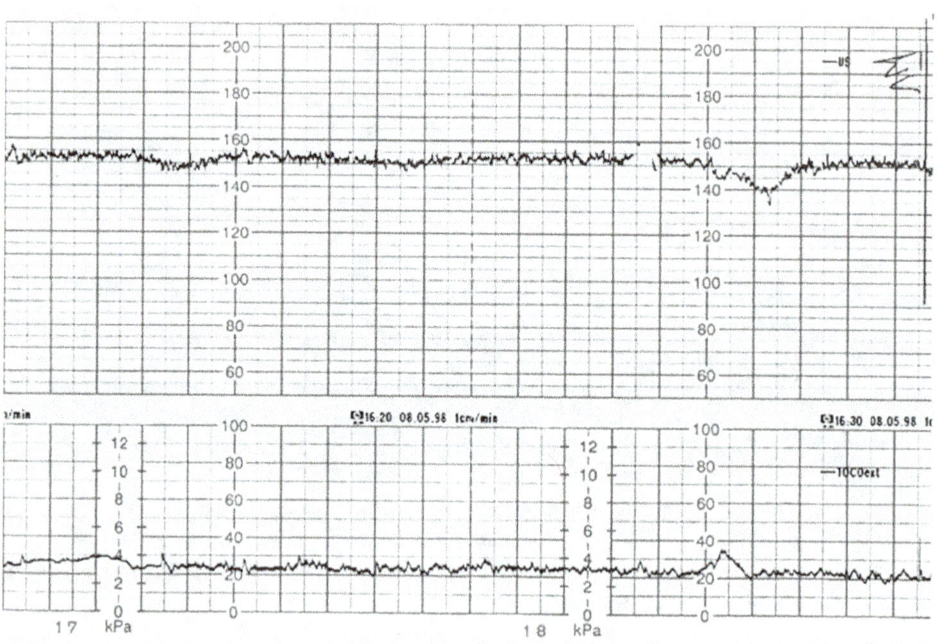

Abb. 7.64: Aufnahme-CTG mit späten Dezelerationen, 41-jährige Drittgebärende in 38 + 6 SSW bei bekannter intrauteriner Hypotrophie; abdominale Schnittentbindung; Knabe, 1.845 g, Apgar 2/8/9, NapH 7,03, NA BE – 16 mmol/l.

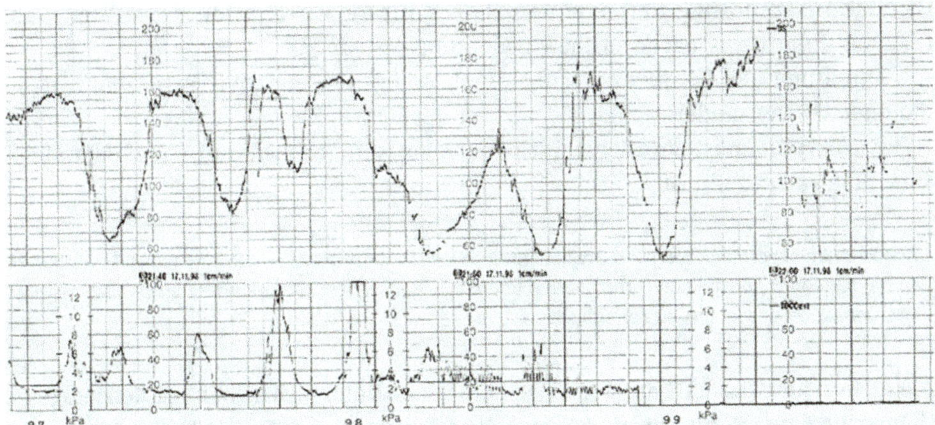

Abb. 7.65: CTG der Austreibungsperiode mit zunehmender Tachykardie und schweren variablen Dezelerationen; 36-jährige Erstgebärende bei 41 + 6 SSW; Vakuumextraktion aus Beckenmitte (Leitstelle 3 cm unter Interspinallinie) bei VoHL wegen pathologischem CTG; Mädchen, 3.620 g, Apgar 9/10/10, NapH 7,22, NvpH 7,28.

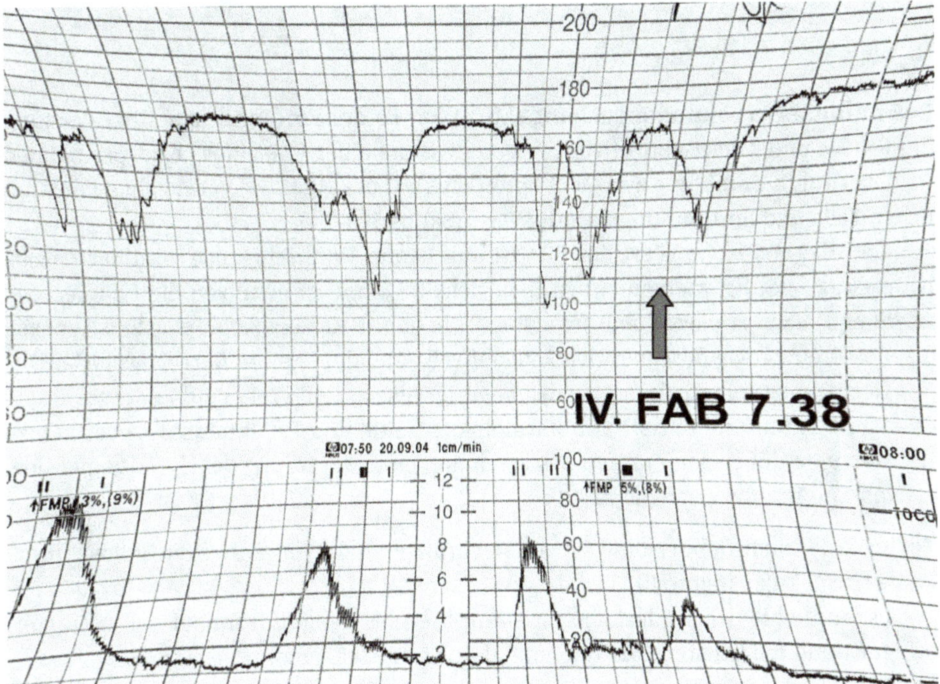

Abb. 7.66: CTG in der Austreibungsperiode bei einer 40-jährigen Erstgebärenden, Oxytocininfusion 20 ml/h, Pressversuch, VT bis I + 3. Spontanpartus eines lebensfrischen Mädchens aus II. vHHL. 3.260 g, 53 cm, 36 cm; Apgar 8/10/10; NapH 7,44, BE – 3,7 mmol/l. Echter NS-Knoten und lateraler NS-Ansatz!.

Oszillationsamplitude und -frequenz haben für die Überwachung des Feten während der Geburt eine nachgeordnete Bedeutung.

Amplitude und Frequenz werden durch Analgetika, Sedativa, Para- und Sympathomimetika vermindert.

Warnsymptom ist der silente Oszillationstyp, wenn er nicht mit Schlaf oder Medikamenten zu erklären ist.

> **Praxishinweis.** Verminderung von Oszillationsamplitude und -frequenz zeigen eine fetale Gefährdung an bei folgender Konstellation: Tachykardie und Oszillationsverlust, Bradykardie und Oszillationsverlust, Oszillationsverlust im Dezelerationstief.

Die Auswertung des CTG mit den Augen einzelner Untersucher ist nicht befriedigend. Unterschiedliche Befundungen bei einzelnen Experten von Tag zu Tag und zwischen einzelnen Experten zeigen die Grenzen dieser Überwachung. Insofern wird schon lange die elektronische Befundung des CTG angestrebt. Sowohl die Auswertung der Mikrofluktuationen nach Redman und Dawes als auch die Auswertungsstrategie nach Römer (Abb. 7.67a, b) bieten hervorragende Beispiele für diese Bemühungen.

7.3.3 Fetalblutanalyse (FBA)

Definition. Mikroblutuntersuchung (MBU) am Feten. Verfahren zur Überwachung des Kindes unter der Geburt (frühzeitige Erfassung einer Präazidose bzw. perinatalen Azidose) durch Entnahme einiger Tropfen Blut aus der Haut des vorangehenden kindlichen Teils und Bestimmung des pH-Werts (Saling 1961).

Der **diagnostische Wert** der FBA ist anerkannt! Unterschiedlich wird der Einsatz beurteilt, zu häufig, meinen einige Geburtshelfer. Andere benutzen die FBA-Technik überhaupt nicht. Das erscheint unverständlich, da die Kardiotokographie zur Hypoxiediagnostik eine hohe falschpositive Rate aufweist und daher eines Korrektivs bedarf.

In einem systematischen Review haben Jorgensen und Weber 2014 nachgewiesen, dass der kombinierte Einsatz von Kardiotokographie und Fetalblutanalyse vermehrte Informationen über den Zustand des Feten und eine Minderung des Risikos einer operativen Entbindung ermöglicht.

Technik. Je nach Geburtstand wird der vorangehende Teil entweder endoskopisch oder mit Spekula eingestellt.

Es empfiehlt sich, endoskopisch vorzugehen bis der Muttermund vollständig eröffnet ist und die Leitstelle die Interspinallinie unterschreitet.

Ist die Geburt weiter fortgeschritten, wird eine Spekulumeinstellung zur FBA vorgenommen.

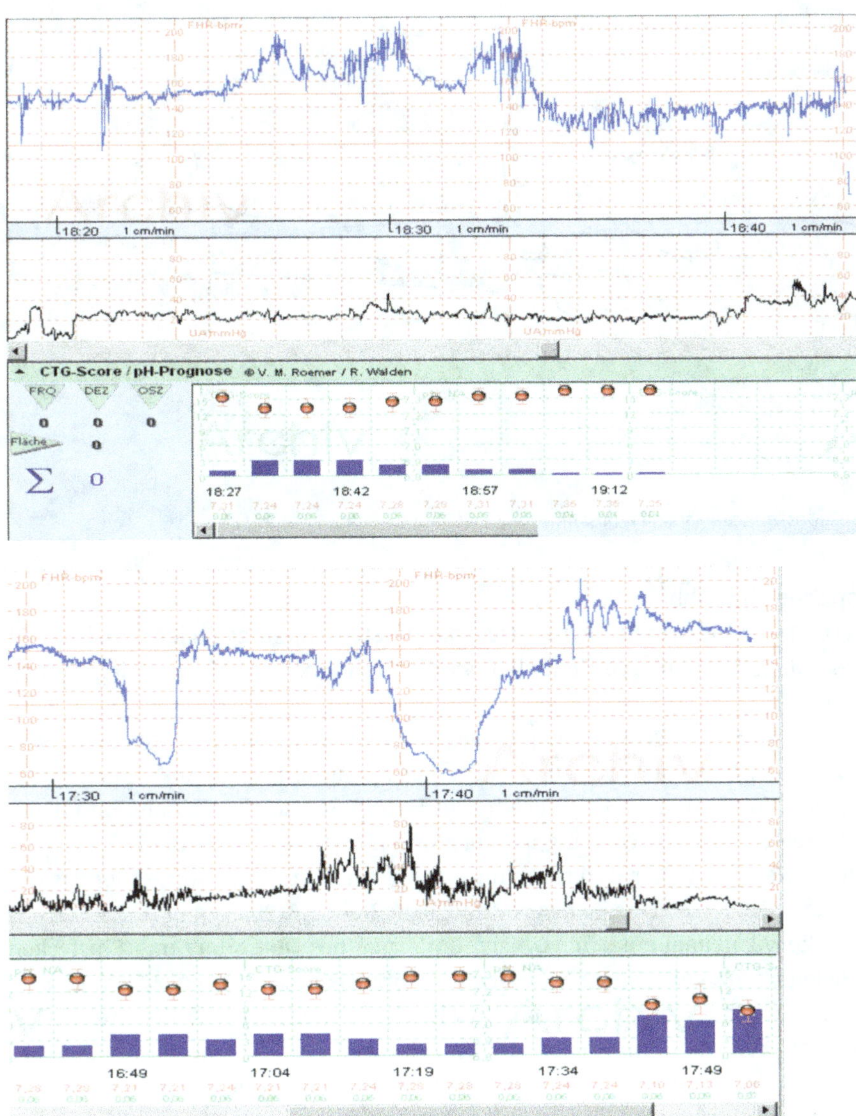

Abb. 7.67: a, b Elektronische CTG-Auswertung mit CTG-Score und pH-Vorhersage bei normalem und pathologischem CTG.

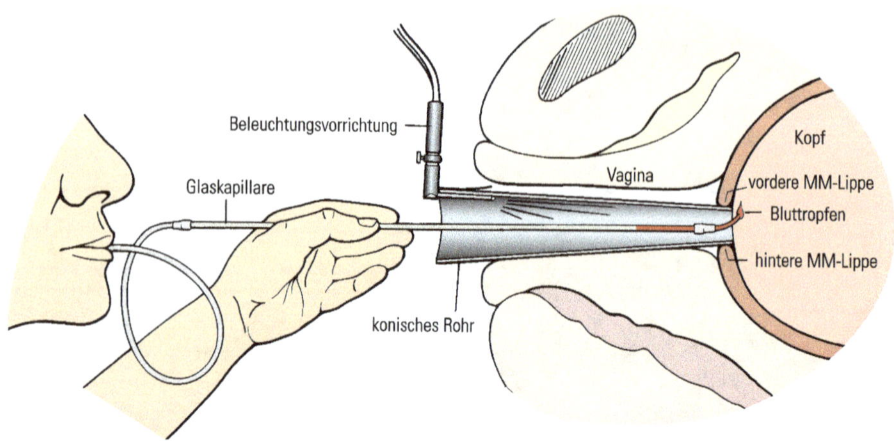

Abb. 7.68: Endoskopische Fetalblutentnahme.

Endoskopische FBA (Abb. 7.68).

– Lagerung. Die Gebärende liegt im Querbett in Steinschnittlage oder im Längsbett in Seitenlage. Die äußeren Genitalien werden mit einer desinfizierenden Lösung abgespült.

– Instrumente. Bevor das Endoskop eingeführt wird, müssen alle Instrumente vorbereitet sein: Inzisionsvorrichtung mit einer 2 mm herausragenden Klinge (Einstichtiefe), Blutentnahme-Kapillare mit in Heparinlösung getränktem Baumwollfaden, Beleuchtungsvorrichtung, Tupferträger mit Tupfern, Paraffinöl.

– Technik. Nach vaginaler Untersuchung wird je nach Weite des Muttermundes das mit einem Obturator versehene größtmögliche Rohr (16, 20, 33 mm Durchmesser) in den Zervikalkanal eingeführt. Nach Entfernen des Obturators und Einstecken der Beleuchtungsvorrichtung lässt sich der vorangehende Teil unter Sicht einstellen. Sodann Trockentupfen der Haut des Kindes. Um ein flächenhaftes Ausbreiten und Zerfließen des Bluttropfens zu vermeiden, wird auf den sichtbaren Hautabschnitt steriles Paraffinöl mit einem Tupfer dünnschichtig aufgetragen. Das nach der Inzision austretende Blut sammelt sich auf dem Fettfilm zu einem dicken Tropfen. Stichförmige Inzision im oberen Abschnitt des Sichtbereiches und Aufsaugen des austretenden Blutes möglichst rasch ohne Luftbeimengung in die Blutentnahmekapillare.

– Ist ein ausreichend langes Kapillarstück mit Blut gefüllt, wird es zur Laboruntersuchung gegeben.

FBA bei Spekulumeinstellung (Abb. 7.69)

– Lagerung. Das Becken der Gebärenden wird im Längsbett durch Unterlegen eines Steißkissens oder durch Verstellen des Beckenteiles des Kreißbettes etwas erhöht gelagert und nach Desinfektion der äußeren Genitalien mit einem großen Lochtuch abgedeckt.

– Spekulahaltung. Das Vorgehen bei Fetalblutentnahme mit Spekula erfolgt nach den gleichen Richtlinien wie bei der endoskopischen Fetalblutentnahme. Zum Halten des hinteren Spekulums ist eine Assistenz erforderlich. Das vordere Spekulum hält der Operateur mit der linken Hand. Mit der freien rechten Hand bedient er die Instrumente.

Potenzielle Fehlerquellen:

Biologische Ursache. Unterschiede zwischen Wehe und Wehenpause, Geburtsgeschwulst, Fieber.

Während des Aufsaugens der Blutprobe. Kontakt mit der Luft, Mischung mit Luftbeimengungen in der Entnahmekapillare.

Während der Lagerung der Blutprobe. Autooxydation, Sedimentierung,

Bei Rechenoperationen für wissenschaftliche Fragen. Addition von stark differierenden pH-Werten.

Nachteile, Risiken. Nachteilig ist der Aufwand hinsichtlich der Blutentnahme am vorangehenden Teil. Risiken (Nachblutung aus der Inzisionsstelle, Infektion der Inzisionsstelle) sind bei korrekter Technik auf ein Minimum zu reduzieren.

Blut-pH. Der pH-Wert erfasst die respiratorische und metabolische Azidose bei Sauerstoffmangel. Bei normalem pH ($\geq$ 7,25) droht keine Gefahr!

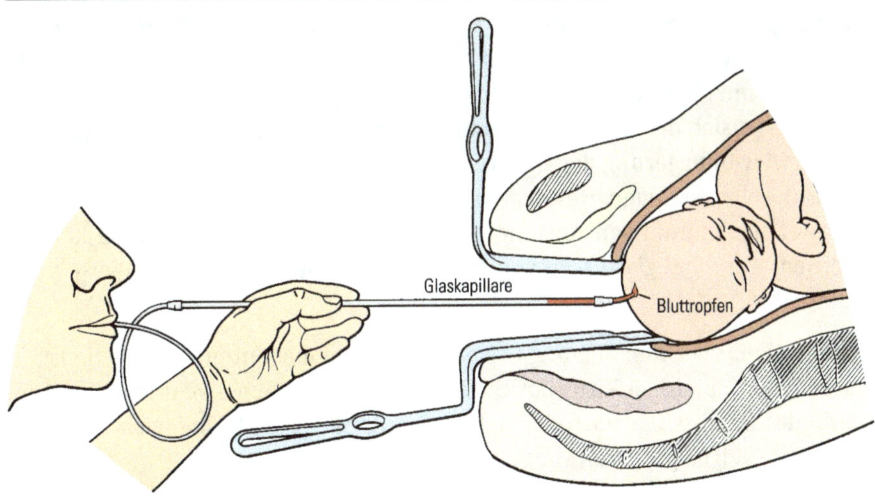

Abb. 7.69: Fetalblutentnahme bei Spekulumeinstellung.

Aziditätsanstieg (pH-Abfall) bei:
- Pco_2-Anstieg durch respiratorische Azidose → Initialzeichen des akuten Sauerstoffmangels!
- metabolischer Azidose des Kindes durch anaerobe Glykolyse (→ fortschreitender Sauerstoffmangel).

Progredienz. Am Beginn einer respiratorischen Störung besteht eine respiratorische Azidose. Je länger der Sauerstoffmangel anhält, umso stärker wird der metabolische Charakter der Azidose, der aus weiteren Untersuchungen der fetalen Blutprobe abschätzbar wird: Base Exzess, Laktat-Gehalt.

Aziditätsstadien. Hierfür ist eine Stadieneinteilung vorgeschlagen worden (Saling).
- 7,24–7,20: Präazidose (präpathologisch)
- 7,19–7,15: leichte Azidose
- 7,14–7,10: mittelgradige Azidose
- 7,09–7,00: fortgeschrittene Azidose
- 6,99 und <: schwere Azidose.

Indikation. Suspekte kardiotokographische Herzfrequenzmuster geben den Ausschlag zur FBA:
- Bradykardie < 100 Schläge/Min. sofort
- späte oder variable Dezelerationen (3-mal und öfter aufeinander folgend).

Steht der Kopf schon auf BB oder in BA, erfolgt die vaginal-operative Geburt ohne FBA!

Wiederholung. Bei pathologischem CTG ist eine Wiederholung der Blutentnahme so schnell wie möglich, evtl. auch eine 3. und 4. Entnahme zu empfehlen. Bleiben die pH-Werte normal, kann abgewartet werden:

Häufig bessert sich die fetale Herzfrequenz infolge der begleitenden tokolytischen Therapie oder der Umlagerung der Gebärenden.

Bleiben die verdächtigen Herzfrequenzmuster bestehen, sollte innerhalb von 10 Min., später in 15-minütigen Abständen, die FBA erfolgen. Die Intervalle können länger werden, wenn bei gleichbleibenden Herzfrequenzmustern die pH-Werte nicht weiter abfallen.

Kontraindikation. Die Untersuchung ist verboten, wenn die Mutter HIV-positiv ist.

Während bei Hepatitis-B-Virus-positiver Mutter durch die passive und aktive Impfung des Kindes unmittelbar nach der Geburt der Einsatz der FBA möglich erscheint, ist bei Hepatitis-C-Virus-positiver Mutter Vorsicht geboten.

Konsequenzen

---

pH-Abfall. Ein steiles Absinken der fetalen pH-Werte ist Alarmzeichen: Ausdruck einer akuten fetalen Hypoxie!

Ursachen. Nabelschnurkomplikation, Plazentainsuffizienz, uterine Minderdurchblutung, zu starke oder zu häufige Wehentätigkeit.

Therapie
- Sofortige Tokolyse, weil Wehen die Hypoxie steigern: Partusisten® intrapartal Infusion 50 µg/Min. i. v. in bis zu 5 Einzeldosen, Dosierung nach tokolytischem Effekt. Auf diese Weise wird die Zeit bis zur operativen Entwicklung des Kindes überbrückt.
- Bei variablen Dezelerationen mit oder ohne pH-Abfall: Gebärende anders lagern. Gelegentlich lassen sich auf diese Weise Nabelschnurkomplikationen mit Erfolg behandeln.
- Beim chronischen Absinken des pH-Wertes (präpathologischer Bereich) zunächst Tokolyse. Primär geht es hier nicht darum, die Operation hinauszuschieben, sondern sie überflüssig zu machen (→ intrauterine Reanimation).

Praxishinweis. Die vorübergehende Wehenhemmung darf nicht erst bei zu niedrigen pH-Werten einsetzen, optimal ist ein pH 7,27 und 7,23. Bei Wiederingangkommen von Wehen gelingt es in einigen Fällen, einen unkomplizierten Geburtsfortschritt zu erzielen.

Maternogene Aziditätssteigerung. Ursachen der erhöhten Milchsäurekonzentration im mütterlichen Organismus unter der Geburt sind: schmerzbedingte Hyperventilation durch vermehrte Uterus- und Skelettmuskelarbeit, Hungerzustand, diabetische Stoffwechsellage.

Pathophysiologie. Der erniedrigte Pco_2 (durch Hyperventilation!) wird mit einer vermehrten renalen Bicarbonatausscheidung beantwortet. Resultat ist eine verminderte Pufferbasenkonzentration bzw. verminderter Basen-Exzess (BE). An der Plazentamembran entstehen zwischen fetalem und mütterlichem Blut ein Laktat- und ein entgegengesetztes Bicarbonatkonzentrationsgefälle, die durch Transfervorgänge kompensiert oder nicht ausgeglichen werden können (dekompensiert). Dabei ist der Milchsäuretransfer vom mütterlichen zum fetalen Blut verbunden mit einem entgegengerichteten Bicarbonattransfer.

Bei fetalem pH-Wert 7,25–7,30 ist der Basenüberschuss (Basen-Exzess) im mütterlichen Kapillarblut zu untersuchen! Differieren die BE-Werte von Mutter und Fet ≤ 5 mval/l, handelt es sich um eine maternogene metabolische Aziditätssteigerung beim Feten.

Die maternogene Aziditätssteigerung scheint nicht die gleiche Gefährdung darzustellen wie die durch Hypoxie im Feten selbst entstandene Überlastung mit sauren Valenzen. Die maternogene Aziditätssteigerung zwingt daher nicht im gleichen Umfang wie die drohende fetale Hypoxie, die Geburt sofort operativ zu beenden.

Die mütterlich induzierte Aziditätssteigerung soll in der frühen Eröffnungsperiode 10–20 %, in der Austreibungsperiode 30–50 % aller metabolischen Aziditätssteigerungen des Feten verursachen (Saling, Roversi et al.).

Fetale Pulsoxymetrie. Die fetale Pulsoxymetrie ermöglicht die kontinuierliche transkutane Messung der fetalen Sauerstoffsättigung, indem bei (meist) offener Fruchtblase der Transducer an der Wange oder am Rücken des Kindes platziert wird. Über den Stellenwert bei der Überwachung des Feten ist endgültig nicht entschieden. Einerseits wird angegeben, dass bei mehr als 10-minütigem Unterschreiten der $fSpO_2 \leq 30\ \%$ die fetalen Azidosen zunähmen und bei Werten $> 30\ \%$ und pathologischem CTG die Zahl der FBA und der operativen Entbindungen gesenkt werden könne. Andererseits wird der hohe prädiktive Wert für die Erkennung fetaler Gefahrenzustände bestritten.

STAN. Die kontinuierliche Ableitung des fetalen EKG über eine Kopfschwartenelektrode und die elektronische Auswertung des ST-Quotienten erlaubt die Erkennung metabolischer Sauerstoffmangelzustände des Feten und ermöglicht bei auffälligem CTG die Erkennung gefährdeter Feten und damit eine Senkung der Rate operativer Entbindungen. Der Stellenwert der Methode bei der Überwachung des Feten ist abschließend nicht entschieden.

7.4 Geburtsleitung

7.4.1 Leitung der Eröffnungsperiode (EP)

Definition. Die EP beginnt mit den ersten regelmäßigen Wehen (Eröffnungs- oder Geburtswehen) und ist beendet, wenn der äußere Muttermund völlig eröffnet ist.

Eröffnungs-, Geburtswehen
Kennzeichen
- Häufigkeit > 2–3 Wehen/30 Min. mit andauerndem Rhythmus
- Erweiterung des Halskanals
- schmerzhafte Wehen, bes. bei Erstgebärenden. Der Eröffnungswehenschmerz ist ein Muttermund-Dehnungs- und Korpusschmerz.

Wirkung. Zervikalkanal wird bis auf Kopfdurchgängigkeit eröffnet. Kopf wird bei Erstgebärenden immer, bei Mehrgebärenden meist bis auf den BB getrieben.

Eröffnung des Zervikalkanals. Der Halskanal wird bei Erst- und Mehrgebärenden unterschiedlich eröffnet.

Bei **Erstgebärenden** (Abb. 7.70) beginnt die Eröffnung am inneren und schreitet in Richtung äußeren Mm fort, der während der Eröffnung des Halskanals verschlossen bleibt. Sobald der Halskanal völlig entfaltet ist, gibt auch der Ring des äußeren Muttermundes dem Zug der Zervixwände nach und öffnet sich über dem andrängenden vorangehenden Kindsteil.

Bei **Mehrgebärenden** ganz anders (Abb. 7.71). Der äußere Mm ist in den letzten SSW für 1 oder 2 Finger durchgängig. Entfaltet sich unter Eröffnungswehen der Halskanal vom inneren Mm aus, so weicht der schon geöffnete Rand des äußeren Mm gleichzeitig mit auseinander.

Der Halskanal geht in allen Teilen gleichzeitig auseinander. Ist der innere Mm völlig eröffnet, ist auch der äußere Mm vollständig oder bis auf einen schmalen Saum verstrichen.

Fruchtblasensprung. Die Blase springt am Ende der Eröffnungsperiode bei vollständig eröffnetem Mm → rechtzeitiger Blasensprung!

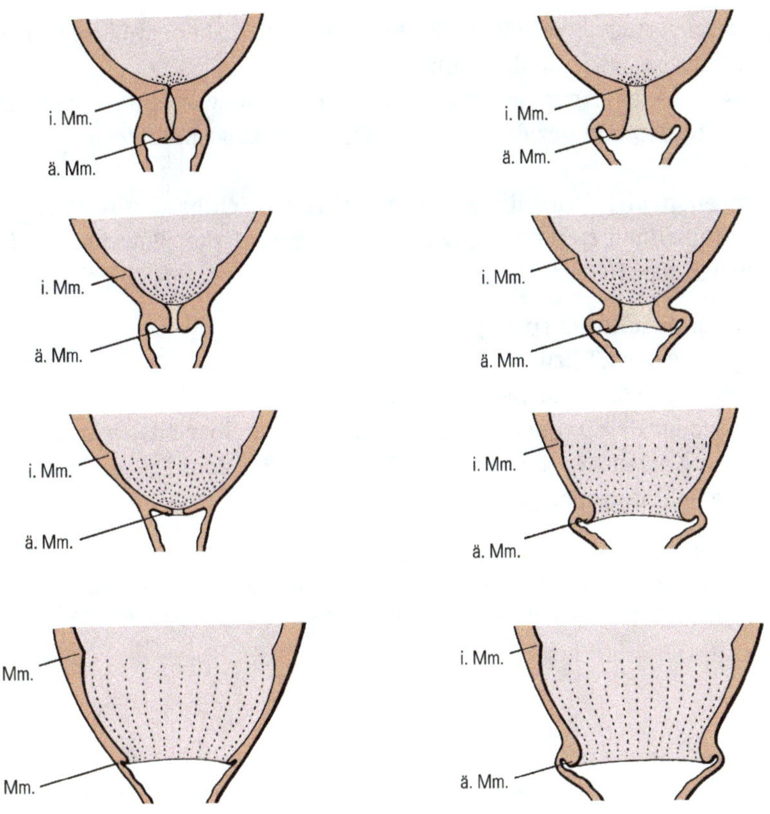

Abb. 7.70: Eröffnung des Halskanals bei der Erstgebärenden, die am inneren Mm (i. Mm.) beginnt und allmählich den äußeren Mm (ä. Mm.) erfasst.

Abb. 7.71: Eröffnung des Halskanals bei der Mehrgebärenden, der in allen Teilen gleichzeitig auseinandergezogen ist.

Arten des Blasensprungs

– vorzeitiger Blasensprung
– Blasensprung vor Beginn der Eröffnungsperiode.

Praxishinweis. Vorzeitiger Blasensprung heißt Gefahr der aufsteigenden Infektion mit Fieber unter der Geburt oder im Wochenbett (s. S. 622).

- frühzeitiger Blasensprung: Blasensprung während der Eröffnungsperiode.
- rechtzeitiger Blasensprung: Blasensprung bei vollständiger Mm-Eröffnung.
- verspäteter Blasensprung: Blasensprung einige Zeit nach der vollständigen Mm-Eröffnung.
- hoher Blasensprung: Blasensprung oberhalb des Mm, der untere Blasenpol bleibt erhalten.
- doppelter Blasensprung: Zweizeitiger Blasensprung. Nach hohem Blasensprung springt die Blase ein zweites Mal im Mm.
- falscher Blasensprung: Erguss einer Flüssigkeit, die sich zwischen Amnion und Chorion oder Chorion und Dezidua angesammelt hat (wenige Milliliter).

Induzierter Blasensprung. Wird die Blase in der Vulva sichtbar, so wird sie gesprengt durch Anreißen mit steriler Kugelzange oder chirurgischer Pinzette. Ausführende: Geburtshelfer oder Hebamme.

Untersuchung nach dem Blasensprung
- sofortige Kontrolle der HT bzw. CTG-Kontrolle
- auf Menge und Farbe des abfließenden FW achten
- bei pathologischem Herzfrequenzmuster im CTG unmittelbar oder wenige Min. nach dem Sprung möglicher Nabelschnurvorfall (s. S. 435), dann
- sofortige vaginale Untersuchung.

Praxishinweis. Die Hebamme richtet ihr Augenmerk in der Eröffnungsperiode besonders auf die Harnblase. Die Gebärende wird in kurzen Abständen zum Wasserlassen aufgefordert: Volle Blase heißt Wehenbremse!

7.4.1.1 Überwachung, Lagerung, Gebärposition, Wassergeburt

Überwachung. Aufgabe des geburtshilflichen Teams ist es, der Gebärenden Positionen anzubieten, die angenehm sind und Erleichterung bringen und eine Überwachung ermöglichen.

Wir überwachen das Kind fortlaufend, wobei die Überwachungsart von den technischen Möglichkeiten abhängt:
- CTG-Telemetrie. Die drahtlose Übertragung von kindlicher Herzfrequenz und Wehentätigkeit mithilfe von Sender und Empfänger ermöglicht eine weitgehende Bewegungsfreiheit, die vielen Frauen während der Eröffnungsperiode entgegenkommt: Verschiedene Positionen können eingenommen werden, um herauszufinden, wie mit den Wehen am besten umzugehen ist.

– Nutzung folgender Gegenstände: Gebärhocker, Gebärstuhl, Halteseil (Abb. 7.72), Sitzen (Abb. 7.73), Pezziball (Abb. 7.74), Sprossenwand oder Entspannungsbad in Gebär- oder Badewanne.

Hinsichtlich **Mobilität** und **Gebärposition** hat die Gebärende das Recht auf eigene Vorstellungen und Ansprüche. Aus medizinischer Sicht ist – solange es Mutter und Kind ausweislich der Überwachungsverfahren gut geht – die Gebärende bei der freien Positionswahl sehr zu unterstützen, da der Analgetikaverbrauch vermindert und die Eröffnungsperiode bei aufrechter Position verkürzt werden.

Bei auffälligen Herzfrequenzmustern müssen weitere Maßnahmen diagnostischer oder therapeutischer Art (FBA, Tokolyse) ergriffen werden, die das Aufsuchen des Bettes erfordern.

Vertikale Gebärhaltung. Vorteile:
– bessere Akkomodation des kindlichen Kopfes an den mütterlichen Beckeneingang,
– Verstärkung der Wehen und Unterstützung der Mm-Eröffnung durch die Schwerkraft,
– Verbesserung des Druckes beim Pressen,
– bessere Blutversorgung des Kindes bzw. Vermeidung des Vena-cava-inferior-Syndroms,
– subjektive Erleichterung der Geburt bzw. Schmerzerleichterung.

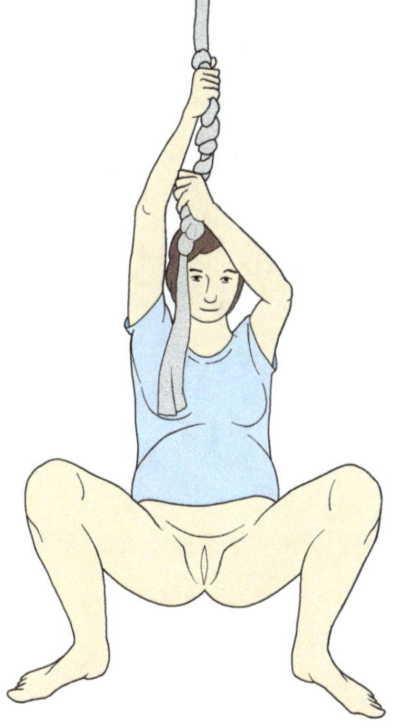

Abb. 7.72: Halten an einem Seil während der Eröffnungsperiode.

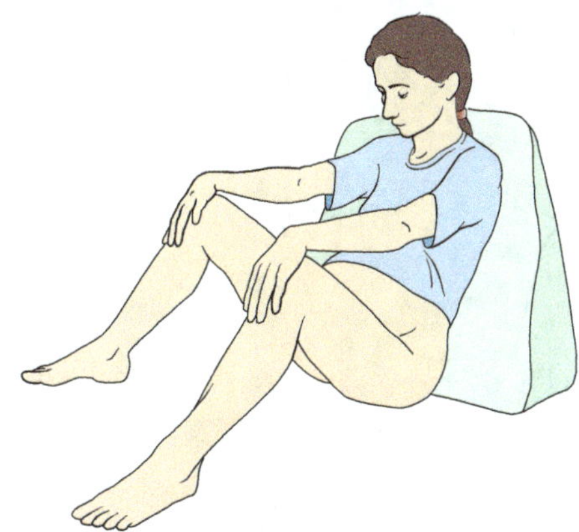

Abb. 7.73: Angelehntes Sitzen während der Eröffnungsperiode.

Praxishinweis. Gebärende haben bei aufrechter Position eine signifikant kürzere Austreibungsperiode!

Entspannungsbad. Das Bad während der EP ist etabliert, weil es, außer entspannend zu wirken, auch die Schmerzen vermindert.

Dem Gesichtspunkt der kontinuierlichen Überwachung (S. 259) sollte Rechnung getragen werden.

Wassergeburt. In Mitteleuropa hat als Alternative zur technisierten Geburtshilfe die Wassergeburt (→ Form der sanften Geburt) Anhänger unter Geburtshelfern, Hebammen und Eltern gefunden.

Wissenschaftliche Studien liegen dazu nicht vor, weshalb hierzu kein Urteil abgegeben wird, auch nicht zur Risikolosigkeit oder -haftigkeit.

Richtlinien (nach Eldering 1999):

- nur normale Geburten Kontraindikation: Lageanomalie, Mehrlingsgeburt, Frühgeburt, Chorioamnionitis, Geburt mit PDA, Geburt mit zentral wirksamen Medikamenten, Geburt bei mütterlicher Infektion (Hepatitis, HIV).
- nur auf Wunsch der Gebärenden,

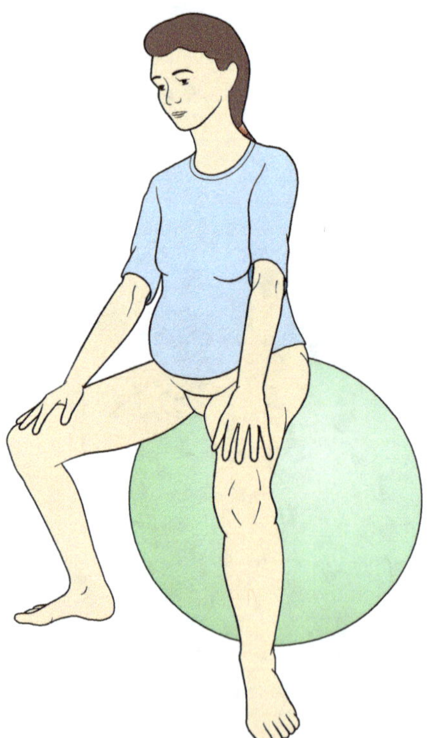

Abb. 7.74: Sitzen auf dem Pezziball in der Eröffnungsperiode.

– intensive Betreuung durch Hebamme und Arzt,
– permanente schnelle Einsatzbereitschaft einer 2. Person zum Transport an Land bei Zwischenfällen,
– gleiches Überwachungsmanagement wie bei Landgeburten.

Lagerung. Wenn die Wehen am Ende der Eröffnungsperiode stärker werden, wünscht die Gebärende häufig, das Bett aufzusuchen, um die Rückenlage, Linksseitenlage (→ beugt dem Vena-cava-inferior-Syndrom vor) oder eine sitzende Position einzunehmen.

Geburtsmedizinische Lagerungsregel. Die Gebärende wird auf die Seite gelagert, auf der der Teil des Kopfes liegt, der die Führung übernehmen, tiefer treten und sich nach vorn drehen soll.

Ärztliche Kontrollen

– Herztöne (s. S. 256) bzw. Kardiotokogramm (s. S. 257)

Praxishinweis. Die Herztöne sind in der EP abzuhören: alle 15 Min., sofort nach Blasensprung, bei starken und häufigen Wehen nach jeder Wehe!

– Muttermundsweite (s. S. 240)
– Höhenstand des Kopfes (Steißes) im Geburtskanal (s. S. 248) mit Einstellung, Haltung, Tiefertreten
– Wehen (s. S. 229)
– Fruchtwasser (s. S. 256).

7.4.1.2 Geburtsschmerz, Schmerzlinderung

Definition. Geburtsschmerz gilt als intensiver Schmerz, der mit Zervixdilatation, Wehendauer, Beckenbodendehnung zunimmt. Schmerz kann eine verzögerte, komplizierte Geburt bedingen.

Ätiologie. Geburtsschmerz während der EP wird auf Dehnung von Zervix und unterem Uterinsegment bzw. Mm-Eröffnung zurückgeführt. Schmerzen der späten EP und AP entstehen durch Dehnung von Weichteilrohr und BB. Während der Geburt steigern sich die Schmerzen mit Mm-Weite, Wehendauer, BB-Dehnung.

Praxishinweis. Geburtsschmerzen variieren in Geburtsverlauf und Intensität; auch unterliegt die Schmerzempfindung großen interindividuellen Schwankungen, auf die sensibel zu reagieren ist.

Schmerzleitung. Schmerzimpulse von Zervix und unterem Uterinsegment werden zu den Segmenten L1 bis Th 10 des Rückenmarks geleitet. Die Schmerzen der späten EP und AP verlaufen über den N. pudendus zu S_2–S_4 des Rückenmarks (Abb. 7.75).

Pathophysiologie. Der Geburtsschmerz ist physiologisch, jedoch verstärken Angst und Schmerz die Wehentätigkeit und beeinträchtigen ggf. den fetalen Zustand.

Beispielsweise kann die wehenschmerzbedingte mütterliche Hyperventilation zu Hypokapnie, Alkalose und Reduktion der uteroplazentaren Durchblutung führen.

Aufgabe des Geburtshelfers ist, der Gebärenden die Angst vor der Geburt (→ Erwartungsangst) und Verkrampfung zu nehmen (→ Psychoprophylaxe) und den Wehenschmerz unter der Geburt zu mindern (→ Akupunktur, TENS, medikamentöse Schmerzlinderung). Die Grenzen der Schmerzlinderung liegen da, wo sie mit Gefahren für Mutter und Kind verbunden sind.

Psychoprophylaxe

Angst-Spasmus-Schmerz-Syndrom (Modell zur Erklärung von Gebärstörungen). Die Gebärende empfindet den Schmerz besonders stark, weil sie Angst vor der Geburt hat (Read). Angst ist mit Spannung verbunden und führt zu muskulärer Verkrampfung (→ Spasmen erzeugen Schmerzen), Atmungsstörung (→ Hyperventilation) und Vasokonstriktion (→ spasmusverstärkend) sowie affektiver Überempfindlichkeit (→ Circulus vitiosus).

Prophylaxe. Systematische Vorbereitung der Schwangeren durch Aufklärung, Gymnastik, Entspannungsübung und Atemtechnik.

Aufklärung
- 1–2 Vorträge über die Geburt und den Sinn der Prophylaxe, Filmvorführung.
- Vorstellung von entbundenen Frauen, die über Erfahrungen berichten können.
- Aussprache mit den Schwangeren, Beantwortung von Fragen. Vorstellen und Üben verschiedener Gebärpositionen.

Praxishinweis. Man hüte sich vor übertriebenen Versprechungen über die Leistung der psychoprophylaktischen Methode. Ziele: Ängste nehmen, Geburt als eigenen, aktiven Vorgang verstehen, befriedigendes Geburtserlebnis anstreben.

Schwangerengymnastik. Vorrang haben Lockerungsübungen während der ganzen Schwangerschaft. Ziel: Verbesserung der Muskelkontrolle, sodass eine Entspannung leicht zustande gebracht werden kann.

Kontraindikation. Frauen mit Abort- oder Frühgeburtentendenz.

Praxishinweis. Hochschwangere sollen keine anstrengenden Übungen machen.

Entspannungsübung auf der Grundlage des autogenen Trainings (I. H. Schultz) mit einer auf die Geburt zielenden Methodik.

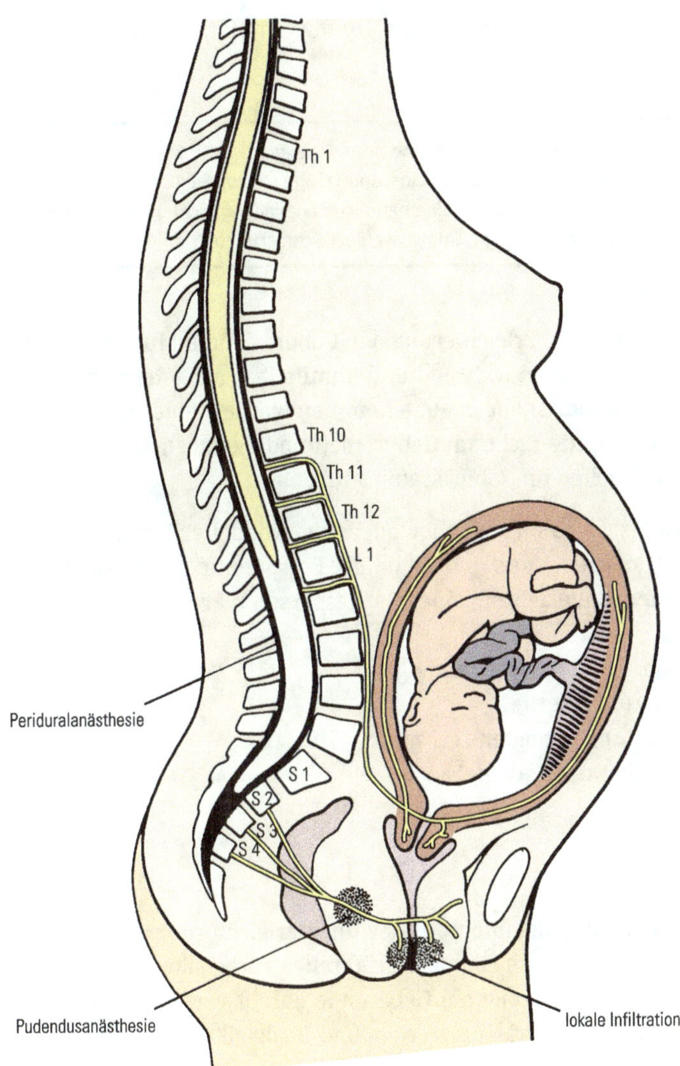

Abb. 7.75: Schmerzleitung und -blockierungen (modif. nach Baumann und Huch).

– Atemtechnik in der EP.

  – Bis Mm 4 cm: lockere, tiefe Atmung, mit Bauchatmung in der Wehenpause.

  – Mm 5–10 cm: 4 s einatmen, 12–15 s locker ausatmen. Während der Wehe völlige Entspannung, wie sie vorher geübt wurde, mit einer gewissen Konzentration auf die Atemtechnik.

– Atemtechnik in der AP. Das Pressen in Rücken- und Seitenlage wird nur vorgemacht, aber nicht von der Schwangeren geübt. Man kann aber die Frauen in Rückenlage mit leicht angezogenen Beinen (Hände in den Kniekehlen) tief einatmen und die Luft möglichst lange anhalten lassen. Übung der Hechelatmung für das Kopfdurchschneiden.

Man bereite die Frauen darauf vor, dass die Wehen trotz Psychoprophylaxe unerträglich werden können, dass trotz aller guten Absichten eine medikamentöse Schmerzlinderung (z. B. auch zur Sektio) notwendig wird. Manche Frauen haben ein Gefühl des Versagens, da sie eine natürliche Entbindung nicht geschafft haben. Je erfolgreicher die psychoprophylaktische Vorbereitung ist, umso weniger Schmerzmittel werden eingesetzt!

Gewaltfreie Geburt dient nicht der Erleichterung der Geburt für die Mutter, sondern richtet sich ausgesprochen an das Kind während und unmittelbar nach der Geburt. Die Denkanstöße sind von vielen Geburtshelfern aufgenommen worden, eine ruhige Atmosphäre im Geburtsraum, gedämpftes Licht am Geburtsbett und die mögliche Förderung der Mutter-Kind-Einheit auch schon im Geburtsraum sind Folgen.

Positive Konditionierung ist in ursprünglicher oder abgewandelter Form heute Inhalt vieler psychoprophylaktischer Unterrichtsstunden. Entspannung und Konzentration auf Atemübungen unter Einbeziehung einer Bezugsperson (Partner) ermöglichen Ablenkung vom Schmerz.

Der Erfolg der Psychoprophylaxe ist abhängig von:
- Motivation der Mutter zum Erlernen
- Möglichkeit zur Anwendung gezeigter Techniken
- Motivation und Sensibilität des Personals
- normalem Geburtsverlauf.

Akupunktur, TENS

Die **Akupunktur** wird zur nichtmedikamentösen Schmerzerleichterung in der Eröffnungsperiode erfolgreich eingesetzt; sie bleibt dem Erfahrenen vorbehalten, der eine Zusatzausbildung absolviert hat. Man bereite die Gebärende darauf vor, dass die Wehen trotz Akupunktur möglicherweise unerträglich werden und Analgetika notwendig sind.

TENS, transkutane elektrische Nervenstimulation. TENS ist eine nichtinvasive apparative Methode, bei der sensorische Rezeptoren der Haut über Elektrostimulation gereizt werden. Die Impulsintensität kann von der Frau selbst geregelt werden. Es wird über Erfolge in der frühen EP berichtet, der Analgetikaverbrauch soll durch den Einsatz von TENS in diesem Zeitraum vermindert werden.

Medikamentöse Schmerzlinderung

Grundsatz. Die physiologische Adaptation des Organismus in Schwangerschaft und bei Geburt sind bei Schmerzlinderung und Anästhesie zu berücksichtigen: Störung von fetomaternalem Gasaustausch und uteriner bzw. plazentarer Durchblutung sind zu vermeiden. Der Pharmakastoffwechsel des Feten ist zu bedenken.

Schmerzmittel (schmerzstillende Arzneimittel, Analgetika) teilt man ein nach Angriffspunkt (früher fälschliche Zuordnung in zentral od. peripher wirkende Analgetika), Wirkungsstärke (starke od. schwache Analgetika, auch falsch, da von der Indikationsstellung abhängig) oder nach der Stoffklasse (heute bevorzugt):
- Nichtopioidanalgetika, wirken z. T. durch peripheren Angriff (Synthesehemmung von Entzündungsmediatoren, z. B. von Prostaglandinen, durch nichtsteroidale Antiphlogistika), z. T. über zentrale Mechanismen; häufig mit zusätzlicher antipyretischer und antiphlogistischer Wirkung (Paracetamol).
- Opioidanalgetika, wirken u. a. über 3 Opiatrezeptoren (δ-, κ-, μ-Rezeptoren und deren Subtypen, s. u.) auf schmerzverarbeitende Neurone in Gehirn u. Rückenmark, Prototyp ist Morphin.
- Spezielle Analgetika. Bestimmte Schmerzen erfordern eine spezielle Behandlung: Glyceroltrinitrat bei Angina-pectoris-Anfall und z. T. bei abdominalen Koliken (s. u.), Pilocarpin beim Glaukomanfall, Sumatriptan bei Migräne.

Unter der Geburt dominiert die Schmerzbekämpfung mittel Leitungsanästhesie: PDA, PCEA, CSA, Pudendusanästhesie. Bei Kontraindikationen für eine Regionalanästhesie (z.B. nach Antikoagulanziengabe oder Thrombopenie) sind Opioidanalgetika (z.B. Pethidin) möglich. Cave: maternale Übelkeit und neonatale Atemdepression. Lachgas sollte nicht verwendet werden. Opioidanalgetika, unter denen das Pethidin bevorzugt wird, Leitungsanästhesie: PDA, PCEA, CSA, Pudendusanästhesie!

Pethidin (Dolantin®) ist ein synthetisches Opioidanalgetikum mit μ-Rezeptoraktivität.

Indikation. Mütterliche Schmerzen während der Geburt, Förderung der Muttermundsdilatation.

Dosierung. 50 mg i. m. bei regelmäßiger Wehen, evtl. Wiederholung nach 4 Std. Tagesmaximaldosis: 100 mg. Wirkungsmechanismus. Agonist vorwiegend an zentralen und spinalen μ-Rezeptoren morphinartig, Spasmolyse der Geburtswege, kaum Obstipation. Pharmakokinetik. Wirkungsbeginn 4–10 Min., Wirkungsmax. nach 1 h, Wirkungsdauer 3–5 h, Eliminations-HWZ 3–4 h. Norpethidin ist ein konvulsiv (Tremor, Krämpfe) wirkender Metabolit mit längerer HWZ (> 15 h).

Nebenwirkung. Erhöhtes Azidoserisiko des Feten, v. a. bei pathologischem CTG. Der atemdepressorische Effekt auf das Neugeborene ist abhängig vom Intervall zwischen Pethidingabe und Geburt, der Dosierung und der Applikationsform.

Praxishinweis. Die Atemdepression des Neugeborenen ist 2–3 Std. nach Pethidingabe am größten.

Weitere Nebenwirkungen. Dysphorie, leichte Tachykardie (gesteigerter myokardialer Sauerstoffverbrauch), Histaminliberation (häufig: Quaddeln an Injektionsstelle entlang der Vene), selten Vollbild einer allergischen Reaktion mit Schock, Bronchospastik.

Sedativa und **Tranquilizer** (Tranquilantien, z. B. Benzodiazepinderivate) sollten zur Schmerzlinderung wegen vielfältiger Nebenwirkungen nicht verwendet werden: Atemdepression und Trinkschwierigkeiten des Neugeborenen, floppy infant.

Inhalationsanalgesie mit Lachgas. Lachgas (N_2O) oder Enfluran in Sauerstoff bzw. Methoxyfluran in Luft, sollte wegen gesundheitlicher Bedenken insbesondere für das Personal, der Schadstoffbelastung für die Umwelt und nicht zuletzt wegen seiner geringen analgetischen Wirkung nicht mehr angewendet werden.

Leitungsanästhesie

Definition. Nerven- oder Leitungsblockade; Form der Lokalanästhesie mit perineuraler Anwendung von Lokalanästhetika im Nervenverlauf. Verbreitet sind:
– PDA, kontinuierliche lumbale Periduralanästhesie (→ zentrale Nervenblockade, rückenmarknahe Anästhesie).
– Pudendusanästhesie (→ periphere Nervenblockade).

Katheter-PDA (Abb. 7.76). Intervertebrale Punktion zwischen L_3 und L_4 oder L_2 und L_3 und Einführen eines Periduralkatheters.

Schmerzfreiheit entsteht nach Anästhetika-Applikation (Dosis: 10 ml 0,175 % Ropivacain, Naropin®, mit 40 µg Fentanyl), auch bei vaginalem Eingriff und abdominaler Schnittentbindung (Dosis: 20–30 ml 0,75 % Ropivacain, Naropin®, mit 30–50 µg Fentanyl).

Lagerung. Die Ausbreitung des Anästhetikums im Periduralraum ist von der Lagerung abhängig, die während der Geburt variiert, um die relevanten Rückenmarksegmente zu erreichen (s. Abb. 7.76):
– Die EP erfordert eine Flachlagerung.
– Die AP eine halbsitzende Position.

PDA-Kontraindikationen sind: Infektion an der Punktionsstelle, klinisch manifeste Gerinnungsstörung, Lokalanästhetika-Allergie, schwere Hypotonie, Hypovolämie. Neurologische oder kardiale Erkrankungen können relative Kontraindikationen sein, sie bedürfen einer individuellen Bewertung.
 PDA-Indikationen
– Schmerzlinderung,
– protrahierter Geburtsverlauf infolge zervikaler Dystokie,
– Anästhesie für vaginale Eingriffe (VE, Zange, Nachtastung), abdominale Schnittentbindung,
– Verbesserung der plazentaren Perfusion bei Hypertonie,
– Zwillingsgeburt,
– Beckenendlagengeburt,
– Frühgeburt.

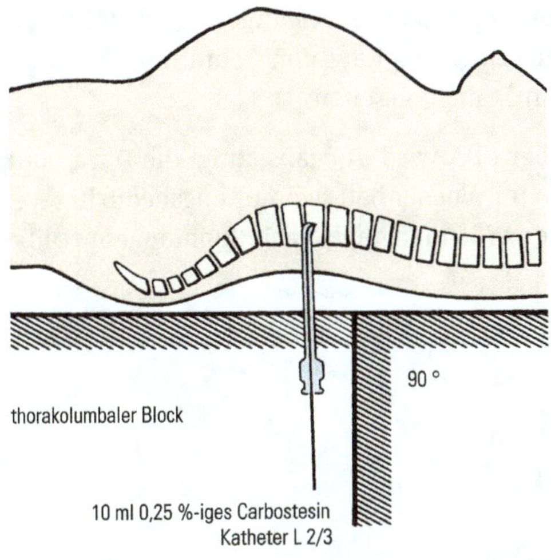

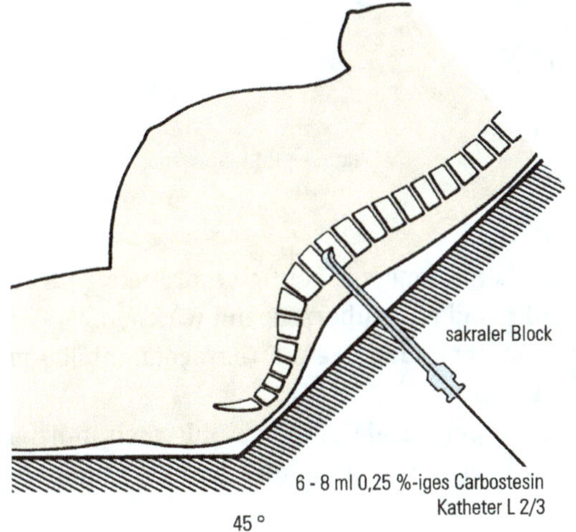

Abb. 7.76: Periduralanästhesie, **oben** in der Eröffnungsperiode, **unten** in der Austreibungsperiode (nach Dick et al.).

Die Katheter-PDA ist die wirksamste Form der Schmerzlinderung während der Geburt und hat durch Minderung der schmerzhaften Wehentätigkeit günstige Wirkungen auf die mütterliche Atmung und uterine Durchblutung.

Nebenwirkungen. Arterielle Hypotonie, Tonusverlust des Beckenbodens bei Schädellagengeburt mit Einstellungs- und Haltungsanomalien.

Diese Wirkungen lassen sich durch vorherige Infusion von 500 ml Elektrolytlösung bzw. durch eine Dosisreduktion in der Austreibungsperiode weitgehend vermeiden.

Prospektive Studien haben eine nicht signifikante Verlängerung der Geburtsdauer um etwa 30 min gezeigt, eine Steigerung der Rate von Schnittentbindungen oder vaginal-operativen Entbindungen wurde nicht gesehen.

Postspinale Kopfschmerzen. Bei 1–2 % der PDA wird unbeabsichtigt die Dura punktiert. Der resultierende Kopfschmerz kann im Wochenbett behandlungsbedürftig werden. Dabei ist zu bedenken, dass 30 % der Wöchnerinnen nach Spontangeburt über Kopfschmerzen klagen.

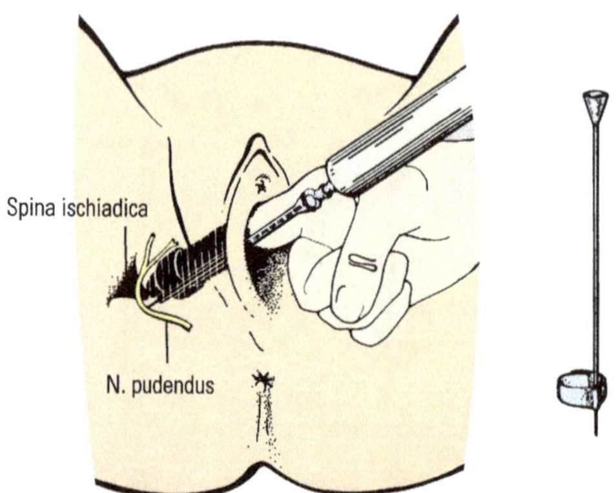

Abb. 7.77: Vaginale Pudendusanästhesie.

Therapie:
- Die zur Behandlung des postspinalen Kopfschmerzes häufig verordnete Bettruhe und verstärkte orale Flüssigkeitszufuhr sind nicht überzeugend wirksam.
- Als wirksam erwiesen haben sich Nichtopioidanalgetika (Paracetamol 500 mg p. o., bis zu 4 × /d) oder 300 mg Koffein per os.
- Bei erheblichen Kopfschmerzen ist der peridurale autologe Blutpatch indiziert (10–20 ml autologes Blut werden in Höhe der Durapunktion oder ein Segment tiefer in den Periduralraum eingebracht).

PDA-Modifikationen sind PCEA und CSE.

PCEA. Die patientenkontrollierte Peri-(Epi-)duralanästhesie (PCEA) ist eine Weiterentwicklung der Periduralanästhesie: Die Gebärende verabfolgt sich selbst fraktionierte Anästhetikadosen.

CSE. Die kombinierte Spinal-/Peri-(Epi-)duralanästhesie (CSE, walking epidural) erfüllt die Anforderungen an eine Schmerzlinderung in der Geburtshilfe hervorragend:
- zügige Minderung des Wehenschmerzes,
- kein Einfluss auf Wehen,
- die Gebärende kann das Bett verlassen und herumlaufen.

Vorgehen. Der Periduralraum wird aufgesucht, dann wird durch die Periduralnadel eine atraumatische Spinalnadel bis durch die Dura geführt. Nach Gabe von Opioiden (z. B. 5–10 µg Sufentanil oder 10–25 µg Fentanyl) wird die Spinalnadel zurückgezogen und der Periduralkatheter eingeführt.

Schmerzlinderung tritt bereits nach 5 Min. ein, die Analgesie dauert 2–3 Std. Sollte eine weitere Analgesie notwendig sein, wird die Periduralanästhesie mit Bupivacain oder Ropivacain durchgeführt.

Pudendusanästhesie (Abb. 7.77). Bei der vaginalen Pudendusanästhesie werden von der Scheide aus beidseits 10 ml einer 1 % Mepivacainlösung (Scandicain®) 1 cm kaudalwärts (vulvawärts) von der Spina ischiadica, d. h. unmittelbar unterhalb des die Spina tastenden Fingers mit einer langen Kanüle in das lockere Gewebe injiziert. Vor jeder Injektion muss aspiriert werden, um eine intravasale Injektion auszuschließen.

Indikationen. Spontangeburt, Zangen- und Vakuumentbindung, Episiotomie und Dammnaht.

7.4.2 Leitung der Austreibungsperiode (AP)

Definition. Die AP beginnt mit der vollständigen Eröffnung des äußeren Mm und endet mit der Geburt des Kindes; der letzte Teil der AP, die Pressperiode ist durch die aktive Mitarbeit der Gebärenden (= „Bauchpresse") gekennzeichnet.

Besprochen werden nacheinander: Gebärende in der AP, Kind in der AP, Dammschutz.

7.4.2.1 Gebärende in der AP: Presswehen, Geburtsposition, Mitpressen, Atmung

Pressperiode mit Press-, Austreibungswehen. Die Geburtsarbeit wird neben den uterinen Wehen (glatte Muskulatur des Corpus uteri) von jetzt an geleistet durch die Rumpf- (oder Bauch-)presse, quergestreifte Muskulatur des Rumpfes, Defäkationsmuskulatur.

Am Ende der EP hat der vorangehende Teil (Kopf, Steiß) breit von den oberen Teilen des weichen Geburtskanals (unteres Uterinsegment, Zervikalkanal) Besitz ergriffen.

In der AP wird der vorangehende Teil aus den oberen Abschnitten des Weichteilrohres in und durch die unteren (Scheide, Beckenboden, Damm, Vulva, Weichteilansatzrohr) hinein- und hindurchgepresst, wobei diese Teile zugleich gedehnt werden.

Wirkung der Presswehen. Herauspressen des auf BB stehenden Kopfes im Bogen um die Symphyse herum mit Weitung des Weichteilansatzrohres (s. o.) auf Kopfdurchgängigkeit.

Auslösung der Presswehen. Die Wehen können, solange der Kopf nicht auf BB steht, willkürlich in Gang gesetzt werden. Beim Tiefertreten des Kopfes werden sie reflektorisch über spinale Nervenbahnen ausgelöst, sind also dem Willen der Gebärenden entzogen.

Das **Mitpressen** wird zu einem unwiderstehlichen Zwang. Die Presswehen werden von Mal zu Mal stärker, schließlich presst die Gebärende mit extremem Kraftaufwand unter Einsatz der gesamten Körpermuskulatur, sodass der ganze Körper zittert.

Praxishinweis. Nicht zu früh mitpressen, erst wenn der unwillkürliche Reiz dazu da ist. Hebammenfrage: Drückt es schon auf den Darm? Besonders Mehrgebärende neigen zum frühen Mitpressen, was nicht sinnvoll ist.

Bedingungen. Das Mitpressen ist an folgende Bedingungen geknüpft:
- Mm ist vollständig eröffnet
- Fruchtblase ist gesprungen
- Kopf soll tief, am besten auf BB stehen (Handgriffe S. 251)
- Pfeilnaht soll im geraden Durchmesser stehen

Komplikation des zu frühen Mitpressens:
- Kopfrotation wird behindert → Geburtsverzögerung, ggf. tiefer Querstand!
- Gebärende ermüdet unnötig
- spontaner Zervixriss (selten!)
- Einklemmung einer Muttermundlippe.

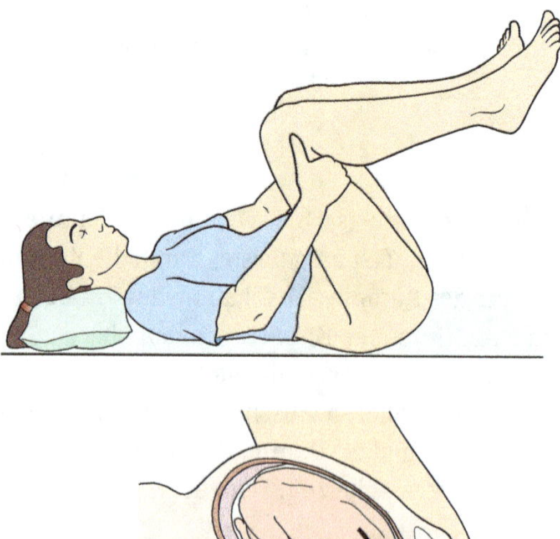

Abb. 7.78: Haltung und Geburtsweg während der Pressperiode in Rückenlage. Das Kind wird um die Symphyse herum geboren.

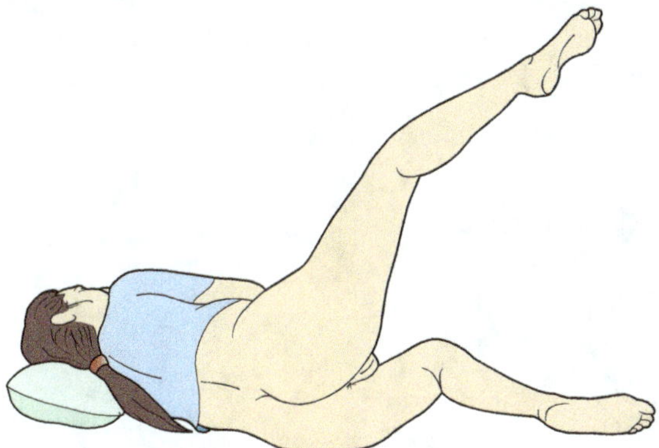

Optionen für die Gebärposition bei Presswehen

- liegend auf dem Rücken (Abb. 7.78), auch halbsitzend, angezogene Knie, kein Hohlkreuz, Kreuzbein und Lendenwirbelsäule sollen flach aufliegen,
- liegend auf der linken Seite (Abb. 7.79), rechtes Bein wird gehalten bzw. abgestützt,
- Steinschnittlage,
- aufrechter Stand, der Partner stützt die Frau von hinten, evtl. Halten am Seil oder Sprossenwand,
- hockend (Abb. 7.80), ggf. Gebärhocker benutzen,
- kniend,
- Vierfüßlerstand (Abb. 7.81),
- Knie-Ellenbogen-Lage (Abb. 7.82) auf Gebärbett oder der -matte; die Hebamme steht oder kniet hinter der Gebärenden, sie deckt mit einem Tuch den Anus ab und mit der anderen Hand reguliert sie das Tiefertreten des Kopfes.

Liegende Gebärposition. Vorteile:
- verzögerter Durchtritt des Kopfes mit besserer Adaptation des Dammes,
- vertraute und entspannende Position für Gebärende,
- gute Interventionsmöglichkeit für den Geburtshelfer.

Nachteile:
- ggf. Gefühl des Ausgeliefertseins und der mangelnden Selbstbestimmung.

Aufrechte Gebärposition. Vorteil:
- Ausnutzung der Schwerkraft und Beschleunigung der Austreibungsperiode,
- Gefühl der Gebärenden, eine natürliche Geburt erlebt und erreicht zu haben,
- weniger häufige Dammverletzung inkl. Episiotomie.

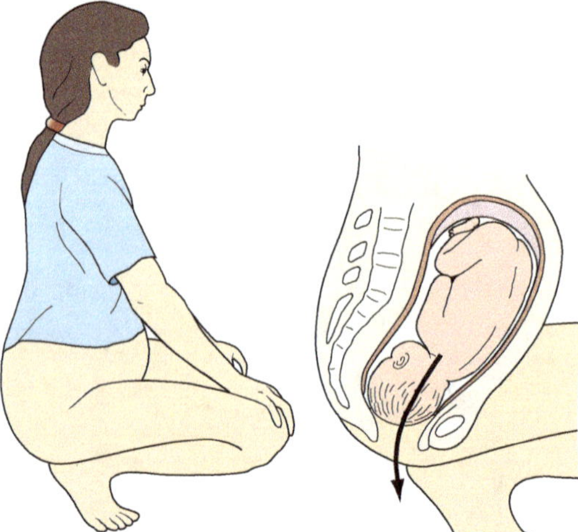

Abb. 7.80: Haltung und Geburtsweg in hockender Position während der Pressperiode. Das Kind wird mit der Schwerkraft geboren.

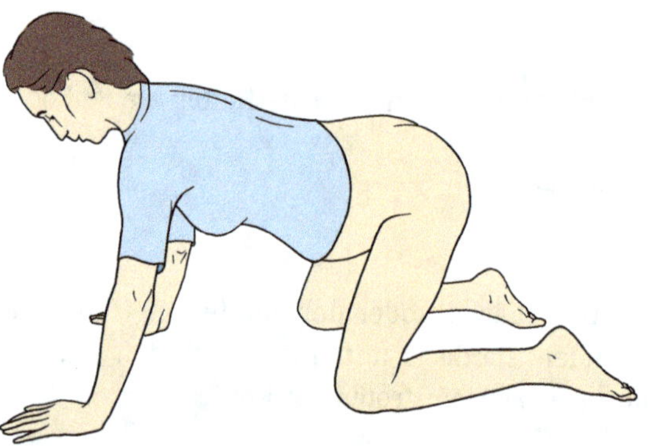

Abb. 7.81: Vierfüßlerstand der Gebärenden.

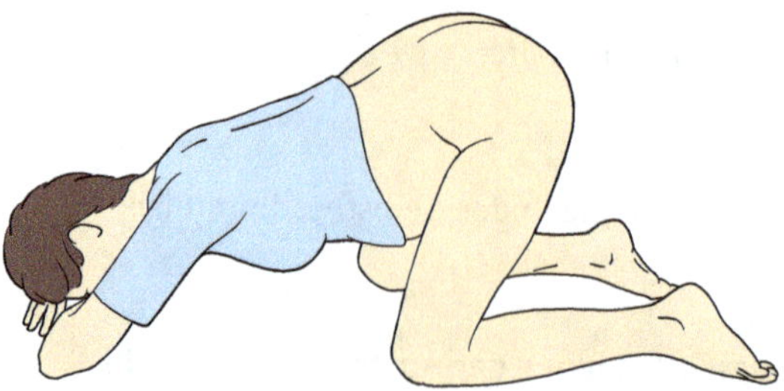

Abb. 7.82: Knie-Ellenbogen-Lage der Gebärenden.

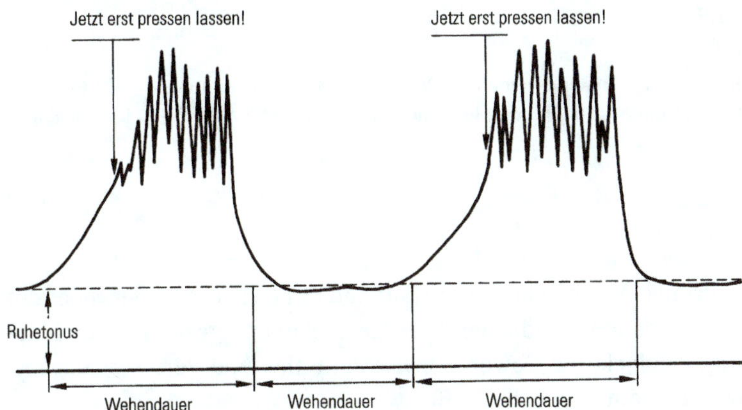

Abb. 7.83: Ansetzen der Presswehe, Pfeil (↓) heißt jetzt mitpressen.

Nachteile:
- erschwerter Dammschutz,
- für Gebärende und Entbindende anstrengend, weil ungewohnt,
- Labienödem bei protrahiertem Verlauf.

Ansetzen der Presswehen (Abb. 7.83). Die Kraft, mit der sich die Presswehe auswirkt, hängt vom Zeitpunkt ab, in dem sie die ablaufende uterine Wehe unterstützt.

> **Praxishinweis.** Der Höhepunkt (Akme) der uterinen Wehe wird abgewartet, um die Presswehe anzusetzen (Pfeil in Abb. 7.83). Die meisten Gebärenden machen das unbewusst richtig, man sagt, sie nutzen die Wehe richtig aus: Nicht eher mitpressen lassen, bis die uterine Wehe nach kurzem Anlauf ihren Höhepunkt erreicht hat. Andere pressen zu früh und müssen angeleitet werden.

Atmung. Die richtige, geübte Atemtechnik verkleinert den Bauchraum und gibt der Kreißenden einen festen Widerstand, gegen den sie arbeiten kann.

Atemtechnik. Im Beginn der Wehe zunächst nur tief Luft holen lassen, dann auf der Höhe der Wehe den Atem anhalten, den Mund schließen und, anstatt auszuatmen, bei tiefgebeugtem Kopf (Kinn auf die Brust!) mit aller Kraft (so wie bei schwerem Stuhlgang) mitpressen lassen.

Anleitung. Die Hebamme unterweist die Frau hinsichtlich des Mitpressens, sie nicht schreien oder bei nicht gebeugtem Kopf mitpressen zu lassen, sondern sie zu lehren, die Wehe richtig auszunutzen und nicht früher mitzupressen, bis die uterine Wehe ihren Höhepunkt erreicht hat.

7.4.2.2 Kind in der AP, Geburtsgeschwulst, Kopfblutgeschwulst

Praxishinweis. Die AP ist für das Kind eine vulnerable Periode: Die Kardiotokographie ist jetzt essenziell! Wird nicht kardiotokographiert, so sind die Herztöne nach jeder Wehe abzuhören, bis der Kopf vollständig geboren ist.

Geburtsgeschwulst (Caput succedaneum)

Definition. Kappenförmige Anschwellung der Haut und des lockeren Zellgewebes des unter der Geburt vorangehenden kindlichen Teils (Leitstelle) infolge seröser (und blutiger) Durchtränkung des lockeren Gewebes zwischen Galea und Periost = supraperiostales Ödem bzw. Sero-Hämatom (Abb. 7.86).

Ursache. Der Wegfall der Fruchtblase führt dazu, dass der Kopf von den Weichteilen des Geburtskanals umschnürt wird. Dabei treten sehr erhebliche und einander entgegenwirkende Kräfte auf: Der Kopf wird vulvawärts gepresst, der den Kopf umschnürende Muttermundsaum wirkt dem entgegen, bremst den Kopf ab, verlangsamt also sein Tiefertreten.

Zirkulärer Schnürring. Dem eiförmigen Kopf liegen die Weichteile als 1–1½ Querfinger breiter Gürtel, Berührungsgürtel, an. Der Wirkung nach bezeichnet man diesen schnürenden Weichteilring als zirkulären Schnürring, der den Kopf stark zusammenpresst mit drei Folgen.

(1) Scheitelbeine, die bisher nebeneinander lagen, werden übereinander geschoben:
  - bei **I.** HHL das linke Scheitelbein unter das rechte (Abb. 7.84)
  - bei **II.** HHL das rechte Scheitelbein unter das linke (Abb. 7.85)

Da bei der I. HHL das rechte Scheitelbein und bei der II. HHL das linke vorn und damit etwas tiefer, also in Führung, steht, ist festzustellen: das hinten und höher liegende wird unter das vorn und tiefer stehende Scheitelbein geschoben. Oder: Was einmal vorn (und in Führung) war, bleibt vorn und in Führung.

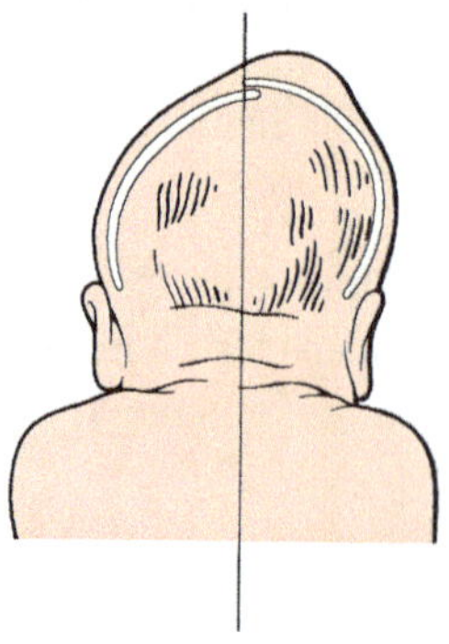

Abb. 7.84: Konfiguration des Kopfes und Ausbildung der Kopfgeschwulst I. Schädellage: Unterschiebung des linken Scheitelbeins unter das rechte.

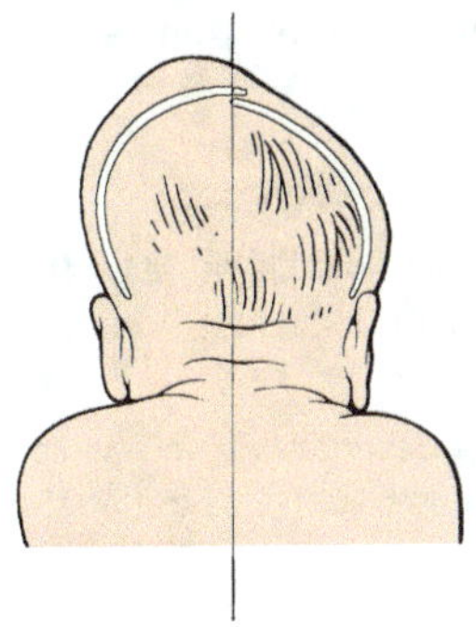

Abb. 7.85: Konfiguration des Kopfes und Ausbildung der Kopfgeschwulst
II. Schädellage: Unterschieben des rechten Scheitelbeins unter das linke.

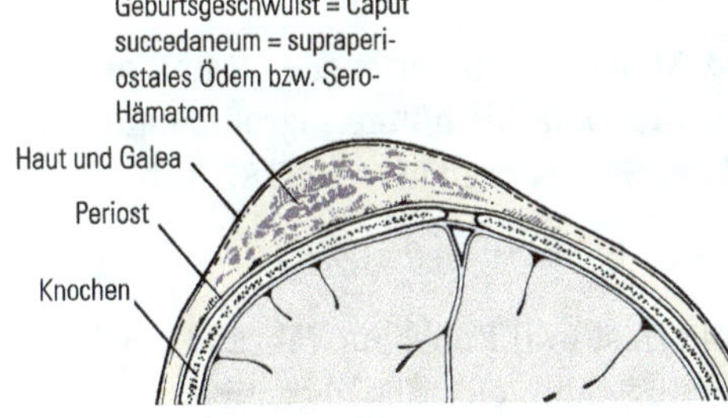

Abb. 7.86: Geburtsgeschwulst, Caput succedaneum.

Die unterhalb des schnürenden Weichteilringes liegende Kopfpartie steht unter geringerem Druck als der oberhalb des Schnürringes gelegene übrige Kopf. In der Zone niederen Druckes, also an der in die Scheide geborenen Kopfkalotte, kommt es zu 2 Veränderungen, Folgen 2 und 3 der zirkulären Umschnürung.

(2) Fältelung der Haut. Die Haut wird unterhalb des Schnürringes zusammengeschoben, sie wirft sich und bildet Falten.

(3) Ausbildung der Geburtsgeschwulst. Unterhalb des Schnürringes werden in der Kopfschwarte Venen abgeklemmt, während der Druck des Schnürringes nicht ausreicht, die Arterien abzudrücken. Folge:
– venöse Stauung, venöse Hyperämie mit seröser Ausschwitzung in dem Teil der Kopfschwarte, der unterhalb des Schnürringes frei in die Scheide ragt. Das ist zugleich die tiefste Stelle des vorangehenden Teils, also die Leitstelle.

Der Austritt von Serum ins Gewebe, der bei langer Geburtsdauer auch noch mit Gewebezerreißungen, Blutungen ins Gewebe verbunden ist, führt zu einer kappenförmigen Anschwellung, der Geburtsgeschwulst.

Die Geburtsgeschwulst findet sich an der Stelle des vorangehenden Teils, die vorn und damit tiefer steht:
– bei **I.** Schädellage in der Umgebung der kleinen Fontanelle und auf dem rechten Scheitelbein

– bei **II.** Schädellage in der Umgebung der kleinen Fontanelle und auf dem linken Scheitelbein.

Größe. Die Ausdehnung der Kopfgeschwulst hängt von 2 Faktoren ab: von der Geburtsdauer nach Blasensprung sowie der Wehenstärke und -dauer. Sie ist also gleich groß bei: langer Geburtsdauer und schwachen Wehen, kurzer Geburtsdauer und starken Wehen.

> **Praxishinweis.** Die Geburtsgeschwulst ist die Uhr des Geburtshelfers: Lange Geburtsdauer und starke Wehen führen zu einer schnell wachsenden und besonders großen Geburtsgeschwulst. Eine trotz kräftiger Wehen langsam verlaufende Geburt schädigt das Kind!

Kopfblutgeschwulst (Kephalhämatom)

Definition. Bluterguss zwischen Periost und Knochen, subperiostales Hämatom mit Abhebung des Periosts; deutlich fluktuierende, tauben- bis hühnereigroße, halbkugelige pathologische Anschwellung am Schädel bei Neugeborenen (Abb. 7.87, Tab. 7.3).

Häufigkeit. Viel seltener (0,5 % der Geburten) als Caput succedaneum!

Ursache. Zerreißung von Gefäßen zwischen Periost und Knochen während des Kopfdurchtritts unter der Geburt infolge Verschiebung der Weichteile gegenüber den platten Schädelknochen (Druckdifferenz zwischen den Kopfteilen unter- und oberhalb des Schnürringes)

> Das Kephalhämatom kann im Gegensatz zur Geburtsgeschwulst die Knochennähte nicht überschreiten, da das Periost an den Schädelnähten fest mit dem Knochen verwachsen ist; es bleibt auf einen Knochen beschränkt!

Kontraindiziert ist die Punktion von Geburtsgeschwulst und Kephalhämatom.
   Bei Punktion droht ein Abszess → Lebensgefahr für den Säugling.

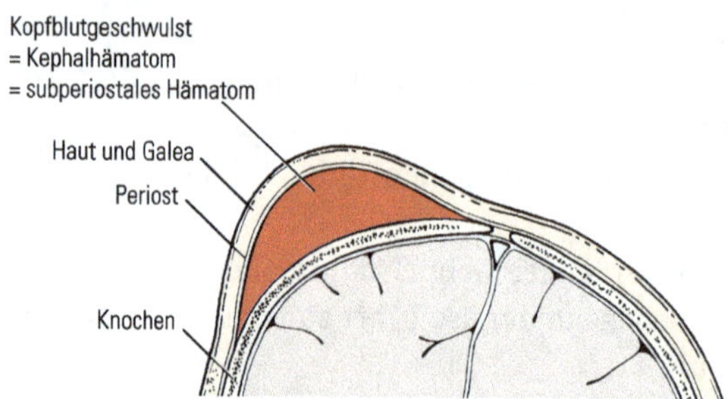

Abb. 7.87: Kopfblutgeschwulst, Kephalhämatom.

Tab. 7.3: Differenzialdiagnostik zwischen Geburtsgeschwulst und Kopfblutgeschwulst.

	Geburtsgeschwulst (Caput succedaneum) = supraperiostales Ödem bzw. Sero-Hämatom Abb. 7.86	und Kopfblutgeschwulst(Kephalhämatom) = subperiostales Hämatom Abb. 7.87
Ausdehnung	diffuse Verbreitung über die Nähte hinweg (die Geburtsgeschwulst ist nur geburtsmechanisch bedingt, s. o.)	überschreitet nie die Nahtlinien (anatomisch bedingt, s. o.)
Konsistenz	**teigig**, ödematös	fluktuierend, zystisch
Größe und Entwicklung	im Augenblick der Geburt am größten, geht meist innerhalb eines Tages zurück	entwickelt sich erst innerhalb der ersten Lebenstage zur vollen Größe und bleibt dann 8–16 Wochen hindurch unverändert.
Behandlung	nicht erforderlich	Besondere Behandlung nicht erforderlich. Bei Verletzung der Haut steriler Schutzverband. Vitamin K zur Erhöhung des Prothrombingehaltes im Blut = Beendigung von Nachblutungen

7.4.2.3 Dammschutz

Definition. Handgriffe, die Geschwindigkeit des Kopfdurchtritts zu regulieren und einem Dammriss bei Durchschneiden des Kopfes vorzubeugen.

Praxishinweis. Dammschutz nicht zu früh beginnen, sonst erschwerter Kopfaustritt!

Vorbereitung. Desinfektion der Hände und Unterarme nach Vorschrift, sterile Gummihandschuhe.

Hauptaufgabe ist die Verlangsamung des Kopfdurchtritts, Dammschutz ist Kopfbremse(!):

Der Kopf soll langsam im Verlauf mehrerer Wehen durchschneiden, um dem Dammgewebe viel Zeit zu lassen, sich auszudehnen.

Der Kopf soll mit dem kleinstmöglichen Umfang (günstigste Ebene) durchschneiden; das ist bei Hinterhauptlage das Planum suboccipito-bregmaticum: 32 cm Umfang.

Bei allen anderen Lagen ist das Durchschneiden ungünstiger.

- Bei dorsoposterioren Lagen muss das breite und harte Hinterhaupt über den Damm geführt werden.
- Bei Deflexionslagen ist außerdem die Durchtrittsebene größer als bei der Hinterhauptlage.
- Die Stirnlage ist am ungünstigsten mit dem Planum mento-occipitale: 35,5 cm Umfang.

Praxishinweis. Die Durchtrittsebene ist durch Dammschutzhandgriffe nur wenig zu beeinflussen.

Indikation. Bereitschaft zum Dammschutz bei:
- Erstgebärenden, wenn der Kopf erstmals einschneidet, also zwischen den Labien in der Tiefe der Scheide sichtbar wird, in der Wehenpause aber noch zurückgeht
- Mehrgebärenden, wenn der Kopf in BM steht.

Durchführung des Dammschutzes, wenn der Kopf durchschneidet, also auch in der Wehenpause nicht mehr zurückweicht, sondern in der Vulva stehen bleibt.

Technik (Abb. 7.88). Bei Ausführung in Rückenlage stellt man sich auf die rechte Seite der Gebärenden. Beine stark spreizen und anziehen lassen. Steiß durch festes Kissen oder Hochstellen des Beckenteiles erhöhen.

Der **Kopf** ist mit beiden Händen so zu fassen, dass man das Tempo seines Durch- und Austritts beherrscht.

Die **linke Hand** liegt auf dem geborenen Teil des austretenden Kopfes und dirigiert (zusammen mit der rechten) das Tempo des Durchschneidens. Zugleich hat sie auch mit dafür zu sorgen, dass der Kopf mit der kleinstmöglichen Ebene durchschneidet.

Mit den Fingerspitzen wird die Stirn zurückgehalten oder, was auf dasselbe herauskommt, das Hinterhaupt dammwärts, also von der Symphyse so lange weggezogen, bis das Hinterhaupt unter der Symphyse her entwickelt ist (→ Verhinderung einer vorzeitigen Deflexion) und die Nackenhaargrenze sich anstemmen kann.

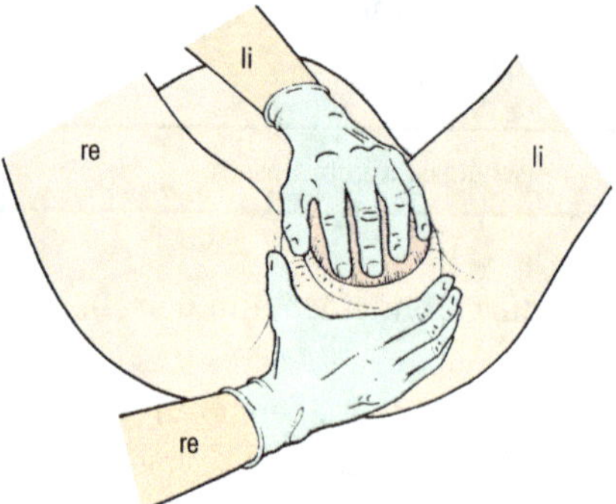

Abb. 7.88: Dammschutz (das Tuch ist fortgelassen).

Rechte Hand. Daumen und 2. und 3. Finger werden gespreizt an den Damm gelegt. Palpationsziel ist der durch den gespannten Damm gut tastbare Stirnhöcker des Kopfes.

Der Damm wird nicht unmittelbar, sondern mithilfe eines sterilen Tuches gefasst. Der Rand des Dammes ist niemals verdeckt, sondern mindestens 1 cm frei.

Die **rechte Hand unterstützt die linke** in der Abbremsung des Durchschneidetempos, dass die gespreizten, auf die Stirnhöcker des Kindes aufgesetzten Finger bei jeder Wehe einen kräftigen Gegendruck auf die Stirn ausüben.

Praxishinweis. Die Stirn bleibt so lange von der Kappe des Dammes verdeckt, bis das Hinterhaupt unter dem Schambogen her geboren ist.

Das Hinterhaupt darf man erst frei aufsteigen lassen, wenn es völlig entwickelt ist. Jetzt kann sich kein anderer Teil als der Nacken (Nackenhaargrenze) als Drehpunkt gegen den unteren Schamfugenrand legen; der Kopf muss mit dem günstigsten Planum, dem Planum suboccipito-bregmaticum (32 cm Umfang), durchschneiden.

Die Handgriffe beim Dammschutz dienen in der Hauptsache dazu, das Durchtrittstempo des durchschneidenden Kopfes zu verlangsamen, den Kopf, der stark gebeugt gehalten werden muss, Millimeter für Millimeter in die äußerste Ebene des Weichteilrohres zu bringen und ihn danach seine Austrittsbewegung (reine Streckung bei der Hinterhauptlage) machen zu lassen.
Man treibe aber keinen Dammschutzkult!

Episiotomie. Bei ungünstiger Weite und schlechter Dehnbarkeit des muskulären Weichteilrohres (sehr hoher oder dicker oder rigider Damm, enger Levatorspalt, enger Schambogenwinkel, besonders bei älteren Erstgebärenden) kann eine Episiotomie (S. 477) durchgeführt werden.

Praxishinweis. Blasswerden des Dammes geht dem Einreißen unmittelbar voran!

Nicht auf den Damm, auf den BB kommt es an! Wer über eine gute Technik des Dammschutzes verfügt, ist gewiss in der Lage, den hohen rigiden Damm einer späten Erstgebärenden zu halten. Es kommt gar nicht so sehr auf den Damm als vielmehr auf den Beckenboden an. Infolge der viel zu lange andauernden und weit über das erträgliche Maß hinausgehenden Anspannung der Muskeln und Faszien des Beckenbodens kommt es unbemerkt (bei Erhaltenbleiben des Dammes) zu subakuten Zerreißungen, nicht selten zu ausgedehnten Scheidenrissen, mindestens aber zu sehr starken Überdehnungen der Bulbokavernosusschlinge, des M. transversus perinei profundus und besonders auch der vorderen Teile des M. levator ani, die an ihrer Ansatzstelle am Schambogen einreißen, ja sogar abreißen können.

Nicht selten verzögert sich das Durchschneiden des Kopfes. Die Austrittsphase zieht sich überlange hin, eine Gefahr für das Kind. Ursache sind meist nachlassende Presswehen.

Beschleunigung des Kopfdurchtritts. Man fordert die Frau auf, ohne Wehe mitzupressen. Führt das nicht zum Ziel, so wendet man einen der 2 folgenden Handgriffe an.

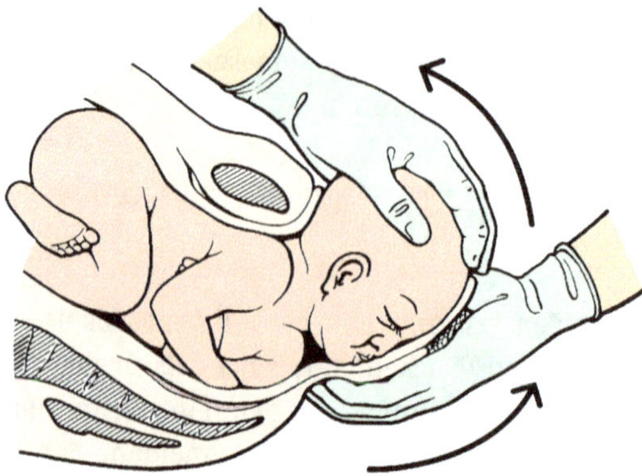

Abb. 7.89: Ritgen-Handgriff.

– Ritgen-Handgriff = Hinterdammgriff (Abb. 7.89). Hinterdamm: Gegend zwischen Steiß-
  beinspitze und After. Eine Hand liegt wie beim Dammschutz auf dem schon sichtbaren
  Teil des Kopfes, die andere geht an den Hinterdamm und sucht sich dort das meist gut
  tastbare Kinn auf. Wattebausch oder Tuch auf den After! Durch kräftigen schiebenden
  Druck gegen das Kinn wird der Kopf langsam aus dem Weichteilrohr herausgedrückt.
  Eine Hilfsperson kann ggf. gleichzeitig den Kristeller-Handgriff ausführen.
– Kristeller-Handgriff (Expression des Kindes). Die Hilfsperson stellt sich auf eine
  Seite der Gebärenden, wartet eine Wehe ab oder reibt am Fundus uteri vorsichtig
  eine Wehe an. Dann mit einer Hand oder auch mit beiden Händen den Fundus
  umfassen und einen langsam anschwellenden Druck in Richtung der Beckenachse ausüben. Die Durchführung mit massiver Kraft ist abzulehnen. Auch die
  sachgemäße Anwendung ist umstritten; die erhoffte Verkürzung der Austreibungsperiode konnte nicht nachgewiesen werden. Bei vorangegangenen Gebär-
  mutteroperationen (z. B. Schnittentbindung) ist der Handgriff **kontraindiziert.**

Bringt man damit den Kopf auch noch nicht an und über den Damm, so kommen jetzt
als weitere Mittel in Frage:
– Spekulumentbindung, Zangen-, Vakuumextraktion. Diese Methoden, von zarter
  und geschickter Hand ausgeführt, schaden Mutter und Kind weniger als Abwarten und eine längere Pressperiode.

7.4.2.4 Entwicklung von Schulter, Rumpf, Hüfte

Entwicklung der Schultern. Mit der Entwicklung des Kopfes ist der Dammschutz
nicht beendet. Die Schultern müssen entwickelt werden. Der Damm ist akut gefährdet, wenn er nicht regelrecht ausgeführt wird.

Zwischen Kopfgeburt und Schulterentwicklung soll man abwarten: Die Geburt
des Rumpfes soll mit einer der nächsten Wehen spontan vor sich gehen.

Ist das Kind hypoxisch oder dauert die Wehenpause zu lange, so werden die Schultern sofort entwickelt.

Schulterentwicklung in zwei Akten (Abb. 7.90). Der Kopf hat seine 4. oder äußere Drehung durchgemacht: Er hat sich mit dem Gesicht bei I. Hinterhauptlage zum rechten, bei II. Hinterhauptlage zum linken Oberschenkel der Mutter gedreht.

Zuerst wird die vordere Schulter entwickelt (1. Akt), was dem natürlichen Geburtsmechanismus entspricht (s. Abb. 7.90): Der Kopf wird mit beiden Händen flach über den Scheitelbeinen und Wangen so gefasst, dass die Daumen parallel zum Hinter- oder Vorderhaupt zeigen und mit diesem Griff dammwärts gedrückt, d. h. gesenkt, bis die vordere Schulter unter der Schamfuge erscheint.

> **Praxishinweis.** Nicht ziehen, nur senken!

Um den Kopf genügend senken zu können, muss das Gesäß entsprechend hoch gelagert sein: Steißkissen, hochgestelltes Beckenteil des Gebärbettes.

Die Entwicklung der hinteren Schulter (s. Abb. 7.90) ist der 2. Akt. Der Kopf wird vorsichtig zur Symphyse hin gehoben, bis die hintere Schulter über den Damm geleitet ist.

Alle Bewegungen sind langsam, zart und mit leichter Hand ohne zu rucken auszuführen. Große Dammrissgefahr.

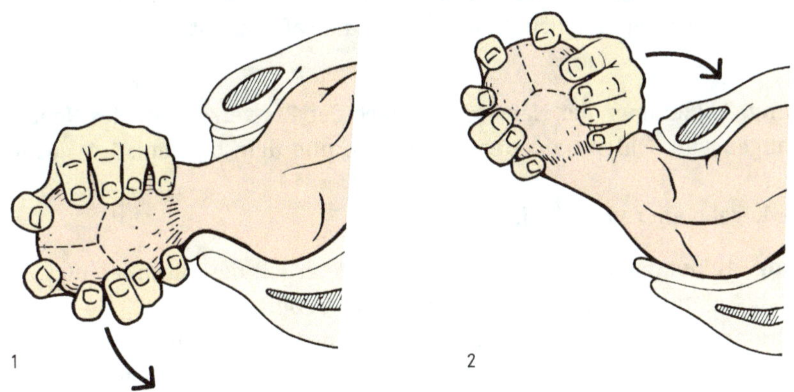

Abb. 7.90: Schulterentwicklung, 1. (vordere Schulter) und 2. Akt (hintere Schulter).

Entwicklung des Rumpfes. Fixierung. Mit gehemmter Kraft wird jetzt in der verlängerten Beckenführungsachse gezogen. Nach Freiwerden der vorderen Schulter wird mit 1 Finger von hinten her in die Achselhöhle gefasst, desgleichen nach Entwicklung der hinteren Schulter, um das Kind besser in der Hand zu haben (Stoeckel).

Hüft- und Beinentwicklung. Durch Senken des Rumpfes entwickelt man zuerst die vordere Hüfte unter der Symphyse her. Dann lässt man die hintere Hüfte über den Damm gehen, indem man den Rumpf anhebt (Vorsicht: Damm!).

7.4.2.5 Geburtszeit, Abnabelung, Reifezeichen

Geburtszeit

Definition. Zeitpunkt der vollständigen Scheidung vom Mutterleib:
- bei Schädellage nach Entwicklung der Hüften und unteren Extremitäten
- bei BEL Kopfentwicklung.

Abnabelung

Definition. Aseptische Abtrennung der Nabelschnur, handbreit vom kindlichen Nabel entfernt, nachdem vorher beidseits der Schnittstelle abgebunden bzw. abgeklemmt wurde.

Unterschieden werden die sofortige, frühe und späte aseptische Abtrennung der Nabelschnur.

Sofortabnabelung. Abklemmen der Nabelschnur, sobald diese greifbar wird, unmittelbar nach Entwicklung des Kindes.

Indikation. M. haemolyticus fetalis. Stopp des Ak-Transfers aus dem plazentaren Blut zum Kind. Ist die Mutter lediglich Rh-negativ, ist die Sofortabnabelung nicht indiziert.

Frühabnabelung. Abklemmen der Nabelschnur nach der Erstversorgung des Neugeborenen (Absaugen von Schleim aus der Mundhöhle und dem Rachen): 1–1½ Min. nach der Geburt.

Indikation. Regel beim reifen Kind.

Spätabnabelung. Abklemmen der Nabelschnur nach Übertritt des Plazentablutes (→ Sistieren der Nabelschnurpulsation) bis 5 Min. nach der Geburt.

Resultat ist eine erhöhte Gesamtblutmenge des Neugeborenen um ein Viertel bis ein Drittel, weil Plazentablut zugeführt wird (ein hydrostatisches Druckgefälle zwischen Plazentahaftstelle und Neugeborenem vorausgesetzt).

Indikation. Kinder mit Anämietendenz: Frühgeborene, Mehrlinge.

Die Transfusion des Plazentablutes bei Spätabnabelung kann zur Hypervolämie, Atmungsstörung und Hyperbilirubinämie führen.

Nabelschnurarterien- und -venenblut. Die Bestimmung des Blut-pH-Wertes und der Blutgaswerte im Nabelschnurarterien- und -venenblut ist neben dem Apgar-Score Teil der Zustandsdiagnostik des Neugeborenen. Das Vorgehen wird im deutschen Sprachraum als Maßnahme geburtshilflicher Qualitätskontrolle dringend empfohlen.

Technik. Unmittelbar nach der Geburt und dem Abklemmen der Nabelschnur wird aus beiden Gefäßen der Nabelschnur Blut zur Blutgasanalytik gewonnen.

Reifezeichen

Definition. Kriterien der Geburtsreife eines Neugeborenen:

Das reife Neugeborene sieht rosig aus, schreit sofort mit lauter Stimme, bewegt sich lebhaft und kann kräftig saugen.

Äußere Merkmale des reifen Neugeborenen

- Länge. 49–52 cm (Länge vom Scheitel bis zur Ferse). Zum Messen legt man das Kind am besten in eine Messmulde (von dem früher üblichen Hängen der Kinder an den Unterschenkeln wird von Orthopäden abgeraten!). Die Länge ist ein wichtiges Reifezeichen.
- Gewicht. 3.000–3.500 g.
- Nägel überragen die Finger- bzw. Zehenkuppen.
- Lanugohärchen finden sich höchstens noch an den Schultern, an den Streckseiten der Oberarme und am oberen Teil des Rückens.
- Kopfhaare schneiden an der Stirn scharf ab.
- Haut ist blassrosa.
- Die Frühgeborenenhaut ist krebsrot (→ Erythema neonatorum), weil Unterhautfettgewebe fehlt.
- Nabel liegt in der Mitte zwischen Symphyse und Schwertfortsatz.
- Hoden sind im Hodensack, der Descensus testis ist abgeschlossen.
- Große Schamlippen verschließen die Vulva, kleine Schamlippen und Klitoris sind vollständig bedeckt.

Die auf S. 220 aufgeführten Durchmesser und Umfänge des reifen Kindes sind sehr wesentliche Belege für seine Reife und müssen als ausgesprochene Reifezeichen gewertet werden.

7.5 Leitung der Nachgeburtsperiode (Plazentarperiode)

Definition. Zeit von der Geburt des Kindes bis 2 Std. nach Ausstoßung der Plazenta, die von ihrer Haftfläche abgelöst wurde.

Hauptziel ist, unnötigen Blutverlust bei Plazentalösung und Uterusentleerung zu vermeiden.

Lösungsmechanismus der Plazenta

Die **Plazentalösung** beruht auf einer Flächenverschiebung (→ Verkleinerung der Gebärmutterinnenfläche) als Folge der Uteruskontraktion und -retraktion.

Die Lösung beginnt bei einigen schon am Ende der AP unter den Austreibungswehen, wie Röntgenaufnahmen gezeigt haben.

Regelhaft ist die Plazentaablösung aber erst nach Geburt des Kindes mit Nachgeburtswehen. Nach Ablauf der ersten oder zweiten kräftigen Nachgeburtswehe ist die Plazenta vollständig gelöst. Mit jeder Lösungswehe wird die Haftfläche der Plazenta auf der Uteruswand kleiner. Die Plazenta, die sich nicht kontrahieren und somit auch nicht verkleinern kann, wird dadurch gewissermaßen zu groß: sie wird von der Uteruswand abgehoben.

Decidua basalis ist die Schicht, innerhalb der sich die Plazenta ablöst. Die Ablösung erfolgt also im mütterlichen Anteil: Decidua spongiosa, Teil der Decidua basalis, der am lockersten gebaut ist und der Ablösung den geringsten Widerstand entgegensetzt.

Graue Außenschicht. Ein Teil der Decidua basalis verbleibt als graue Außenschicht auf der mütterlichen Fläche der abgelösten Plazenta, äußerste Gewebeschicht der mütterlichen Plazenta.

Physiologische Lösungsblutung, retroplazentares Hämatom. Bei Abscherung der Plazenta in der Decidua spongiosa werden Gefäße auf- und durchgerissen: Blut ergießt sich in den freien Raum zwischen Uteruswand und der von ihr abgehobenen Plazentafläche. Das sich bildende retroplazentare Hämatom wird durch nachfließendes Blut größer und unterstützt das Abdrängen der Plazenta von ihrer Unterlage. Ein Teil des Blutes fließt während oder nach Plazentalösung aus der Scheide heraus, der Rest haftet als Koagel auf der mütterlichen Plazentaseite. Blutverlust 200–400 ml bei vaginaler Entbindung.

Verstärkte Lösungsblutung. Blutverlust > 400 ml (nicht medikamentös beeinflusste Plazentarperiode).

Ablösungsmodi. Wie sich der Mutterkuchen ablöst, hängt von dessen Sitz ab: zentrale, laterale oder exzentrische Plazentalösung.

Schultze-Modus (Abb. 7.91; Geburtshelfer in Jena, 1827–1919). Ablösung beginnt in der Mitte (→ zentrale Lösung); häufigste Lösung: 80 %! Die Plazentamitte hebt sich zuerst ab, die Plazentamitte geht voran, die Plazentamitte erscheint zuerst in der Vulva.

Duncan-Modus (Abb. 7.92; Geburtshelfer in Edinburgh, 1826–1890). Ablösung beginnt am unteren Rand (→ laterale oder exzentrische Lösung) und setzt sich von unten nach oben fort. Die Plazenta wird mit dem unteren Rand zuerst geboren. Häufigkeit 20 %.

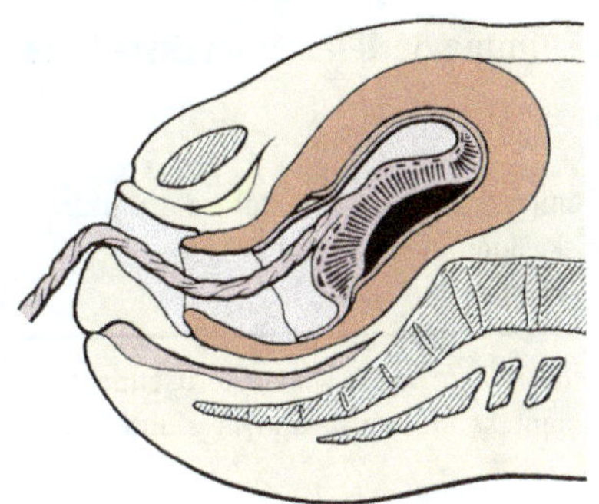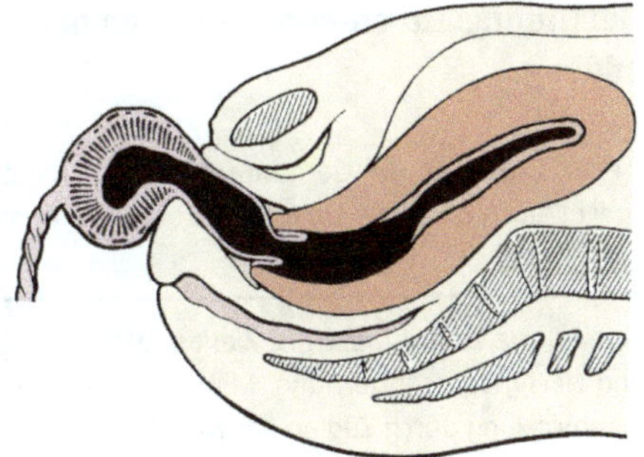

Abb. 7.91: Zentrale Plazentalösung, Modus nach Schultze.

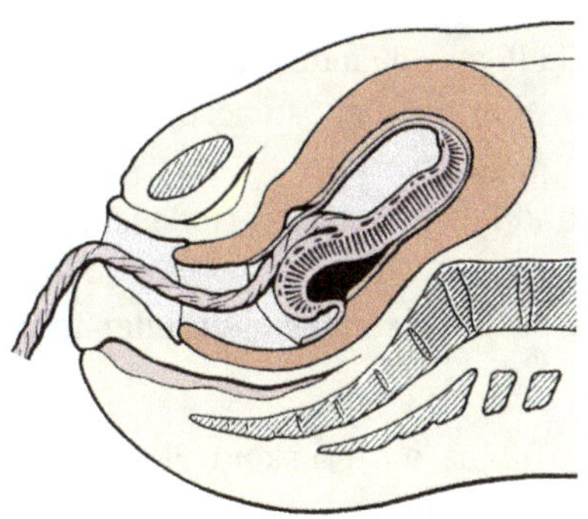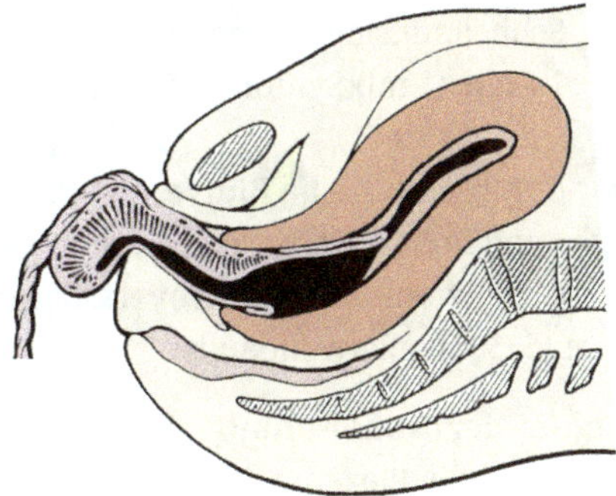

Abb. 7.92: Laterale Plazentalösung, Modus nach Duncan.

Beim Modus Duncan blutet es während der ganzen Ablösung. Der Blutverlust ist größer als bei der Ablösung nach Schultze.

Nach Ablösung liegt die Plazenta im Uteruskavum und wird durch weitere Nachgeburtswehen in den Geburtskanal ausgestoßen.

Dauer. Plazentaablösung und -ausstoßung dauern 10–20 Min., wenn keine medikamentöse Prophylaxe angewandt wird.

Blutstillung an der Haftstelle. Nach Plazentaausstoß erfolgt die Blutstillung durch 2 Faktoren, und fällt einer dieser Mechanismen aus, blutet es stärker und länger:

Kontraktion des Uterus (Nachgeburtswehen) mit Muskelligatur der Gefäße. Die schlingenartig um die Gefäße herum liegenden Muskelfasern drosseln die Gefäße ab und ziehen sie zu (→ Muskelligatur). Da sich aber Uteruskontraktion und -erschlaffung abwechseln, ist ein 2. Blutstillungsmechanismus erforderlich.

Gerinnungsthromben werden in den offenen Gefäßlumina der Plazentahaftstelle gebildet.

Praxishinweis. Bei Gerinnungsstörung (Hypo-, Afibrinogenämie, S. 575 u. 585), steht die Blutung nicht, auch wenn der Uterus gut kontrahiert und maximale Muskelligatur erreicht ist!

Blutverluste zu reduzieren ist Ziel der aktiven Leitung der Plazentarperiode durch frühe Uterusentleerung und Nachgeburtsentfernung. Methoden der Wahl sind: medikamentöse Blutungsprophylaxe und Plazentaentwicklung durch Zug an der Nabelschnur.

Medikamentöse Blutungsprophylaxe. Unmittelbar nach Geburt des Kindes bis zur Extraktion der Plazenta:
- Schnellinfusion (500 ml/h) einer Oxytocin-Lösung (6 IE auf 500 ml Basislösung) oder
- 1 Amp. (1 ml) Syntometrin® i. m. (weit verbreitet, aber nicht gut steuerbar).

Der durchschnittliche Blutverlust in der Plazentar- und Postplazentarperiode ist niedriger und hohe Blutverluste werden gemindert.

Gleichwohl wird kontrovers beurteilt, ob diese Prophylaxe allgemein oder indiziert (S. 586) anzuwenden ist.

Zug an der Nabelschnur. Sobald die erste deutlich fühlbare Uteruskontraktion auftritt, wird die Plazenta durch Zug an der Nabelschnur entfernt.

Technik des Zuges an der Nabelschnur. Der Zug an der Nabelschnur erfordert einige Übung. Man bekommt aber bald ein Gefühl dafür, ob sich die Plazenta mühelos herausziehen lassen wird oder nicht:
- Die Geburtsposition mit aufgestellten Beinen wird beibehalten. Unmittelbar nach der Geburt des Kindes legt Arzt oder Hebamme die linke Hand flach und ohne zu drücken auf die Fundusgegend und kontrolliert den Uteruskontraktionszustand.
- Bei der ersten deutlich fühlbaren Kontraktion (die klassischen Lösungszeichen werden nicht abgewartet) drückt die auf dem Bauch liegende Hand die Bauchdecke oberhalb der Symphyse leicht ein und schiebt dabei den Uterus nach hinten und oben (→ Ausgleich der Krümmung der Geburtslinie).

– Gleichzeitig zieht man mit der rechten Hand, die sich die Nabelschnur 2- oder 3-mal umgewickelt hat, leicht und gleichmäßig in der Führungslinie an der Nabelschnur, wodurch die Plazenta herausbefördert wird. Die Plazenta folgt dem Zuge der Nabelschnur sofort, wenn rechtzeitig gezogen wird. Rechtzeitig heißt, dass mit dem Zuge sofort begonnen wird, sobald die auf der Bauchdecke liegende Hand die erste Uteruskontraktion deutlich fühlt. Anderenfalls besteht die Gefahr, dass die Plazenta durch einen inzwischen aufgetretenen Spasmus des inneren Muttermundes zurückgehalten wird. Zwischen der Geburt des Kindes und der ersten Nachgeburtswehe vergehen (bei medikamentöser Prophylaxe) 24 Min.

Komplikationen. Plazenta folgt dem Zuge nicht, Nabelschnur reißt ab (S. 305), stärkere Blutung (S. 581), Inversio uteri (S. 306).

Plazenta folgt dem Zuge nicht. Man wartet eine 2. und 3. Wehe ab und wiederholt den Zug. Lässt sich die Plazenta noch nicht herausziehen, ist sie entweder nicht oder nicht vollständig gelöst (Plazentalösung normalerweise mit 1. oder 2. Nachgeburtswehe) oder die Plazenta ist gelöst und wird durch einen Zervixspasmus zurückgehalten.

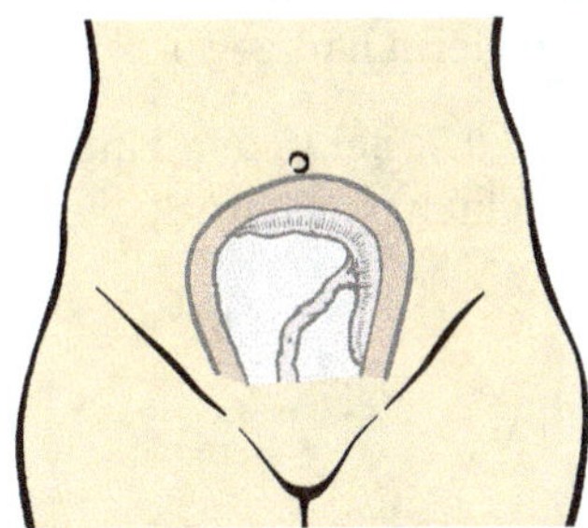

Abb. 7.93: Erster Höhenstand des Uterus. Nach Geburt des Kindes steht der obere Rand des Fundus in Nabelhöhe oder einige Zentimeter darüber oder darunter. Der Uterus ist halbkugelig und steht in der Mittellinie.

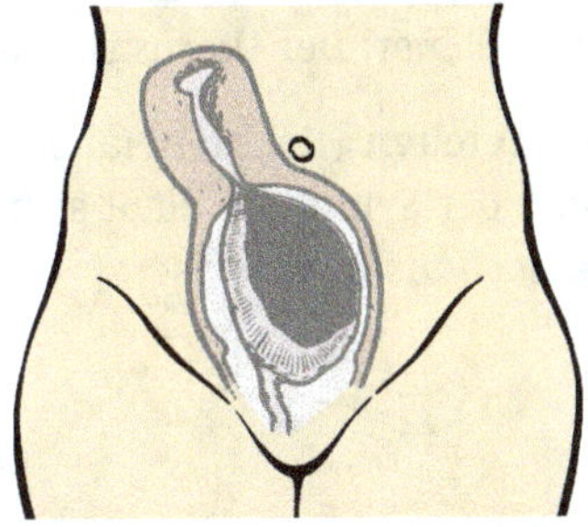

Abb. 7.94: Zweiter Höhenstand des Uterus in der Plazentarperiode. Die Plazenta liegt vollständig gelöst im unteren Uterinsegment. Der Uterus ist über die Plazenta hinweg nach oben rechts gestiegen, steht 2–3 Querfinger bis handbreit oberhalb des Nabels. Er ist schmal, hart, kantig.

Vorgehen. Falls die klassischen Lösungszeichen noch nicht vorhanden sind, werden sie abgewartet und man zieht erneut.

Zwei Lösungszeichen der Plazenta: Uterus- und Nabelschnurzeichen.

Uteruszeichen (Schröder-, Kantungszeichen; Abb. 7.94). Hochsteigen des Uterusfundus und Verkleinerung des Querdurchmessers.

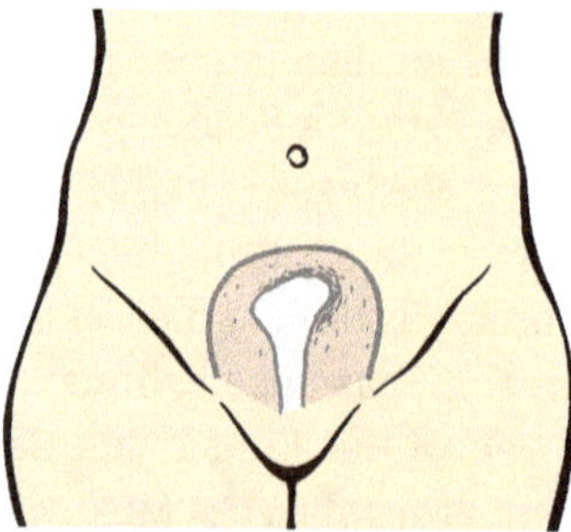

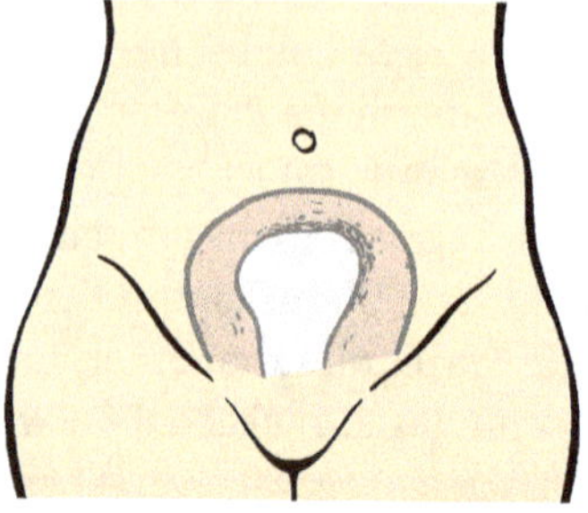

Abb. 7.95: Dritter Höhenstand des Uterus in der Plazentarperiode. Die Plazenta ist ausgestoßen. Der Uterus liegt wieder in der Mittellinie. Der obere Rand des Fundus steht in der Mitte zwischen Nabel und Symphyse.

Abb. 7.96: Vierter Höhenstand des Uterus. In den ersten 24 Std., also am 1. Wochenbetttag steigt der Uterus wieder etwas höher. Der obere Rand des Fundus steht 2 Querfinger unterhalb des Nabels.

Ist die Plazenta gelöst und in den Geburtskanal ausgestoßen, so steht der Uterusfundus 2–3 Querfinger oberhalb (meist rechts) des Nabels. Sein Querdurchmesser ist dabei deutlich kleiner: Der Uterus ist schmaler, kantig und zugleich hart geworden.

Nabelschnurzeichen (Küstner-Nabelschnurzeichen; Abb. 7.97). Bei tiefem Eindrücken oberhalb der Symphyse zieht sich die Nabelschnur vaginalwärts zurück, wenn die Plazenta noch nicht gelöst ist.

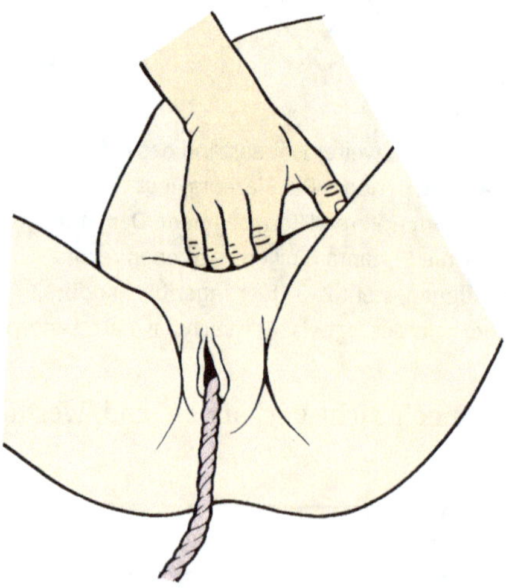

Abb. 7.97: Küstner-Zeichen. Die zwischen Uterus und Symphyse promontoriumwärts eindringende Hand bewegt den Uterus nach oben. Zieht sich dabei die Nabelschnur zurück, so ist die Plazenta noch nicht gelöst. Sehr zuverlässiges Zeichen! Besonders dem Anfänger zu empfehlen, da gleichzeitig denkbar einfach.

Praxishinweis. Der Uterus kann auch über den Nabel hinaus emporsteigen, ohne dass die Plazenta gelöst ist, wenn es in das Uteruskavum bei nicht gelöster oder nicht vollständig gelöster Plazenta hineinblutet.

Dann ist sein Querdurchmesser nicht kleiner geworden, er ist also nicht hart, schmal und kantig geworden, sondern er ist dicker, größer und praller als vorher; v. a. ist er nicht gekantet!

Die Lösungszeichen sind nicht immer gleichzeitig vorhanden. Auch ist keines der Zeichen ganz sicher. Röntgenologische Untersuchungen haben gezeigt, dass die Lösung der Plazenta früher eintritt, als klinische Lösungszeichen zu beobachten sind.

Tritt innerhalb von 30 Min. kein Lösungszeichen auf, liegt eine verzögerte Lösung vor.

Verzögerte Plazentalösung. Behandelt wird wie folgt:
– 3 IE Syntocinon i. v., sofern der Uterus atonisch ist
– schonende Ausführung des Credé-Handgriffs (s. u.)
– wenn erfolglos: manuelle Lösung (S. 589).

Credé-Handgriff (Abb. 7.98; Karl S. C., Gynäkologe, Leipzig, 1819–1892). Nach Entleerung der Blase bringt man den Uterus in die Mitte, regt durch leichte Reibebewegungen eine Wehe an, umfasst den Uterus mit einer Hand und schiebt ihn in der Führungslinie beckenwärts, wodurch die Plazenta herausgedrückt werden kann.

Bei verstärkter Blutung nach dem Schema auf S. 587 vorgehen, bei Zervixspasmus. S. 590.

Nabelschnurriss. Folgt die Plazenta dem Zuge der Nabelschnur nicht, so hat es keinen Zweck, mit stärkerer Kraft zu ziehen. Die Nabelschnur kann dabei ein- und abreißen. Das Reißen der Nabelschnur kündigt sich dadurch an, dass sie auffallend blass wird.

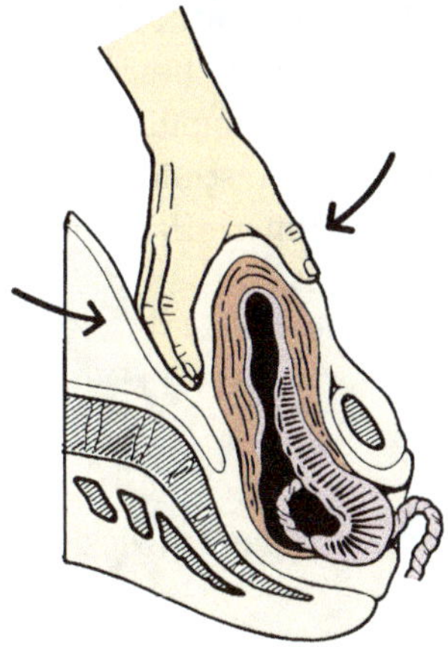

Abb. 7.98: Credé-Handgriff.

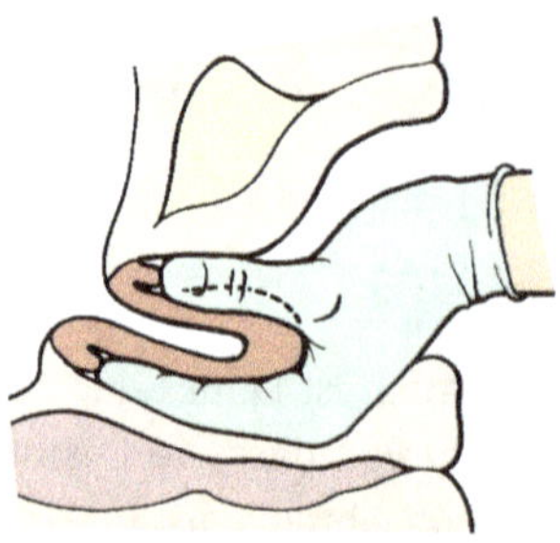

Abb. 7.99: Manuelle Reposition. Zurückkrempelung des invertierten Uterus nach Johnson.

Reißt die Nabelschnur ab, empfiehlt sich Folgendes:
- Abwarten der Lösungszeichen (S. 303)
- Credé-Handgriff (s. o.); wenn erfolglos
- Manuelle Lösung (S. 589).

Inversio uteri. Um- bzw. Einstülpung (Umkrempelung) der Gebärmutter, wobei der Uteruskörper mit der Schleimhautschicht nach außen in der Scheide oder vor der Vulva liegt.

Sehr seltenes Ereignis, beim Zug an der Nabelschnur noch seltener als beim forcierten Credé-Handgriff.

Akute Inversion ist eine Uterusinversion in der Nachgeburtsperiode.

Manuelle Reposition (Zurückkrempelung) in tiefer Narkose (Abb. 7.99). Die ganze Hand wird in die Scheide eingeführt, die Fingerspitzen werden dem Inversionsring ringsherum aufgesetzt, der invertierte Uterus liegt in der hohlen Hand. Der Uterus wird kräftig nabelwärts geschoben. Die Zurückkrempelung wird unterstützt durch den Zug des parametranen Bandapparates und der Ligg. rotunda, die beim Hochschieben des Uterus angespannt werden.

Wird die Inversion sofort erkannt, ist die Reposition meist leicht.

Die der Uteruswand aufsitzende Plazenta soll vor der Reposition nicht abgelöst werden. Es kann zu einer starken Blutung kommen, da der invertierte Uterus sich nicht kontrahieren kann. Macht die Reposition Schwierigkeiten, wird empfohlen, die Plazenta vorher abzulösen. Dabei ist mit einer Blutung zu rechnen. Anschließend an die Reposition ist eine Oxytocin-Tropfinfusion erforderlich. Die innere Hand muss den reponierten Uterus solange hoch halten, bis er gut kontrahiert ist.

7.6 Postplazentarperiode

Definition. Die Postplazentarperiode erfasst die ersten 2 Std. nach der Entwicklung der Plazenta.

In den ersten postpartalen Stunden muss die Wöchnerin wegen der Gefahr von Blutungen besonders streng überwacht werden. Aufgaben sind: Revision der Geburtswege, Inspektion von Plazenta, Eihäuten, Nabelschnur.

Revision der Geburtswege

Erste Revision. Mit 2 sterilen Tupfern wird das Scheiden-Damm-Gebiet auseinandergehalten und auf einen Riss hin besichtigt. Jede über eine Schürfung hinausgehende Wunde wird chirurgisch versorgt.

Zweite Revision. Blutet es nach außen? Gefährlich sind nicht nur starke Blutungen, sondern auch ein kontinuierlicher schwacher Blutabgang ist beachtlich, da oft eine Gerinnungsstörung als schwache anhaltende Sickerblutung beginnt.

Fritsch-Lagerung (Abb. 7.100). Um einen Blutabgang nach außen gut beobachten zu können, wird die Frau nach Fritsch gelagert: Sie erhält eine saubere Unterlage, die Gesäßbacken werden heruntergestrichen und die Beine überkreuzt. Vor die Vulva legt man eine sterile Vorlage. Das aus der Scheide ausfließende Blut kann sich so in der kleinen, 500 ml fassenden Schüssel zwischen der Vulva und den Oberschenkeln ansammeln.

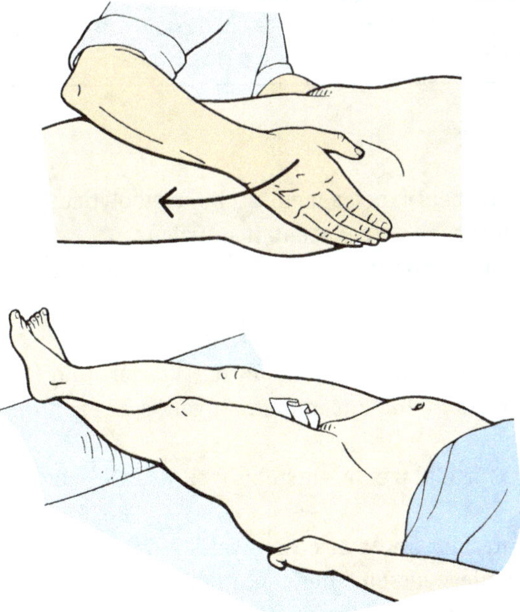

Abb. 7.100: Lagerung nach Fritsch: Herunterstreichen der Gesäßbacken und Übereinanderlegen der Beine.

Bei Blutungen muss die Zervix mit Spiegeln eingestellt werden. Jeder größere Zervixriss, auch wenn er nicht stärker blutet, muss chirurgisch versorgt werden.

Überwachung des Uterus. Ist er gut kontrahiert, steht er zwischen Nabel und Symphyse (S. 303)? Man beachte, dass die Konsistenz wechselt infolge der Nachwehen. Ist der Uterus schlecht kontrahiert, werden Kontraktionsmittel angewendet. Wurde die medikamentöse Prophylaxe in der Plazentarperiode durchgeführt, sind Kontraktionsmittel seltener erforderlich.

Beobachtung von Gesichtsfarbe, Puls (langsam, gut gefüllt), **Atmung** (besonders nach einer Narkose), **Temperatur.**

Füllungsstand der Blase prüfen. Eine volle Blase hemmt Wehen und Nachwehen. Die Wöchnerin bemerkt oft keinen Harndrang, obwohl sich die Blase aufgrund der einsetzenden Diurese rasch füllt. Ist die Spontanentleerung trotz wiederholter Versuche nicht möglich, muss katheterisiert werden.

Verlegung auf die Wochenstation. Nach der üblichen Körperpflege wird die Wöchnerin 2 Std. nach Entwicklung der Plazenta verlegt.

Inspektion der Plazenta

Die Plazenta ist eine 2–3 cm (1,5–2 cm) dicke Scheibe. Durchmesser: 16–20 cm. Gewicht: 500–700 g. Die Größe steht in Beziehung zur Kindsgröße, jedoch schwankt diese Relation in weiten Grenzen.

Pathologische Plazenta

- Übergewichtige Plazenten finden sich bei Diabetes mellitus, M. haemolyticus neonatorum, Lues, untergewichtige bei chronischer Plazentainsuffizienz.
- Placenta membranacea, ein sehr dünner Mutterkuchen, die Ursache einer fetalen Minderversorgung sein kann.
- Placenta bipartita oder bilobata. Die Lappenplazenta entsteht dadurch, dass sich die Frucht in einer Uteruskante einnistet, die Plazenta auf der Vorder- und Hinterwand wächst und dadurch 2 (oder mehr) zusammenhängende Lappen entstehen.
- Placenta anularis. Die Ring- oder Gürtelplazenta entsteht, weil das Gewebe des mittleren Teils verödet ist.
- Placenta extrachorialis mit Placenta marginata et circumvallata. Eihäute gehen nicht vom Rand der Plazenta ab, sondern lassen einen mehr oder weniger großen Randbezirk ringsherum oder teilweise frei. Am Rande der Chorionplatte ist dann ein schmaler Fibrinstreifen erkennbar (Placenta marginata). Der Rand ist oft aufgeworfen (Placenta circumvallata). Die Ursache ist nicht bekannt. Im Bereich des

überstehenden Zottengewebes kann es leichter zu einer Randlösung und zu rezidivierenden Blutungen in der Schwangerschaft und unter der Geburt kommen. Die fetale Mortalität soll das Doppelte der Norm betragen.

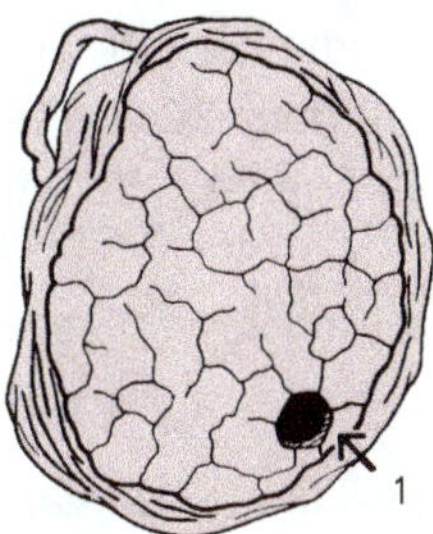
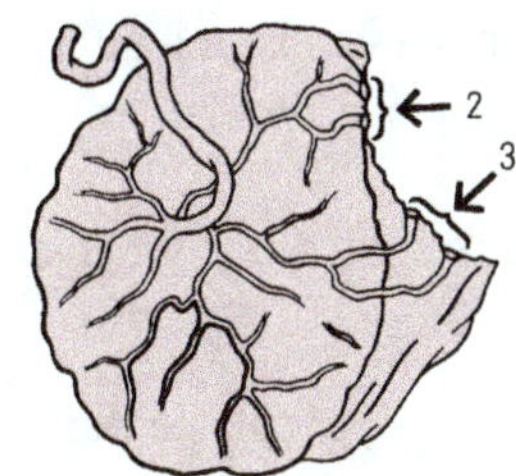

Abb. 7.101: Prüfung der Plazenta auf Vollständigkeit, **1.** fehlendes Plazentastück, **2.** abgerissene Gefäße am freien Rand der Plazenta, **3.** am freien Rand der Eihäute.

Untersuchungsgang. Postpartal soll die Plazenta gründlich makroskopisch untersucht, gemessen und gewogen werden. Auch wenn sie makroskopisch unauffällig ist, soll sie bei Verdacht auf kindliche Erkrankungen histologisch untersucht werden, da manche Schäden nur histologisch nachweisbar sind (Plazentainsuffizienz, Infektionen).

Prüfung der mütterlichen (dezidualen) Plazenta auf Vollständigkeit, Infarkte, Chorangiom.

Vollständigkeit. Plazenta auf einen großen flachen Teller ausbreiten, mütterliche Seite nach oben. Alte, zumeist recht festsitzende Blutkoagula sind Zeichen einer vorzeitigen Lösung oder bei randständigem Sitz einer Blutung aus dem eröffneten Sinus marginalis. Sie werden vorsichtig unter fließendem Wasser abgespült:
– Sind die Oberflächen aller Lappen (Zottenkomplexe Kotyledonen) von der dünnen grauen Schicht (dezidualer Überzug) bedeckt?
– Fehlt Plazentagewebe (Abb. 7.101)?
– Lassen sich die Lappen zwanglos aneinanderlegen und entsteht dabei eine Lücke?

Praxishinweis. Fehlt ein mehr als bohnengroßes Stück der Plazenta, muss nachgetastet werden, gleichgültig, ob es blutet oder nicht und ob der Uterus kontrahiert ist oder nicht ist, ob die Frau Fieber oder kein Fieber hat!

Vier Gefahren drohen, wenn Plazentagewebe im Uterus zurückbleibt:
1. atonische Blutung unmittelbar post partum,
2. Blutung im Wochenbett (sog. Spätblutung),
3. lebensgefährliche puerperale Infektion (Sepsis),
4. Umwandlung des Restes in einen Trophoblasttumor (S. 557).

Nachzutasten ist, wenn die Vollständigkeit der Plazenta zweifelhaft ist trotz gründlicher Inspektion, auch, wenn es nicht blutet. Lautet das Ergebnis vollständig, so kann eine postpartale Blutung trotzdem eine Nachtastung indizieren.

Infarkte. Feste weißliche Narben gehen auf Plazentainfarkte zurück, die bei SIH vorkommen; keine echten Infarkte, sondern verschlossene intervillöse Bluträume durch fibrinöse Thromben, wodurch es zur Nekrose der Zotten mit ihren fetalen Gefäßen kommt.

Bei größerer Ausdehnung der Infarkte wird das Wachstum des Kindes verzögert: intrauterine Mangelentwicklung (s. S. 170).

Chorangiom. Umschriebene, tumorartige Hyperplasie der Choriongefäße (→ Hamartom), eine weitere Ursache für intrauterine Mangelentwicklung. Vorkommen: 1 % aller Plazenten.

Ein Chorangiom kann mit einem Hydramnion vergesellschaftet und Ursache einer Herzhypertrophie des Kindes sein. Andere Tumoren in der Plazenta sind selten.

Inspektion der Eihäute

Vorgehen. Man fasst die Plazenta mit einer Hand an der Nabelschnur und hält sie hoch, sodass die umgestülpten Eihäute wie ein Sack herunterhängen:

Sind die Eihäute vollständig oder irgendwo hart am Rande der Plazenta abgerissen?

Unvollständige Eihäute erfordern kein Nachtasten; sie werden in den ersten Wochenbetttagen spontan ausgestoßen, können jedoch erhöhte Temperatur verursachen! Dokumentation, ob Eihäute zurückgeblieben sind oder nicht. Im Wochenbett Kontraktionsmittel verordnen!

> **Praxishinweis.** Bei abgerissenen Eihäuten auf große, klaffende Gefäßöffnungen am Rande der Plazenta oder am Rande der Eihäute achten → Hinweis auf eine im Uterus verbliebene Nebenplazenta!

Hauptfrage: Enden irgendwo am freien Rande der Plazenta (Abb. 7.101) oder der Eihäute (Abb. 7.101) abgerissene Gefäße? Beurteilung am besten im durchscheinenden Licht nach Aufreißen des Eihautsackes.

Nebenplazenta vs. Vasa aberrantia. Nicht jedes am freien Rand abgerissene Gefäß bedeutet, dass eine Nebenplazenta zurückgeblieben ist, wahrscheinlicher sind aberrante Gefäße (Vasa aberrantia); Gefäße, die vom Nabelschnuransatz über einen Teil der Plazenta hinweg in die Eihäute hinein und von dort wieder auf die Oberfläche der Plazenta zurücklaufen. Sie sind ohne Bedeutung.

> **Praxishinweis.** Wenn sich klaffende Gefäßöffnungen am Rande der Plazenta oder am Rande der Eihäute finden, so muss der Uterus ausgetastet werden, um die Nebenplazenta herauszuholen. Dabei ist

es gleichgültig, ob es blutet oder nicht, ob der Uterus kontrahiert ist oder nicht, ob die Frau Fieber hat oder nicht.

Wo inseriert die Nabelschnur? (Abb. 7.102 bis Abb. 7.105) Von Bedeutung ist die häufige Einpflanzung, Insertio velamentosa, die häufiger bei Zwillingen vorkommt.

Finden sich Verfärbungen des Amnions? Ein grün-gelbliches Amnion findet sich bei Mekoniumabgang und Hyperbilirubinämie (Mhn).

Sind die Eihäute klar, transparent oder milchig-trüb?

Milchige Trübung. Ursache ist eine bakterielle Infektion, z. B. nach vorzeitigem Blasensprung ohne baldige Geburt, protrahiertem Geburtsverlauf, bei der Leukozyten aus den Nabelschnur- und Plazentagefäßen auswandern → milchige Trübung, ggf. mit fötidem Geruch (→ Amnioninfektionssyndrom).

Bei der Mutter äußert sich die intrauterine Infektion als übelriechender, oft eitriger Ausfluss, Fieber, Pulsbeschleunigung und Leukozytose mit Linksverschiebung, weniger häufig: Fieber im Wochenbett.

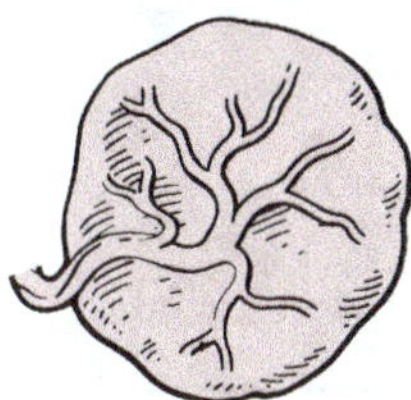

Abb. 7.102: Zentraler Ansatz der Nabelschnur.

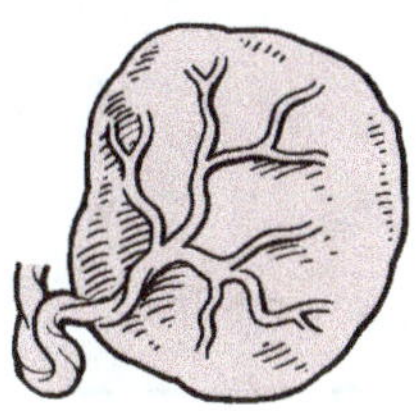

Abb. 7.103: Lateraler Ansatz der Nabelschnur.

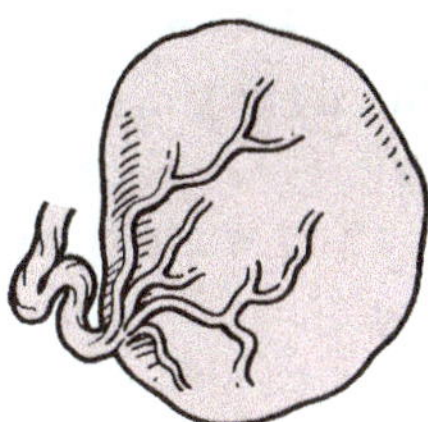

Abb. 7.104: Marginaler Ansatz der Nabelschnur.

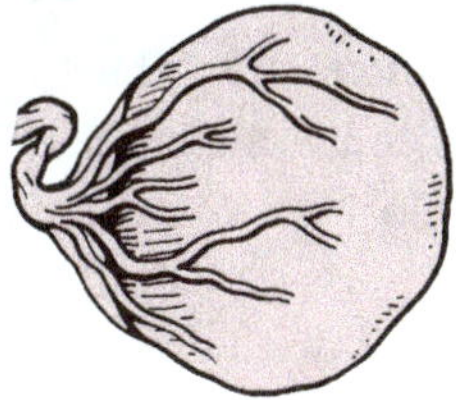

Abb. 7.105: Insertio velamentosa.

Beim Kind führt die intrauterine Infektion zur Tachykardie und v. a. zu Bronchopneumonien durch Aspiration des eitrigen Exsudats, Septikämien.

Inspektion der Nabelschnur

Geprüft werden: Länge, Dicke, Gefäße, Knoten.

Länge. Die Nabelschnur ist durchschnittlich 50 cm lang. Die zu kurze oder zu lange Nabelschnur kann zu geburtshilflichen Komplikationen führen.

Drei Nabelschnurgefäße. In der Nabelschnur verlaufen drei Gefäße:
- Zwei Arterien (→ Aa. umbilicales). Eine der Arterien kann fehlen oder rudimentär angelegt sein, was mit Fehlbildungen vergesellschaftet sein kann.
- Eine Vene (→ V. umbilicalis); am weiten Lumen leicht zu erkennen!

Knotenbildung (Abb. 7.106)?

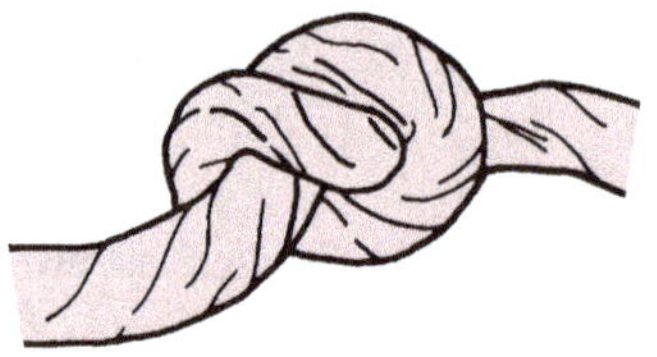

Abb. 7.106: Wahrer Knoten der Nabelschnur.

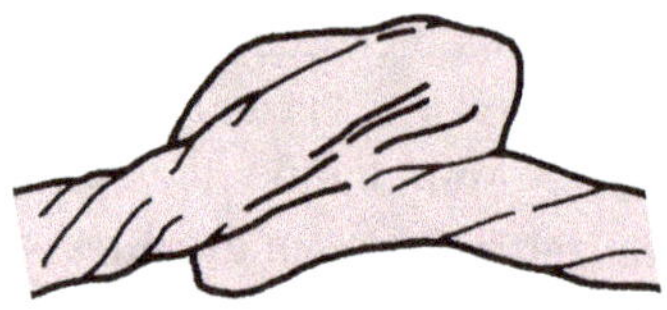

Abb. 7.107: Falscher Knoten der Nabelschnur, Schlingenbildung der Gefäße.

7.7 Geburtsdauer

Definition. Zeit zwischen Beginn der Eröffnungswehen bis zur Geburt des Kindes.

Durchschnittszeiten. Erstgebärende 8–9, Mehrgebärende 6 Std.

Eröffnungsperiode Erstgebärende 7, Mehrgebärende 5 Std. **Austreibungsperiode** Erstgebärende 1, Mehrgebärende 0,5 Std.

Höchstdauer einer Geburt. Die Geburt einer Erstgebärenden sollte nicht länger als 15 Std., einer Mehrgebärenden nicht länger als 10 Std. dauern!

In besonderen Fällen wird es aber möglich sein, diese Zeiten zu überschreiten. Voraussetzung ist dabei, dass der Mutter keine Benachteiligung und dem Kind keine direkte Gefahr drohen. Mit den heute gegebenen Möglichkeiten lässt sich die Gefährdung des Kindes erkennen.

Geburtsfortschritt. Wichtiger als die Angabe der Geburtsdauer in Std. ist der Geburtsfortschritt.

Kriterien
- Muttermundweite
- Höhenstand des vorangehenden Teiles (meist des Kopfes)
- Verlauf der Pfeilnaht überwacht.

Praxishinweis. Faustregel für einen guten Geburtsfortschritt: 1 cm Muttermundserweiterung/Std.!

Partogramm (Abb. 7.108). Aufschlussreicher für die Geburtsleitung ist, die erhobenen Untersuchungsbefunde graphisch zu dokumentieren (Partogramm), wobei die Linie der Muttermundserweiterung und die Linie des Tiefertretens der Leitstelle sich bei regelrecht fortschreitender Geburt überschneiden.

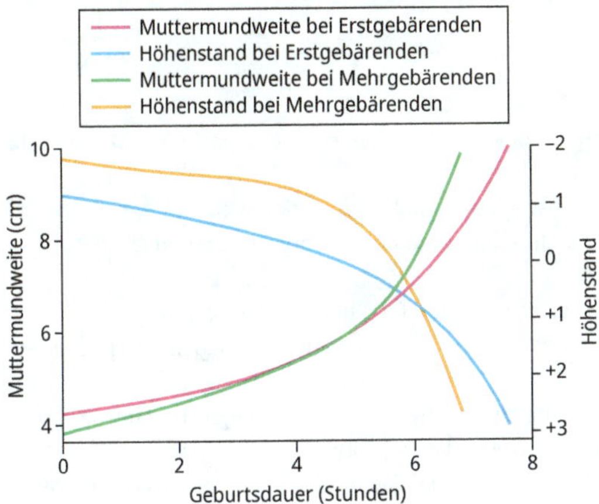

Abb. 7.108: Muttermundserweiterung und Höhenstand der knöchernen Leitstelle (Graseck A et al. Obstet Gynecol. 2014;123:521–526).

Gefahren der langdauernden Geburt

Für die Mutter
- Infektion (nach Blasensprung), Temperatursteigerung, Fieber
- Drucksymptome. Ödem einer Muttermundslippe (→ Nekrose), blutiger Harn, Vulvaödem, Blasenscheidenfistel, -zervixfistel, Rektumscheidenfistel
- Erschöpfung.

Für das Kind. Azidose (S. 270) bei Plazentainsuffizienz, wenn sich das Schädigungspotential von SIH, Diabetes der Mutter oder eine Übertragung, Rh-Unverträglichkeit summiert; Amnioninfektionssyndrom durch aszendierende Infektion.

Bei späten Erstgebärenden (> 35 Jahre) kann die Geburtsdauer verlängert sein (größere Weichteilwiderstände, primäre oder sekundäre Wehenschwäche). Das Alter allein ist aber keine Indikation für eine Schnittentbindung. Die tägliche Erfahrung zeigt, dass erste Geburten bei Frauen zwischen 40 und 45 Jahren durchaus glatt verlaufen.

Überstürzte Geburt (Partus praecipitatus) ist, wie der Name sagt, eine ungewöhnlich schnell verlaufende Geburt, bei der das Kind z. B. mit einer einzigen Presswehe geboren wird. Sie wird bei Mehrgebärenden mit sehr starken Wehen und nachgiebigen Weichteilen beobachtet.

Sturzgeburt. Das Kind stürzt aus dem Geburtskanal heraus zu Boden oder fällt z. B. in ein Klosett (→ Klosettgeburt). Die Nabelschnur reißt dabei oft ab.

Die Sturzgeburt braucht nicht unbedingt schnell zu verlaufen; sie ist gerichtsmedizinisch bedeutungsvoll.

Literatur

Akmal S, Tsoi E, Kametas N, et al. Intrapartum sonography to determine fetal head position. J Matern Fetal Neonatal Med. 2002;12:172.

Akmal S, Kametas N, Tsoi E; et al. Comparison of transvaginal digital examination with intrapartum sonography to determine fetal head position before instrumental delivery. Ultrasound Obstet Gynecol. 2003;21:437–440.

American College of Obstetricians and Gynecologists. Intrapartum fetal heart rate monitoring: nomenclature, interpretation, and general management principles. Clinical management guidelines No 106. July 2009. Obstet Gynecol. 2009;114:192–202.

Amer-Wahlin I, Ugwumadu A, Yli B, et al. Fetal electrocardiography ST-segment analysis for intrapartum monitoring: a critical appraisal of conflicting evidence and a way forward. AJOG. 2019;219:577–601.

Deutsche Gesellschaft für Anästhesiologie und Intensivmedizin. Rückenmarksnahe Regionalanästhesien und Thromboembolieprophylaxe / antithrombotische Medikation. Anästh Intensivmedizin. 2007;48:109–24.

Deutsche Gesellschaft für Gynäkologie und Geburtshilfe. Anwendung des CTG während Schwangerschaft und Geburt. AWMF S1 Leitlinie 015/036 Aug 2013.

Dückelmann AM, Bamberg C, Michaelis AM, et al. Measurement of fetal head descent using the ‚angle of progression' on transperineal ultrasound imaging is reliable regardless of fetal head station or ultrasound expertise. Ultrasound Obstet Gynecol. 2010;35:216–222.

Dückelmann AM, Kalache KD. Sonographische Beurteilung der Einstellung und des Höhenstandes vor vaginal-operativer Entbindung. Gynäkologe. 2014;47:871–878.

FIGO. Intrapartum fetal monitoring Guidelines. Oct. 2015.

Girard T, Schälling B. Schmerztherapie in der Geburtshilfe. Gynäkologe. 2013;46:477–487.

Grasek A, Tuuli M, Roehl K et al. Fetal descent in labor. Obstet Gynecol. 2014;123:521.

Henrich W, Dudenhausen JW, Fuchs I et al. Intrapartum translabial ultrasound: sonographic landmarks and correlation with successful vacuum extraction. Ultrasound Obstet Gynecol. 2006;28:753.

Hopp H. Das Kristellermanöver. Gynäkologe. 2001;34:364.

Hutchon D. A view on why immediate cord clamping must cease in routine obstetric delivery. The Obstetrician & Gynaecologist. 2008;10:112–6.

Le Ray C, Audibert F, Goffinet F, Fraser W. When to stop pushing: effects of duration of second-stage expulsion efforts on maternal and neonatal outcomes in nulliparous women with epidural analgesia. Am J Obstet Gynecol. 2009;201:361.e1–7.

Luttkus A, Callsen TY, Stupin JH, Dudenhausen JW. Pulse oximetry during labour – does it give risk to hope? Value of saturation monitoring in comparison to fetal blood gas status. Europ J Obstet Gynec Reprod Biol. 2003;110:132.

Luttkus AK, Stupin JH, Callsen TA, Dudenhausen JW. Feasibility of simultaneous application of fetal electrocardiography and fetal pulse oximetry. Acta Obstet Gynec Scand. 2003;82:443.

Rath W. Aktive Leitung der Nachgeburtsperiode – Das Ende eines 50-jährigen Dogmas? Z Geburtsh Neonatol. 2013;217:173–176.

Sosa CG, Buekens P, Hughes JM, et al. Effect of pethidine administered during the first stage of labor on the acid-base status of birth. Eur J Obstet Gynecol Reprod Biol. 2006;129:135.

Vetter K, Goeckenjan M. Geburtseinleitung bei vorzeitigem Blasensprung vor Termin. Gynäkologe. 2004;37:335.

White CRH, Doherty DA, Henderson JJ et al. Benefits of introducing universal umbilical cord blood gas and lactate analysis into an obstetric unit. Australien and New Zealand Journal of Obstetrics and Gynaecology. 2010;50:318–328.

White CRH, Doherty DA, Newnham, JP, et al. The impact of introducing universal umbilical cord blood gas analysis and lactate measurement at delivery. Australien and New Zealand Journal of Obstetrics and Gynaecology. 2014;54:71–78.

8 Pathologie der Geburt

8.1 Regelwidrige Kopfstände und -lagen

Regelwidrige Kopfstände und -lagen sind: tiefer Querstand, hoher Geradstand, hintere Hinterhauptlage (HiHHL) sowie Deflexions- oder Strecklagen: mit Deflexionslage Nr. 1 oder Vorderhauptlage (VoHL), Deflexionslage Nr. 2 oder Stirnlage und Deflexionslage Nr. 3 oder Gesichtslage (GL).

8.1.1 Tiefer Querstand

Definition. Einstellungsanomalie. Regelwidrige Kindsentwicklung unter der Geburt. Die Pfeilnaht des auf dem BB stehenden Kopfes verläuft quer, was die Geburt infolge fehlender Kopfbeugung und -rotation verzögert, sofern der tiefe Querstand längere Zeit (30–60 min) besteht.

Auch bei regelrechter Geburt kommt der Kopf nicht selten mit quergestellter Pfeilnaht auf dem BB an, wo sich die Drehung in den geraden Durchmesser vollzieht. Die Regelwidrigkeit der Einstellung, die der Begriff tiefer Querstand enthält, kommt also nur zum Ausdruck, wenn man in die Definition die durch den Querstand bedingte Verzögerung der Geburt hineinbringt.

Häufigkeit. 1 % aller Schädellagen.
Einteilung
- I. oder linker tiefer Querstand (Abb. 8.1): kleine Fontanelle und Rücken links.
- II. oder rechter tiefer Querstand (Abb. 8.2): kleine Fontanelle und Rücken rechts.

Ätiologie. Bei kleinen und rundlichen Köpfen bleibt die innere Drehung aus, wenn die Weichteile des BB schlaff sind und der Schädel beim Tieferrücken nur wenig Gegendruck (Bumm) erfährt. Ein großer Kopf kann im Gegensatz hierzu auch an der inneren Drehung gehindert werden, weil er auf zu viel Gegendruck (zu große Reibung) von Weichteilen und knöchernem Becken stößt. Die sekundäre Wehenschwäche ist Hauptursache. Bis zum BB hat die vielleicht nur mäßig entwickelte Uterusmuskulatur den Kopf heruntergetrieben. Jetzt, wo die kräftigen Austreibungswehen einsetzen sollen, die den Kopf ggf. drehen würden, versagt die durch die Eröffnung schon überanstrengte Gebärende: Die Drehung des Hinterhauptes bleibt aus, die Pfeilnaht bleibt quer auf dem BB stehen. Beckenform. Bei dem nicht häufigen Trichterbecken (viriles Becken) erschwert die Querverengung im BA die innere Drehung des Kopfes auf dem BB.

Klinik. Mm vollständig, Spinae nicht mehr zu tasten. Man kommt mit dem Finger nicht mehr zwischen Kopf und Beckenboden, also:

© 2026 Walter de Gruyter GmbH, Berlin | https://doi.org/10.1515/9783111201559-008

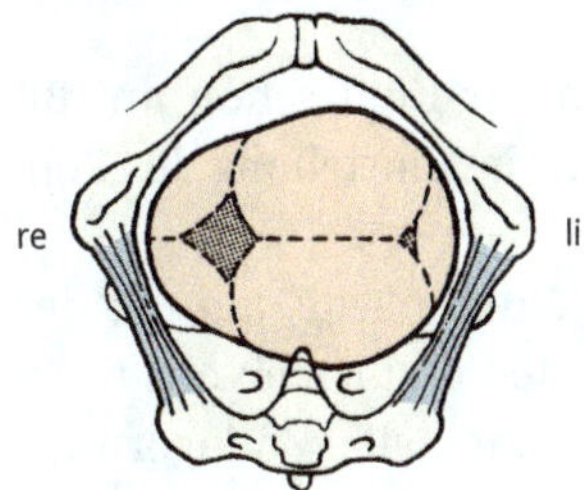

Abb. 8.1: I. oder linker tiefer Querstand.

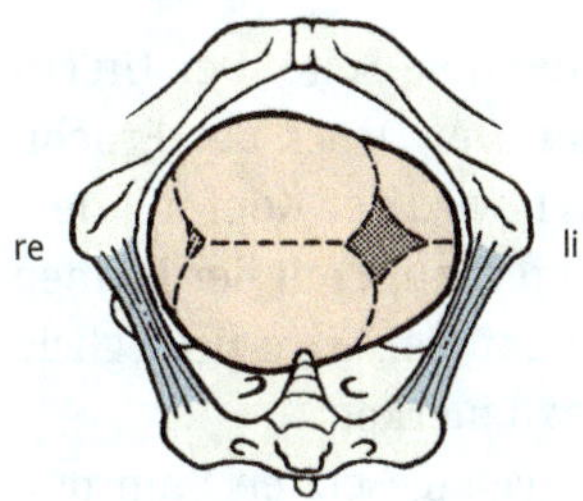

Abb. 8.2: II. oder rechter tiefer Querstand.

I. (oder linker) tiefer Querstand:
- Kopf auf BB; Pfeilnaht verläuft quer, kleine Fontanelle links, große Fontanelle rechts, fast in gleicher Höhe (Abb. 8.1).

II. (oder rechter) tiefer Querstand:
- Kopf auf BB; Pfeilnaht verläuft quer, kleine Fontanelle rechts, große Fontanelle links, fast in gleicher Höhe (Abb. 8.2).
- Beide Fontanellen sind zu tasten: Regelwidrigkeit von Einstellung (→ Querstand der Pfeilnaht), Haltung des Kopfes (→ leichte Streckhaltung an Stelle der regelrechten Beugehaltung).
- Die ausbleibende Beugung erklärt, weshalb der Kopf die innere Drehung nicht vollziehen kann: Der Kopf dreht sich nicht, weil er sich nicht beugt.

Praxishinweis. Tiefer Querstand heißt Geburtsstillstand auf BB, Geburtsunmöglichkeit!

Spontangeburt ist erst möglich, wenn der Kopf seine innere Drehung in den geraden Durchmesser durchgemacht hat. Ausnahmen bestätigen die Regel: Der Kopf liegt quer zum längsverlaufenden Weichteilspalt des BA, Wehen drücken ihn gegen Schambeinäste und längsgestellte Bulbokavernosusschlinge wie gegen eine Barriere.

Praxishinweis. Viel zu oft und zu früh wird eingegriffen! Methode der Wahl: Abwarten (bei Wohlbefinden von Mutter und Kind), zunächst keine Indikation zur operativen Geburtsbeendigung.

Konservative Behandlung

Therapeutische Lagerung der Gebärenden! Auch wenn der Kopf schon auf BB steht, kann man durch Lagerung (Bewegung der Fruchtachse) die Einstellung des Kopfes beeinflussen.

Allgemeine Lagerungsregel. Man lagert die Gebärende auf die Seite, auf der der Teil des Kopfes liegt, der die Führung übernehmen, tiefer treten und nach vorn rotieren soll. Vorangehen soll das Hinterhaupt mit der kleinen Fontanelle. Zu lagern ist: bei I. oder linkem tiefen Querstand auf die linke Seite und bei II. oder rechtem tiefen Querstand auf die rechte Seite.

Beispiel: Beim linken tiefen Querstand Lagerung auf die linke Seite. Der Uterus sinkt der Schwere nach mit dem Fundus nach links hinüber. Der Druck der Fruchtachse wirkt von oben links schräg nach unten rechts. Dadurch wird der Kopf mit dem Vorderhaupt gegen die rechte Beckenwand gedrängt, das Hinterhaupt mit der kleinen Fontanelle entfernt sich von der linken Beckenwand, es kommt frei, wird beweglich, kann dem Druck folgen und tiefer treten. Am einfachsten ist zu merken:
- Der Kopf macht stets die Bewegung des Steißes im entgegengesetzten Sinn mit. Drehpunkt ist der Hals.
- Der Kopf beugt sich beim Tiefertreten und (s. Ätiologie) holt bei genügender Wehenkraft die innere Drehung nach.

Wehenschwäche behandeln (s. S. 419)!

Praxishinweis. Ist nach Seitenlagerung und guten Wehen ½ Std. vergangen, ohne dass der Kopf sich gedreht hat, so wird operativ entbunden.

Operative Entbindung: Zange, VE

Vakuumextraktion (VE)

VE ist Methode der Wahl, weil sich der Kopf unter dem Zuge des Extraktors spontan dreht.

Praxishinweis. Die Glocke wird exzentrisch auf das Hinterhaupt angelegt (nicht auf die Leitstelle), wodurch erreicht wird: Beugung (Behandlung der Haltungsanomalie) und Rotation des Kopfes (Behandlung der Stellungsanomalie).

Zangenentbindung

Das Anlegen der Zange bereitet dem Anfänger Schwierigkeiten:

Biparietal kann die Naegele-Zange nicht angelegt werden, da es technisch nicht geht (man kann den vorderen Löffel nicht bis unter die Symphyse wandern lassen) oder die Beckenkrümmung der Zange im rechten Winkel zur Krümmung der Beckenachse liegen würde.

Die Naegele-Zange so anzulegen, wie sie ins Becken gehört, also in den queren Durchmesser, ist ebenfalls unmöglich, da sie dann über Gesicht und Hinterhaupt liegen würde.

Stoeckel-Vorschrift. Um den Kopf zu fassen, legt man die Zange schräg an den Kopf und schräg ins Becken an: Beim I. tiefen Querstand nimmt man an, dass die Pfeilnaht schon im I. schrägen Durchmesser steht (was nicht der Wirklichkeit entspricht) und legt die Zange im II. schrägen Durchmesser an (Abb. 8.3), beim II. tiefen Querstand nimmt man an, dass die Pfeilnaht schon im II. schrägen Durchmesser steht und legt die Zange im I. schrägen Durchmesser an (Abb. 8.4).

Ausführung I. tiefer Querstand. Mm vollständig erweitert, Kopf auf BB, Pfeilnaht im queren Durchmesser, kleine Fontanelle links, große Fontanelle rechts.

Der Kopf muss entgegen dem Uhrzeigersinn gedreht werden, bis die kleine Fontanelle nach vorn kommt. Die Zange wird angelegt, als ob die Pfeilnaht schon im I. schrägen Durchmesser stände, sie kommt also in den II. schrägen Durchmesser. Der linke Löffel wird wie immer zuerst nach links hinten eingeführt, der rechte Löffel, der nach rechts vorn kommt, muss wandern, er wird rechts hinten eingeführt und nach seitlich vorn herumgeführt. Schließen der Zange und Nachtasten. Zug in Richtung der Griffe und gleichzeitiges Drehen entgegen dem Uhrzeigersinn, bis die Pfeilnaht im geraden Durchmesser steht. Weiter mit der üblichen Technik.

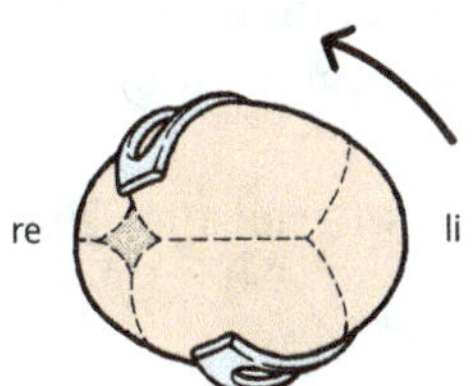

Abb. 8.3: Anlegen der Zange beim I. (linken) tiefen Querstand, die Zange kommt in den II. schrägen Durchmesser.

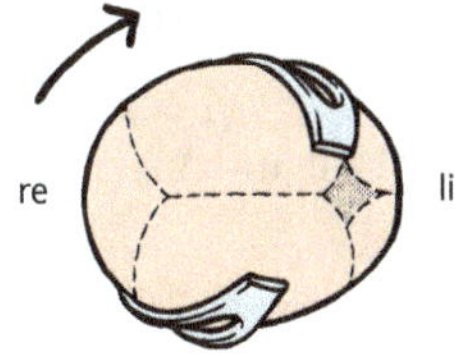

Abb. 8.4: Anlegen der Zange beim II. (rechten) tiefen Querstand, die Zange kommt in den I. schrägen Durchmesser.

Der Kopf wird ausnahmsweise nicht biparietal, sondern schräg gefasst. Oft ändert sich aber die Situation schon beim Schließen der Zange, indem der Kopf sich dabei innerhalb der Zangenlöffel in den I. schrägen Durchmesser hinein dreht, sodass die Zange schon biparietal liegt, bevor die Extraktion begonnen wird.

Die Zangenoperation ist in technischer Hinsicht ein Sonderfall der Zange am schrägstehenden Kopf. Empfohlen wird, den vorderen Löffel weit nach vorn und den hinteren weit nach hinten zu bringen (Stoeckel), sodass die Zange zwischen dem schrägen und dem geraden Durchmesser liegt.

Ausführung II. Tiefer Querstand. Befund wie oben, Unterschied: die kleine Fontanelle steht rechts, die große links (Abb. 8.4).

Um die kleine Fontanelle nach vorn zu bringen, muss der Kopf im Uhrzeigersinn gedreht werden. Die Zange wird so angelegt, als ob die Pfeilnaht im II. schrägen Durchmesser stände, sie kommt also in den I. schrägen Durchmesser.

Der linke Löffel, der nach links vorn kommt und wandern muss, wird zuerst (links hinten) eingelegt und weit nach (links) vorn gebracht. Danach Anlegen des rechten Löffels weit nach rechts hinten. Schließen der Zange, Zug und gleichzeitige Drehung im Uhrzeigersinn.

> **Praxishinweis.** Alte Praktiker legen gern beim rechten tiefen Querstand entgegen der Schulregel nicht den linken, sondern den rechten Löffel zuerst ein. Vorteil: Der Kopf wird schon durch das Einlegen dieses Löffels in den 2. schrägen Durchmesser gedreht. Nachteil: Schwierigkeiten beim Einführen und Wandernlassen des linken Löffels sowie beim Schließen der Löffel.

8.1.2 Hoher Geradstand

Definition. Regelwidrige Stellung (Einstellungsanomalie) des Kopfes im Beginn der Geburt: Die Pfeilnaht steht annähernd im geraden Durchmesser (normal: im queren oder schrägen) des Beckeneingangs.

Der regelwidrige hohe Geradstand ist mechanisch gesehen das Gegenstück zum tiefen Querstand auf Beckenboden.

Häufigkeit. 0,5 % aller Geburten.
Einteilung:
- Vorderer hoher Geradstand (→ Positio occipitalis pubica). Hinterhaupt (HH) ist nach vorn (schambeinwärts) gerichtet (Abb. 8.5).
- Hinterer hoher Geradstand (→ Positio occipitalis sacralis). HH ist nach hinten (kreuzbeinwärts) gerichtet (Abb. 8.6).

Der **vordere hohe Geradstand** (anteriore Einstellung des HH) ist häufiger (2:1 bis 3:1). Ursache soll die mütterliche Wirbelsäule sein, die eine posteriore Einstellung des kindlichen Rückens nicht so häufig zulässt und den Kopf zwingt, sich nach vorn zu drehen.

Beim **hinteren hohen Geradstand** verbleibt das hinten stehende HH auch hinten (Abb. 8.6). Der Rücken wird durch die Wirbelsäule gezwungen, sich mehr oder weniger nach rechts oder links seitlich hinten zu lagern: hochstehende hintere Hinterhauptlage (Kirchhoff).

Ätiologie. Langes Becken, enges Becken (rundliche Form des Beckeneinganges), Missverhältnis; seltene Ursachen: Placenta praevia, Uterusdeformität, Myom, Vorliegen kleiner Teile, Fehlbildung, funktionelle Störung.

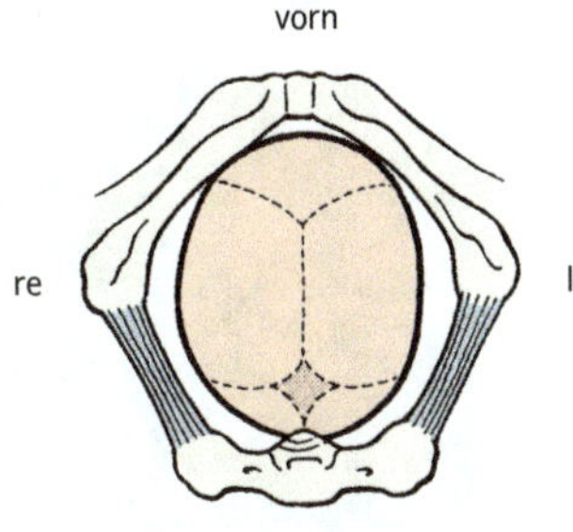

Abb. 8.5: Vorderer hoher Geradstand.

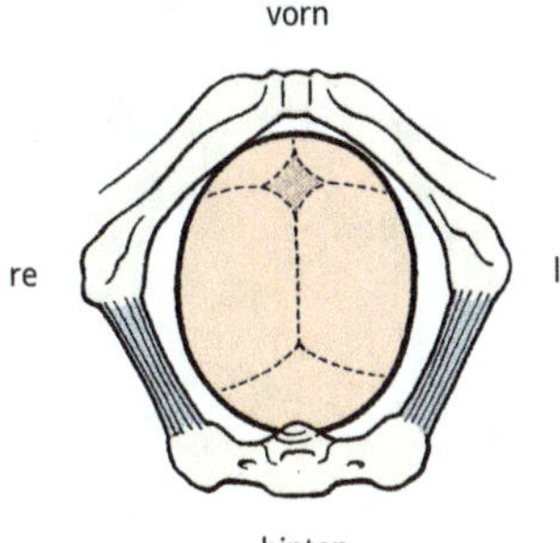

Abb. 8.6: Hinterer hoher Geradstand.

Befund, Diagnose

3. Leopold-Handgriff. Kopf erscheint auffallend schmal, weil die Finger nicht wie sonst den fronto-okzipitalen Durchmesser (12 cm) umgreifen, sondern
- beim vorderen hohen Geradstand den biparietalen (9 ½ cm; s. Abb. 8.7, Abb. 8.8)
- beim hinteren hohen Geradstand den bitemporalen Durchmesser (8 cm). Besonders bei diesem tastet man viele kleine Teile.

Vaginale Untersuchung (Abb. 8.5, Abb. 8.6). Der Tastbefund ergibt sich aus den Abbildungen.

Sonographie. Bringt Klarheit!

Verlauf, Prognose. Wegen regelwidriger Kopfeinstellung besteht Geburtsunmöglichkeit, wenn sie sich nicht spontan ändert oder geändert wird.

Jede 2. Gebärende mit hohem Geradstand erlebt eine Spontangeburt (Pschyrembel), wobei die Pfeilnaht während des Geburtsverlaufs nur vorübergehend mit leichten Zickzackbewegungen um das Promontorium herum aus dem geraden Durchmesser des Beckens hinausgeht, also alle Etagen des Geburtskanals fast im geraden Durchmesser passiert.

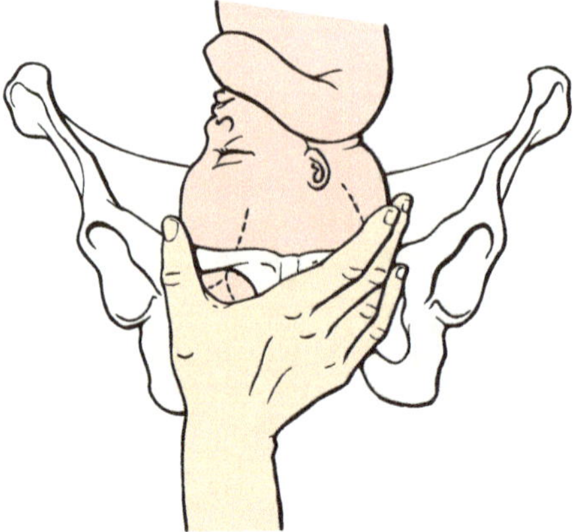

Abb. 8.7: Normaler Tastbefund.

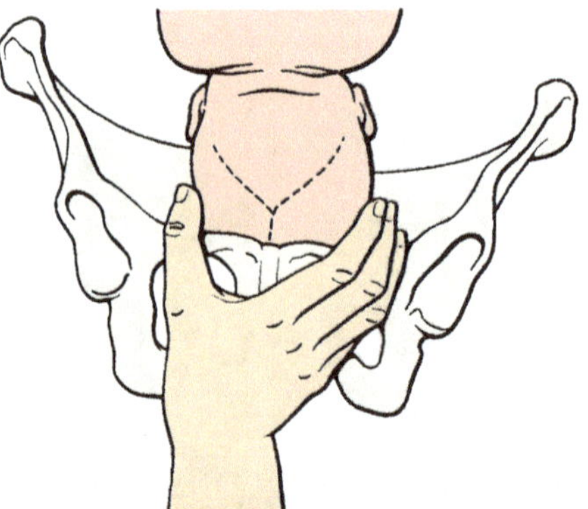

Abb. 8.8: Beim hohen Geradstand fühlt sich der Kopf auffallend schmal an.

Die Geburtsdauer ist verlängert, da eine erhebliche Schädelkonfiguration erforderlich ist.

Enges, langes Becken. Besteht die Ursache im engen oder langen Becken, ist die Spontangeburt in Frage gestellt. Meist resultiert Geburtsstillstand mit drohender Uterusruptur, wenn keine abdominale Schnittentbindung erfolgt.

Therapie
– Abwarten, Schaukellagerung (wechselnde Seitenlagerung) und Tokolyse, um spontanen Ein- und Durchtritt des Kopfes zu erreichen.
– Manuelle Stellungskorrektur (→ Liepmann-Kegelkugelhandgriff) bei vollständigem Mm:

– Mit der ganzen Hand in die Scheide eingehen, Kopf umfassen und nach links oder rechts in schräge Durchmesser drehen, in die er sich am leichtesten drehen lässt. Hat man den Kopf in den queren Durchmesser gebracht, so lässt man ihn von außen ins Becken hineindrücken.

Meist ist die Sectio caesarea erforderlich!

8.1.3 Hintere Hinterhauptlage (HiHHL)

Definition. Stellungsanomalie. Der Rücken des Kindes ist nach hinten gerichtet (Ib- oder IIb-Lage, s. Abb. 8.9, Abb. 8.10) und der Kopf befindet sich in normaler Hinterhaupthaltung: Kinn auf der Brust. Bei der HiHHL (→ dorsoposteriore HHL) führt (wie bei der regelrechten vorderen HHL) das Hinterhaupt (→ tiefster Punkt des Kopfes). Dieses steht aber hinten, zum Kreuzbein hin, während die Stirn gegen die Schoßfuge gerichtet ist.

Häufigkeit. 1 % aller Schädellagen.

Ätiologie, Vorkommen. Dorsoposteriore Lage (Rücken ist primär hinten eingestellt). Normal große Kinder stellen sich fast nur bei Mehrgebärenden mit schlaffen Weichteilen in HiHHL ein. Sonst findet man diese Lageanomalie bei kleinen Kindern sowie bei Frühgeburten und toten Kindern.

Befund, Diagnose. Geburtsstillstand bei Kopf auf BB, ggf. auch Kopf in BM.
– Der Finger sucht die Pfeilnaht, die in einem schrägen oder im geraden Durchmesser steht. Tastet man sich an dieser entlang nach vorn, um dort die kleine Fontanelle zu finden, fühlt man die große vorn links, vorn rechts oder in der Mitte unter der Symphyse.
– Die kleine Fontanelle ist hinten (kreuzbeinwärts): hinten links (Abb. 8.9), hinten rechts (Abb. 8.10) oder hinten in der Mitte. Sie ist schwer zu palpieren, da sich hier die Geburtsgeschwulst ausbildet.
– Häufig ist der Kopf so stark gebeugt, dass man an die große Fontanelle nicht herankommt. In der Führungslinie liegt als Leitstelle die kleine Fontanelle oder der Scheitel, Gegend zwischen großer und kleiner Fontanelle.
– Bei der Ultraschalluntersuchung zeigen sich die Wirbelsäule des Kindes nach hinten zur Wirbelsäule der Mutter und die Augen des Kindes nach vorn gerichtet.

Die I. (linke) HiHHL ist weitaus häufiger als die II. (rechte):
– HiHHL mit Pfeilnaht im I. schrägen Durchmesser → II. HiHHL (Abb. 8.9)
– HiHHL mit Pfeilnaht im II. schrägen Durchmesser → I. HiHHL (Abb. 8.10).

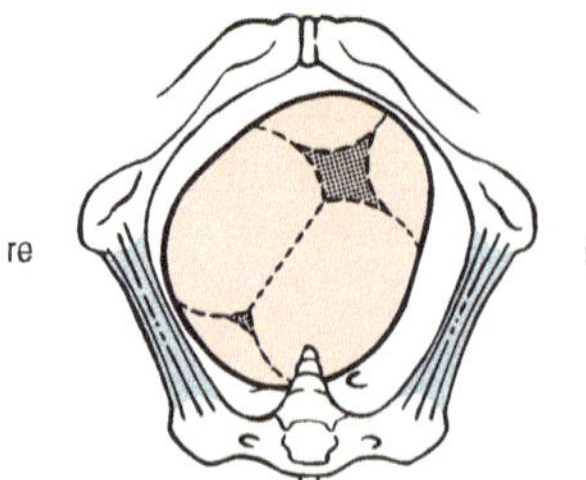

Abb. 8.9: II. oder rechte HiHHL.

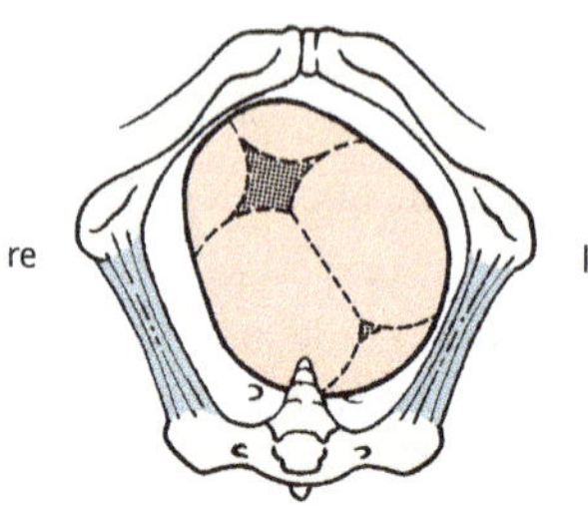

Abb. 8.10: I. oder linke HiHHL (Tastbefund), Leitstelle ist die kleine Fontanelle bis Scheitelgegend.

Erklärung. Bei allen dorsoposterioren Lagen steht die kleine Fontanelle bei schräg verlaufender Pfeilnaht links oder rechts hinten. Die Stellung der kleinen Fontanelle entspricht der des Rückens. HiHHL mit Pfeilnaht im I. schrägen Durchmesser (von links vorn nach rechts hinten verlaufend): Dann muss die kleine Fontanelle und damit auch der Rücken rechts hinten stehen. Somit handelt es sich bei Pfeilnaht im I. schrägen Durchmesser um eine II. HiHHL.

DD. Die HiHHL ist nicht leicht zu diagnostizieren, besonders der flüchtige Untersucher wird leicht getäuscht:

Man fühlt die Pfeilnaht z. B. im I. schrägen Durchmesser und denkt zunächst an eine regelrechte linke HHL. Man tastet sich auf der Pfeilnaht nach vorn und findet dort eine V-förmige Gabelung, die man für die kleine Fontanelle hält. Tastet man genauer, fühlt man in dem V keine derbe Knochenplatte, wie bei der kleinen Fontanelle, sondern eine Vertiefung mit weichem Grund; palpiert wurde der hintere Winkel der rautenförmigen großen Fontanelle.

Geburtsverlauf

Zwei Geburtsvarianten ergeben sich: Hinterhaupt dreht sich nach vorn: HiHHL wandelt sich in eine normale (vordere) HHL um. Hinterhaupt dreht sich nach hinten: HiHHL bleibt HiHHL und wird als solche entwickelt.

Variante 1. HH dreht sich nach vorn

Bis zum BB bleibt das HH meist nach hinten gerichtet. Auf BB vollzieht sich die Drehung nach vorn.

Bei II. HiHHL wird die Pfeilnaht aus dem I. schrägen über den queren und II. schrägen in den geraden Durchmesser gedreht, also um 135° (Abb. 8.11).

Austrittsbewegung wie bei vorderer HHL: reine Kopfstreckung (S. 208).

Die HH-Rotation erfolgte in 50 % bei 415 ausgewerteten HiHHL (Dawson).

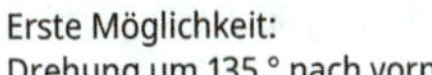

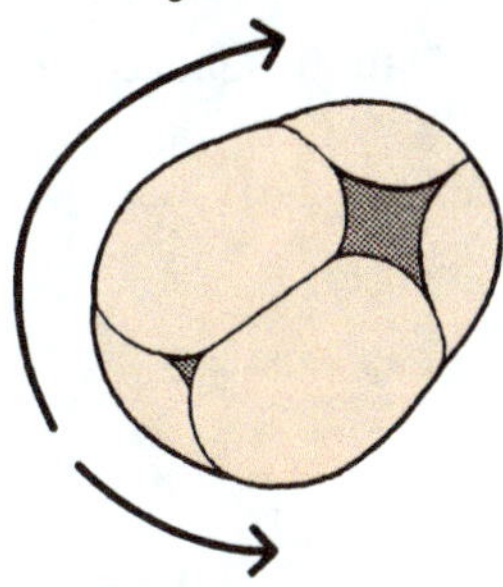

Abb. 8.11: 2 Geburtsverlaufsvarianten bei dorsoposteriorer HHL.

Variante 2. HH dreht sich nicht nach vorn, es bleibt hinten

Überblick. Austrittsmöglichkeit.
- Leitstelle. Kleine Fontanelle bis Scheitelgegend.
- Drehpunkt. Gegend der großen Fontanelle bis Stirnhaargrenze.
- Kopfaustritt. Erst stärkste Beugung, dann leichte Streckung.
- Größte Durchtrittsebene. Planum suboccipito-bregmaticum (Umfang: 32 cm).
- Besonderheiten. Durchtrittsplanum bei HiHHL und HHL sind identisch (32 cm).

Auf dem BB dreht sich die Pfeilnaht aus dem schrägen Durchmesser mit der kleinen Fontanelle nach hinten in den geraden Durchmesser; der Weg beträgt hier nur 45° (Abb. 8.11).

Der gebeugte Kopf steht mit der Pfeilnaht ganz oder fast im geraden Durchmesser, die kleine Fontanelle hinten, die große Fontanelle vorn. Wenn der Kopf aus dieser Haltung (Beugung!) und Stellung (HH hinten!) heraus seine Austrittsbewegung vollführt, sich also im Bogen um die Symphyse herumbewegen soll, kann er das nur, indem er die Kopf-Hals- der Knieachse des Austrittskanals anzupassen versucht. Er verstärkt die vorhandene Beugung (Abb. 8.12), wobei das Kinn mit äußerster Kraft in die Brustbeingegend hineingepresst wird.

Die Form des Geburtskanals drängt dem Kopf eine Zwangshaltung auf. Die zur Erreichung dieser Zwangshaltung aufzuwendende Kraft erscheint als wesentlich verstärkte Reibung zwischen der Weichteilwand des Geburtskanals und dem Schädel. Der stark erhöhte Reibungswiderstand zwischen Kopf und Weichteilrohr verlängert die Austreibungsperiode erheblich, das Kind kommt in Gefahr.

Der **Austritt des Kopfes** (Abb. 8.13) ist nur durch Beugungsverstärkung möglich (Pfeil 1 in Abb. 8.13). In dieser Haltung wird das HH über den Damm geboren. Hypomochlion ist die große Fontanelle, die sich gegen den unteren Rand der Symphyse stemmt. Ist das HH bis zum Nacken frei entwickelt, so hört der Kopfbeugezwang auf; der Kopf geht aus der Beuge- in eine leichte Streckhaltung (Pfeil 2 in Abb. 8.13) über, wodurch nun auch Vorderhaupt, Stirn und Gesicht unter der Symphyse her (also Gesicht zur Schamfuge gerichtet) geboren werden.

Das Durchtrittsplanum ist wie bei der regelrechten HHL das Planum suboccipitobregmaticum (Umfang 32 cm).

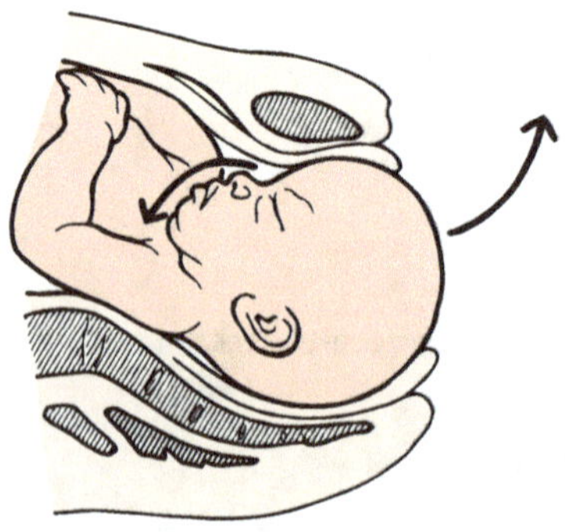

Abb. 8.12: Beugungsverstärkung beim Austritt des Kopfes (hintere Hinterhauptlage).

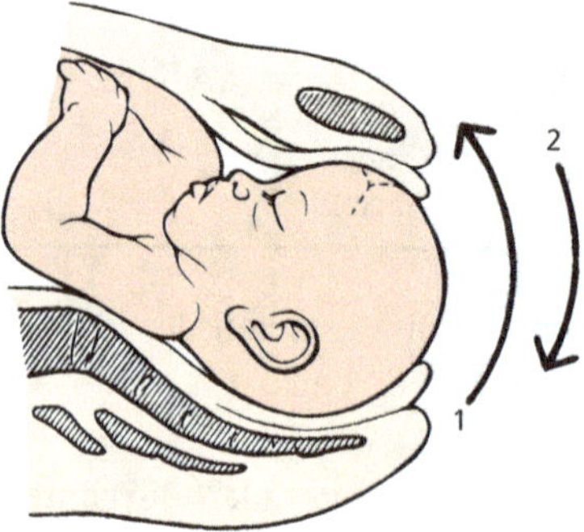

Abb. 8.13: Austrittsbewegung des Kopfes bei HiHH: 1 stärkste Beugung, 2 leichte Streckung.

Der Kopfaustritt erfolgt, wenn sich das HH ganz nach hinten gedreht hat (2. Variante), durch 2 entgegengesetzte Bewegungen (Abb. 8.13):
- Kopfbeugung (→ Verstärkung der Beugehaltung)
- Kopfstreckung.

Austreibungsperiode (AP)

Die AP bei normal großem Kind ist verlängert! Drei Gründe sind maßgeblich:

– Hauptgrund ist die max. Zwangsbeugehaltung, in die der Kopf gebracht werden muss, um das Knie des Geburtskanals zu überwinden, um überhaupt austreten zu können. Sie wirkt sich als erhöhte Reibung zwischen Kopf und Weichteilrohr aus, die v. a. die AP erschwert.

– Nicht das schmale Vorderhaupt wie bei regelrechter HHL, sondern das breite HH muss über den Damm geboren werden. Die Folge ist eine weitaus größere Anspannung und Auswalzung des Dammes in der Querrichtung (→ vermehrte Querspannung des Dammes).

– Nicht der schmale sich gut einpassende Nacken (wie bei regelrechter HHL) legt sich als Hypomochlion in den engen Schamfugenausschnitt, sondern das sehr viel breitere Vorderhaupt muss sich dort anstemmen. Dadurch kann die lichte Weite des Schambogens nicht ausgenutzt werden, und der Kopf kommt im Ganzen viel tiefer dammwärts zu liegen, sodass der Damm auch in sagittaler Richtung mehr beansprucht wird, ein weiterer Grund zur Erhöhung des Reibungswiderstandes und damit zur Verzögerung der Geburt.

Praxishinweis. Bei HiHHL sind Damm und Levatorenschenkel mehr gefährdet als bei regelrechter HHL: tiefgehende Dammrisse, Zerreißungen des M. levator ani! Bei starker Vorwölbung des Dammes ist ausgiebig zu episiotomieren!

Therapie. Die HiHHL ist abwartend zu behandeln, keine Indikation zu operativer Entbindung!

Konservative Behandlung

Seitenlagerung der Gebärenden (→ auf die Seite des Hinterhauptes) versuchen.

Wehenmittel, wenn Wehen nicht ausreichen.

Operative Behandlung. Will das HH sich nicht drehen oder zwingt der Geburtsstillstand mit gerade verlaufender Pfeilnaht zum aktiven Vorgehen, so wird die Geburt operativ beendet:

Der Vakuumextraktion gebührt Vorzug vor Zange oder VE plus Zange!

Vakuumextraktion ist Methode der Wahl. Anlegen der Vakuumglocke auf der Leitstelle, kleine Fontanelle! Bei VE rotiert der Kopf meist spontan zur dorsoanterioren Stellung.

HiHHL-Zange. Zangenentbindung nur, wenn der Kopf den BB erreicht hat! Zangenentbindungen sind schwer, verursachen leicht Gewebezerreißung und erfordern große Kraft und viel Geschick!

Die drei konkreten Gefahren der Zange für die Mutter sind: tiefgehender Damm- und Scheidenriss, Absprengung eines Levatorschenkels und Atonie.

Das Kind ist durch die vom Operateur bei der Extraktion aufzuwendenden großen Zugkräfte und durch die Dauer der Extraktion gefährdet.

Ausführung. Bedingung ist eine große Episiotomie. Bei der HiHHL wird die Zange genauso an den Kopf gelegt wie bei der regelrechten HHL: der Kopf wird quer gefasst. Beim Hinhalten ist die Zangenspitze wie immer auf die Leitstelle zu richten, hier also auf die Gegend der kleinen Fontanelle bzw. des Scheitels.

Anlegen der Zange (s. Abb. 8.14, Abb. 8.15)
- Beispiel 1. Pfeilnaht im geraden Durchmesser, kleine Fontanelle hinten in der Mitte: Löffel genau seitlich einführen und biparietal einlegen.
- Beispiel 2. Pfeilnaht im II. schrägen Durchmesser, kleine Fontanelle links hinten, I. (linke) HiHHL (Abb. 8.14): Zange im I. schrägen Durchmesser anlegen.
    - Linker Löffel nach links vorn zuerst einführen (links hinten), nach vorn wandern lassen.
    - Rechter Löffel nach rechts hinten.
- Beispiel 3. Pfeilnaht im I. schrägen Durchmesser, kleine Fontanelle rechts hinten, II. (rechte) HiHHL (Abb. 8.15): Zange im II. schrägen Durchmesser anlegen.
    - Linker Löffel nach links hinten, zuerst einführen.
    - Rechter Löffel nach rechts vorn; Einführen rechts hinten, nach vorn wandern lassen.

Die **Extraktionstechnik** hängt davon ab, ob der Kopf nach vorn (1. Variante) oder nach hinten (2. Variante) gedreht werden kann.

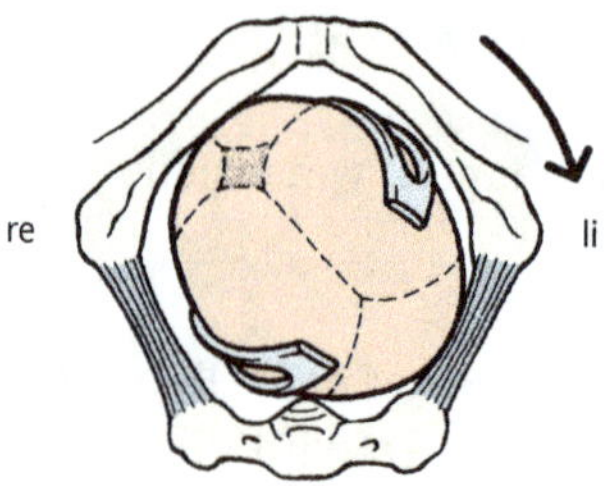

Abb. 8.14: Anlegen der Zange bei I. Hinterer Hinterhauptlage.

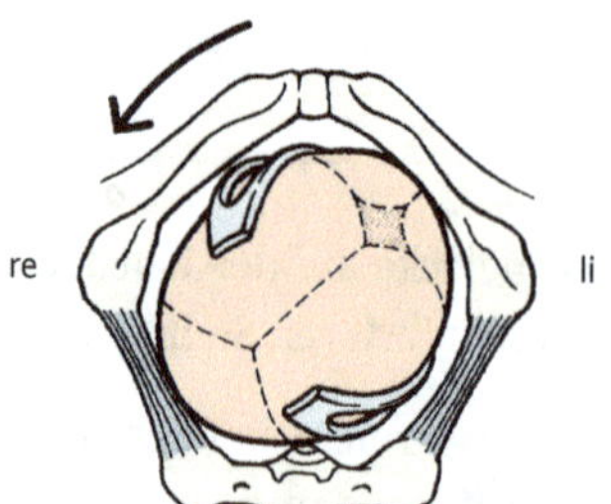

Abb. 8.15: Anlegen der Zange bei II. Hinterer Hinterhauptlage.

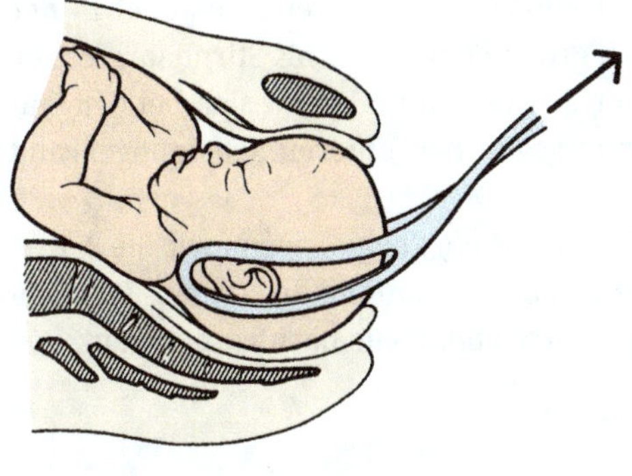

Abb. 8.16: Zange bei HiHHL (**1**). Zug in Richtung Griffe.

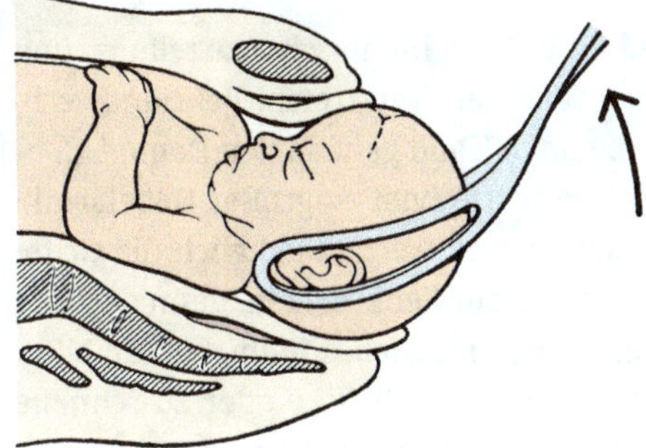

Abb. 8.17: Zange bei HiHHL (**2**). Anheben der Griffe.

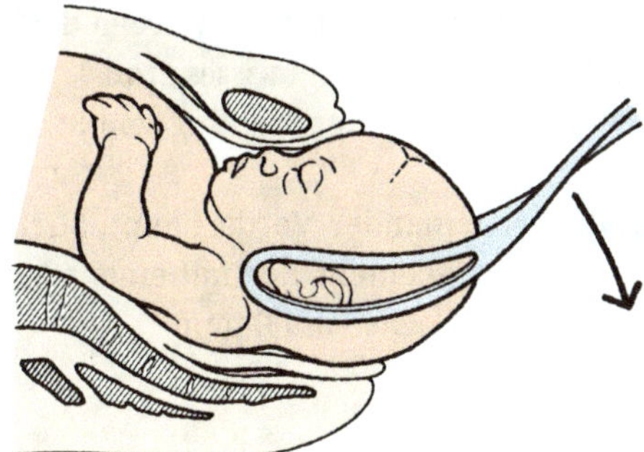

Abb. 8.18: Zange bei HiHHL (**3**). Senken der Griffe (rückläufige Bewegung).

Das gilt für die Beispiele 2, 3. Steht wie im Beispiel 1 der Kopf bei HiHHL schon mit gerade verlaufender Pfeilnaht auf BB, so muss er gemäß Austrittsmechanismus bei der 2. Variante erst stark gebeugt, dann leicht gestreckt werden.

Ausführung (dreifacher Arbeitsgang)

(1) Ziehen in Richtung der Griffe, bis die Leitstelle in der Vulva erscheint (Abb. 8.16). Nach Schließen der Zange und Nachtasten wird mit beiden Händen geradeaus und etwas nach oben in Richtung Zangengriffe gezogen.

So lange ziehen, bis die kleine Fontanelle bzw. der Scheitel (Leitstelle) in der Vulva sichtbar wird. Damit ist der Drehpunkt, große Fontanelle (bis Stirnhaargrenze), unter dem Symphysenrand angekommen, berührt diesen und kann sich bei der Entwicklung des Kopfes um die Symphyse herum gegen den unteren Schambogenrand anstemmen.

Stand die Pfeilnaht schräg (Beispiele 2, 3), so muss die Zange – wenn wir die 2. Drehungsmöglichkeit (S. 325, Abb. 8.11) nachahmen wollen – während des Ziehens (vorsichtig und allmählich) gedreht werden, sodass die große Fontanelle nach vorn kommt.

Gedreht wird gleichzeitig bei:
- I. HiHHL (Abb. 8.14) im Uhrzeigersinn
- II. HiHHL (Abb. 8.15) entgegen dem Uhrzeigersinn.

(2) Heben der Zangengriffe zur HH-Entwicklung (Abb. 8.17), Dammschutz: Stellung- und Handwechsel! Bei Stellungswechsel: auf die linke Seite der Frau treten! Bei Handwechsel: die rechte Hand bleibt allein an der Zange, die linke Hand geht an den Damm!

Die rechte Hand umfasst das Schloss, nicht die Griffe (viel zu großer Hebelarm!). Dabei wird nicht mehr an der Zange gezogen, sondern es werden lediglich die Griffe angehoben (Abb. 8.17): erst vorsichtig und langsam bis zur Senkrechten, dann darüber hinaus in Richtung Bauch der Mutter. So langsam wie möglich, Millimeter für Millimeter wird das breite HH über den Damm entwickelt. Jede brüske oder zu schnelle Bewegung kann in einen Dammriss oder Levatorenab- oder -einriss münden.

Die linke Hand hat ununterbrochen am Damm zu liegen und den Dammschutz auszuführen, der wegen der Überdehnung des Dammes niemals unterlassen werden darf. Bei HiHHL-Zange ist wie bei VoHL-Zange die Gefahr des totalen Dammrisses groß.

(3) Senken der Zangengriffe (rückläufige Bewegung) zur Entwicklung von Stirn und Gesicht (Abb. 8.18).

Senken der Griffe dammwärts, um langsam nacheinander Vorderhaupt, Stirn und Gesicht unter dem Schambogen her zu entwickeln, ebenfalls nur mit einer (der rechten) Hand ausführen. Die linke Hand bleibt ununterbrochen am Damm.

8.1.4 Deflexions-, Strecklagen

Definition. Regelwidrige Geburtshaltungen (Haltungs-, Stellungsanomalie); Streckhaltung; Streckung des kindlichen Kopfes während der Geburt aus der normalen Beugehaltung (s. Abb. 8.22 bis Abb. 8.24). Einteilung (s. u.) nach dem führenden Teil des Kindes (und der Leitstelle): **1.** Vorderhaupt- (VoHL; große Fontanelle), **2.** Stirn- (Stirn), **3.** Gesichtslage (GL; Gesicht).

Normale, regelrechte Schädellage. Bevor der Kopf in das Becken eintritt, finden wir ihn in zwangloser, neutraler Haltung in einer Mittelstellung zwischen Beuge- und Streckhaltung (Abb. 8.19) über dem BE stehen. Bei regelrechten Schädellagen senkt sich bei Geburtsbeginn das Kinn auf die Brust (→ 1. Drehung) und der Kopf wird in dieser Beuge- oder Flexionshaltung (Abb. 8.20) durch den Geburtskanal bis zum BB hindurch geschoben. Der Rücken steht links oder rechts vorn. 92 % aller Geburten verlaufen in dieser Haltung und Stellung.

Streck- oder Deflexionshaltung. Bei einigen Schädellagen bleibt die Beugung aus, der Kopf nimmt Streck- oder Deflexionshaltung an, wobei sich das Kinn von der Brust entfernt. Diese Lagen heißen Deflexionslagen (Abb. 8.22 bis Abb. 8.24).

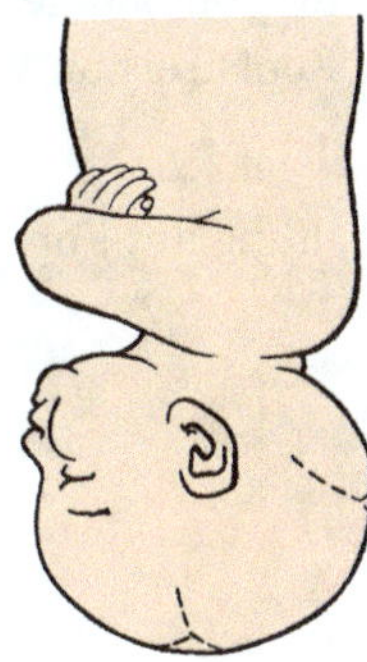

Abb. 8.19: Zwanglose Haltung des Kopfes vor seinem Eintritt ins Becken.

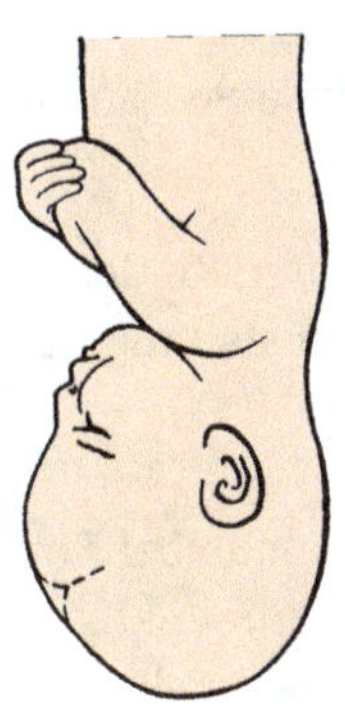

Abb. 8.20: Regelrechte Beuge- oder Flexionshaltung des Kopfes beim Eintritt ins Becken.

Normale HHL

Die 3 Deflexionslagen

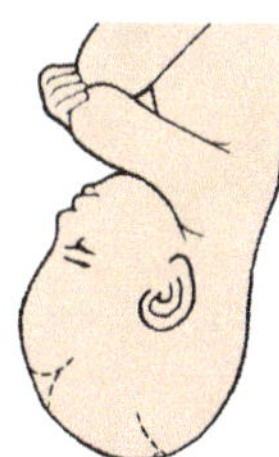

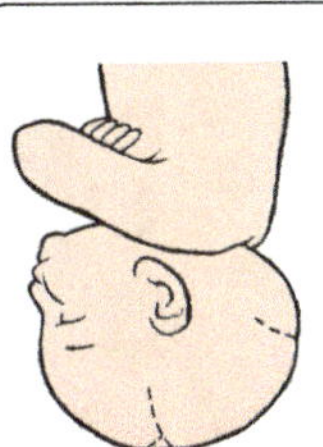

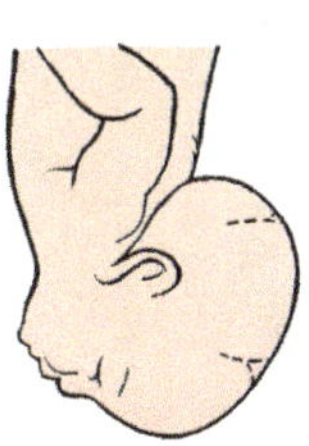

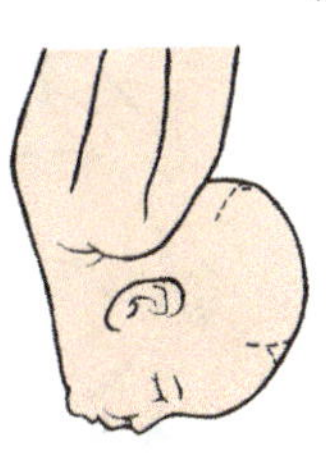

Abb. 8.21: Beugehaltung bei normaler Hinterhauptlage.

Abb. 8.22: Vorderhauptlage.

Abb. 8.23: Stirnlage.

Abb. 8.24: Gesichtslage.

Deflexionslagen haben zwei Kennzeichen:
- Kopf befindet sich in Streckhaltung (→ Haltungsanomalie).
- Rücken ist nach hinten gerichtet (→ Stellungsanomalie).

Deflexionslagen sind dorsoposteriore Lagen. Bei Geburt des Kopfes sieht das Gesicht zur Decke. Dorsoanteriore Deflexionslagen sind Raritäten.

Der Umstand, dass eine Geburt in dorsoposteriorer Lage verläuft, berechtigt nicht, sie als Deflexionslage zu bezeichnen. So sind HiHHL dorsoposteriore Lagen, aber keine Deflexionslagen; HiHHL zeigen nur die dorsoposteriore Stellungsanomalie, nicht die für Deflexionslagen charakteristische Haltungsanomalie der Kopfstreckung; im Gegenteil: der Kopf bei HiHHL ist stark gebeugt.

Einteilung. Nach dem führenden Teil (Leitstelle), der von der Streckhaltung des Kopfes bestimmt wird: große Fontanelle, Stirn, Gesicht:
1. Vorderhauptlagen, VoHL (Abb. 8.22)
2. Stirnlagen (Abb. 8.23)
3. Gesichtslagen, GL (Abb. 8.24).

8.1.4.1 Vorderhauptlage (VoHL)

Definition. Deflexionslage mit der geringsten Kopfstreckung, verläuft als dorsoposteriore Geburt (Rücken nach hinten gerichtet). Führender Teil ist die große Fontanelle (Vorderhaupt).

Ätiologie. Vorkommen bei Frühgeburten und toten Kindern oder bei reifen Kindern:
- bei angeborener brachyzephaler Kopfform (Kurzkopf, was zur Einstellung der großen Fontanelle als Leitstelle führen muss)
- bei Veränderungen im Atlanto-Okzipitalgelenk
- bei Missverhältnis zwischen Kopf und Becken: Knopflochmechanismus bei Eintritt des Kopfes (s. S. 448). Um das Becken besser passieren zu können, senkt sich das weniger breite Vorderhaupt in den Engpass hinein: Die große Fontanelle tritt tiefer, sie ist der am tiefsten stehende Teil in der Führungslinie, also die Leitstelle. VoHL resultiert auch bei Vorliegen einer Hand, tiefem Plazentasitz, Zervixtumor.

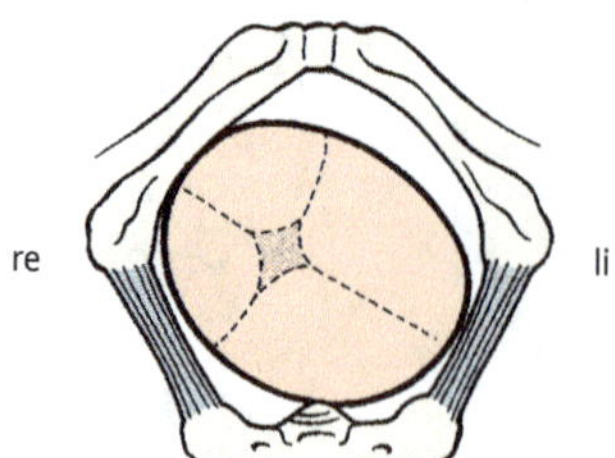

Abb. 8.25: I. oder linke Vorderhauptlage.

In über der Hälfte findet sich für die Regelwidrigkeit in der Haltung des Kopfes keine Erklärung, was auch für die anderen Deflexionslagen gilt.

Klinik
- verzögerter Geburtsverlauf
- Gefährdung des Dammes bei ausgetragenem Kind.

Diagnostik
- Der untersuchende Finger kommt in der Führungslinie auf die große Fontanelle (Erkennung s. S. 221), Leitstelle der Geburt; die kleine Fontanelle ist nicht oder schwer zu erreichen.
- Kommt man an die kleine Fontanelle heran, so fühlt man sie links hinten, rechts hinten oder in der Mitte hinten: in jedem Falle steht sie höher im Becken als die Leitstelle.
- Die Kopfgeschwulst fühlt man nahe der großen Fontanelle.
- Die Pfeilnaht tastet man in einem schrägen Durchmesser, seltener im queren Durchmesser; später (am Knie des Geburtskanals) dreht sie sich in den geraden Durchmesser.
  - Pfeilnaht im I. schrägen Durchmesser → II. VoHL
  - Pfeilnaht im II. schrägen Durchmesser → I. VoHL (Abb. 8.25; Begründung s. bei HiHH, S. 323).
- Bei der Ultraschalluntersuchung zeigen sich die Wirbelsäule des Kindes nach hinten zur Wirbelsäule der Mutter und die Augen des Kindes nach vorn gerichtet.

Geburtsverlauf

Leitstelle. Große Fontanelle.
Drehpunkt. Gegend etwas unterhalb der Stirnhaargrenze.
Kopfaustritt. Erst Beugung, dann Streckung.
Größte Durchtrittsebene. Planum fronto-occipitale, 34 cm.

Mit Eintritt des Kopfes ins kleine Becken übernimmt die große Fontanelle die Führung. Der Rücken ist schräg nach hinten gerichtet (b-Lage), die Pfeilnaht verläuft in einem schrägen Durchmesser. Am Geburtskanalknie werden das Gesicht schoßfugenwärts und damit die Pfeilnaht in den geraden Durchmesser und die kleine Fontanelle nach hinten gedreht.

Der **Austrittsmechanismus** umfasst Beuge- (Abb. 8.26, Pfeil 1) und Streckbewegung (Abb. 8.26, Pfeil 2).

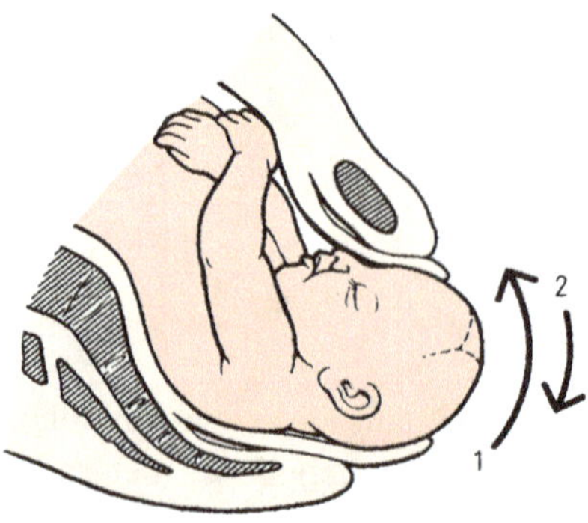

Abb. 8.26: Austrittsbewegung bei der Vorderhauptlage, **1** stärkere Kopfbeugung, **2** geringere Kopfstreckung.

Beugebewegung. VH, Scheitel und HH (also nur ein Teil des Kopfes) werden über den Damm geboren. Als Hypomochlion (Drehpunkt) legt sich die Gegend etwas unterhalb der Stirnhaargrenze gegen den Schambogen.

Größte Durchtrittsebene ist das Planum fronto-occipitale mit 34 cm (größer als bei normaler HHL mit 32 cm Umfang im Planum suboccipito-bregmaticum).

Streckbewegung. Bei der anschließenden Streckung werden Stirn und Gesicht, die bis hinter der Schamfuge standen, unter der Schamfuge geboren.

Besonderheiten. Bei ausgetragenen Kindern verläuft die Geburt viel langsamer als bei HHL. Die Geburtsdauer (Erstgebärende 12, Mehrgebärende 8 Std.) wird immer überschritten.

Ursache ist die größere Durchtrittsebene, Planum fronto-occipitale, mit der der Kopf mühsam durch den Geburtskanal hindurchgeschoben werden muss. Dieses Planum verursacht einen größeren Reibungswiderstand im Geburtskanal als das Durchtrittsplanum der normalen HHL mit kleinerem Umfang.

Austreibungsperiode. Charakteristisch ist der langsame Verlauf der VoHL-Geburt in der AP. Auch bei guten Wehen und junger Gebärenden ist der Kopf oft lange Zeit in der Tiefe sichtbar, ohne dass die Kreißende ihn mit eigener Kraft herauspressen kann.

Ursache ist die stärkere Anspannung des Weichteilrohres, insbesondere des Dammes:

– In allen Richtungen durch das größere Durchtrittsplanum (Abb. 8.27).
– In Querrichtung. Ähnlich wie bei HiHHL liegt an Stelle des schmalen Vorderhauptes (bei normalen HHL) das breitere Hinterhaupt am Damm und kann diesen nur überwinden, indem es ihn viel breiter in der Quere auswalzt: stark vermehrte Querspannung des Dammes.
– In Sagittalrichtung: Anstelle des sich gut in den Schambogen einpassenden schmalen Nackens bei HHL muss sich hier die viel breitere Stirn als Hypomochlion gegen den Schambogen stemmen. Dadurch wird der ganze Schädel hinten tiefer in den Damm hineingepresst.

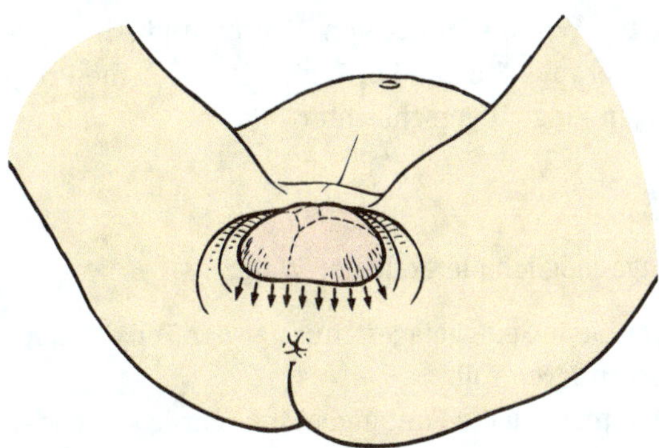

Bei VoHL ist der Damm sehr viel mehr gefährdet als bei normaler HHL!

Das **Kind ist mehr gefährdet** als bei normaler HHL durch verzögerte Austreibung: CTG ist in der AP unerlässlich!

Rasche Geburt. Jeder Geburtshelfer weiß, dass die VoHL oft ungewöhnlich rasch verläuft, wenn es sich um nicht ausgetragene Kinder mit kleinem Kopf handelt, die sich oft in VoHL-Haltung einstellen.

DD. HiHHL. In der Praxis kommt die Verwechslung mit der hinteren Hinterhauptlage häufig vor! VoHL und HiHHL haben eine gemeinsame Stellung: Der Rücken ist nach hinten gerichtet, dorsoposteriore Lagen, die kleine Fontanelle ist hinten, die große vorn zu tasten. Beiden gemeinsam ist der verzögerte Geburtsverlauf bei ausgetragenem Kind.

Die Haltung differiert:
- HiHHL ist eine Flexionslage mit dem Kopf in Beugehaltung (Kinn auf der Brust)
- VoHL. Kopf ist in Deflexionshaltung, er ist leicht gestreckt.
- Die Durchtrittsebene differiert:
- Umfang bei HiHHL 32 cm, bei VoHL 34 cm!
- Die Leitstelle differiert:
- VoHL. Große Fontanelle führt.
- HiHHl. Kleine Fontanelle oder (häufig) die Gegend zwischen kleiner und großer Fontanelle führt.

Praxishinweis. Oft verhindert eine größere Kopfgeschwulst die Diagnose. Die Haltung ist erst nach der Entbindung am Sitz der Geburtsgeschwulst zu erkennen: VoHL → große Fontanelle, HiHHL → Hinterhaupt-Scheitelgegend.

Therapie. Konservative Behandlung bei Wohlbefinden von Mutter und Kind, zunächst keine Indikation für operative Therapie. Für die VoHL gilt, dass sich die Prognose bei jedem unnötigen und vorzeitigen Eingriff verschlechtert!

Konservative Behandlung

Abwartende Geburtsleitung ist so lange möglich Methode der Wahl.

Lagerungsregel. Die Gebärende wird auf jene Seite gelagert, auf der der Teil des Kopfes liegt, der tiefer treten und nach vorn rotieren soll.

Lagerung auf die Seite des Hinterhauptes (kleine Fontanelle) bei schräg stehender Pfeilnaht, um die VoHL in eine regelrechte HHL umzuwandeln.

Lagerung auf entgegensetzte Seite, wenn sich nach einiger Zeit (bei guten Wehen) herausstellt, dass das HH keine Neigung zeigt, nach vorn zu rotieren.

Diese Lagerung gilt auch für den häufigen Fall, dass trotz bester Wehen, der in der Tiefe schon sichtbare Kopf nicht herausgepresst werden kann. Die Pfeilnaht dreht sich bald ganz in den geraden Durchmesser und der Kopf kommt zum Einschneiden.

Wehenschwäche behandeln (s. S. 419), wenn erforderlich!

Operative Entbindung: VE, Zange

Vakuumextraktion. Die VE ist bei VoHL die Methode der Wahl. Die Glocke wird über der großen Fontanelle fixiert.

Zange. Die Zangenentbindung ist bei VoHL zu vermeiden!

Zangen aus Beckenmitte niemals ausführen, da sie infolge der großen Reibungswiderstände zwischen Kopf und Geburtskanal schwer gehen! Auch bei schrägstehender Pfeilnaht sollte man so lange warten, bis sich der Kopf in den geraden Durchmesser gedreht hat:

Gefahr tiefgehender Weichteilrisse beim ziehenden Drehen des Kopfes!

Episiotomie. Wegen der starken Überdehnung und damit hohen Gefährdung des Dammes (DR III!) ist eine große Episiotomie anzulegen.

Ausführung

Zange anlegen wie bei regelrechter HHL, die Spitze ist auf die große Fontanelle zu richten, der Kopf wird quer gefasst. Da man bei querstehender Pfeilnaht eine Zange nicht ausführt, ergeben sich 3 Varianten:

Beispiel 1. Pfeilnaht im geraden Durchmesser, große Fontanelle vorn. Anlegen: Löffel werden genau seitlich eingeführt und biparietal angelegt.

Beispiel 2 (Abb. 8.28). Pfeilnaht im II. schrägen Durchmesser, große Fontanelle rechts vorn, I. VoHL. Anlegen: Zange kommt in den I. schrägen Durchmesser, sie wird biparietal an den Kopf gelegt, der linke Löffel, der stets zuerst eingelegt wird, kommt nach links vorn. Er muss daher links hinten eingeführt werden und nach links vorn wandern; der rechte Löffel kommt nach rechts hinten.

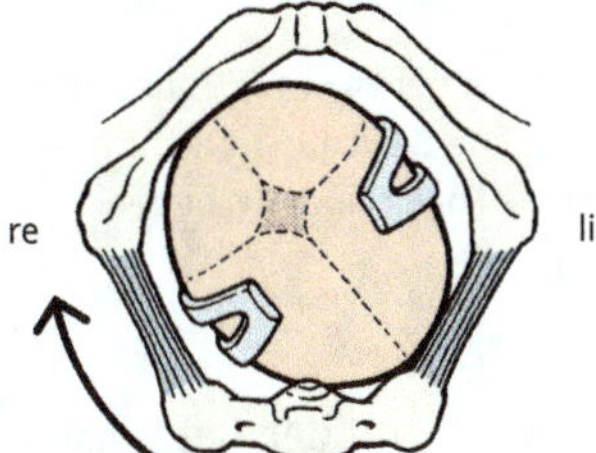

Abb. 8.28: Anlegen der Zange bei I. VoHL.

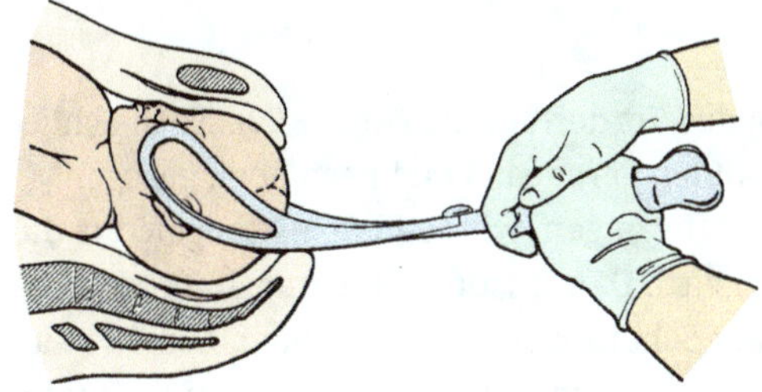

Abb. 8.29: Zange bei VoHL (**1**). Zunächst Zug in Richtung der Griffe.

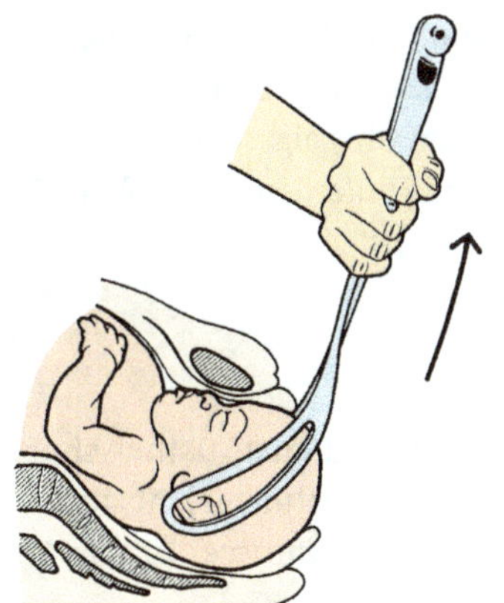

Abb. 8.30: Zange bei VoHL (**2**). Anheben der Griffe.

Beispiel 3. Pfeilnaht im I. schrägen Durchmesser, große Fontanelle links vorn, II. VoHL. Anlegen: Zange kommt in den II. schrägen Durchmesser, wird biparietal an den Kopf gelegt, der linke Löffel wird zuerst eingelegt; er kommt nach links hinten; der rechte Löffel kommt nach rechts vorn, er muss also rechts hinten eingeführt werden und nach rechts vorn wandern.

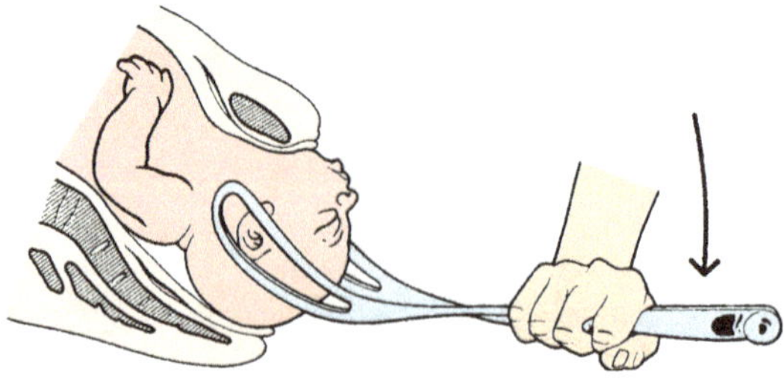

Abb. 8.31: Zange bei VoHL (**3**). Senken der Griffe, rückläufige Bewegung. Die nicht eingezeichnete linke Hand macht den Dammschutz.

Extraktion vom BB erfolgt bei der VoHL (Beispiel 1) abweichend von der bei normaler HHL, da der Kopf (s. Geburtsverlauf) erst in Beugungs-, dann in Streckhaltung gebracht werden muss.

Ausführung (dreifacher Arbeitsgang)

1. Zug in Richtung Griffe zur Entwicklung des Vorderhauptes (Abb. 8.29). Nach Schließen und Nachtasten wird mit beiden Händen geradeaus und nach oben gezogen.

   In die Richtung, in die die Zangengriffe zeigen, wird so lange gezogen, bis die große Fontanelle in der Vulva sichtbar wird. Damit ist das Hypomochlion, die Gegend unterhalb der Stirnhaargrenze, am Schambogen angekommen, berührt diesen und kann sich nun bei der weiteren Entwicklung des Vorder- und Hinterhauptes um die Symphyse herum gegen den Schambogen anstemmen.

   Bei Beispiel 2 und 3 (s. o.) muss die Zange während des Ziehens gleichzeitig gedreht werden, dass die große Fontanelle nach vorn kommt. Gedreht wird: bei I. VoHL im Uhrzeigersinn und bei II. VoHL entgegen dem Uhrzeigersinn.

2. Heben der Zangengriffe zur Entwicklung des Vorder- und Hinterhauptes (Abb. 8.30). Jetzt Stellung- und Handwechsel, Dammschutz!

   Stellungswechsel

   auf die linke Seite der Frau treten

   Handwechsel.

   Die linke Hand geht an den Damm und verbleibt hier, um den Dammschutz auszuführen, der wegen der Überdehnung der Damm-Muskulatur niemals unterlassen werden darf. Bei der VoHL-Zange ist die Gefahr des Dammrisses III. Grades (→ totaler Dammriss) sehr groß.

   Langsames Anheben der Zangengriffe mit der rechten Hand allein. Beachte: die rechte Hand umfasst das Schloss (Abb. 8.30, nicht die Griffe (viel zu großer Hebelarm!) und entwickelt so langsam wie möglich, Millimeter für Millimeter das Vorderhaupt und dann das breite Hinterhaupt über den Damm (höchste Dammrissgefahr!). Jede brüske oder zu schnelle Bewegung der Zange droht in einem Dammriss zu enden.

3. Senken der Zangengriffe (rückläufige Bewegung) zur Entwicklung von Stirn und Gesicht (Abb. 8.31).

   Nur die rechte Hand führt das Senken der Griffe aus. Die linke Hand bleibt zum Dammschutz am Damm.

8.1.4.2 Stirnlage (SL)

Definition. Nächsthöherer Grad der Streckhaltung nach der Vorderhauptlage; Stirn übernimmt die Führung bis der Kopf geboren ist. Das Durchtrittsplanum hat den größten (!) Umfang (35–36 cm; Gegensatz: normale HHL mit einem Durchtrittsplanum von 32 cm); selten und gefährlich (s. u.).

Häufigkeit. Sehr selten, 1:2.000–3.000 Geburten.

Die SL ist die ungünstigste und gefährlichste aller gebärfähigen Schädellagen bei vaginaler Entbindung: Maximalumfang des Durchtrittsplanums, Stirn ist kaum konfigurierbar.

Ätiologie. Hauptursachen sind Beckenverengung und oxyzephale Kopfform (Spitzkopf).

Klinik, Diagnostik

Äußere Untersuchung
–   Befund wie bei Gesichtslage: HT auf der Seite der kleinen Teile (Brust liegt der Uteruswand näher als Rücken).

Vaginale Untersuchung
–   Auf der einen Seite fühlt man die große Fontanelle, auf der anderen die Augenbrauen und die Nasenwurzel, das Gesicht (Abb. 8.32). Man kommt bis an den Mund, dagegen nicht an das Kinn heran.
–   Ist das Kinn erreichbar, so liegt keine Stirn-, sondern eine Gesichtslage vor.
–   Die Naht, die von der großen Fontanelle ausgeht und in Richtung Nase zieht, ist die Stirnnaht. Sie verläuft meist quer, seltener in einem schrägen Durchmesser.
–   Bei der Ultraschalluntersuchung zeigt die Wirbelsäule des Kindes nach hinten zur Wirbelsäule der Mutter.

Nomenklatur. Stirnhaltung: Kann man diesen Befund bei beweglichem im BE oder noch höherstehendem Kopf erheben, spricht man von Stirnhaltung, eine Übergangshaltung zur GL (die meisten Gesichtslagengeburten beginnen als Stirnhaltung).

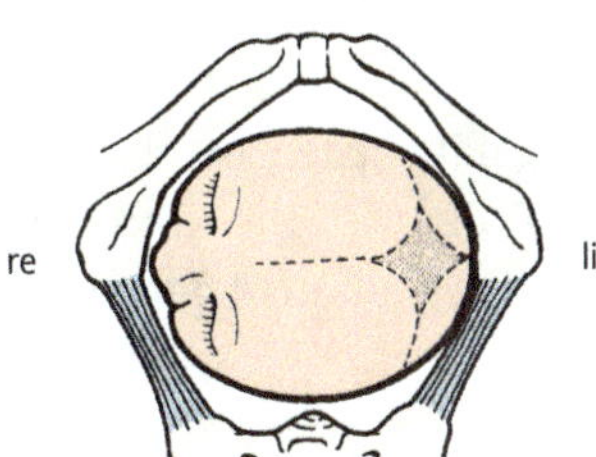

Abb. 8.32: Linke Stirnlage.

Stirnlage: Erst wenn der Kopf beim Tiefertreten und nach dem Blasensprung seine Stirnhaltung beibehält, darf man von Stirnlage sprechen.

Geburtsverlauf

Leitstelle. Stirn (Glabella).
Drehpunkt. Oberkiefer oder Jochbein.
Kopfaustritt. Erst Beugung, dann Streckung.
Größte Durchtrittsebene. Planum maxillo-parietale (oder Planum zygomatico-parietale).
> Umfang. 35–36 cm!

Führender Teil ist die Mitte der Stirnnaht oder tiefer, die Glabella: unbehaarte Stelle zwischen den Augenbrauen. Bis zum Knie des Geburtskanals, bis zum BB, tastet man die Stirnnaht im queren Durchmesser (Abb. 8.32) oder quer mit Neigung zu einem schrägen Durchmesser. Auf BB erfolgt die Drehung über einen schrägen annähernd oder ganz in den geraden Durchmesser (HH hinten!). Je nachdem schiebt sich das Jochbein oder die Mitte des Oberkiefers als Drehpunkt gegen den unteren Schamfugenrand.

Der Austritt erfolgt ähnlich wie bei der HiHH oder VoHL durch 2 Bewegungen (s. Tab. 8.1, S. 344): Beugung, wodurch Scheitelgegend und HH über den Damm entwickelt werden und Streckbewegung zur Entwicklung des Gesichts unter dem Schambogen.

Der größte zum Durchschneiden kommende Umfang ist der des Planum maxillo- bzw. zygomatico-parietale mit 35–36 cm!

Die dorsoanteriore, nasoposteriore Stirnlage (Stirn dreht sich nicht nach vorn, sondern nach hinten) ist wie die mentoposteriore (S. 343) Gesichtslage geburtsunmöglich!

Therapie. Spontangeburt ist bei kleinem Kopf oder geräumigem Becken möglich, was in 30–40 % aller SL zutrifft.

Abdominale Sektio ist Methode der Wahl!

VE favorisieren andere Autoren. Man kann den im BE stehenden Kopf durch zweimaliges Anlegen des Vakuumextraktors in Beugehaltung bringen und danach in hinterer Hinterhauptlage entwickeln.

Zangengeburt ist kontraindiziert, weil die Zange zu einem gefährlichen Instrument wird! Stirnlagenzange ist die Zange mit der schlechtesten Prognose: Die kindliche Mortalität ist erschreckend hoch und die Gefahren für die Mutter sind nicht gering.

8.1.4.3 Gesichtslage (GL)

Definition. Stärkster Grad der Kopfstreckung. Vorliegender Teil ist das Gesicht, Leitstelle das Kinn. Umfang des Durchtrittsplanums 34 cm.

Häufigkeit. Auf 200–300 Geburten 1 mentoanteriore GL; die mentoposteriore GL (Rücken vorn!) ist eine Rarität!

Einteilung. Dorsoanteriore (mentoposteriore) GL: Kinn nach hinten gerichtet, Geburt unmöglich, falls der Fet nicht noch rotiert; dorsoposteriore (mentoanteriore) GL: Kinn nach vorn gerichtet.

Ätiologie. Dolichozephaler Schädel (Langschädel), Missverhältnis zwischen Kopf und Becken, z. B. durch Struma, Hygrom. Der Dauerkontraktion der Nackenmuskulatur kommt eine besondere Rolle zu (Kneer); sie kommt sowohl bei Hirndefekten als auch bei normalen Kindern vor. Von den Tumoren des Geburtskanals bringen besonders die Zervixmyome den Kopf in die GL-Streckhaltung.

Klinik, Diagnostik (Abb. 8.33). Vaginale Untersuchung: Kinn, Mund, Nase, Augenbrauengegend werden ertastet.

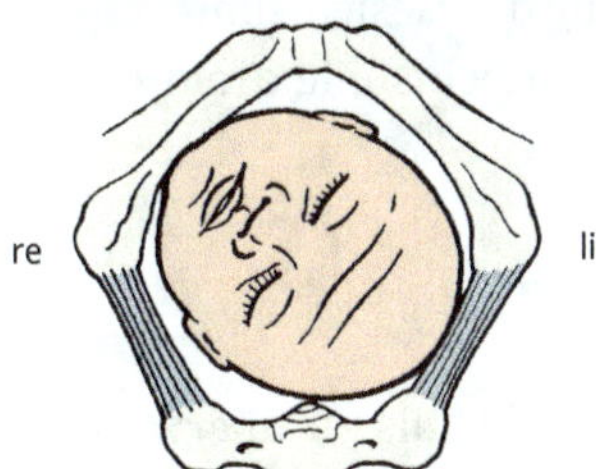

Abb. 8.33: Befund bei innerer Untersuchung der I. Gesichtslage.

DD. Steißlage. Bei vaginaler Untersuchung sollte eine Verwechslung mit anderen Lagen nicht vorkommen. Ungeübte halten den Mund für den After und nehmen eine Steißlage an; sie ist bei großer Geburtsgeschwulst schwer abzugrenzen:
- Kennzeichen des Mundes: Finger lässt sich leicht einführen, man fühlt scharfe Zahnleisten, Zunge und manchmal auch Saugbewegungen. Beim Eingehen in den Mund machen die Kinder nicht selten zappelnde Bewegungen.
- Kennzeichen des Afters: Beim lebenden Kind kann man den Finger nicht in den After einführen bzw. nur unter Anwendung eines bohrenden Druckes. Gelingt dies, so ist der Finger mit Mekonium beschmutzt.

Geburtsmechanismus

- Leitstelle. Kinn.
- Drehpunkt. Zungenbein.
- Kopfaustritt. Reine Beugung.
- Größte Durchtrittsebene. Planum hyo-parietale.
- Umfang. 34 cm.

Stirnhaltung der GL im Beckeneingang bei Geburtsbeginn, Stirn wird zum führenden Teil, das Gesicht sieht zur rechten oder linken Seite:
- Gesicht → li.: Rücken re., rechte GL, II. GL
- Gesicht → re.: Rücken li., linke GL, I. GL

Die **Gesichtslinie** (Verbindungslinie von der Stirnnaht über Nasenwurzel, -rücken und Mund zum Kinn), die der Pfeilnaht bei der HHL entspricht, steht im queren Durchmesser des Beckens, das Kinn ganz seitlich links oder rechts.

Nach den ersten kräftigen Wehen verstärkt sich die Streckhaltung und der Kopf tritt in das Becken ein. Dabei wird das HH noch mehr gegen den Rücken hingedrängt, die Stirn zugleich aus ihrer führenden Stellung weggeschoben, der Gesichtsschädel mit dem Kinn tritt in das Becken ein und übernimmt die Führung.

Diese max. Streckhaltung mit querverlaufender Gesichtslinie wird beim Tiefertreten des Kopfes unverändert beibehalten, bis der Kopf auf dem BB angekommen ist.

Austrittsmechanismus. Auf dem BB ändert sich die Stellung der Gesichtslinie.

Das Kinn dreht sich auf dem BB schamfugenwärts, die Gesichtslinie dreht in den geraden Durchmesser bei:
- I. GL über den II. schrägen Durchmesser (Abb. 8.33)
- II. GL über den I. schrägen Durchmesser.

Extreme Streckhaltung des Kopfes. Um das Knie des Geburtskanals zu überwinden, muss sich der in max. Streckhaltung befindliche Kopf entstrecken, beugen. Die Streckhaltung bleibt bestehen, bis der Reihe nach Kinn, Mund, Nase, Augen geboren sind. Dann stemmt sich das Hypomochlion der GL, Zungenbein, gegen den Schambogen an, und die Beugebewegung des Kopfes zur Überwindung des im Bogen um die Symphyse herum verlaufenden Geburtskanals beginnt: Langsam werden Vorderhaupt, dann HH über den Damm geboren (Abb. 8.34).

Durchtrittsebene. Planum hyo- oder tracheoparietale, Umfang 34 cm. Bemerkenswert ist, dass das Hypomochlion bei der GL außerhalb des Kopfes am Zungenbein liegt.

Die **Geburtsgeschwulst** sitzt auf dem Gesicht, meist auf der vorangehenden Wange. Bei der
- linken GL auf der rechten Wange
- rechten GL auf der linken Wange.

Entstelltes Gesicht, Dehnungsstreifen. Infolge dieser Gesichtsverformung, die auch auf Mund und Augen übergreift, sieht das GL-Kind einige Tage entstellt aus. Außerdem bleibt die Kopfstreckung nach hinten einige Tagen bestehen. Am Hals sieht man Dehnungsstreifen der Haut.

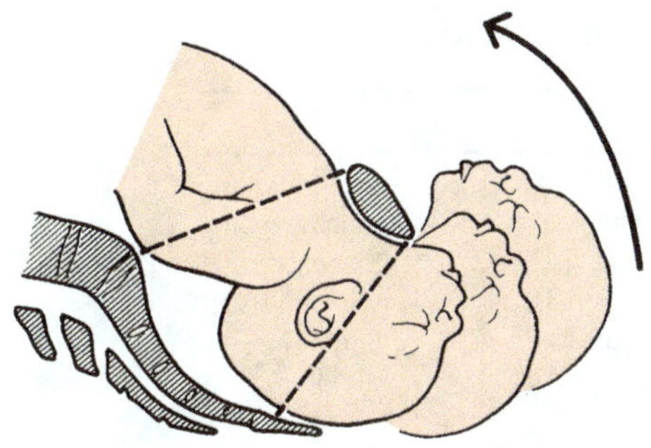

Abb. 8.34: Austrittsbewegung: Bei der Gesichtslage wird das Knie des Geburtskanals durch reine Beugung überwunden.

Praxishinweis. Der GL-Geburtsmechanismus ist dem der normalen HHL entgegengesetzt. Diese Tatsache ist geeignet, den Geburtsverlauf bei GL dem Verständnis näher zu bringen (Tab. 8.1).

Besonderheiten des Geburtsverlaufs. Die Geburt dauert häufig länger als bei regelrechter HHL. Dies hat 3 Gründe:
- größeres Durchtrittsplanum: Planum hyo-parietale mit 34 cm (statt 32 cm),
- Gesicht als vorangehender Teil ist weniger geeignet, die Weichteile zu weiten,
- hohe Streckhaltungsspannung.

Man bekommt eine Vorstellung von der zur Aufrechterhaltung dieser gezwungenen Haltung notwendigen Kraft, wenn man bei einem auf dem Tisch liegenden Neugeborenen versucht, den Kopf in die extreme Streckhaltung zu bringen, exakt die Haltung, mit der der Kopf bei GL durch den Geburtskanal hindurchgetrieben werden muss. Mit dieser gleichen Kraft wirkt die Haltungsspannung auf die Weichteilpolsterung des Geburtskanals zurück, wodurch es zu einer starken Erhöhung der Reibungswiderstände kommt.

Hinzu kommt, dass der Damm beim Durchschneiden des Kopfes durch das hinten liegende breite HH stark in der Quere überdehnt wird, sodass ein energischer Dammschutz erforderlich ist.

Prognose. Die meisten GL mit nach vorn rotierendem Kinn verlaufen spontan ohne Kunsthilfe (→ Dammriss droht!). Geburtsstillstand tritt ein, wenn sich das Kinn auf dem BB nicht nach vorn (→ mentoanteriore GL), sondern nach hinten (→ mentoposteriore GL; Abb. 8.35) dreht. Die mentoposteriore GL ist geburtsunmöglich:

Der Kopf befindet sich in max. Streckstellung mit dem nach hinten gerichteten Kinn auf dem BB. Um das Knie des Geburtskanals zu überwinden, den Kopf im Bogen um die Symphyse herumbringen zu können, müsste der Kopf noch mehr gestreckt, überstreckt werden. Eine solche Überstreckung nach hinten ist unmöglich, da das HH so tief wie möglich in den Nacken bzw. Rücken hineingedrängt ist, die max. Streckung schon erreicht ist.

Therapie (→ mentoanteriore GL). Wie alle Deflexionslagen (Ausnahme: SL) wird streng abwartend geleitet; Operation ist Ausnahme!

 Normale Hinterhauptlage (HHL) versus Gesichtslage (GL).

Beckenein-, -austritt	normale HHL	GL
beim Eintritt ins Becken	max. Beugung	max. Streckung
beim Austritt	reine Streckung	reine Beugung
Drehpunkt	Nackenhaargrenze	Zungenbein
(in beiden Fällen außerhalb des Kopfes)	(hinten am Hals)	(vorn am Hals)
es treten der Reihe	Hinterhaupt	Kinn
nach über den Damm	Vorderhaupt	Mund
	Stirn	Nase
	Augen	Augen
	Nase	Stirn
	Mund	Vorderhaupt
	Kinn	Hinterhaupt

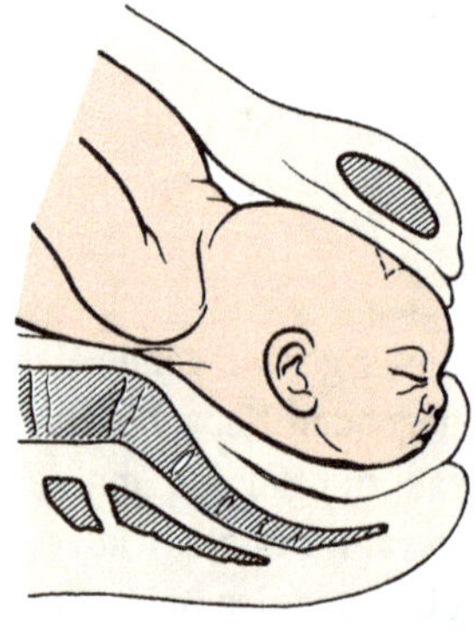

Abb. 8.35: Mentoposteriore Gesichtslage, geburtsunmögliche Lage.

Konservative Behandlung

Lagerung. Zu verhindern ist, dass aus einer Stirnhaltung im Beginn der Geburt eine Stirnlage entsteht, also richtig lagern!

Man lagert die Frau auf die Seite des Kinns, wodurch dieses unter günstigen Umständen freikommt und ins Becken eintritt.

Operative Behandlung

Schnittentbindung ist Methode der Wahl zu Geburtsbeginn, zur Geburtsbeendigung in Beckenmitte.

Zange möglichst umgehen! Indikation: fetaler Sauerstoffmangel bzw. pathologisches CTG.

Abwarten, bis die Gesichtslinie im geraden oder annähernd im geraden Durchmesser des Beckenausgangs steht. Dabei muss das Kinn vorn stehen. Steht es hinten, ist die Entwicklung des Kopfes unmöglich!

Zange ist kontraindiziert, solange die Gesichtslinie im queren oder annähernd im queren Durchmesser steht. Vor Zangenoperation beim Kopf mit ungünstiger Durchtrittsebene (VoHL, GL, SL) wird gewarnt. Der Kopfumfang wird durch das Einführen der Zange vergrößert, v. a. sind die drehenden Traktionen schwierig und gefährlich, woraus tiefgehende Risse im mütterlichen Weichteilrohr resultieren können.

Praxishinweis. Die GL-Zange ist eine sehr schwierige Zange. Sie wird zu einem gefährlichen Eingriff für Mutter und Kind, wenn der Kopf nicht auf BB oder im BA und die Gesichtslinie nicht im geraden Durchmesser stehen!

Ausführung

Beispiel 1. Kopf auf BB, Gesichtslinie im geraden Durchmesser, Kinn vorn unter der Schamfuge.

Zangenspitze stets auf das Kinn zeigen lassen. Beide Löffel genau seitlich einführen wie bei normaler HHL mit gerade verlaufender Pfeilnaht (Abb. 8.36; s. allgemeine Regeln, S. 490).

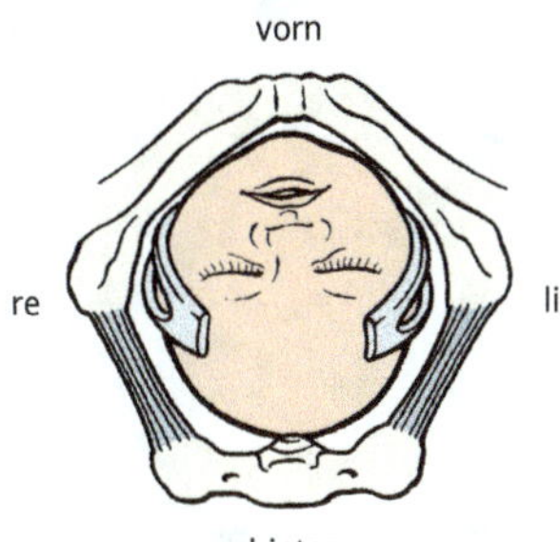

Abb. 8.36: Zange bei Gesichtslage. Anlegen bei gerade verlaufender Gesichtslinie.

Zange jetzt aber noch nicht schließen, sondern die gelockerten (gelüfteten) Zangengriffe hoch anheben (Abb. 8.37), dann erst schließen.

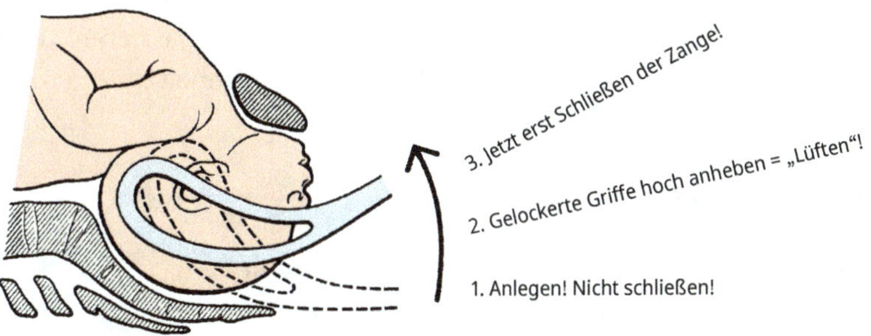

Abb. 8.37: Nach Anlegen der Zange (**1**) wird diese nicht geschlossen, die gelockerten Griffe werden hoch angehoben (**2**), danach geschlossen.

Würde man die Zange wie sonst nach dem Anlegen sofort schließen, so würde man nicht das HH, sondern den Gesichtsschädel und Hals fassen und mit den Spitzen Verletzungen am Hals setzen.

Das HH, an das die Löffel gelegt werden müssen, liegt tief hinten in der Kreuzbeinhöhlung. Um es zu fassen, müssen die gelockerten Griffe vor dem Schließen hoch erhoben werden.

Extraktion in 2 Arbeitsgängen:

Ziehen in Richtung Griffe bis das Kinn geboren ist. Ist man sich über die Zugrichtung nicht klar, so braucht man die Griffe nur für einen Augenblick loszulassen:

- bei der richtig angelegten Zange zeigen die Griffe stets in die Richtung, in die gezogen werden muss. Ganz besonders zu beachten ist die Art, in der die GL-Zange zwecks Vermeidung des Abgleitens gefasst werden muss:
- beide Hände fassen die Zangengriffe quer, wobei die löffelwärts liegende (rechte) Hand den einen Busch-Haken zwischen Zeige- und Mittelfinger nimmt.

Wird das Kinn sichtbar, liegt der Drehpunkt, Zungenbein, am Schambogen, woraus folgt:
- Stellung- und Handwechsel (Abb. 8.38), links zur Seite treten.

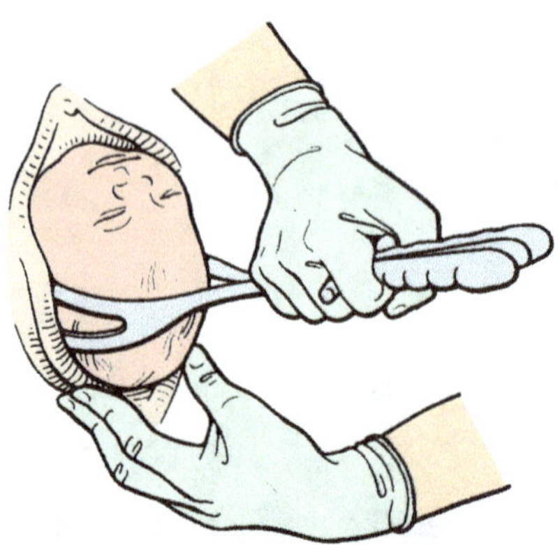

Abb. 8.38: Extraktion bei Gesichtslage (Beispiel 1). Ist das Kinn geboren, umfasst die rechte Hand allein die Zange, quer über den Haken. Linke Hand an den Damm (modif. nach Stoeckel).

Die rechte Hand umfasst jetzt allein die Zange, quer über dem Schloss und führt mit der Zange die Kopfbeugung aus, um den Bogen um die Symphyse zu passieren. Dazu wird die Zange langsam und vorsichtig auf den Bauch der Mutter hinbewegt.
- Linke Hand immer an den Damm: energischer Dammschutz!

Ohne ausgiebige **Episiotomie** keine GL-Zange!

Praxishinweis. Für die GL-Zange ist einzuprägen, dass: man nach dem Anlegen die Zange lüftet, hoch anhebt und dann erst schließt (Abb. 8.37), man im 1. Arbeitsgang bei der Extraktion die Zange mit beiden Händen quer umfasst, der Kopf nur durch eine reine Beugebewegung entwickelt werden kann (s. Abb. 8.38). Eine rückläufige, d. h. Streckbewegung gibt es bei der GL-Zange nicht. Die rückläufige Bewegung gehört zur Zangentechnik bei: HiHHL, VoHL, Stirnlage.

Tab. 8.2: Übersicht über die regelrechten und regelwidrigen Kopflage(n).

Schema	Diagnose	Leitstelle	Drehpunkt (= Stemmpunkt = Hypomochlion)	Kopfaustritt	Größte Durchtrittsebene (Pl. = Planum)	Umfang
Abb. 8.39	Normale (vordere) Hinterhauptlage (HHL)	kleine Fontanelle	Nackenhaargrenze	Streckung	Pl. suboccipito-bregmaticum	32 cm
Abb. 8.40	Hintere Hinterhauptlage (HiHHL)	kleine Fontanelle bis Scheitelgegend	große Fontanelle bis Stirnhaargrenze	erst stärkste **Beugung**, dann **Streckung**	Pl. suboccipito-bregmaticum	32 cm
Abb. 8.41	Vorderhauptlage (VoHL)	große Fontanelle	Stirnhaargrenze bis Nasenwurzel	erst Beugung, dann Streckung	Pl. fronto-occipitale	34 cm

(fortgesetzt)

Tab. 8.2 (fortgesetzt)

Schema	Diagnose	Leitstelle	Drehpunkt (= Stemmpunkt = Hypomochlion)	Kopfaustritt	Größte Durchtrittsebene (Pl. = Planum)	Umfang
Abb. 8.42	Stirnlage (SL)	Stirn	**Oberkiefer** (am häufigsten) oder **Jochbein**	erst Beugung, dann Streckung	Pl. maxillo-parietale, Pl. zygomatico-parietale	35–36 cm
Abb. 8.43	Gesichtslage (GL)	Kinn	Zungenbein	reine Beugung	Pl. hyoparietale (oder Pl. tracheoparietale)	34 cm
Abb. 8.44	Tiefer Querstand	Kopf auf Beckenboden, Pfeilnaht quer, kleine Fontanelle links (oder rechts) seitlich, große Fontanelle rechts (oder links) seitlich.				
Abb. 8.45	Hoher Geradstand	Kopf auf Beckeneingang, Pfeilnaht im geraden Durchmesser, kleine Fontanelle an der Symphyse (oder am Promontorium), große Fontanelle am Promontorium (oder an der Symphyse).				

Beispiel 2. Kopf fast auf BB, Kinn links vorn, Nasenwurzel rechts.

Therapie (→ mentoposteriore GL)

Seitenlagerung. Steht das Kind im BE oder in BM seitlich hinten, wird durch Lagerung versucht werden, das Kinn nach vorn zu bringen.

Lagerung auf die Seite des Kinns

Geburtsunmöglichkeit. Fühlt man bei einem auf BB stehenden Kopf das Kinn völlig nach hinten gerichtet, so besteht nicht mehr die geringste Aussicht, dass das Kinn sich nach vorn dreht. Dieser Befund gehört zu den größten Seltenheiten in der Geburtshilfe. Das Kinn kann sich weder spontan nach vorn drehen, noch kann es mit der Zange nach vorn gebracht werden. Eine Entwicklung des Kopfes bei hinten stehendem Kinn ist deswegen unmöglich, weil der Kopf sich überstrecken müsste, um austreten zu können. Es besteht also Geburtsunmöglichkeit.

Sektio. Hat die Seitenlagerung keinen Erfolg, so wird bei hochstehendem Kopf (BE-BM) durch Schnittentbindung entbunden.

Zange ist kontraindiziert, da der Erfolg ausgeschlossen ist, stattdessen können schwere Gewebezerreißungen des Scheidenrohres eintreten.

Abwarten ist jetzt kontraindiziert, weil Gefahren für die Mutter drohen:
- Fieber unter der Geburt → Sepsis
- → Blasenscheidenfistel.

Geburt sofort beenden, da Mutter und Kind in Gefahr sind. Bei kräftigen Wehen droht Uterusruptur. Beendigung bei
- lebendem Kind durch Sektio
- totem Kind durch Perforation des Kopfes mit Kraniotraxie (s. S. 525), am besten via Mund oder Stirnbein (Stirnnaht).

8.2 Beckenendlage (BEL)

Definition. Steißlage; Längslage, bei der das Beckenende vorangeht. Einteilung nach dem vorangehenden Teil (s. u.).

Häufigkeit. 5 % aller Geburten, über die Hälfte betrifft Erstgebärende; bei Frühgeburt häufiger (Tab. 8.3).

Ätiologie. Die Ursache ist in etwa 80 % der Fälle unklar.

Begünstigende Faktoren sind:
- Frühgeburt: Das Kind wird umso häufiger aus BEL geboren, je früher die Geburt vor dem Termin erfolgt. Rund 1/3 aller aus BEL geborenen Kinder sind Frühgeborene.

Tab. 8.3: Fetale Einstellungen (in Prozent) nach Schwangerschaftsalter (Scheer und Nulvar 1976).

SSW	Schädellage	Beckenendlage	Querlage
21 + 0 – 24 + 6	55	33	12
25 + 0 – 28 + 6	62	28	10
29 + 0 – 32 + 6	78	14	8
33 + 0 – 36 + 6	89	9	3
37 + 0 – 40 + 6	92	7	1

- Fehlbildung. Hydrozephalus, Anenzephalus, Tumoren des kaudalen Körperendes erschweren die Fixierung des kindlichen Kopfes im BE oder verändern das Gewichtsverhältnis Kopf-Rumpf, sodass das leichtere Kopfende im Fundus bleibt.
- Uterine Ursache. Schlaffer Uterus der Mehrgebärenden, Uterus bicornis, subseptus, wodurch die Selbstwendung erschwert wird; ferner Hydramnion. Folge: vermehrte Beweglichkeit der Frucht, Verhinderung der Arretierung des kindlichen Kopfes; Oligohydramnion (→ Selbstwendung ist ausgeschlossen!).
- Enges Becken mit verminderter Bewegungsfähigkeit der Frucht, auch bei Zwillingen, Zervixtumoren.

8.2.1 Einteilung, Diagnostik, Differentialdiagnostik

Einteilung. Nach der Haltung der unteren Extremitäten werden unterschieden: reine Steißlage, Steißfußlage, Fußlage sowie Knielage (selten):

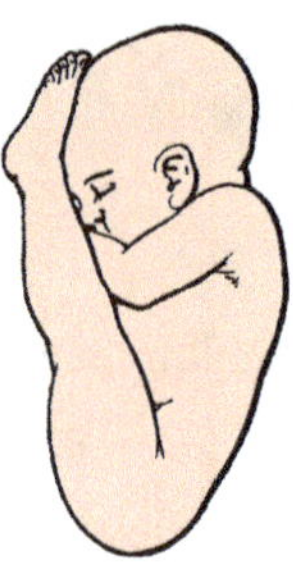

Abb. 8.46: Reine Steißlage (extended legs).

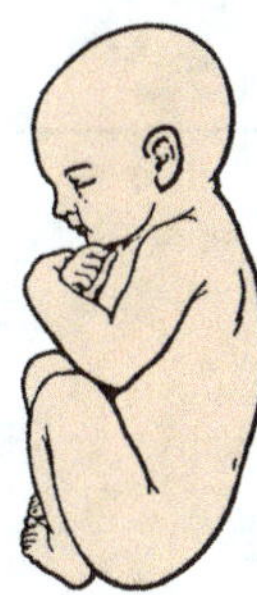

Abb. 8.47: Vollkommene Steißfußlage.

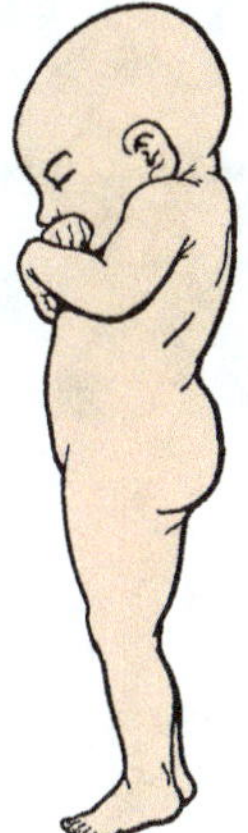

Abb. 8.48: Vollkommene Fußlage.

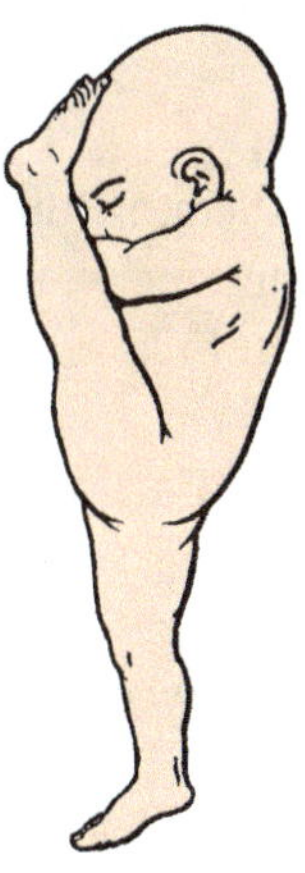

Abb. 8.49: Unvollkommene Fußlage.

Ist der vorangehende Teil:

Steiß	Reine Steißlage (Abb. 8.46). Beine sind an der Bauchseite des Kindes nach oben geschlagen.
Steiß, 2 Füße	Vollkommene Steißfußlage (Abb. 8.47).
Steiß, 1 Fuß	Unvollkommene Steißfußlage.
2 Füße	Vollkommene Fußlage (Abb. 8.48).
1 Fuß	Unvollkommene Fußlage (Abb. 8.49).
2 Knie	Vollkommene Knielage (selten).
1 Knie	Unvollkommene Knielage (selten).

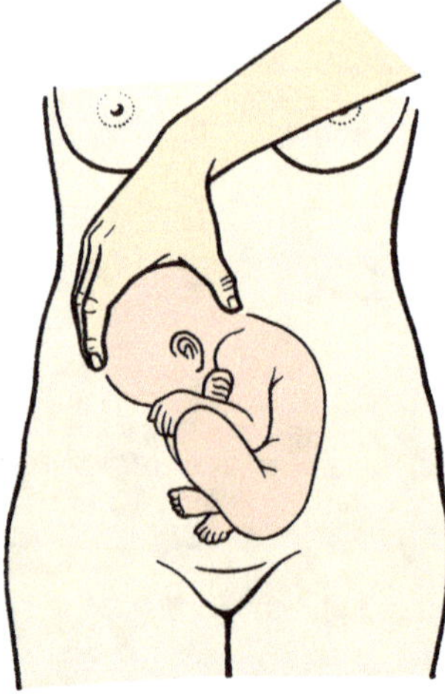

Abb. 8.50: Ballotierenlassen des Kopfes.

Klinik, Diagnostik

Äußere Untersuchung. Meist erkennt man die BEL durch äußere Untersuchung. Untersuchungserschwerend sind Fettleibigkeit, straffe Bauchdecken, Hydramnion.

- Rücken auf der einen Seite, kleine Teile auf der anderen. Rücken meist links oder rechts vorn. Kopf im Fundus.
- Kopf lässt sich ballotieren. Bei nicht zu dicken Bauchdecken kann man oft sehr gut den Kopf zwischen Daumen und 2 Fingern umfassen und hin- und herbewegen (s. Abb. 8.50).
- Den Kopf fühlt man im Fundus unter den Fingern als harte, runde, bewegliche Kugel.
- Der Steiß ist über BE zu fühlen.

3. und 4. Leopold-Handgriff (Kopfgriff) zeigen, dass nicht der Kopf getastet wird.

Wegen der vier negativen Zeichen fehlt das Kopfgefühl. Der vorangehende Teil ist nicht so groß, gleichmäßig hart, gleichmäßig rund, nicht ballotierbar wie der Kopf.

Die vier positiven Zeichen beim Umgreifen des vorangehenden Teils sind: ein kleinerer Teil, eine geringere Härte, wechselnd härtere und weichere Partien, eine unregelmäßige Form.

Die **Sonographie** ist diagnoseführend!

Vaginale Untersuchung. Sobald der vorangehende Teil ins Becken eingetreten ist und man an ihn herankommen kann, tastet man einen unregelmäßigen und in der Hauptsache weichen Kindsteil; hier fühlt man einen Knochenvorsprung, dort eine Knochenleiste.

Drei negative Kennzeichen des Steißes gegenüber dem Kopf: Fehlen von gleichmäßiger Härte, Nähten sowie Fontanellen.

Praxishinweis. Ist der Mm vollständig und steht der vorangehende Teil tief, tastet man: Sitzbeinhöcker, Steißbeinspitze, Kreuzbein, Hüftbeugen. Hauptkennzeichen ist die Crista sacralis media(na), Mittelleiste des Kreuzbeins, die man bei I. Lage links, bei II. Lage rechts abtastet. Diese markante Knochenleiste verfehlt man nicht! Steht der Steiß noch hoch, drücke man ihn von oben her tief ins Becken hinein.

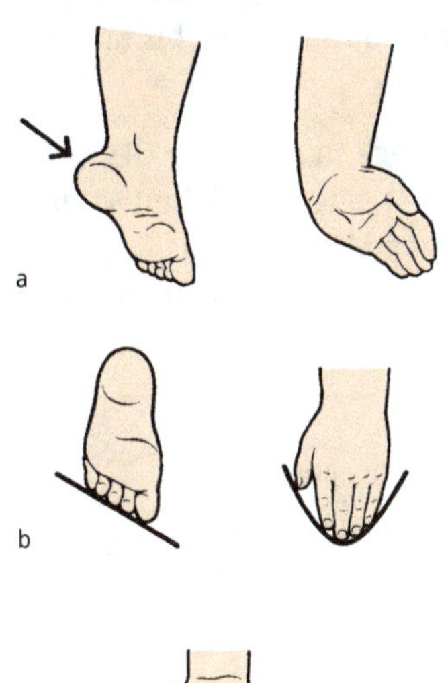

Abb. 8.51: Unterscheidung von Hand und Fuß, **a** Fersenzeichen, **b** Zehenzeichen, **c** Daumenzeichen.

After. Manchmal fühlt man in der länglichen Grube zwischen den Gesäßbacken den Anus (Cave: Sphinkterverletzung bei unzartem Eingehen!), nicht selten auch den Hodensack (→ von Geschlechtsvoraussagen ist abzuraten; der vermeintliche Hodensack erweist sich später nicht selten als Geburtsgeschwulst).

Diagnose der Fußlage. Ganz einfach ist die innere Untersuchung, wenn 1 Fuß vorangeht. Nur muss man sich vor einer Verwechslung von Fuß und Hand hüten, wodurch die BEL mit einer für Mutter und Kind lebensbedrohlichen Querlage verwechselt würde (bei Kopflagen ist ein Armvorfall viel seltener).

Fuß vs. Hand (Abb. 8.51). Die Kennzeichen von Fuß und Hand muss der Geburtshelfer beherrschen:

- Fersenzeichen (Abb. 8.51a). Wichtigstes Kennzeichen des Fußes ist die Ferse (Fersenbein, Calcaneus). Beim Übergang vom Unterschenkel zum Fuß fühlt man die Ferse als Spitze, der Übergang ist winklig! Der Übergang vom Arm zur Hand ist flach, die Hand ist die gerade Verlängerung des Unterarms.
- Zehenzeichen (Abb. 8.51b). Zehen sind kürzer als Finger, Zehen sind gleichlang, Finger nicht (Daumen!).
- Zehenlinie ist gerade, Fingerlinie ist krumm.
- Daumenzeichen (Abb. 8.51c). Daumen ist abspreizbar, große Zehe ist nicht abspreizbar.

Diagnose der Knielage. Seltene Unterart der BEL. Die bewegliche Patella ist immer vom festen Olekranon zu unterscheiden. Ist man sich nicht klar, so tastet man mit dem Finger an dem weniger umfangreichen Teil der Extremität entlang, bis man die Hand oder den Fuß fühlt.

DD. Gesichtslage. Verwechseln kann man die reine Steißlage nur mit der GL. Querlage, Hydrozephalus. Gelegentlich sind Verwechslungen mit einer QL (Schulter!) und einem Hydrozephalus vorgekommen, bei wenig erweitertem Mm.

Die Unterscheidung zwischen Mund und After (s. S. 291) wird schwierig, wenn eine große Geburtsgeschwulst besteht.

Diagnostisch wegweisend sind:
Leopold-Handgriff 1. Ballotement eines großen, harten, kugeligen Teils im Fundus!
Leopold-Handgriff 3, 4. das richtige Kopfgefühl fehlt (S. 37)!
Herztöne etwas oberhalb des Nabels!
(rektal oder vaginal). unregelmäßig geformter, vorwiegend weicher Kindsteil mit Knochenvorsprüngen und Knochenleisten; Crista sacralis
media(na), Bein(e), Fuß (Füße) oder (selten) Knie(e)!
Beweis. Ultraschalluntersuchung!

8.2.2 Geburtsmechanismus

Reine Steißlage (Abb. 8.52 bis Abb. 8.75)

Ohne Kenntnis des Geburtsmechanismus kann man kein Verständnis für die Geburtsleitung und ebenso keines für die Regeln des operativen Eingreifens haben. Aus didaktischen Gründen unterteilt man den Geburtsmechanismus am besten.

Fünf Abschnitte des Geburtsmechanismus: 1. Eintritt des Steißes in das Becken und Vorrücken bis zum BB, **2.** Überwindung des Knies des Geburtskanals und Geburt des Steißes, **3.** Geburt des Rumpfes, **4.** Geburt der Schultern, **5.** Geburt des Kopfes.

Eintritt des Steißes ins Becken, Vorrücken bis zum BB. Der Steiß als führender Teil tritt meist so in das Becken ein, dass sich die Hüftbreite (→ größter Durchmesser) in einem schrägen Durchmesser des Beckens einstellt (Abb. 8.52 bis Abb. 8.54):

– Rücken ist nach vorn gerichtet, also
– Rücken links vorn: I. BEL, Hüftbreite im II. schrägen Durchmesser.
– Rücken rechts vorn: II. BEL, Hüftbreite im I. schrägen Durchmesser (Abb. 8.54). Der Anfänger macht sich das mit einer Puppe in den Händen klar!

Selten stellt sich die Hüftbreite in den queren oder geraden Durchmesser des Beckens ein.

Überwindung des Knies des Geburtskanals und Geburt des Steißes. Am BB angekommen (Abb. 8.55 bis Abb. 8.57) steht der Steiß im Knie des Geburtskanals. Um weiter vorrücken zu können, muss er sich im Bogen um die Symphyse herumbewegen; Frucht bzw. der Steiß stellt sich auf die Kante, um sich danach zur Seite (über die Kante) abbiegen zu können (→ Lateralflexion).

Zwei Überwindungsvarianten des Knies:
– Drehung der Hüftbreite des Steißes aus dem schrägen in den geraden Durchmesser: auf die Kante stellen. Die Hüftbreite kann den längsgestellten Weichteilspalt am leichtesten passieren, wenn sie im geraden Durchmesser steht.

Die mehr nach vorn gerichtete Hüfte dreht sich symphysenwärts:
– bei I. Steißlage die linke
– bei II. Steißlage die rechte (Abb. 8.54).
    – Der Rücken kommt dabei ganz seitlich zu stehen (Abb. 8.55 bis Abb. 8.57).
    – Lateralflexion (Abb. 8.58 bis Abb. 8.60), über die Kante abbiegen. Die durch die Drehung des Steißes in den geraden Durchmesser auf die Kante gestellte Frucht ist jetzt gezwungen, sich im Ganzen nach der Seite abzubiegen (Lateralflexion), um sich in die Abbiegung des Geburtskanals einzupassen; für die Frucht besteht also ein Verbiegungszwang.

Beide Überwindungsvarianten des Knies sind ein zusammengehöriger Anpassungsvorgang. Die Frucht dreht sich so, dass die Richtung der leichtesten Abbiegbarkeit (→ Biegungsfazillimum) des in Betracht kommenden Körperabschnittes (hier der Lendenwirbelsäule) mit der Richtung des Geburtskanals zusammenfällt.

Solange die Beine, insbesondere die Oberschenkel, am Bauch hochgeschlagen sind, lässt sich die Wirbelsäule am leichtesten nach der Seite abbiegen. Die Einpassung in das Knie zur Geburtsvorbereitung des Steißes kann nur durch Drehung der

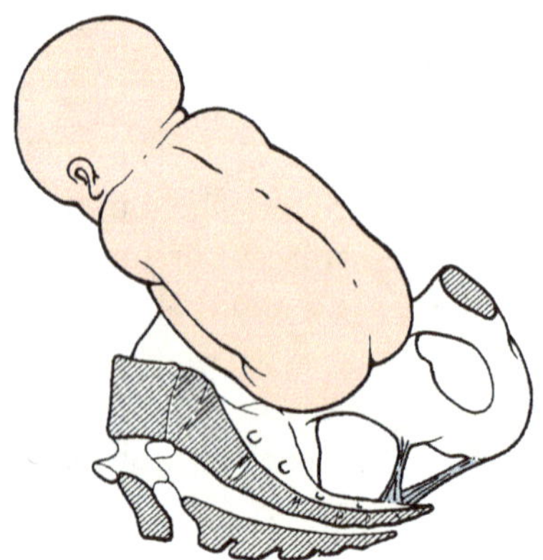

Abb. 8.52

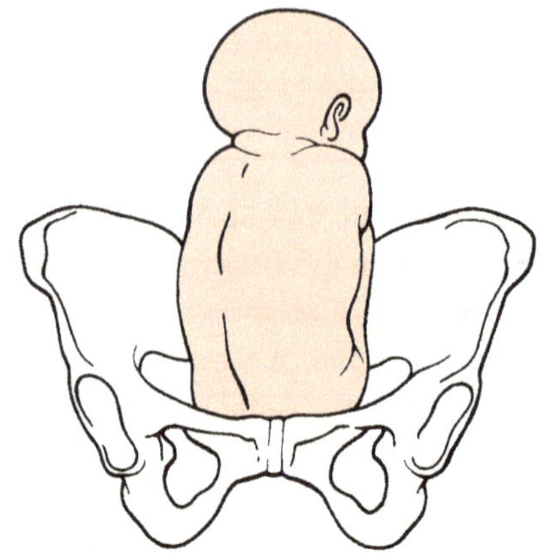

Abb. 8.53

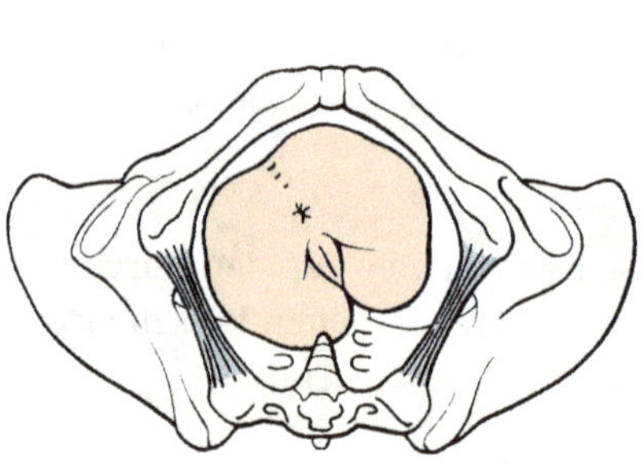

Abb. 8.54

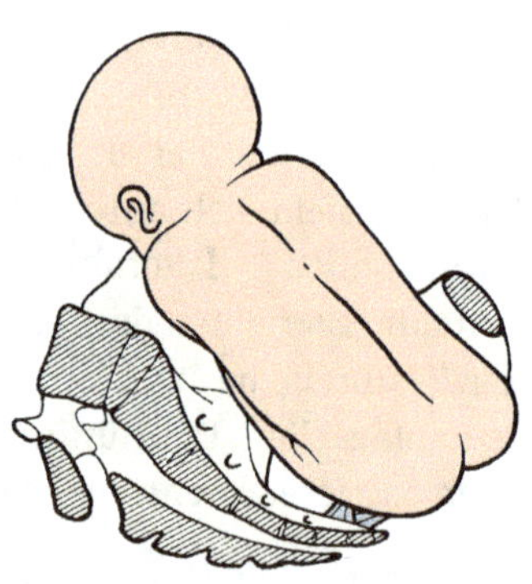

Abb. 8.55

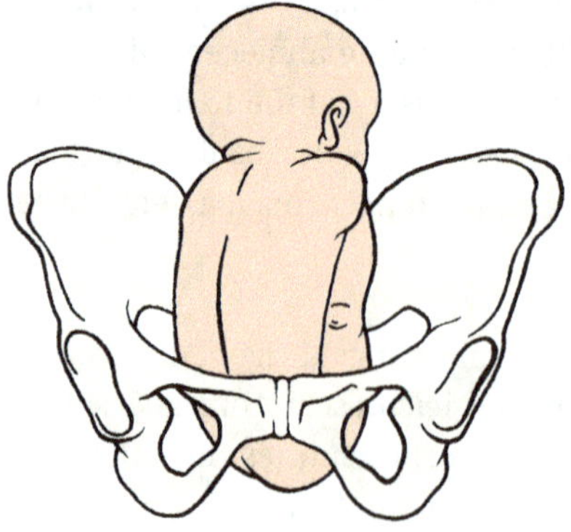

Abb. 8.56

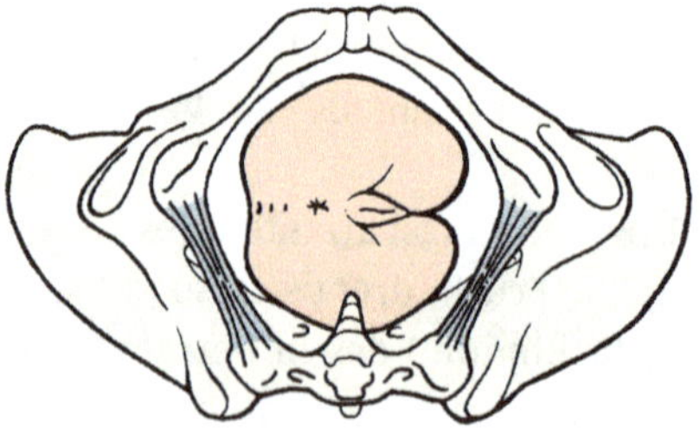

Abb. 8.57

Abb. 8.52 bis Abb. 8.57: Geburtsmechanismus bei Beckenendlage (II. reine Steißlage).

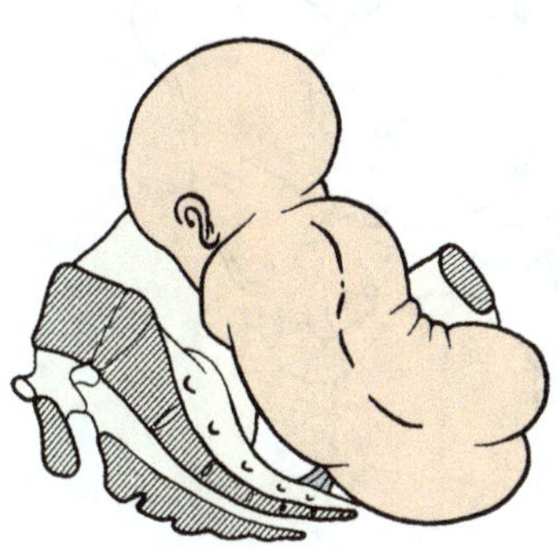

Abb. 8.58:

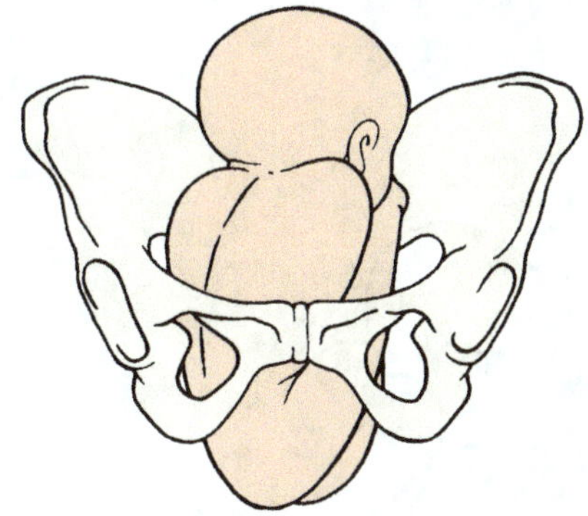

Abb. 8.59

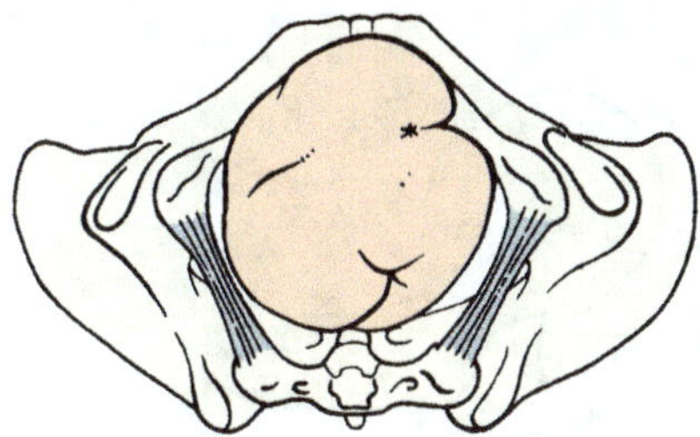

Abb. 8.60

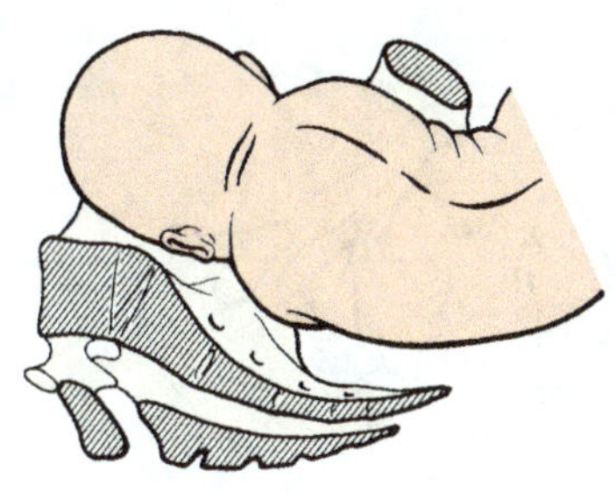

Abb. 8.61

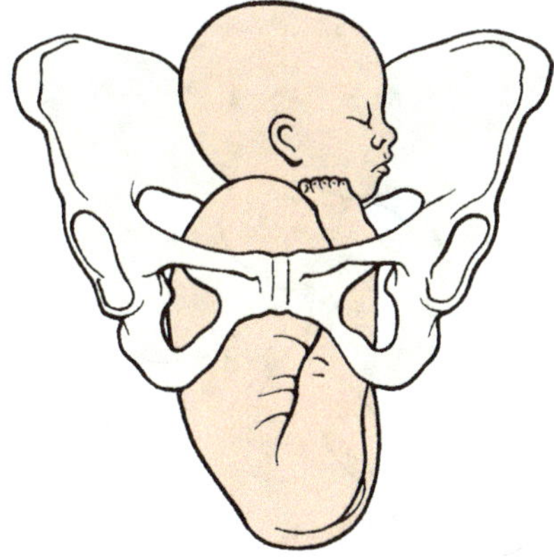

Abb. 8.62

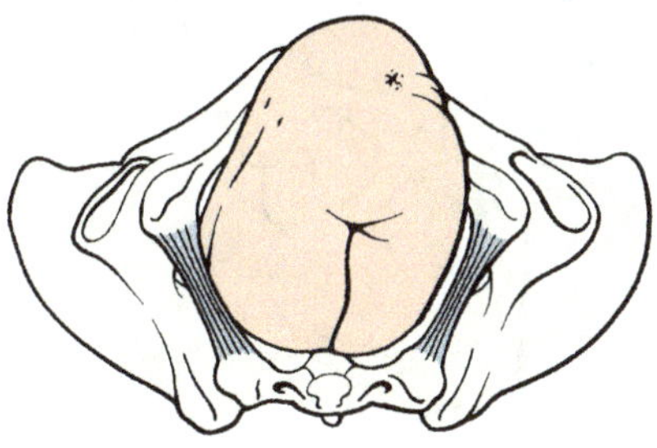

Abb. 8.63

Abb. 8.58 bis Abb. 8.63: Geburtsmechanismus bei Beckenendlage (II. reine Steißlage).

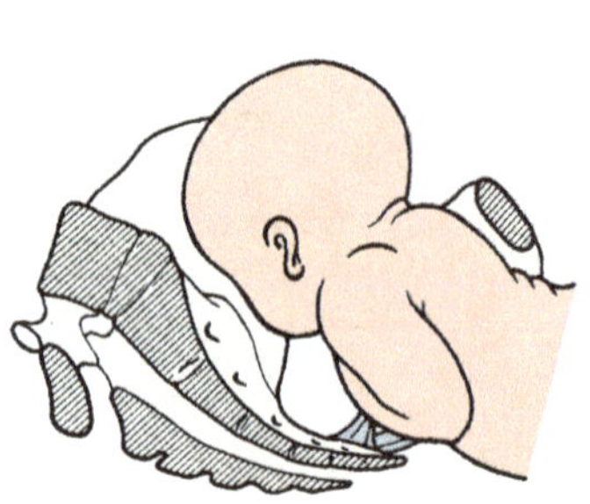

Abb. 8.64

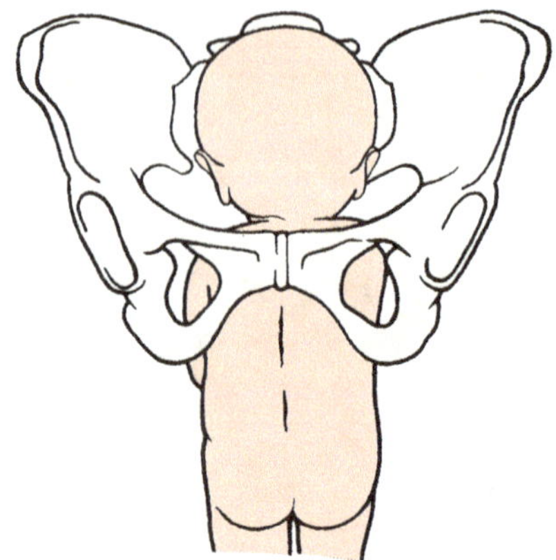

Abb. 8.65

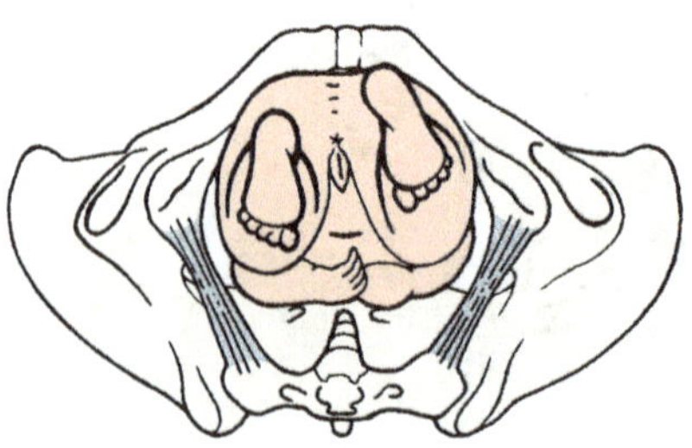

Abb. 8.66

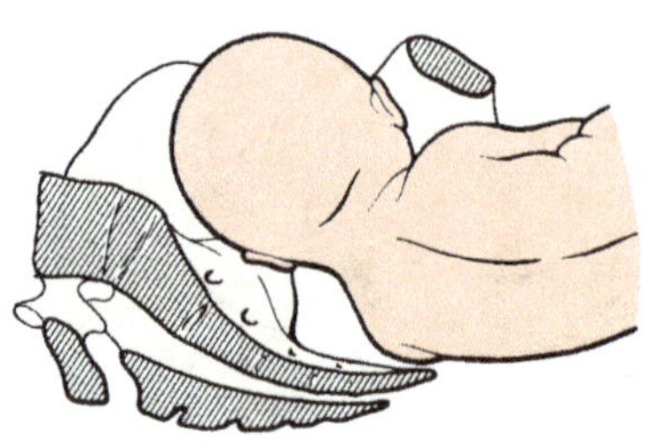

Abb. 8.67

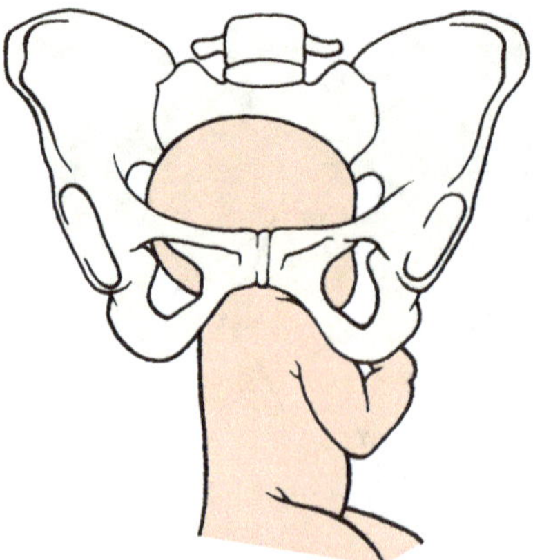

Abb. 8.68

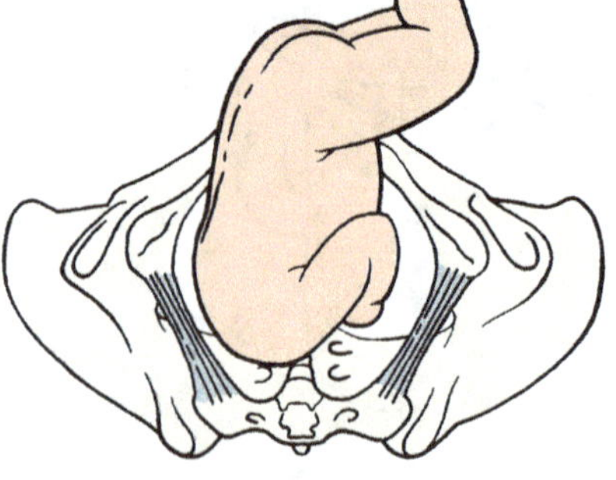

Abb. 8.69

Abb. 8.64 bis Abb. 8.69: Geburtsmechanismus bei Beckenendlage (II. reine Steißlage).

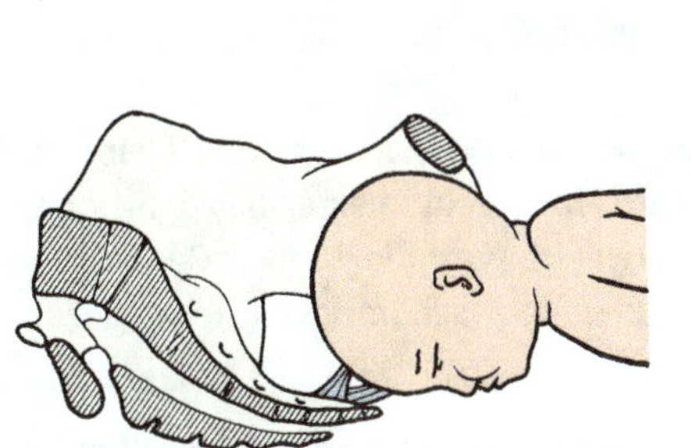

Abb. 8.70

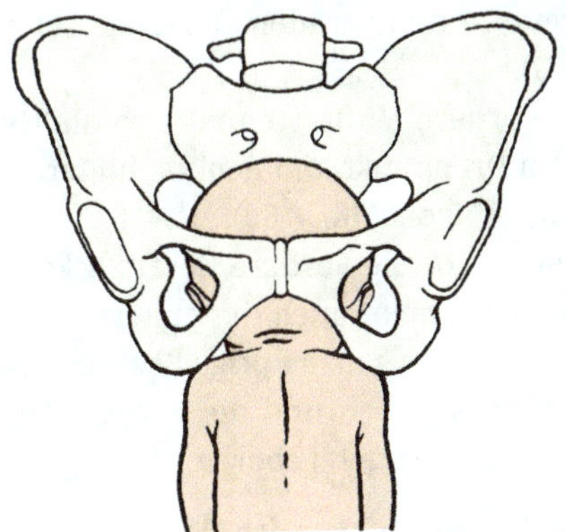

Abb. 8.71

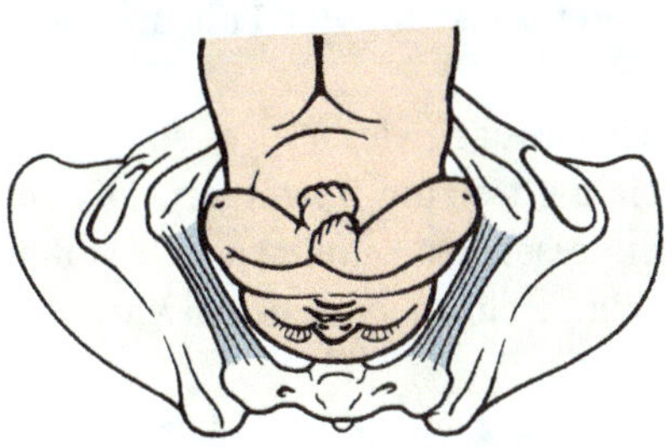

Abb. 8.72

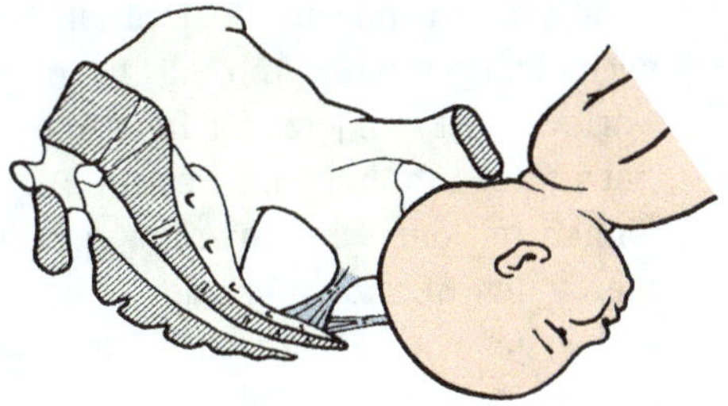

Abb. 8.73

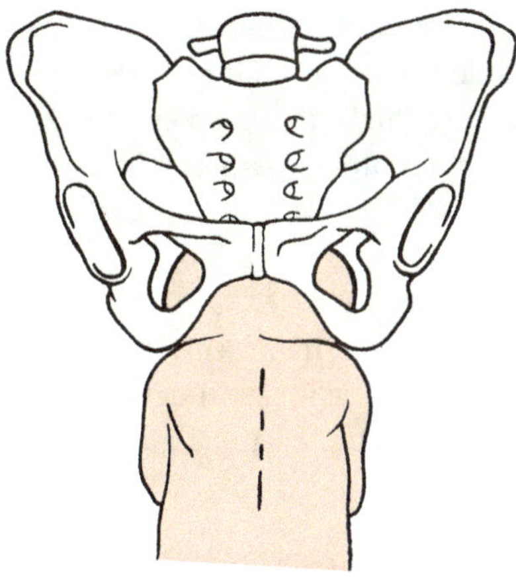

Abb. 8.74

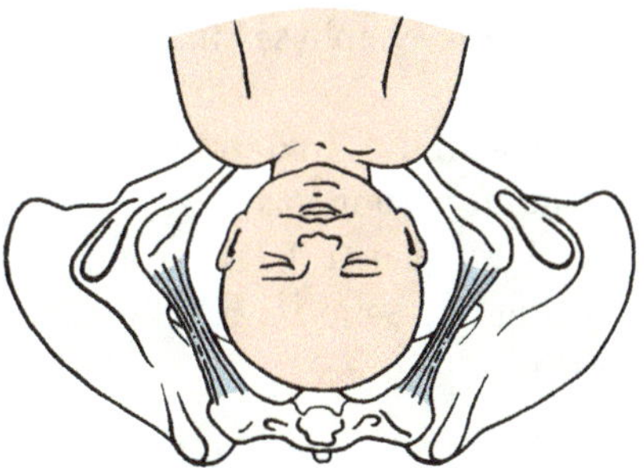

Abb. 8.75

Abb. 8.70 bis Abb. 8.75: Geburtsmechanismus bei Beckenendlage (II. reine Steißlage).

Hüftbreite in den geraden Durchmesser und Lateralflexion erfolgen (Abb. 8.52 bis Abb. 8.57).

Die vordere Hüfte stemmt sich als Hypomochlion gegen den Schambogen und wird zum Drehpunkt, um den die hintere Hüfte des Kindes bei ihrer Entwicklung rotiert (Abb. 8.58 bis Abb. 8.60).

Zuerst wird die vordere Gesäßbacke in der Schamspalte sichtbar und bleibt stehen; dann erscheint auch die hintere. Die hintere Hüfte geht zuerst über den Damm und nachdem das ganze übrige Becken herausrotiert ist, wird die vordere Gesäßbacke weiter vorgeschoben und die vordere Hüfte unter dem Schambogen her geboren, womit der ganze Steiß geboren ist.

Geburt des Rumpfes. Nach dem Steiß wird der Rumpf unter starker Lateralflexion der Brust-Lendenwirbelsäule entwickelt (Abb. 8.61 bis Abb. 8.63). Sobald die Beine herausgeglitten sind, dreht sich der Rücken nach vorn (schoßfugenwärts; Abb. 8.65). Steiß und schon geborener Rumpfteil sind in der Verlängerung der Führungslinie steil nach oben gerichtet (Abb. 8.64 bis Abb. 8.66).

Warum dreht sich jetzt der Rücken nach vorn (schoßfugenwärts)?

– Eintritt der Schultern ins Becken. Die Schultern, die bis zum BE vorgerückt sind, können mit der Schulterbreite (größter Durchmesser der Schultern) durch den querovalen BE nur quer oder schräg gestellt hindurchgehen. Dadurch wird der Rücken gezwungen, sich nach vorn zu drehen.

– Verschiebung des Biegungsfazillimums, Ausnutzung der leichteren Abbiegbarkeit. Das Biegungsfazillimum der Brustwirbelsäule, d. h. ihre leichteste Abbiegbarkeit, hängt davon ab, ob die Beine am Rumpf hochgeschlagen sind.

– Hochgeschlagene Beine schienen den Rumpf: Die Brustwirbelsäule lässt sich leichter zur Seite als nach hinten abbiegen. Nach Geburt der Beine (Wegfall der Schienung) lässt sich die Brustwirbelsäule leichter nach hinten abbiegen. Deswegen dreht sich nach Geburt der Beine der Rücken so, dass er nach hinten abgebogen werden kann, d. h. vom Geburtskanal aus betrachtet nach vorn zur Symphyse hin.

Eintreten des Steißes in den BE-Raum (Abb. 8.52 bis Abb. 8.54). Der Steiß als führender Teil tritt meist so in das Becken ein, dass die Hüftbreite in einem schrägen Durchmesser verläuft. Bei II. BEL verläuft die Hüftbreite im I. schrägen Durchmesser: Abb. 8.52 von der Seite, Abb. 8.53 das gleiche von vorn, Abb. 8.54 das gleiche von unten gesehen.

Steiß auf BB angekommen (Abb. 8.55 bis Abb. 8.57). Auf BB, also am Knie des Geburtskanals angekommen, dreht sich die Hüftbreite des Steißes aus dem schrägen in den geraden Durchmesser: Abb. 8.55 von der Seite, Abb. 8.56 das gleiche von vorn, Abb. 8.57 das gleiche von unten gesehen.

Austrittsmechanismus des Steißes (Abb. 8.58 bis Abb. 8.60). Um das Knie des Geburtskanals zu überwinden, muss sich die Lendenwirbelsäule, nachdem sich die Hüftbreite des Steißes in den geraden Durchmesser gedreht hat, lateral flektieren. Die vordere Hüfte stemmt sich gegen den Schambogen und wird zum Drehpunkt: Abb. 8.58 von der Seite, Abb. 8.59 das gleiche von vorn, Abb. 8.60 das gleiche von unten gesehen.

Geburt des Rumpfes (Abb. 8.61 bis Abb. 8.66). Nach Geburt des Steißes wird der Rumpf unter starker Lateralflexion der Lenden- und Brustwirbelsäule entwickelt (Abb. 8.61 bis Abb. 8.63). Sobald die Beine herausgeglitten sind, dreht sich der Rücken nach vorn (Abb. 8.64 bis Abb. 8.66), damit die Schulterbreite im queren Durchmesser des BE eintreten kann. Steiß und schon geborener Rumpfteil sind in der Verlängerung der Führungslinie steil nach oben gerichtet: Abb. 8.61 und Abb. 8.64 von der Seite, Abb. 8.62 und Abb. 8.65 von vorn, Abb. 8.63 und Abb. 8.66 von unten gesehen.

Geburt der Schultern. Die Schultern sind inzwischen auf dem BB angekommen. Um den längsgestellten Weichteilspalt des BA passieren zu können, stellt sich die Schulterbreite in den geraden Durchmesser ein. Damit dreht sich der Rücken wieder zur ursprünglichen Seite zurück (Abb. 8.67 bis Abb. 8.69).

Geht die Geburt, was bei der Mehrgebärenden nicht so selten ist, spontan weiter, so wird die vordere, also die schamfugenwärts gelegene, danach die hintere, die dammwärts gelegene Schulter geboren.

Die Schulterbreite steht also im BE im queren oder schrägen Durchmesser, in BM im schrägen und im BA im geraden Durchmesser. Die Schulterbreite rückt durch dieselben Durchmesser vor, die vorher die Hüftbreite passiert hat.

Geburt des Kopfes. Der Kopf tritt in das Becken ein, wenn der Rumpf bis zum unteren Rand des vorderen Schulterblattes geboren ist. Die Pfeilnaht steht im BE im queren, in BM in einem schrägen und im BA im geraden Durchmesser des Beckens (Abb. 8.70 bis Abb. 8.72).

Auf dem BB dreht sich das Hinterhaupt nach vorn, das Biegungsfazillimum liegt in der Halswirbelsäule nach hinten. Jetzt ist es also der Kopf, der sich so dreht, dass die Richtung der leichtesten Abbiegbarkeit mit der Richtung des Geburtskanals zusammenfällt.

– Hypomochlion ist wie bei der regelrechten HHL die Nackenhaargrenze (Abb. 8.70 und Abb. 8.73). Nacheinander gehen Kinn, Mund, Nase, Stirn, Vorderhaupt und zuletzt das Hinterhaupt über den Damm.
– Günstigstes Austrittsplanum ist das Pl. suboccipito-frontale: 32 cm.

Der Rücken dreht im Geburtsverlauf zweimal zur Seite (Abb. 8.77, Abb. 8.79) und zweimal nach vorn (Abb. 8.78, Abb. 8.80).

Fußlage

Bei **vollkommener Fußlage** ist wie bei Steißlage zu verfahren, nur dass hier zuerst Füße und Beine geboren werden.

Unvollkommene Fußlage. Geht das vordere Bein voran, verläuft die Geburt ähnlich wie bei reiner Steißlage. Geht das hintere Bein voran, dreht sich der kindliche Körper um 180°, wodurch das hintere Bein nach vorn kommt und die Geburt genauso verläuft, als wenn das vordere Bein vorangeht.

Komplikationen: Fünf Gefahren für das Kind in Beckenendlage.
1. Sauerstoffmangel, Erstickungsgefahr, sobald der Steiß geboren wird.
2. Intrakranielle Blutung bei Tentoriumriss als Folge des Geburtstraumas.
3. Weichteilverletzung
4. Vorzeitiger Blasensprung.
5. Nabelschnurvorfall.

Sauerstoffmangel besteht kurz vor und während der Geburt von Schultern und Kopf.

Praxishinweis. Lebensgefahr für das BEL-Kind entsteht, wenn der Steiß geboren wird.

Ursachen. Die Hypoxie hat zwei Ursachen.
– Verkleinerung der Plazentahaftfläche. Wenn unter der Geburt der Steiß und ein Teil des Rumpfes ausgetreten sind, verkleinert sich die Gebärmutter und zieht sich über dem in Halskanal und Scheide steckendem Kopf zusammen, sodass zwischen Kopf und Gebärmutterinnenwand kein Raum besteht (Abb. 8.81). Damit verkleinert sich die Plazentahaftfläche → erste Hypoxieursache!
– Nabelschnurkompression. Wenn der Kopf in das Becken eintritt (Sichtbarwerden des unteren Randes des vorderen Schulterblattes), wird die neben ihm liegende Nabelschnur zwischen Kopf und Becken komplett komprimiert; die Blutzirkulation sistiert und damit die Sauerstoffzufuhr während des Durchtritts durch das

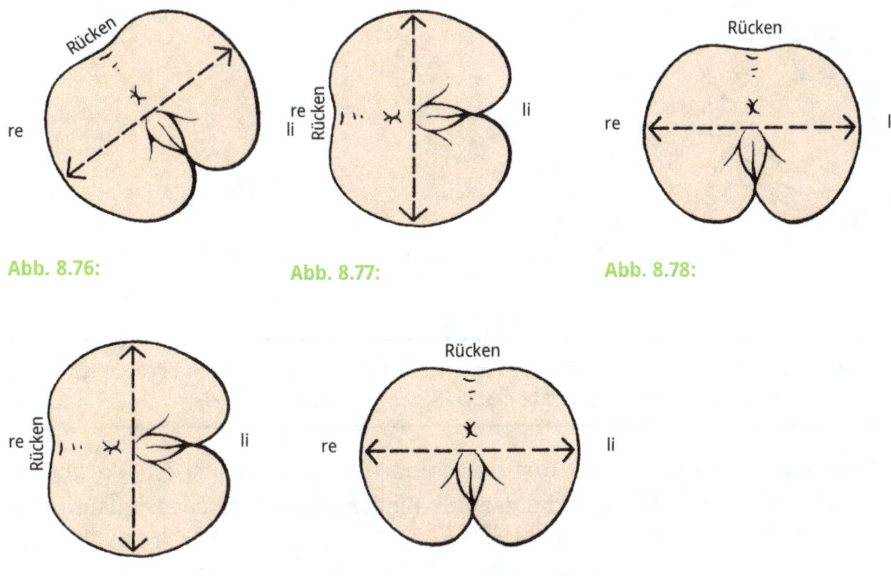

Abb. 8.76 bis Abb. 8.80: Abb. **8.76** Beckenendlage. Stellungen von Rücken und Hüftbreite. Beckeneintritt: Im BE steht der Rücken seitlich vorn, die Hüftbreite in einem schrägen Durchmesser, hier, bei II. BEL im I. schrägen Durchmesser. Abb. **8.77** Steiß- und Rumpfaustritt. Auf BB dreht sich der Rücken ganz zur Seite, sodass die Hüftbreite im geraden Durchmesser verläuft. Das ist die Ausgangsstellung für die Lateralflexion, mit der Steiß und ein Teil des Rumpfes geboren werden. Im Beginn der Lateralflexion steht der Rücken zum ersten Mal ganz seitlich. Abb. **8.78** Schultereintritt. Nach Geburt des Steißes müssen die Schultern ins Becken eintreten. Das geht nur, wenn die Schulterbreite quer oder etwas schräg den BE passieren kann. Der Rücken muss sich also ganz nach vorn drehen. Entsprechend dreht sich die Hüftbreite aus dem geraden über den schon einmal eingenommenen schrägen in den queren Durchmesser. Beim Schultereintritt steht der Rücken zum ersten Mal ganz vorn. Abb. **8.79** Schulteraus-, Kopfeintritt. Damit die auf BB angekommenen Schultern durch den längsgestellten Weichteilspalt des BA austreten können, muss sich die Schulterbreite in den geraden Durchmesser drehen. Dadurch wird der ausgetretene Rücken wieder zur Seite zurückgedreht und nimmt dieselbe Stellung ein, die er bei der Lateralflexion zur Geburt von Steiß und Rumpf innehatte. Damit hat sich der Rücken zum zweiten Mal zur Seite gedreht. Die Stellung von Rücken und Hüftbreite ist auch diejenige, in der der Kopf mit quer oder etwas schräg verlaufender Pfeilnaht in den BE eintritt. Abb. **8.80** Kopfaustritt. Ist der Kopf auf BB angekommen, so muss er sich mit der Pfeilnaht in den geraden Durchmesser drehen, damit er durch den längsgestellten Weichteilspalt des BA austreten kann. Dadurch wird der Rücken zum zweiten Mal nach vorn gedreht.

Becken. Der Sauerstoffmangel hört schlagartig auf, wenn der Mund geboren ist. Das Kind erstickt, wenn der Kopf nicht innerhalb von 3–5 Min. geboren ist → zweite Hypoxieursache!

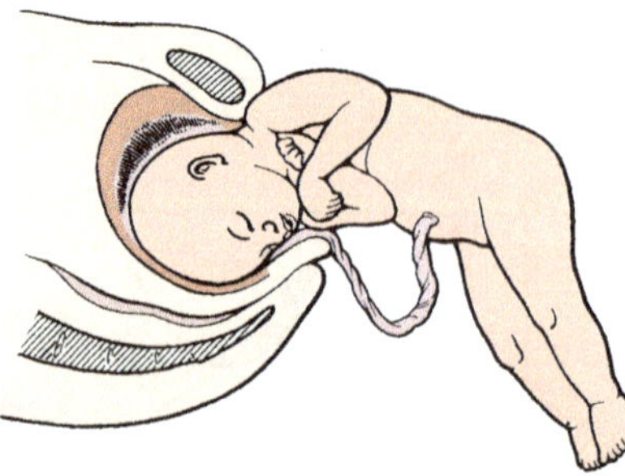

Abb. 8.81: Bei Geburt des Steißes droht der kindliche Erstickungstod.

Zwischen Sichtbarwerden des unteren Randes des vorderen Schulterblattes und Geburt des Kopfes dürfen höchstens 3–5 Min. vergehen. Andernfalls stirbt das Kind oder wird schwer geschädigt!

Intrakranielle Blutung bei Tentoriumriss nach Geburtstrauma ist die andere Hauptgefahr; sie ist als Todesursache der BEL-Kinder mindestens ebenso häufig wie die Erstickung. Hirnblutungen sind bei reifen BEL-Kindern selten geworden, weil auf traumatisierende vaginal-operative Entbindungsmethoden verzichtet wird.

Bei Frühgeborenen scheint die Rate der Hirnblutungen bei BEL-Kindern höher zu sein als bei Kindern in Schädellage; dabei sollen durch Sektio entwickelte Frühgeborene weniger Hirnblutungen haben als vaginal geborene. Unterhalb der 28. SSW scheint die Geburtsart keinen Einfluss auf die Hirnblutungsrate zu haben.

Weichteilschwierigkeiten, ungenügende Weitung der Weichteile. Der Steiß ist weicher, er dehnt die Weichteile langsamer als der harte Kopf. Der Steiß ist nicht so umfangreich wie der Kopf, daher werden die Weichteile und insbesondere der Mm nicht genügend weit gedehnt.

Da bei den BEL das dicke Ende, der Kopf, nachfolgt, wird sein Durchtritt durch den nicht genügend weiten Mm oft erschwert. Das gilt nicht für die vollkommene Steißfußlage, deren größter Umfang am BE ungefähr so groß ist wie das Durchtrittsplanum bei regelrechter HHL (32 cm).

Die vollkommene Fußlage ist diejenige BEL, bei der dem nachfolgenden Kopf am schlechtesten vorgearbeitet wird.

Umfang des vorangehenden Teils:
- Kopf bei regelrechter HHL: 32 cm
- Steiß bei vollkommener Steißfußlage: 32 cm
- bei reiner Steißlage: 27 cm
- bei unvollkommener Fußlage: 25 ½ cm
- bei vollkommener Fußlage: 24 cm.

Bei vollkommener Fußlage mit dem kleinsten Umfang von 24 cm ist der Kopfdurchtritt durch das Becken stark verzögert, die Nabelschnurkompression dauert länger, die Erstickungsgefahr ist größer als bei Steiß- und Steißfußlage. Fußlage, besonders die vollkommene Fußlage, ist die für das Kind gefährlichste BEL!

Ein erhöhtes Risiko besteht bei Erstgebärenden (unvorbereitete, straffe Weichteile), v. a. bei alten Erstgebärenden (rigide Weichteile), verengtem Becken sowie großem Kopf.

Vorzeitiger Blasensprung. Besonders bei Fußlagen ist der untere Blasenpol am schlechtesten geschützt. Jeder Erfahrene weiß, wie wichtig die Erhaltung der Blase bei BEL ist.

Bei BEL Fruchtblase bis zur Vollständigkeit des Mm erhalten!

Nabelschnurvorfall. Auch am häufigsten bei Fußlagen. Nabelschnurvorfall bei BEL ist kein besonders alarmierendes Zeichen. Solange sich im Geburtskanal nur Beine und Steiß befinden, wird die Nabelschnur nicht gequetscht.

8.2.3 Schwangerenberatung

Für die Beratung der Schwangeren und ihres Partners ist die Diagnostik der Beckenendlage bei etwa 35 + 0 SSW wichtig. Nun gilt es, über die Geburtsleitung zu beraten und im Konsens zu entscheiden. Für dieses Beratungsgespräch sind die Beckenmaße sowie die Abschätzung der Größe und der Proportionen des Kindes von großer Bedeutung.

Die klinische **Beckenaustastung** kann durch einen erfahrenen Geburtshelfer erfolgen, Einzelheiten s. S. 47. Eine MRT-Untersuchung kann durchgeführt werden zur Beckenmessung (Abb. 8.82).

Bei der **ultrasonographischen Untersuchung** kommt es darauf an, sowohl ein Schätzgewicht als auch die Proportionen zwischen dem Kopfumfang und dem Abdominalumfang zu bestimmen und Nabelschnurumschlingungen und Uterusfehlbildungen auszuschließen.

8.2.3.1 Prophylaktische (äußere) Wendung
Äußere Wendung aus BEL in Schädellage in Terminnähe ohne Tokolyse. Die Wendung soll Komplikationen für das Kind während der vaginalen Geburt, für die Mutter die komplikationsträchtige abdominale Schnittentbindung vermeiden.

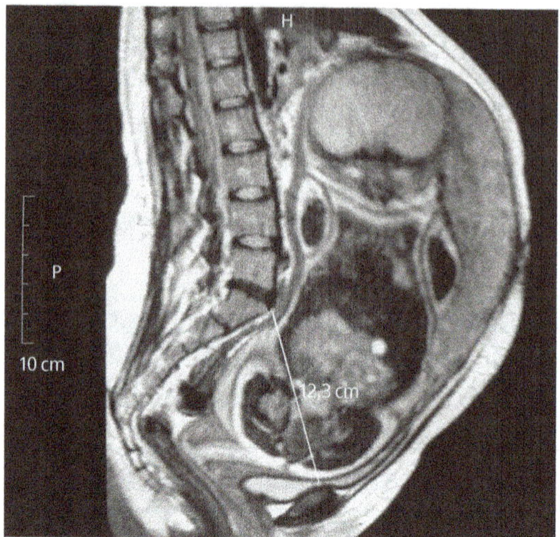

Abb. 8.82: Magnetresonanztomographie in Terminnähe bei BEL und einer Conjugata vera obstetrica von 12,3 cm.

Die Wendung (8 Wochen vor dem Termin, Ranney) oder in Terminnähe (Pschyrembel) wurde in den 70er-Jahren von Saling durch Kombination mit Tokolyse propagiert. Vorteil:

- Bei Komplikationen ist eine operative Entwicklung eines reifen Kindes möglich.
- Unnötige Wendungseingriffe werden vermieden, da die Häufigkeit der BEL bei 37/0 niedriger ist als in den früheren SSW.
- Die spontane Rückdrehungsrate in den letzten SSW ist niedrig.

Kontraindikationen
- vorzeitiger Blasensprung,
- vaginale Blutung unklarer Genese,
- Placenta praevia.

Technik. Nach einem 30-minütigen Kardiotokogramm in Seitenlage unter Blutdruckkontrolle. Bei angewinkelten und leicht abduzierten Beinen zur Bauchdeckenentspannung und in Beckenhochlagerung versucht eine Person, suprasymphysär den kindlichen Steiß aus dem mütterlichen Becken herauszudrehen. Die Hände der 2. Person setzen breitflächig am kindlichen Schädel an; es wird eine Wendung im Sinne der Rückwärtsrolle des Feten versucht. Bei Nichtgelingen schließt man den Versuch einer Vorwärtsrolle an. Unmittelbar nach dem Eingriff wird die kardiotokographische Überwachung wieder aufgenommen.

Bei Rh-negativen Frauen wird 30 Min. nach Wendungsversuch eine Hb F-Bestimmung und ggf. eine Anti-D-Globulingabe veranlasst.

Ergebnis. 50–60 % der Kinder aus BEL gelangen in Schädellage!

Komplikationen
- Bei 25 % werden reversible suspekte fetale Herzfrequenzmuster nach der Wendung registriert.
- Selten treten vaginale Blutungen auf, ohne dass Konsequenzen nötig sind.
- In < 1 % muss eine Sektio wegen pathologischer oder anhaltend suspekter Herzfrequenzmuster unmittelbar nach der Wendung oder während der folgenden Stunden durchgeführt werden.

8.2.4 Entbindungsmodus und Geburtsleitung

Seit Kubli 1975 die generelle Schnittentbindung bei Beckenendlage empfahl, wird der Entbindungsmodus kontrovers diskutiert. Eine 1984 in Deutschland tagende Konsensusgruppe erarbeitete eine Stellungnahme, die 2006 überarbeitet wurde. Eine deutliche Bevorzugung des abdominalen Entbindungswegs wurde durch die Term Breech Trial Collaborative Group hervorgerufen, deren Ergebnisse in renommierten Richtlinien Niederschlag fanden. Andererseits wurde auf erhebliche Studienmängel hingewiesen. Die Ergebnisse der Follow-up-Untersuchungen der Kinder relativieren die Interpretation der Studienergebnisse ebenfalls. Trotz der jahrelangen Studien, Diskussionen und Konsensuskonferenzen ist die strittige Diskussion über die ausgedehnten Schnittentbindungsindikationen noch immer nicht beendet.

Indikationen zur primären Schnittentbindung
Unbestritten sind die absoluten Indikationen zur Schnittentbindung:
- Verdacht auf Missverhältnis/verengtes Becken/Beckenanomalie der Schwangeren,
- Nabelschnurvorfall,
- Placenta praevia oder
- Makrosomie des Feten.

Relative Schnittentbindungsindikationen sind:
- intrauterine Wachstumsrestriktion < 10. Perzentile,
- sonographisches Schätzgewicht > 3.800 g,
- untergewichtiges Kind < 1.800 g,
- dysproportioniertes Kind: Kopfumfang >> Abdominalumfang
- vollständige Fußlage,
- vorzeitiger Blasensprung und vaginale Unreife,

- pathologisches CTG,
- Diabetes mellitus der Mutter.

Gegenstand fortgesetzter Diskussionen ist die Frage nach dem Geburtsmodus bei der Konstellation Beckenendlage bei Frühgeburt. Vaginal geborene unreife Kinder in Beckenendlage weisen eine höhere perinatale Mortalität auf als im gleichen Schwangerschaftsalter mittels Schnittentbindung Geborene. Aus diesem Grund ist bei Frühgeburten vor 34 + 0 SSW die Schnittentbindung nach Ausschluss schwerer fetaler Fehlbildungen indiziert. Bei extrem frühgeborenen Kindern aus Beckenendlage und < 1.500 g Schätzgewicht kann keine klare Empfehlung gegeben werden, da weder Mortalität noch Frühmorbidität Beziehungen zum Entbindungsmodus aufweisen.

Indikationen zur sekundären Schnittentbindung

Neben den Indikationen zur sekundären Schnittentbindung, die auch bei Geburten aus Schädellage bestehen, muss die Schnittentbindung bei Beckenendlagengeburten – auch bei verzögerten Geburtsverläufen – großzügig gestellt werden. Im Mittel eröffnet sich der Muttermund auch bei Beckenendlagengeburten 1–2 cm/h. Wird eine langsamere Eröffnung registriert, sollte die Indikation zur sekundären Schnittentbindung gestellt werden. Eine verzögerte Eröffnungsperiode bei der vaginalen Beckenendlagengeburt, gerechnet ab 3 cm Muttermundseröffnung, geht mit einer erhöhten Frühmorbidität des Kindes einher. 30–40 % der Beckenendlagenentbindungen, die vaginal begonnen werden, werden durch sekundäre Schnittentbindung beendet.

Praxishinweis. Für die Beratung der Schwangeren und ihres Partners sind die Diagnostik der Beckenendlage bei etwa 35 SSW und die Überweisung zur äußeren Wendung wichtig. Geburtshilfliche Einrichtungen, die Schwangere mit Feten in Beckenendlage zur Betreuung akzeptieren, sollten organisatorische Maßnahmen und personelle Expertise für die äußere Wendung, die vaginale Geburtsleitung, die u. U. rasch notwendig werdende Schnittentbindung sowie eine neonatologische und anästhesiologische Präsenz vorhalten. Das vaginal-operative Können des geburtshilflichen Teams muss regelmäßig am geburtshilflichen Phantom geübt werden.

Leitung der vaginalen Geburt aus Beckenendlage

Die vaginale Geburt aus Beckenendlage bei reifen Kindern kann nach Risikoabwägung durchaus als sicheres und schonendes Entbindungsverfahren beibehalten werden.

Bei der Geburtsleitung sind zwei Phasen, in denen sich der Geburtshelfer entgegengesetzt verhält, zu unterscheiden:

- eine lange Phase I des ruhigen Abwartens, in der man die Geburt den natürlichen Geburtskräften überlässt,
- eine kurze Phase II des raschen Eingreifens.

Phase I. Zeit des Abwartens bis zur Geburt des Steißes, genauer: bis zum Sichtbarwerden des unteren Randes des vorderen Schulterblattes nach dem Gesetz, solange es Mutter und Kind gut geht: Abwarten! Dies gilt für alle BEL!

Geduld und Zeit braucht der Geburtshelfer in Phase I!

Verboten sind: Ziehen an Fuß, Bein, Steiß, Rumpf (s. Regel unten!), um die Geburt zu beschleunigen! Man erreicht das Gegenteil, Geburtsverzögerung, Kind gerät in Lebensgefahr:
- Die vor der Brust liegenden Arme schlagen sich hoch, wodurch die Armlösung erschwert wird.
- Der Umfang des vorangehenden Teiles wird noch kleiner gemacht! Der Kopfdurchtritt wird erschwert!
- Der Kopf würde eine Deflexionshaltung annehmen. Die Armlösung in Phase II wird schwierig.
- Die schlimmste Folge: Der Rücken kann sich nach hinten drehen. In der Phase II hat man aber nur 3–5 Min. Zeit zur Entwicklung von Armen, Schultern, Kopf.

Nur Notfälle (z. B. fetale Azidose) können den Geburtshelfer veranlassen, einzugreifen. Die Manipulation zur Entwicklung des BEL-Kindes vor Geburt des Steißes wird als manuelle Extraktion bezeichnet. Einzelheiten s. S. 383.

Phase II. Zeit des schnellsten Eingreifens, wenn der Steiß geboren ist und der untere Winkel des vorderen Schulterblattes sichtbar wird (→ Phase II beginnt!). Akute Erstickungsgefahr droht (verkleinerte Plazentahaftfläche, Nabelschnurkompression, s. S 362). Höchstens 3–5 Min. verbleiben zum Handeln, zur Manualhilfe!

Die Leitung dieser Phase II kann aber auch durch eine Positionsänderung der Mutter (**Vierfüßlerstellung oder aufrechte Gebärposition**) bis zur Spontangeburt abwartend erfolgen (Louwen).

Manualhilfe bei BEL. Arme werden gelöst, Schultern und Kopf entwickelt. Die Handgriffe müssen ebenso schnell wie zart, feinfühlig und vorsichtig ausgeführt werden, bei
- Erstgebärenden immer (sofern das Kind lebt),
- Mehrgebärenden ggf. abwarten, ob mit der nächsten Wehe Arme und Schultern oder Kopf spontan zur Geburt kommen.

8.2.4.1 Manualhilfe: Armlösung, Schulter-, Kopfentwicklung

Definition. Verfahren bei BEL zur Entwicklung von Armen, Schultern und Kopf, nachdem der Steiß geboren ist. Nicht verwechseln mit manueller Extraktion bei BEL!

Zweck. Das Kind wird aus der Erstickungsgefahr befreit, die jedem BEL-Kind droht und bei jedem zur Entwicklung von Schultern, Armen, Kopf anzuwenden ist.

Bei Mehrgebärenden verlaufen BEL-Geburten gelegentlich spontan. Kommt nach Sichtbarwerden des vorderen Schulterblattwinkels das Kind mit der nächsten Wehe nicht spontan, so muss die Geburt auch hier durch die Manualhilfe beendet werden.

Fünf Methoden stehen zur Wahl: **1.** Bracht-Handgriff, **2.** Armlösung nach Müller plus Veit-Smellie-Handgriff zur Kopfentwicklung, **3.** Armlösung nach Bickenbach, **4.** Armlösung nach Lövset, **5.** klassische Armlösung.

Voraussetzung

–   Der Rumpf muss bis zum unteren Rand des vorderen Schulterblattes geboren sein. Cave: Niemals beginnen, bevor der untere Rand des vorderen Schulterblattes sichtbar ist. Ausnahme: Mit dem Bracht-Handgriff beginnt man, wenn der Nabel des Kindes geboren ist.
–   Im Querbett ausführen.

Druck von oben! Für den Erfolg, ganz gleich welche Methode man anwendet, ist entscheidend, dass eine Hilfsperson den noch im BE stehenden Kopf durch die Bauchdecken hindurch mit beiden Händen kräftig in das Becken hineindrückt. Es kommt also sehr auf die Mithilfe der Hebamme an:

Bei Mehrgebärenden kommt allein durch diesen Druck das Kind öfter spontan, sodass auf eine Manualhilfe zu verzichten ist.

Mit dem Hineindrücken des Kopfes beginnt man vom Einschneiden des Steißes ab.

Warum ist das Hineindrücken des Kopfes so wichtig?

1.   Hauptgrund: Arme werden nicht nach oben geschlagen!
2.   Kopf behält normale Beugehaltung bei und wird nicht deflektiert.
3.   Die Manualhilfe ist leichter und schneller durchzuführen.

Vorbereitung des Arztes. Mit dem Waschen beginnen beim Einschneiden des Steißes (Erstgebärende), Blasensprung (Mehrgebärende).

Anästhesie. Periduralanästhesie!

Episiotomie. Bei Erstgebärenden beginnt die Manualhilfe mit dem Scheidendammschnitt! Ausführung nach Sichtbarwerden des vorderen Schulterblattwinkels, anschließend sofort Manualhilfe.

Armlösung und Kopfentwicklung nach Bracht (Abb. 8.83, Abb. 8.84)

Mit dem **Bracht-Handgriff** wird begonnen, wenn der Nabel geboren ist (früher als bei allen anderen Methoden).

Im Gegensatz zu allen anderen Verfahren werden Arme, Schultern und Kopf mit einer Bewegung entwickelt.

Ausführung: Steiß mit beiden Händen gürtelförmig so umfassen, dass die Oberschenkel durch die Daumen des Geburtshelfers gegen den Bauch des Kindes gepresst werden (Abb. 8.83). Die übrigen Finger liegen auf der Kreuzbein-Lendengegend des Kindes.

In dieser Stellung das Kind langsam anheben, aber nicht ziehen!

Steiß ganz langsam auf einem Kreisbogen um die Symphyse herum gegen den Leib der Mutter hinbewegen (→ Rotation um die Symphyse).

Dabei muss das Kind dauernd in derselben Haltung gehalten und so bewegt werden, dass der Rücken nach vorn gekrümmt ist. Von oben stets mit einem angepassten, nicht zu kräftigen Druck mitdrücken lassen.

Die Rotation um die Symphyse herum wird langsam und gleichmäßig ausgeführt. Kräftiges Aufdrücken des Steißes auf den Unterbauch der Mutter (Abb. 8.85) führt zur spontanen Geburt der Arme und Schultern.

Praxishinweis. Der Operateur hat nichts anderes zu tun als das Kind zu halten und zu leiten! Die Hauptarbeit leistet die Hebamme von oben! Niemals darf gezogen werden! Sonst Gefährdung der Halswirbelsäule.

Bei weiterem kräftigen Aufpressen des Steißes wird jetzt auch der Kopf spontan geboren. Dabei muss der Operateur darauf achten, dass der Kopf nicht aus der Scheide herausschnellt. Er reguliert die Geschwindigkeit des Kopfdurchtritts mit einem oder beiden Unterarmen, oder die Hebamme übernimmt mit dem Dammschutz diese Aufgabe.

Von Anfang an bis zur völligen Geburt des Kindes muss von oben her mit gehemmter, vom Geburtshelfer gesteuerter Kraft mitgedrückt werden. Das Mitdrückenlassen durch eine Hilfsperson wird vom Anfänger nicht hinreichend beachtet und ist Hauptursache von Misserfolgen des Bracht-Handgriffes.

Praxishinweis. Der Druck von oben ist es, durch den der Kopf ins Becken eintritt, auf den BB geschoben wird und über den Damm geboren wird!

Vorteil der Bracht-Methode: Arme, Schultern und Kopf sind zu entwickeln, ohne in die Scheide eingehen zu müssen. Bei den Müller- (s. unten), Bickenbach- (S. 374) und Lövset-Handgriffen (S. 375) werden auch die Arme und Schultern allein durch äußere Handgriffe entwickelt, die Kopfentwicklung verlangt jedoch ein Eingehen mit der Hand (s. u.).

Gelingt der Bracht-Handgriff nicht ohne jede Mühe und tritt auch nur die geringste Komplikation dabei auf, so muss er sofort abgebrochen und auf eine andere Methode (→ Armlösung nach A. Müller) übergegangen werden!

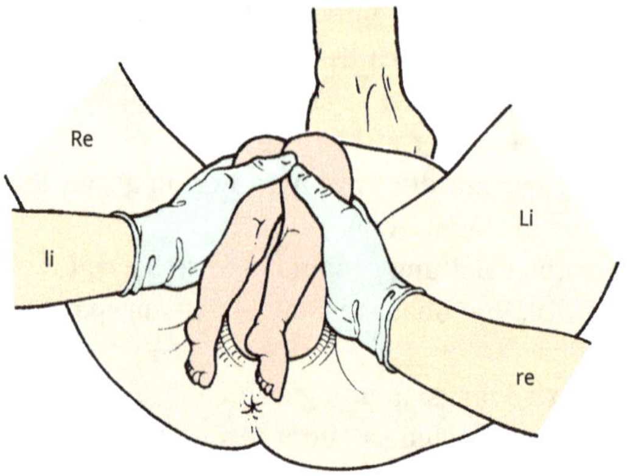

Abb. 8.83: Bracht-Handgriff (I). Gürtelförmiges Umfassen des Steißes mit beiden Händen.

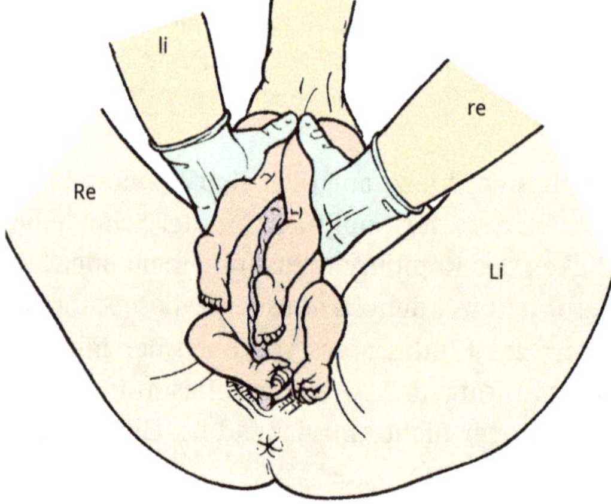

Abb. 8.84: Bracht-Handgriff (II). Langsam anheben, nicht ziehen.

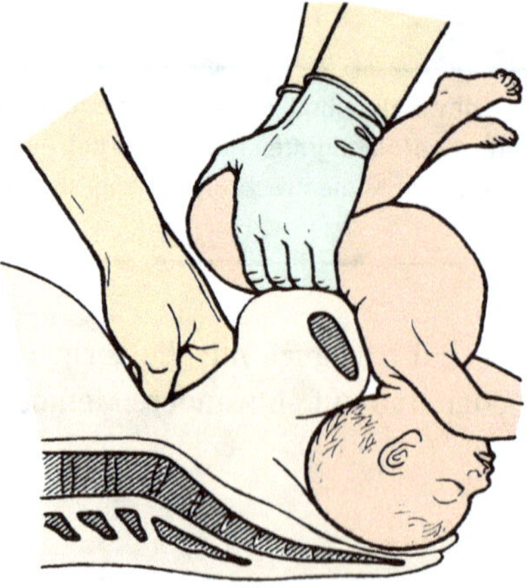

Abb. 8.85: Bracht-Handgriff (III). Langsam wird die Rotation um die Symphyse herum ausgeführt. Kräftiges Aufdrücken des Steißes auf den Unterbauch der Mutter, Druck von oben.

Armlösung nach A. Müller

Die Armlösung beginnt bei Sichtbarwerden des unteren Randes des vorderen Schulterblattes. Druck von oben! Bei Erstgebärenden meist Episiotomie! Erst den vorderen, dann den hinteren Arm lösen; zwei Schritte:

Schritt 1. Entwicklung des vorderen Armes: Kind kräftig am Beckenende anfassen (Abb. 8.86).

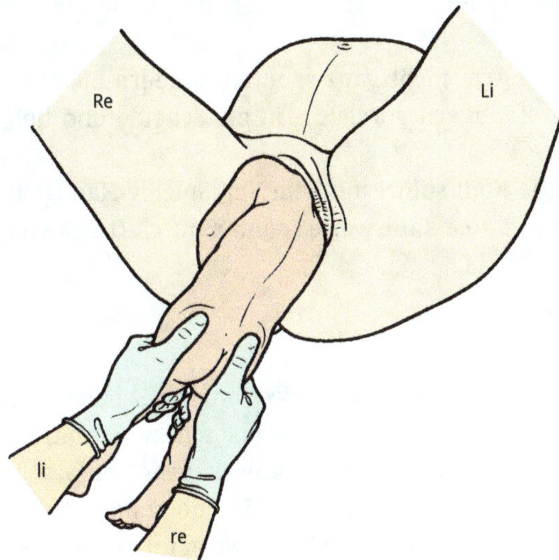

Abb. 8.86: Armlösung nach A. Müller (I).

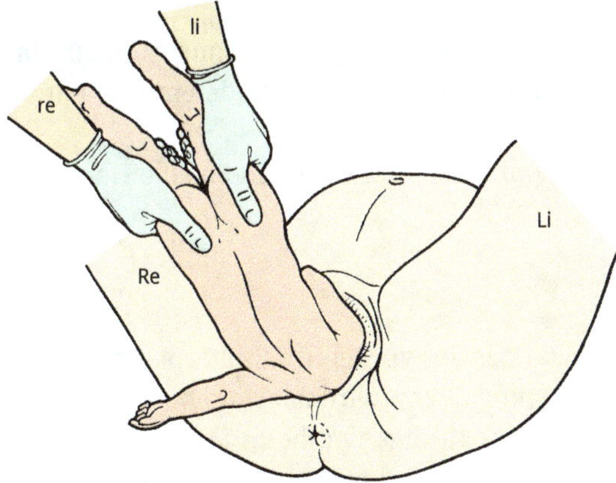

Abb. 8.87: Armlösung nach A. Müller (II).

Daumen liegen parallel auf den Gesäßbacken, die Finger beider Hände umfassen den Oberschenkel. Jetzt mit Kraftaufwand langsam, gleichmäßig anhaltend steil nach abwärts ziehen, bis vordere Schulter und Arm erscheinen.

Stand die Schulterbreite noch nicht ganz im geraden Durchmesser des Beckens, ist sie beim Abwärtsziehen vollends in den geraden Durchmesser zu bringen.

Schritt 2. Entwicklung des hinteren Armes (Abb. 8.87).

Rumpf in entgegengesetzter Richtung, also steil nach aufwärts heben und stark gegen den Leib der Mutter drängen, bis der hintere Arm herausfällt und die hintere Schulter erscheint.

Oft kommt der eine oder der andere Arm nicht ganz spontan, sondern bleibt in der Vulva stecken. Dann geht man mit 2 Fingern vorsichtig in die Scheide und holt ihn zart heraus.

Anschließend muss der nachfolgende Kopf sofort mit dem Veit-Smellie-Handgriff (s. S. 379) entwickelt werden, wenn er nicht ausnahmsweise spontan durch Druck von oben folgt.

Armlösung nach Bickenbach

Die Armlösung beginnt bei Sichtbarwerden des unteren Randes des vorderen Schulterblattes. Druck von oben! Erst den hinteren Arm, dann den vorderen Arm lösen; zwei Schritte:

Schritt 1. Entwicklung des hinteren Armes; Kind kräftig am Beckenende anfassen. Daumen liegen parallel auf den Gesäßbacken, die Finger beider Hände umfassen den Oberschenkel. Jetzt mit Kraft langsam und gleichmäßig steil nach vorn und unten ziehen, bis die hintere Schulter und Arm erscheinen.

Schritt 2. Entwicklung des vorderen Armes; Kind in die entgegengesetzte Richtung ziehen, also nach hinten und unten, bis die vordere Schulter und Arm unter der Symphyse erscheinen.

Oft kommt der hintere oder vordere Arm nicht ganz spontan, sondern bleibt im Geburtsweg stecken. Dann geht man mit zwei Fingern in die Scheide ein und entwickelt den Arm.

Anschließend muss der nachfolgende Kopf sofort mit dem Veit-Smellie-Handgriff (S. 379) entwickelt werden.

Armlösung nach Lövset

Beginn beim Sichtbarwerden des unteren Randes des vorderen Schulterblattes. Druck von oben! Bei Erstgebärenden meist Episiotomie! Zuerst wird der hintere Arm gelöst.

Der Operateur erfasst das Beckenende des Kindes wie beim Müller-Handgriff (Abb. 8.88): Daumen liegen auf den Gesäßbacken, die übrigen Finger umfassen die Oberschenkel.

Mit diesem Griff wird der Kindskörper schraubenförmig um seine Längsachse gedreht. Zwei Schritte:

Schritt 1. Entwicklung des hinteren Armes. Mit diesem Griff am Beckenende wird das Kind nach unten gezogen und um 180° gedreht: bei I. BEL entgegengesetzt dem Uhrzeigersinn, bei II. BEL (Abb. 8.89) im Uhrzeigersinn.

Dadurch kommt die hinten in der Kreuzbeinhöhle liegende Schulter (bei I. BEL die rechte, bei II. BEL die linke, Abb. 8.88) nach vorn und nach außen vor die Symphyse (Abb. 8.89), wobei der zugehörige Arm meist von selbst herausfällt. Tut er das nicht, so kann er nach Schienung durch 2 Finger leicht herausgewischt werden.

Schritt 2. Entwicklung des nach hinten gebrachten Armes. Das Kind wird mit dem gleichen Handgriff schraubenförmig um 180° zurückgedreht, die im 1. Schritt nach vorn gedrehte Schulter wird über denselben Weg wieder nach hinten zurückgedreht. Der Rücken ist wieder symphysenwärts gerichtet.

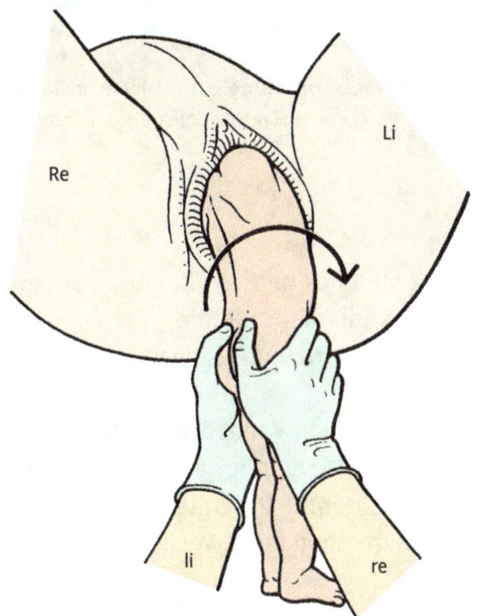

Abb. 8.88: Lövset-Armlösung. Schritt 1. Erfassen des Kindes am Beckenende, nach unten ziehen und dabei um 180° über vorn drehen.

Rückendrehungen erfolgen über vorn, der kindliche Rücken ist bei der Drehung symphysenwärts gerichtet.

Anschließend wird der Kopf sofort mit dem Veit-Smellie-Handgriff (S. 379) gelöst.

Praxishinweis. Gelingt der Bracht-Handgriff nicht, so schaltet man, ohne lange zu zögern, auf den Müller- (S. 373), Bickenbach- oder den Lövset-Handgriff um. Kommt man auch damit nicht sofort zum Ziel, muss die klassische Armlösung (s. u.) ausgeführt werden.

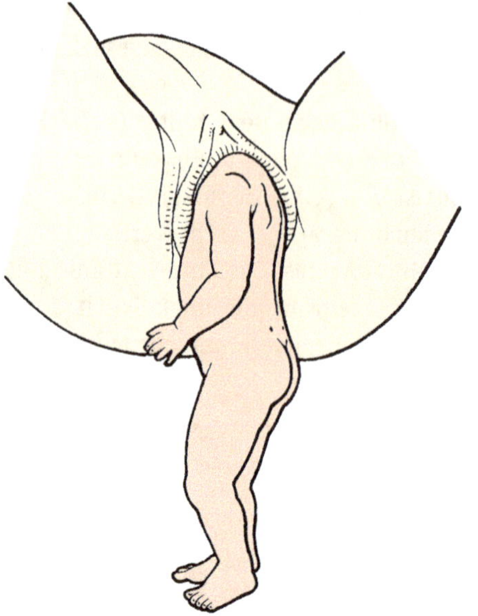

Klassische Armlösung

Beginn nach der Geburt des Steißes bei Sichtbarwerden des unteren Randes des vorderen Schulterblattes! Druck von oben! Bei Erstgebärenden Episiotomie.

Im Gegensatz zu den vier beschriebenen Methoden werden die Arme hier mit der Hand des Operateurs gelöst.

Die Armlösung muss ausnahmslos innerhalb der weiten Kreuzbeinhöhlung ausgeführt werden, weil nur hier genügend Raum für das Arbeiten der operierenden Hand vorhanden ist. Es muss somit der in der Kreuzbeinhöhle liegende Arm, also der hintere Arm zuerst gelöst werden. Er kann stets bequem gefasst werden, während man an den vorderen Arm nicht herankommt.

> **Praxishinweis.** Grundregel der klassischen Armlösung ist, zuerst den hinteren Arm zu lösen, der in der Kreuzbeinhöhle liegt!

Gearbeitet wird mit beiden Händen: Eine Hand geht an die Füße und hebt an diesen den Rumpf hoch, die innere Hand geht in die Scheide ein, um die Armlösung auszuführen.

An die Füße geht stets die der Bauchseite des Kindes entsprechende Hand (Abb. 8.90): bei linker BEL die linke Hand, bei rechter BEL die rechte Hand.

In die Scheide geht die andere Hand, das ist die dem zu lösenden Arm gleichnamige Hand (Abb. 8.91).

Praxishinweis. Zur Lösung des hinten liegenden rechten Armes (I. BEL) geht die rechte Hand, zur Lösung des hinten liegenden linken Armes (II. BEL) geht die linke Hand in die Scheide ein.

Vorgehen bei I. BEL in drei Schritten:

Schritt 1. Lösung des hinteren Armes in der Kreuzbeinhöhle. Beginn stets mit dem Erfassen der Füße.

- Die linke Hand erfasst mit Daumen, 2. und 3. Finger kräftig die Füße von hinten her in der Knöchelgegend (Abb. 8.90). Nun wird das Kind zunächst kräftig gestreckt, also an den Beinen fußbodenwärts gezogen: die Schultern und damit die Arme kommen tiefer herunter und lassen sich daher leichter lösen.
- Sodann wird der kindliche Rumpf sehr stark erhoben (Abb. 8.91), etwas zur Seite gezogen und in die Leistenbeuge der Mutter hinaufgeschlagen. Dadurch wird der Scheideneingang hinten zum Eingehen für die lösende Hand frei. Manchmal fällt dabei der hintere Arm schon von selbst spontan heraus; anderenfalls:
- Einführen von wenigstens zwei 2 Fingern der rechten Hand links hinten in die Scheide (Abb. 8.91). Finger zunächst bis an die Schulter des Kindes vorschieben. Je mehr Finger man in die Scheide einführen kann, umso leichter und ungefährlicher ist die Lösung des Armes. Bei Mehrgebärenden versuche man stets, mit der ganzen Hand in die Scheide hineinzukommen!
- Jetzt den schräg nach oben gezogenen Rumpf des Kindes unter anhaltendem Zug an den Füßen (Abb. 8.91 und Abb. 8.92) so kräftig wie möglich weiter in die rechte Schenkelbeuge der Mutter hineinschieben!

Praxishinweis. Je energischer man die Beine in die Schenkelbeuge der Frau bringt, je kräftiger dann an ihnen vom Operateur weggezogen wird, umso tiefer kommen die hinten liegende Schulter und damit der zu lösende Arm herunter, umso leichter ist die Lösung. Hebt man den Rumpf nur halb hoch, ohne die Beine energisch in die Schenkelbeuge zu schlagen, so macht man sich die Armlösung unnötig erheblich schwerer.

Bei diesem energischen Hoch- und Wegziehen des Rumpfes durch die äußere Hand gehen mindestens 2 Finger der inneren Hand, die schon an der Schulter lagen, jetzt über die Schulter hinweg (Abb. 8.92) an den zu lösenden Oberarm heran und legen sich diesem gestreckt und parallel an, um ihn zu „schienen". Wenn eben möglich, auch den Unterarm mitfassen und sodann den ganzen Arm mit einer „wischenden" Bewegung dicht über die Brust hinweg- und herausstreifen, bis er vor die Vulva gebracht ist (Abb. 8.92). Damit ist der hintere Arm gelöst.

Praxishinweis. Die Finger des Operateurs dürfen niemals in eine rechtwinklige Stellung zum kindlichen Arm kommen. Verboten ist das hakenförmige Umfassen des Oberarms. Eine Armfraktur wäre die Folge. Aus dem gleichen Grund ist auch das Erfassen des Oberarmes mit nur einem Finger verboten!

Schritt 2. Drehung des Kindes um 180° mit stopfenden Bewegungen.

Stopfende Bewegung. Das Kind wird nicht mit einer einzigen Drehung um 180° gedreht (was nicht geht), sondern mit zahlreichen kurzen Drehbewegungen, bei denen der Rumpf gleichmäßig kurz kreuzbeinwärts geschoben und zurückgezogen wird.

– Um jetzt den vorderen Arm lösen zu können, muss dieser erst nach hinten in die Kreuzbeinhöhlung gebracht werden. Zu diesem Zweck muss das Kind um 180° gedreht werden, und zwar so, dass der nach Lösung des hinteren Armes seitwärts stehende Rücken stets unter der Symphyse herum über vorn nach der anderen Seite gedreht wird.
– Den Rumpf dabei so fassen, wie es die Abb. 8.93 zeigt: Beide Hände liegen flach mit ausgestreckten Fingern wie Schienen an den Rumpfkanten. Der bereits entwickelte Arm wird an den Körper angedrückt.
– Man kann auch mit beiden Händen den Brustkorb (wohlgemerkt: den Brustkorb, niemals den Bauch (→ Leberruptur → Exitus letalis) voll umfassen: die Daumen auf die Schulterblätter, die 4 Finger beidseitig auf die Brust.

Schritt 3. Lösung des nach hinten gebrachten (2.) Armes in der Kreuzbeinhöhle mit derselben Technik wie beim ersten Arm, aber mit vertauschten Rollen: rechte Hand an die Füße, linke Hand in die Scheide zur Lösung des linken (gleichnamigen) Armes!

Nach Lösung der Arme muss sofort der Kopf mit dem Veit-Smellie-Handgriff entwickelt werden, die Zange (s. u.) ist griffbereit.

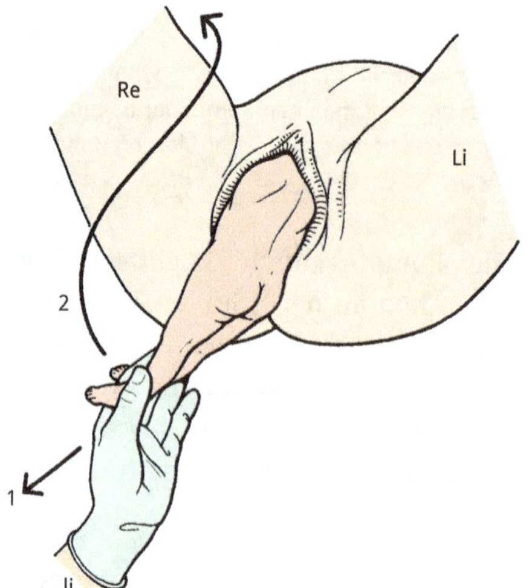

Abb. 8.90: Erfassen der Füße in der Knöchelgegend und kräftiges Strecken des Kindes fußbodenwärts.

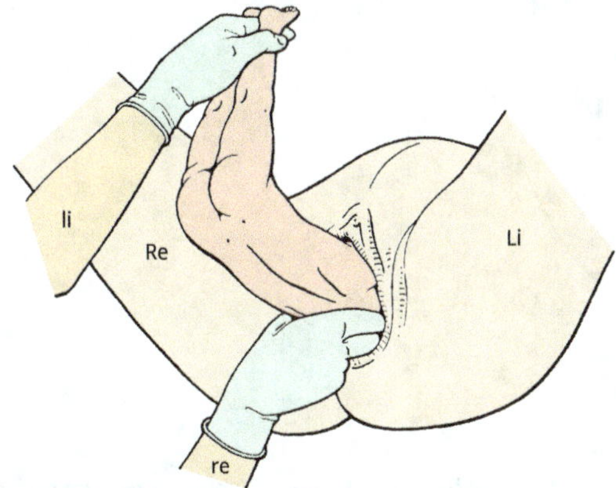

Abb. 8.91: Kräftiges Hineinschieben der Beine in die entsprechende Schenkelbeuge. Mindestens 2 Finger der inneren Hand gehen über die Schulter hinweg an den zu lösenden Oberarm heran.

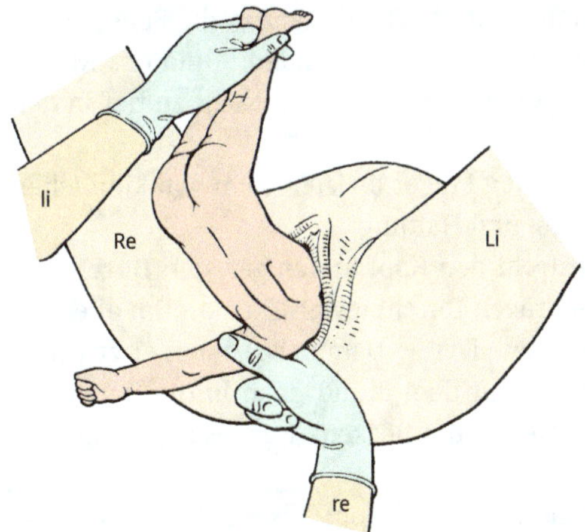

Abb. 8.92: Mit mindestens 2 Fingern wird der Oberarm geschient und durch eine wischende Bewegung über die Brust herausgestreift.

Veit-Smellie-Handgriff

Entwicklung des nachfolgenden Kopfes (Abb. 8.94, Abb. 8.95). Nach Lösung der Arme steht der Rücken schräg seitlich, der noch im Becken befindliche Kopf schräg.

– In die Scheide geht diejenige Hand ein (innere Hand), nach der das seitlich stehende Gesicht hinsieht, oder, wie man auch sagen kann: diejenige Hand, die der Bauchseite des Kindes entspricht (Kopf und Rumpf stehen etwas schräg, sehen also beide zur gleichen Hand).
– Äußere Hand ist die dem Rücken des Kindes entsprechende Hand. Sie greift von oben gabelförmig über die Schultern (Abb. 8.94).

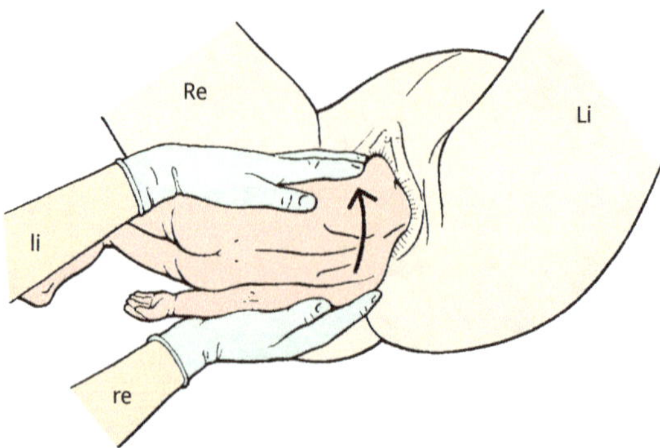

Abb. 8.93: Stopfende Bewegungen, um den vorderen Arm nach hinten in die Kreuzbeinhöhle zu bringen.

Der der Bauchseite des Kindes entsprechende Arm des Operateurs wird unter den Extremitäten des Kindes hindurchgeschoben, sodass das Kind auf diesem Arm reitet (Abb. 8.94). Die diesem Arm zugehörige Hand (innere Hand) geht in die Scheide ein, ihr Zeigefinger sucht den meist rechts oder links hinten stehenden Mund des Kindes auf und geht in den Mund ein. Nicht in ein Auge hineinkommen! Nicht zu tief in den Mund hineinfassen (Verletzungsgefahr!).

Mit diesem im Mund des Kindes befindlichen Finger dirigiert man den kindlichen Kopf und gibt ihm die gewünschte Einstellung und Haltung.

Zwei Aufgaben der inneren Hand. Sie dreht den Kopf in den geraden Durchmesser des Beckens! Der Kopf steht meist im schrägen Durchmesser. Da man ihn aber auf keinen Fall schräg über den Damm gehen lassen darf (→ Dammriss), muss er zuvor in den geraden Durchmesser des Beckens (also mit dem Mund nach hinten!) gedreht werden. Die Pfeilnaht ist im geraden Durchmesser des Beckenausgangs angekommen, wenn der Mund genau nach hinten sieht.

Sie zieht das Kinn auf die Brust, d. h. sie beugt den Kopf, bis das Kinn die Brust berührt und hält den Kopf während der nun folgenden Entwicklung dauernd in dieser Haltung so lange, bis er völlig entwickelt ist!

Wenn der Kopf mit dem kleinsten, günstigsten Umfang, Planum suboccipitobregmaticum (32 cm), den Damm passieren soll, muss er in diese tiefe Beugehaltung gebracht und gehalten werden (Geburtsmechanismus).

De Lee-Spiegelhandgriff: ein sehr wertvoller Handgriff, der dem Kinde sofort, während der Ausführung des Veit-Smellie-Handgriffs freies Atmen erlaubt. Zwei Varianten:
- Nachdem der Operateur die Finger in den Mund des Kindes eingeführt hat, wird von einer Hilfskraft ein großer, breiter geburtshilflicher Spiegel hinten in die Scheide geschoben und damit Damm und hintere Scheidenwand kräftig von Nase und Mund des Kindes weg nach unten gezogen.

– Bei weiter Scheide kann man denselben Effekt auch so erzielen: Eine Hilfsperson geht an Stelle des Spekulums mit 2–3 Fingern hinten in die Scheide ein und zieht die Scheidenwand kräftig nach unten weg.

> Bei schwieriger Kopfentwicklung ist der de Lee-Spiegelhandgriff lebensrettend. Nach Einführen des hinteren Spekulums lässt man sich Zeit und führt die Handgriffe ohne Eile aus.

Inzwischen hat die freie äußere Hand des Operateurs mit dem 2. und 3. Finger von oben her gabelförmig über die Schultern gegriffen (Abb. 8.94). Die Hand liegt also auf dem Nacken des Kindes. Die Finger dürfen auf keinen Fall hakenförmig zugekrümmt werden, da es sonst durch Druck leicht zur Lähmung des Plexus brachialis kommt. Jetzt mit dieser Hand den Kopf rasch so weit nach abwärts ziehen, bis die Nackenhaargrenze (Geburtsmechanismus!) unter der Symphyse sichtbar wird. Sodann unter dauernder Beibehaltung der Zugspannung, die Nackenhaargrenze muss dauernd sichtbar bleiben, den unter dem Kind liegenden Arm des Operateurs (Reitarm) ganz langsam symphysenwärts erheben (Abb. 8.95).

Auf keinen Fall nach oben heben wollen, bevor die Nackenhaargrenze deutlich sichtbar geworden ist!

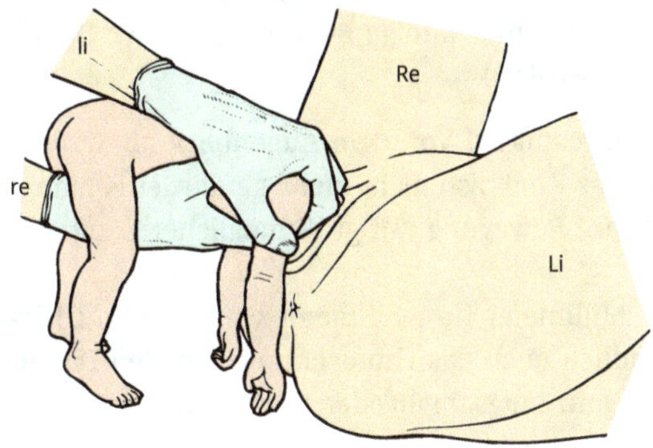

Abb. 8.94: Veit-Smellie-Handgriff (I). Rasch nach abwärts ziehen, bis die Nackenhaargrenze sichtbar ist.

Anfängerfehler. Zwei typische Fehler von Ungeübten sind:
– Der Reitarm mit dem Rumpf wird zu früh, vor dem deutlichen Sichtbarwerden der Nackenhaargrenze, nach oben erhoben.
– Der Operateur macht die Nackenhaargrenze zwar richtig sichtbar, lässt sie dann aber wieder hinter die Symphyse hochrutschen, stattdessen ist die Zugkraft am Kopf so zu bemessen, dass die Nackenhaargrenze ständig sichtbar bleibt!

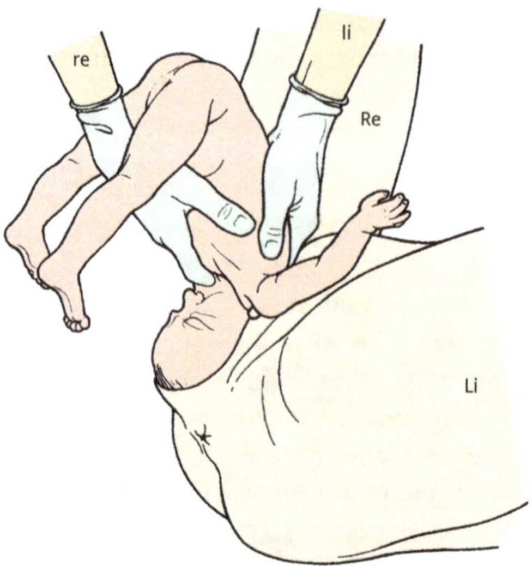

Abb. 8.95: Veit-Smellie-Handgriff (II).: Von jetzt ab: betonte Langsamkeit!.

Dammrissgefahr. Wenn das Kinn über den Damm geboren ist und der Mund frei aus der Vulva heraussieht, besteht größte Dammrissgefahr, da in den nächsten Sekunden der Damm am stärksten angespannt wird und infolge Betätigung beider Hände keine Hand für den Dammschutz frei ist (Abb. 8.95).

Tempowechsel. Von jetzt ab: betonte Langsamkeit! Von dem Augenblick ab, in dem der Mund frei entwickelt ist (Abb. 8.95), das Kind also nicht mehr gefährdet ist, muss wegen drohenden Dammrisses jede weitere Bewegung mit größtmöglicher Langsamkeit vor sich gehen.

Ganz langsam, vorsichtig und zart, Millimeter für Millimeter werden nun Oberkiefer, Nase, Stirn, Vorderhaupt und endlich auch das Hinterhaupt über den Damm entwickelt: wie eine Kugel wird der Kopf ganz langsam aus der Vulva herausgerollt.

Drei Tempi bestimmen die Geburtshilfe bei den BEL: langsam, schnell! **1.** Langsam bis zur Geburt der vorderen Schulterblattspitze, **2.** schnell von da an bis zum Einschneiden des Mundes in der Vulva, **3.** ganz langsam bis zur völligen Geburt des Kopfes.

Zange am nachfolgenden Kopf

Macht die Entwicklung des Kopfes mit dem Veit-Smellie-Handgriff Schwierigkeiten, wird das manuelle Verfahren aufgegeben und die Zange am nachfolgenden Kopf angelegt.

Praxishinweis. Bei jeder Manualhilfe die Zange griffbereit halten!

Ausführung. Eine links neben der Gebärenden stehende Hilfsperson erfasst die Füße mit der rechten Hand und hält mit der linken Hand Hände und damit Rumpf des Kindes hoch. Jetzt ist der Zugang zum Kopf frei, und die Zange wird wie gewöhnlich biparietal angelegt. Das Naegele-Modell erweist sich als durchaus geeignet. Die Entwicklung des Kopfes ist einfach und gelingt Geübten ohne Schwierigkeiten. Man verfährt nach der Regel, in Richtung Griffe zu ziehen.

8.2.4.2 Manuelle Extraktion

Definition. Ganze Extraktion; Geburtsbeendigung bei BEL mit Handgriffen, bevor der Steiß geboren ist, unter Aufgabe des abwartenden Verhaltens, sofern keine Indikationen für eine Sektio (Indikationsliste s. S. 511) besteht. Nicht verwechseln mit Manualhilfe bei BEL s. S. 369!

Die BEL ist ursprüngliche Lage des Kindes oder das Kind ist durch eine vorangegangene Wendungsoperation in die BEL gebracht worden.

Vier Bedingungen
- Mm muss vollständig erweitert sein.
- Becken darf nicht zu eng sein, der Kopf muss gut durchtreten können.
- Kind muss leben.
- Blase muss gesprungen sein, falls nicht, Blase eröffnen.

Die Extraktion kann ein schwieriger und für den Geburtshelfer anstrengender Eingriff sein. Besonders schwierig ist er bei Erstgebärenden, bei denen man die manuelle Extraktion wegen der wenig nachgiebigen, unvorbereiteten Weichteile nur ungern ausführt. Ist sie nicht zu umgehen, so beginnt man mit einer ausgiebigen Episiotomie, wodurch der Beckenbodenwiderstand ausgeschaltet wird.

Die manuelle Extraktion ist die gefährlichste geburtshilfliche Operation für das Kind wegen der Dauer des Eingriffs und der hohen Zugkräfte des Operateurs! (Die gefährlichste vaginale geburtshilfliche Operation für die Frau ist die kombinierte Wendung.)

Indikation. Notwendige Geburtsbeendigung des 2. Zwillings in BEL. Beim Einling besteht entgegen früherer Praxis keine Notwendigkeit mehr.

Technik. Die Operation hängt von der Art der BEL ab:
- unvollkommene Fußlage, vorderer Fuß vorliegend,
- unvollkommene Fußlage, hinterer Fuß vorliegend,
- vollkommene Fußlage,
- Steißfußlage,
- Knielage (selten),
- reine Steißlage.

Anästhesie. Periduralanästhesie ist Methode der Wahl; Vollnarkose, wenn zum Anlegen der Periduralanästhesie keine Zeit ist oder Kontraindikationen bestehen.

Druck von oben. Haupterfordernis ist auch hier, dass der Zug von unten durch Druck von oben kräftig unterstützt wird:

Von Anfang an muss der Assistent angehalten werden, kräftig mit beiden Händen von oben her auf den Fundus zu drücken (→ Kristellern: schiebender Druck nach Kristeller). Geschieht das, so geht die manuelle Extraktion sehr viel leichter, und die Arme können sich nicht hochschlagen.

Unvollkommene Fußlage (vorderer Fuß vorliegend)

Zeige- und Mittelfinger einer Hand umgreifen den Unterschenkel oberhalb des Knöchels und ziehen den Fuß vor die Vulva.

Gezogen wird am vorliegenden vorderen Fuß bzw. Bein. Niemals darf der andere Fuß vorzeitig herabgeholt werden (Abb. 8.96).

Sobald der Unterschenkel entwickelt ist, wird er mit der ganzen Hand umfasst: Daumen stets auf die Wade (Hinterseite, Beugemuskeln) setzen (Abb. 8.97).

> **Praxishinweis.** Von Anfang an ist darauf zu achten, dass die Wade (Beuge- oder Rückseite) des Beines nach vorn zeigt oder durch Drehung nach vorn gebracht wird, weil dadurch die unerwünschte Drehung des Rückens nach hinten vermieden wird.

Die übrigen Finger umfassen voll und kräftig den ganzen Unterschenkel. Die Hauptsache ist die richtige Zugrichtung.
- Zugrichtung steil nach unten! Senkrecht abwärts in Richtung Fußboden ziehen!
- Jetzt am Bein nachgreifen, abwechselnd die eine Hand über die andere nahe der Vulva ansetzen und am Unter- und Oberschenkel hochklettern, wobei der Daumen immer auf der Beugeseite liegt.

> **Praxishinweis.** So hoch wie möglich hinaufgreifen und die Hand, die am weitesten oben am Oberschenkel ankommt, muss die dem Oberschenkel gleichnamige Hand sein (linke Hand am linken Oberschenkel, Abb. 8.98). Diese Regel ist für den weiteren glatten Ablauf der Extraktion entscheidend: Am Oberschenkel muss stets die gleichnamige Hand liegen:

- Der Daumen dieser Hand kommt auf die Gesäßbacke neben das Kreuzbein, die übrigen Finger umfassen voll und kräftig den Oberschenkel.
- Die Zugrichtung ist dabei immer noch weiter steil nach unten gerichtet, so lange in Richtung Fußbogen ziehen, bis die vordere Hüfte voll entwickelt ist (Abb. 8.98). Die Haut ist meist infolge Vernix-caseosa-Belages schlüpfrig. Um besser zupacken zu können, nimmt man ein steriles Tuch zu Hilfe.

Nach Geburt der vorderen Hüfte ändert sich die Zugrichtung:

- Man zieht das Bein in entgegengesetzte Richtung, in der Führungslinie steil nach oben, um die hintere Hüfte über den Damm zu bringen. Sobald man an die hintere Hüfte herankommt (Abb. 8.99), hakt sich der Zeigefinger der freien Hand in die hintere Hüftbeuge ein (in Abb. 8.99 ist die freie Hand die rechte, die linke Hand bleibt dauernd am Oberschenkel). Niemals mit 2 Fingern in die Hüftbeuge eingehen, sonst Oberschenkelfraktur!
- Der Daumen kommt auf die hintere Gesäßbacke, sodass die Daumen parallel neben dem Kreuzbein liegen (Abb. 8.100).
- Kräftig zufassen und mit beiden Händen in immer der gleichen Haltung steil nach aufwärts ziehen, wobei das zweite Bein herausfällt. Jetzt umfassen beide Hände die Oberschenkel (Abb. 8.100) und ziehen in gleicher Richtung weiter, bis der untere Rand des vorn gelegenen Schulterblattes fühlbar wird (Abb. 8.100).

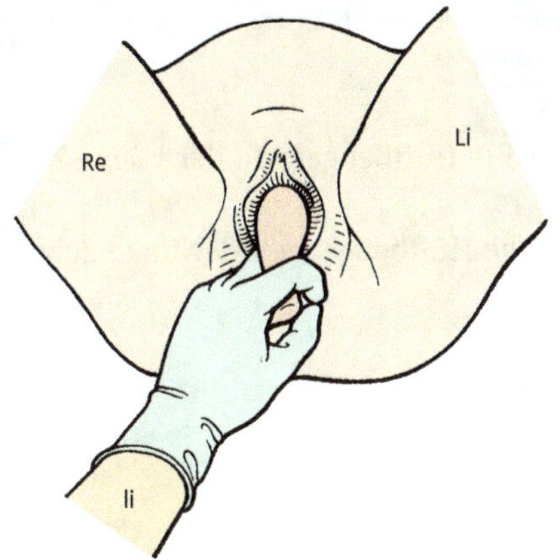

Abb. 8.96: Manuelle Extraktion (I). Fassen des vorliegenden Fußes und Vorziehen vor die Vulva.

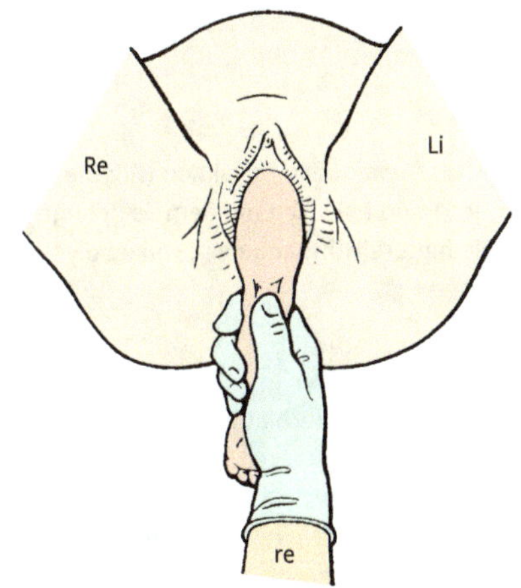

Abb. 8.97: Manuelle Extraktion (II). Umfassen des Unterschenkels mit der ganzen Hand. Steiß nach abwärts ziehen.

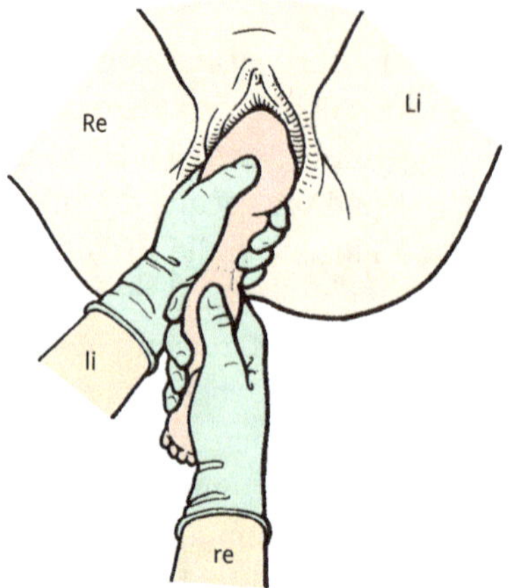

Abb. 8.98: Manuelle Extraktion (III). Nachgreifen! Am höchsten am Oberschenkel muss die gleichnamige Hand liegen. Steil nach unten ziehen, bis die vordere Hüfte entwickelt ist.

Praxishinweis. Den Arm löst man mit mindestens 2 Fingern! In die hintere Schenkelbeuge darf man nur mit 1 Finger eingehen! In die hintere Hüftbeuge geht also bei der:

- linken BEL der rechte Zeigefinger (→ in die rechte Hüftbeuge geht der rechte Zeigefinger)
- rechten BEL der linke Zeigefinger (→ in die linke Hüftbeuge geht der linke Zeigefinger)!

Daumen liegen auf den gleichnamigen Gesäßbacken.

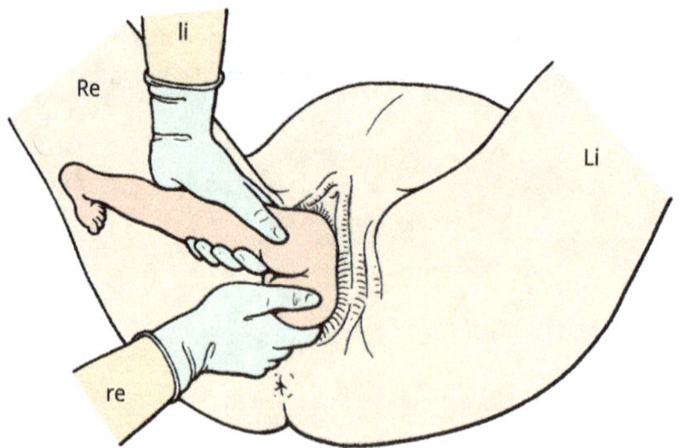

Abb. 8.99: Manuelle Extraktion (IV): Die „freie" Hand hakt sich mit dem Zeigefinger in die hintere Hüftbeuge ein, sobald diese zu fassen ist.

Praxishinweis. Wenn bei Erscheinen des unteren Winkels des vorderen Schulterblattes der am Bauch hochgeschlagene hintere Fuß noch nicht herausfällt, sondern in der Scheide stecken bleibt, darf man niemals an einem Bein ziehen. Mit einem einfachen Handgriff kann man ihn zum Herausfallen bringen: Man drücke den Rumpf des Kindes zur Seite zu dem Schenkel der Mutter hin, nach dem der Rücken sieht.

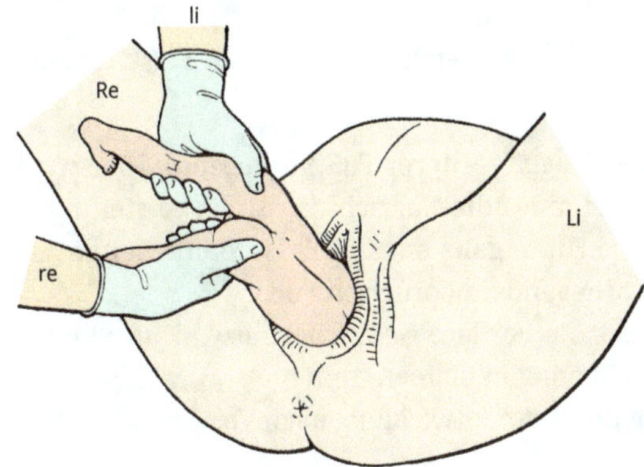

Abb. 8.100: Manuelle Extraktion (V): Mit beiden Händen steil nach oben ziehen, bis der untere Rand des vorn gelegenen Schulterblattes sichtbar wird.

Danach klassische Armlösung und Kopfentwicklung (→ Veit-Smellie-Handgriff), (S. 379).

Häufige Anfängerfehler. Es wird zuerst nicht genügend steil nach unten und später nicht genügend steil nach oben gezogen. Es gibt nur diese beiden Zugrichtungen!

Die manuelle Extraktion wird erschwert, wenn der Oberschenkel mit der falschen Hand erfasst wird:

– Am Oberschenkel muss stets die gleichnamige Hand liegen! Erfasst man ihn mit der ungleichnamigen Hand, so kann die andere Hand niemals richtig an die hintere Hüftbeuge heran: die Hände stören sich gegenseitig.

Praxishinweis. Um angeblich besser ziehen zu können, wird gern der 2. (hochgeschlagene) Fuß vorzeitig herabgeholt: ein grober Fehler!

Der untere Rumpfabschnitt hat bei unvollkommener Fußlage einen Umfang von 25,5, bei vollkommener einen von 24 cm (s. S. 364). Die weichen Geburtswege werden also bei vollkommener Fußlage durch den vorangehenden Teil weniger vorgedehnt als bei unvollkommener. Man erschwert die Passage des nachfolgenden Kopfes unnötig!

– In die Hüftbeuge nur mit dem Zeigefinger, niemals mit 2 Fingern eingehen, sonst Oberschenkelfraktur oder Hüftluxation.

– Oft wird zu früh mit der Armlösung begonnen! Erst anfangen, wenn der untere Rand des vorderen Schulterblattes sichtbar wird.

– Allzu oft vergisst der mit der Ausführung der Operation in Anspruch genommene Anfänger, die Hebamme anzuhalten, kräftig mit beiden Händen von oben mitzudrücken. Wenn er einmal erfahren hat, wie dieser Druck von oben die Ausführung der ganzen Operation erleichtert, wird er es nie wieder vergessen. Außerdem wird dadurch verhindert, dass sich die Arme nach oben schlagen.

– Bei keinem der Handgriffe dürfen die Hände den Bauch des Kindes berühren.

Unvollkommene Fußlage (hinterer Fuß vorliegend)

Gezogen wird am vorliegenden hinteren Fuß. Niemals den anderen Fuß vorzeitig herabholen!

Ausführung wie bei unvollkommener Fußlage (vorderer Fuß vorliegend). Hier wird zuerst die hintere Hüfte entwickelt. Dabei muss die Zugrichtung so lange steil nach unten gerichtet sein, bis auch die vordere Hüfte ganz entwickelt ist. Dann weiter wie bei der unvollkommenen Fußlage mit vorliegendem vorderem Fuß.

Zieht man früher nach oben, so muss die vordere Gesäßbacke bzw. Hüfte hinter der Symphyse bzw. hinter dem Schambein hängen bleiben (reiten).

Anschließend klassische Armlösung und Kopfentwicklung nach Veit-Smellie s. Manualhilfe (S. 369).

Vollkommene Fußlage. Gezogen wird an beiden Füßen! Die Hände fassen die gleichnamigen Füße. Unter- bzw. Oberschenkel richtig fassen: Daumen auf die Beugeseiten, Finger umfassen die Schenkel!

– Erst Beine steil nach unten ziehen und mit den Händen hoch nachgreifen, an den Beinen abwechselnd rechts und links hochklettern, bis beide Hüften entwickelt sind. Daumen liegen parallel neben dem Kreuzbein, die übrigen Finger umfassen die Oberschenkel. Unter Beibehaltung dieses Handgriffes nun steil nach oben ziehen, bis der untere Rand des vorn gelegenen Schulterblattes sichtbar ist.

Danach klassische Armlösung und Kopfentwicklung nach Veit-Smellie. (S. 379).

Steißfuß-, Knielage

Steißfußlage. Ist der Steiß beweglich, wird er hochgeschoben, ein Fuß herabgeholt und an ihm die Extraktion ausgeführt.

– Bei vollkommener Steißfußlage wird nur der vordere Fuß herabgeholt und an diesem extrahiert.
– Bei der unvollkommenen Steißfußlage wird der vorliegende Fuß herabgeholt und an diesem extrahiert.

Dass bei der vollkommenen Steißfußlage stets der vordere Fuß herabgeholt wird, hat denselben Grund wie bei der reinen Steißlage (s. S. 384). Lässt sich der Steiß nicht mehr hochschieben, so muss die Extraktion an der Hüftbeuge (S. 385) ausgeführt werden.

Knielage. Bei der vollkommenen Knielage werden zur Extraktion beide Füße, bei der unvollkommenen wird der vorliegende Fuß herabgeholt, vorausgesetzt, dass der Steiß beweglich ist; andernfalls Extraktion an der Hüftbeuge (S. 385).

Reine Steißlage

Drei Varianten nach dem Höhenstand des Steißes im Becken:

(1) **Steiß steht über dem Becken (hochstehender, beweglicher Steiß).** Man verwandelt die reine Steißlage in eine unvollkommene Fußlage mit vorliegendem vorderem Fuß, um die manuelle Extraktion am Fuß auszuführen.

Herunterholen des vorderen Fußes ist Methode der Wahl. Voraussetzung: Die Beendigung der Geburt ist indiziert, die Bedingungen für die manuelle Extraktion sind erfüllt (S. 383).

Kein Erfahrener würde bei einem so hochstehenden Steiß auf den Gedanken kommen, am Steiß selbst ziehen zu wollen, denn der Steiß bietet eine schlechte Handhabe zum Anfassen und Ziehen: vordere Hüfte. Wo es geht, wird man diesen gefürchteten Eingriff zu umgehen versuchen. Hier holt man den vorderen Fuß herunter und zieht (damit ist die Hauptschwierigkeit der Extraktion relativiert).

Vorgehen (Abb. 8.101). Eingehen mit der ganzen Hand, die der Bauchseite, den kleinen Teilen des Kindes entspricht. Vom Steiß aus tastet man sich an den vorn gelegenen Oberschenkel und weiter an den Fuß heran. Fassen des Fußes mit Zeige- und Mittelfinger. Beugen des Knies und Herunterziehen des Fußes, bis er in der Vulva erscheint. Extraktion lt. Beispiel auf S. 384.

Praxishinweis. Beim Herunterholen des Fußes wird nur der vordere Fuß genommen!

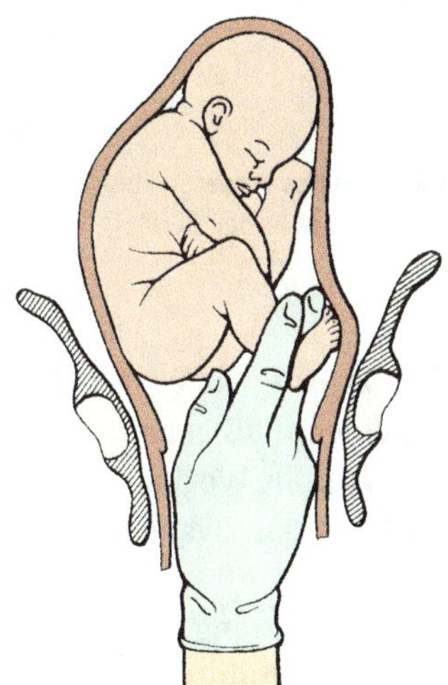

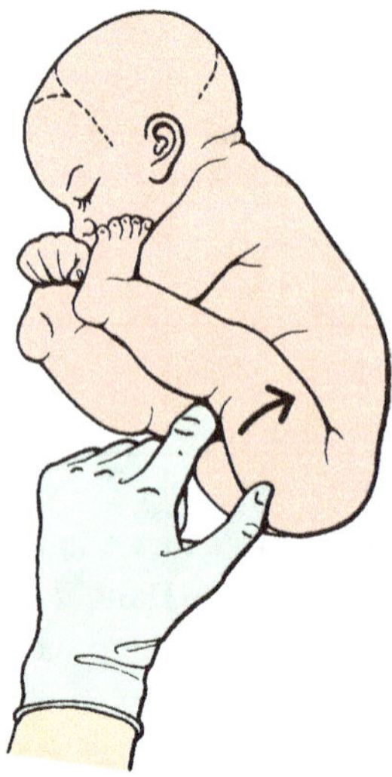

Abb. 8.102: Pinard-Handgriff zum Herunterholen des vorderen Fußes, der Zeigefinger drückt in der Kniekehle den Oberschenkel zum Bauch.

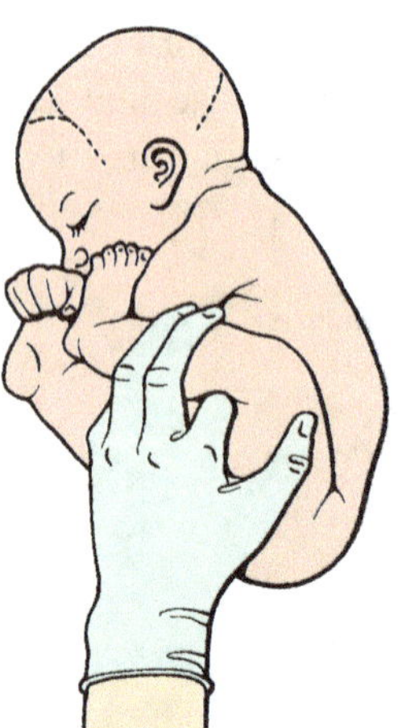

Abb. 8.103: Pinard-Handgriff zum Herunterholen des vorderen Fußes, Mittel- und Ringfinger beugen den Unterschenkel über den in der Kniekehle befindlichen Zeigefinger.

Begründung. Nur einen Fuß, weil man beim Herabholen eines zweiten Fußes den Umfang des vorliegenden Teils verkleinern würde und man an einem Fuß genau so gut anfassen und ziehen kann wie an zweien. Der Umfang des Steißes als Wegbahner für den größten Teil des Kindes, Kopf, würde beim Herunterholen eines zweiten Fußes um 1 ½–2 cm vermindert. Man nimmt den vorderen Fuß, weil

1. der vorn liegende Rücken auch vorn bleibt, was für die Entwicklung des Kopfes entscheidend ist. Bei dem seltener hinten liegenden Rücken wird durch das Herabholen des vorderen Fußes der hinten liegende Rücken nach vorn gebracht

2. bei der Extraktion am hinteren Fuß sich die vordere Hüfte leicht an der Symphyse festhakt, Reiten der vorderen Hüfte. Außerdem kann der Rücken sich nach

hinten drehen und das Kinn hinter der Symphyse festhaken, was bei geschicktem Vorgehen selten vorkommt

3. der vordere Fuß meist leichter zu erreichen ist und die Extraktion am vorderen Fuß leichter als am hinteren ist
4. es entspricht dem Geburtsmechanismus, dass stets das, was vorn liegt, die Führung übernimmt und zuerst geboren wird.

Schwierigkeiten, den Fuß herunterzuholen. Das Herunterholen eines Fußes ist nicht so einfach: Man kommt mit der Nabelschnur in Kollision, oder die Schnur droht vorzufallen. Man muss bei langer Nabelschnur auch darauf achten, dass man sie nicht zwischen die Beine bringt. Auch das Fassen des Fußes macht Schwierigkeiten, zumal wenn der zu fassende vordere Fuß besonders hoch im Fundus vor dem Gesicht des Kindes liegt.

Pinard-Handgriff (Abb. 8.102, Abb. 8.103). Das Erreichen des Fußes wird erleichtert, indem man den Zeigefinger der eingeführten Hand in die Kniekehle des vorn gelegenen Beines legt (Abb. 8.102) und den Oberschenkel kräftig gegen den Bauch des Kindes drückt: Das Bein beugt sich leicht, der Fuß, der Bewegungsfreiheit erlangt, senkt sich herab und kann leicht gefasst werden (Abb. 8.103).

(2) **Steiß steht tief im Becken (BE, BM, BB).**

Extraktion am vorderen Fuß ist bei allen 3 Höhenständen (BE, BM, BB) Methode der Wahl.

Bei den 3 Höhenständen wird kein Erfahrener die Extraktion am Steiß vornehmen, weil das nicht geht. Bei dem ins Becken eingepressten Steiß findet sich nirgends eine Handhabe, an der man ihn anfassen und nach abwärts ziehen könnte.

Der vordere Fuß wird wieder heruntergeholt. Das war bei beweglichem über dem BE stehenden Steiß leicht (s. S. 388).

Um bei einem im Becken stehenden Steiß – gleichgültig, ob es sich um BE, BM oder BB handelt – einen Fuß herunterholen zu können, muss der Steiß ganz aus dem Becken herausgeschoben werden. Nur bei einem Steiß, der oberhalb des kleinen Beckens steht, kann man die vorbereitende Operation des Fußherunterholens ausführen!

Eine Oberschenkelfraktur resultiert, wenn bei tief im Becken stehendem Steiß versucht wird, einen Fuß herunterzuholen!

Das Herausdrängen des Steißes geht umso leichter, je beweglicher er ist, je weniger tief er ins Becken hineingepresst ist:
– Der Steiß lässt sich aus dem BE leichter herausdrängen als vom BB.
– Im BE fühlt man den Steiß noch beweglich.

Auf BB ist er unbeweglich in das Becken eingepresst.

(3) Steiß steht im BA (er ist in der Tiefe der Vulva sichtbar).

Extraktion an der vorderen Hüfte (Hüftbeuge, Schenkelbeuge) ist einzige Möglichkeit: Das Kind wird unmittelbar am Steiß herausgezogen. Eine schwierige, für den Operateur ungewöhnlich ermüdende und für das Kind höchst gefährliche Operation.

Auf die bequeme Extraktion am vorderen Fuß muss verzichtet werden: Der sichtbare Steiß ist nicht zu mobilisieren, er steht derartig fest eingezwängt im Weichteilrohr des BA, dass der Versuch, ihn hochschieben zu wollen, meist misslingt.

Vorgehen. Conditio sine qua non ist ein ausgiebiger Scheidendammschnitt (Episiotomie). Die Weichteilschwierigkeiten verschwinden mit einem Schlage.

Man geht mit dem Zeigefinger der gleichnamigen Hand in die vordere Hüftbeuge (Spalt zwischen Rumpf und stark gegen ihn gebeugten Oberschenkel) des Kindes ein, mit demjenigen Zeigefinger, der der vorn stehenden Hüfte gleichnamig ist: Bei rechter Steißlage (Abb. 8.104) geht der rechte Zeigefinger in die rechte (vordere) Hüftbeuge ein, bei linker Steißlage geht der linke Zeigefinger in die linke (vordere) Hüftbeuge ein.

Die andere Hand soll kräftig mit anpacken und umfasst die ziehende Hand fest oberhalb des Handgelenks (Abb. 8.104).

Permanent und mit aller Kraft von oben auf den Uterusfundus drücken!

Das ist gerade bei dieser anstrengenden Extraktion, bei der die ganze Kraft beider Hände durch einen Finger allein auf das Kind übertragen wird, besonders wichtig.

In dieser Stellung der Hände steil nach abwärts ziehen, bis die vordere Hüfte unter der Symphyse erscheint. Der Daumen der ziehenden Hand wird auf die Gesäßbacke der eben geborenen Hüfte gesetzt.

Danach steil nach aufwärts ziehen, bis die hintere Hüfte erscheint und man an sie herankommen kann. Ist das der Fall, so dringt der Zeigefinger der 2. Hand hakenförmig in diese Hüftbeuge ein und leitet die hintere Hüfte über den Damm. Der Daumen der 2. Hand wird parallel zum anderen Daumen auf die hintere Gesäßbacke gesetzt. Bei anhaltendem Zug steil nach aufwärts fallen bald beide Beine heraus (sollte das 2. Bein in der Scheide zurückgehalten werden, so braucht man den Rumpf nur etwas zur Seite zu beugen, das Bein fällt heraus). Die Finger 2–5 beiderseits umfassen die Oberschenkel, die Daumen bleiben auf den Gesäßbacken. Mit dieser Händehaltung wird in gleicher Richtung steil nach aufwärts gezogen, bis die vordere Schulterblattspitze geboren ist. Anschließend klassische Armlösung und Entwicklung des Kopfes nach Veit-Smellie.

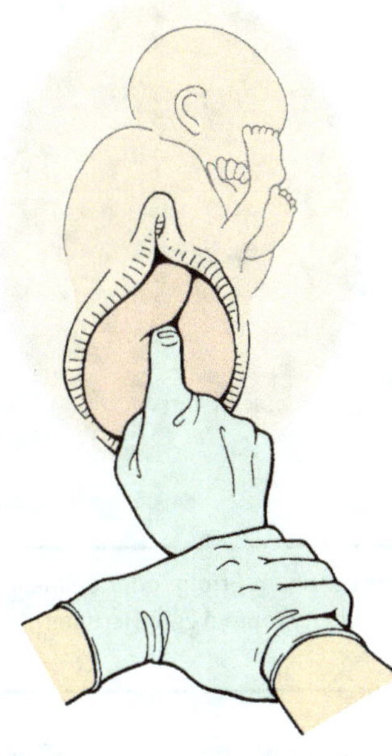

Abb. 8.104: Extraktion an der vorderen Hüftbeuge. Der hakenförmig gekrümmte Zeigefinger der gleichnamigen Hand geht in die vorn gelegene Hüftbeuge ein.
Anschließend klassische Armlösung und Entwicklung des Kopfes nach Veit-Smellie.

Regeln der manuellen Extraktion in Periduralanästhesie oder Narkose (Zusammenfassung)
Steiß steht über dem Becken. Herunterholen des vorderen Fußes und Extraktion an diesem, s. S. 384.
Steiß steht im Becken. Steiß ist beweglich (BE) oder nicht mehr beweglich (BM, BB).
– Beweglichkeit des Steißes herstellen.
– Steiß aus dem kleinen in das große Becken hinausschieben.
– Herunterholen des vorderen Fußes und Extraktion an diesem, s. S. 385.

Steiß fest im BA (in der Tiefe der Vulva).
– Extraktion mit dem Finger an der vorderen Hüftbeuge (s. S. 389).

8.2.4.3 Schwierige manuelle Extraktion (Arm-, Kopfentwicklung)

Schwierige Armlösung

Kind halb geboren, ein Arm oder beide Arme sind hochgeschlagen oder in den Nacken geschlagen. Wegen dieser abnormen Haltung können die Schultern nicht geboren werden. Hochgeschlagene Arme sind eine unangenehme Komplikation, weil ihre Behandlung die Extraktion verlängert. Zur schnellen Lösung gehören Erfahrung, Geschick und die Fähigkeit, rasch und entschlossen zu handeln.

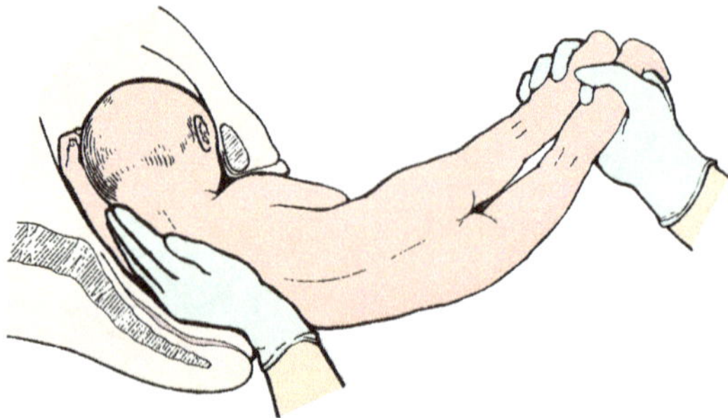

Vorgehen (Abb. 8.105)

Optionen sind: Lösung mit der ganzen Hand, einfachste Lösung, führt oft zum Erfolg, oder Sellheim-Methode: Arm wird durch Drehung des Kindes um die Längsachse (wie beim Stopfen) zum Heruntergleiten gebracht.

Lösung mit der ganzen Hand. Bei nicht zu großem Kind kommt man oft zum Ziel. Ist der vordere Arm hochgeschlagen, muss er durch Stopfen und Drehen nach hinten in die Kreuzbeinhöhle gebracht werden, nur hier kann man ihn mit der ganzen Hand lösen. Die gleichnamige ganze Hand geht vom Rücken her tief in die Kreuzbeinhöhle ein und erfasst den Unterarm oder Unter- und Oberarm und bewegt den Arm seitlich am Kopf vorbei nach abwärts (Abb. 8.105).

- Die Armlösung ist leichter, wenn man das Kind an den Beinen hoch emporhebt oder emporheben lässt. Dadurch kommt die hintere Schulter tiefer herunter und man kommt besser an den hochgeschlagenen Arm heran.

Methode nach Sellheim

1. **Möglichkeit.** Vorderer Arm hochgeschlagen und im Nacken liegend.
   Vorgehen (Abb. 8.106, Abb. 8.107)
   - Erst den hinten liegenden Arm in üblicher Weise lösen.
   - Sodann das Kind mit raschen, stopfenden Bewegungen um seine Längsachse in die Richtung drehen, in die der hochgeschlagene Arm zeigt.
2. **Möglichkeit.** Hinterer Arm hoch- und in den Nacken geschlagen.
   Vorgehen. Zuerst den vorderen Arm nach hinten bringen und dort in der üblichen Weise lösen, dann weiterdrehen in derselben Richtung. Der vorher hochgeschlagene Arm bleibt immer mehr zurück und liegt schließlich am Gesicht. Dann Lösung in typischer Weise.

3. **Möglichkeit.** Beide Arme hochgeschlagen
Selten! Schwierigster Fall! Vorgehen: Erst den vorderen Arm durch Drehung frei machen, nach hinten bringen und lösen. Dann den anderen Arm durch entgegengesetzte Drehung an das Gesicht bringen und hinten lösen.

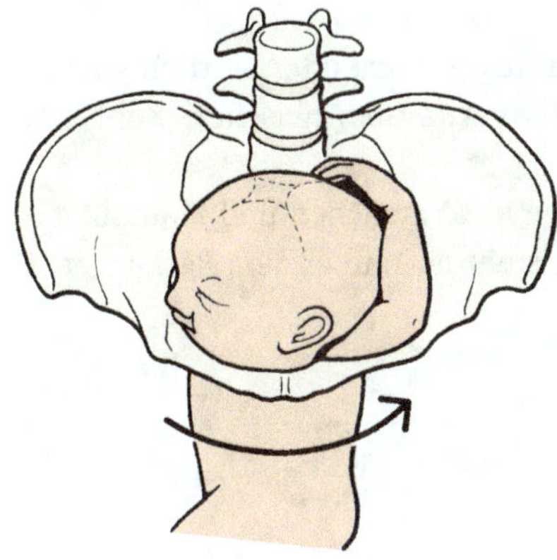

Abb. 8.106: I. (linke) BEL, vorderer (linker) Arm hoch- und in Nacken geschlagen. Nach Lösung des hinteren Armes Stopfen und Drehen des Kindes in der Richtung, in die der Arm zeigt (Pfeilrichtung, Uhrzeigersinn; vom Operateur aus bzw. von unten gesehen). Die Drehung erfolgt entgegen der Regel, da der Bauch die Symphyse passiert. Beendigung der Drehung, wenn der Arm am Gesicht des Kindes liegt. Lösung in typischer Weise in der Kreuzbeinhöhle.

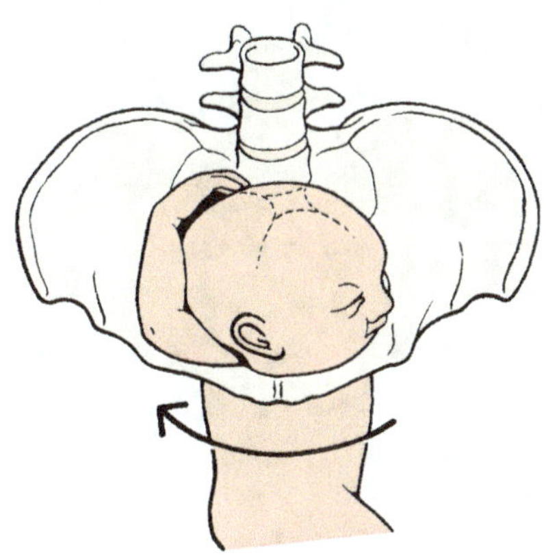

Abb. 8.107: II. (rechte) BEL, vorderer (rechter) Arm hoch- und in den Nacken geschlagen. Der hintere, nicht vorgefallene Arm wurde schon gelöst. Drehung des Kindes in der Richtung, in die der hochgeschlagene Arm zeigt, Pfeilrichtung (entgegen Uhrzeigersinn). Auch hier geht der Bauch über vorn. Drehung beenden, wenn der Arm am Gesicht des Kindes liegt. Lösung in Kreuzbeinhöhle.

Schwierige Kopfentwicklung

Kind halb geboren. Rücken ganz nach hinten gerichtet, Arme gelöst, Kopf im Becken, Gesicht sieht nach vorn, Kinn unter der Symphyse.

Umgekehrten Veit-Smellie-Handgriff (Abb. 8.108) anwenden:
- Die äußere Hand geht unter dem Rücken des Kindes an den Hals und umfasst diesen mit Digg. II, III gabelförmig von hinten (Abb. 8.108). Das Kind reitet rücklings auf dem Unterarm der äußeren Hand.

– Die innere Hand geht mit dem Zeigefinger in den unter der Symphyse stehenden Mund ein, bringt den Kopf in den geraden Durchmesser und zugleich das Kinn an die Brust. Zug nach unten, bis die Stirnhaargrenze erscheint. Dann ganz langsamer Zug (Dammriss!) nach oben um den Stemmpunkt: Stirnhaargrenze, wodurch Hinter- und Vorderhaupt entwickelt werden.

Kind halb geboren, Kopf tritt nicht ins Becken, Rücken vorn oder seitlich vorn. Ursache ist meist ungenügend beobachtetes Missverhältnis zwischen Kopf und Becken.

Unter solchen Umständen auf keinen Fall lange mit Versuchen und Manipulationen aufhalten. Der Kopf ist noch nicht im, sondern steht noch über dem Becken, er ist oberhalb des BE stecken geblieben.

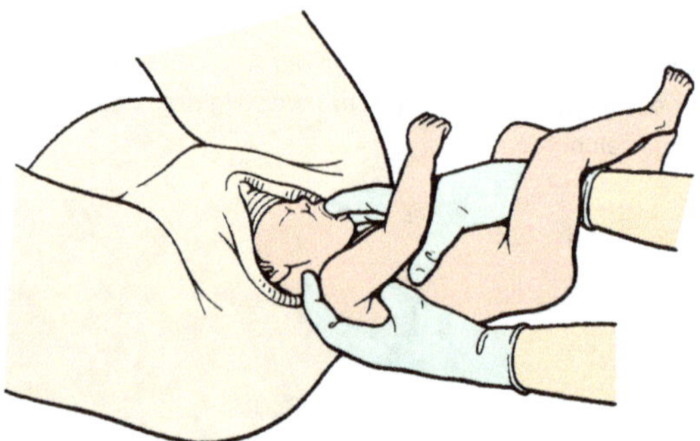

Abb. 8.108: Umgekehrter Veit-Smellie-Handgriff.

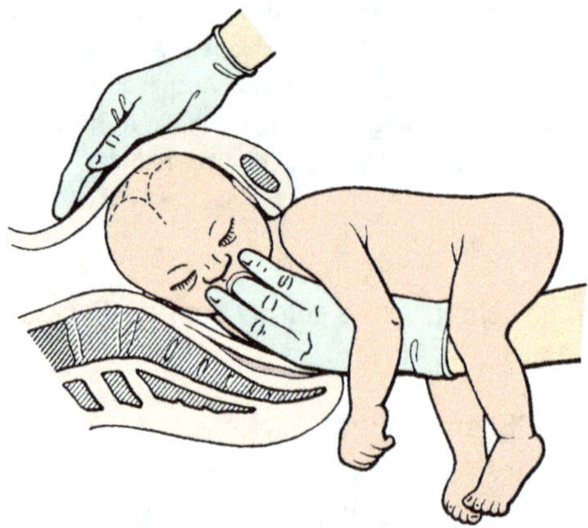

Abb. 8.109: Wiegand-Martin-Winckel-Handgriff (Dreimännerhandgriff).

Ein einziger Griff bestätigt diese Annahme:

Auf den Bauch oberhalb der Symphyse fassen! (Der Bauch muss bei jeder geburtshilflichen Operation steril abgedeckt sein). Dort fühlt man den Kopf in seiner ganzen Größe und Härte oberhalb des Beckens stehen!

Abhilfe bringt oft der Dreimännerhandgriff.

Dreimännerhandgriff. Wiegand-Martin-Winckel-Handgriff (Abb. 8.109; kurz: Dreimännerhandgriff).

In die Scheide geht wie beim Veit-Smellie-Handgriff diejenige Hand ein, nach der das seitlich stehende Gesicht hinsieht.

Diese Hand geht von der Bauch-Brustseite her seitlich hinten in die Scheide ein und schiebt sich an der Vorderseite des ausgezogenen Halses entlang, bis sie hoch oben an das Kind und den Mund herankommt. Kind reiten lassen.

- Mittelfinger in den Mund einführen, Digg. II, IV von außen auf die Fossae caninae (Jochbeine) legen (cave Augenverletzung!).
- Daumen unter den Unterkiefer setzen und mit dieser Handhaltung 2 Bewegungen ausführen:
  - Kopf in den queren Durchmesser drehen, dass die Pfeilnaht im queren Durchmesser des BE steht, wie sie normal im BE steht.
  - Kopf strecken, damit der kleine quere Kopfdurchmesser, der bitemporale (8 cm), in den Engpass der zu kurzen Conjugata vera zu liegen kommt. – Beugt man zu stark, dass das Kinn das Brustbein berührt, so kommt der große quere (biparietale 9,5 cm) Durchmesser des Kopfes in den geraden Durchmesser des Beckens.

Dieses Vorgehen gilt für: ein plattes, geradverengtes Becken, normales Becken und zu großer Kopf.

Beim allgemein verengten Becken muss der Kopf max. gebeugt werden. Die Entscheidung darüber, ob man den Kopf weniger oder mehr beugen muss, um ihn ins Becken hineinzubekommen, ergibt sich bei der Ausführung des Dreimännerhandgriffs gefühlsmäßig.

Praxishinweis. Der quergestellte Kopf wird nicht nur in das Becken hineingezogen, sondern gleichzeitig von außen her (von den Bauchdecken) hineingedrückt.

Es ist für das Zusammenspiel von Zug und Druck am besten, wenn dieser Druck von außen nicht durch eine Hilfsperson, sondern durch die freie Hand des Operateurs ausgeübt wird.

Ist der Kopf auf BB angekommen, so wird er durch den Veit-Smellie-Handgriff herausgeleitet: Die äußere Hand fasst gabelförmig über die Schultern, sobald das möglich ist.

Der Handgriff hat zwei Nachteile:
- Man verliert Zeit; das ist bedenklich, da das Kind in diesem Geburtsabschnitt abstirbt, wenn der Eingriff über 4–5 Min. dauert.
- Verletzung von Kind (und Mutter). Der Kopf geht meist nicht ohne Gewaltanwendung ins Becken hinein. Exitus infolge schwerer Schädelverletzung.

Veit-Smellie- vs. Dreimännerhandgriff. Beide Handgriffe ähneln sich äußerlich.

Unterschiede.
Wiegand-Martin-Winckel-Handgriff (s. Abb. 8.109). Zweck der Manipulation ist, den über dem Becken stehenden Kopf in das Becken hineinzubringen. Dazu wird der im geraden oder schrägen Durchmesser stehende Kopf in den queren Durchmesser gedreht (Beckeneingang) und zugleich der kleine bitemporale Durchmesser des Kopfes in den Engpass der Conjugata vera hineingebracht.

Veit-Smellie-Handgriff. Zweck dieser Manipulation ist, den im Becken, auf BB stehenden Kopf aus dem Becken herauszuleiten. Teil der Manualhilfe. Dazu wird der meist in einem schrägen Durchmesser stehende Kopf in den geraden gedreht und gebeugt (entsprechend dem normalen Geburtsmechanismus!).

8.3 Querlage (QL)

Definition. Kindslage, bei der sich die Hauptachse von Kind und Mutter in einem rechten oder spitzen Winkel (Schräg-, Schieflage) schneidet. Der geringste Grad der Schräglage ist der abweichende Kopf.

Einteilung. Nach der Lage des Kopfes und der Stellung des Rückens werden folgende Hauptstellungen unterschieden:
- I. QL: Kopf links
- II. QL: Kopf rechts
- Dorsoanteriore QL (am häufigsten): Rücken vorn
- Dorsoposteriore QL: Rücken hinten
- Dorsosuperiore QL: Rücken funduswärts
- Dorsoinferiore QL: Rücken beckenwärts.

Übergangsstellungen sind häufiger als Hauptstellungen!

Häufigkeit. QL machen 1 % aller Geburten aus. Mehrgebärende sind in 75, Erstgebärende in 25 % betroffen.

Ätiologie. QL finden sich bei:

1. (Abnorm) großer Bewegungsmöglichkeit des Kindes. Mehr- und Vielgebärende (Uteruswand, Bauchdecken schlaff, nachgiebig, 40 % aller Ursachen), Frühgeburten (kleine Frucht bei verhältnismäßig viel FW), Hydramnion, totes Kind, zweiter Zwilling.
2. Hindernissen für die normale Einstellung in den BE:
   - enges Becken (besonders bei Erstgebärenden in Betracht ziehen!)
   - Placenta praevia
   - Mehrlinge
   - Uterusanomalie (Uterus arcuatus, Myom).

Prognose. QL sind gebärunfähig! Spontangeburt ohne Kunsthilfe ist bei 2 Ausnahmen möglich: bei Selbstwendung, bei Selbstentwicklung (Evolutio spontanea), spontane Entwicklung.

> **Praxishinweis.** Beide Ausnahmen sind Raritäten, so dass damit nicht gerechnet werden darf. Gültig bleibt: QL sind gebärunfähig!

Drei Arten der Selbstentwicklung. Voraussetzung: Sehr kleine Kinder (Mehrlinge, Frühgeburt), mazerierte Früchte, kräftige Wehen, weites Becken.

- Douglas-Modus (1819). Der Kopf bleibt über der Symphyse hängen, der Hals (Hypomochlion) steht hinter der Symphyse, und 1 Schulter wird durch die Wehenkraft unter die Symphyse gedrückt (Abb. 8.110). Rumpf mit Beinen wird aus der Kreuzbeinhöhle heraus an der unter der Symphyse stehenden Schulter vorbei aus dem Becken herausgetrieben, gefolgt von Schultern und Kopf. Charakteristisch ist, dass die Abknickung im oberen Teil der Wirbelsäule liegt.
- Denman-Modus (1785). Eine Schulter wird seitlich auf eine Beckenschaufel gedrückt, steht hinter der Symphyse. Der Kopf steht höher seitlich. Der Unterschied gegenüber dem Douglas-Modus besteht v. a. darin, dass bei diesem die Abknickung im oberen Teil der Wirbelsäule liegt, während hier der untere Teil, meist die Lendenwirbelsäule, am stärksten abgeknickt ist. Unter Höhertreten der Schulter werden Steiß und Beine unter der oberen Rumpfhälfte herausgepresst.
- Geburt conduplicato corpore, Geburt mit gedoppeltem Körper (Roederer, 1756). Das Kind wird wie ein Taschenmesser zusammengeklappt und unter Beibehaltung dieser Haltung (geschlossenes Taschenmesser) herausgepresst. Die stärkste Abknickung liegt in der Brustwirbelsäule. Der Kopf wird tief in den Bauch hineingepresst (Abb. 8.111).

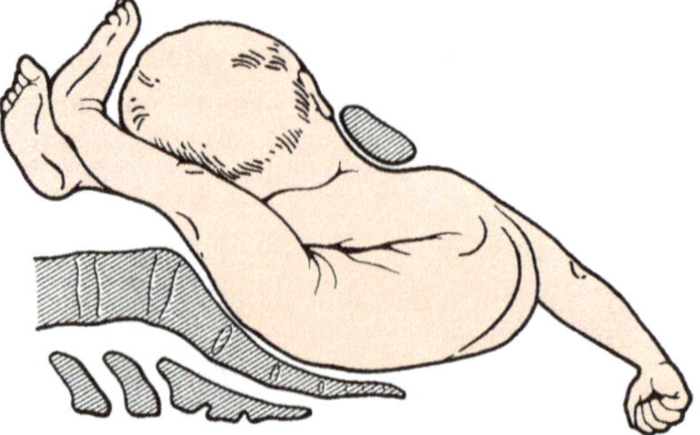

Abb. 8.110: Selbstentwicklung nach Douglas.

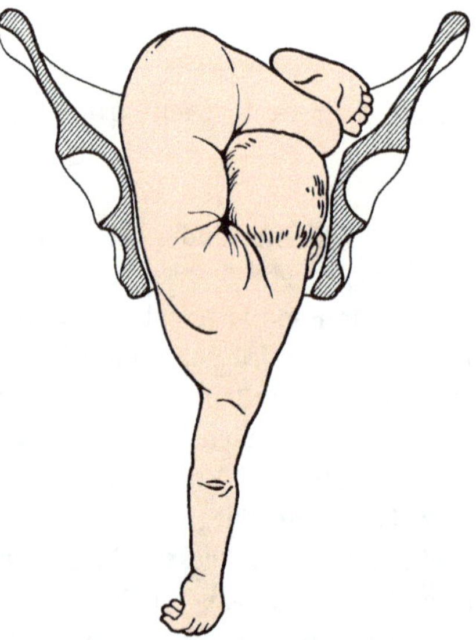

Abb. 8.111: Geburt conduplicato corpore (nach Stoeckel).

8.3.1 Verlauf der Querlagengeburt

Drei Phasen der Querlagengeburt werden unterschieden, abhängig von Gefahren für Mutter und Kind in den Geburtsphasen:

Phase 1 (→ Zeit der stehenden Fruchtblase). Gefahren für das Kind, keine Gefahr für die Mutter.
Phase 2 (→ Beginn mit dem Blasensprung). Gefahr für Mutter und Kind.
Phase 3 (bei vollständigem Mm). Katastrophe für Mutter und Kind.

Phase 1. Zeit der stehenden Blase

Solange die Blase steht, schwebt die Schulter über dem Eingang zum (kleinen) Becken (Abb. 8.112); es besteht keine Gefahr!

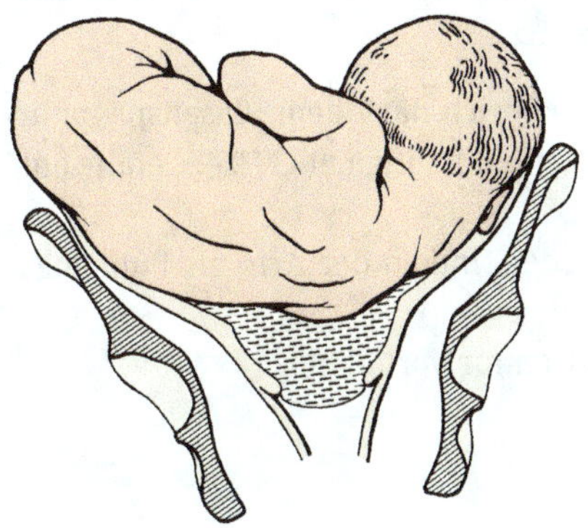

Abb. 8.112: I. Dorsoanteriore Querlage bei stehender Fruchtblase (nach Bumm).

Die Mutter ist nicht gefährdet, weil die Schultereinkeilung (→ größte Gefahr bei der QL!) erst nach dem Blasensprung beginnt; die Schulter als vorliegender Teil kann im Becken tiefer treten, reflektorisch verstärkte Wehen auslösen und so fest eingekeilt werden, dass sie nicht mehr zurück- und hinauszuschieben sind: Dies bezeichnet man als verschleppte QL, die in jedem Augenblick einen medizinischen Notfall auslöst: Ruptur der Uteruswand.

Den Eintritt der Schulter ins Becken zu verhindern, heißt die Hauptgefahr der QL (Uterusruptur!) zu vermeiden.

Querlagenkinder sind gefährdet! Offenbar genügen schon die quere Verziehung des Uterus und die damit verbundene ungünstige Hämodynamik der Plazenta, um das Kind erheblich zu gefährden.

Überwachung des gefährdeten Kindes. S. 256.

Cave: Alles vermeiden, was die Blase eröffnen könnte, v. a. bei der Untersuchung.

Untersuchung. QL-Leitsymptom ist der leere Beckeneingang!
- Leopold-Handgriff. In vielen Fällen genügt dieser, um die QL zu erkennen.
- Sonographie. Sichert die Diagnose und vermittelt die exakte Einteilung: Kopf! Rücken!

Phase 2. Gefahrenphase

Blasensprung (Abb. 8.113) heißt Gefahr für Mutter und Kind.

Hauptgefahr ist die Schultereinkeilung. Die über dem BE schwebende Schulterspitze (Abb. 8.113) wird mit dem abfließenden FW gegen das kleine Becken hin und in dieses hineingedrückt (s. Abb. 8.113, Pfeil!): eingekeilte Schulter, verschleppte QL.

Pathologisches CTG, Sterben des Kindes. Die plazentare Zirkulation wird durch den FW-Abfluss und die quere Verziehung des Uterus empfindlich gestört, woraus sich das nicht seltene Sterben der Querlagenkinder erklärt.

Armvorfall (Abb. 8.114). Dass der vorn liegende Arm sich nach dem Blasensprung in den Halskanal oder in die Scheide herabsenkt, geschieht häufig (20–30 %). Gefahr entsteht aus 2 Gründen:

– Die Schultereinkeilung kann beschleunigt werden, indem der Arm als Führungsachse schneller in den Geburtskanal hineinzentriert
– Nabelschnurvorfall. Zusätzlich kann die Nabelschnur vorfallen.

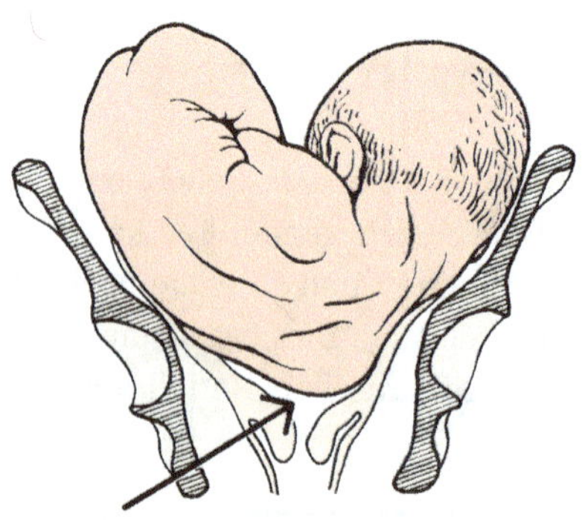

Abb. 8.113: I. Querlage, Blase vorzeitig gesprungen. Hauptgefahr: eine Schulter senkt sich in das kleine Becken (Pfeil).

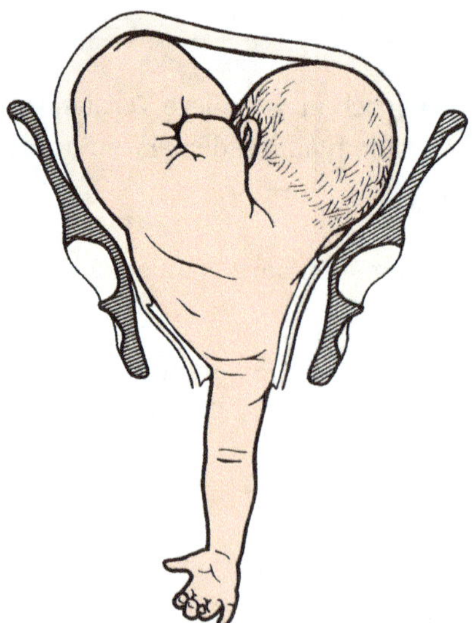

Abb. 8.114: Armvorfall bei I. Querlage.

Nabelschnurvorfall. Vorfall der Nabelschnur allein ist bei QL genau wie der Armvorfall häufig: 10–20 %. Alarmierend wie bei Kopflagen ist er indes nicht, da die Nabelschnur nicht komprimiert wird.

Nabelschnur- und Armvorfall oder Nabelschnurvorfall und Schultersenkung gegen den BE führen zur Nabelschnurkompression, Lebensgefahr für das Kind.

Erschwerung der Wendung
Aufsteigende Infektion, die jeder vor- und frühzeitige Blasensprung bei länger andauernder Geburt mit sich bringt, wird hier an die letzte Stelle gesetzt, weil bei QL die mechanischen Gefahren im Vordergrund stehen.

Untersuchung
Vaginal. Man achte auf:
- Mm-Weite
- drohenden Arm-, Fuß-, Nabelschnurvorfall (tastbare Nabelschnur?)
- Ursache der QL?

Sonographie. Lage von Kopf und Rücken.

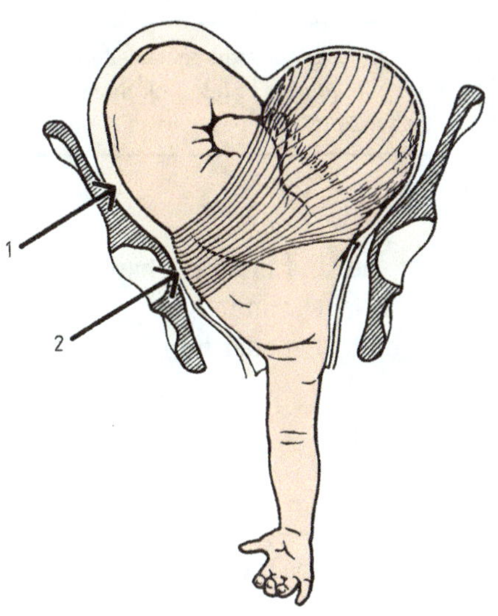

Abb. 8.115: I. Verschleppte Querlage mit Vorfall des rechten Armes. Das untere Uterinsegment ist zirkulär und longitudinal stärkstens gedehnt (**2**) und steht vor der Zerreißung. Der Hohlmuskel des Korpus ist maximal kontrahiert (**1**) und hat sich hoch über dem Kindskörper zurückgezogen.

Phase 3. Katastrophenphase

Beginnt bei vollständiger Mm-Eröffnung.

Einkeilung der Schulter und Verschleppung tritt in der AP nach Vollständigwerden des Mm auf.

Praxishinweis. Mit dem Vollständigwerden des Mm kann sich die Verschleppung in wenigen Minuten ausbilden! Haben die einkeilenden Wehen noch nicht eingesetzt, kann es aber auch mehrere Stunden dauern.

Verschleppte QL (Abb. 8.115). Mit jeder einkeilenden Wehe zieht sich der Uterus enger und fester um das Kind zusammen. Die Muskulatur schiebt sich ineinander, verstärkt die Wanddicke des Fundus (Pfeil 1) und vermindert die des unteren Uterinsegments (Pfeil 2). Das Kind, das zum großen Teil in diesem mehr und mehr überdehnten Durchtrittsschlauch sitzt (Pfeil 2), wird in seiner ungünstigsten Zwangslage nicht nur festgehalten, indem Kopf und Steiß seitlich gegen die Beckenschaufeln gepresst werden, sondern es kommt mit jeder weiteren Wehe zu einer Abknickung der Fruchtachse, und zwar meist in der am leichtesten verbiegbaren Halswirbelsäule. Das Tiefertreten der Schultern bewirkt reflektorisch eine Verstärkung, immer heftigere Wehen, die sich zu fast pausenlosen Krampfwehen und schließlich zum Tetanus uteri (pausenlose, heftigste Dauerkontraktionen) steigern. Diese Krampfwehen keilen die vorangehende Schulter so tief in das kleine Becken ein, dass sie mit keinem Mittel mehr herausgeschoben werden kann.

Damit ist der Endzustand jeder unbehandelten oder falsch behandelten QL eingetreten, verschleppte Querlage.

Verschleppte Querlage ist der lebensgefährliche Endzustand einer falsch oder gar nicht behandelten QL, bei der das Kind von dem längs und quer stark überdehnten unteren Uterinsegment so fest umklammert wird, dass die geringste Bewegung des Kindes durch die Hand des Arztes zur Zerreißung des Uterus führen muss.

Untersuchung

Vaginal. Schultern sind federnd dem BE aufgepresst, sie sind nicht hochzudrängen (→ Kennzeichen der verschleppten QL). Tastet man die Nabelschnur, so ist darauf zu achten, ob sie noch pulsiert (Kinder sind nicht selten geschädigt oder tot.)

8.3.2 Behandlung der Querlage

Querlagen werden stationär behandelt, weil sie durch eine hohe kindliche und mütterliche Mortalität belastet sind! Klinikeinweisung 2–3 Wochen vor dem Geburtstermin!

Die Gefährdung des Kindes erklärt sich mit einer chronischen Plazentainsuffizienz. Ursache ist die gestörte Hämodynamik als Folge der ungünstigen Lage von Plazenta und Fet. Besonders beim Einsetzen der uterinen Kontraktionen, aber auch nach dem bei QL so häufigen vor- oder frühzeitigen Blasensprung kann die mangelhafte plazentare Austauschleistung akut absinken und zum intrauterinen Tod des Kindes führen.

Stationäre Behandlung

Vor Geburtsbeginn, Überwachung des Kindes (2–3 Wochen vor Geburt).
– CTG täglich (s. S. 56)
– Versuch der äußeren Wendung (3 Wochen vor dem Termin; s. S. 365).

Bei Geburtsbeginn: Hat die äußere Wendung keinen Erfolg, so stehen zwei Methoden zur Wahl: abdominale Sektio oder vaginale Entbindung (Wendung, Extraktion). Welcher Weg im Einzelfall gewählt wird, hängt von Befund und Verlauf ab.

Abdominale Sektio. Die kindliche und mütterliche Mortalität lässt sich durch Schnittentbindung auf ein Minimum senken (Ausnahmen s. u.), also Methode der Wahl!

Vaginale Entbindung. Indikationen
– totes Kind
– Frühgeburt, mit geschätztem Geburtsgewicht < 500 g
– zweiter Zwilling
– keine zusätzliche Indikation zur Sektio (Placenta praevia, Geburtsverlauf).

Geburtsleitung bei vaginaler Entbindung

Phase 1, stehende Blase. Alles tun, um den Blasensprung zu verzögern, bis der Mm vollständig eröffnet ist. Die stehende Blase garantiert den Schutz vor dem Tiefertreten der Schulter und sie ist für die Wendung am günstigsten (s. u.).

> **Praxishinweis.** Solange die Fruchtblase steht und der Mm nicht vollständig ist, wird bei QL nicht eingegriffen, sondern abgewartet!

Blasensprung verhindern:
– Bettruhe mit Hochlagerung des Beckens.
– Seitenlagerung bei kräftigen Wehen, ohne Beckenhochlagerung aufzugeben.
– Keine Wehenmittel!

Da ein vorangehender Teil fehlt, wirkt sich der volle Wehendruck ungeschwächt auf den unteren Blasenpol aus. Somit kommt es schon bei mittelstarken Wehen leicht zum Blasensprung, lange bevor der Mm vollständig eröffnet ist.

Blasensprengung, Wendung, Extraktion. Ziel ist, den Mm vollständig geöffnet zu bekommen, ohne dass die Blase springt. Ist der Mm vollständig oder (bei Mehrgebärenden) fast vollständig, wird die Blase gesprengt und sofort die Wendung (S. 518) und Extraktion (S. 384) ausgeführt.

Plazentalösung. Im Anschluss daran wird die Plazenta manuell gelöst, da nach Wendung und Extraktion die Uterushöhle, besonders das untere Uterinsegment, auf einen Riss abgetastet werden muss.

Phase 2, gesprungene Blase. Sofortige vaginale Untersuchung.
- Ist der Mm nur wenig eröffnet, ist eine Sektio indiziert.
- Ist der Mm vollständig eröffnet, wenden und – nach einer Pause – extrahieren.

Phase 3, verschleppte Querlage. Sofort und schonend in Vollnarkose entbinden, hochdosierte intravenöse Tokolyse mit Betamimetika (Fenoterol, Partusisten®) bis zur Operation:
- Narkose einleiten, wenn nicht schon vor der Untersuchung geschehen.
- Sektio bei lebendem und nicht geschädigtem Kind.
- Dekapitation oder Embryotomie bei totem oder geschädigtem Kind.

Praxishinweis. Jeder Versuch einer Wendung bei verschleppter QL ist ein Kunstfehler! Nach jedem Eingriff bei QL taste man den Uterus aus!

8.4 Mehrlinge

Definition. Gleichzeitig entwickelte und kurz nacheinander geborene Kinder.

Häufigkeit. Große geographische Schwankungen. Früher galt die Hellin-Regel:

Zwillinge 1:85 1:85
Drillinge 1:85^2 1:7.225
Vierlinge 1:85^3 1:614.125
Fünflinge 1:85^4 1:52.200.625

In der **Frühschwangerschaft** sind Mehrlinge häufiger.

Verlauf von 325 Zwillingsschwangerschaften (Boklage 1990). Konzeptionsrate: 1 Mehrlings- auf 1 Einlingsschwangerschaft.
- Geburt von Zwillingen: 19 %
- Geburt eines Einlings: 39 %
- Kein lebendes Kind wird geboren: 43 %.

Zwillinge. In den meisten europäischen Ländern ist die Zwillingsrate in den 60er-Jahren von 12 auf 1.000 Schwangerschaften auf 9,5 gesunken, um ab den frühen 80er-Jahren wieder auf 12 und um 1990 auf 13–14/1.000 anzusteigen. Für die USA wurde für 2006 eine Zwillingsrate von 3,2 % aller Lebendgeburten berichtet.

Während der Verlauf der 60er- und 70er-Jahre durch die Veränderung der Altersstruktur der Schwangeren verursacht wurde (zuerst eine Zunahme der jüngeren Schwangeren, später eine Zunahme der über 35-jährigen), wird der Anstieg ab 1990 auf die Reproduktionsmedizin zurückgeführt.

Höhergradige Mehrlinge. Dramatischer Anstieg seit den späten 80er-Jahren: In Deutschland stieg die Drillingsrate von 1975–1990 auf 170 %, in den Niederlanden auf 300 %. Ursache sind Ovulationsinduktion und IVF.

Zygotie. Verwandtschaftsgrad von Mehrlingen bezogen auf die Anzahl der befruchteten Eizellen (Zygote), z. B. monozygot (eineiig), dizygot (zweieiig).

Monozygote Zwillinge entstehen aus der Teilung eines Embryos. Häufigkeit: 4/1.000 Geburten.
- Embryofetale Mortalität. Höher als bei dizygoten Zwillingen und Einlingen.

Fehlbildungsrate. Größere Fehlbildungen 2,3 % (1 % bei Einlingen), kleinere Fehlbildungen 4,1 % (2,5 % bei Einlingen).
Statistisch schlechtere Ergebnisse verzeichnen die monochorialen, monoamnioten Zwillinge; handelt es sich um 2 Mädchen, sind die Ergebnisse weniger schlecht.
Vier Formen:
1. dichorial-diamniote Zwillinge (30 %) bei Teilung des Embryos bis zum 3. Tag p. c.
2. monochorial-diamniotische Zwillinge (65 %) bei Teilung 4–8 Tage p. c.
3. monochorial-monoamniotische Zwillinge (5 %) bei Teilung 8–12 Tage p. c.
4. Verbundene Zwillinge entstehen durch eine Teilung nach Tag 13, Häufigkeit (Europa): 1/33.000 Geburten.

Dizygote Zwillinge (DZ) entstehen durch Befruchtung zweier Eizellen aus 2 Follikeln.
Die DZ-Häufigkeit scheint mit dem FSH-Spiegel zu korrelieren, der von Licht- und Dunkelperioden beeinflusst wird; so sollen in Skandinavien die dizygoten Zwillings-Konzeptionen im Juli größer als im Januar sein.
Die Häufigkeit von DZ wird durch folgende Faktoren beeinflusst:
- ART (artifizielle reproduktionsmedizinische Therapie), v. a. hormonelle Ovulationsauslösung
- geographische Unterschiede (Afrika 1/30 Geburten, Asien 1/100, Europa 1/80)
- mütterliches Alter; mit steigendem mütterlichem Alter steigt die Prävalenz von DZ,
- Parität, mit ansteigender Parität steigt die Wahrscheinlichkeit einer DZ-Geburt,
- mütterliches Gewicht und Größe, Übergewichtige und große Frauen haben ein größeres Risiko für DZ
- Familienanamnese

Für die Häufigkeit zweieiiger Zwillinge sind Mehrlinge in der Familie der Mutter relevanter als in der Familie des Vaters. Frauen, selbst dizygote Zwillinge, gebären in 2 % Zwillinge gegenüber 1 %, wenn die Väter dizygote Zwillinge sind.

Superfekundation, Superfetation. Die simultane Befruchtung zweier Eizellen aus dem gleichen Zyklus durch 2 Väter (→ Superfekundation) ist beim Menschen nicht bewiesen. Ebenso wenig hinreichend belegt ist die Ovulation von 2 Follikeln zu verschiedenen Zeiten im Zyklus oder aus verschiedenen Zyklen mit Befruchtung (→ Superfetation) und entsprechendem Altersunterschied der Feten.

Höhergradige Mehrlinge können von der Befruchtung einer, zweier oder mehr Eizelle(n) oder durch Teilung einer oder mehrerer befruchteter Eizelle(n) entstehen, sodass eine Mischung von di- und monozygoten Mehrlingen resultiert.

Postpartale Zygotiediagnostik. Nach der Geburt der Plazenta gibt die makroskopische Untersuchung der Trennwand Hinweise auf die Zygotie.

Vanishing twin. Das Verschwinden eines Embryos oder frühen Feten aus einer Mehrlingsschwangerschaft (vanishing twin) erklärt man sich durch Resorption. Übrig bleibt ein leerer Fruchtsack oder ein Fetus papyraceus. Klinisch wird ggf. eine Blutung ex utero manifest.

Seit der verfeinerten Ultraschalldiagnostik liegen zahlreiche Befunde vor, einschließlich klinischer, pathologischer und laborchemischer.

Pagusbildung, verbundene Zwillinge

Pagus. Inkomplette Teilung am Tag 15–17 p. c. führt zu verbundenen Zwillingen (Pagus). Man unterscheidet komplett-symmetrische, inkomplett-symmetrische und asymmetrische Pagus. Bezeichnung nach dem Ort der Verbindung.
- Thorakopagus: Brust-Brust-Verbindung (Abb. 8.116)
- Kraniopagus: Kopf-Kopf-Verbindung
- Ischiopagus: Hüft-Hüft-Verbindung (Abb. 8.117).

Verbundene Zwillinge haben das gleiche Geschlecht, Mädchen sind häufiger betroffen (1,6:1), 50 % haben weitere Fehlbildungen.

Nicht immer ist die symmetrische Doppelfehlbildung komplett:
- Duplizitas. Körperteile sind verdoppelt, z. B. 2 Köpfe beim Dizephalus.
- Acranius Acardius ist eine besondere Fehlbildung bei monozygoten Zwillingen: 1 Zwilling hat kein Herz und ist über choriale Gefäßanastomosen an den Kreislauf des gesunden Zwillings angeschlossen.

Für die Schwangerenbetreuung gilt: 1. sonographische Diagnostik, 2. Ausschluss weiterer Fehlbildungen, 3. Prognoseabschätzung, 4. Zeit, Ort der Entbindung festlegen, 5. ggf. neonatologische Versorgung, 6. psychologische Begleitung der Eltern.

Mütterliche Adaptation

Die Adaptation ist bei Mehrlingsschwangerschaft ausgeprägter:
- Herzminutenvolumen (HMV). Bei Einlingsschwangerschaft ist das HMV in der 32.–36. SSW 25–30 % (Maximalwert) höher, bei Zwillingsschwangerschaft 50–60 %; 500 ml Blut zirkulieren zusätzlich.

– Schwangerschaftsanämie. Blutvolumenzunahme und erhöhter fetaler Bedarf an Eisen, Folsäure prädisponieren verstärkt zur Anämie.

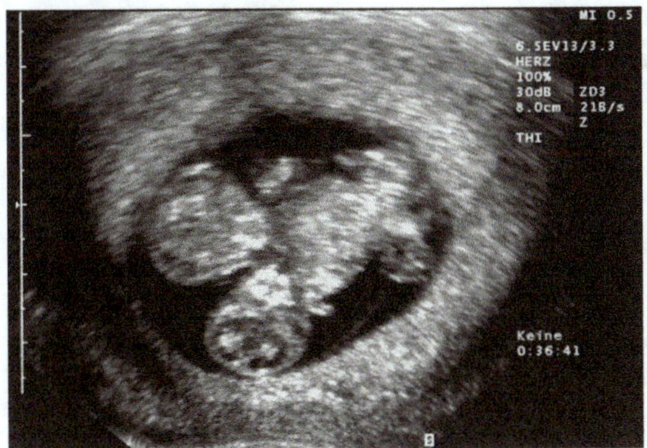

Abb. 8.116: Ultrasonographie von verbundenen Zwillingen in der 10. SSW.

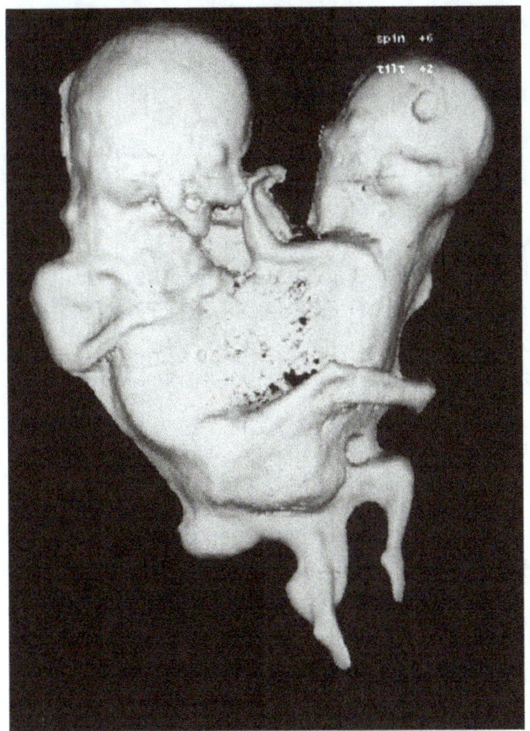

Abb. 8.117: Verbundene Zwillinge, 14. SSW; postnatale computertomographische Oberflächenrekonstruktion.

Praxishinweis. Die Kreislaufbelastung bei Mehrlingen ist in der 32.–36. SSW am höchsten (cave: herzkranke Schwangere!).

– Organdysfunktion. Die Raumforderung des Mehrlingsuterus begünstigt mechanische Funktionsstörungen viszeraler Organe, der Zwerchfellhochstand beeinträchtigt die Atmung.

8.4.1 Schwangerenbetreuung

Vorsorgeuntersuchungen
– frühzeitige Diagnostik der Mehrlingsschwangerschaft
– Fehlbildungsdiagnostik
– Prävention der Frühgeburt
– intrauterine Hypotrophie erkennen.

Die Vorsorgeuntersuchungen sind 14-tägig bis zur 28. SSW, später wöchentlich durchzuführen.

Indikation zur Hospitalisierung
– drohende Frühgeburt
– Präeklampsie
– mütterliche Erschöpfung, v. a. bei höhergradigen Mehrlingen

Mehrlingsschwangerschaften sind kürzer:
– Zwillinge. Frühgeburtenrate (< 37 + 0 SSW) 45 % gegenüber 8 % bei Einlingen, Schwangerschaftsdauer 36 + 1 gegenüber 39 + 2 bei Einlingen.
– Drillinge. Schwangerschaftsalter bei Geburt 32 Wochen.
– Vierlinge. Schwangerschaftsalter bei Geburt 30 Wochen.

Ursachen. Uterusüberdehnung, mechanische Zervixbelastung, verminderte Uterusdurchblutung, Plazentafunktion.

Ultraschalldiagnostik. Die Sonographie lt. Mutterschaftsrichtlinien bei allen Schwangeren hat in Deutschland zu einer vollständigen pränatalen Diagnostik von Mehrlingen geführt. Davon profitieren: Management der Schwangerschaft, Überwachung von Mutter und Kind, intrapartales Vorgehen und Vorbereitung der Eltern. Die perinatale Mortalität ist durch die hohe Entdeckungsrate der Mehrlinge gesunken.

Ergebnisse der Sonographie sind:
- Diagnose der Mehrlingsschwangerschaft.
- Festlegung des Schwangerschaftsalters.
- Nackentransparenzmessung, differenzierte Fehlbildungsuntersuchung.
- Zervixsonographie.
- Bestimmung von Chorionizität und Plazentation. In der 10.–15. SSW ist bei dichorialen Schwangerschaften eine lambdaförmige Strukturierung der Eihäute beim Übergang zur Plazenta darzustellen.
- Separate Plazenten oder eine (fusionierte) Plazenta.
- Eihaut (zwischen Amnionhöhlen). Bei monozygoten Zwillingen dünn, bei dizygoten dick.
- Überwachung des fetalen Wachstums. Wachstumskurven von Kopfdurchmesser und Femurlänge entsprechen denen von Einlingen.

Etwa 25 % der **monochorialen Zwillinge** erleiden eine intrauterine Wachstumsrestriktion, ein feto-fetales Transfusionssyndrom oder einen intrauterinen Kindstod. Der perinatale Tod ist bei monochorialen Zwillingen 7-fach häufiger als bei dichorialen Zwillingen. Auch die Häufigkeit angeborener Anomalien ist bei monochorialen Zwillingen deutlich höher als bei dichorialen Zwillingen. Diese Angaben zeigen, dass monochoriale Zwillinge eine „Hoch-risiko"-Situation darstellen und einer speziellen Schwangerenberatung bedürfen.

Zur Diagnose Zwillinge gehört daher immer auch der Befund der Chorionizität (monochoriale oder dichoriale Zwillinge)!

Bei monochorialen Zwillingen ist zur Frühdiagnostik der IUGR oder des FFTS ab 16 Schwangerschaftswochen wöchentlich eine Ultraschalluntersuchung durchzuführen.

Das FFTS fällt sonographisch häufig auf durch die Fruchtwasservolumendifferenz beider Zwillinge: Polyhydramnion beim Empfänger, Oligohydramnion beim Donor. Das Volumen kann so abnehmen, dass der Donor als kleiner Zwilling an die Eihaut gedrückt wird (→ stuck twin).

Überwachung des fetalen Wohlbefindens: 1. Fruchtwasservolumen, **2.** Non-stress-Test, **3.** Atembewegung, **4.** Bewegung, **5.** Akustische Stimulation, **6.** Doppler-Blutflussuntersuchung ist indiziert bei Risiken. Gewichtsdifferenz: FFTS, pathologisches CTG.

Pränatale genetische Diagnostik. Indikation.
- Frauen > 35 Jahre
- frühere Schwangerschaft mit Chromosomenaberration
- Eltern mit Chromosomenveränderung
- besondere psychische Belastung.

Methoden. Amniozentese im 2. Trimester, Chorionbiopsie (CVS), Frühamniozentese.

Zur Identifikation der Fruchtwasserhöhle bei der Amniozentese empfehlen wir Indigo-Carmin.

Komplikation. Gegenüber der Einlingsschwangerschaft ist die Komplikationsrate der Amniozentese 5-mal höher.

Selektiver Fetozid. Gezielte Reduktion von höhergradigen Mehrlingsschwangerschaften zur Zwillingsschwangerschaft durch Herzpunktion, Injektion kardiotoxischer Substanzen zur Verminderung mütterlicher Risiken und der Risiken der überlebenden Kinder. Der selektive Fetozid ist ethisch umstritten. Vorzuziehen sind reproduktionsmedizinische Maßnahmen mit Vermeidung der Mehrlingsschwangerschaft!

Methode. Erfahrene Gruppen empfehlen in der 11.–12. SSW die transabdominale intrathorakale Kaliumchloridinjektion. Der Gewinn für die überlebenden Mehrlinge rechtfertigt nach Meinung vieler Autoren das Vorgehen.

Komplikation. Bei monochorialen Zwillingen droht ein Überfließen der kardiotoxischen Substanzen auf den anderen Zwilling. In 10 % ist ein vollständiger Schwangerschaftsverlust zu erwarten, daher kontraindiziert.

Hauptkomplikationen der Mehrlingsschwangerschaft
- verkürzte Schwangerschaftsdauer
- erhöhte Gefahr für die Mutter:
- Drillinge 20 % Präeklampsie
  - 30 % Anämie
  - 35 % postpartale Blutung
- Vierlinge 32 % Präeklampsie
  - 25 % Anämie
  - 21 % postpartale Blutung.

Fetofetales Transfusionssyndrom (FFTS). Monozygote, monochoriale Zwillinge haben interfetale Gefäßverbindungen auf plazentarer Ebene:
- arteriovenöse, -arterielle, venovenöse Anastomosen auf der Chorionplatte
- arteriovenöse Shunts in den Kotyledonen.

Sie sind Basis für eine Blutumverteilung, deren Ursache endgültig nicht geklärt ist. Folgen (Abb. 8.118, Abb. 8.119):
- Rezipient. Ein Zwilling ist größer, polyglobul und entwickelt ein Polyhydramnion.
- Donor. Der andere bleibt im Wachstum zurück, wird anämisch und entwickelt ein Oligohydramnion.

Mortalitätsraten sind hoch (56–100 %). In 3–5 % tritt bereits der intrauterine Fruchttod ein, was in bis zu 14 % ein Twin-embolization-Syndrom zur Folge hat: Thrombo-

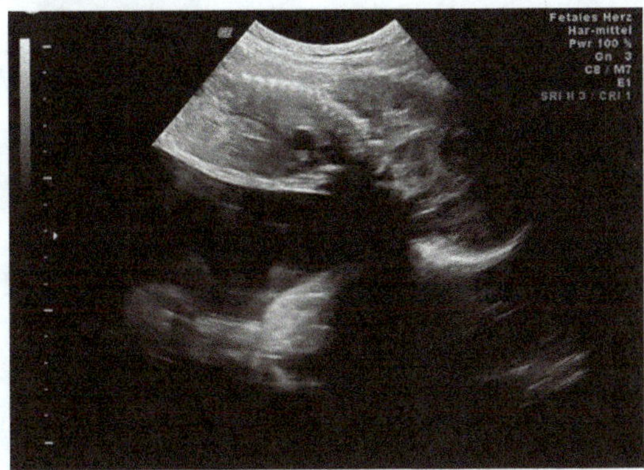

Abb. 8.118: Fetofetales Transfusionssyndrom mit stuck twin als Donor in 25 + 3 SSW.

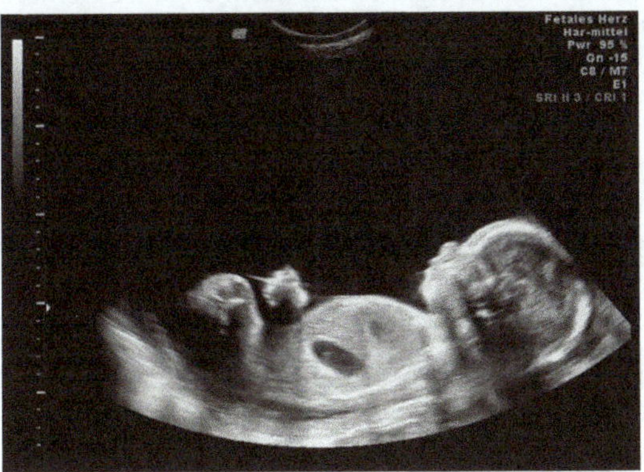

Abb. 8.119: Fetofetales Transfusionssyndrom mit Rezipient in 25 + 3 SSW.

plastisches Material gefährdet den überlebenden Feten durch disseminierte intravasale Gerinnung (DIC) und Infarkte mit schweren neurologischen Ausfällen.

Quintero et al. haben anhand der Ultraschallbefunde eine schematische Stadieneinteilung des FFTS vorgeschlagen, die mit dem fetalen Schicksal korreliert:

- **Stadium 1:** Maximales vertikales Depot des Fruchtwassers: Donator < 2 cm, Rezipient > 8 cm;
- **Stadium 2:** über 60 min ist keine Harnblase zu sehen;
- **Stadium 3:** kritisch abnorme Doppler-Befunde (Nullfluss oder reverse flow in der Umbilikalarterie; pulsatiler Fluss in der Umbilikalvene; reverse flow im Ductus venosus);
- **Stadium 4:** Hydrops eines Zwillings;
- **Stadium 5:** Tod eines Zwillings.

Die Therapie ist nach frühzeitiger ultrasonographischer Diagnostik:
- selektive Laser-Koagulation der chorialen Gefäßverbindungen,
- wiederholte Amniozentese und Fruchtwasserentlastung.

TRAP-Sequenz (twin reversed arterial perfusion sequence). Seltene (1 % aller monochorischer Zwillinge) Komplikation, bei der ein Zwilling mit fehlendem oder nicht funktionierendem Herzen (acardiac twin) durchblutet wird von dem anderen Zwilling (pump twin) über plazentare Anastomosen. Chronische Hypoxie und IUGR beim pump twin häufig, Mortalitätsraten hoch. Behandlungsoptionen sind die Laser Koagulation als intrafetale Koagulation der Nabelschnurgefäße oder die Radiofrequenz-Ablation, möglichst vor der 16. Schwangerschaftswoche.

Intrauteriner Tod. Der antepartale Tod eines oder mehrerer Mehrlinge ist häufig (1–5 % aller Mehrlingsschwangerschaften). Neben der Belastung für die Eltern ist besonderes Augenmerk auf den Zustand des oder der überlebenden Mehrlinge zu richten. Bei monochorialen Mehrlingen haben die Überlebenden häufig neurologische Schäden.

Nach dem intrauterinen Tod eines Zwillings hat der überlebende Zwilling folgende Risiken:
- fetaler Tod (bei monochorialen Zwillingen 12 %, bei dichorialen 4 %), neurologische Handicaps (bei monochorialen Zwillingen 18 %, bei dichorialen 1 %),
- Frühgeburt (bei monochorialen Zwillingen 68 %, bei dichorialen 57 %).

Die klinischen Konsequenzen nach einem intrauterinen Tod eines Zwillings sind strittig, da allgemein anerkannte prospektive Untersuchungsreihen fehlen. Es scheint sinnvoll zu sein, bei dichorialen Zwillingen nach dem Tode eines Zwillings mit Überwachung von Mutter und Kind abzuwarten. In Fällen von monochorialen Zwillingen und dem drohenden Tod eines Zwillings in Terminnähe sollte die Schwangerschaft beendet werden, denn der überlebende Fet ist durch die Hypotension zurzeit des Todes des Ko-Zwillings gefährdet. In Fällen mit anzunehmender Lungenunreife ist die Schwangerschaftsbeendigung nach Lungenreifung anzustreben.

Verminderung des Frühgeburtenrisikos. Mehrlinge sind höheren perinatalen Risiken ausgesetzt.

Ursachen. Hohe Frühgeburtenrate, häufigere intrauterine Mangelentwicklung.

Frühgeburtenhäufigkeit bei Zwillingen. 30 %, 3–5-mal höher als bei Einlingsschwangerschaften.
- frühe Diagnose der Mehrlingsschwangerschaft,
- regelmäßige Ultrasonographie, Zervixsonographie,
- Arbeitsunfähigkeit (ab 20. SSW), körperliche Schonung.

Obsolet sind: stationäre Behandlung ohne weiteres Risiko, präventive Cerclage, prophylaktische Tokolyse.

Intrauterine Mangelentwicklung. Häufigkeit bei Mehrlingen 60 %. Ursachen:
- Reduzierter uteriner Blutfluss,
- Anomalie der Nabelschnur,
- Transportkapazität der Plazenta, Plazentasitz,
- ungleiche Anteile der Gesamtplazentamasse der Mehrlinge, FFTS.

Diagnostisch verwertbar ist die erhöhte Erythropoetinkonzentration im Nabelschnurblut, die eine chronische Hypoxie der Mehrlinge anzeigt.

Schwangerschaftsbeendigung. Zur Vermeidung des intrauterinen Fruchttodes wird bei 37 SSW die Schwangerschaftsbeendigung empfohlen.

Vaginale Geburtsleitung mit einer Prostaglandinreifung der Zervix beginnen oder i. v. Wehentropf bei reifer Zervix.

Primäre Schnittentbindung. Indikation:
- Drillinge, höhergradige Mehrlinge
- monoamniote Zwillinge
- Zwillinge < 1.800 g Ultraschallschätzgewicht
- Gewichtsunterschied der Zwillinge > 20 % zugunsten des 2. Zwillings
- vorangehender Zwilling in BEL oder QL.

8.4.2 Geburtskomplikation, -modus

8.4.2.1 Geburtskomplikationen

Regelwidrige Lagen, Einstellungen, Haltungen und starke Dehnung des Uterus begünstigen Komplikationen:
1. vorzeitiger Blasensprung, evtl. vor 37 + 0 SSW.
2. Regelwidrigkeit, Behinderung beim Tiefertreten und Eintreten in das Becken.
3. Nabelschnurvorfall wegen vorzeitigen Blasensprunges und nicht abschließenden vorangehenden Teiles.
4. Verhakung der Zwillinge infolge Kollision der Köpfe.
5. Primäre Wehenschwäche.
6. Lange Geburtsdauer, protrahierter -verlauf, sekundäre Wehenschwäche, Erschöpfung der Mutter.
7. Vorzeitige Lösung der Plazenta des 2. Zwillings nach Geburt des 1. Zwillings (Hypoxämie des 2. Zwillings).
8. Uterusatonie in der Nachgeburtsperiode.

8.4.2.2 Geburtsmodus, -leitung

Ein standardisierter Geburtsmodus bei Mehrlingsschwangerschaften ist nicht allgemein akzeptiert. Der Geburtsmodus von Zwillingen unterscheidet sich von demjenigen höhergradiger Mehrlinge.

Drillinge, höhergradige Mehrlinge

Während in Amerika die abdominale Schnittentbindung bevorzugt wird, wurde aus Südafrika eine Sektiorate von 14 % mitgeteilt. Der größte Teil wurde erst während der Geburt entdeckt, sodass aus diesen Zahlen keine Schlüsse für Europa zu ziehen sind.

Vaginale Entbindung. Vaginal geborene Drillinge haben einen schlechteren postnatalen Status: niedrigere Apgar-Werte, Atemstörungen.

Komplikationen sind neben Lageanomalie, regelwidriger Einstellung: vorzeitige Plazentalösung, intrauterine Sauerstoffmangelversorgung, Nabelschnurvorfall, vaginale Blutung.

Abdominale Schnittentbindung. Drillinge und höhergradige Mehrlingen werden durch abdominale Schnittentbindung entwickelt.

Die elektive Operation umgeht einige der o. g. Komplikationen und ermöglicht eine Terminierung von Geburtshelfer und Neonatologen.

Die Organisation der Neonatologie und die Verfügbarkeit neonataler Intensivbetten sind ein nicht zu unterschätzendes Problem. Zu fordern ist ein weiterer Geburtshelfer, der erfahren ist in der Diagnostik von Lageanomalien und Fehleinstellungen und deren operative Konsequenzen. Ein dritter Geburtshelfer verfolgt während der Austreibungsperiode sonographisch die Bewegung der Mehrlinge.

Operationsvoraussetzungen. Die Geburtshelfer verfügen über Erfahrung bei der operativen Entwicklung der Mehrlinge aus Lageanomalie und Fehleinstellung, bei unstillbarer postpartaler Blutung, ggf. mit konsekutiver Hysterektomie. Der Anästhesist beherrscht die Behandlung des Schocks.

Nach Entwicklung der Kinder ist Oxytocin zur prophylaktischen Abwendung einer Uterusatonie zu applizieren.

Zwillinge

Für Entscheidungen über den Geburtsmodus müssen Lagen und Einstellungen bekannt sein (Abb. 8.120)

Monoamniotische und verbundene Zwillinge werden (etwa 34 + 0 SSW) durch abdominale Schnittentbindung entwickelt, unabhängig von Lage, Einstellung!

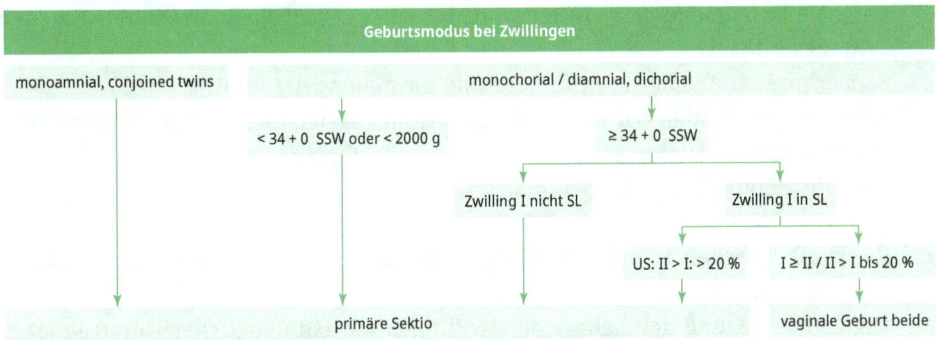

Abb. 8.120: Geburtsmodus bei Zwillingen.

Monoamniotische Zwillinge. Bei vaginaler Entbindung drohen zwei Komplikationen:
- Kollision der Köpfe (selten). 1:1.000 Zwillingsgeburten. Die Kollisionen sind bei monochorialen und monoamnioten Zwillingen häufiger als bei dichorialen bzw. diamnioten, sie gehen mit einem Oligohydramnion einher.
- Nabelschnurbehinderung mit drohendem intrauterinem Tod treten durch das Tiefertreten eines Zwillings in eine akute Phase.

Verbundene Zwillinge (conjoined twins). Die elektive abdominale Schnittentbindung erhöht die Überlebenschance der Zwillinge und wendet die Dystokie ab.

Diamniote Zwillinge
Schädellage-Schädellage. Meist kann vaginal entbunden werden, bei ¾ aller Zwillinge ohne Komplikationen.

Indikationen für die abdominale Schnittentbindung:
- Frühgeburtlichkeit und Ultraschallschätzgewicht < 1.800 g,
- Gewichtsinkongruenzen der Zwillinge > 20 % zugunsten des 2. Zwillings.

Vaginale Geburtsleitung bei Zwillingsgeburt
- simultane Kardiotokographie beider Zwillinge! Bei hypoxieverdächtigem CTG des 1. Zwillings Überprüfung des fetalen Säure-Basen-Haushaltes durch FBA, bei hypoxieverdächtigem CTG des 2. Zwillings operative Beendigung der Geburt.
- Wehen beobachten; oft sind Wehenmittel (s. S. 421) erforderlich.

Geburtsleitung nach Geburt des 1. Zwillings. Der 2. Zwilling ist mit höheren Morbiditätsziffern belastet.

Risikominderung
- Lage-, Einstellungsdiagnostik (äußere Untersuchung, Ultraschall).
- Verkürzung der (kurzen) Wehenpause nach Geburt des 1. Zwillings durch Oxytocin-Infusion.
- Kardiotokographie möglichst kontinuierlich fortsetzen.

– Vaginale Untersuchung: Steht eine Fruchtblase? Vorangehender Teil des Kindes? Tritt dieser tiefer?
– Sonographie zur Sicherung von Lage und Einstellung des Kindes.
– Fruchtblase eröffnen bei erneuten Wehen und Tiefertreten des vorangehenden Teiles. Alternative: Abwarten bei normalem CTG (keine Hypoxie).
– Operative Entwicklung bei pathologischem CTG.

Zeitintervall zwischen 1. und 2. Zwilling. Entschieden wird nach Herzfrequenzmuster des 2. Zwillings:
– zügige Beendigung der Geburt bei Zwillingen mit pathologischer Herzfrequenz, häufig operativ,
– Abwarten bei normalem Herzfrequenzmuster nach Geburt des 1. Zwillings, jedoch keine größeren Zeitintervalle in Kauf nehmen, die eine erneute Bildung des Mm erlauben.

Über das Zeitintervall ist eine jahrzehntelange Diskussion geführt worden. Während in den 60er-Jahren in Europa die Einstellung zu einer strengen Festlegung eher zurückhaltend war, kamen aus dem angelsächsischen Sprachraum Regeln, nach denen das Zeitintervall < 30 Min. betragen dürfe, um Sauerstoffmangelversorgung des 2. Zwillings, Nabelschnurvorfall, Plazentalösung und Wiederbildung der Zervix zu vermeiden. Zwischen der Differenz der Nabelarterien-pH-Werte (Zwilling I minus Zwilling II) und Dauer dieses Zeitintervalls aller Zwillinge besteht eine Korrelation.

Unter der heutigen Geburtsmedizin muss diese Beziehung unter dem Aspekt der Herzfrequenzmuster überdacht werden. Bei guter Herzfrequenz soll der 2. Zwilling innerhalb von 30 min. geboren sein!

Schädellage-Nichtschädellage. Die Geburtsleitung der Zwillingsgeburt bei Schädellage-Beckenendlage oder Schädellage-Querlage wird in Amerika und Europa kontrovers beurteilt.
– USA: abdominelle Schnittentbindung. Diese Meinung wird in Europa nicht geteilt.
– Europa: Bei Lage- oder Einstellungsanomalie des 2. Zwillings werden in Betracht gezogen: 1. äußere Wendung, 2. kombinierte Wendung und Extraktion, 3. vaginale Geburtsleitung aus BEL.

Äußere Wendung. Die Berichte über die Wendung des 2. Zwillings sind widersprüchlich. Während Einige Erfolg haben, sind andere kritisch eingestellt (drohender Nabelschnurvorfall, Zeitverlust).

Vaginale Entbindung aus BEL. Die Rate an deprimierten Neugeborenen ist nicht erhöht.

Extraktion des 2. Zwillings bei BEL ist ein wenig belastender Eingriff (Geburtsgewicht > 1.800 g). Auch die kombinierte Wendung aus QL in BEL und Extraktion gelingt dem erfahrenen Operateur.

Schnittentbindung. Bei Oligohydramnie, dorsoinferiorer QL, makrosomem Kind kann die kombinierte Wendung Schwierigkeiten bereiten. In diesen Fällen ist die Schnittentbindung der schwierigen vaginalen Operation vorzuziehen.

Nichtschädellage-Schädellage oder Nichtschädel-Lage. Regel ist die abdominale Schnittentbindung. Die Kollision der fetalen Köpfe ist eine letale Komplikation, sofern vaginal entbunden wird und sich der 1. Zwilling in BEL befindet.

Valide Daten aus Studien zur Sicherheit einer vaginalen Geburt liegen nicht vor.

8.4.2.3 Nachgeburtsperiode

Komplikationen.

– Bei Mehrlingen ist mit Komplikationen zu rechnen. Ursache sind verstärkte Dehnung und Kontraktionsschwäche des Uterus.
– Ablösungsstörungen sind häufiger.
– Lösung ist verzögert.
– Unvollständige Plazenten sind häufiger.
– Atonische Blutungen nach Geburt der vollständigen Plazenta sind häufiger. Atonien sind besonders nach operativen Entbindungen zu erwarten und bestehen über mehrere Stunden nach Geburt der vollständigen Plazenta.

Prophylaxe von Komplikationen

– Oxytocin-Schnellinfusion nach der Geburt des 2. Zwillings!
– Kontrolle des Uterus in den postpartalen Stunden!

8.5 Pathologische Wehenformen, Wehendystokie

Definition. Wehenanomalie; Wehen, die von normalen abweichen (s. S. 230). Formen: **1.** Wehenschwäche (zu schwach, zu selten); **2.** hyperaktive Wehenformen (zu stark, zu häufig), **3.** hypertone Wehenform (zu hoher Ruhetonus), **4.** unkoordinierte Wehen.

Normale Wehen sind auf S. 230 dargestellt.

Wehen in der Eröffnungsperiode (intrauteriner Druck 40–50 mmHg):

– Beginn: alle 10–15 Min. regelmäßige Zusammenziehungen,
– später: alle 3–5 min, Dauer 12 Min. oder etwas länger.

Wehen in der Austreibungsperiode (intrauteriner Druck 60 mmHg): alle 3–4 Min.

Wehenschwäche, hypoaktive Wehenform. Anomalie der treibenden Kräfte; Form der Wehendystokie; zu schwache, zu kurze, zu seltene Wehen, um ein Fortschreiten der Geburt zu bewirken.

Der intraamniale Druck beträgt 25–30 mmHg oder in der EP wird eine reduzierte Wehenfrequenz < 3 Wehen/10 Min. registriert.

Nicht jedes Nachlassen ist eine Wehenschwäche. So tritt nach dem Blasensprung eine kurzdauernde physiologische Wehenpause ein; der Bezug zur Fruchtblase ist entscheidend.

Praxishinweis. Solange die Fruchtblase steht, ist eine Wehenschwäche von zweitrangiger Bedeutung! Bei Wehenschwäche Harnblase kontrollieren: volle Harnblase ist (reflektorische) Wehenbremse!

Folgende Unterscheidung ist üblich:

Primäre Wehenschwäche. Die mangelhafte Wehentätigkeit besteht von Geburtsbeginn an, wobei die Wehen von vornherein zu selten, zu schwach und zu kurz sind. Die Geburt kommt nicht recht in Gang.

Ursache. Adipositas, Überdehnung des Uterus.

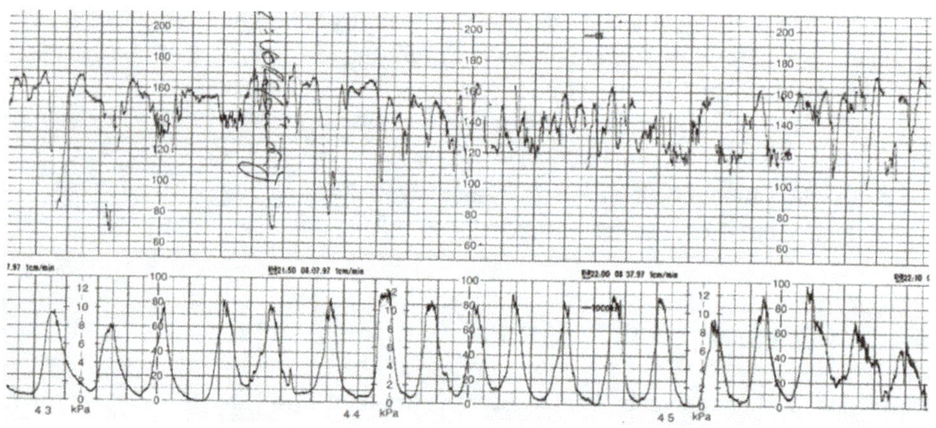

Abb. 8.121: CTG mit tachysystoler Wehentätigkeit (8 Wehen in 10 min); 26-jährige Zweitpara bei 37 + 3 SSW; Spontangeburt, Knabe, 3.390 g, 51 cm, Apgar 8/9/10, NapH 7.30, NvpH 7,36.

Sekundäre Wehenschwäche. Wehen sind längere Zeit gut, lassen im Verlauf der Geburt nach; sie werden kürzer und schwächer, die Pausen länger.

Hauptursache ist die Ermüdung der Uterus- und Bauchmuskulatur (Bauchpresse) durch Geburtsarbeit, daher sekundäre Wehenschwäche, Ermüdungswehenschwäche. Sie kann funktionell oder durch Geburtshindernisse bedingt sein:
- Missverhältnis enges Becken, Regelwidrigkeit der Kopfeinstellung oder -haltung (s. S. 444)
- rigide Weichteile, Narben und Stenosen der Zervix, spitzer Schambogen, vorspringendes Steißbein, vorspringende Darmbeinstachel.

Diese Widerstände sind es, an denen sich die Wehenkraft erschöpft.

Hyperaktive Wehenform. Unterschieden werden zu starke (intraamnialer Druck > 80–90 mmHg, Hypertokie) und zu häufige Wehen (in der EP $\geq$ 4 Wehen/10 min, Tachysystolie, Abb. 8.121).

Hypertone Wehen. Wehen mit erhöhtem Ruhetonus. Wandspannung des Uterus (Ruhetonus) bzw. intrauteriner Druck in der Wehenpause > 12 mmHg.

Ursachen. Passive Überdehnung (z. B. Hydramnion, Zwillingsschwangerschaft), muskulärer uteriner Hypertonus oder ein sekundärer Hypertonus bei Tachysystolie.

Die stärksten Formen der hypertonen Wehenpathologie sind die Krampfwehen oder Tetanus uteri.

Unkoordinierte Wehen gibt es bei multifokaler Erregungsbildung (linke oder rechte Fundushälfte, andere Uterussegmente), gekennzeichnet durch Verdoppelungen („Kamelwehen")

Die Differenzierung der verschiedenen Wehenformen ist klinisch nicht mehr bedeutungsvoll. Im Vordergrund steht die Wehendystokie, d. h. die ineffiziente Wehentätigkeit.

Therapie

Wehenförderung bei Wehenschwäche. Am Beginn der Geburt sind physikalische Mittel einzusetzen: Blase und Darm entleeren! Warmes Bad oder warme Dusche!

> **Praxishinweis.** Der Einlauf ist oft das beste Wehenmittel (Bumm)!

Kommen die Wehen nicht oder nicht genügend in Gang, behandelt man mit Wehenmittel.

Wehenmittel

Definition. Uterotonika; Pharmaka, die das Myometrium zu Kontraktionen anregen; Einteilung: Uterotonika, die die rhythmische Kontraktion der Uterusmuskulatur fördern und die Frequenz steigern (Oxytocin, Prostaglandine [PGE_2]); Uterotonika, die eine Dauerkontraktion des Uterus bewirken: Mutterkornalkaloide.

Indikation

Wehenschwäche.

Führen Wehenmittel nicht zum Erfolg, ist die Geburtsleitung zu überprüfen und evtl. eine Geburtsbeendigung zu erwägen. Wehenschwäche ist nicht selten Folge eines mechanischen Geburtshindernisses!

Voraussetzung:

äußerliche und vaginale Untersuchung, Kardiotokogramm.

Kontraindikationen

- Hypertone oder hyperaktive Wehenform.
  Hier sind Tokolytika indiziert (s. u.)! Die Störung des Geburtsablaufes bei einem Uterus, dessen Grundspannung schon in der Wehenpause erhöht ist, kann man nicht dadurch beseitigen, dass man die treibenden Kräfte künstlich verstärkt.
- Höhergradiges Missverhältnis.
  Wehenmittel sind lebensgefährlich bei höhergradigem Missverhältnis zwischen Kopf und Becken (enges Becken, Hydrozephalus) oder bei gebärunfähigen Lagen (QL, Schräglage, mentoposteriore GL).
- Widerstände auf Beckenboden.
  Stark vorspringendes Steißbein, tiefer Querstand, wenn er sich durch Lagerung nicht ändert.
- Pathologische Herzfrequenzmuster, die auf eine herannahende Gefahr für das Kind hinweisen (s. S. 259).
  Zuerst ist durch eine FBA der Zustand des Feten zu prüfen.

Spasmolytika (spasmenlösende Mittel) sind im Gegensatz zu Wehenmitteln krampflösend an der Cervix uteri. Hauptwirkung ist Erleichterung der Mm-Eröffnung.

Indikation. Zeigt sich bei guten Wehen in der EP, dass der Mm sich auffallend langsam öffnet (→ rigider Mm), so verordneten manche Geburtshelfer Buscopan iv.

Heute wird in dem rigiden Mm eine Indikation für eine Periduralanästhesie gesehen.

Hyperaktive und hypertone Wehen

Therapie, Tokolyse. Wehenhemmung zur Reduktion einer überstarken Wehentätigkeit während der Geburt.

Intravenöse Fenoterol-Infusion zur Wehenregulierung. Dosierung. 4 Amp. Partusisten® = 2 mg Fenoterol auf 500 ml Elektrolytlösung (z. B. Ionosteril®). Infusionsgeschwindigkeit etwa 10 ml/h.

Hinweis. Evtl. kann man parallel zur Tokolytikainfusion wegen einer hypertonen Wehenform Wehenmittel wie Oxytocin zur Wehenanregung geben.

Nebenwirkungen. Feinschlägiger Tremor, passageres Herzklopfen, ferner bei hohen Dosen u. a. Tachykardien, Kopfschmerz, Muskelkrämpfe, Hypokaliämie, Hyperglykämie.

8.6 Geburtsstillstand

Definition. Unterbrechung des regelrechten Geburtsverlaufs im Beckeneingang (BE), in Beckenmitte (BM) oder auf Beckenboden (BB).

In vielen Teilen der Welt erfolgt die Geburtsleitung nach normativen Regeln über die Länge der Eröffnungsperiode und der Austreibungsperiode. Dabei wird häufig nicht die Qualität der Wehentätigkeit, die Gabe von Wehenmitteln oder die Durchführung einer Regionalanästhesie berücksichtigt. Wichtig erscheint der Hinweis, dass diese normativen Regeln nicht Ergebnis prospektiver, randomisierter Studien sind. Insofern sollte sich die Geburtsleitung mehr individualisiert, nach Prüfung des mütterlichen und kindlichen Wohlbefindens ausrichten als nach empirisch festgelegten Normen. Diese sollten als Anhaltspunkte zu einem Überdenken der Geburtsleitung, weniger als Indikation zu operativen Maßnahmen dienen.

Geburtsstillstand über oder im BE. Ursache ist ein Geburtshindernis, wenn die Wehen gut sind:
- Gebärunfähige Lagen. QL, Schräglage, HiHH, mentoposteriore GL, nasoposteriore Stirnlage.
- Andere regelwidrige Einstellungen oder Haltungen. Hoher Geradstand, Vorderhauptlage.
- Missverhältnis. Lässt das Verhältnis von kindlicher Größe und mütterlichem Becken Schwierigkeiten nicht erkennen, so kommt als Ursache ein langes Becken (Kirchhoff) infrage mit hohem Geradstand und HiHH.
- Hydrozephalus.
- Seltene Geburtshindernisse. Armvorfall, im Becken liegende Tumoren (Abb. 8.122, 8.123), hochgradige Verengung der weichen Geburtswege (Narben, starrer Mm infolge Zervixkarzinom, Verklebung des äußeren Mm: Conglutinatio orificii externi).

Prognose. Uterusruptur oder Sepsis, Tod von Mutter und Kind.

Therapie. Entspricht den Therapie-Richtlinien der einzelnen Regelwidrigkeiten und pathologischen Zustände.

Geburtsstillstand in BM kommt bei Wehenschwäche und v. a. beim Kanalbecken vor (S. 459).

Geburtsstillstand auf BB. Neben der Wehenschwäche kommen Regelwidrigkeiten der Kopfeinstellung oder -haltung als Ursache infrage: tiefer Querstand, Weichteil- oder Knochenwiderstände.

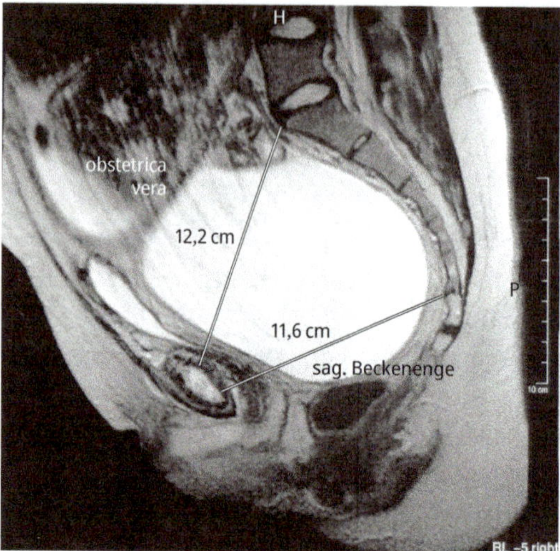

Abb. 8.122: Magnetresonanztomographischer-Längsschnitt bei Dermoidzyste im Becken als Geburtshindernis.

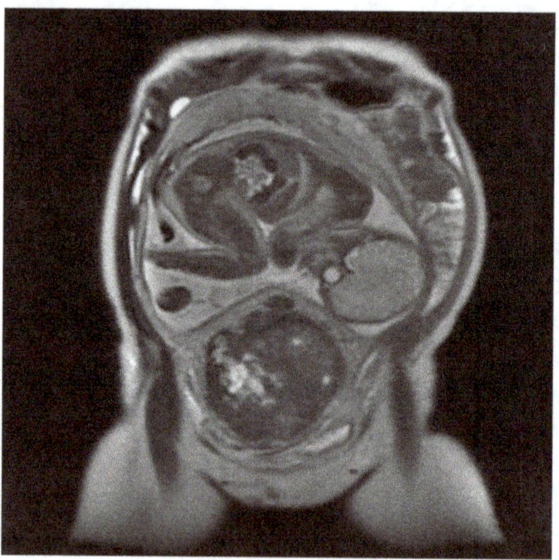

Abb. 8.123: Magnetresonanztomographie in der 36. SSW bei großem Uterusmyom im Becken als Geburtshindernis.

Die Wehenschwäche ist Folge der Regelwidrigkeiten, die auch ohne Wehenschwäche vorhanden sein können. Dann darf man die Kreißende nicht stundenlang pressen lassen!

Ursache des Geburtsstillstandes in der AP
1. Wehenschwäche: sekundäre Wehen-, Ermüdungswehenschwäche.
2. Regelwidrigkeit der Kopfeinstellung oder -haltung. Am häufigsten sind: tiefer Querstand, hintere Hinterhaupt-, Deflexionslagen (bes. VoHL, GL).
3. Weichteilwiderstand (zu hoher, zu muskulöser oder zu rigider Damm, übermäßig straffer Bandapparat).
4. Knochenwiderstand (vorspringendes Steißbein, verengter Beckenausgang, spitzer Schambogenwinkel).

Die verlängerte Austreibungsperiode erhöht signifikant die mütterliche Gefährdung. Amnioninfektionssyndrom, Endometritis, Verletzungen des Geburtsweges sowie die Uterusatonie sind deutlich häufiger (ODDs ratios 4–9!). Ebenso ist die kindliche Gefährdung gesteigert, die Zahl der Verlegungen in die neonatale Intensivstation ist nach verlängerter AP deutlich höher. Eine lückenlose kardiotokographische Überwachung und – wenn nötig – FBA sind durchzuführen.

> **Praxishinweis.** Die Geburt ist vaginal-operativ zu beenden, wenn der Kopf länger als 1 Std. auf BB steht und trotz kräftiger Wehen nicht weiterrückt, bei Wehenschwäche Wehenmittel erfolglos oder kontraindiziert sind.

8.7 Zervixreifung (Priming) und Geburtseinleitung

Definition. Medikamentöse Reifung der Zervix (= Priming) und Einleitung der Geburt vor Wehenbeginn durch Blaseneröffnung (Amniotomie: vaginale Eröffnung der Fruchtblase mit Kugelzange oder Amnioskop) bzw. durch Oxytocininfusion.

Indikation. Gefährdung von Mutter und Kind vor Wehenbeginn durch:
– Übertragung, Terminüberschreitung (S. 172)
– SIH, Präeklampsie (s. S. 117)
– auffällige Ergebnisse von Überwachungsverfahren (CTG s. S. 56, Dopplersonographie s. S. 87; intrauterine Mangelentwicklung, s. S. 170)
– manifesten Diabetes der Mutter (S. 141) am Termin
– vorzeitigen Blasensprung am Ende der Schwangerschaft (s. S. 166).

Kontraindikation
– Placenta praevia, Vasa previa
– QL
– höhergradige Mehrlinge
– Zwillinge mit vorangehendem Kind in BEL
– Nabelschnurvorliegen/-vorfall
– Zustand nach nichtisthmischer Uterotomie

- Missverhältnis
- Amnion-Infektions-Syndrom
- bei beabsichtigter Prostaglandingabe: Asthma der Mutter!

Voraussetzungen
- Gewährleistung einer adäquaten personellen und apparativen Überwachung von Mutter und Kind,
- Möglichkeit einer sofortigen Durchführung einer Schnittentbindung,
- Verfügbarkeit von Tokolytika.

Programmierte Geburt. Die Geburtseinleitung am Termin ohne Gefährdungszeichen für Mutter oder Kind bei zervikaler Reife hat als programmierte Geburt Verbreitung erfahren. Werden von den Befürwortern organisatorische und medizinische Vorteile (geplante Aufnahme zur Entbindung, Regelung der familiären oder beruflichen Verpflichtungen, Vermeidung von Terminüberschreitung) angeführt, so stellen Kritiker den Eingriff in einen natürlichen Ablauf heraus, für den keine medizinische Notwendigkeit besteht.

Medikamentöse Weheninduktion durch:
- intravenös als Oxytocin-Infusion
- intrazervikal als Prostaglandin-Gel
- intravaginal als Prostaglandin-Tablette
- intravaginal als Prostaglandin-Gel
- oral als Prostaglandin-Tablette.

1. Intravenöse Oxytocin-Dauertropfinfusion. Diese Methode hat sich durchgesetzt. Die i. v. Tropfinfusion ist sicherer, wirkungsvoller und besser steuerbar als die i. m. Injektion, besonders in der Geburtseinleitung. Mit der Tropfenzahl/Min. ist die Wehentätigkeit innerhalb weniger Minuten zu steuern.

Dosierung. 6 IE Oxytocin (Syntocinon®) auf 500 ml einer Elektrolytlösung (z. B. Ionosteril®).

Infusionsgeschwindigkeit. Beginnen mit 1 Tropfen/min, Steigerung um 1 Tropfen/Min. alle 5 min!

Maximaldosis. Wegen der Gefahren eines Wehensturmes für Mutter und Kind sollen 30 Tropfen/Min. nicht überschritten werden.

Überdosierung führt zu Krampfwehen und Dauerkontraktion der Korpusmuskulatur mit 3 Gefahren: Uterusruptur, intrauteriner Sauerstoffmangel, atonische Blutung in der Nachgeburtsperiode.

2. Intrazervikal als Prostaglandin-Gel. Appliziert zur Zervixreifung (→ Softening oder Priming) werden 0,5 mg PGE$_2$ (Prepidil®) in 3 ml Gel intrazervikal: Methode der Wahl bei unreifer Zervix! Ggf. nach 6 Std. wiederholen. Bei 80 % kann innerhalb von 24 Std. mit einer vaginalen Geburt gerechnet werden.

Wegen der raschen PG-Freisetzung und Resorption sollte eine CTG-Überwachung unmittelbar nach Gel-Applikation für mindestens 2 Std. erfolgen.

3. Intravaginal als Prostaglandin-Tablette. Minprostin® 3 mg Vaginaltabletten stehen v. a. zur Geburtseinleitung bei reifer Zervix zur Verfügung: 3 mg PG E_2 werden in das hintere Scheidengewölbe eingelegt. Erweichung und Erweiterung der Zervix und effektive Wehentätigkeit werden nach 3–4 Std., gelegentlich erst nach 12 Std. erreicht.

Aufgrund der Latenzzeit sollte die CTG-Überwachung 2 Std. nach Applikation, danach in Abhängigkeit von der Wehentätigkeit erfolgen.

4. Intravaginal als Prostaglandin-Gel. Ein Minprostin-Vaginalgel® 2 mg ist zur Geburtseinleitung bei mäßig reifer Zervix zugelassen. Mit der zweimaligen 6-stündlichen Gel-Applikation sind die besten Einleitungsergebnisse erzielt worden. Die Wehen treten 20 Min. nach Applikation auf.

Überwachung unmittelbar nach Gabe beginnen.

5. Oral als Prostaglandin-Tablette. Die orale Misoprostol-Gabe (PGE_1-Analogon) ist als geburtseinleitende Maßnahme zugelassen (Angusta®). Es gibt weltweite positive Erfahrungen mit Misoprostol zur Geburtseinleitung.

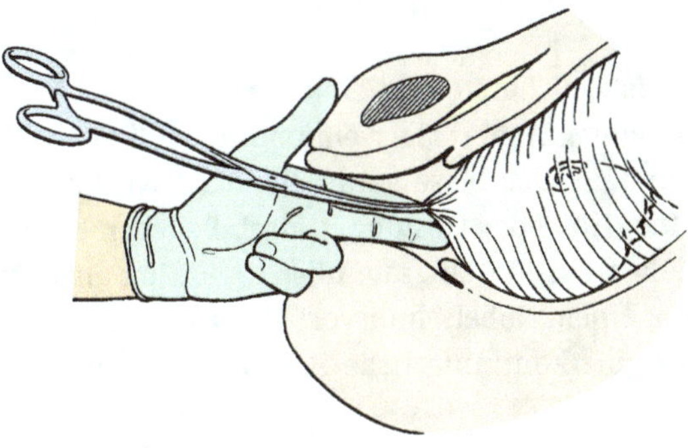

Abb. 8.124: Fruchtblaseneröffnung.

Absolute Kontraindikation sind vorangegangene Operationen an der Gebärmutter!

Die erste Dosierung besteht aus 25 µg Misoprostol oral, danach erfolgt die Gabe von 50µg 6-stündlich.

Die **Blaseneröffnung** von der Scheide aus ist eine geburtshilfliche Operation. Grundsätzlich wird die Blase niemals durch Reiben oder Druck mit den Fingern, sondern stets mit einem Instrument eröffnet: Kugelzange, lange Kocherklemme oder spezieller Blasenöffner.

Ausführung mit steriler Kugelzange (Abb. 8.124). Mit Zeige- und Mittelfinger der linken Hand in die Scheide eingehen und die Stelle aufsuchen, an der die Eihäute frei vorliegen. Den Uterus von außen her nach unten entgegendrängen lassen. Kugelzange mit der rechten Hand geschlossen einführen und an den inneren Fingern entlang bis zur Blase vorschieben. Einhaken und Anreißen, am besten in der Wehe. Kugelzange zurückziehen. Kopf von außen ins Becken drücken lassen. Die Finger bleiben noch in der Scheide zur Kontrolle, ob der Kopf tiefer tritt und ob die Nabelschnur oder kleine Teile nicht vorgefallen sind. Wehenmittel, wenn die Wehen mäßig sind.

Praxishinweis. Damit Fruchtwasser möglichst langsam abfließt, kleines Loch einreißen!

Die Nabelschnur oder ein Arm fällt oft viel schneller vor, als man denkt. Manchmal bahnt sich der Vorfall beim Eröffnen der Blase nur an und wird nicht bemerkt. Untersucht man einige Zeit nach dem Umlagern innerlich, so fühlt man Nabelschnur oder Arm vorgefallen.

Ausführung mit Amnioskop. Schonendste, sicherste und einfachste Methode! Man spannt eine Kanüle beliebiger Größe in einen Tupferträger ein und führt die Kanüle durch das Amniokopierohr hindurch an die Fruchtblase heran. Die Blase wird punktiert und das FW läuft unter Sicht ab. Die Größe der Öffnung ist nach Belieben einzurichten. Man kann sie so klein halten, dass das FW langsam über 10–15 Min. abläuft; dies beugt auch bei hochstehendem Kopf einem Nabelschnurvorfall vor.

Während der Geburtseinleitung ist eine kontinuierliche Herzfrequenzregistrierung notwendig!

Die Leitung der Geburt nach Geburtseinleitung muss unter Abwägung der Indikation zur Geburtseinleitung (kindliche oder mütterliche Gefährdung), des Geburtsfortschrittes sowie der Gefährdungszeichen von Mutter und Kind (CTG, FBA, mütterliche Temperaturen) getroffen werden.

8.8 Intrauteriner Sauerstoffmangel

Definition. Sauerstoffmangel (Hypoxie) vor und während der Geburt.

Die größte Gefahr für das Kind während der Geburt ist Sauerstoffmangel und die durch ihn hervorgerufene intrauterine Azidose mit den möglichen Folgen des organischen Hirnschadens beim Kind. Neben den beträchtlichen Problemen für Betroffene, Angehörige sind die hohen Kosten für die Solidargemeinschaft zu berücksichtigen, was die Bedeutung von Diagnostik und Prophylaxe hervorhebt.

Häufigkeit. 1.000 Kinder pro Jahr in Deutschland.

Ätiologie. Hypoxie (häufigste Ursache) in utero oder während der Geburt. Weitere

Ursachen. Infektion, Hirnblutung, Trauma, Kernikterus, Fetopathie.

10 % der infantilen Zerebralparesen (s. Klinik) haben ihre Ursache in der subpartalen Hypoxie.

Mütterliche Ursachen
- unzureichendes Sauerstoffangebot: Anämie, Lungenkrankheit, Herzfehler
- unzureichender Sauerstofftransport zur Plazenta: Hypertonie, zu hoher Grundtonus der Gebärmutter, zu schnell aufeinanderfolgende Wehen.

Plazentare Ursachen
- ungenügender Gasaustausch infolge plazentarer Durchblutungsstörung: SIH, Übertragung, vorzeitige Lösung, Placenta praevia.

Fetale Ursachen
- Nabelschnurkomplikation: Umschlingung, Knoten, Vorfall
- Anämie: posthämorrhagischer Schock.

Diese mütterlichen, plazentaren oder fetalen Ursachen des perinatalen Hirnschadens rufen vor allem in der Parasagittalregion des zerebralen Kortex und in den Basalganglien den neuronalen Zelltod herbei. Dabei scheint dem initialen Energieverlust der Nervenzellen mit nachfolgendem Kalziumeinstrom eine große Bedeutung beizukommen, ebenso wie der postischämischen Inhibition der Proteinbiosynthese, der Freisetzung von exzitatorischen Neurotransmittern und Sauerstoffradikalen. Während diese Mechanismen vor allem beim reifen Kind wirken, kommt beim unreifen Feten und der aszendierenden Infektion der postischämischen Entzündungsreaktion mit erhöhten Gewebespiegeln von Zytokinen für das Ausmaß der Hirnschäden eine maßgebliche Rolle zu.

Von einem intrauterinen Sauerstoffmangel, der neurologische Schäden verursachen kann, sollte nach dem American College for Obstetricians and Gynecologists 1996 bei folgenden Kriterien gesprochen werden:
- NapH < 7,00 und
- Apgar > 5 Min. 0–3 und
- Krämpfe, Koma oder Hypertonie in der Neonatalperiode und
- Multiorganschäden (Lunge, Nieren, Gastrointestinaltrakt, Herz-Kreislauf).

Die häufig erst später, bei Auftreten oder der Diagnostik von neurologischen Schäden eingeleiteten Klärungen von Ursachen des Hirnschadens, möglichen Fehlbehandlungen oder vermeidbaren Hirnschäden sind häufig strittig. Wird die genannte Definition des neurologische Schäden verursachenden intrauterinen Sauerstoffmangels zu Grunde gelegt, ist der Zusammenhang in den meisten Fällen eher unwahrscheinlich.

Allerdings helfen bildgebende Untersuchungen des kindlichen Gehirns in den ersten Lebenstagen bei der Beweisführung bzw. dem Ausschluss einer Hypoxie als Ursache von intrauterinen Sauerstoffmangelzuständen.

Pathogenese, Pathophysiologie. Sauerstoffmangel des Feten mit Anstieg der Wasserstoffionenkonzentration entsteht auf zwei Wegen:

Metabolische Azidose durch intrazelluläre Milchsäureproduktion infolge anaerober Glykolyse in fetalen Geweben.

Respiratorische Azidose durch pCO_2-Anstieg bei prä-, intra- oder postplazentarer Störung des fetomaternalen Gasaustausches.

Definitionen.
- Hypoxämie. Erniedrigter Sauerstoffgehalt im Blut.
- Hypoxie. Verminderung des O_2-Partialdrucks (pO_2) im arteriellen Blut (paO_2).
- Hyperkapnie. Erhöhung des arteriellen pCO_2.

Metabolische Azidose

Primär metabolische Azidose. Die FBA hat gezeigt, dass oft eine Milchsäureüberladung ohne oder mit geringer Hypoxie vorliegt.

Sauerstoffsparschaltung (Zentralisation) des fetalen Kreislaufes tritt ein, wenn die O_2-Versorgung langsam abnimmt (Saling). Durch Vasokonstriktion wird die Durchblutung weniger wichtiger Körperabschnitte (Muskulatur, Haut, Eingeweide, Lungen) gedrosselt oder unterbleibt (Abb. 8.125). Der Sauerstoff kommt den lebenswichtigen Organen zugute: Herz, Gehirn, Plazenta. Die Sparschaltung normalisiert den paO_2 wieder.

Anaerobe Glykolyse mit Milchsäurebildung (Endabbauprodukt der anaeroben Glykolyse) setzt als Folge der Sparschaltung in den minderdurchbluteten Geweben ein. Ist die in den Kreislauf gelangende Menge gering, dient sie den Organen ggf. als Energiequelle, bevor der Säurespiegel steigt; Milchsäureüberladung bei normalen oder gering verminderten pO_2-Werten. Wegen der Überladung von organischen Säuren tritt eine metabolische Azidose ein. Der weitere Abbau bzw. der Wiederaufbau der Milchsäure ist nur bei Anwesenheit von Sauerstoff möglich.

Postnatales pH-Tief. Nach der Geburt während der ersten 5–10 Min. erreicht der pH-Wert einen Tiefpunkt (postnatales pH-Tief), um wieder anzusteigen: Milchsäure wird aus dem spargeschalteten Gewebe eingeschwemmt.

Bei Kindern mit Depression ist dieser Effekt stärker ausgeprägt. Wenn nach der Geburt die Sauerstoffzufuhr ausreichend ist, werden die spargeschalteten Körperabschnitte allmählich durchblutet.

Je größer der intrauterine Sauerstoffmangel, desto ausgedehnter ist die Sauerstoffsparschaltung, desto größer ist die nach der Geburt ausgeschwemmte Milchsäuremenge. Folgen:

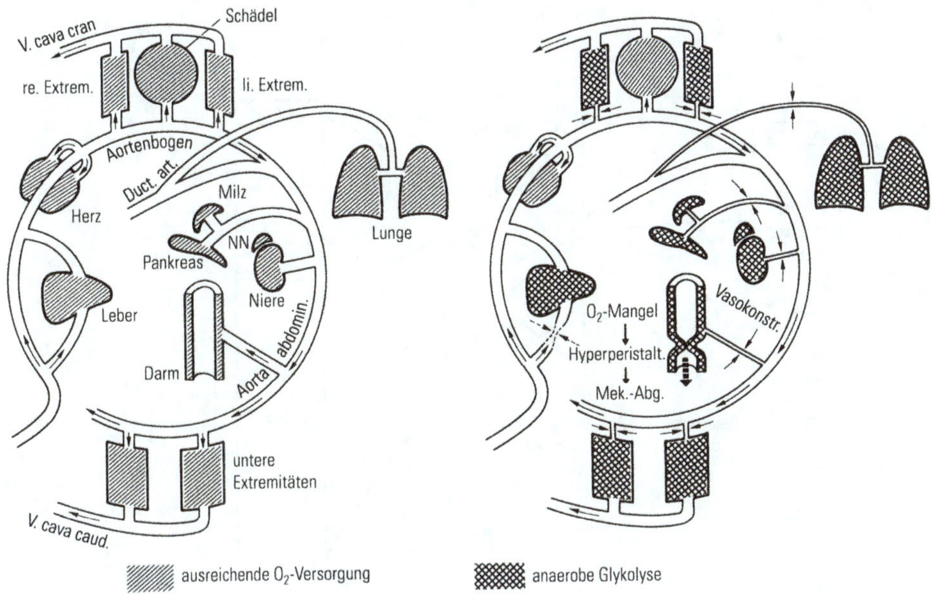

Abb. 8.125: Blutversorgung des Feten. **Links** bei ungestörter O$_2$-Anlieferung, **rechts** bei herabgesetzter O$_2$-Versorgung: Sauerstoffsparschaltung (nach Saling).

- Intrauteriner Mekoniumabgang. Der lokale Sauerstoffmangel führt zu Hyperperistaltik und Mekoniumabgang.
- Übertragung. Durch einen länger anhaltenden Sauerstoffmangel der nur notdürftig durchbluteten Haut kommt es zu Übertragungszeichen: Einstellung der Talgproduktion, keine Vernix caseosa. Später treten auf: Abschilferung der Epidermis, Rötung von Skrotum oder Labien, Abschälung der Haut.

Respiratorische Azidose

Die durch schleichenden Sauerstoffmangel entstehende metabolische Azidose ist der durch akuten Sauerstoffmangel bedingten respiratorischen Azidose gegenüberzustellen. Zwar ist der Fet während 1 oder 2 Minuten akut nicht gefährdet, da das Gewebe gegenüber einem kurzen Sauerstoffmangel eine relativ große Widerstandsfähigkeit hat. Bleibt eine solche intrauterine Komplikation jedoch länger über einige Minuten bestehen, löst die primäre respiratorische Störung metabolische Reaktionen aus.

Sekundäre metabolische Azidose. Es entsteht die gemischte und bald vorwiegend metabolisch bedingte Azidose, sekundäre metabolische Azidose.

Azidoseentwicklung bei vollständigem Sauerstoffmangel. Tierexperimentelle Untersuchungen zeigen, dass in den ersten 5 Min. nach Sauerstoffmangel der pH-Wert um 0,1 pH-Einheiten/min, danach alle 3 Min. um 0,1 pH-Einheiten sinkt (James).

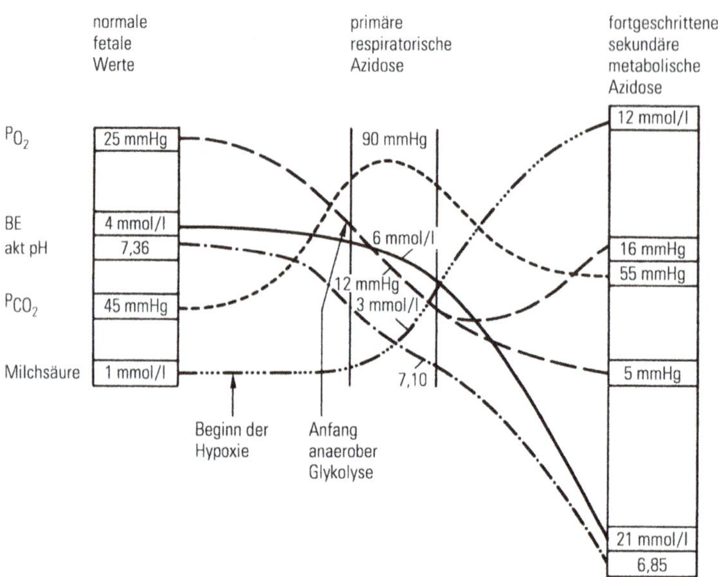

Abb. 8.126: Modell einer kurzzeitigen intrauterinen Störung mit Hypoxämie, Hyperkapnie, Azidose (nach Saling). Am Anfang steht der Sauerstoffmangel beim Feten (Hypoxämie), gefolgt von Kohlensäureüberladung (Hyperkapnie). Hält die Hypoxämie an, tritt anaerobe Glykolyse auf mit Milchsäureanstieg: Die respiratorische Azidose geht in eine metabolische über. Der aktuelle pH-Wert fällt, verursacht durch den pCO$_2$-Anstieg; der Basenüberschuss (base excess) fällt sekundär ab als Folge des Milchsäureanstiegs. Ein Wiederanstieg der Sauerstoffsättigung wird durch O$_2$-Sparschaltung des Feten hervorgerufen, sofern die Kompensationsmechanismen nicht überfordert werden.

Klinik (intranatal). Ausgleichend wirkt neben dem Puffersystem des Säure-Basen-Haushaltes auch das Herz-Kreislauf-System.

Leichter O$_2$-Mangel vermittelt über Chemorezeptoren (Karotissinus, Aortenbogen) eine Steigerung des HMV durch Herzfrequenzanstieg (→ kompensatorische Tachykardie).

Wehenabhängige Herzfrequenzabfälle treten bei anhaltendem Sauerstoffmangel auf.

Bradykardie mit hypoxischer Schädigung des Myokards und Arrhythmien (Reizbildungs- und Reizleitungsstörung) stehen am Ende der Hypoxämie und bedeuten höchste Gefahr.

Dies unterstreicht die Notwendigkeit der kardiotokographischen und biochemischen Überwachung des Kindes während der Geburt (FBA S. 257, Kardiotokographie s. S. 266).

Klinik (postnatal)
- spastische Lähmungen als Hemi-, Di- oder Paraplegie
- Intelligenzminderung, Sprachentwicklungsverzögerung, Erethismus, Epilepsie.

Diagnostik (intrauterin). Zustandsdiagnostik!
- FBA
- Kardiotokographie
- Blutgasbestimmung (Abb. 8.125, Abb. 8.126).

Praxishinweis. Die Blutgasbestimmung O_2, CO_2 ist unzuverlässig: Bei anaerober Glykolyse fällt die CO_2-Produktion ab, pCO_2 normalisiert sich oder bleibt erhöht. Die CO_2-Ausscheidung wird durch die gleiche, die intrauterine Komplikation herbeiführende Ursache gestört. Noch unzuverlässiger sind die Schlüsse, die aus dem pO_2 des fetalen Blutes gezogen werden, da der pO_2 nach Ausbildung der Sauerstoffsparschaltung sich normalisieren kann und damit keine Aussage mehr über die Sauerstoffversorgung ermöglicht.

Prophylaxe. Kardiotokographie als Screening-Methode und FBA als Diagnosemethode vermögen als Frühwarnsystem den intrauterinen Sauerstoffmangel zu erkennen.

Eine prospektive Studie (McDonald et al. 1985), die die Kardiotokographie der Auskultation gegenüberstellt, hat das in Deutschland aufgebaute Konzept der routinemäßigen Kardiotokographie als Screening-Methode und der FBA als diagnostische Methode bei Verdacht auf Sauerstoffmangel in Frage gestellt. Die Diskussion hält an; Endgültiges steht nicht fest. Möglich ist nur eine Anleitung für ein für die Mutter akzeptables Betreuungskonzept, nach dem die Zahl der deprimierten Kinder gering und somit auch die Wahrscheinlichkeit für einen – auch forensisch vorwerfbaren – sauerstoffmangelbedingten Hirnschaden gering ist.

8.9 Nabelschnurkomplikation: Vorliegen, Vorfall

Definition. Komplikation während der Geburt, die von der Nabelschnur ausgeht: Nabelschnurvorliegen und Nabelschnurvorfall.

8.9.1 Nabelschnurvorliegen

Definition. Bei erhaltener Fruchtblase vor oder neben dem vorangehenden Kindsteil zu tastende Nabelschnur (Abb. 8.127a).

Diagnostik. Ultraschalldiagnostik! Kardiotokographie: Bei Kompression kann das CTG pathologisch werden.

Komplikation. Nabelschnurvorfall nach Fruchtblasensprung.

Das Vorliegen der Nabelschnur ist Vorstufe des besonders bei Kopflagen früher oder später gefährlichen Nabelschnurvorfalls.

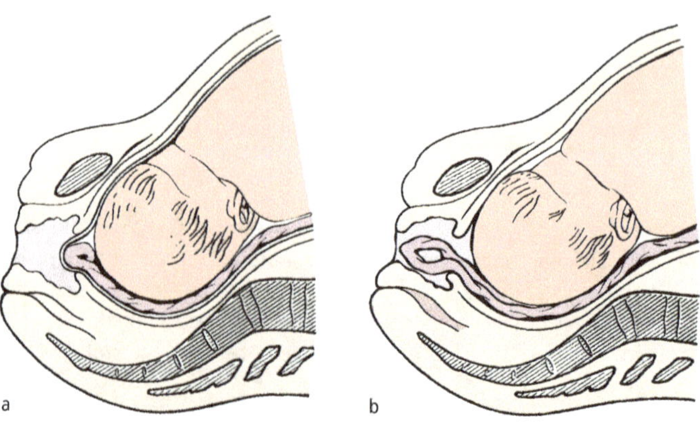

Abb. 8.127: **a:** Vorliegen der Nabelschnur; **b:** Vorfall der Nabelschnur.

Therapie

1. Der Blasensprung ist solange hinauszuzögern, bis der Mm vollständig ist.
2. Retraktion der Nabelschnur erreichen:
    – Beckenhochlagerung, damit die vorliegende Schlinge zurückschlüpfen kann. Noch besser: Knie-Ellenbogenlagerung. Danach:
    – Seitenlagerung: Die Gebärende wird mit erhöhtem Becken auf die der Nabelschnur entgegengesetzte Seite gelagert. Liegt die Nabelschnur links neben dem nach rechts abgewichenen Kopf vor, so wird die Gebärende in Beckenhochlagerung auf die rechte Seite gelagert. Durch Beckenhochlagerung kann die Schlinge zurückschlüpfen, durch rechte Seitenlagerung wird der Kopf gegen die linke Beckenseite gedrückt und verschließt die Lücke: Der Kopf macht die Bewegung des Steißes in entgegengesetzter Richtung mit!
3. Intravenöse Tokolyse unterstützt die Schritte 1 und 2.
4. Kardiotokogramm. Sollten die Herzfrequenzmuster pathologisch werden, so wird so vorgegangen, als wenn die Nabelschnur vorgefallen wäre (S. 435).
5. Ist der Mm vollständig, so wird die Blase vaginal eröffnet. Technik S. 427–428. Gleichzeitig drückt die Hebamme den Kopf von außen kräftig in das Becken (s. Abb. 8.131, S. 439). Fühlt man die Schlinge bei Blaseneröffnung vorliegen, versuche man, den Kopf hoch- und die Schnur am Kopf vorbei nach oben zu schieben. Gelingt dies, so wird abgewartet.

Fällt dagegen die Nabelschnur vor, so richte man sich nach den auf S. 437 gegebenen Regeln.

8.9.2 Nabelschnurvorfall

Definition. Gefährliche Nabelschnurkomplikation; eine oder mehrere Nabelschnurschlingen sind nach dem Fruchtblasensprung vor dem vorangehenden Teil des Kindes zu fühlen, sie wird eingeklemmt (Abb. 8.127b, Abb. 8.128).

Ätiologie. Die Nabelschnur fällt nur vor, wenn eine Lücke zwischen Beckenwand und vorangehendem Kindsteil vorhanden ist. Je größer die Lücke ist, umso leichter der Vorfall. Mütterliche Ursachen: Missverhältnis zwischen Kopf und Becken. Kindliche Ursachen: Quer-, Schräg-, Beckenendlage, Frühgeburt, Mehrlinge, Hydramnion, vorzeitiger Blasensprung, zu lange Nabelschnur, Tiefliegen der Nabelschnur, bei Placenta praevia und tiefem Sitz der Plazenta.

Häufigkeit. 0,3–0,7 %, also relativ selten.

Pathophysiologie. In der Wehe wird die Nabelschnur zwischen vorangehendem Teil, z. B. Kopf, und Beckenwand zusammengedrückt. Die Blutzirkulation in den Nabelschnurgefäßen ist beeinträchtigt. Mit dem Tiefertreten des vorangehenden Teils tritt Dauerkompression auf mit völliger Unterbrechung der Zirkulation: Das Kind erstickt, wenn nicht innerhalb weniger Minuten dekomprimiert wird.

Vorkommen. Bei Mehrgebärenden ist der Vorfall 4–6-mal häufiger, da der Abschluss des unteren Uterinsegments zu Beginn der Geburt weniger dicht ist als bei Erstgebärenden. Der Vorfall ist am häufigsten bei Quer-, häufig bei Fuß-, weniger häufig bei Steiß-, am seltensten bei Kopflagen. Bei Kopflagen tritt Nabelschnurvorfall nur auf bei seitlich abgewichenem Kopf, hochstehendem Kopf in der EP, Deflexionshaltung im BE, am häufigsten bei Missverhältnis zwischen kindlichem Kopf und mütterlichem Becken.

Praxishinweis. Die Kompressionsgefahr ist lageabhängig und am größten bei Kopf-, weniger groß bei Beckenend-, besonders bei Fußlagen, relativ gering bei Querlagen.

Bei Kopflagen wird die Schnur sofort im engen Spalt zwischen harten Knochenteilen von Kopf und Becken komprimiert.

Neben dem weichen Steiß kann die Nabelschnur ggf. längere Zeit liegen bleiben, ehe sie völlig blockiert ist; das gilt noch mehr für die Fußlage.

Bei Querlage ist der Vorfall so lange harmlos, wie nicht auch noch ein Arm vorfällt, die Schulter tiefer tritt und die Schnur zudrückt (S. 403).

Zeitpunkt. Meist geht dem Vorfall ein Vorliegen voraus. Beim Blasensprung schwemmt das FW die Nabelschnur durch die Lücke zwischen vorangehendem Teil und Beckenwand herunter.

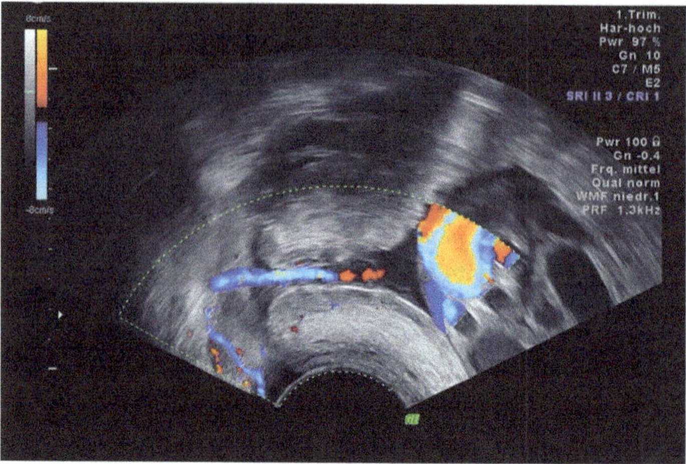

Abb. 8.128a: Nabelschnur- Vorliegen nach Blasensprung mit 36 SSW bei Beckenendlage. Ein Nabelschnurkonglomerat liegt vor dem inneren Muttermund. Color-Doppler Modus, Transvaginalsonographie.

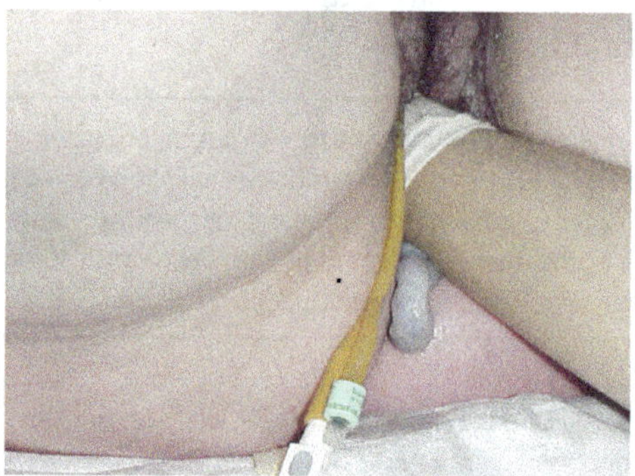

Abb. 8.128b: Notfallmassnahme bei einem Nabelschnurvorfall. Die Hand wird in der Scheide eingeführt zum Hochschieben des vorangehenden Kindsteils und zum Vermeiden einer Nabelschnurkompression mit drohendem Sauerstoffmangel des Neugeborenen. Die Hand bleibt in der Scheide bis zur Geburt des Kindes per Notsectio.

Klinik, Diagnostik

– Kardiotokogramm. Pathologische Herzfrequenzmuster unmittelbar nach Blasensprung oder -eröffnung.
– Die sofortige vaginale Untersuchung ist diagnoseführend. Verwechslungsgefahr besteht nicht: zu fühlen ist ein kleinfingerdicker, rundlicher glatter Strang. Oft kommt man nur an eine Kuppe der Schnur heran, ein anderes Mal fühlt man eine oder mehrere Schlingen, oder man sieht die ganze Nabelschnur aus der Scheide heraushängen. Wenn Pulsation vorhanden ist, fühlt man sie deutlich.
– Orientierung über Mm-Weite, Kindslage, Höhenstand des vorangehenden Teils, Beckenverhältnis.

DD. Bradykardie nach Blasensprung bzw. -eröffnung tritt auch ohne Nabelschnurvorfall auf. FW-Abfluss verkleinert den Uterusraum, senkt den intrauterinen Druck und stört die Hämodynamik der Uteroplazentargefäße, die sich rasch ausgleicht: Der Abfall der Herzfrequenz ist vorübergehend!

Therapie. Schnellste Geburtsbeendigung, bis Operationsbeginn i. v. Tokolyse! Der Nabelschnurvorfall ist eines der großen, plötzlichen Ereignisse in der Geburtshilfe. Seine Behandlung erfordert schnellsten Entschluss und zielsicheres Handeln.

Pulsiert die Nabelschnur schon lange nicht mehr, so wird bei Längslagen abgewartet und die Austreibung des toten Kindes den Naturkräften überlassen!

Aufgaben der Hebamme bis zum Eintreffen des Arztes:
- Bei hochstehendem Kopf wird die Frau sofort in Knie-Ellenbogenlage gebracht oder eine steile Beckenhochlagerung hergestellt und jegliches Pressen vermieden.
- Beim Stand des Kopfes auf BB ist ein Vorfall selten: die Kreißende möge mit aller Kraft mitpressen, um einen raschen Austritt des Kindes zu erzielen.

Lageabhängiges Vorgehen.
Schädellage. Die Mm-Weite bestimmt das Vorgehen:
- Unvollständig eröffneter Mm abdominale Sektio → Methode der Wahl (geringste kindliche Mortalität!).
- Niemals Reposition versuchen!
- Mm vollständig eröffnet: vaginalen Weg erwägen!

Tiefstehender Kopf.
- VE oder Zange.
- Niemals Reposition versuchen!

Hochstehender Kopf. Abdominale Sektio (schonendste Entwicklung!). In Sonderfällen (z. B. bei Mehrgebärenden) Hineindrücken des Kopfes ins Becken, VE.

Voraussetzung. Nabelschnur pulsiert, schnelles Handeln vom Entschluss bis zur Ausführung. Während der Vorbereitung, die nur wenige Minuten dauern darf, ist der Kopf von der Scheide aus mit sterilen Handschuhen hochzuschieben und bis zum Beginn der Sektio hochzuhalten. Dabei ständige Herzfrequenzregistrierung, i. v. Tokolyse bis zur Operation.

BEL. Auch wenn die Kompressionsgefahr geringer ist, empfiehlt sich ein sofortiges Handeln, trotz normalem CTG.

Abdominale Sektio ist auch hier Verfahren der Wahl unabhängig davon, ob der Mm erweitert oder nicht vollständig erweitert ist.

QL. Bei einer Querlage mit oder ohne Armvorfall droht wie bei einer Schädellage eine Nabelschnurkompression.

Prophylaxe. Niemals Fruchtblase eröffnen bei:
- engem Becken und hochstehendem Kopf (Steiß)
- noch nicht ins Becken eingetretenem vorangehenden Teil
- QL, bevor der Mm vollständig ist.
- Niemals einen bei QL vorgefallenen Arm reponieren wollen, weil bei dieser Manipulation die Nabelschnur leicht vorfällt.
- Schräglage (besonders zu fürchten ist die Steißschieflage): Die Bauchseite des Kindes ist dem BE zugekehrt, wodurch die Nabelschnur über dem Mm zu liegen kommt.

Prognose. Ungünstig für das Kind. Mortalität der Kinder 2 %!

8.10 Armkomplikationen: Armvorliegen, Armvorfall

Definition. Wie beim Nabelschnurvorfall (S. 435) unterscheidet man: Armvorliegen: Regelwidrige Lage von Arm oder Hand neben bzw. vor dem vorangehenden Kindsteil bei nicht gesprungener Fruchtblase. Armvorfall: Vorfall eines Arms unter der Geburt bei gesprungener Fruchtblase.

Ätiologie, Vorkommen. Bei Kopflagen mit engem Becken, weil der Kopf dabei seitlich abweicht oder im BE hochsteht und so eine Lücke zwischen Kopf und Uteruswand entsteht, durch die der Arm durchrutschen kann (→ Lageanomalie mit oder ohne Missverhältnis zwischen Kopf und Becken!). Bei Gesichtslagen, weil dabei die Brust des Kindes der vorderen seitlichen Uteruswand eng anliegt, wodurch die Arme gegen den BE abgedrängt werden können. Bei Querlagen, weil infolge Fehlens eines vorangehenden Teils der BE frei liegt. Bei Hydramnion, weil das Kind stets schlecht eingestellt ist und ein Arm durch das in großem Schwall herausströmende Fruchtwasser mit herausgespült werden kann.

Klinik
Armvorliegen bei Kopflagen (Abb. 8.129). Armvorfall ist hier selten. Dass man bei stehender Blase eine Hand oder einen Arm neben dem Kopf vorliegen fühlt, kann man nicht selten erleben. Die Geburt wird nicht gestört. Bei Tiefertreten des Kopfes zieht sich die Hand bzw. der Arm meist spontan zurück. Manchmal wird eine Hand auch neben dem Kopf geboren, ohne dass der Geburtsverlauf beeinflusst wurde.

Ungeachtet dessen wird dem drohenden Armvorfall vorgebeugt durch Beckenhoch- und Seitenlagerung (→ auf die dem vorliegenden Arm entgegengesetzte Seite).

Durch Beckenhochlagerung wird der zwischen Beckenwand und Kopf eingeklemmte Arm frei und kann sich funduswärts zurückziehen. Seitenlagerung zentriert den Kopf auf dem BE und verschließt die Lücke. Ist dies ohne Erfolg, mache man den Versuch mit einer Lagerung auf die dem vorliegenden Arm gleiche Seite.

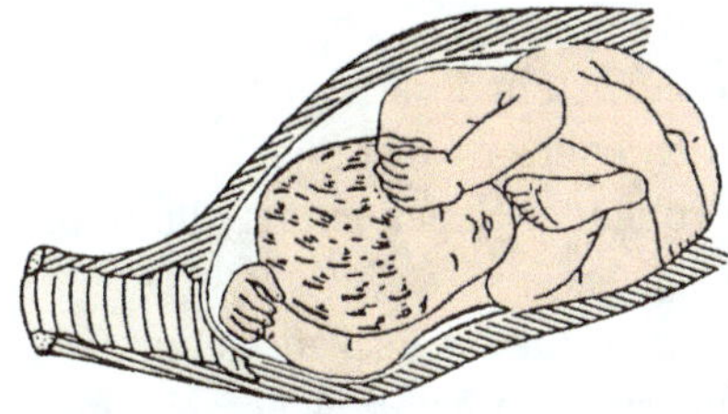

Abb. 8.129: Vorliegen des rechten Armes bei II. Kopflage.

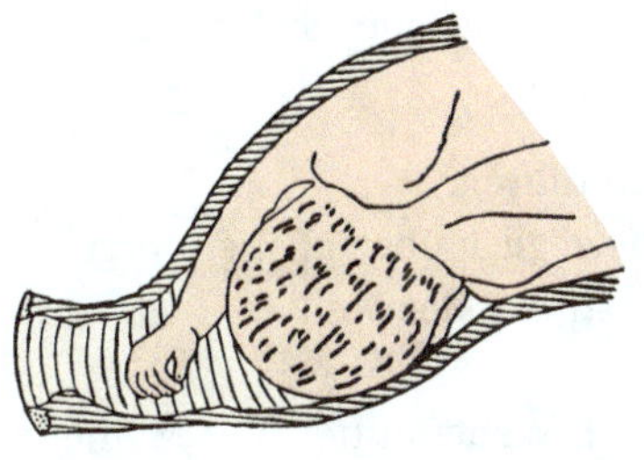

Abb. 8.130: Vorfall des rechten Armes bei I. Kopflage.

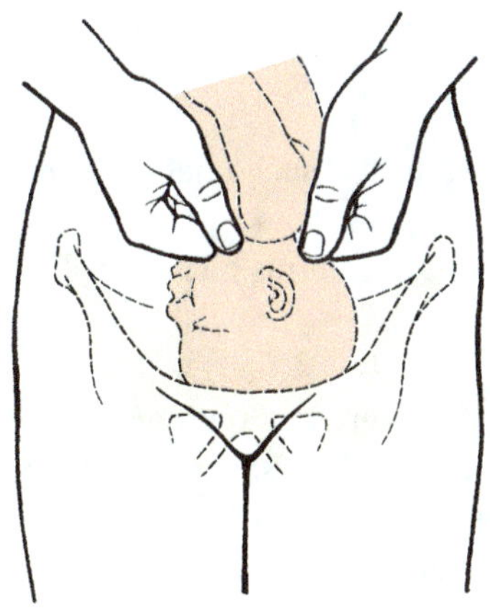

Abb. 8.131: Hofmeier-Impression.

Armvorfall bei Kopflagen. Unterschieden werden (Abb. 8.130):
- Unvollkommener Armvorfall, Handvorfall. Neben dem Kopf ist nur die Hand zu fühlen; für die Geburt belanglos (Behandlung wie Armvorliegen).
- Vollkommener Armvorfall. Der ganze Arm geht dem Kopf voraus, für Mutter und Kind gefährlich, jedoch selten.

Spontangeburt. Die Geburt kann unter drei Voraussetzungen natürlich verlaufen: **1.** Arm ist klein (→ Frühgeburt), **2.** Arm ist weich und zusammendrückbar (→ Totgeburt), **3.** Arm (normal groß) kommt in der Ausbuchtung der hinteren Beckenwand neben dem Promontorium zu liegen.

Komplikationen. Geburtsstillstand und Uterusruptur.

Der vorgefallene Arm zieht sich nicht spontan zurück und verhindert den Kopfeintritt ins Becken; er bleibt über dem Becken stehen oder er weicht nach der einen oder anderen Seite auf die Beckenschaufel ab (→ drohender Nabelschnurvorfall). Das gilt besonders für ein Missverhältnis!

Der vorgefallene Arm verhindert den Kopfdurchtritt durchs Becken. Geburtsstillstand tritt ein, wenn der Kopf neben dem Arm (und mit dem Arm) ins Becken eingetreten ist. Der Arm liegt unverrückbar neben bzw. vor dem Kopf, eingequetscht zwischen Kopf und Beckenwand, er hat sich festgefahren und kann sich weder tief beugen noch drehen. Auch jetzt kann eine Ruptur eintreten.

Therapie. Man versucht, die Geburt vaginal zu Ende zu führen.

Kopf ist noch nicht ins Becken eingetreten, steht beweglich über BE. Der vorgefallene Arm verhindert den Kopfeintritt. Das Vorgehen bestimmt der Mm.

Vollständiger Mm
- Reposition (s. u.), Hofmeier-Impression (Abb. 8.131), Wehenmittel sind Methode der Wahl.
- Sektio, wenn Reposition nicht gelingt.

Nicht vollständiger Mm (wenig eröffneter Mm)
- Ausgesprochen ungünstige Geburtssituation. Repositionsversuche haben wenig Aussicht auf Erfolg.
- Methode der Wahl ist abdominale Sektio, v. a. bei Missverhältnis zwischen Kopf und Becken.

Kopf ist ins Becken eingetreten. Der vorgefallene Arm verhindert den Kopfdurchtritt.
- Abwarten! Häufig vaginal untersuchen, ob der Kopf nicht doch spontan langsam tiefer kommt; dann weiter abwarten, da die VE alles andere als leicht ist.
- Wehenmittel, sobald die Wehen nachlassen, titrierend dosieren. Dabei genaueste Kontrolle des Uterus: Gefahr der Uterusruptur! Eingreifen, wenn die Geburt stillsteht.
- Sectio in Erwägung ziehen
- Bei suffizienter Analgesie (z.B. liegende PDA), kann in Ausnahmefällen eine Reposition des Arms mit anschließender VE erfolgen.

Technik der Reposition. Bei Einwilligung der Gebärenden kann man versuchen, die Reposition ohne Narkose in Knie-Ellenbogen-Lage auszuführen. Durch die steile Beckenhochlagerung (mit mehreren Kissen) senken sich Uterus und Kind in einem solchen Maße gegen das Zwerchfell, dass jeder, der eine Reposition kleiner Teile bei dieser Lagerung zum ersten Male ausführt, überrascht ist, wie beweglich dadurch Kopf und Arm gemacht werden.

Praxishinweis. Die Reposition eines Armes in Knie-Ellenbogen-Lage glückt viel häufiger, als man annehmen möchte.

Mit der ganzen Hand, die der Bauchseite des Kindes entspricht, in den Uterus eingehen, vorgefallenen Arm fassen und mit 4 Fingern ganz langsam am Kopf vorbei bis über den Hals des Kindes hinauf zurückschieben. Nach Reposition des Armes diesen in seiner Lage halten (die Geburtshelferhand bleibt immer im Uterus) und die Frau ganz langsam in ihre alte Lage zurückbringen. Dann lässt man den Kopf von außen in den BE hineinpressen (→ Hofmeier-Impression; Abb. 8.131). Da der Arm nicht mehr vorfallen kann, geht die Geburtshelferhand jetzt aus dem Uterus heraus. Wehenmittel geben und evtl. den Vakuumextraktor ansetzen.

Armvorfall bei Querlagen s. S. 402.

8.11 Schulterdystokie

Definition. Geburtsstillstand nach der Geburt des Kopfes infolge ungenügender Schulterdrehung.

Häufigkeit. 0,2–3,0 % der vaginalen Geburten, abhängig vom Geburtsgewicht.

Bei einem Geburtsgewicht von 4.000 g liegt die Inzidenz der Dystokie um 2 %, sie steigt bei 4.500 g auf 10 und erreicht bei einem Gewicht von 5.000 g 40 %. Andererseits treten mehr als die Hälfte aller Schulterdystokien bei einem Geburtsgewicht < 4.000 g ein!

Einteilung. Hoher Schultergeradstand. Die Schulterbreite steht (fast) im geraden Durchmesser über BE. Die Schulterrotation vom geraden in den queren Durchmesser ist ausgeblieben. **Tiefer Schulterquerstand.** Die Schulterbreite bleibt in der Beckenhöhle bzw. fast auf BB im queren Durchmesser stehen. Die Schulterrotation vom queren in den geraden Durchmesser bleibt aus.

Ätiologie, Risikofaktoren
- frühere Geburt mit Schulterdystokie
- Makrosomie, v. a. bei Diabetes mellitus
- Adipositas der Mutter
- exzessive Gewichtszunahme während der Schwangerschaft
- Übertragung, Multiparität
- verlängerte Austreibungsphase
- vaginal-operative Entbindung aus BM.

Klinik, Diagnostik
- Geburtsstillstand nach Geburt des Kopfes, Ausbleiben der äußeren Drehung des Kopfes.
- Beim hohen Schultergeradstand erscheint der Kopf wie auf die Vulva gepresst (= **Turtle-Phänomen**).

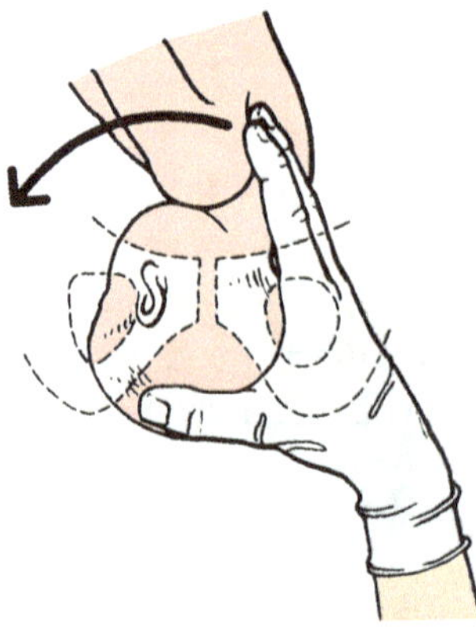

Komplikationen. Fetale Asphyxie, traumatische Schädigungen des Plexus brachialis (Plexusparese) in 13 %, Skelettverletzung, Clavicula-Frakturen in 5–7 %.

Therapie
Hoher Schultergeradstand:
- Anlegen bzw. Erweiterung der Episiotomie (wenn möglich!)
- Beenden einer evtl. laufenden Oxytocin-Infusion. Tokolyse!
- Stellungsänderung der Symphyse (McRoberts-Manöver).

McRoberts-Manöver. Die Beine der liegenden Kreißenden werden gestreckt und über die Längsachse nach dorsal gebogen, dann rasch in den Hüftgelenken gebeugt. Der Effekt ist ein Tiefertreten der Symphyse (→ sie kommt von der Schulter los), danach ein Höhertreten der Symphyse (→ sie springt ggf. über die vorn stehende Schulter, das ist wichtig für den hohen Schultergeradstand!). Dieser Vorgang wird durch einen **suprasymphysären Druck** mit der Faust bei gebeugten Beinen der Mutter unterstützt. Außerdem ist bei max. gebeugten Beinen im Hüftgelenk der Beckenausgang vergrößert (wichtig für den tiefen Schulterquerstand!).
- **Relaxierung:** Bolustokolyse (s. S. 168), evtl. Periduralanästhesie nachspritzen oder Allgemeinanästhesie. Evtl. laufende Oxytozininfusion abstellen!
- **Innere Rotation der Schultern.** Die dem Rücken des Kindes entsprechende Hand sucht mit 2 Fingern die vorn stehende Schulter auf. Durch Druck auf das Schulterblatt wird die Schulter in den queren Durchmesser geführt (→ Rubin-Manöver) (Abb. 8.132).

Alternative: Die dem Bauch des Kindes entsprechende Hand sucht mit 2 Fingern die hintere Schulter. Durch Druck auf die Brust wird die Schulter in den queren Durchmesser geführt (→ Woods-Manöver).

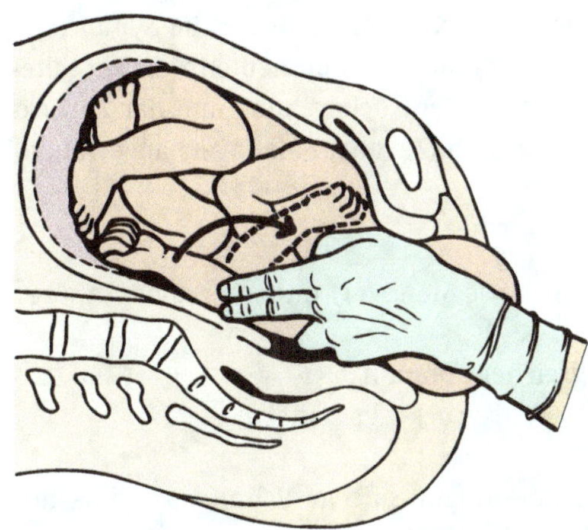

Abb. 8.133: Schulterdystokie. Flexion des hinteren Armes beim hohen Schultergeradstand.

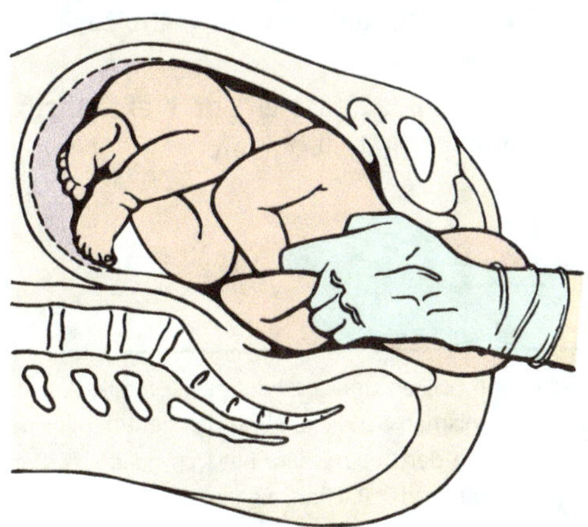

Abb. 8.134: Schulterdystokie. Extraktion des hinteren Armes beim hohen Schultergeradstand.

Praxishinweis. Während dieses Handgriffes kein Fundusdruck („kristellern"), nicht am Kopf ziehen!

– **Entwicklung des hinteren Armes**. Die der Bauchseite des Kindes entsprechende Hand wird eingeführt und die hintere Hand bzw. der Unterarm des Kindes werden über die Bauchseite des Kindes geleitet, damit flektiert (Abb. 8.133) und extrahiert (Abb. 8.134). Durch Verminderung der Schulterbreite wird die vordere Schulter frei und kann geboren werden. Evtl. muss die vordere Schulter durch Kopfdrehung nach hinten rotiert und anschließend kann dieser Arm ebenfalls entwickelt werden.

Sehr selten sind ist die Anwendung des McRoberts-Manövers oder die Kombination des McRoberts-Manövers mit der Inneren Rotation der Schultern nicht erfolgreich.

Maßnahmen wie die Frakturierung des vorderen Schlüsselbeins oder die Symphysiotomie werden heute nicht mehr angewandt. Alternativ werden heute in diesen seltenen Fällen die abdominale Schnittentbindung mit der Rückdrehung und der Zurückdrängung des kindlichen Kopfes in den Beckenraum (Zavanelli-Manöver) angewandt.

Tiefer Schulterquerstand
- Episiotomie
- Stellungsänderung der Symphyse (McRoberts-Manöver) und suprasymphysärer Druck
- äußere Drehung des Kopfes; bei erfolgreicher Rotation
- Traktion des Kopfes nach kaudal und Fundusdruck („kristellern")

Prophylaxe. Wichtigster Risikofaktor ist die anamnestische Schulterdystokie mit einem Wiederholungsrisiko von 13,8 %! Hier sollte die Indikation zur primären Sektio großzügig gestellt werden (Lewis et al. 1995)!

Zur Prävention von 5 Fällen von Schulterdystokie wären bei einem Geburtsgewicht von 4.500 g aufgrund des präpartalen Ultraschallschätzgewichtes 132 zusätzliche Schnittentbindungen notwendig (Gross et al. 1987).

Die kindliche Gefährdung durch eine Schulterdystokie lässt sich durch ein schriftlich festgelegtes und regelmäßig geübtes Behandlungsprotokoll senken.

8.12 Missverhältnis zwischen Kopf und Becken

Früher war in der Geburtshilfe in Europa das anatomisch enge Becken Ursache häufiger Komplikationen. Geburtsmechanische Probleme, Beckenformen, Geburtsmechanismen bei diesen und das geburtshilfliche Vorgehen waren Gegenstand breiter Diskussionen. Die Situation der Geburtshilfe hat sich geändert. Das enge Becken hat – beispielsweise durch die erfolgreiche Verhütung der Rachitis als einer wichtigen Ursache – die Bedeutung verloren.

Derzeitig ist eine ähnliche Problematik klinisch entscheidend, das Missverhältnis zwischen kindlichem Kopf und mütterlichem Becken.

Unterschieden wird die anatomische und funktionelle Diagnostik des Missverhältnisses.

Ätiologie. Ursache kann ein großer Kopf oder kleines, allgemein verengtes Becken sein, das in allen Durchmessern aller Ebenen gleichmäßig verengt ist, kleinere Maße aufweist, Miniaturbecken (Bumm).

Anatomische Diagnostik
- Vaginale Untersuchung und Beckenaustastung (S. 45) sind die Regel.
- Röntgenologische oder magnetresonanztomographische Beckenmessungen sind Einzelfällen vorbehalten.

Praxishinweis. Anatomische Diagnostik heißt Bestimmung von Form und Grad des knöchernen Beckens: direkte, beckenmessende Methode; sie kann im Gegensatz zur funktionellen jederzeit, also außerhalb wie innerhalb der Schwangerschaft und unter der Geburt, vorgenommen werden. Die Ergebnisse müssen mit den ultrasonographisch ermittelten Maßen der Feten verglichen werden.

Funktionelle Diagnostik beinhaltet Anamnese und Beobachtung des Geburtsverlaufes.

Funktionelle Anamnese:
- Verlauf früherer Geburten bei Mehrgebärenden mit Verdacht auf Missverhältnis!
- War bei früheren Geburten eine Sektio erforderlich?
- Hat die Kreißende schwere Geburten, vielleicht mit toten Kindern, durchgemacht?

Von der Beantwortung dieser Fragen hängt die Prognose bei Mehrgebärenden ab.

Beobachtung des Geburtsverlaufes. Entscheidend sind neben dem Becken Kopf und Wehen!
- Untersuchung, ob und wie sich der Kopf bei Weheneinwirkung in das Becken einpasst.
- Geht dieser Kopf in dieses Becken hinein: Kopfgröße, -einstellung, -haltung, -verformbarkeit.
- Kraft der Wehen.

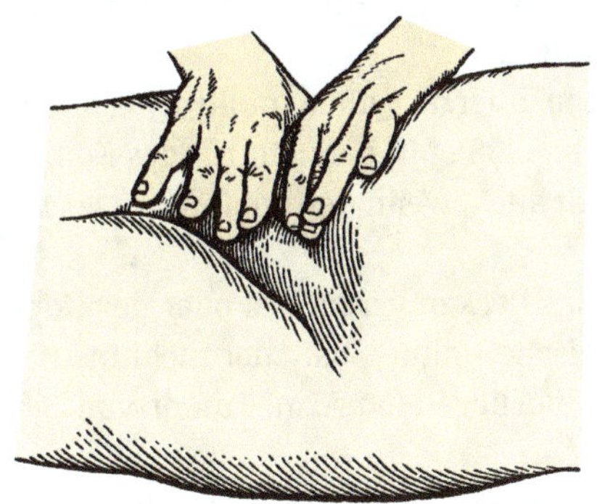

Abb. 8.135: V. Leopold- oder Zangemeister-Handgriff: Beide Hände liegen gleich hoch, ggf. also ein Missverhältnis zwischen Kopf und Becken.

Konfiguration des Kopfes. Durch ein anatomisch verengtes Becken kann z. B. ein kleiner Kopf ohne Schwierigkeiten hindurchgehen, ebenso u. U. auch noch ein normal großer Kopf, wenn er sich unter der Wehenkraft gut anpasst, sich gut modellieren oder gut konfigurieren lässt.

Es ist klarzustellen, dass ein normal weites Becken für einen großen und harten, nicht anpassungsfähigen Kopf als eng bezeichnet werden muss. Aus dieser Tatsache folgt ferner, dass ein funktionell zu enges Becken durchaus kein anatomisch zu enges Becken zu sein braucht.

Die folgenden zwei Grundsätze der funktionellen Diagnostik gelten getrennt für Erst- und Mehrgebärende:

Für Erstgebärende. Steht der Kopf im Beginn der Geburt – dasselbe gilt auch für die letzten 2–3 Wochen vor der Geburt – noch hoch und beweglich über dem BE (anstatt tief im Becken), liegt Verdacht auf Missverhältnis vor.

Für Mehrgebärende. Steht nach vollständiger Mm-Eröffnung und Blasensprung der Kopf noch hoch und beweglich über dem BE, liegt Verdacht auf Missverhältnis vor.

Drei Handgriffe werden angewandt.

1. Hauptgriff ist der IV. Leopold-Handgriff: Mit keinem anderen Griff kann man von außen so gut abtasten, wie tief der Kopf im Becken steht und wie er in ihm tiefer tritt (S. 38).
2. Hauptgriff ist der V. Leopold- oder Zangemeister-Handgriff (Abb. 8.135) um festzustellen, ob der Kopf nach vorn überragt. Man stellt sich z. B. rechts neben die horizontal liegende Frau und legt die eine Hand (→ Symphysenhand) flach auf die Symphyse, die andere (Kopfhand) flach auf den oberhalb der Symphyse stehenden Kopf. 3 Möglichkeiten ergeben sich:

   - Kopfhand liegt fingerbreit tiefer als Symphysenhand, kein Missverhältnis (Abb. 8.136).
   - Beide Hände liegen gleich hoch (Abb. 8.137), Missverhältnis mäßigen Grades, bei guter Wehenkraft und günstiger Kopfeinstellung ist eine Spontangeburt wahrscheinlich. Entscheidung ist erst nach Blasensprung möglich. Mit einer Spontangeburt ist jedoch nicht zu rechnen, wenn sich dieser Befund bei guten Wehen nach Blasensprung nicht ändert.
   - Kopfhand überragt Symphysenhand, Kopf überragt die Symphyse, erhebliches bis hochgradiges Missverhältnis (Abb. 8.138). Mit dem Eintritt des Kopfes in das Becken ist nicht zu rechnen. Das gilt auch, wenn der Kopf nur in geringem Grade überragt.
   - Der Kopf überragt die Symphyse, wenn das Becken verengt ist oder der Kopf zu groß, falsch eingestellt ist oder eine falsche Haltung hat oder nicht ins Becken eintritt, z. B. durch Hydrozephalus, vorliegenden Arm, Tumor von Becken, Ovar oder Uterus.
   - Hauptgriff ist der kombinierte äußerlich-vaginale Handgriff. Der linke Zeigefinger untersucht vaginal, die rechte Hand geht von außen an den Kopf heran. Wenn die äußere Hand den Kopf hin- und herbewegt und ihn zugleich dem inneren Finger entgegendrückt, hat man einen unmittelbaren Eindruck von dem Höhenstand des Kopfes, seiner Größe, Einpassbarkeit ins Becken.

8.12.1 Allgemein verengtes Becken

Definition. Becken mit gleichmäßiger Verkürzung aller Durchmesser in allen Ebenen (Tab. 8.4).

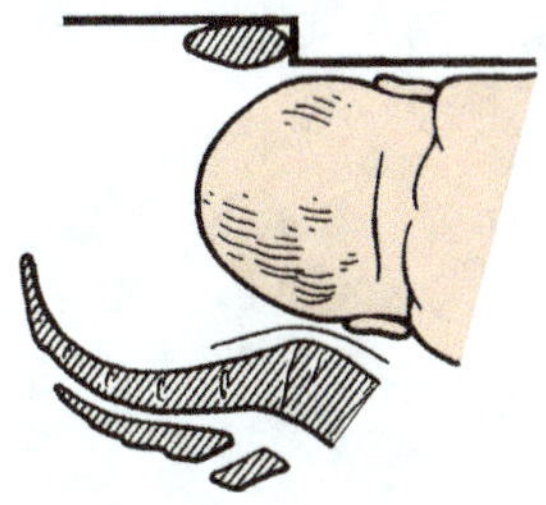

Abb. 8.136: Kopf und Symphyse liegen in einer Ebene, der Kopf schneidet ab: Missverhältnis mäßigen Grades. Gute Wehen machen bei günstiger Einstellung Spontangeburt möglich bis wahrscheinlich.

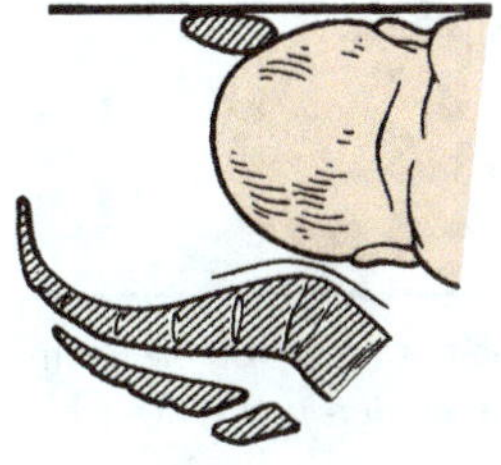

Abb. 8.137: Symphyse überragt den im BE fixierten Kopf, der Kopf passt ins Becken, kein Missverhältnis.

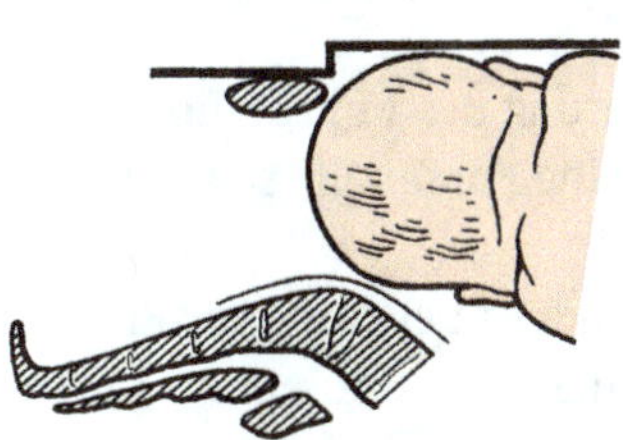

Abb. 8.138: Kopf überragt die Symphyse: erhebliches bis hochgradiges Missverhältnis. Ungünstige Prognose.

Diagnose. Michaelis-Raute: schmale, nach oben und unten spitz zulaufende Form.

Drei Kennzeichen sind: Gleichmäßige Verkürzung aller Durchmesser in allen Ebenen, Schambogen: spitzwinklig, sowie Michaelis-Raute: schmal, oben und unten spitzwinklig zulaufend.

Vorkommen. Die Trägerinnen des allgemein verengten Beckens sind meist kleine, zierliche Frauen, jedoch kann man auch bei mittelgroßen, zarten Frauen diese Form des verengten Beckens beobachten.

Tab. 8.4: Beckenmaße bei allgemein verengtem Becken.

Beckenmaße (Beispiele)	Distantia spinarum	Distantia cristarum	Distantia trochanterica	Distantia externa
normales Becken	26	29	32	20
allgemein verengtes Becken	23	26	29	19

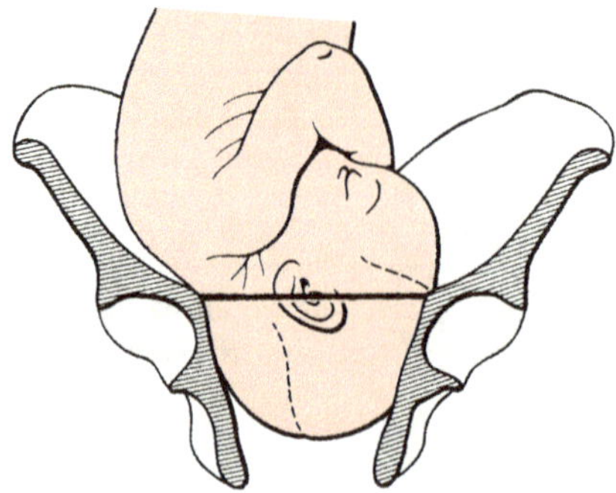

Geburtsmechanismus (Knopflochmechanismus)

Adaptationen der Kopfeinstellung. Die Natur kennt vier Mittel zur Anpassung des Kopfes an die Raumbeschränkung: **1.** Roederer-Kopfeinstellung, **2.** Kopfauswalzung in die Länge, **3.** Vorder- und Hinterscheitelbeineinstellung, **4.** Umformung des Kopfes.

1. Roederer-Kopfeinstellung (Abb. 8.139). Max. Verkleinerung des Kopfes durch dessen extreme Beugung (→ spitze Einstellung), sodass die kleine Fontanelle schon im BE zur Leitstelle wird.

Die kleine Fontanelle wird niemals seitlich getastet, sondern bei günstiger Einstellung immer, auch schon im BE, in der Mitte, zentriert in der Führungslinie. Sie ist in allen Etagen des Geburtskanals Leitstelle, tiefster Punkt des Kopfes. Die Pfeilnaht steht nicht im queren, sondern meist in einem schrägen Durchmesser.

Die kleine Fontanelle steht bei normaler Geburt im BE links oder rechts seitlich und wird erst zur Leitstelle, wenn der Kopf in die Beckenhöhle eingetreten ist.

So wird der lang eingestellte Kopf durch die in allen Ebenen gleichmäßig bestehenden Widerstände des verengten Beckenraumes mit vorangehendem, tief gebeugtem Hinterhaupt langsam hindurchgeschoben. Nur auf diese Weise passiert der Kopf alle Engen des Beckens stets mit dem kleinsten Umfang. Die Einpassung des Kopfes mit einem möglichst kleinen und zugleich runden Querschnitt ist die beste, weil sich die Beckenräume der kreisrunden Form nähern. Jede andere als die Roederer-Kopfeinstellung ist weniger günstig. So sind z. B. Streckhaltungen ausgesprochen ungünstig.

2. Auswalzung in die Länge. Typische Verformung des Kopfes. Durch ein in allen Maßen verkleinertes Becken kann nur ein Kopf hindurchgeschoben werden, der auch in allen entsprechenden Maßen verkleinert worden ist. Da das Becken im geraden, schrägen und queren Durchmesser gleichermaßen verengt ist, muss ein normal großer Kopf, der in dieses Becken eingepasst werden soll, auch in allen Durchmessern eine Verkürzung erfahren, er muss in allen Durchmessern zusammengepresst werden außer in einem, dem Höhendurchmesser.

Die günstige Art der Anpassung durch Konfiguration des Kopfes besteht in einer Verkürzung aller Durchmesser auf Kosten des Höhendurchmessers, Auswalzung des Kopfes, wobei die Scheitelbeine übereinander geschoben werden. Die Längsachse ist die einzige, die größer wird: Der Kopf wird dadurch in das allgemein verengte Becken eingepasst, sodass er in die Länge gezogen wird.

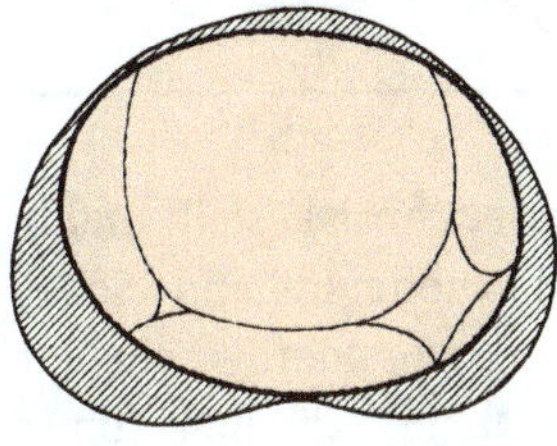

Abb. 8.140: Vorderscheitelbeineinstellung (verstärkter vorderer Asynklitismus bzw. Naegele-Obliquität).

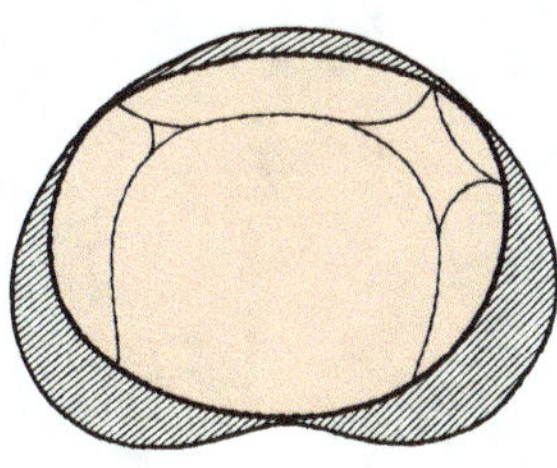

Abb. 8.141: Hinterscheitelbeineinstellung (verstärkter hinterer Asynklitismus bzw. Litzmann-Obliquität).

Durch diese Auswalzung wird der Kopfeintritt ins Becken und der -durchtritt bis BB ermöglicht. Der Kopfaustritt im Bogen um die Symphyse herum wird dagegen durch diese Längenausziehung sehr erschwert.

3. Vorder- und Hinterscheitelbeineinstellung. Bei Untersuchung höhergradiger Verengungen wird man immer fühlen, dass der Finger in der Führungslinie nicht an die Pfeilnaht, sondern an die Fläche eines Scheitelbeins kommt, dessen Wölbung man abtasten kann. Die quergestellte Pfeilnaht fühlt man dann meist dem Kreuzbein, manchmal aber auch der Schamfuge genähert. Die Pfeilnaht steht also nicht synklitisch (→ in der Führungslinie), sondern asynklitisch (→ außerhalb der Führungslinie). Als führender Teil hat sich das vordere oder hintere Scheitelbein eingestellt:
- Vorderscheitelbeineinstellung (Abb. 8.140; → verstärkter vorderer Asynklitismus, verstärkte Naegele-Obliquität). Auch bei normaler Geburt findet man häufig die Pfeilnaht für kurze Zeit etwas mehr zum Kreuzbein verlaufend, also asynklitisch eingestellt (S. 243), was man als physiologischen vorderen Asynklitismus oder Naegele-Obliquität bezeichnet. Nach Blasensprung und längerer Geburtsdauer fühlt man auf dem vorderen Scheitelbein eine große Kopfgeschwulst, auf dem hinteren Scheitelbein häufig eine löffel- oder rinnenförmige Impression.
- Hinterscheitelbeineinstellung (Abb. 8.141; verstärkter hinterer Asynklitismus, verstärkte Litzmann-Obliquität). Selten! Man tastet die querverlaufende Pfeilnaht der

Schamfuge genähert, sie ist zum führenden Teil geworden. Auch die Hinterscheitel-beineinstellung kommt in leichter Form als physiologische Einstellung vor, während der Schwangerschaft und im Geburtsbeginn, besonders bei Erstgebärenden: regel-rechter hinterer Asynklitismus bzw. Litzmann-Obliquität.

Knopflochmechanismus (Abb. 8.142) nennt man die Scheitelbeineinstellung, die Anpassung des Kopfes an die Beckenform.

---

4. Umformung des Kopfes. Die Scheitelbeine werden nicht nur schräg gestellt und in der Höhe gegeneinander verschoben, sondern es wird dabei das höherstehende Schei-telbein mehr oder weniger weit auf die Innenfläche des tiefer stehenden geschoben. Dadurch wird der quere Durchmesser des Kopfes in hohem Maße verkleinert, umso mehr, je leichter die Kopfknochen konfigurierbar sind und je stärker die Triebkraft der Wehen ist.

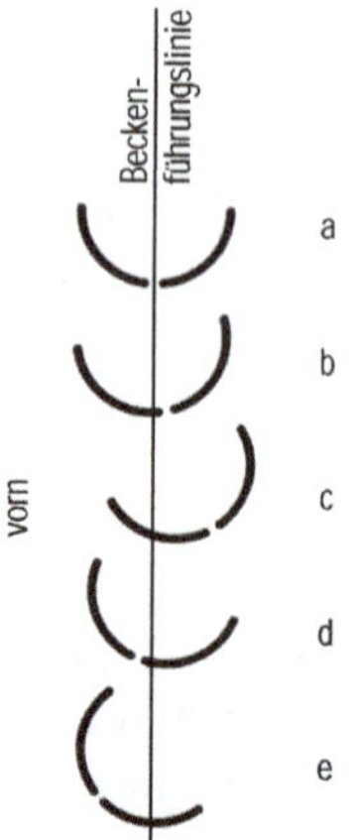

Abb. 8.142: Knopflochmechanismus. Der Kopf tritt nicht mit seinem ganzen Umfang auf einmal durch den BE, vielmehr wird in 2 Hälften zerlegt. Eine Kopfhälfte nach der anderen passiert den verengten Beckeneingang.

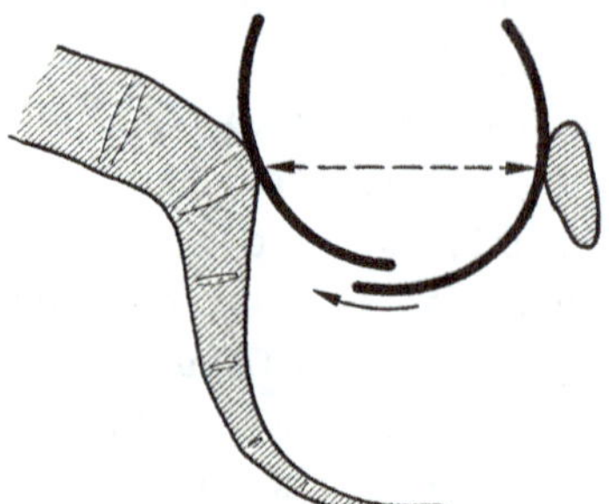

Abb. 8.143: Anpassung des Kopfes durch Vorderscheitelbeineinstellung und Übereinanderschieben der Scheitelbeine. Resultat ist ein verkleinerter querer Kopfdurchmesser.

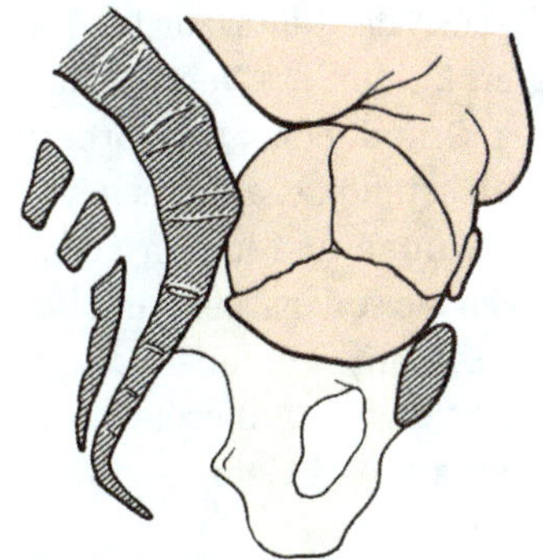

Abb. 8.144: Vorderscheitelbeineinstellung.

Vorderscheitelbeineinstellung (Abb. 8.143, Abb. 8.144). Häufig! Das hintere Scheitelbein, das stets höher steht, wird auf die Innenfläche des tiefer stehenden vorderen Scheitelbeins geschoben. Den Niveauunterschied kann man oft als Stufe tasten. Bei einiger Übung kann man auch schon fühlen, ob die Scheitelbeine überhaupt die Neigung zeigen, sich übereinander zu schieben.

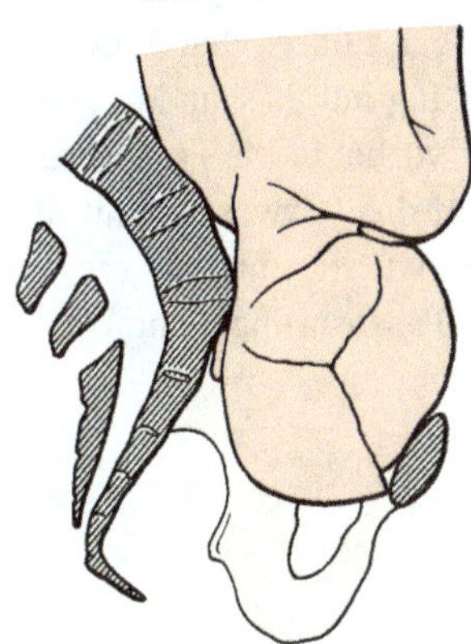

Abb. 8.145: Geburtsstillstand bei Hinterscheitelbeineinstellung.

Übereinanderschieben der beiden Scheitelbeine bedeutet Verkleinerung des queren Kopfdurchmessers!

Durch den Grad des Übereinanderschiebens ist zugleich ein tastbares Maß für die Konfiguration gegeben. Je mehr sie sich übereinander schieben, je mehr also die quergestellte Pfeilnaht promontoriumwärts wandert, umso mehr verkleinert sich der quere Durchmesser des Kopfes, umso größer ist die Aussicht, dass der Kopf die Enge durch Anpassung überwinden wird.

Hinterscheitelbeineinstellung heißt gebärunfähige Lage (Abb. 8.145)!

Auch die Hinterscheitelbeineinstellung stellt einen Versuch der Natur zur Einpassung des verhältnismäßig großen Kopfes in den verengten BE dar, ein Versuch, der aber stets wirkungslos ist und zum Geburtsstillstand führt. Grund: Führt das vordere Scheitelbein (Abb. 8.144), so sieht sein freier Rand zur Kreuzbeinhöhle, also nach hinten; es hat dadurch bei weiterer Vorwärtsbewegung nach unten und hinten Bewegungsfreiheit. Bei der Hinterscheitelbeineinstellung dagegen stößt der freie Rand des Scheitelbeins beim Tiefertreten gegen die Hinterwand der Symphyse und der Schambeine (Abb. 8.145), wodurch jede Bewegung unmöglich gemacht wird. Außerdem setzt sich die hintere Schulter des Kindes auf das Promontorium auf und bleibt dort hängen. Der Kopf weicht nach vorn ab und überragt die Symphyse.

Komplikationen. Vor- oder frühzeitiger Blasensprung, Nabelschnurvorfall, Armvorfall, Wehenschwäche, lange Geburtsdauer. Die beiden gefährlichsten Komplikationen sind: aufsteigende Infektion, drohende Uterusruptur.

Vor- oder frühzeitiger Blasensprung. Beim normalen Verhältnis zwischen Kopf und Becken schließt der Kopf das Becken dicht ab, er wirkt also als Kugelventil (Abb. 8.146). Beim Missverhältnis dichtet der Kopf (Abb. 8.147) nicht ab, es entsteht ein gefährlicher freier Raum. Das Vorwasser (in der Fruchtblase vor dem Kopf), das durch den Kopf von der Hauptmasse des FW abgetrennt ist, steht in freier Verbindung mit diesem. Mit jeder neuen Wehe wird eine größere Fruchtwassermenge am Kopf vorbei in die Fruchtblase hineingetrieben. Da der Wehendruck sich so unmittelbar auf das Vorwasser und die Fruchtblase überträgt, wird diese zuerst prall vorgewölbt, dann wurstförmig ausgezogen und dadurch so überdehnt, dass es zum vor- oder frühzeitigen Blasensprung kommt.

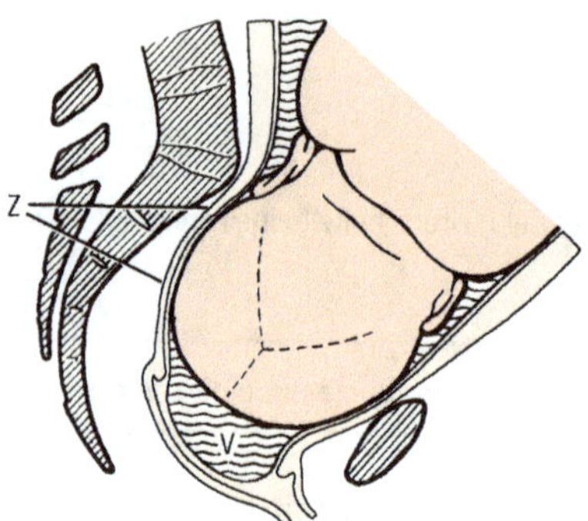

Abb. 8.146: Ventilwirkung des Kopfes bei normalem Becken (nach Bumm), das Vorwasser (**V**) hat keine Verbindung mit dem Fruchtwasser; **Z** Zervix.

Nabelschnurvorfall. Ein gefürchteter Augenblick ist der Blasensprung. Die Nabelschnurschlinge, die schon vorher vorlag, wird jetzt mit dem herausströmenden FW mitgerissen und durch den freien Spalt in die Scheide und nach außen geschwemmt: Sie fällt heraus und liegt als Schlinge in der Scheide oder vor der Vulva.

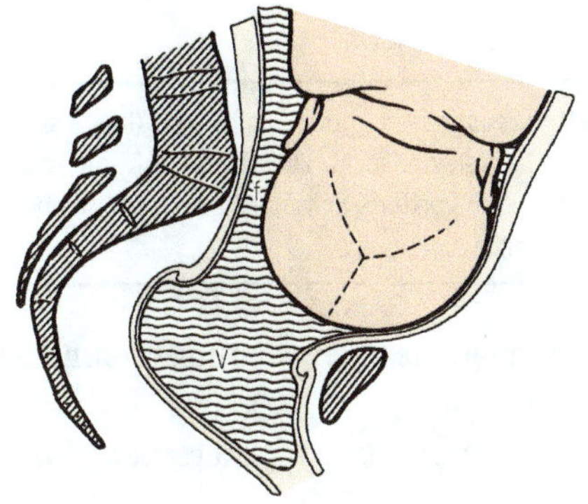

Abb. 8.147: Beim Missverhältnis steht das Vorwasser (**V**) in freier Verbindung mit dem Fruchtwasser in der Gebärmutterhöhle. Der Kopf steht über dem Becken und lässt freien Raum (**f**) für die Kommunikationen der Flüssigkeiten.

Praxishinweis. Bei Missverhältnis droht ein Nabelschnurvorfall, solange der Kopf noch nicht tief und fest im Becken steht (Behandlung s. S. 435)!

Armvorfall. Auch dieses für das Missverhältnis charakteristische Ereignis tritt meist beim Fruchtwasserabfluss auf. Über diese Störung s. S. 438.

Wehenschwäche entsteht, weil der vorangehende Teil beim Missverhältnis nicht oder nur sehr langsam tiefer tritt und dadurch der Druck auf die Zervikalganglien fehlt.

Lange Geburtsdauer mit drohender Schädigung der Mutter und des Kindes (s. u.).

Aufsteigende Infektion, fieberhafte Geburt durch vor- oder frühzeitigen Blasensprung und lange Geburtsdauer.

Drohende Uterusruptur (S. 463).

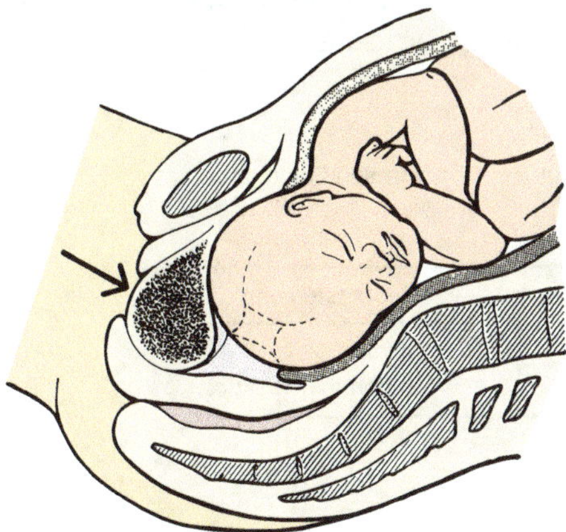

Abb. 8.148: Ödem der vorderen Muttermundlippe (Pfeil). Der Kopf komprimiert die Blase.

Schädigungen der Mutter

Beim Missverhältnis wird der Kopf – genügende Wehenkraft vorausgesetzt – über lange Zeit (lange Geburtsdauer) mit erheblichem Druck erst auf und später in das Becken gedrückt. Zwischen Kopf und knöchernem Becken liegen Weichteile, die den Druck aushalten müssen: vordere, seltener hintere Mm-Lippe, Harnblasenhals, Harnblase, unteres Uterinsegment (Uterusruptur!).

Vordere und hintere Muttermundlippe. Folgen langdauernder Stauung, Behinderung des venösen Rückflusses sind:
- Ödem der vorderen (Abb. 8.148), seltener der hinteren Mm-Lippe, erscheint wie ein dicker, blauroter Tumor.
- Drucknekrose der Mm-Lippe mit Ausstoßung der zugrunde gegangenen Partien.

Harnblasenhals, -blase. Der Blasenhals wird bei starkem Druck des Schädels gegen den vorderen Beckenring abgequetscht. Desgleichen kommt es häufig zu Gewebequetschungen der Blase (blutiger Urin!).

Folgen

Kein spontanes Wasserlassen möglich. Ein Harnblasenkatheter ist oft schwierig einzuführen, manchmal unmöglich. Trotzdem soll man versuchen, einen Gummikatheter zu legen.

Kommt man so nicht zum Ziel, so geht man nach Vorbereitung mit einem Finger in die Scheide ein und hebt den Kopf leicht an. Die andere Hand versucht mit geringster Kraft den Katheter einzuführen, was jetzt immer gelingt.

Wehenschwäche. Die meist bereits vorhandene Wehenschwäche nimmt durch die volle Blase zu, die man als einen großen gefüllten Sack oberhalb der Symphyse liegen sieht: Volle Blase heißt Wehenbremse!

Blasenscheidenfistel. Die Überfüllung der Blase führt zumindest zu einer unangenehmen Blasenlähmung im Wochenbett, ggf. (infolge Drucknekrose) zur Blasenscheiden- oder Blasenzervixfistel.

Tab. 8.5: Geburtsleitung bei Missverhältnis ergibt sich aus der Differenz von Conjugata vera und biparietalem Kopfdurchmesser.

	Differenz (C. v. – bip)	Geburtsleitung
mäßiges Missverhältnis	1 cm	abwarten!
ausgeprägtes Missverhältnis	0 cm und weniger	abdominale Sektio!

Geburtsleitung beim Missverhältnis

Die erste Frage für die Geburtsleitung: Ist das Missverhältnis so hochgradig, dass ohne Verzögerung eine Schnittentbindung durchzuführen ist oder gehört dieser Fall in die Gruppe der Missverhältnisse, bei denen abgewartet werden muss.

Der Vergleich von Conjugata vera (normale Länge 12 cm) und biparietalem Kopfdurchmesser entscheidet die Frage (Tab. 8.5).

Bei mäßigem Missverhältnis wird abgewartet (Einschränkung s. u.). Bei ausgeprägtem Missverhältnis erfolgt die abdominale Schnittentbindung sofort, bei Wehenbeginn oder schon am wehenlosen Uterus (→ primäre Sektio). Abdominal schnittentbunden wird auch bei diesen Indikationen (→ Ausnahme von der Regel!): großer, harter, schlecht konfigurierbarer Kopf; Regelwidrigkeiten. Lage: BEL, QL, Haltung: Stirn-, Gesichtshaltung, Einstellung: hoher Geradstand, hintere Scheitelbeineinstellung.

Abwartende Geburtsleitung

Eine konventionelle Geburtsleitung setzt das Wohlbefinden von Mutter und Kind voraus. Einstellung und Haltung des Kopfes sind günstig: Roederer-Kopfeinstellung, vordere Scheitelbeineinstellung (S. 243 u. S. 448).

Stellt sich der Kopf ungünstig ein (z. B. in Hinterscheitelbeineinstellung), so wird nicht mehr gewartet.

Keine Gewebeschädigungen bei der Mutter, die zur sofortigen Operation zwingen:
- Urinverhaltung durch Abquetschung des Blasenhalses
- blutiger Urin infolge Gewebequetschung der Blase
- Ödem oder Abquetschung der (vorderen) Mm-Lippe
- Ausziehung des unteren Uterinsegments → steigender Kontraktionsring, besonders wenn er rasch in oder über Nabelhöhe ansteigt → drohende Uterusruptur.

Ziel. Unterstützung von Kopfein- und -durchtritt durch den Engpass des im ganzen oder in einem Durchmesser verengten Beckens.

Mittel

Lagerung auf die Seite der kleinen Fontanelle. Ziel ist die spitze Einstellung des Hinterhauptes (S. 448): der Wehendruck soll ausschließlich auf das Hinterhaupt wirken, um das Ein- und Tiefertreten des Kopfes zu erzielen.

Wehenmittel. Wehen spielen während des Geburtsverlaufes bei mittelgradigem Missverhältnis häufig eine ausschlaggebende Rolle.

Wenn nach der Untersuchung anzunehmen ist, dass der Kopf hineingehen müsste, induzieren die Wehen den spontanen Eintritt ins Becken!

Kräftige Wehen. Es mag nahe liegend erscheinen, diesen Mangel durch Wehenmittel auszugleichen. V. a. durch zu früh und zu massiv gegebene Wehenmittel würde jedoch der in das relativ enge Becken hineingedrückte Kopf die noch nicht eröffneten, also noch nicht zurückgezogenen Weichteile an der Beckenwand festklemmen, würde sie dort bei schnell aufeinanderfolgenden, kräftigen Wehen festhalten, sodass die Weichteile nicht imstande wären, sich zurückzuziehen. Der Mm könnte sich nicht oder nur sehr erschwert öffnen.

Bei mäßiger Wehentätigkeit können sich die Weichteile dagegen über den Kopf zurückziehen.

Verformbarkeit des Kopfes. Lagerung und Wehenregulation haben den Zweck, dem Kopf eine für die vorliegende Form des Beckens günstige Haltung und Einstellung zu geben, um ihn in das Becken hinein und durch das Becken hindurchdrücken zu lassen. Dabei spielt die Verformbarkeit eine entscheidende Rolle.

Günstige Beurteilung

Schädel ist klein, schmal und weich

Pfeilnaht ist als deutlicher Spalt zu fühlen, weil die Scheitelbeine verschieblich nebeneinander liegen.

Ungünstige Beurteilung

Schädel ist groß, breit und hart

Pfeilnaht ist kaum zu fühlen, weil die Scheitelbeine zu eng aneinander liegen, sodass sie nicht oder nur wenig übereinander zu schieben sind.

Endgültige Beurteilung. Erst nach dem Blasensprung ist definitiv die Eignung eines Kopfes zu seiner Einformung in das Becken zu beurteilen: Solange die Blase steht, kann der Kopf sich überhaupt nicht konfigurieren.

Wartezeit. Einer der schwierigsten Fragen in der Behandlung des Missverhältnisses ist, wie lange soll man sich abwartend verhalten, wenn der Kopf trotz konservativer Maßnahmen nicht ins Becken eintritt?

> **Praxishinweis.** Sind nach Blasensprung und vollständiger Mm-Eröffnung bei regelmäßigen Wehen 2–3 Std. vergangen, ohne dass der Kopf ins Becken eingetreten ist, so wird die abwartende Behandlung aufgegeben und die Sektio ausgeführt.

8.12.2 Trichterbecken

Definition. Das im Beckenausgang verengte Becken; querer Durchmesser des BA ist stark verkürzt (ähnlich dem männlichen Becken); Missverhältnis zwischen kindlichem Kopf und mütterlichem Beckenausgang.

Ätiologie. Angeborenes Trichterbecken bei Frauen von virilem Habitus, erworbenes Trichterbecken, z. B. als kyphotisches Becken.

Häufigkeit. Hochgradige Trichterbecken sind sehr selten, geringgradigen begegnet man häufig.

Der **Geburtsverlauf** entspricht der Lage der räumlichen Verengung: leichter Eintritt und schneller Durchtritt des Kopfes durch das Becken.

Regelwidrigkeiten. Die Schwierigkeiten beginnen, wenn der Kopf auf BB angekommen ist. Hier tritt gewöhnlich eine der 3 Regelwidrigkeiten auf:
- Ausbleiben der Rotation des Hinterhauptes
- Entwicklung einer Vorderhauptlage
- Entwicklung eines tiefen Querstandes.

8.12.3 Langes Becken (LB)

Definition. Missverhältnis zwischen Kopf und Becken unter der Geburt bei normalen Beckenmaßen und regelrechter Michaelis-Raute, besonders bei hinterer Scheitelbeineinstellung oder hohem Geradstand.

Einteilung (Kirchhoff). Gruppe **1:** Übergangsbecken, Gruppe **2:** Assimilationsbecken mit erhaltener Kreuzbeinform, Gruppe **3:** Assimilationskanalbecken mit 6 Kreuzbeinwirbeln und fehlender Kreuzbeinhöhlung, Kanalbecken.

Ätiologie. Zwei Ursachen führen zum LB: stehengebliebenes Becken, Übergangswirbel (→ Assimilationsbecken).

Stehengebliebenes Becken. Stehenbleiben des Beckens auf einer Neugeborenen-Entwicklungsstufe. Das Becken Neugeborener ist ein LB: fehlende Kreuzbeinhöhlung, hochstehendes Promontorium, steiler Beckeneingang. Die Entwicklung zum echten weiblichen Becken in der Pubertät durch Tiefertreten des Promontoriums und Kreuzbeinhöhlung unterbleibt.

Übergangswirbel. Das LB ist ein normales Becken plus Übergangswirbel.

Ein Übergangswirbel ist das Ergebnis einer Assimilation, die anatomische und funktionelle Angleichung eines Wirbels an den benachbarten Wirbelsäulenabschnitt. Geburtshilflich relevante Übergangswirbel sind die an der Grenze zwischen Kreuzbein und Lendenwirbelsäule.

Der knöcherne Geburtsweg wird durch Hinzutreten eines 6. Wirbelkörpers, Übergangswirbels, zum Kreuzbein um 2–3 cm verlängert (je nach Wirbelstellung), wodurch ein langes Becken entsteht: Assimilationsbecken.

Übergangsbecken (Gruppe 1; Abb. 8.149)

Definition. Normales Becken plus lumbosakraler Übergangswirbel (4), der nicht mit dem Kreuzbein innig verbunden ist (wie bei der Gruppe 2), sondern eine Interimsstellung zwischen Lumbal- und Sakralwirbelsäule einnimmt.

Hochstand des Promontoriums. Nur wenn die Achse des Übergangs- mit der des 1. Kreuzbeinwirbels zusammenfällt, kommt es funktionell zu einer Verlängerung des knöchernen Geburtskanals, die mit einem Hochstand des Promontoriums einhergeht (→ nach ventral in das Becken ragender Vorsprung der Wirbelsäule an ihrem lumbosakralen Übergang; verursacht durch die deutliche Abwinkelung der Lendenwirbelsäule gegen das Kreuzbein: Angulus lumbosacralis).

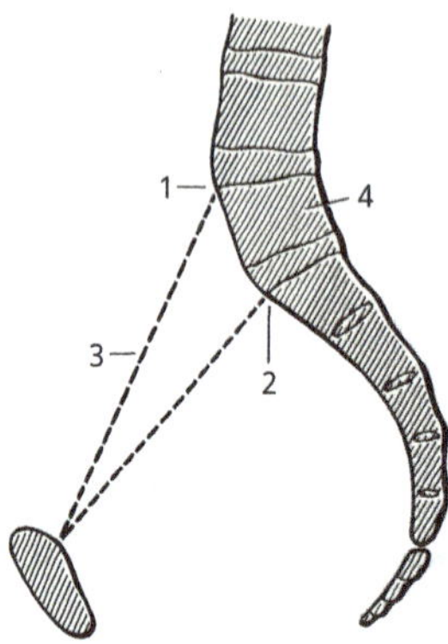

Abb. 8.149: Übergangsbecken. 1 Promontorium I, oberer Rand des Übergangswirbels, 2 Promontorium II, oberer Rand des 1. Kreuzbeinwirbels, 3 steile Beckeneingangsebene, 4 Übergangswirbel (nach Kirchhoff).

Doppeltes Promontorium. Oft findet man den Übergangswirbel nach hinten abgeknickt, wodurch 2 Promontorien entstehen (Abb. 8.149): das Promontorium I (1) wird durch den oberen Rand des Übergangswirbels (4) gebildet und das Promontorium II (2) durch die Oberkante des 1. Kreuzbeinwirbels → doppeltes Promontorium.

Das Promontorium I steht wie gewöhnlich hoch, wodurch die Beckeneingangsebene steil verläuft (3). Die Achse des Übergangswirbels in Abb. 8.149 fällt fast mit der des Kreuzbeinwirbels zusammen. Der Übergangswirbel ist aber noch nicht voll sakralisiert, denn dann wäre er zum 1. Kreuzbeinwirbel geworden und sein oberer ventraler Rand bildete das einzige Promontorium. Der dann zum 2. Kreuzbeinwirbel herabgesetzte eigentliche 1. Kreuzbeinwirbel würde kein II. Promontorium mehr bilden, sondern sich nur noch an der Bildung der Kreuzbeinhöhlung beteiligen.

Kennzeichen (Abb. 8.149). Verlängerung des knöchernen Geburtskanals mit Promontoriumhochstand und sehr steil verlaufender Beckeneingangsebene; häufig gleichzeitig doppeltes Promontorium.

Nur der Beckeneingang ist abnorm, ausgesprochen deformiert. Der übrige Geburtsweg ist normal. Je mehr die Längsachse des Übergangswirbels mit der des 1. Sakralwirbels zusammenfällt, je mehr dieser Wirbel anatomisch und funktionell dem Kreuzbein zugehört, umso mehr nähert sich das Becken der Gruppe I dem Becken der Gruppe II.

Assimilationsbecken mit erhaltener Kreuzbeinform (Gruppe 2; Abb. 8.150)

Definition. Normales Becken plus lumbosakraler Übergangswirbel, der im Kreuzbeinverband aufgegangen ist.

Kennzeichen (Abb. 8.150). Einzige Anomalie: Übergangswirbel ist ganz in den Kreuzbeinverband übergegangen; der 1. wird zum 2. Kreuzbeinwirbel.

Das Becken ist normal gestaltet, normal ist auch die Kreuzbeinhöhlung, es ist jedoch auffallend lang, woraus sich ein Hochstand des einen Promontoriums mit steil gestellter Beckeneingangsebene ergibt.

Durch Verschmelzung und Einfügung des Übergangswirbels in das Kreuzbein gibt es hier immer nur ein Promontorium, das mit der Symphyse die engste Stelle des Beckens bildet.

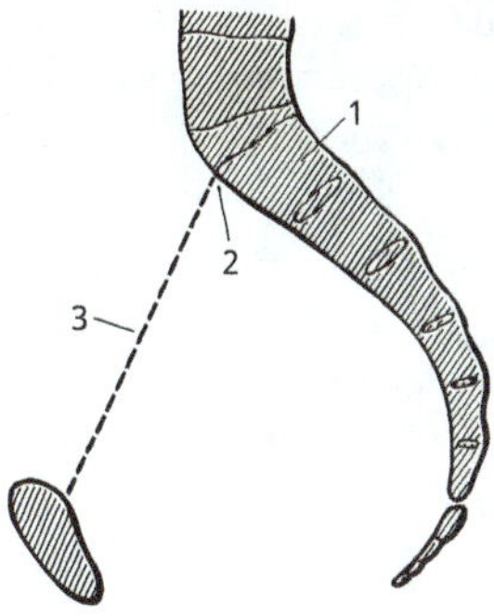

Abb. 8.150: Assimilationsbecken mit erhaltener Kreuzbeinform. 1 Übergangswirbel in den Kreuzbeinverband einbezogen, 2 Hochstand des Promontorium, 3 steile Beckeneingangsebene (nach Kirchhoff).

Ursache der zahlreichen geburtshilflichen Komplikationen ist die ungewöhnlich steil verlaufende Beckeneingangsebene.

Kanalbecken: Assimilationskanalbecken mit fehlender Kreuzbeinhöhlung (Gruppe 3; Abb. 8.151)

Definition. Stehengebliebenes Becken (Neugeborenenbecken) plus Assimilation eines Lendenwirbels zum Kreuzbein; das Kreuzbein hat keine Höhlung und ist fast vollständig gestreckt. Kreuzbeinhöhlung und Knie des Geburtskanals fehlen. Der knöcherne Geburtsweg vom Beckeneingang bis zum Beckenboden ist zu einem gleichmäßig weiten Kanal geworden, daher Assimilationskanalbecken, kurz Kanalbecken.

Kennzeichen (Abb. 8.151)
- Der Übergangswirbel ist auch hier ganz in den Kreuzbeinverband übergegangen.
- Die Kreuzbeinhöhlung fehlt. Der ganze Geburtsweg ist eine gerade verlaufende, gleichmäßig weite Röhre.
- Hochstand des Promontoriums mit steil gestellter BE-Ebene, verlängerter Conjugata vera, häufig, längsovaler BE (s. u.).

– Engste Stelle ist die Verbindungslinie zwischen Symphyse und Vereinigung des 2./ 3. Sakralwirbels (→ Conjugata vera II), die weit unterhalb des Promontoriums liegt. Sie ist nicht selten enger als bei normalem BE: zu den genannten Anomalien gesellt sich die Beckenverengung im geraden Durchmesser!

Klinik des LB

– Kopf bleibt trotz guter Wehentätigkeit beweglich über dem BE stehen (äußere Beckenmaße, Michaelis-Raute normal)
– Leopold-Handgriff: Kopf überragt meist die Symphyse (normale Beckenmaße)
– hintere Scheitelbeineinstellung, da der Kopf auf der Symphyse reitet
– Vaginale Untersuchung: Pfeilnaht steht ganz nahe an der Symphyse.

Praxishinweis. Gedächtnisregel LB: normale Beckenmaße, Kopf überragt die Symphyse, innere Untersuchung: hintere Scheitelbeineinstellung oder hoher Geradstand. 40 % aller Missverhältnisse werden durch lange Becken verursacht. Mit einer Spontangeburt ist nur in 50 % zu rechnen.

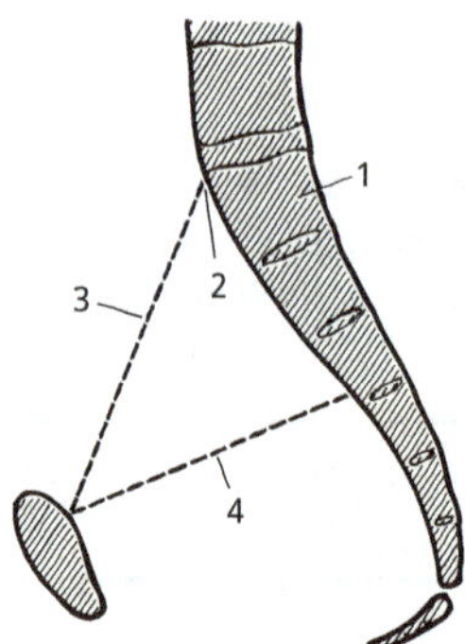

Abb. 8.151: Kanalbecken. **1** Übergangswirbel in den Kreuzbeinverband einbezogen, **2** Hochstand des Promontorium, **3** steile Beckeneingangsebene, **4** Verbindungslinie zwischen Symphyse und 2./3. Kreuzbeinwirbel (Conjugata vera II).

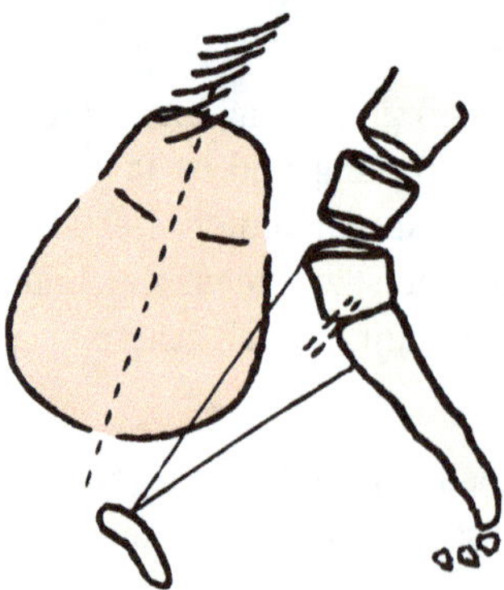

Abb. 8.152: 1. und 2. Störungsmoment. Der Kopf findet keinen Auffangmechanismus und die engste Stelle ist unterhalb der Conjugata vera.

Diagnostik. Diagnoseführend sind Röntgenbild und MRT. Diese Klärung sollte nach Geburtsverläufen, die den Verdacht auf ein langes Becken hervorrufen, unter dem Aspekt weiterer Geburten betrieben werden.

Bei der seitlichen Beckenaufnahme liegt die Pat. streng seitlich mit gestreckten Beinen auf dem Röntgentisch.

Zur Messung der Conjugata vera wird ein Messgerät (z. B. nach Büchner) in der Beckeneingangsebene fixiert. Außerdem lässt sich der Kreuzbeinverlauf beurteilen.

Geburtsmechanismus

Drei Momente stören den Geburtsverlauf und erklären die Regelwidrigkeiten:

1. Störungsmoment. Verlängerung des knöchernen Beckens um 1 Wirbelkörper, damit Höhertreten des Promontoriums.

Diese Störung betrifft nur den Beckeneingangsraum, in dem beim langen Becken am häufigsten Geburtskomplikationen auftreten.

Beim normalen Becken wird der Kopf durch einen besonderen Mechanismus vom Becken eingefangen: Der Kopf stößt mit einem Scheitelbein gegen das Promontorium und wird dadurch auf der einen Seite zurückgehalten. Die Halswirbelsäule kommt in eine leichte Lateralflexion mit bauchdeckenwärts gerichteter Konvexität, wodurch die Schädelachse senkrecht auf die Beckeneingangsebene eingestellt wird.

Beim LB kann dieser Einfangmechanismus nicht funktionieren: Der Kopf hat keine Möglichkeit mehr, das Promontorium als Prellbock zu benutzen, um sich in das Becken hineinzukippen, weil das Promontorium hoch steht (Abb. 8.152).

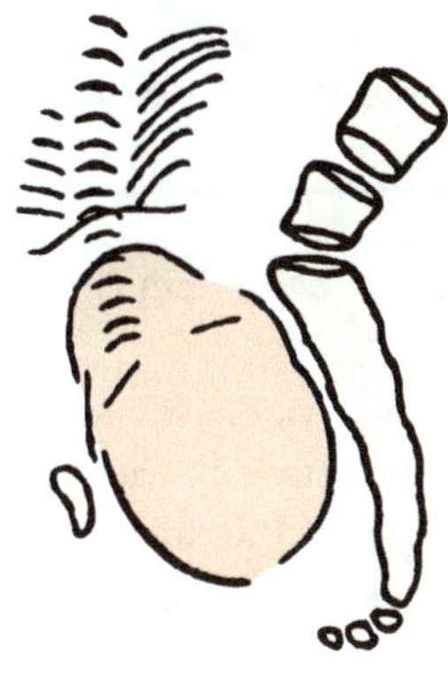

Abb. 8.153: 3. Störungsmoment. Der kanalförmige Geburtsweg muss vom kindlichen Kopf bis auf Beckenboden mit vollkommen querstehender Pfeilnaht passiert werden.

Der Kopf wird mit seiner Hauptmasse schon unterhalb des Promontoriums beim Auftreten der ersten Eröffnungswehen gegen die Symphyse gepresst; sie ist Prellbock, hier wird der Kopf zum ersten Mal abgebremst und reitet in klassischer hinterer Scheitelbeineinstellung auf der Symphyse (→ Geburtsstillstand).

Bei äußerer Untersuchung hat man den Eindruck eines Missverhältnisses zwischen Kopf und Becken, ohne äußere Hinweise auf ein enges Becken! Die Entscheidung bringt das seitliche Röntgenbild.

Ist es dem Kopf doch gelungen, trotz des deformierten Beckeneinganges (→ 1. Störungsmoment) in den Beckeneingangsraum einzutreten, so droht ihm das 2. Störungsmoment.

2. Störungsmoment. Bildung einer engsten Stelle unterhalb der Conjugata vera, häufig erkennbar als doppeltes Promontorium (Ursache: assimilierter Wirbel, der eine Übergangsstellung und häufig ein geringes Zurücktreten aufweist). Die mögliche Schwierigkeit zeigt die Abb. 8.152.

3. Störungsmoment. Kanalform des knöchernen Geburtsweges, bedingt durch verminderte oder aufgehobene Kreuzbeinhöhlung.

Die Kreuzbeinhöhlung ist Voraussetzung dafür, dass der Kopf seine 2. Drehung, vom queren über den schrägen in den geraden Durchmesser in Beckenmitte, ausführt und sich im Bogen um die Symphyse herum bewegt, also seine 3. Drehung machen kann.

Fehlt die Kreuzbeinhöhlung, so kann die 2. Drehung infolge Raummangels nicht ausgeführt werden:
– Es fehlt der Drehraum, der zum Drehen in Beckenmitte notwendige Raum.
– Der Kopf legt den ganzen Geburtsweg vom BE bis zum BB mit querstehender Pfeilnaht zurück (Abb. 8.153).

Meist wird der Kopf in diesem engen Kanal schon in Beckenmitte festgehalten, sodass die Kopfdrehung vom queren über den schrägen Durchmesser in Beckenmitte ausbleibt, also ein Querstand in Beckenmitte mit Geburtsstillstand gefunden wird.

Kommt der Kopf mit querstehender Pfeilnaht bis auf BB, ergibt sich bei tiefem Querstand ein weiterer Nachteil: das Fehlen der Kreuzbeinhöhlung.

Die Austrittsbewegung, die Bewegung des Kopfes im Bogen um die Symphyse herum (→ 3. Drehung), ist eine reine Deflexionsbewegung. Ihre Ausführung setzt eine richtige Ausgangsstellung des Kopfes voraus, den Verlauf der Pfeilnaht im geraden Durchmesser.

Der Kopf steht im queren Durchmesser. Dadurch ist die Entwicklung des Kopfes um die Symphyse herum (abgesehen von Ausnahmen) spontan unmöglich. Es ist also nicht nur der Drehraum durch das Fehlen der Kreuzbeinhöhle deformiert, sondern auch der Deflexionsraum, das Knie des Geburtskanals.

Längsovales, anthropoides Becken. Auf Grund der o. g. Entwicklungsstörung (→ Stehenbleiben des Beckens auf der Neugeborenenstufe) wird besonders häufig die Kombination mit einem längsovalen (anthropoiden) Becken gefunden (nur durch Röntgensitzaufnahmen des Beckeneingangs feststellbar!). Hierdurch resultieren ggf. weitere

Komplikationen, Einstellungs-, Lage- und Haltungsregelwidrigkeiten: hintere Hinterhauptlage, hoher Geradstand (S. 274).

8.13 Uterusruptur

Definition. Gebärmutterriss, -zerreißung. Formen: **1.** Komplette Uterusruptur mit Zerreißung von Uterus und Peritoneum; **2.** inkomplette Ruptur, das Peritoneum bleibt intakt; **3.** stille Ruptur, schleichende asymptomatische Gebärmutterzerreißung; **4.** spontane Ruptur ohne äußere Gewaltanwendung; **5.** violente Ruptur durch geburtshilfliche Operation. Einteilung u. a. nach Prädilektionsstellen und Ursache (s. u.).

Häufigkeit. 1 Ruptur auf 1.500 Geburten, am häufigsten sind Narbenrupturen!

Einteilung

Nach dem Sitz des Risses (Abb. 8.154):
Zerreißung von Corpus uteri, unterem Uterinsegment, Zervix. Kolporrhexis. Abreißen der Zervix von der Scheide (→ Scheidenabriss wird zur Uterusruptur gerechnet).
Klassische Ruptur ist die Zerreißung des unteren Uterinsegments, dem dünnsten und am meisten ausgezogenen Teil des Uterus.

Nach der Ursache:
Ruptur vorwiegend durch Überdehnung (→ Überdehnungs-, Narbenruptur)
Ruptur vorwiegend durch Wandschädigung (nach Endomyometritis bei septischem Abort).
Nach den Rupturkräften: Spontan-, violente (traumatische) Ruptur.
Nach der Beteiligung des Bauchfells: komplette und inkomplette Ruptur
Nach der Symptomatik: ohne/mit Warnsignale(n).

Ätiologie

Überdehnungsruptur. Riss der Uteruswand vorwiegend durch Überdehnung. Ursachen:
1. Geburts-, Austreibungshindernis. Jedes Geburtshindernis kann eine Ruptur heraufbeschwören:
   - Missverhältnis zwischen Kopf und Becken
   - Geburtsunmögliche Lagen und Einstellungen des Kindes: 1. Querlage, 2. Hinterscheitelbeineinstellung, 3. Mentoposteriore Gesichtslage, 4. Nasoposteriore Stirnlage, 5. Hoher Geradstand
   - Fehlbildung des Kindes, am häufigsten Hydrozephalus
   - mechanische Verlegung des Geburtskanals: Ovarial-, Beckentumor
   - unnachgiebige Weichteile (selten): Kollumkarzinom, Conglutinatio orificii externi (Verklebung der Eihäute mit der Zervixwand).

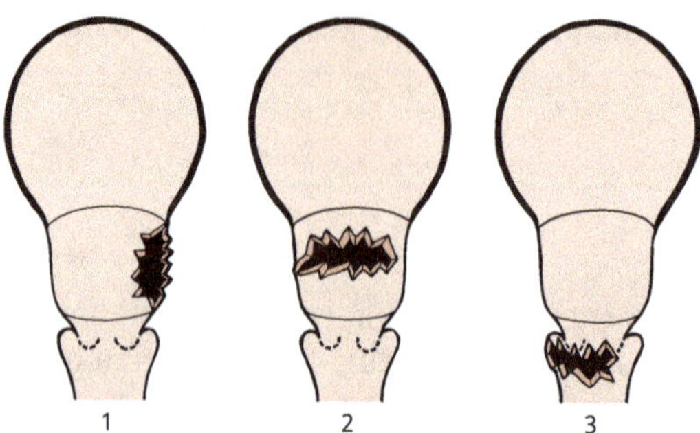

Abb. 8.154: Uterusruptur. Riss im unteren Uterinsegment als 1 Längs-, 2 Querruptur, 3 Kolporrhexis (Scheidenabriss).

Praxishinweis. Die Überdehnungsruptur betrifft zu 94 % Mehrgebärende, besonders bei **1.** Missverhältnis: Überdehnung → Gewebequetschung → Narben bei der 1. Entbindung, Zerreißung bei einer der späteren Entbindungen, **2.** bei großen Kindern, **3.** bei rasch aufeinanderfolgenden Geburten (→ Ermüdungsfaktor). In 6 % sind Erstgebärende betroffen.

2. Violente Ruptur (s. u.).
3. Wehenmittel als Tropfinfusion, solange das Kind noch in utero ist.

Pathogenese. Die Leistung des Corpus uteri ist unter der Geburt auf ein einziges Ziel gerichtet: Austreibung des Kindes aus der Gebärmutterhöhle, gleichgültig, ob die Widerstände im Geburtsweg normal, erhöht oder – und darauf kommt es hier an – unüberwindlich sind.

Je größer der Widerstand, umso größer die Arbeit und damit Kontraktionskraft. Mit der Widerstandszunahme nehmen Kraft und Zahl der Wehen zu. Ist der Widerstand unüberwindlich (→ großer Hydrozephalus, verschleppte Querlage), ist eine Austreibung des Kindes unmöglich.

Tetanus uteri, Krampfwehen. Bei unüberwindlichem Widerstand wird die Kraft der Wehen noch stärker, die Pausen zwischen denselben immer kürzer. Das Kind wird dabei in das untere Uterinsegment hineingetrieben. Dieses wird mehr und mehr ausgezogen, überdehnt. Die dünne Wand wird mit jeder neuen Wehe noch dünner. Resultat: Wehensturm, pausenlose Krampfwehen. Tetanus uteri bezeichnet heftigste Dauerkontraktionen ohne Pause, Gebärmutterzerreißung im unteren Uterinsegment.

Unüberwindliches Geburtshindernis plus Wehensturm = Uterusruptur!

Narbenruptur. Häufigste Rupturart! Zerreißung der Gebärmutter im Bereich einer Narbe (→ faserreiches, gefäß- und zellarmes Bindegewebe) als Folge einer früheren (Anamnese!) Wandschädigung (z. B. Schnittentbindung), auch bei normaler Anspannung der Uterusmuskulatur in der Schwangerschaft, meist aber bei Dehnung unter der Geburt. Ursache:

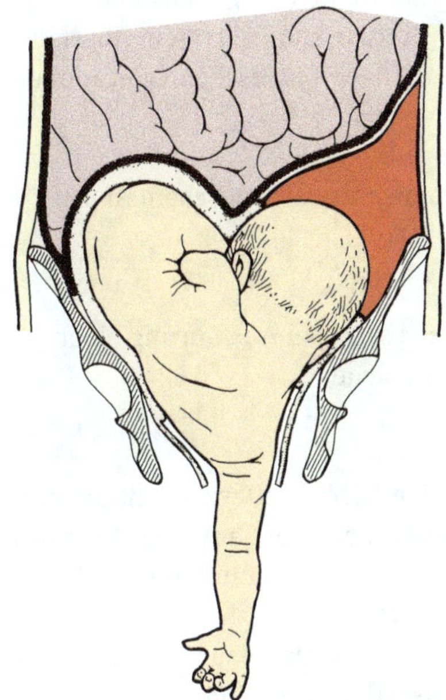

Abb. 8.155: Inkomplette Uterusruptur.

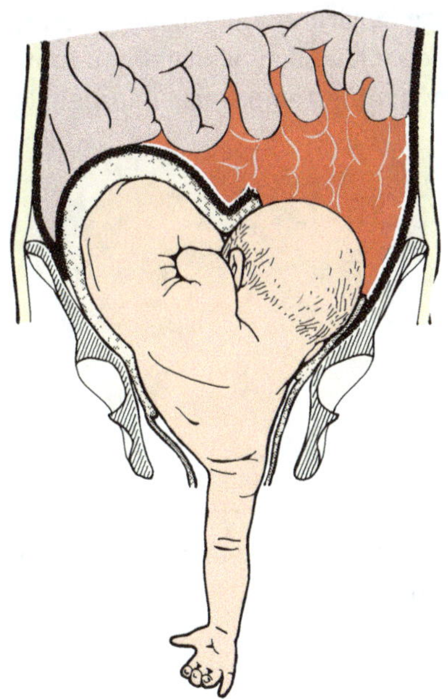

Abb. 8.156: Komplette Uterusruptur.

Aufplatzen von Narben, insbesondere nach

- Sectio caesarea. Der früher übliche Längsschnitt durch das Korpus bzw. untere Uterinsegment ist durch den Querschnitt im unteren Uterinsegment ersetzt worden, was zu einem deutlichen Rückgang der Narbenrupturrate geführt hat.
- Narben nach perforierenden Verletzungen der Uteruswand (Abruptio, Abortausräumung), nach transmuraler Myomenukleation, nach plastischen Operationen am Uterus.

Aufplatzen narbiger Wandabschnitte nach Endomyometritis bei septischem Abort.

Nach den Rupturkräften

- Spontanruptur. Wehenbedingte Ruptur.
- Violente (traumatische) Ruptur. Der Geburtshelfer setzt bei Ausführung einer geburtshilflichen Operation den Riss (→ iatrogene Ursache).

Nach der Beteiligung des Bauchfells

Inkomplette Uterusruptur (Abb. 8.155). Unvollständige Gebärmutterzerreißung. Zerreißung der Uteruswand ohne Zerreißung des Bauchfells, also Riss auf einer Seite des unteren Uterinsegments in das Parametrium, evtl. auch in das -kolpium ohne Eröffnung der Bauchhöhle.

Leitsymptom ist ein subperitoneales Hämatom. Solange das Bauchfell nicht mit einreißt, entsteht Raumforderung (→ subperitoneales Hämatom), indem die herausquellenden Blutmassen die Blätter des Lig. latum entfalten und emporheben.

Komplette Uterusruptur (Abb. 8.156). Vollständige Gebärmutterzerreißung. Zerreißung aller Schichten des überdehnten Abschnittes, einschließlich Bauchfell mit Eröffnung der Bauchhöhle. Klaffender Riss zwischen Cavum uteri und freier Bauchhöhle. In den Bauchraum gelangen:

- Blut der Aa. uterinae
- infiziertes Fruchtwasser → Infektion
- evtl. das Kind
- Plazenta.

Praxishinweis. Regel ist der seitliche Riss mit A.-uterina-Verletzung.

Klinik

Asymptomatische Ruptur (→ stille Rupturen). Narbenrupturen verlaufen oft stumm, fast ohne Warnsignale, ebenso Rupturen bei Hydrozephalus, Wehenmittelüberdosierung, violente Uteruszerreißung (Gebärende in Narkose!).

Inkomplette Narbenruptur

- Wehentätigkeit lässt langsam nach,
- kein Schmerz,

- keine Blutung nach außen,
- Schocksymptome (Blutung!) im Spätstadium: verfallenes Aussehen, kleiner, schneller Puls, Blutdruckabfall.

Komplette Narbenruptur (Verlauf nicht so dramatisch wie Rupturen durch Austreibungswiderstand)
- Schmerzen: Spontan-, Druckschmerz,
- Abwehrspannung,
- Schock,
- ggf. Kindsteile sind durch die Bauchdecken zu tasten.

Symptomatische Ruptur. Überdehnungsrupturen (unüberwindliche Austreibungshindernisse, Ausnahme: Ruptur bei Hydrozephalus, s. o.) kündigen sich Stunden vorher mit Warnsignalen an:

1. Gesteigerte Wehentätigkeit bis zum Wehensturm.
- Pausenlos folgt eine Wehe auf die andere, sodass der Uterus dauernd kontrahiert ist:
    - Wehensturm, höchster Grad der Wehentätigkeit.
    - Krampfwehen (→ Gefahr für das Kind!) sind Dauer- (→ Tetanus uteri) bzw. sehr rasch aufeinanderfolgende Einzelkontraktionen (→ Clonus uteri).
- Das Corpus uteri ist maximal retrahiert, Folgen: Punkte 2–5 und 6.

2. Erkennbarwerden und Hochsteigen des Retraktionsringes (Bandl-Kontraktionsring, -Furche: obere Grenze des unteren Uterinsegments) in Nabelhöhe und darüber.
- Mit der Ausziehung des unteren Uterinsegments steigt der Kontraktionsring als eine meist schräg verlaufende Furche in die Höhe. Die Ruptur steht unmittelbar bevor, wenn die Furche in kurzer Zeit bis oder über Nabelhöhe steigt.
- Erstgebärende sind weniger gefährdet als Mehrgebärende.

3. Unerträgliche Wehenschmerzen, als ob innen etwas zerreißen wollte. Druckempfindlichkeit und Spannung zwischen Nabel und Symphyse.
- Überdehnung des unteren Uterinsegments während der Wehen, später auch in der Wehenpause.
- Schmerzen sind gegenüber Periduralanästhesie refraktär.

4. Lig. teres uteri ist auf einer oder beiden Seiten drahtartig gespannt infolge Überdehnung.

Praxishinweis. Man palpiere das Mutterband (Lig. teres uteri). Bei verschleppter Querlage ist es auf der Seite stärker angespannt, auf der der Kopf liegt. Beim Darüberstreichen über die Kopfgegend ist es besonders gut unter der Bauchdecke zu fühlen.

5. Gesichtsausdruck: gequält, ängstlich bis zur Todesangst.
– Die Kreißende jammert, ist sehr unruhig und blass.
– Puls: beschleunigt, oft flatternd.

6. Vaginale Untersuchung (wenn nicht anders möglich, in Narkose).
– Der vorangehende Teil (Kopf, Schulter) ist dem BE federnd aufgepresst.
– Kopf mit großer Kopfgeschwulst.
– Ist der Mm nicht vollständig eröffnet, so tastet man die Ränder infolge Einklemmung und Ödembildung als dick-wulstige Kissen.

Symptomatik der eingetretenen Uterusruptur

Schlagartiges Aufhören der Wehen: sicherstes Zeichen(!), vorher Wehensturm (s. o.)

Rupturschmerz. Die Frau schreit laut auf, sie hat das Gefühl, dass etwas in ihrem Bauch gerissen sei.

Schock, Anämie als Folge der inneren Blutung: kleiner frequenter Puls, Blutdruckabfall, blasses ausgesprochen verfallenes Aussehen, kalter Schweiß auf der Stirn, Unruhe, Dyspnoe.

Bei kompletter Ruptur kann das Kind in die freie Bauchhöhle eintreten, sodass dicht unter den Bauchdecken Kindsteile zu tasten sind.

Meist blutet es aus der Scheide.

Vaginale Untersuchung: Der vorangehende Teil (Kopf, Schulter), der vorher dem BE fest aufgepresst oder in den BE eingekeilt war, ist jetzt beweglich und fast frei verschieblich, ja sogar nicht mehr zu erreichen.

Kontraindikationen. Niemals vaginal vorgehen! Grobe Behandlungsfehler sind:

Zangenversuch bei Unmöglichkeit des Kopfeintritts

Wendungsversuch bei Unmöglichkeit des Kopfeintritts

Wendungsversuch bei verschleppter Querlage. Folge: violente Uterusruptur, gewaltsame Zerreißung der Gebärmutter bei einer und als Folge einer geburtshilflichen Operation.

Komplikationen. Hämorrhagischer Schock (→ Sofortgefahr), Peritonitis (→ Spätgefahr) durch infiziertes Fruchtwasser bei kompletter Ruptur.

Vorgehen bei drohender Ruptur

– intravenöse Tokolyse mit Fenoterol (Partusisten®) gegen Krampfwehen
– Operation, schonend entbinden in tiefer Narkose.

Das Operationsverfahren hat auf das höchst angespannte papierdünne untere Uterinsegment Rücksicht zu nehmen, die Lage des Kindes darf nicht verändert werden! Keine gewagten Entbindungsversuche.

Operationstaktik bei lebendem Kind

Schnittentbindung ist Methode der Wahl, ggf. auch beim toten Kind (Umgehung der eingreifenden Zerstückelung, bessere Kontrolle des Uterus).

Praxishinweis. Die Rupturgefahr ist bei der Wendung am größten. Die Wendung wird dadurch zur gefährlichsten Operation für die Mutter!

Vorgehen bei Ruptur

Sofort laparotomieren, Notsectio in Intubationsnarkose

Wir empfehlen einen konventionellen Pfannenstielquerschnitt: Alles muss sehr schnell gehen. Bergen des Kindes und anschließendes Hervorluxieren des Uterus vor die Bauchdecke für eine gute Übersicht.

– Uterusrekonstruktio, ggf. Hysterektomie nötig.
– Zur Blutstillung ggf. A. hypogastrica unterbinden oder Umstechungen der Aa uterinae, als Ultima ratio vor einer Hysterektomie.

8.14 Geburtsleitung bei vorangegangener abdominaler Schnittentbindung

Das Risiko der Uterusruptur nach isthmischem Querschnitt bei vaginaler Geburtsleitung ist unter 1 %, dabei wird unter Uterusruptur sowohl die asymptomatische Narbendehiszenz als auch vollständige Ruptur mit Austritt des Kindes und der Plazenta in den Peritonealraum subsumiert. Nach mehreren vorangegangenen Schnittentbindungen ist das Rupturrisiko etwa 3 %. Wurde eine Schnittentbindung durch einen Fundusschnitt bzw. durch klassischen vertikalen Korpusschnitt durchgeführt oder ist die Inzisionstechnik nicht bekannt, so sind Narbenprobleme häufiger, das Rupturrisiko ist beispielsweise nach uterinem Längsschnitt 6 %.

Während früher in Europa dieses Risiko bei klinischer Geburtsleitung eher akzeptiert wurde und in der Regel in etwa 70 % die vaginale Geburtsleitung bei Zustand nach einer Schnittentbindung erfolgreich war, wird heute häufig die Entscheidung der Schwangeren zu einer erneuten Schnittentbindung getroffen.

Absolute Indikationen zur wiederholten Schnittentbindung (**primäre Re-Sektio**).
– Fortbestehen der Sektioindikation (z. B. Beckendeformität oder eine nichtgeburtshilfliche Indikation),
– vom isthmischen Querschnitt abweichende Inzisiontechniken am Uterus,
– bei vorangegangener Uterusruptur.

Als **relative** Indikationen für eine erneute Schnittentbindung gelten
- Verdacht auf Makrosomie,
- Zwillinge und
- Beckenendlage.

Wichtig für die Geburtsleitung nach einer Schnittentbindung sind die Ergebnisse einer Studie von Lydon-Rochelle et al., dass das Rupturrisiko bei Frauen mit erneuter Schnittentbindung ohne Wehentätigkeit 1,6 ‰, bei Frauen mit spontanem Wehenbeginn 5,2 ‰, bei Frauen mit Geburtseinleitung ohne Prostaglandine 7,7 ‰ und bei Frauen mit Geburtseinleitung mit Prostaglandinen 24,5 ‰ betrug. In diesem Kollektiv bedeutet die Geburtseinleitung mit Prostaglandinen das höchste Rupturrisiko und ist daher kontraindiziert. Zugelassen sind quellende Stäbchen als mechanische Einleitungsmethode (z.B. Dilapanstäbchen).

Bei der Leitung der vaginalen Geburt nach Schnittentbindung ist organisatorisch die Möglichkeit zur umgehenden Operation herzustellen! Pathologische Herzfrequenzmuster, mangelnder oder sehr protrahierter Geburtsfortschritt, auch nach Wehenstimulation mit Oxytocin und Regionalanästhesie, angegebene Narbenschmerzen in der Wehenpause oder eine Blutung sind klinische Zeichen, die den Versuch der vaginalen Geburt abbrechen lassen sollten.

Eine routinemäßige Nachtastung nach vaginaler Geburt nach Schnittentbindung wird heute nicht mehr empfohlen! Die früher erhobenen Tastergebnisse sind wenig zuverlässig.

8.15 Fruchtwasserembolie

Definition. Amnioninfusionssyndrom; Eindringen von FW in das eröffnete uterine Venensystem der Mutter (Venen von Plazentahaftstelle, -rand, Myometrium, Zervix) bei Blaseneröffnung, Operation (Schnittentbindung, intrauterine Eingriffe), Traumen (vorzeitige Plazentalösung, Uterusruptur, Placenta praevia, Zervixriss, verstärkte Wehentätigkeit bei Oxytocinüberdosierung, Tetanus uteri) unter der Geburt oder postpartal mit Schock.

Häufigkeit. Als foudroyantes Ereignis ist die FW-Embolie selten: 1 auf 30.000–50.000 Geburten; mütterliche Letalität 20–60 %; über die Häufigkeit kleinerer Fruchtwasserembolien liegen – auch wegen der unsicheren Diagnostik – keine Schätzungen vor. Die kindliche Mortalität bei Fruchtwasserembolie wird mit 20–40 % angegeben.

Pathophysiologie. Über den Fruchtwassereintritt in den mütterlichen Kreislauf besteht keine Klarheit. Offenbar begünstigen heftige Wehen, insbesondere nach Blasensprung, und operative Eröffnung der mütterlichen Venen bei der Uterotomie während einer Schnittentbindung den Übertritt von Fruchtwasser und seiner – auch korpuskulären – Bestandteile in die mütterliche Zirkulation. Es kommt zu einer Verlegung der pul-

monalen Mikrozirkulation, zu einer pulmonalen Hypertension mit folgendem Rechts-
herzversagen sowie zum Linksherzversagen und arterieller Hypotension sowie infolge
der prokoagulatorischen Aktivität des Fruchtwassers zu Koagulopathie.

Es besteht die Hypothese, dass neben der mechanischen Behinderung der Mikrozirkulation in der Lunge eine anaphylaktoide/immunologische Reaktion der Mutter
auf fetale Antigene eine pathophysiologische Bedeutung hat.

Klinik
- Schock
- akute respiratorische Insuffizienz
- Blutgerinnungsstörungen, → Afibrinogenämie mit erhöhter fibrinolytischer Aktivität, erniedrigter Thrombozytenzahl im peripheren Blut (30–40 %)
- Verbrauchskoagulopathie (DIC), die durch den Thromboplastingehalt des FW ausgelöst wird (Hugo et al. 1990).

Diagnostik. In der Klinik ist nur die Verdachtsdiagnose aufgrund der klinischen Symptome zu stellen. Der Nachweis von korpuskulären FW-Anteilen im mütterlichen zen-
tral-venösen Blut (zentrifugierte Blutprobe) wird empfohlen, ist aber nicht als ausreichend sensible Methode anerkannt. Post mortem ist der histologische Nachweis von
FW-Anteilen in den Lungengefäßen diagnosesichernd.

DD. Lungenembolie (allerdings bei FW-Embolie keine thorakalen Schmerzen!), Pneumothorax, Eklampsie, Myokardinfarkt, peripartale Kardiomyopathie.

Therapie. Intensivmedizinische Maßnahmen (evtl. Intensivstation!) zur Oxygenation,
evtl. Intubation und Beatmung. Kortikoid-Behandlung, Volumensubstitution und Infusion von frisch gefrorenem Plasma. Entbindung durch Schnittentbindung nach Stabilisierung der Mutter!

Literatur

American College of Obstetricians and Gynecologists. Operative vaginal delivery. Practice Bulletin 154,
Nov 2015.
American College of Obstetricians. Vaginal birth after Cesarean delivery. Practice Bulletin 184, Nov. 2017.
American College of Obstetricians and Gynecologists. Multifetal gestations: Twin, triplet, and higher-order
multifetal pregnancies. Practice Bulletin 169. Oct 2016.
American College of Obstetricians and Gynecologists. Induction of labor. Practice Bulletin No 107.
Aug 2009, Obstet Gynecol 2009; 114:386–97.
Barrett JFR, Hannah ME, Hutton EK, et al. A randomized trial of planned cesarean or vaginal delivery for
twin pregnancy. N Engl J Med. 2013;369:1295–1305.
Barrett JFR, Ch MBB, Hannah ME, et al. A randomized trial of planned casarean or vaginal delivery for twin
pregnancy. N Engl J Med. 2013;369:14.

Berger R, von Ooyen D, Maul H. Prädiktion und Prävention der Frühgeburt bei Zwillingsschwangerschaft. Frauenarzt. 2017;58:560–564.

Burgos J, Cobos P, Osuna C, et al. Nitrous oxide for analgesia in external cephalic version at term: prospective comparative study. J Perinat Med. 2013;41:719–23.

Caughey A. Is there an upper time limit fort the management of the second stage of labor? Am J Obstet Gynecol. 2009;201:337–338.

Chauhan SP, JA Scardo, Hayes E, Abuhamad AZ, Berghella V. Twins: prevalence, problems, and preterm births. Am J Obstet Gynecol. 2010;203:305–15.

Clark SL. Amniotic fluid embolism. Obstet Gynecol. 2014;123:337–348.

Deutsche Gesellschaft für Gynäkologie und Geburtshilfe. Induction of labour. AWMF S2 Leitlinie 015–088, December 2020

Hannah ME, Nannah WJ, Hewson SA, et al. Planned cesarean section versus planned vaginal birth for breech presentation at term: a randomized multicenter trial. Lancet. 2000;356:1375.

Hannah ME, Term Breech Trial Collaborative Group. Outcomes at three month after planned caesarean vs. planned vaginal delivery for breech presentation at term. JAMA. 2002;287:1822.

Howarth GR, Botha DJ. Amniotomy plus intravenous oxytocin for induction of labour. Cochrane Database Syst Rev 2001; 3:CD003250.

Kelly AJ, Tan BP. Intravenous oxytocin alone for induction of labour. Cochrane Database Syst Rev 2001; 3: CD003246.

Kohls F, Gebauer F, Fientje M, et al. Current approach for external version in Germany. Geburtsh Frauenh. 2020;80:1041–1047.

Krause M. Handlungsalgorithmus: Schulterdystokie. Gynäkologie. 2021;54:512.

Lydon-Rochelle M, Holt VL, Easterling TR, Martin DP. Risk of uterine rupture during labor among women with a prior cesarean delivery. N Engl J Med. 2001;345:3.

Morin L, Lim K. Ultrasound in twin pregnancies. J Obstet Gynaecol Can. 2011;33:643–56.

Ochsenbein-Kölble N. Mehrlingsschwangerschaften. Gynäkologie. 2019;52:39–51

Quintero RA, Kontopoulos EV, Chmait R, et al. Management of twin-twin transfusion syndrome in pregnancies with iatrogenic detachment of membranes following therapeutic amniocentesis and the role of interim amniopatch. Ultrasound Obstet Gynecol. 2005;26:628–33.

Rath W, Kehl S. Geburtseinleitung nach vorangegangener Sektio. Frauenarzt. 2015;56:962–973.

Reiter A, Manz M, Bartz C. Beckenendlage am Termin. Gynäkologie. 2022;55:677

Roberts D, Neilson JP, Kilby M, et al. Interventions for the treatment of twin-twin transfusion syndrome. Cochrane Database Syst Rev 2008; CD002073.

Rouse DJ, Weiner SJ, Bloom SL, et al. Second-stage labos duration in nulliparous women: relationship to maternal and perinatal outcomes. Am J Obstet Gynecol. 2009;201:357–360.

Royal College of Obstetricians and Gynaecologist. Shoulder dystocia. Green top Guideline No. 42, März 2012.

Royal College of Obstetricians and Gynaecologists. Management of monochorionic twin pregnancy. Green top Guideline No. 51. Nov 2016.

Schäffer L. Geburtseinleitung. Gynäkologe. 2013;46:571–580.

Schwenzer T. Die Schulterdystokie und ihre forensischen Aspekte. Gynäkologe. 1994;27:222.

Simpson LL, et al. Twin-twin transfusion syndrome. Am J Obstet Gynecol. 2013;208:3–18.

Stamilio DM, Fraser WD, Moore TR. Twin-twin transfusion syndrome. An ethic-based and evidence-based argument for clinical research. Am J Obstet Gynecol. 2010;203:3–16.

Teichmann AT, Vetter K, Süß T. Plexusparese – Schulterdystokie – Behandlungsfehler. Gynäkologie. 2013;56:14.

Vonzun L, Ochsenbein-Kölble N (2020). Mehrlingsschwangerschaften. info@gynäkologie, (01):10–12.

Webster SNE, Loughney AD. Internal podalic version with breech extraction. The Obstetrician & Gynaecologist. 2011;13:7–14.

Wieg C, Vetter K, Teichmann AT. Schulterdystokie und konnatale Armplexusparese. Frauenarzt. 2013;54:764–767.

Whyte H, Hannah ME. Term breech trial collaborative group. Outcomes of children at 2 years after planned caesarean birth vs vaginal birth for breech presentation at term: The international randomised term breech trial. Amer J Obstet Gynecol. 2004;191:864.

9 Geburtshilfliche Operationen

9.1 Indikation

Die Indikation gibt die Begründung und den Entschluss zur operativen Entbindung, die Vorbedingungen, Voraussetzung des Eingriffs, bestimmen die Art der Operation.

Indikation. Grund, eine ärztliche Maßnahme (z. B. geburtshilfliche Operation) unter Beachtung von Nutzen, Risiko und Kontraindikation durchzuführen, wobei Aufklärungspflicht gegenüber der Patientin besteht. Unterschieden werden: absolute Indikation, zwingender Grund (→ sofortige Beendigung der Geburt, z. B. bei schwerer fetaler Azidose, Lebensgefahr: vitale Indikation) und relative Indikation, hier liegt eine bedingte Gefährdung vor, ein akutes Eingreifen ist nicht notwendig, weiteres Abwarten führt jedoch nach Erfahrungswerten zu einer Verschlechterung.

Vorbedingung. Bei einer Indikation, z. B. Eklampsie, entscheidet über das Wie des Vorgehens der Stand der Geburt, der aktuelle Befund. In dem einen Fall (Kopf in der Tiefe sichtbar) kann die Geburt durch eine Episiotomie beendigt werden, in einem anderen (Kopf auf BB, Mm vollständig) durch VE oder Zange, in einem dritten (hochstehender Kopf, Erstgebärende) käme die abdominale Schnittentbindung in Frage.
- Indikation zur Beendigung der Geburt ist die Eklampsie.
- Vorbedingungen bestimmen die konkrete Methode.

In der Geburtsmedizin existieren nur zwei Indikationen: Gefahr für die Mutter, Gefahr für das Kind!

Die Indikation für einen geburtsmedizinischen Eingriff ergibt sich aus einer Komplikation während der Schwangerschaft, unter der Geburt oder in der Plazentarperiode. Dabei betrifft die Gefährdung:
- das Kind allein (Plazentainsuffizienz, Nabelschnurvorfall)
- Mutter und Kind (SIH)
- die Mutter allein (Blutung in der Plazentarperiode).

Der **Entschluss zum Eingriff** hängt von der Beantwortung dreier Fragen ab: Muss ich operieren? Darf ich operieren? Kann ich operieren? Es ist von entscheidender Bedeutung, die individuelle Leistungsgrenze zu kennen und sich klar darüber zu sein, in welche Situation die Unterstützung durch einen erfahreneren Operateur erforderlich ist.

- Rechtfertigt die Komplikation ein unbedingtes Eingreifen? Man muss in der Geburtsmedizin viel wissen, um wenig zu tun.

© 2026 Walter de Gruyter GmbH, Berlin | https://doi.org/10.1515/9783111201559-009

– Muss der Eingriff, wenn schon indiziert, sofort ausgeführt werden? Wenn nicht, abwarten. Die höchste Tugend des Geburtshelfers ist Geduld. Die Geduld darf aber auch nicht zu weit gehen: Man soll nichts riskieren.
– Sind die Vorbedingungen für die Operation erfüllt? Sind die 4 Geburtsfaktoren beachtet und bewertet worden: Kind, Becken, Wehen und Mm-Weite? Ist der Allgemeinzustand der Gebärenden beurteilt worden?
– Besitzt der Operateur Übung und Erfahrung, um den Eingriff durchzuführen?

Schlimmstes Fehlverhalten eines Operateurs ist es, sich an Operationen heranzuwagen, die er/sie nicht voll beherrscht neben der Missachtung von Asepsis, Antisepsis!

Indikationsgruppen der Geburtsmedizin

Gruppe 1: Gefahren für die Mutter
– Starke Blutung. Häufigste Ursachen:
  – verstärkte Blutung in der Plazentarperiode (S. 581)
  – Placenta praevia (S. 563)
  – vorzeitige Lösung (der normal sitzenden Plazenta) (S. 571)
  – Uterusruptur (S. 463).
– Krankheiten der Mutter:
  – SIH (S. 117), Herzklappenfehler (Mitralstenose!), Herzmuskelschwäche (Dekompensation?), Diabetes mellitus, Pyelonephritis, Nephrose, Infektionskrankheit (Pneumonie, fieberhafte Grippe, Tbc).
– Infektion. Kennzeichen: Temperatur > 38,5° C, Pulsbeschleunigung, erhöhte Entzündungsparameter wie Leukozytenzahl, C-reaktives Protein (CRP), Procalcitonin (PCT) und Interleukin-6 (IL-6)
– Missverhältnis zwischen Kopf und Becken.
– Übermäßig lange Geburt.

Gruppe 2: Gefahren für das Kind
– Fetale Azidose (S. 270)
– Akute Bradykardie bei auf Beckenboden stehendem Kopf
– Pathologisches CTG bei geschlossenem Mm
– Übermäßig lange dauernde Geburt
– Nabelschnurvorfall (bei lebendem Kind; s. S. 436)
– Blutung der Insertio velamentosa (S. 578).
– Blutung bei Vasa praevia (S. 579)

9.2 Operationsvorbereitung

Einverständnis vor der Operation

Vor jeder Operation ist das Einholen des Einverständnisses der Schwangeren obligat. Idealerweise erfolgt dies in schriftlicher Form. Dies ist insbesondere für die Patientin von Bedeutung, damit sie die Indikation, die Alternativen, die Risiken und den Nutzen im Vorfeld versteht. Dies hat auch medizinisch-rechtliche Konsequenzen, falls später Komplikationen auftreten sollten. Für zahlreiche geburtshilfliche Routineverfahren existieren standardisierte schriftliche Einverständniserklärungen. Sofern diese nicht vorliegen, sollte die Einwilligung in der Behandlungsakte der Patientin dokumentiert werden.

Infektionsprophylaxe. Die wichtigste Vorbereitung ist das Verhalten des Geburtshelfers, die Beachtung der Grundsätze der Noninfektion. Niemals ohne Handschuhe untersuchen:

- sekundär heilende Wunde
- Wundsekret
- infizierter Verband
- infiziertes Instrument
- kleinster Furunkel.

Der **Operateur** legt Ringe, Armbänder und dergleichen vor der Desinfektion ab.

Bei der **Gebärenden** ist zu beachten:

Lagerung. Zur vaginalen Untersuchung und Episiotomie kann die Gebärende in Längslage liegen bleiben. Für alle anderen Eingriffe ist die Querbettlagerung erforderlich:

Das Gesäß muss die Bettkante überragen.

Schmerzstillung. Für kleinere geburtshilfliche Eingriffe (Episiotomie, Beckenausgangszange) sind Infiltrations- oder Pudendusanästhesien (s. S. 285) geeignet. Für VE oder schwerere Zangenextraktionen bietet sich die Periduralanästhesie (s. S. 282) an. Selten (kombinierte Wendung und Extraktion des 2. Zwillings) ist eine Vollnarkose notwendig.

Desinfektion der äußeren Genitalien:

- Schamhaare: Vor der Operation sollen die Schamhaare des hinteren Vulvabereichs rasiert, zumindest gekürzt werden. Stets von vorn nach hinten rasieren, niemals umgekehrt.
- Abspülen mit einer desinfizierenden Lösung.

9.3 Episiotomie, Scheidendammschnitt

Definition. Häufigste erweiternde Operation am weichen Introitus. Meist vorbeugend ausgeführt, um Zerreißung und Überdehnung von Damm, Scheide, Muskeln und Faszien des Beckenbodens zu vermeiden. Ferner zur Erleichterung der operativen Entbindung und Geburtsbeendigung, wenn der Kopf sich im Beckenausgang befindet.

Vor jeder Episiotomie und Naht einer Geburtsverletzung hat der Operateur für eine effiziente Analgesie zu sorgen. Bei ausgedehnten Geburtsverletzungen der Zervix, hohen Scheidenrissen und insbesondere bei DR III°-IV° ist eine Regionalanästhesie oder Allgemeinanästhesie notwendig.

Indikation. Ziel ist die Vermeidung von Überdehnungen und Zerreißungen der tiefen Beckenbodenmuskulatur, insbesondere der Levatorenschenkel.

Bei Operationen (→ vor oder während der Operation): Zangen-Operation, VE, ganze Extraktion, Manualhilfe, insbesondere bei Erstgebärenden.

Nicht jede vaginal-operative Entwicklung des Kindes erfordert eine Episiotomie!

Bei Geburten, die als Spontangeburten gelaufen waren (→ wenn der Kopf im Ein- bzw. Durchschneiden ist, stets auf der Höhe einer Wehe).
- bei straffen Weichteilen (Sportlerinnen, späte Erstgebärende)
- bei ungünstiger Durchtrittsebene des Kopfes (Deflexionslage)
- bei spitzem Schambogen (ungünstige Einpassung des Kopfes, Austrittbewegung)
- bei zu großem Kopf. Der drohende Dammriss kündigt sich durch Blasswerden des angespannten Dammes an.
- zur Geburtsbeschleunigung: Beim ein- bzw. durchschneidenden Kopf und hypoxiesuspekten Herzfrequenzmustern.

Nach der Geburt klagen 4–10 % aller Frauen über eine Analinkontinenz, 13–20 % leiden an einer Inkontinenz bei Flatus. Bei 30–60 % der Frauen mit einem Sphinkterschaden (Dammriss 3. und 4. Grades) besteht eine Analinkontinenz, mehrheitlich für Flatus.

Der restriktive Einsatz der Episiotomie zeigt weniger traumatische Verletzungen im Bereich des hinteren Peritoneums, weniger Nahtversorgungen und weniger Wundheilungsstörungen, häufiger finden sich Verletzungen des vorderen Perineums. Kein Unterschied findet sich zwischen restriktiver und routinemäßiger Episiotomie bezüglich schwerer Verletzungen des Perineums und der Vagina, der Dyspareunie, der Harninkontinenz und verschiedener Schmerzempfindungen.

Praxishinweis. Die Episiotomie weist nur wenige Vorteile auf. Es überwiegen die beschriebenen nachteiligen Auswirkungen, sodass die Episiotomie zurückhaltend indiziert werden sollte (großes Kind, Schulterdystokie, drohende kindliche Hypoxie u. a.).

Formen. Laterale, mediane, mediolaterale Episiotomie.

Laterale Episiotomie. Schnitt mit einer großen, geraden Schere 1 cm entfernt von der Mittellinie an der hinteren Kommissur (Frenulum); Schnittrichtung Tuber ossis ischii.

Mediolaterale Episiotomie. Die Heilung ist besser, wenn man die Schere direkt an der hinteren Kommissur, mediolateral, ansetzt und so schneidet, dass das Tuber ossis ischii oberhalb der verlängert gedachten Schnittlinie liegt. Steht man auf der rechten Seite (Dammschutz), so schneidet man nach links, steht man zwischen den Beinen der Frau (operativer Eingriff) oder auf der linken Seite, schneidet man nach rechts herüber.
- Schnittlänge. Der Bedarf bestimmt die Länge. Schnitte < 3–4 cm sind zwecklos; sie reißen weiter oder es tritt an anderer Stelle ein Riss auf. Sieht man, dass der erste Schnitt nicht ausreicht, wird er verlängert.
- Scherenhaltung. Die Flächen der Branchen werden im rechten Winkel zum Gewebe gehalten (Abb. 9.1). Andernfalls wird das Gewebe schräg durchschnitten, was für Naht und Heilung nicht optimal ist.
- Schnittrichtung Tuber ossis ischii.
- Quere Durchtrennung des M. bulbocavernosus.

Mediane Episiotomie. Von der hinteren Kommissur ausgehend wird der Schnitt in der Mittellinie Richtung After angelegt.
- Schnittrichtung: Durchtrennung des M. bulbocavernosus entlang des Verlaufes der zum Centrum tendineum ziehenden Muskelfasern.
- Der Schnitt darf höchstens bis auf 1 ½ cm an die Afteröffnung herangehen (Abb. 9.2).

Vorteil. Einfachere Nahttechnik, bessere Heilung, postpartal geringere Beschwerden.
Nachteil. Gefahr des Weiterreißens zum DR III.
Bei der Wahl der Schnittführung ist zu berücksichtigen, dass die mediane Episiotomie einen Risikofaktor für die Entwicklung einer Stuhlinkontinenz darstellt und nicht geeignet ist, einen Sphinkterschaden zu vermeiden, unabhängig vom mütterlichen Alter, kindlichem Geburtsgewicht, Dauer der Austreibungsperiode, Wehen und instrumenteller Entbindungsmethode. Allerdings zeigt sich im Vergleich zu spontanen Dammrissen ein dreifach höheres Risiko bei der medianen Episiotomie für eine Stuhlinkontinenz und eine Verdopplung des Risikos für eine Flatus-Inkontinenz nach 3 oder 6 Monaten. **Daher wird von einer medianen Episiotomie abgeraten.**

Wundnaht. Die Wunde hat eine rhombusähnliche Form (Abb. 9.4), weil die Wundränder klaffen. In Peridural-, Pudendus- oder Infiltrationsanästhesie wird nach Geburt der Plazenta sofort genäht. Asepsis! Energische Reinigung des Dammes mit einer desinfizierenden Lösung.

After abdecken. Mit 2 Backhausklemmen steriles Tuch von links nach rechts so ausspannen, dass der After verdeckt ist. Kein Fadenkontakt mit dem After oder der perianalen Region (→ Infektionen!).

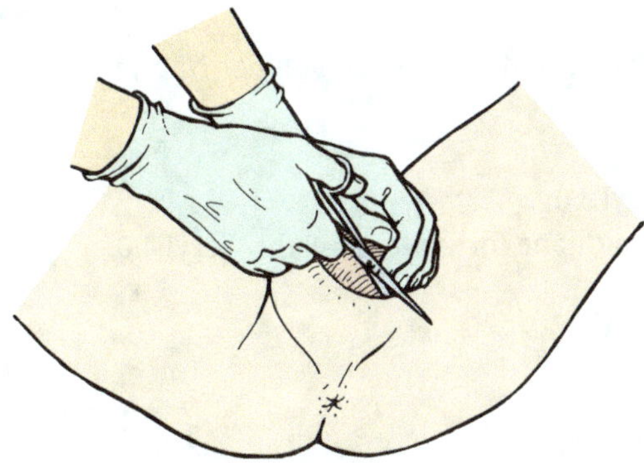

Abb. 9.1: Mediolaterale Episiotomie.

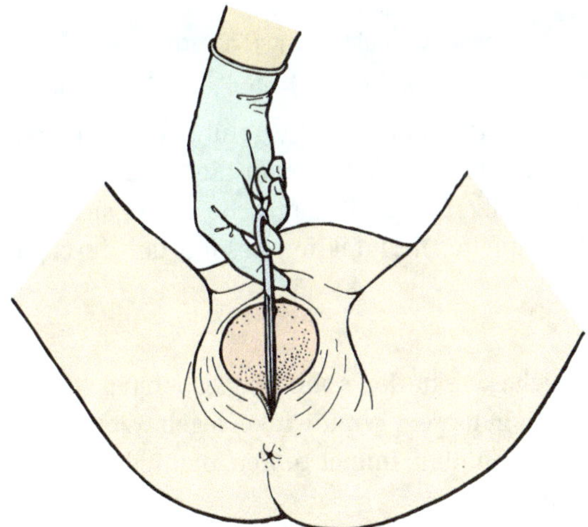

Abb. 9.2: Mediane Episiotomie.

Wundgebiet gut zugänglich machen. Übersicht ist Hauptsache! Am besten schiebt man einen sterilen Tampon, z. B. in Form eines fest zugeknoteten Beutels, in dem sich einige Tupfer befinden (Mops, Maus), hoch in die Scheide (Aufspreizung der Scheide; ferner wird das aus dem Uterus fließende Blut abgefangen).

Innersten (obersten) Wundwinkel aufsuchen!

Spritzende Gefäße (selten!) müssen mit Kocherklemmen gefasst und umstochen werden.

– Gute Heilung bei bluttrockener Wundfläche!
– Episiotomiewunden bluten manchmal, Dammrisse selten.

Erste Naht an den innersten Wundwinkel legen!

Nahtmaterial

- Genäht wird mit einem Hegar-Nadelhalter und (abgesehen von der Haut) mit runder Nadel.
- Scheidennähte mit Vicryl 3/0
- versenkte (tiefe) Dammnähte mit Vicryl 3/0
- Hautnähte mit Vicryl 3/0 oder für intrakutane fortlaufende Naht Vicryl 4/0.

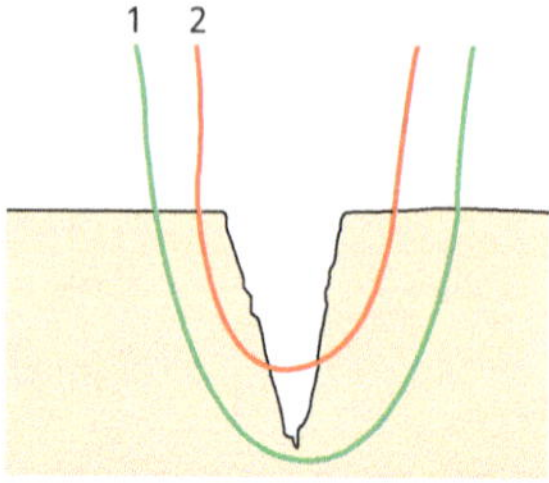

Abb. 9.3: Fadenführung bei der Naht: 1 richtig, 2 falsch.

Wie wird genäht? Wundtaschen vermeiden! Die Naht muss so geführt werden, dass sie die ganze Tiefe der Wunde umkreist (s. Abb. 9.3). Wenn man die Nadel so führt wie in Abb. 9.3, resultiert eine mehr oder weniger große Wundtasche, in der sich Blut und Wundsekret, später Lochialsekret sammeln. Die Infektion besorgt der durchgeführte Faden!

Nahtfolge (Knopfnähte):

Scheidennaht (Abb. 9.4). Ein- und Ausstiche wie in der Abbildung. Obersten Wundwinkel in der Scheide aufsuchen. Erste Naht in diesem Wundwinkel legen. Weiter Einzelnähte in Abständen von 1–2 cm bis zum Frenulum. Immer tupfen, damit die zusammenkommenden Wundflächen trocken sind.

Nadelhalter parallel der Scheidenhaut, waagerecht, halten.

Tiefe Dammnaht (Abb. 9.5). 2–4 tiefe (versenkte) Nähte durch die Muskulatur. Beim Anlegen der Naht den linken Wundrand mit der Pinzette anheben und mit mittelgroßer Nadel ganz dicht unter ihm einstechen. Dann weitgreifend in die Tiefe gehen und auf der anderen Seite (auch hier den Wundrand anheben) dicht unter dem Wundrand herauskommen. Je näher man am Wundrand herauskommt, umso besser kommen die Wundflächen zusammen.

Niemals bei versenkten Nähten Wundrand oder Haut mitfassen!

Auch hier so nähen, dass keine Hohlräume entstehen. Die Nadel wird am tiefsten Punkt der Wunde vorbeigeführt. Keinesfalls das Rektum mitfassen!

Nadelhalter senkrecht halten!

Die versenkten Fäden werden chirurgisch geknotet. Ein weiterer Knoten wird daraufgesetzt, um den Faden kurz abschneiden zu können, was bei tiefen Nähten die Wundheilung fördert.

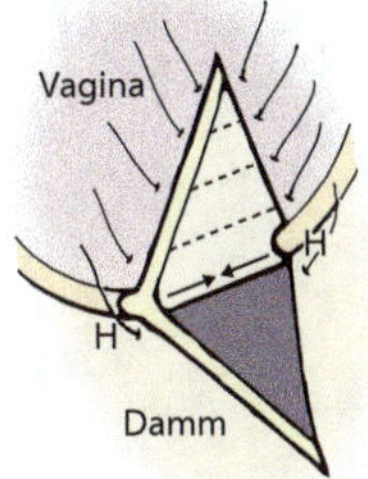

Abb. 9.4: Episiotomienaht. Scheidennaht, H Hymenalrand.

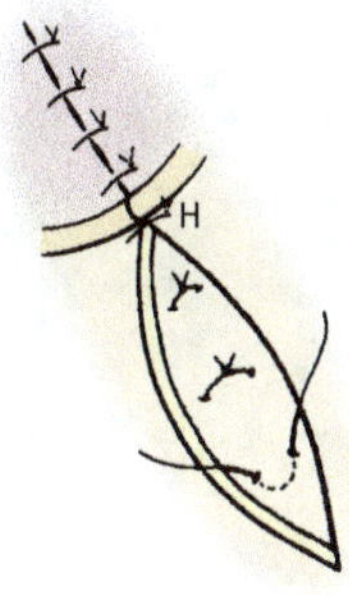

Abb. 9.5: Episiotomienaht. Tiefe Dammnaht.

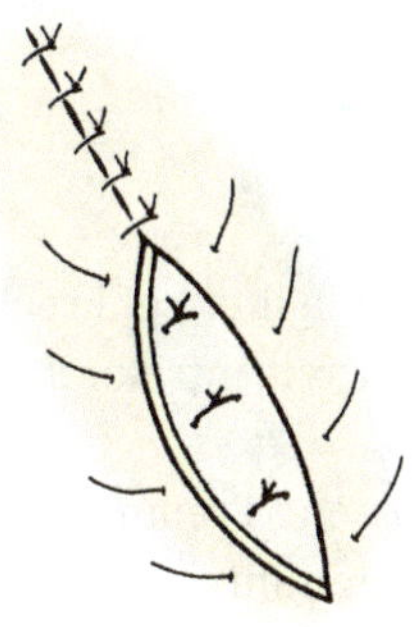

Abb. 9.6: Episiotomienaht. Hautnaht mit Einzelknopfnähten.

Praxishinweis. Hat man bei einer Naht (besonders bei tiefer Dammnaht) Befürchtungen, den Mastdarm anzustechen, ist dieser Kniff zu empfehlen: Man bereitet sich 2–3 Nadeln vor und geht mit dem behandschuhten, gut angefeuchteten linken Zeigefinger in den Mastdarm ein. Mit dem Nadelhalter in der rechten Hand legt man über dem Zeigefinger der linken Hand 1–2–3 Nähte, bis man aus der Gefahrenzone heraus ist. Handschuhwechsel! Danach knoten.

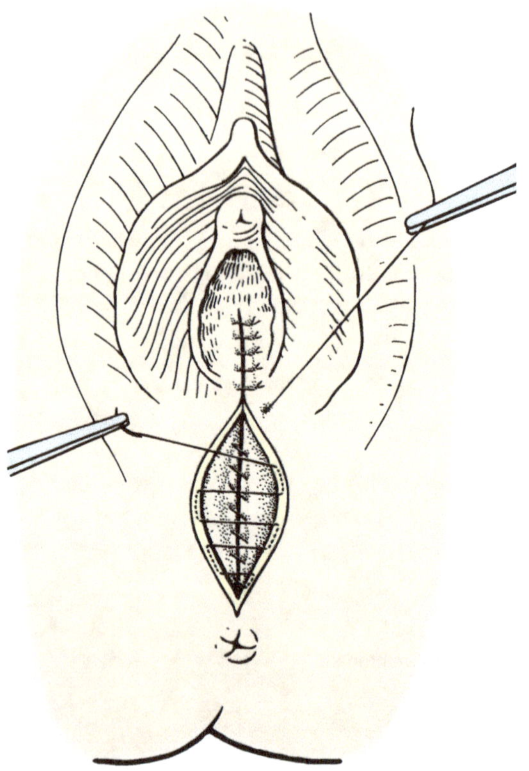

Abb. 9.7: Zweischichtig fortlaufende Dammnaht mit intrakutaner Rücklaufnaht.

Hautnaht. Einzelknopfnähte (Abb. 9.6) von oben nach unten. Nadelhalter senkrecht halten! Wir empfehlen die zweischichtige fortlaufende Dammnaht mit intrakutaner rückläufiger Naht (Abb. 9.7).

Tupfer aus der Scheide nehmen. Nicht vergessen! Zurückgelassene Fremdkörper wie z. B. Tupfer können zu Infektionen und medicolegalen Konflikten führen

9.4 Scheidendammriss (Dammriss, DR), Klitoris-, Labienrisse

Scheidendammriss, Dammriss (DR)

Definition. Weichteilverletzung unter der Geburt mit Zerreißung von Scheidenrohr, Dammhaut, Damm- und Beckenbodenmuskulatur. Einteilung s. u. Korrekt ist die Bezeichnung Scheidendammriss, da nicht nur der Damm, sondern auch die Scheide betroffen ist (Rissblutung, S. 596).

Häufigkeit. 20–30 % aller Geburten ohne Episiotomie, bei Erstgebärenden häufiger. Inzidenz in Deutschland 2017: Dammriss III° 1.74%, Dammriss IV° 0.12%

Einteilung

Dammriss I. Grades. Kurzer Riss in der Scheidenschleimhaut, oberflächlicher Riss des Dammes bis max. Dammmitte.

Dammriss II. Grades. Der Riss geht bis an den M. sphincter ani externus heran, der intakt bleibt, die Dammmuskulatur ist eingerissen.

Dammriss III. Grades. Teile oder der ganze M. sphincter ani externus und der M. sphincter ani internus sind durchgerissen:
- III a M. sphincter ani externus < 50 %
- III b M. sphincter ani externus > 50 %
- III c M. sphincter ani internus

Dammriss IV. Grades. Rektum-Schleimhaut ist eingerissen.

Scheidendammnaht. Grundsatz: Zerrissene Teile durch Nähte so adaptieren, wie sie vor der Verletzung lagen.

Zeitpunkt:
- Bei Spontangeburt abwarten, bis die Nachgeburt geboren ist.
- Ist die Frau narkotisiert (vorhergegangener Eingriff), wird sofort genäht.

Schmerzstillung. Ausführung stets nach lokaler, Leitungsanästhesie oder Vollnarkose.

After abdecken.

Wundgebiet gut zugänglich machen. Übersicht ist die Hauptsache!

Scheidendammriss I. Grades (DR I). Scheiden- und Dammnaht.

Scheidennaht (s. S. 480). Ist die Columna rugarum auf beiden Seiten abgerissen, muss sie nach beiden Seiten hin mit je einer Reihe von Einzelnähten vernäht werden.

Dammnaht. 2–4 durchgreifende Nähte von der Haut aus. Man sticht auf der Haut, wenige Millimeter vom Wundrand entfernt, ein, geht weitgreifend in die Tiefe und kommt an entsprechender Stelle der Haut wieder heraus.

Scheidendammriss II. Grades (DR II). Scheiden-, tiefe Damm- (S. 480), Hautnaht.

Dammhautnaht. Einige oberflächliche Knopfnähte zum Wundverschluss und zur Adaptierung der Haut.

Anatomie. Die beim DR II sichtbar werdenden längs verlaufenden Muskelfasern stammen vom dicken M. bulbocavernosus, die darunter liegenden quer verlaufenden vom M. transversus perinei profundus (Abb. 7.16, S. 228). Seitlich verlaufende Risse gehen bis in den zarten M. transversus perinei superficialis hinein. Viel seltener sind Einrisse oder Zerreißungen vorderer Levatorteile (Vorkommen: HiHH, VoHL, Stirnlage, GL, allgemein verengtes Becken durch spitzen Schambogen).

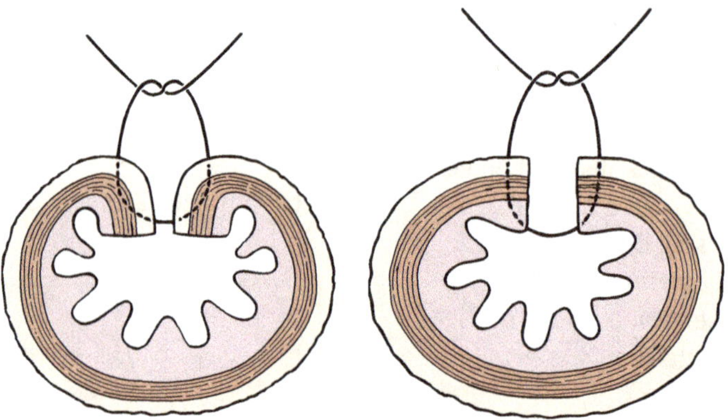

 Mastdarmnaht (nach Martius). Verboten ist das Mitfassen der Schleimhaut.

Scheidendammriss III. und IV. Grades (DR III/IV).

Vorgehen: **1.** Aufsuchen der Sphinkterenden. **2.** Naht des Mastdarmes: Handschuh-, Instrumentenwechsel! **3.** Naht des Sphinkters, **4.** Naht der Beckenbodenmuskulatur, **5.** Scheiden- und Dammnähte wie beim DR II, **6.** Antibiotikagabe. Perioperativ und postoperativ für 5 Tage (Cephalosporin).

---

1. Aufsuchen der Sphinkterenden.

Die Sphinkterenden sucht man unmittelbar subkutan, wo die radiär gefaltete Haut der Afterumgebung an die Wundränder stößt. Die Enden des durchgerissenen Sphinkters weichen weit zurück. Sie wieder aufzufinden, ist für den Anfänger nicht leicht. Man hüte sich davor, irgendetwas Sphinkterähnliches zusammenzunähen. Prägt man sich genau ein, wo man die Muskelenden zu suchen hat, so muss auch der Anfänger sie finden (s. o.).

Jedes Sphinkterende wird mit einer Péan-Klemme zart gefasst und vorgezogen.

2. Naht des Mastdarmes. Ist der Darm verletzt, so wird dieser zuerst genäht. Durch Anziehen der beiden Péan-Klemmen, also der Sphinkterenden, nähern sich die Wundränder des Mastdarms, die Wunde wird schlitzförmig. Der Verschluss des Mastdarmrisses mit Vicryl 3-0-Einzelnähten ist jetzt nicht schwierig. Nähte im Abstand von 1 cm setzen.

Die Schleimhaut darf man auf keinen Fall mitfassen (→ Fisteln würden entstehen!). Das erreicht man, wenn man das perirektale Bindegewebe dos à dos zusammennäht (s. Abb. 9.8, Abb. 9.9).

3. Naht des Sphinkters: Handschuh-, Instrumentenwechsel!

Abdecken des Afters, Vorziehen der beiden Stümpfe des Sphincter ani an den Klemmen und Vereinigung durch mehrere 3-0 PDS II Einzelknopfnähte.

Neben der üblicherweise angewandten End-zu-End-Anastomisierung des M. sphincter ani externus ist die überlappende Anastomisierung der Muskelbäuche vorgeschlagen worden. Erste prospektive Studien zu beiden Operationsmethoden (End-zu-End vs. Overlap) weisen Vorteile der überlappenden Vernähungstechniken auf (nach 12 Monaten seltenere Stuhlinkontinenzen, Drangsymptomatiken, perineale Schmerzen).

4. Naht des Beckenbodens. Über die Mastdarmnahtreihe wird nun eine Reihe von Einzelnähten durch die Beckenbodenmuskulatur gelegt, damit aus dem DR III ein DR II wird.

5. Scheiden- und Dammnähte wie beim DR II.

Im Rahmen der Operation wird eine intravenöse Verabreichung eines prophylaktischen Antibiotikums empfohlen, beispielsweise in Form eines Cephalosporins der zweiten Generation in Einzeldosis. Derzeit liegen keine Evidenzen für den Einsatz einer postoperativen Antibiotikatherapie vor, obwohl einige Experten diese nach wie vor empfehlen.

Nachbehandlung. Eine besondere Nachbehandlung ist nicht erforderlich. Ob die Wunden gut heilen oder nicht, hängt ab von der Dammnaht (Nahttechnik) und vom Lochialfluss. Stauungen des Wochenbettflusses sind zu vermeiden.
- Ein Abspülen der Naht nach der Toilettenbenutzung (z. B. Bidet) und vorsichtiges Trocknen sind zu empfehlen.
- Beim DR III. und IV. Grades werden Abführmittel als erleichternd empfunden, z. B. Bifiteral® Sirup 10 ml 2-mal täglich (Vermeidung der Bauchpresse beim Stuhlgang); Antibiotika für 5 Tage (Cephalosporin).

Bei Sekundärheilung kommt eine plastische Operation nach 3–4 Monaten in Frage.

Klitoris-, Labienrisse

Klitorisrisse bluten stark (Einriss des Crus clitoridis), und die Blutung steht nie von selbst:
- Lokale Anästhesie.
- Blutende Stelle mit Kocherklemme fassen.
- Vorsicht Harnröhre! Tiefgreifende Umstechung ober- und unterhalb der Klemme.

Labienrisse und -abschürfungen sind ohne besondere Bedeutung. Sie werden mit Einzelknopfnähten genäht (Vicryl 4/0).

9.5 Zangenoperation

Geburtszange. Aus 2 zusammensetzbaren Löffeln bestehendes geburtshilfliches Zuginstrument zur Zangenextraktion (Abb. 9.10 bis Abb. 9.13): Naegele-, Kielland-, Bamberger, Shute-, Laufe-Zange.

Naegele-Zange (Abb. 9.14 bis Abb. 9.18). Die Wahl der Zange hängt von der persönlichen Erfahrung des Operateurs ab. Im deutschen Sprachraum wird die Naegele-Zange bevorzugt.

Aufgabe der Zange. Die Zange ist zum Ziehen da! Ein gewisser Druck auf den Kopf lässt sich dennoch nicht vermeiden und führt gelegentlich zu Schädigungen des Kindes.

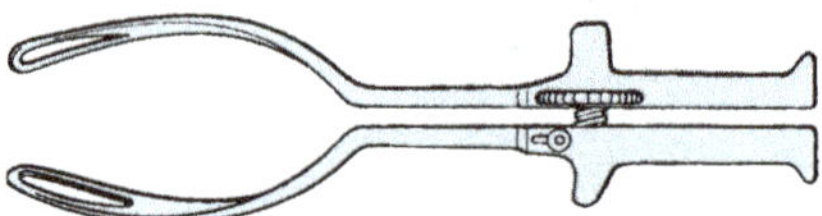

Abb. 9.10: Shute-Parallelzange.

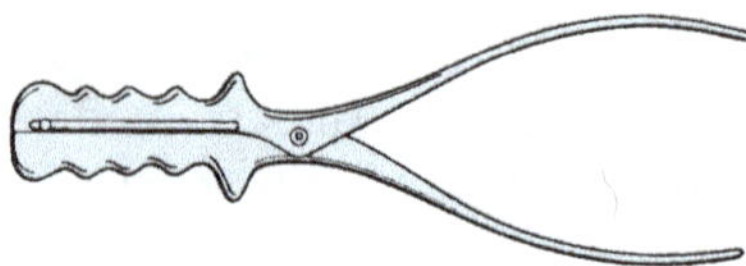

Abb. 9.11: Bamberger Divergenzzange nach Sipli-Krone.

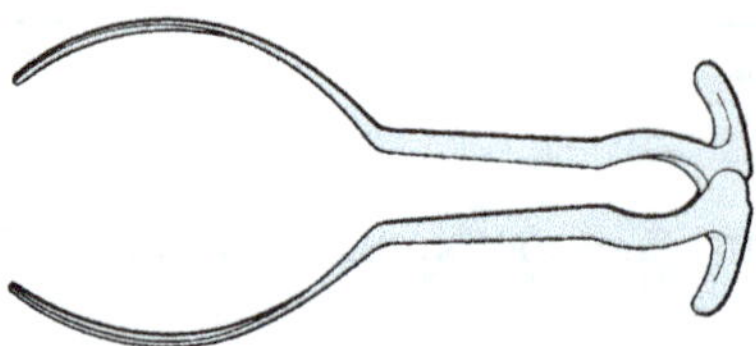

Abb. 9.12: Laufe-Divergenzzange.

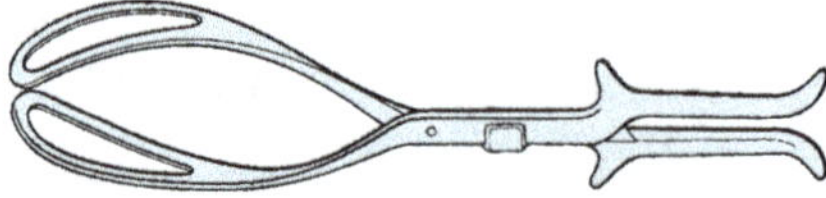

Abb. 9.13: Kielland-Zange mit gekreuzter Löffelanordnung.

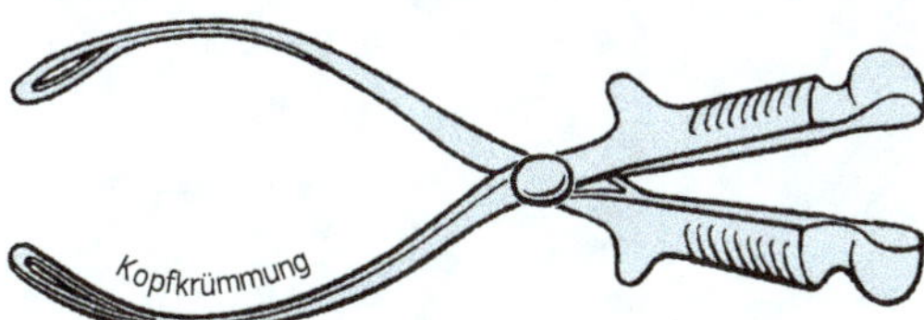

Abb. 9.14: Naegele-Zange (von oben).

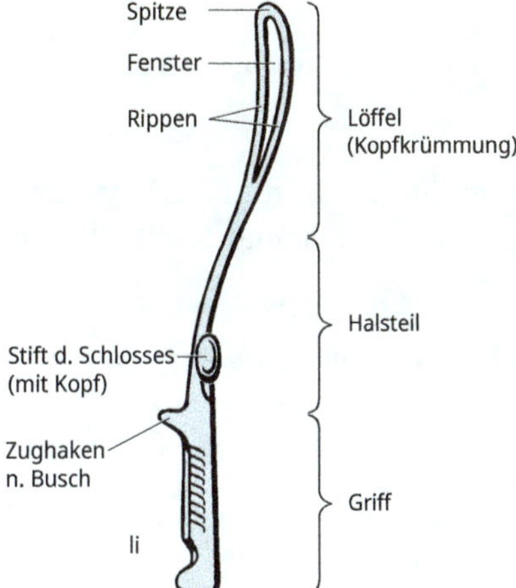

Abb. 9.15: Naegele-Zange (von der Seite).

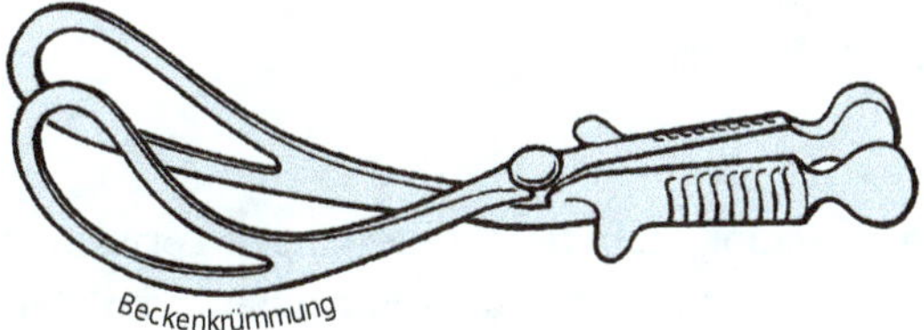

Abb. 9.16: Naegele-Zange. Linke Löffel und seine Teile.

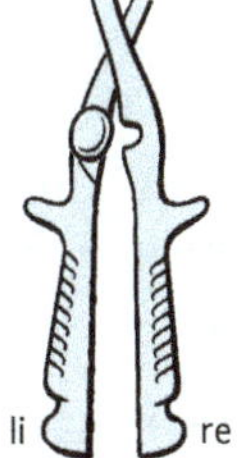

Abb. 9.17: Naegele-Zange. Das Schloss besteht aus Stift und Knopf des linken Löffels und dem Ausschnitt des rechten Löffels.

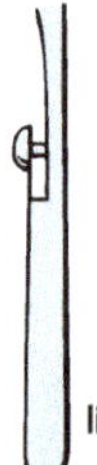

Abb. 9.18: Naegele-Zange. Schlossteil des linken Löffels.

Praxishinweis. Verboten (→ Kunstfehler) ist die Kompression des unkonfigurierten Schädels über dem BE mit der Zange, um ihn in das Becken hineinzuziehen.

Indikation, Vorbedingung. Vor der Zangenoperation sind 2 Fragen zu klären: Indikation: Ist die Zange nötig (s. Indikationen für die operative Entbindung. S. 475)? Vorbedingungen: Ist die Zange möglich?

Sechs Vorbedingungen sind in der Austreibungsperiode erfüllt bzw. erfüllbar, sofern das Kind lebt:

Drei mütterliche
- Mm muss vollständig eröffnet sein.
- Beckenausgang darf nicht zu eng sein.
- Fruchtblase muss gesprungen oder eröffnet sein.

Drei kindliche
- Kopf muss zangengerecht stehen.
- Kopf darf nicht zu groß und nicht zu klein sein.
- Kind muss leben.

Vollständig eröffneter Mm (→ wichtigste Bedingung!). Drängt der Eingriff, erweitert man den sich öffnenden Mm ggf. durch Inzisionen. Fühlt man nur einen schmalen Saum, gelingt es häufig, diesen mit der Hand durch zarten Nachdruck über den Kopf zurückzuschieben.

Keine Zange bei nicht vollständig eröffnetem Mm!

Eine Zange durch einen nicht vollständig erweiterten Mm hindurch anlegen zu wollen und dann unbesorgt zu ziehen, bringt nur ein völlig Unerfahrener oder Gewissenloser fertig. Tiefgehende Risse der Zervix mit lebensgefährlichen Blutungen, Aufreißen der Parametrien, Zerreißen der Uteringefäße sind Folge. Ist der Mm nicht vollständig, so wartet man ab, bis er vollständig geworden ist oder inzidiert ihn.f

Beckenausgang darf nicht verengt sein wie beim allgemein verengten (→ spitzer Schambogenwinkel) und Trichterbecken.

Fruchtblase muss gesprungen sein. Ist sie nicht gesprungen, wird sie mit der Kugelzange beim Vorwölben eröffnet.

Ohne Blaseneröffnung droht bei Ausführung der Zange eine mechanische Plazentalösung (→ Blutung!).

Kopf muss zangengerecht, mindestens in BM stehen. Die Geburtsgeschwulst ist bei der Höhenbestimmung in Abzug zu bringen, sie täuscht einen Kopftiefstand vor!

Die Zange hat die Aufgabe, den im Becken stehenden Kopf aus dem Becken herauszuholen; niemals einen über dem Becken stehenden Kopf in das Becken hineinziehen!

Hohe Zange. Der Kopf muss so tief im Becken stehen, dass er mit seinem größten Umfang die Terminallinie passiert hat. Der Kopf steht dann tief und fest im BE. Die an diesem Kopf ausgeführte Zange heißt hohe Zange; sie wird heute nicht mehr durchgeführt.

Kopf darf nicht zu groß und nicht zu klein sein. Zangen sind technisch weder an einen zu großen Kopf (Hydrozephalus) noch an einen zu kleinen anzulegen (extrem Frühgeburt, Anenzephalus).

Wer einmal in die Lage kommt, bei einer sehr frühen Frühgeburt die Zange anlegen zu müssen, der wird zu seiner Überraschung sehen, dass die Zange von dem zu kleinen Kopf leicht abgleitet, weil die Kopfkrümmung der Zange für einen normalen Kopf gebaut ist. Noch eindrucksvoller erlebt man das bei einem Anenzephalus: Der Schädel ist hierbei so klein, dass er in der geschlossenen Zange überhaupt nicht fixiert werden kann. Auch an einen zu großen Kopf (Hydrozephalus) kann man eine Zange nicht anlegen.

Kind muss leben. Jede Zangenentbindung ist mit mehr oder weniger großen Gefahren auch für die Mutter verbunden (s. S. 503). Liegt ein intrauteriner Fruchttod vor, so weicht man auf die für die Mutter weniger gefährliche VE aus (s. S. 503), in extrem seltenen Fällen auf eine Perforation sub partu mit anschließender Kraniotraxie (S. 525). Heutzutage würde bei diesen Feten mit letaler Fehlbildung und extremem Hydrozephalus mit Makrozephalie eher eine antenatale Kraniozentese zur Kopfumfangsverkleinerung in Betracht gezogen werden.

Intrapartale Sonographie.
In den letzten zwei Jahrzehnten ist die Ultraschalluntersuchung zur Beurteilung und für das Management der Geburt in der Austreibungsphase hinzugekommen. Geburtshilfliche Interventionen hängen von der genauen Kenntnis der Beziehung zwischen dem fetalen Kopf, dem mütterlichen Becken und dem Höhenstand der kindlichen Leitstelle ab. Hier spielt der intrapartale Ultraschall eine besondere Rolle. Es ist seit langem erwiesen, dass die klinische Beurteilung, insbesondere die digitale Untersuchung allein aufgrund der unterschiedlichen Erfahrung von Hebammen und Ärzten mit Fehlern und Ungenauigkeiten behaftet ist.

Man muss sich auch darüber im Klaren sein, dass ein fehlgeschlagener operativer vaginaler Entbindungsversuch aufgrund einer Fehleinschätzung des Höhenstandes mit einem schwierigen sekundären oder Not-Kaiserschnitt wegen des tiefsitzenden fetalen Kopfes einhergehen und schwerwiegende mütterliche und fetale Folgen haben kann. Fehlgeschlagene operative vaginale Entbindungen können mit erheblichen Beckentraumata und fetalen Verletzungen einhergehen.

Vor kurzem wurden internationale Leitlinien für den intrapartalen Ultraschall veröffentlicht und die subpartale Sonographie wird bei unklarem Höhenstand oder unklarer Einstellung des kindlichen Köpfchens in geburtshilflichen Leitlinien empfohlen.

Anlegen der Zange

Regel 1: Fassen und Führen der Löffel. Man fasst den linken Löffel mit der linken Hand und bringt ihn in die linke Seite der Mutter. Man fasst den rechten Löffel mit der rechten Hand und bringt ihn in die rechte Seite der Mutter.
- Der linke Löffel trägt den Stift und den Knopf des Schlosses (Abb. 9.16).
- Der rechte Löffel trägt den Ausschnitt des Schlosses (Abb. 9.17).

Regel 2: Der linke Löffel wird zuerst eingeführt. Der rechte Löffel wird als zweiter und über dem linken eingelegt, da sich die Zange sonst nicht schließen lässt.

Regel 3: Anlegen der Zange an den Kopf. Die Zange wird quer an den Kopf angelegt (Abb. 9.19, Abb. 9.20): der (quere) Durchmesser der Zangenlöffel (Abb. 9.21, Abb. 9.22) steht senkrecht auf dem Längsdurchmesser des Kopfes (Abb. 9.22, Pfeilnaht).

Der Längsdurchmesser muss bekannt sein. Er wird dargestellt bei Hinter- (HHL) und Vorderhauptlagen (VoHL) durch die Pfeilnaht, bei Gesichtslagen (GL) durch die Gesichtslinie.

Der (quere) Zangendurchmesser hat zu stehen (in der Praxis sagt man kurz: die Zange liegt) bei:

HHL	senkrecht zur Pfeilnaht
HiHHL	senkrecht zur Pfeilnaht
VoHL	senkrecht zur Pfeilnaht
GL	senkrecht zur Gesichtslinie.

Praxishinweis. Von dieser Regel, die Zange fasst den Kopf quer, gibt es eine Ausnahme: Die Zange bei tiefem Querstand (s. S. 316) wird schräg an den Kopf gelegt.

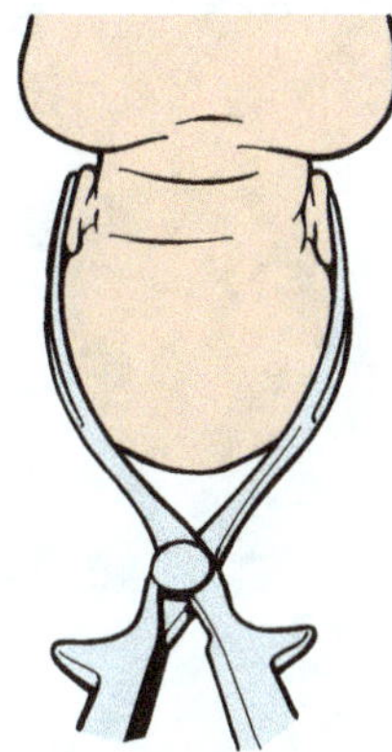

Abb. 9.19: Zange quer an den Kopf anlegen (Ausnahme, s. S. 316).

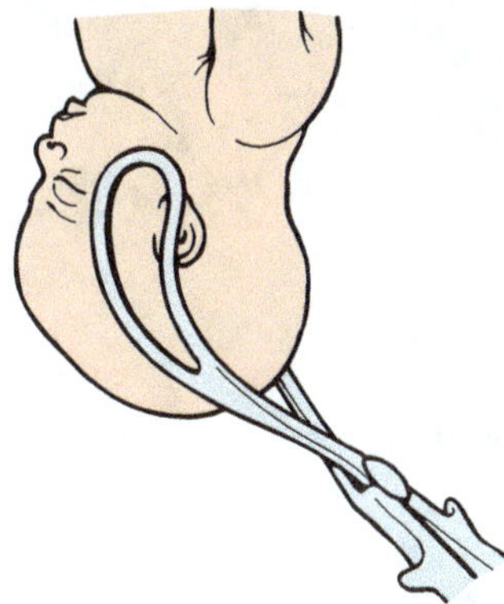

Abb. 9.20: Quer angelegte Zange von der Seite gesehen.

Regel 4: Hinhalten der Zange (Abb. 9.23). Bevor die Zange angelegt wird, hält man sie geschlossen vor die gelagerte Frau hin (Abb. 9.23), wie sie nachher am Kopf liegen soll. Dabei erfasst die linke Hand den linken Griff, rechte Hand den rechten Griff.

Die Zangenspitze ist auf die Leitstelle (Führungsstelle, führender Teil) gerichtet:

- kleine Fontanelle bei HHL
- kleine Fontanelle bis Scheitelgegend bei HiHHl
- große Fontanelle bei VoHL
- Kinn bei GL.

Die Beckenkrümmung der Zange ist entsprechend der Krümmung der Beckenführungslinie zu halten, mit der Konkavität nach oben (Abb. 9.23).

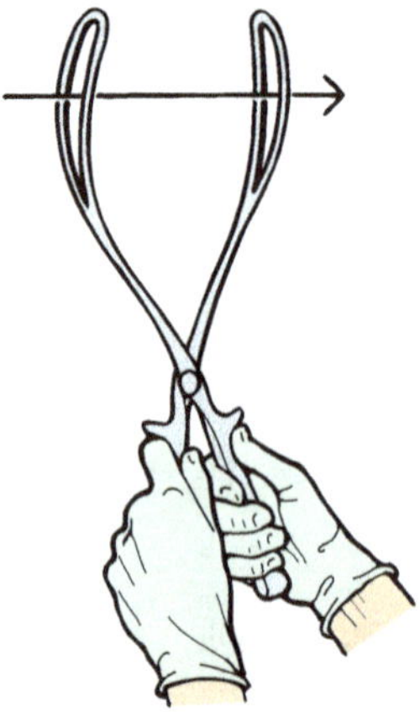

Abb. 9.21: Querer Durchmesser (Pfeil) der Zange.

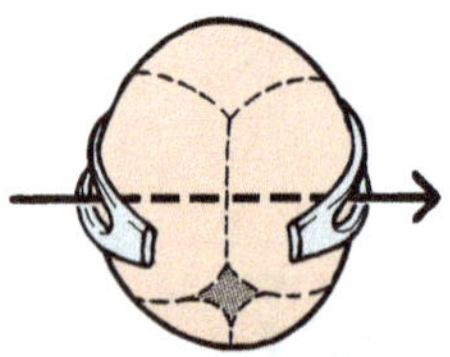

Abb. 9.22: (Querer) Durchmesser der Zange (gestrichelter Pfeil) steht senkrecht auf dem Längsdurchmesser des Kopfes (Pfeilnaht).

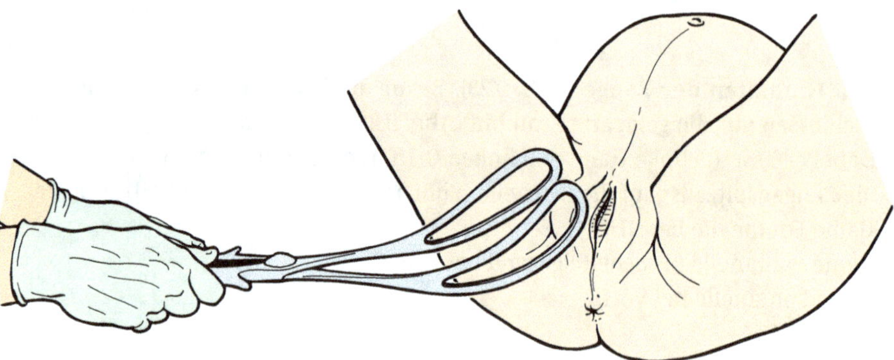

Abb. 9.23: Hinhalten der Zange.

Auf das richtige Hinhalten vor dem Anlegen ist größter Wert zu legen. Welchen Vorteil es hat, wenn dabei verlangt wird, dass die linke Hand am linken und die rechte Hand am rechen Griff zu liegen hat, ergibt sich beim Schrägstand des Kopfes.

Von dieser Regel gibt es keine Ausnahme.

Regel 5: Schutz der Weichteile. Vor Einführung der Zange gehen mindestens 2, besser 4 Finger (Digg. II–V, halbe Hand) in die Scheide ein. Die Finger schieben sich tief zwischen Kopf und Scheide ein. Der Daumen bleibt draußen und ist rechtwinklig abduziert (Abb. 9.24).

Bei Einführung des linken Löffels gehen die Finger der rechten Hand, bei Einführung des rechten Löffels gehen die Finger der linken Hand zum Schutz in die Scheide ein. Die schützende Hand darf die Scheide nicht verlassen, solange der Löffel gleitet! Entfernt wird sie, wenn der Löffel endgültig an seinem Platz liegt.

Regel 6: Einführen des ersten, linken Löffels (Abb. 9.24, Abb. 9.25). Der linke Löffel wird mit Daumen und Zeigefinger der linken Hand am äußersten Ende des Griffes so gefasst, als wenn man ihn fallen lassen wollte, und dann senkrecht pendelnd vor die Vulva gehalten. Der abduzierte Daumen der rechten Hand setzt sich gegen die hintere Rippe des Löffels (Abb. 9.24) und lässt ihn ohne jede Gewalt, lediglich durch schiebenden Druck auf die Rippe, in die Scheide zwischen Kopf und schützender Innenhand hineingleiten. Die linke Hand am Griff hat den Löffel nur zart zu führen, dass er in der Führungslinie in das Becken hineingleitet: Der Griff wird langsam gesenkt (nicht gestoßen!) und gleichzeitig in Richtung auf den rechten Oberschenkel der Mutter hinbewegt.

Beim Einführen des Löffels darf keine Gewalt angewandt werden. Zart wie eine Sonde muss man den Löffel gleiten lassen! Niemals den Löffel in die Scheide hineinpressen: er gleitet von selbst in die Scheide hinein.

Regel 7: Einführen des zweiten, rechten Löffels (Abb. 9.26). Jetzt wird der rechte Löffel in entsprechender Weise über dem linken Löffel eingeführt. Senken des Griffs und Hinführen zum linken Oberschenkel der Mutter.

Regel 8: Schließen der Zange und Nachtasten (Abb. 9.27 u. 9.28). Die beiden gekreuzt übereinander liegenden und bis auf den Damm gesenkten Löffel werden mit leicht schiebenden Bewegungen geschlossen. Die Zange lässt sich nur schließen, wenn der rechte Löffel über dem linken Löffel liegt.

Schwieriges Schließen der Zange
- Löffel werfen sich, stehen nicht in einer Ebene, sondern schräg zueinander. Abhilfe: Die Hände umfassen die Griffe und führen die Bewegung des Brotbrechens aus.
- Stift kann nicht in den Ausschnitt gebracht werden, weil ein Löffel höher steht als der andere. Abhilfe: Vorsichtiges Höherschieben des zu tief stehenden Löffels nach Eingehen der deckenden Hand in die Scheide. Misslingt dies, führt das Herausnehmen und Wiedereinlegen eines oder beider Löffel zum Ziel.
- Zange kann nicht geschlossen werden, weil der rechte Löffel zuerst eingeführt wurde. Abhilfe: Abnehmen des rechten Löffels und Wiedereinführen über dem linken Löffel.

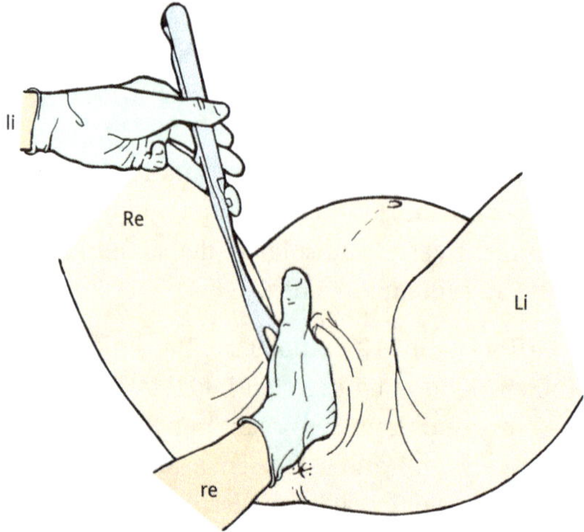

Abb. 9.24: Einführen des ersten, linken Löffels.

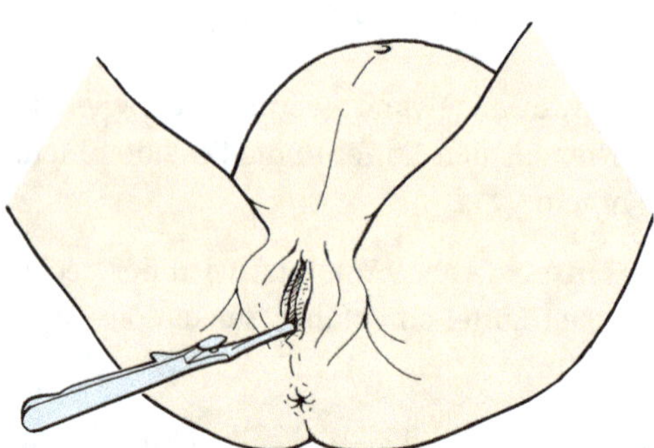

Abb. 9.25: Linker Löffel ist richtig angelegt.

Nachtastung. Nach dem Schließen der Zange wird sofort nachgetastet! Eine Hand hält die Zange, die andere geht in die Scheide ein und vergewissert sich, ob
– beide Zangenlöffel dem Kopf richtig anliegen,
– keine Weichteile von der Zange gefasst sind: Zervix, Teile der Scheide, äußere Genitalien.

Extraktion

Regel 1: Fassen der Zange (Abb. 9.29). Die linke Hand umfasst von oben her die Griffe, die rechte Hand legt sich mit dem 2. und 3. Finger über die Busch-Haken.

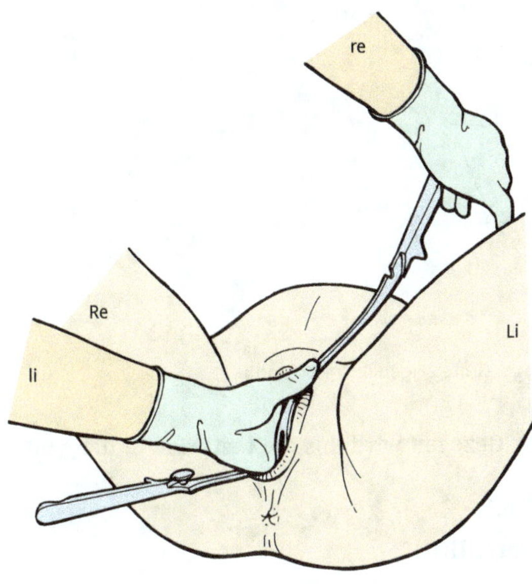

Abb. 9.26: Einlegen des zweiten, rechten Löffels.

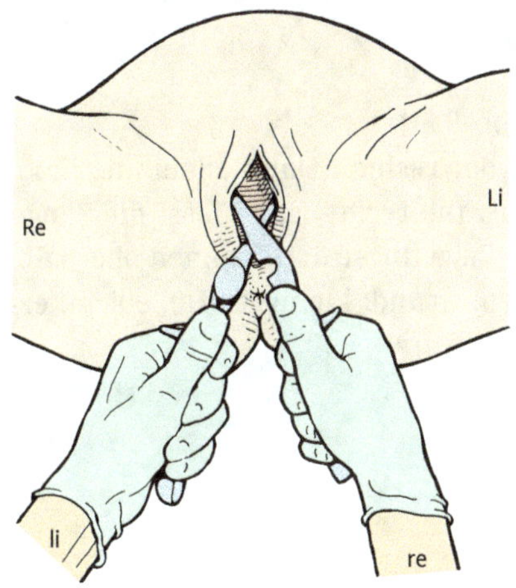

Abb. 9.27: Schließen der Zange.

Der Zeigefinger der linken Hand schiebt sich in den klaffenden Spalt zwischen die beiden Zangengriffe, um einen Überdruck auf den Kopf zu vermeiden.

Wechsel dieser Händestellung. Bei Gesichtslage wird die Zange anders gefasst.

Regel 2: Zugrichtung. Mit der Zange wird der natürliche Geburtsmechanismus nachgeahmt.

Voraussetzung für das Handhaben der Zange ist Kenntnis der Geburtmechanik und Vertrautheit mit dem Austrittsmechanismus der Kopflagen.

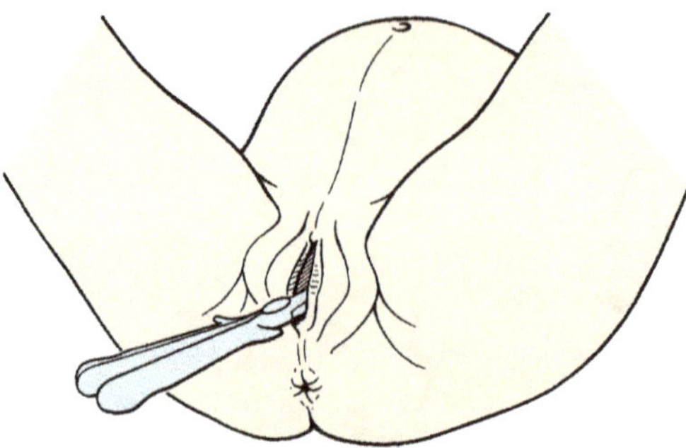

Abb. 9.28: Korrekt angelegte, geschlossene Zange. Griffe zeigen in Zugrichtung.

Ziehen in Richtung Griffe (Abb. 9.30). Gezogen wird, bis die Leitstelle in der Vulva sichtbar wird:

- kleine Fontanelle bei HHL
- kleine Fontanelle, Scheitelgegend bei HiHHL
- große Fontanelle bei VoHL
- Kinn erscheint in der Vulva bei GL.

Stellung- und Handwechsel

- Stellungswechsel. Auf die linke Seite treten (Abb. 9.31).
- Handwechsel. Jetzt überlässt man die Zange der rechten Hand allein, die linke muss frei sein, sie führt den Dammschutz aus. Die rechte Hand fasst die Zange jetzt quer über dem Schloss (Abb. 9.31), sodass Zeigefinger und Daumen oberhalb, die Finger 3–5 unterhalb der Zughaken liegen. Grund: kleinerer Hebelarm, erwünschte geringere Kraftauswirkung.

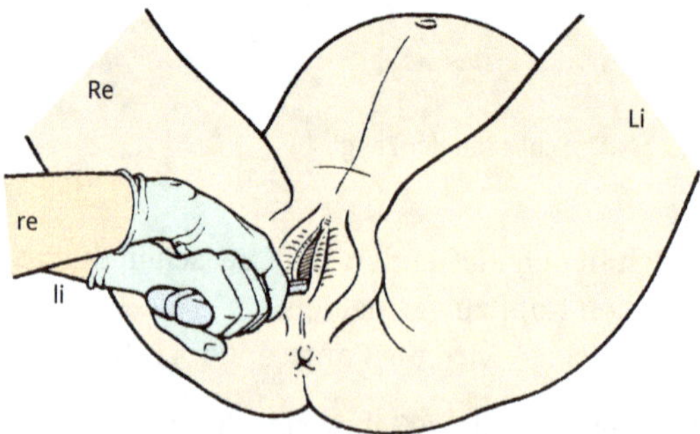

Abb. 9.29: Fassen der Zange. Linke Hand umfasst von oben her die Griffe, rechte Hand legt sich darüber und greift mit dem 2. und 3. Finger über die Busch-Haken (cave: Hier vergisst der Operateur, den Zeigefinger zwischen die Griffe zu stecken!).

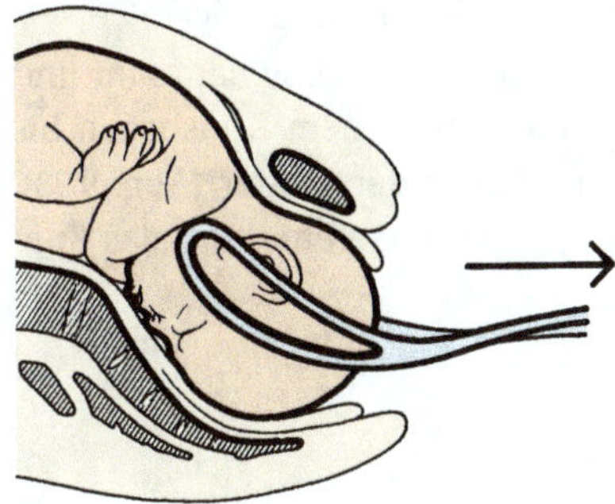

Abb. 9.30: Zug in Richtung Zangengriffe.

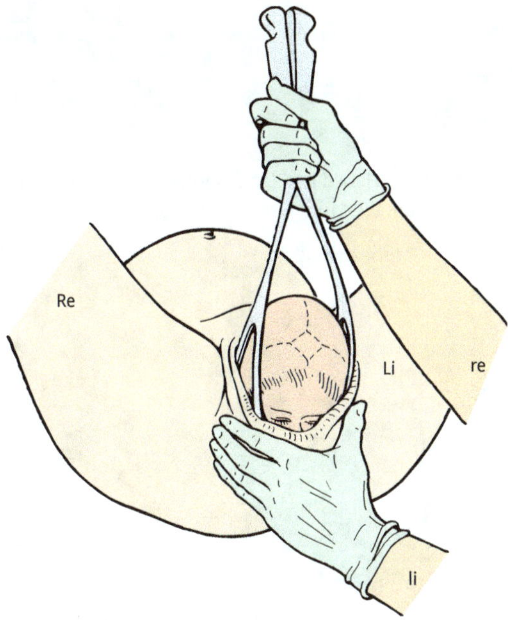

Abb. 9.31: Stellung- (auf die linke Seite treten) und Handwechsel (rechte Hand bleibt allein an der Zange, linke am Damm). Heben der Griffe, nicht mehr ziehen.

Der Handwechsel ist erforderlich, weil in dem Augenblick, in dem die Leitstelle in der Vulva erscheint (s. o.) der Drehpunkt (Hypomochlion, Stemmpunkt) der Kopflage am Symphysenunterrand angekommen ist, die Rotation um die Symphyse herum und Dammschutz beginnen müssen. Drehpunkte sind:

- Nackenhaargrenze bei HHL
- große Fontanelle, Stirnhaargrenze bei HiHHL
- Stirnhaargrenze (und unterhalb) bei VoHL
- Zungenbein bei GL.

Nach Stellung- und Handwechsel wird nur noch gehoben, nicht mehr gezogen:
- Die rechte Hand hebt die Zangengriffe (Abb. 9.32) und bewegt sie langsam und vorsichtig (→ Damm erlebt die größte Anspannung!) auf einem Kreisbogen bis zur Senkrechten und darüber hinaus in Richtung Bauch der Mutter (Abb. 9.33). Dadurch wird der Kopf im Bogen um die Symphyse herumgeführt, also das Knie des Geburtskanals überwunden.

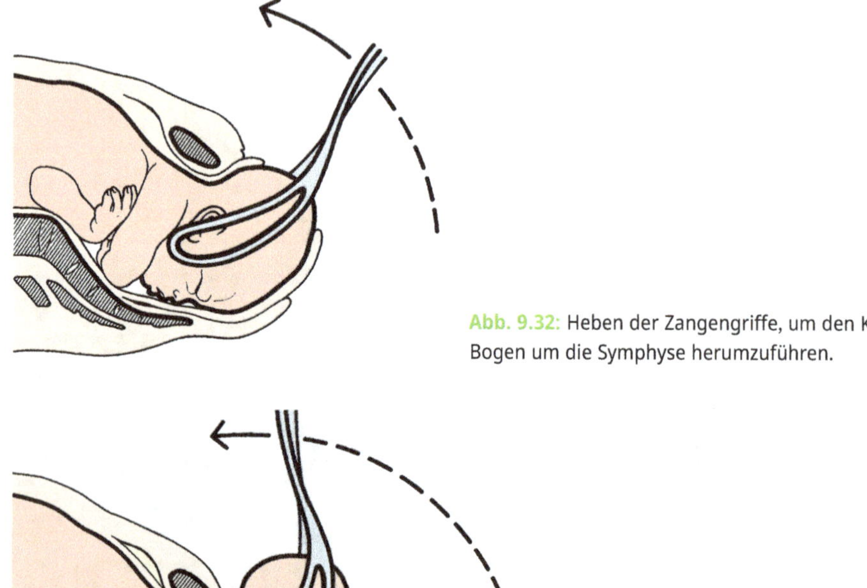

Abb. 9.32: Heben der Zangengriffe, um den Kopf im Bogen um die Symphyse herumzuführen.

Abb. 9.33: Heben der Zangengriffe bis zur Senkrechten in Richtung Bauch der Mutter.

Hauptbewegungen der Zangenoperation:
Ziehen in Richtung Griffe, bis der Drehpunkt am Symphysenunterrand angekommen ist. Kennzeichen: Leitstelle in der Vulva sichtbar.
   Heben der Griffe, um den Kopf um die Symphyse herum rotieren lassen zu können.

Ist der Kopf ganz geboren, werden die Zangenlöffel abgenommen. Anschließend folgt die Weiterentwicklung des Kindes wie bei Spontangeburt (S. 296).

Zange bei schrägstehendem Kopf. In einem schrägen Durchmesser wird der Kopf in BM oder (nicht selten) auf BB gefunden. Der Kopf steht im I. schrägen Durchmesser (Pfeilnaht von links vorn nach rechts hinten, Abb. 9.34) oder im II. schrägen Durchmesser (Pfeilnaht von rechts vorn nach links hinten, Abb. 9.36).

Wie immer (Ausnahme: s. u.) wird die Zange quer an den Kopf gelegt. Die Löffel (ihr querer Durchmesser) kommen dadurch in einen schrägen Durchmesser des Beckens zu liegen, in den der Pfeilnaht entgegengesetzten schrägen Durchmesser. Ein Zangenlöffel wird beim Anlegen nach seitlich vorn, der andere in die entgegengesetzt liegende Kreuzbeinhöhlung gebracht. Der linke Löffel wird zuerst eingeführt.

Beispiel 1. Pfeilnaht im I. schrägen Durchmesser, kleine Fontanelle links vorn (Abb. 9.34).
Hinhalten der geschlossenen Zange:
- Die Spitze hat nach links vorn auf die kleine Fontanelle zu zeigen. Hält man die Zange so hin, wie sie nachher am Kopf zu liegen hat, sieht man, dass der eine Löffel nach links hinten und der andere nach rechts vorn zu liegen kommen muss.

Welcher Löffel welche Lage einnehmen muss, kann man ablesen, wenn man die Zangengriffe richtig (S. 490) erfasst:
- Der nach links hinten kommende Löffel ist von der linken Hand gefasst, ist also der linke Löffel. Entsprechend ist der nach rechts vorn kommende Löffel der rechte Löffel. Diese Überlegung ist von praktischer Bedeutung! Auch der Erfahrene scheut sich nicht, sie anzustellen.

Den nach hinten kommenden Löffel (hier: linker Löffel), der nach links hinten kommt, führt man ohne Schwierigkeit wie immer in die Scheide ein.

Einführen des vorderen Löffels (hier: rechter Löffel), der nach rechts vorn kommen muss (Abb. 9.34). Der schräg nach vorn gehörende Löffel kann nicht nach vorn eingeführt werden, weil rechts Platz fehlt: Der absteigende Schambeinast versperrt den direkten Weg nach vorn.
- Wandernlassen des Löffels. Der Löffel, der vorn liegen soll, wird hinten, kreuzbeinhöhlenwärts in die Scheide eingeführt und danach nach vorn gebracht.

Wandern muss immer der Löffel, der nach vorn kommt!

Hier wandert der rechte Löffel. Dann wird er zunächst wie immer nach rechts hinten in die Kreuzbeinhöhle eingeführt. Sobald er richtig hinten im Weichteilrohr dem Kopf anliegt, wird die bisherige schreibfederartige Haltung des Griffes aufgegeben:

Der Griff wird von jetzt ab wie ein Schläger fest in die volle Hand genommen. Jetzt beginnt das Wandernlassen (Abb. 9.35), an dem beide Hände in gleichem Maße mitwirken.

- Die äußere Hand, hier die rechte, senkt den Griff und führt den Löffel gleichzeitig derart herum, dass das Blatt unmittelbar am Kopf von rechts hinten nach rechts vorn verschoben wird (Abb. 9.35).
- Die innere (hier: linke) Hand wirkt permanent mit: Sie hat nicht nur wie sonst das Löffelblatt dauernd zu decken (Prophylaxe von Weichteilverletzungen), sondern sie muss auch das Blatt des Löffels aktiv von innen her erfassen und es in bogenförmiger Bewegung am Kopf mit nach vorn bringen helfen. Dadurch wird die äußere Hand unterstützt.

Wer die innere Hand nicht aktiv mitwirken lässt, macht sich das Wandernlassen unnötig schwerer.

Liegt der vordere Löffel an seinem Platz, so wird die Zange geschlossen. Jetzt wird nachgetastet, ob die Zange richtig liegt und mit der Extraktion begonnen.

- Gezogen wird, wohin die Griffe zeigen!
- Beim Schrägstand des Kopfes wird gezogen, gedreht, wohlgemerkt: gleichzeitig!

Niemals mit der Zange eine drehende Bewegung machen, ohne gleichzeitig zu ziehen!

Gedreht wird so, dass die seitlich stehende kleine Fontanelle nach vorn kommt, hier (Abb. 9.32) entgegen dem Uhrzeigersinn. Dann mit üblicher Technik.

Zu den beiden Hauptbewegungen der Zangenoperation, die wir bisher gelernt haben (S. 498), Ziehen in Richtung Griffe und Heben der Griffe, kommt eine dritte: Ziehen mit gleichzeitigem Drehen.

Beispiel 2. Pfeilnaht im II. schrägen Durchmesser, kleine Fontanelle rechts vorn (Abb. Abb. 9.36).

Anlegen der Zange im I. schrägen Durchmesser (Abb. 9.37):

- Linker Löffel kommt nach vorn links, rechter Löffel nach hinten rechts.
- Wandern muss also der linke Löffel (Abb. 9.37).
- Der linke Löffel wird wie immer auch hier zuerst eingelegt.
- Beim Ziehen muss gleichzeitig im Sinne des Uhrzeigers gedreht werden.

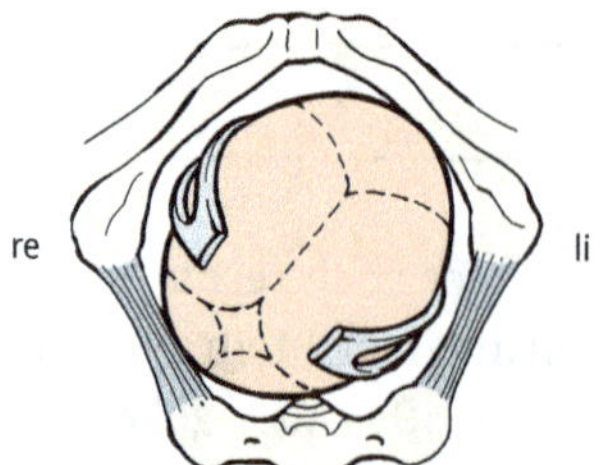

Abb. 9.34: Pfeilnaht im I. schrägen Durchmesser, Zange wird im II. schrägen Durchmesser angelegt.

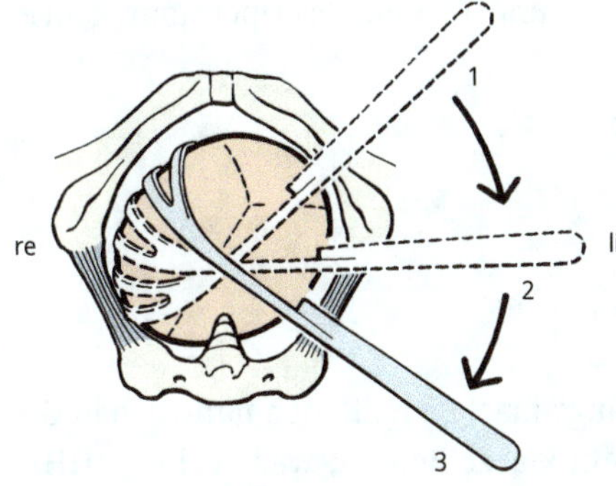

Abb. 9.35: Wandernlassen des rechten Löffels.

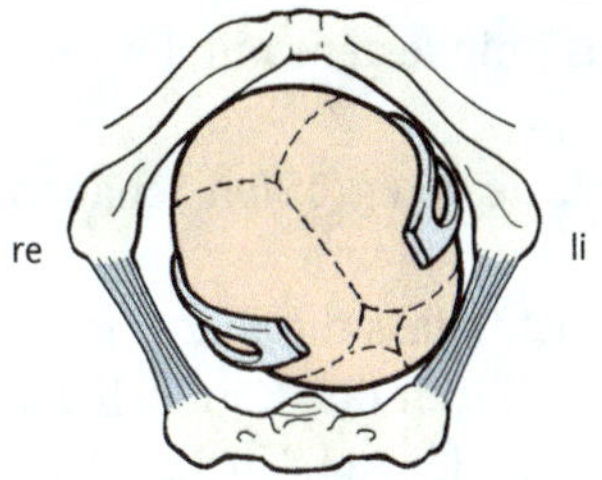

Abb. 9.36: Pfeilnaht im II. schrägen Durchmesser, Zange wird im I. schrägen Durchmesser angelegt.

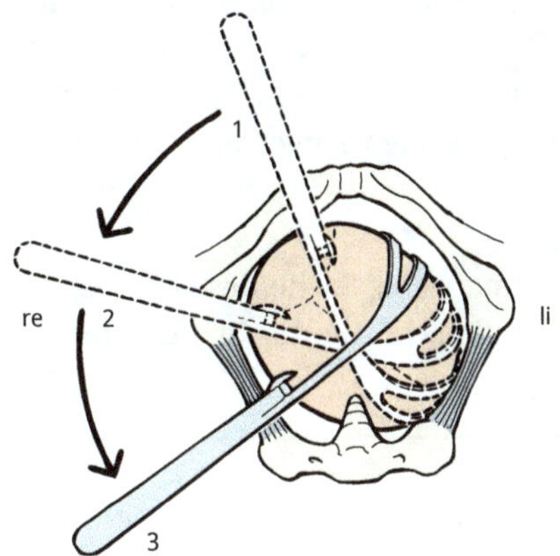

Abb. 9.37: Wandernlassen des linken Löffels.

Damit sind die technischen Regeln der Zangenkunst angesprochen. Um sie zu üben, genügen wenige Stunden am Phantom. Anders sieht es mit der Zangenoperation in der Praxis aus (s. u.).

Gefahren, Prognose. Auch der erfahrene Operateur kann Verletzungen nicht verhindern; dies liegt im Wesen der Methode! So schonend, wie die Natur beim normalen Geburtsablauf, ist eben die Zange nicht!

Prognose. Entscheidend sind: Erfahrung, Geschick und Technik des Operateurs sowie die Qualität der Diagnostik:
- Höhenstand des Kopfes
- Kopfhaltung und -einstellung
- Mm-Größe
- Zustand der Weichteile
- Befinden von Mutter und Kind.

Kopf. Höhenstand, Haltung, Einstellung. Eine Zange machen heißt den natürlichen Geburtsmechanismus nachahmen. Dazu gehört ein klarer Befund, was vorliegt (HHL, HiHHL, VoHL oder etwas anderes).

Schädellagen müssen beherrscht werden. Niemand darf sich an eine Zangenoperation heranwagen, der nicht mit dem Geburtsmechanismus (mindestens mit der Austrittsbewegung) aller Schädellagen vertraut ist.

Wer z. B. eine VoHL wie eine HHL behandeln wollte, würde den größten Schaden anrichten.

Dosierter Druck. Beim Ziehen wird oft der Fehler gemacht, dass die linke Hand, die die Zangengriffe geschlossen hält, zu stark zudrückt, wodurch der Kopf schwer geschädigt werden kann. Druck ist unvermeidlich, sonst würde der Kopf nicht folgen und die Zange abgleiten, er muss aber so gering wie möglich sein.
- Überdruck ist lebensgefährlich: Tentoriumriss, intrakranielle Blutung, Schädelfraktur.
- Nach dem Schließen der Zange klafft zwischen den Griffen ein Spalt, den man beim Ziehen durch einen zwischen die Griffe gesteckten Finger oder durch ein eingelegtes Tuch offenhalten muss.

Zugrichtung in Richtung Griffe (s. o.). Darüber hinaus ist es Sache des Gefühls, die Richtung des geringsten Widerstandes herauszufinden, in die die Griffe gebracht werden müssen.

Praxishinweis. Der Umfang der Gewebezerreißung mütterlicher Weichteile wird von der Art des Zuges bestimmt: Jeder Zug ist langsam und in größter Ruhe auszuführen! Während der Wehe ziehen! Nach jedem Zug eine Pause machen!

Pausen einhalten. Solange keine Veranlassung zu besonderer Eile vorliegt, wird im Tempo der Presswehen gezogen! Pausen unterstützen die Dehnung der Weichteile und mildern den Zangendruck auf den Schädel. In den Pausen werden die Löffel im Schloss etwas auseinandergeschoben.

Kopf dirigieren. Ganz besonders langsam und vorsichtig muss man den Kopf beim Herumheben um die Symphyse, also beim Einschneiden und Durchschneiden, führen (Abb. 9.30). Die Entwicklung über den Damm soll einige Minuten dauern. Dadurch wird der Dammschutz erleichtert.

Hauptgefahren für Mutter und Kind sind Verletzungen.

Verletzungen der Mutter. Häufig sind: Dammriss, Längsriss im Scheidenrohr (besonders wenn der Kopf gedreht werden musste), Risse der Klitoris, Zervixriss (meist vom freien Rand der Zervix ausgehend), Einriss oder Abriss eines Levatorenschenkels (auch bei unverletzter Scheidenwand). Daher:

Nach jeder Zangenoperation ist die Scheide mit großen Spiegeln einzustellen und der äußere Mm rundherum durch Fassen mit Fasszangen auf Einrisse abzusuchen!

Selten sind: Blasenscheiden- und Mastdarmscheidenfisteln.

Verletzungen des Kindes. Häufig sind: Tentoriumrisse mit Zerreißung von Venen (besonders V. cerebri) oder Sinus transversus, Sinus petrosus superior und konsekutiven Blutungen in der hinteren Schädelhöhle: Tod durch Kompression der Medulla oblongata. Ferner: Abschürfung der Haut, Quetschung, Hämatom, Nervenlähmung (besonders N. facialis, gute Prognose), ferner Schädelfraktur, die häufig mit Zerreißungen der Venensinus einhergehen.

9.6 Vakuumextraktion (VE)

Definition. Form der operativen Entbindung zur Entwicklung des kindlichen Kopfes mittels Saugglocke, die auf die Kopfschwarte gesetzt wird und durch Erzeugung eines Unterdrucks fest haftet; hinterlässt eine Geburtsgeschwulst.

Instrumente. Hauptbestandteil ist die flache, metallene Saugglocke, die in 3 Größen geliefert wird: 60, 50, 40 mm Durchmesser. Die Glocke wird auf die Kopfschwarte gesetzt. Mithilfe eines Schlauchsystems, einer Vakuumflasche und einer Pumpe wird die Luft langsam aus der Saugglocke herausgepumpt, wodurch die Glocke nach 2–3 Min. fest am Kopf haftet. Der Unterdruck wird am Manometer abgelesen und reguliert. Die Saugwirkung lässt eine Kopfgeschwulst entstehen, deren Größe der der Saugglocke entspricht.

Alternativ erfreuen sich Einmal-Handpumpen zur Unterdruckerzeugung bei Saugglocken aus Kunststoff (**Kiwi**®) (Abb. 9.38) großer Beliebtheit. Sie sind auch zur transabdominalen Entwicklung des Kopfes bei der abdominalen Schnittentbindung geeignet.

Alternativ werden Silikonsaugglocken (**soft cups**) benutzt, die kein Caput succedaneum erzeugen, sondern sich der Kopfform anpassen (Abb. 9.38). Mit ihnen ist eine reduzierte Extraktionskraft möglich.

Insofern sind beide zuletzt beschriebenen Saugglocken vor allem als Beckenausgangshilfe oder für Extraktionen von Beckenboden gut geeignet.

Bei der Extraktion des Kopfes erfasst die Hand den zum Saugnapf führenden Schlauch, die Zugkraft wird nicht auf den Schlauch, sondern auf eine in ihm laufende Zugkette übertragen, die im Innern der Saugglocke durch eine Platte befestigt ist.

Ist der Kopf entwickelt, wird das Vakuum durch Öffnen eines Ventils aufgehoben und die Glocke abgenommen. Glocke, Schlauch und Zugkette sind sterilisierbar.

Indikation, Vorbedingung. Vor der VE sind (wie bei der Zangenoperation) 2 Fragen zu klären: Indikation: Ist die VE nötig (s. Indikationen für die operative Entbindung. S. 474)? Vorbedingungen: Ist die VE möglich?

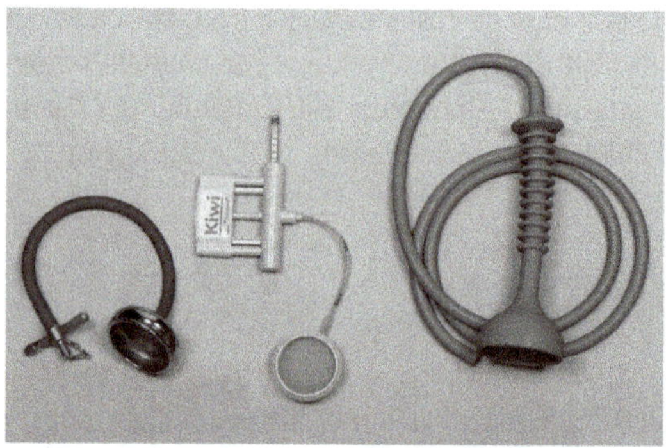

Abb. 9.38: Vakuumextraktionsglocken; links metallene Saugglocke, rechts Kunststoffglocke, beide zum Anschluss an eine Luftpumpe; in der Mitte eine Saugglocke mit Handpumpe zur Unterdruckerzeugung.

Fünf Vorbedingungen gelten für die VE:
Drei mütterliche
- Mm muss vollständig eröffnet sein.
- Beckenein- und -ausgang dürfen nicht zu eng sein.
- Fruchtblase muss gesprungen oder eröffnet sein.

Zwei kindliche
- Kopf muss vakuumgerecht stehen.
- am vorangehenden Teil muss eine Vakuumglocke anlegbar sein.

Mm. muss vollständig eröffnet sein. Nur in Ausnahmefällen wird man beim bis auf einen Saum vollständig eröffneten Mm eine VE durchführen. Diesen schmalen Saum wird man während des ersten Versuches leicht zurückschieben können.

Beckeneingang und -ausgang dürfen nicht zu eng sein. Von einer VE aus Beckeneingang wird heutzutage abgeraten.

Der Operateur erkennt, wenn der Kopf dem Zug nicht folgt, bricht die VE ab und führt eine abdominale Schnittentbindung durch.

Beim verengten Beckenausgang sind das Trichterbecken als Sonderform des engen Beckens und der spitze Schambogenwinkel in Betracht zu ziehen.

Fruchtblase muss offen sein. Anderenfalls wird sie vor VE eröffnet (s. S. 427).

Kopf muss vakuumgerecht stehen. Höhenstand des Kopfes feststellen (s. ultraschallbasierte und digitale Höhenstandsdiagnose, S. 251 u. 254).

Vakuumextraktionsglocke muss anlegbar sein. Unmöglich ist das Anlegen bei Anenzephalus und Gesichtslage.

Technik. Die Gebärende liegt auf dem Halbbett oder Operationsstuhl in Steinschnittlage. Der Geburtsmediziner sitzt vor der Gebärenden. Die VE von Beckenausgang oder -boden kann ggf. ohne Anästhesie durchgeführt werden. Für schwierigere VE, auch von Beckenmitte, ist eine Leitungsanästhesie (Periduralanästhesie) zu empfehlen.

Die Glocke wird so auf die Leitstelle des kindlichen Kopfes gesetzt, dass der kleine Metalldorn auf der Saugglocke der Leitstelle entspricht. Die Glocke wird dem Kopf leicht angedrückt, wobei weder Mm-Kanten noch Scheidengewebe gefasst werden. Vakuumpumpe in Betrieb setzten und langsam eine künstliche Kopfgeschwulst entstehen lassen. Diese soll die ganze Saugglocke ausfüllen, Voraussetzung für den festen Halt der Glocke am Kopf. Man erzeugt ein Vakuum von 0,3 kg/cm^2, nach einer Pause von 2–3 Min. und Kontrolle, ob Mm- oder Scheidengewebe mitgefasst worden ist, bis auf 0,8–0,9 kg/cm^2 steigern.

Wehensynchron ziehen. Gezogen wird nur in der Wehe mit ansteigender und wieder nachlassender Kraft.

Zugrichtung. Gezogen wird entsprechend der Beckenachse (Abb. 9.39). In der Wehenpause lässt man das Instrument los. Durch Druck auf die Zervikalganglien und Reflex vom Mm aus werden die Wehen stärker bzw. kommen wieder.

Zugkraft titrieren. Die maximale Kraft muss durch Übung erfühlt und der Kopf ganz langsam entwickelt werden. Fühlt man, dass die Saugglocke abreißt, muss die Zugkraft nachlassen, die Glocke saugt sich wieder an.

Abreißen. Die Saugglocke reißt ab, wenn ein Kopf-Becken-Mißverhältnis besteht, man in die falsche Richtung zieht, das Kind viele Kopfhaare hat oder das Vakuum nicht adäquat aufgebaut werden kann. Man setzt sie ohne Schwierigkeiten neu an, riskiert jedoch intrakranielle Druckschwankungen und Hautabschürfungen am Kopf, v. a., wenn die Vakuumextraktion lange dauert oder Dauerzug ausgeführt wird. Es

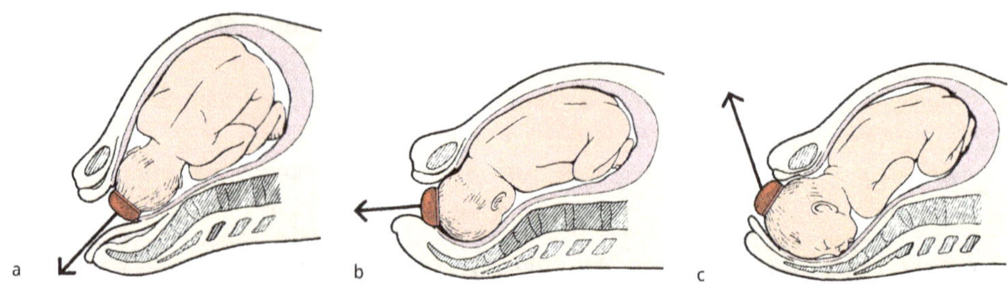

Abb. 9.39: a–c Vakuumextraktion. Ansatz und Zugrichtung (Pfeil) bei verschiedenen Höhenständen des Kopfes.

werden maximal zwei Versuche des erneuten Anlegens toleriert. Danach sollte eine sekundäre Sectio erfolgen. Von einem weiteren Extraktionsversuch mittels Forceps wird wegen der erhöhten fetalen Morbidität abgeraten.

Caput succedaneum. Methodenbedingt entsteht ggf. eine beträchtliche Kopfgeschwulst, die beunruhigend aussehen kann, jedoch innerhalb von 12–24 Std. eine Restitutio ad integrum erlebt.

Kopfrotation. Drehen an der Glocke kann die erwünschte Rotation des Kopfes erzielen. Meist ist es erfolgreicher, die Glocke exzentrisch anzulegen und den Kopf in die gewünschte Rotationsrichtung zu ziehen. Häufig wird der tiefertretende bzw. -gezogene Kopf erst auf dem BB die Drehung nachholen.

Nach der Entwicklung des Kopfes wird die Vakuumpumpe abgestellt. Während der Entwicklung des Rumpfes tritt der Druckausgleich ein, und die Glocke fällt von selbst ab bzw. kann leicht abgenommen werden.

Zangen- vs. Vakuumextraktion

Die Präferenz für eine der beiden vaginal-operativen Methoden hängt eher von der geburtshilflichen Schule ab und davon, mit welchem Operationsverfahren mehr persönliche Erfahrungen bestehen, da prospektive Studien nicht vorliegen.

Zangenextraktion. Gefahren für die Mutter: Weichteilverletzung.

Gefahren für das Kind: Weichteilverletzung, Zangenmarke, Nervenläsion, intrakranielle Blutung, Schädelfraktur.

Vakuumextraktion. Gefahren für die Mutter: keine.

Gefahren für das Kind: Kephalhämatom, intrakranielle Druckschwankung, Retinablutung, intrakranielle Blutung, Schädelfraktur.

Wir wenden die VE nicht an bei
- Frühgeburten < 32 SSW,
- ultrasonographisch geschätztem Geburtsgewicht ≤ 1.600 g.

Die vaginal-operative Entbindung ist ein prädisponierender Faktor für die Entstehung einer Stuhlinkontinenz. Vakuumextraktionen setzen signifikant seltener mütterliche Verletzungen von Perineum und Scheide. Bei 82 % der Frauen mit Forzeps-Extraktion und bei 48 % mit Vakuumextraktion ließen sich durch analen Ultraschall okkulte Sphinkterdefekte nachweisen.

Entwicklung von BB. Zange und VE, v. a. bei gerader Pfeilnaht, sind gleichwertig. Entscheidend sind hier Dringlichkeit und persönliche Erfahrung.

Entwicklung aus BM. Die VE ist gegenüber der Zange überlegen: Dem Kopf wird keine Rotation aufgezwungen, vielmehr kann er frei rotieren, wenn der Raum dies zulässt. Auch entfällt der zusätzliche Raumbedarf der Zange.

Intrapartale translabiale Sonographie

Bei der intrapartalen translabialen Sonographie wird der Ultraschallkopf sagittal zwischen den Labien aufgelegt.

Die Symphyse wird horizontal eingestellt. Die Richtung des fetalen Kopfes wird beurteilt. Die vertikale Linie zeigt die infrapubische Referenzlinie, die gestrichelte Linie den weitesten Durchmesser des fetalen Kopfes und der Pfeil die Kopfrichtung im Geburtsweg. An der Spitze des knöchernen Schädels ist die Geburtsgeschwulst mit der gepunkteten Linie abgrenzbar (Abb. 9.40 a–e).

In der Literatur finden sich verschiedene Messungen, mit denen der Höhenstand im Ultraschall objektiv bestimmt werden kann. Hierzu gehören:
- „Head Direction": Henrich et al. untersuchten die Änderung der Kopfrichtung im Verhältnis zur infrapubischen Linie in Ruhe, während der Wehe und beim Pressen in der Austreibungsphase. Auch den breitesten Durchmesser des fetalen Kopfes unterhalb der Symphye und die Geburtsgeschwulst kann man sehen. Ein Tiefertreten des Kopfes während des Pressversuchs und das Ausrichten des Kopfes nach oben („head up sign") sind günstige Marker für eine natürliche oder erfolgreiche vaginal operative Geburt.
- „Angle of Progression": Eine weitere Möglichkeit zur Messung des Geburtsfortschritts bzw. des Höhenstandes ist der Angle of Progression („AOP"). Dieser beschreibt den Winkel zwischen einer horizontalen Linie durch die Symphyse zum knöchernen vorangehenden Schädel (rote Linie). Der AOP korreliert mit dem Höhenstand der knöchernen Leitstelle. Bei einem Winkel von 140° steht die knöcherne Leitstelle auf Interspinal + 2, einem Höhenstand, welcher geeignet und vielversprechend ist für eine instrumentelle Entbindung (Abb. 9.41a–c und Tab. 9.1).

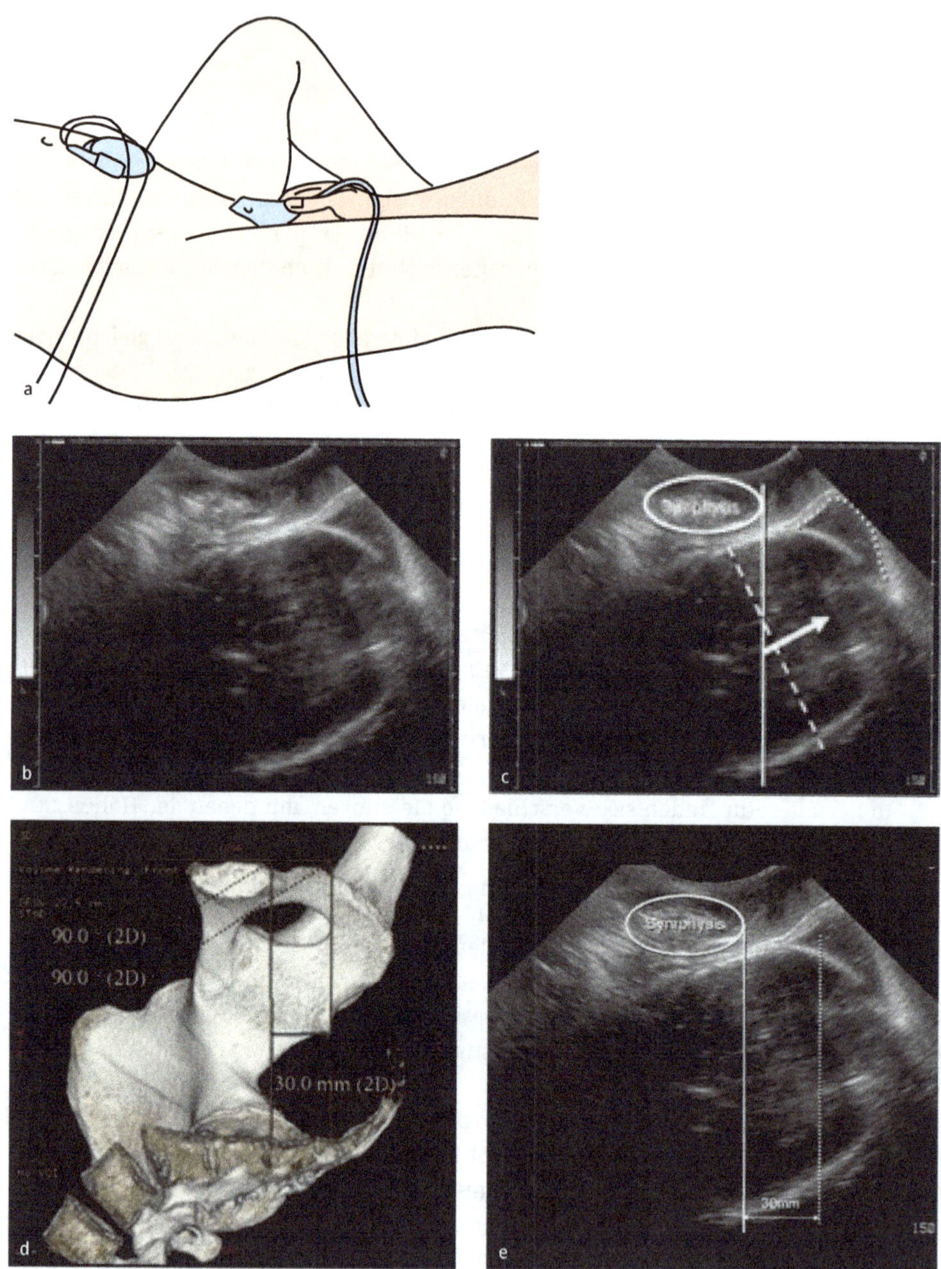

Abb. 9.40: a–e: CT-Darstellung eines weiblichen Beckens. 3 cm unterhalb der infrapubischen Linie ist die Interspinalebene. Daneben das korrelierende translabiale Ultraschallbild. Die Spinae ischiadicae können in dieser Sagittalebene im US nicht visualisiert werden. Die Spinalebene lässt sich im Verhältnis zur infrapubischen Linie aber abschätzen (gepunktete Linie).

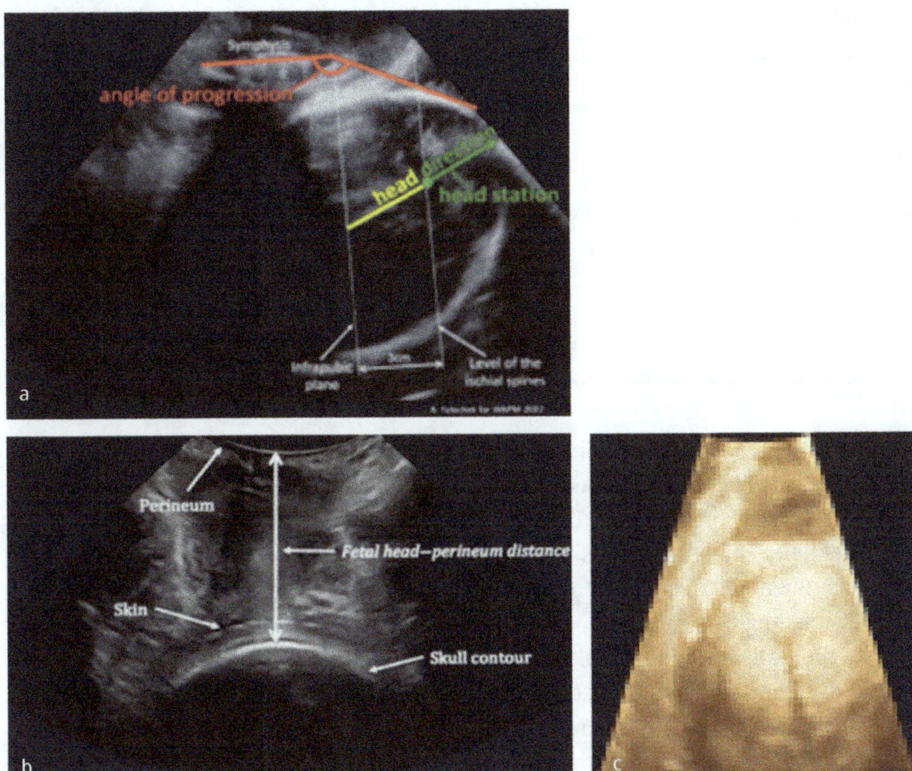

Abb. 9.41: a–c: Translabiale Sonographie sub partu. a Darstellung der Symphyse und des fetalen Kopfes. Die rote Linie beschreibt den AOP. Die gelbe Linie zeigt die Richtung des Kopfes im Geburtskanal an (Head Direction). Aus dem AOP-Winkel kann indirekt der Höhenstand (Head Station) abgeleitet werden (s. Tab. 9.1). b Darstellung des Abstandes zwischen Perineum und der Schädelkalotte (Head Perineum Distance). c 3D-Bild der fast ausrotierten Sagittalnaht und der Fontanellen.

Tab. 9.1: Angle of progression (= Winkel zwischen horizontaler Symphysenlinie und der Tangentiale zur vorangehenden Schädelkontur) in Korrelation zum interspinalen Höhenstand des Köpfchens.

84°	−3,0
90°	−2,5
95°	−2,0
100°	−1,5
106°	−1,0
111°	−0,5

Tab. 9.1 (fortgesetzt)

116°	0,0
122°	0,5
127°	1,0
132°	1,5
138°	2,0
143°	2,5
148°	3,0
154°	3,5
159°	4,0
164°	4,5
170°	5,0

- „Head Perineum Distance" (HPD): Eine dritte Option zur Bestimmung des Höhenstandes ist die HPD. Sie berechnet sich aus dem Abstand zwischen der quer auf das Perineum aufgesetzten Ultraschallsonde und dem vorderen führenden Teil des fetalen Schädelknochens. Ein Abstand < 3 cm zwischen Kalotte und Schallkopf spricht ebenfalls für eine erfolgreiche instrumentelle Entbindung.
- „Midline Angle" (MLA): Ein weitestgehendes Ausrotieren des Kopfes von ≤ 45° geht ebenfalls mit einem Höhenstand von Interspinal + 2 cm einher. Die Pfeilnaht und die Fontanelle sind besonders gut im 3 D Ultraschall sub partu darstellbar (Abb. 9.41c). Bei der digitalen Untersuchung lassen sich Schädelnähte und Fontanellen bei einer Kopfgeschwulst oft nicht gut palpieren.

9.7 Abdominale Schnittentbindung

Definition. Sectio caesarea, kurz: Sektio. Operative Beendigung der Schwangerschaft oder der Geburt unter chirurgischer Eröffnung von Bauchdecken und Uterus und Entwicklung des Kindes (→ Sectio caesarea intraperitonealis supracervicalis). Durchführung in Spinalanästhesie, Periduralanästhesie oder Inhalationsnarkose in leichter Linkslagerung (Prophylaxe des Vena-cava-inferior-Syndroms).

Indikationen. Indikationen zur Schnittentbindung unterliegen einem Wandel; sie sind abhängig von der Gefährdung der Mutter durch die Schnittentbindung selbst und mögliche Komplikationen und Folgen. Seit etwa 100 Jahren wird die Schnittentbindung als anerkannte Notmaßnahme zur Rettung der Mutter und seit etwa 80 Jahren als Notmaßnahme zur Rettung des anfangs ausschließlich reifen, in den letzten etwa 60 Jahren auch zur Rettung des unreifen Kindes eingesetzt. Sodann spielte die Lebensrettung des Kindes die wesentliche Rolle, während heute die Vermeidung von Schädigungen des Kindes im Vordergrund steht (Indikationswandel zur Prävention von Schädigungen). In der Gruppe der Frauen mit lebensgefährlichen Regelwidrigkeiten und deren Abwendung durch Schnittentbindung sind die Fortschritte in der Geburtsmedizin und Neonatologie deutlich messbar geworden an den verbesserten Ziffern der mütterlichen Mortalität und Morbidität und den drastisch gestiegenen Chancen des schadensfreien Überlebens auch extrem kleiner Frühgeborener. Die erreichten niedrigen Raten mütterlicher Mortalität und Morbidität erleichtern den verantwortlichen Geburtsmedizinern eine Indikationsstellung.

In den letzten 15 Jahren zeichnet sich darüber hinaus eine Entwicklung ab, dass vermehrt die Schnittentbindung ohne medizinische Indikation (sog. Präventivsektio) verlangt wird. Der Begriff „Wunschsektio" ist nicht zeitgemäß, da die Schwangeren in der Regel ernstzunehmende Früh- und Spätkomplikationen der Geburt fürchten.

Zunahme der Schnittentbindungsrate. Der beschriebene Wandel in der Geburtsmedizin und andere Faktoren haben zu einer weltweiten Steigerung der Schnittentbindungsrate geführt (Mitteleuropa 1960 3 %; Deutschland 2023 30,9 %; USA 2023 32,4 %). Folgende Gründe tragen dazu bei: das höhere Alter sowie das häufigere Übergewicht der Schwangeren sowohl bei der ersten Geburt als auch bei nachfolgenden Schwangerschaften, das zunehmende Gewicht der Neugeborenen, die Zunahme der Mehrlingsschwangerschaften, die Früherkennung von drohenden Sauerstoffmangelzuständen, der Einsatz der Kardiotokographie ohne Fetalblutanalysen, die Vermeidung schwieriger vaginal-operativer Entbindungen, die ungenügende Erfahrung mit vaginal-operativen Handgriffen bei Beckenendlagen, der Wunsch der Eltern und des geburtshilflichen Teams der Planbarkeit, die geringe Belastungstoleranz der Gebärenden und ihres Partners während der Geburt, die Angst vor einer Schädigung des Beckenbodens mit der Folge von Genitalprolaps, Harn- und Analinkontinenz, Befürchtungen vor Änderung der sexuellen Empfindung beim Geschlechtsverkehr, die geringere Belastung des – möglicherweise kompromittierten, evtl. unreifen – Kindes, die Angst vor Wehenschmerzen, die Vermeidung haftpflichtrechtlicher Auseinandersetzungen.

Indikationsformen in Abhängigkeit vom Geburtsbeginn. Man unterscheidet die
- **primäre** (= primär indizierte = elektive) Schnittentbindung vor Beginn einer zervixwirksamen Wehentätigkeit bzw. vor Blasensprung von der
- **sekundären** (= sekundär indizierten) nach Beginn der zervixwirksamen Wehentätigkeit bzw. nach Blasensprung.

Ein Teil der sekundären Schnittentbindungen sind **Notfalleingriffe** wegen mütterlicher oder kindlicher Notsituationen, bei denen so rasch wie möglich die Geburt beendet werden sollte. In dieser Gruppe der Notfallschnittentbindungen ist der Zeitraum zwischen Entscheidung zur Schnittentbindung und Entwicklung des Kindes (sog. **E-E-Zeit**) von besonderer Bedeutung, der Zeitraum sollte nicht länger als 20 Min. sein. Aber auch der Zeitpunkt des Eintritts der Pathologie bis zum Zeitpunkt der Indikationsstellung zur Sectio gewinnt medicolegal zunehmend an Bedeutung.

Absolute Indikationen. Gibt es einen zwingenden Grund zur Beendigung von Schwangerschaft oder Geburt, so ist dies eine absolute Indikation zur abdominalen Schnittentbindung, beispielsweise bei Regelwidrigkeiten mit Gefährdung der Mutter und des Kindes, wie bei der lebensbedrohlichen Blutung ex utero, der Hypoxie des Feten, dem Nabelschnurvorfall oder der Uterusruptur. Diese Gruppe macht etwa 10 % aller Schnittentbindungen aus.

Die absoluten Indikationen zur Rettung der Mutter ohne im Vordergrund stehende Rücksichten auf das Kind prägten die klassische Geburtshilfe unserer Väter und Großväter. Auch wurden Verletzungen der Mutter infolge vaginal-operativer Entbindungsverfahren zur Vermeidung operativ bedingter Mortalität und Morbidität bei Schnittentbindung in Kauf genommen. In der heute praktizierten Geburtsmedizin wird bewusst jede Chance für das Kind ergriffen, wenn absolute Indikationen aus mütterlicher Indikation zur Beendigung der Schwangerschaft gestellt werden.

Relative Indikationen. Liegt eine bedingte Gefährdung vor, bestehen Regelwidrigkeiten oder Risikofaktoren, die anzeigen, dass die Belastbarkeit von Mutter und Kind während der Geburt überstiegen wird, so wird die Schnittentbindung mit einer relativen Indikation gestellt, so beispielsweise bei präpathologischem Kardiotokogramm und erhöhtem Blutflusswiderstand in der Nabelschnurarterie, bei intrauteriner Wachstumsrestriktion, dem protrahierten Geburtsverlauf bei leichter Herzerkrankung der Mutter oder der Geburtsstillstand in Beckenmitte bei Stirnlage. Diese Gruppe macht etwa 80 % aller Schnittentbindungen aus.

Im Zentrum der relativen Indikationen steht die Güterabwägung zwischen dem Gewinn für Mutter und Kind auf Grund der verkürzten oder vermiedenen Geburt und dem Risiko für Mutter und Kind durch die Operation. Die Verbesserung der Operations- und Anästhesiemethoden, die Verfügbarkeit von Blut und Blutersatz, die Thromboseprophylaxe und die Antibiotikaprophylaxe und -therapie haben Morbidität und Mortalität der Mutter gesenkt und damit die Chancen für das ungeborene Kind auch bei extremer Unreife deutlich erhöht.

Die veränderten Bedingungen geburtsmedizinischer Arbeit, die Einführung geburtshilflicher Qualitätskontrollen und die Zieländerung, statt Überleben das schadensfreie Überleben zu sichern, haben zum Anstieg der Schnittentbindungsraten in den letzten 50 Jahren geführt. Gerade bei den relativen Indikationen lassen sich keine schematischen Indikationslisten angeben. Hier sind die Indikationen abhängig von vielerlei Randbedingungen in der Klinik, den Befunden der Schwangeren und Gebärenden, dem Organisationslevel der Klinik und vielem anderen mehr. Nicht Schematisierung, sondern Individualisierung der Entscheidung bei relativen Indikationen und großzügige präventive Indikationsstellungen sind gefragt. Abhängig vom Organisationsgrad der Klinik werden Fragen wie die mangelnde Erfahrung bei der vaginalen Beckenendlagengeburt oder mangelnde Erfahrung der vaginal-operativen Entbindungstechniken in die Indikationsstellung eingehen.

Fest steht, dass gerade im Bereich der relativen Indikationen der Einzug präventiven Denkens die Schnittentbindungsraten gesteigert, die Chancen der Kinder aber mit Sicherheit auch verbessert hat. Hier sei als Beispiel das makrosome Kind nach vorausgegangener Geburt mit einer Schulterdystokie genannt. Hier ist eine 13 %ige Wiederholungswahrscheinlichkeit anzunehmen. Ist eine Erbsche Lähmung infolge einer Schulterdystokie bei einer vorausgegangenen Geburt entstanden, so ist eine großzügige präventive (relative) Indikationsstellung nachvollziehbar aus Sicht der Mutter, aus Sicht des verantwortlichen Geburtshelfers, vor allem dann, wenn ein makrosomes Kind zu erwarten ist.

Die präventive Einstellung in der Geburtsmedizin hat Huch 2000 formuliert: „Güterabwägung zwischen maternaler Sektiomortalität einerseits und fetalem und maternalem Morbiditätsrisiko bei vaginal-operativer Entbindung andererseits ist heute die Entscheidungslinie für die absoluten oder relativen Sektioindikationen." Und Max Hirsch 1927 konstatierte bereits: „Die abdominale Schnittentbindung tritt mithin an die Stelle der künstlichen Frühgeburt, der hohen Zange, der Wendung und Extraktion und der Zerkleinerung des Kindes." Die Vertreibung von Max Hirsch aus Deutschland, die „Besinnung" auf natürliche Kräfte haben leider diesen Gedanken viele Jahrzehnte unterdrückt.

Schnittentbindung auf mütterlichen Wunsch. Etwa jede 10. Schnittentbindung – so wird geschätzt – wird heute ohne zwingende medizinische Indikation durchgeführt. Mögliche Gründe für einen Wunsch nach Entbindung durch Schnittentbindung sind Ängste vor der Geburt und den unausweichlichen Schmerzen, eine Risikominderung für das Kind, der Angst vor Beckenbodenschäden mit den Gefahren von Harn- und Analinkontinenz und Genitalprolaps.

Die Planbarkeit einer Entbindung wird oft als Vorteil einer Schnittentbindung in Terminnähe, beispielsweise bei einer Mehrgebärenden, angesehen. Liegen unter Umständen zusätzliche Risikofaktoren vor, beispielsweise ein schlecht eingestellter Diabetes mellitus oder eine Schwangerschaft nach Lebertransplantation, erleichtern diese die Indikationsstellung.

Bei der Indikationsstellung und dem Aufklärungsgespräch müssen die kurz- und langfristigen Vor- und Nachteile der Schnittentbindung auf Wunsch angesprochen werden: das erhöhte Infektionsrisiko, die erhöhte Rate an postoperativen anästhesiologischen Problemen (nach Peridural- oder Spinalanästhesie), der verzögerte Stillbeginn, die erhöhte Rate von Placenta praevia und invasiver plazentarer Implantation in der Sectionarbe bei der nachfolgenden Schwangerschaft, das erhöhte Risiko der Uterusruptur bei nachfolgendem Versuch der vaginalen Geburt, die höhere Inzidenz der respiratorischen Morbidität des Kindes incl. Inzidenz von RDS.

Dem gegenüber steht die verminderte Rate an schweren Blutungen und operativen Komplikationen, die verminderte Häufigkeit der Stressharninkontinenz und von intrakraniellen neonatalen Blutungen, neonataler Asphyxie und Enzephalopathie, neonataler Infektionen sowie kindlicher Geburtsverletzungen.

Eine gefürchtete Komplikation in der nachfolgenden Schwangerschaft ist eine Plazentationsstörung im Sinne einer Placenta accreta, increta oder percreta, dem sogenannten Placenta accreta Spektrum (PAS). Besonders hoch ist das Risiko für PAS bei einer von der Vorderwand ausgehenden Placenta praevia im Bereich der alten Sectionarbe. Die antenatale Diagnostik erlaubt eine differenzierte Operations- und Behandlungsplanung. Ohne antenatale Diagnostik dieser Konstellation sind schwere intraoperative Blutungen mit dramatischen Komplikationen zu erwarten.

Die dargestellten Plazentationsrisiken steigern sich bei wiederholten Schnittentbindungen. Laut Literatur gab es mit Zunahme der Anzahl von Kaiserschnitten eine Zunahme der PAS zwischen 0,24 % beim ersten Kaiserschnitt bis hin zu 6,74 % beim sechsten. Drastisch steigt das Risiko für PAS in Verbindung einer Placenta praevia. Denn hier ist bei 67 % der Patientinnen mit einer Placenta praevia bei der fünften und häufigeren Schnittentbindung mit einer hochgradigen PAS zu rechnen. Hysterektomien wurden in 9 % ab der sechsten Schnittentbindung notwendig.

Primär indizierte und sekundär indizierte Schnittentbindung. Die wichtigsten Indikationen zur Schnittentbindung sind heute
– Vorangegangene abdominale Schnittentbindung (S. 469),
– der Geburtsstillstand
– der drohende Sauerstoffmangel
– die Beckenendlage,

Beckenendlage. Seit den 70er-Jahren wird die Geburtsleitung des Einlings aus Beckenendlage kontrovers diskutiert. Auslösend für die Empfehlung, alle Kinder aus Beckenendlage durch Schnittentbindung zu entwickeln, war die Erkenntnis, dass Kinder nach vaginaler Geburt aus Beckenendlage häufiger eine Azidose und häufiger einen Depressionszustand als nach primär indizierter Schnittentbindung aufwiesen. Trotz umfangreicher Studien zu diesem Thema ist für Schwangerschaften am Termin eine eindeutige Empfehlung schwierig. Obwohl in einer Multizenterstudie die ursprüngliche Empfehlung bestätigt wurde, wird wegen der methodischen Zweifel an der Studie die vaginale Geburt aus Beckenendlage nach individueller Risikoabwägung durchaus als sicheres und schonendes Entbindungsverfahren bei reifen Kindern beibehalten.

Folgende Indikationen zur primären Schnittentbindung bei in Beckenendlage liegendem Einling sind heute anerkannt (Leitlinie): intrauterine Wachstumsretardierung (< 10. Perzentile), Ultraschallschätzgewicht gleich oder über 3.800 g, Dysproportion des Kindes KU > > AU, Fußlage, Beckenanomalie. Die Indikationen zur sekundären Schnittentbindung werden nach den üblichen geburtshilflichen Regeln gestellt.

Geburtsstillstand. Kommt es trotz guter Wehen nicht zum Geburtsfortschritt in der Eröffnungsperiode oder zu Beginn der Austreibungsperiode, drohen der Mutter und dem Kind Geburtsverletzungen oder infolge von aszendierender Infektion eine Sepsis. In diesen Fällen ist eine Beendigung der Geburt durch Schnittentbindung indiziert. Trotz einer häufig benutzten Definition des Geburtsstillstandes (mehr als zwei Stunden bei guten Wehen ohne Befundänderung) ist die Indikationsstellung nicht standardisierbar, sondern unterliegt subjektiven Einflüssen (Beurteilung der Wehen, Variabilität der Befunderhebung u. a.). Fieber der Mutter während der Geburt und/oder eine

Tachykardie des Feten sind aber klinische Parameter, die die Geburtsleitung zu überdenken nahe legen.

In der Austreibungsperiode hat die Indikationsstellung zur abdominalen Schnittentbindung gegenüber der vaginal-operativen Entbindung einen Wandel erfahren. Wurden früher Zangen- und Vakuumextraktionen von Beckeneingang regelmäßig praktiziert, so ist in der heutigen Geburtsmedizin eine deutliche Zurückhaltung bei schwierigeren vaginal-operativen Extraktionen und eine Empfehlung zur Schnittentbindung zur Vermeidung von operationsbedingten Schädigungen von Mutter und Kind zu erkennen (DGGG).

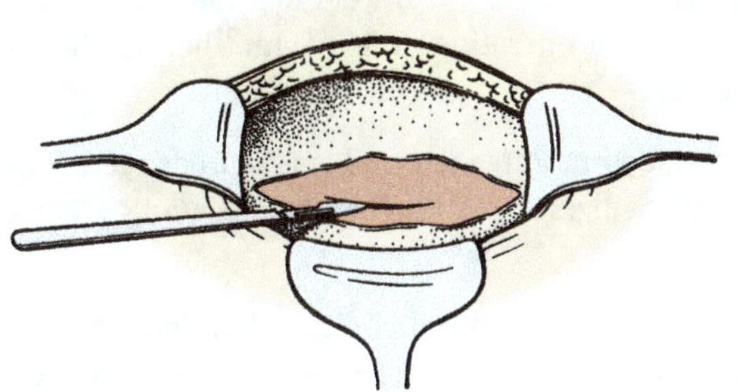

Abb. 9.42: Inzision des unteren Uterinsegments in der Mittellinie nach Abschieben der Blase.

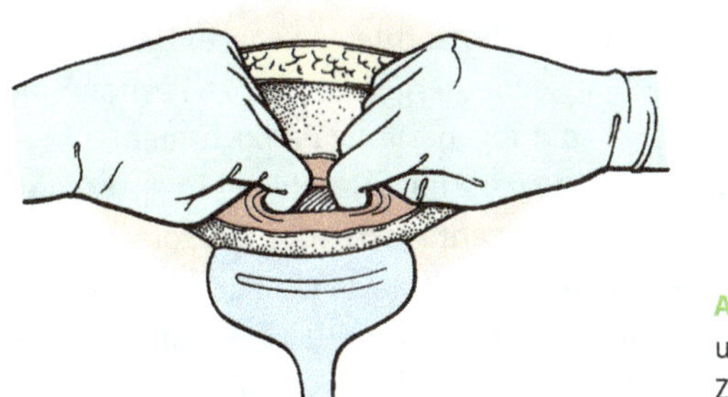

Abb. 9.43: Laterale Erweiterung der Inzision des unteren Uterinsegments durch manuellen Zug möglichst unter Erhalt der Fruchtblase.

Drohender Sauerstoffmangel. Wenn auch die Diagnose eines Sauerstoffmangels des Kindes während der Geburt mittels der Fetalblutanalyse mit hinreichender Genauigkeit gelingen kann, werden im klinischen Alltag unter den Diagnosen „drohender Sauerstoffmangel" oder „fetaler Distress" häufig unpräzise Beschreibungen des fetalen Zustandes benutzt. In diesem Zusammenhang ist auch die alleinige Überwachung des Feten mit der Kardiotokographie zu erwähnen. Diese wird in der Regel als Screening-Verfahren zu nutzen sein, bei bestimmten hypoxiesuspekten Herzfrequenzmustern wird dann die Diagnose „fetaler Sauerstoffmangel" mithilfe der Fetalblutanalyse zu stellen und mit der Konsequenz einer Geburtsbeendigung durch Schnittentbindung zu beantworten sein. Wird die Kardiotokographie allein eingesetzt, so ist mit einer größeren Anzahl von geburtsbeendigenden Operationen zu rechnen.

Operationstechnik. Fast ausschließlich kommt die transperitoneale Entwicklung des Kindes durch das eröffnete untere Uterinsegment zur Anwendung (Sectio caesarea intraperitonealis supracervicalis).

Die Schwangere oder Gebärende wird in 15°-Seitenlage auf dem Operationstisch nach Anlage einer Spinalanästhesie und eines Dauerkatheters gelagert. Zunächst erfolgt ein „Time out" bei dem der Operateur die Schwangere, deren Anamnese, Vorerkrankungen, Voroperationen, pränatale Befunde, die zu erwartende Op-dauer und Blutverlust, sowie das an der Operation beteiligte Personal vorgestellt. Empfehlenswert für den Operateur ist die genaue Kenntnis des Ultraschallbefundes. Lage und Schätzgewicht des Kindes, Plazentalage innerhalb oder außerhalb des Schnittbereichs, Nabelschnuransatz, Fruchtwassermenge, evtl. im OP-Feld befindliche Myome, die Uteruswanddicke oder eine durch eine Voroperation in den Schnittbereich hochgezogene Harnblase sollten bekannt sein.

Operationsvariante. Abweichungen von diesem Vorgehen sind ggf. zu überlegen. Beispielsweise bevorzugen manche Geburtsmediziner bei Kindern in BEL und < 1.500 g den isthmozervikalen Längsschnitt.

Sektiotechnik nach Misgav-Ladakh (sog. sanfte Sektio). Der Hautschnitt erfolgt 3 cm unterhalb der Verbindungslinie der Spinae iliacae anteriores superiores (deutlich höher als der Pfannenstiel-Straßmannsche Querschnitt). In der Mittellinie erfolgt auf 2–3 cm Breite die Eröffnung des Subkutangewebes und der Faszie. Sodann erfolgt die Faszieneröffnung unter dem Subkutangewebe mit halb geöffneter Schere. Dann wird der Rektusmuskel nach beiden Seiten manuell auseinandergedrängt, das Peritoneum durch Dehnung mit dem Finger stumpf eröffnet und das peritoneale Loch manuell erweitert. Die Uterotomie erfolgt oberhalb der peritonealen Umschlagsfalte ohne Abschieben der Harnblase. Nach manueller Lösung der Plazenta wird der Uterotomieverschluss durch eine fortlaufende überwendliche Naht vom Operateur zum Assistenten geführt. Das Peritoneum wird nicht verschlossen, es erfolgt nun die Fasziennaht fortlaufend, die Subkutis bleibt offen, der Hautverschluss besteht aus 3 Rückstichnähten und der 5-minütigen Benutzung von 4 Ellisklemmen.

Paarzentrierte Charité-Kaisergeburt

Das Saallicht wird abgedunkelt, Geräusche werden minimiert (keine unnötigen Telefone im OP-Saal). Die Schwangere oder Gebärende wird in 15°-Seitenlage auf dem Operationstisch nach Anlage einer Spinalanästhesie und eines Dauerkatheters **längs** – und nicht in Steinschnittlagerung- **gelagert**. Vor OP-Beginn wird ein „Team-Time out" durchgeführt, bei dem die Schwangere, Vorerkrankungen, Voroperationen, aktuelle Befunde, evtl. OP-relevante Besonderheiten und das OP Team vorgestellt werden. Die Eröffnung des Peritonealraums erfolgt durch suprasymphysären Querschnitt nach Pfannenstiel-Straßmann ca. 2 cm oberhalb der Symphyse und aus kosmetischen Gründen nicht so hoch wie bei der Misgav Ladakh Sectio. In der Mittellinie erfolgt auf 2–3 cm Breite die Eröffnung des Subkutangewebes und der Faszie. Dann erfolgt die Faszieneröffnung unter dem Subkutangewebe stumpf mit den Fingern nach lateral beidseits. Dann wird der Rektusmuskel nach beiden Seiten manuell auseinandergedrängt, das Peritoneum durch Dehnungen mit dem Finger ebenfalls stumpf eröffnet und das peritoneale Loch manuell erweitert. Möglichst suprasymphysär Einlegen eines oder zweier Fritsche Haken und Verzicht auf einen eher muskeltraumatisierenden Bauchdeckenspreizer. Die Uterotomie erfolgt oberhalb der peritonealen Umschlagsfalte ohne Abschieben der Harnblase. Das Uterinsegment wird in der Mittellinie 2 cm eröffnet (Abb. 9.42). Die Uterotomie wird stumpf nach rechts und links mit den Fingern erweitert (Abb. 9.43). Austretendes Fruchtwasser und Blut wird unmittelbar abgesaugt. Nach Kopfentwicklung des Kindes, wird der Sichtschutz zu den Eltern am Kopfende herabgelassen. Nach vollständiger Entwicklung des Kindes und Anbringen von zwei Nabelklemmen, darf die Begleitperson auf Wunsch die Nabelschnur durchtrennen. Daraufhin wird das lebensfrische Neugeborene der Mutter auf den Oberkörper zum frühen Hautkontakt übergeben. Ein am Fuß des Kindes angebrachter Pulsoxymeter überwacht den adäquaten Anstieg der Sauerstoffsättigung. Nach i. v. Gabe von Uterotonika und einer einmaligen Antibiotikaprophylaxe erfolgt die Entfernung der vollständigen Plazenta mit Eihäuten unter Nabelschnurzug. Anschließend wird das Cavum uteri manuell – ohne Curettage – ausgetastet und im Falle einer primären Sectio der Zervikalkanal dilatiert, um einem Lochialstau vorzubeugen. Die Uterotomie wird einschichtig mit Einzelknopfnähten oder mit ein- oder zweischichtiger nicht überwendlicher fortlaufender Naht verschlossen. Eine kanadische Multizenterstudie hat bei zweischichtigem Uterotomie-Verschluss geringere Uterusrupturraten bei Folgegeburten gefunden. Eine asiatische Studie fand beim Verschluss mit Einzelknopfnähten weniger PAS in Folgeschwangerschaften. Sicher ist, dass wegen der höheren Rate an Uteruswanddehiszenzen und vermutetem Risiko für PAS bei Folgeschwangerschaften **keine** überwendliche fortlaufende Naht zum Uterusverschluss verwendet wird.

Es erfolgt die Inspektion beider Adnexe und der Appendix, sofern noch vorhanden. Ein Verschluss des Peritoneums scheint nicht nötig zu sein. Die Rektusmuskulatur kann bei weitem Auseinanderweichen der Rektusbäuche mit Einzelknopfnähten adaptiert werden. Die Faszie wird fortlaufend nicht überwendlich und die Haut mittels nicht resorbierbarem Faden intrakutan genäht. Auf Subkutannähte kann auch bei kräftiger Bauchdecke in der Regel verzichtet werden. Abschließend erfolgt ein Steristripverband, welcher für 10 Tage bis zum Fadenzug belassen werden sollte. Das Kind bleibt zum Bonden bis zum Ende der Operation auf dem Oberkörper der Mutter.

Seit die Schnittentbindung eine Routinemaßnahme geworden ist, sind viele Modifikationen der Technik und des postoperativen Managements entwickelt worden, wobei nicht immer alle Schritte im Einzelnen mit ausreichenden Studien geprüft wurden.

Standard ist aber weitgehend die einmalige Antibiotikum-Prophylaxe möglichst nach dem Abnabeln, der Verzicht auf den Verschluss des viszeralen und parietalen Peritoneums, individuell die adaptierende Rektusmuskelnaht, der Verzicht auf subkutane Nähte, die Thromboseprophylaxe mit niedermolekularem Heparin, die Frühmobilisation, die frühzeitige Entfernung des Katheters und die rasche Flüssigkeits- und Nahrungsaufnahme. Die Entlassung erfolgt in der Regel am 2.-3. postoperativen Tag.

Intraoperative Komplikation
- Harnblasenverletzung
- Darmverletzung
- Ureterverletzung
- Blutung, Gerinnungsstörung
- Fruchtwasserembolie (extrem selten)
- Narkosezwischenfall (sehr selten)

Mütterliche Morbidität im Wochenbett
- Endometritis
- Harnwegsinfektion
- Wundheilungsstörung, -infektion
- Anämie
- Pneumonie (sehr selten)
- Thrombose, Embolie (sehr selten)
- Subileus, Ileus (selten)
- Sepsis (sehr selten)

Mütterliche Mortalität. 1 Todesfall auf 60.000 Schnittentbindungen vergleichbar mit der vaginalen Geburt.

9.8 Kombinierte Wendung

Definition. Künstliche Veränderung der Kindslage (Umdrehung im Uterus), um die Geburt zu ermöglichen oder zu erleichtern. Gefährlichster Eingriff für die Frau unter der Geburt. Heute nur noch am 2. Zwilling angewandt.

Einteilung: Die Wendung kann aus der Querlage, Beckenendlage o. Schädellage erfolgen.

9.8.1 Wendung aus Querlage

Unterschieden werden: äußere Wendung und kombinierte oder innere Wendung aus QL (→ Wendung durch innere und äußere Handgriffe).

Äußere Wendung aus QL. Angewandt werden nur äußere Handgriffe (Vorgehen wie bei BEL in SL, S. 523).

Wendung aus QL durch innere und äußere Handgriffe
Definition. Drehung des Kindes durch inneren und äußeren Handgriff zur Umwandlung der gebärunfähigen Quer- oder Schräglage in eine Längslage, Beckenendlage. Die herge-

stellte BEL ist eine unvollkommene Fußlage (Wendung auf einen Fuß) oder vollkommene Fußlage (Wendung auf beide Füße). Gewendet wird auf einen Fuß oder beide Füße.

Indikation. QL des 2. Zwillings (→ kombinierte Wendung).

Rechtzeitige Wendung nennt man diejenige bei vollständig erweitertem Mm, wie beim 2. Zwilling. Nach der Geburt des 1. Zwillings und erhaltener QL des 2. Zwillings soll nicht viel Zeit bis zur kombinierten Wendung verstreichen, damit sich die Portio nicht erneut stellen kann.

Die Drehfähigkeit des Kindes im Uterus hängt v. a. ab vom FW-Volumen; sie ist am größten bei stehender Blase, am geringsten, je länger der Blasensprung zurückliegt.

Ein totes Kind in QL kann durch Wendung (und Extraktion) entwickelt werden. Der Mm muss vollständig sein, um danach extrahieren zu können.

Ausführung (kombinierte oder innere Wendung)
Leitungsanästhesie oder Vollnarkose sind obligat! Ohne Anästhesie würde die Frau pressen, Wehen entstehen, und die Wendung wäre unmöglich. Außerdem könnte ein Arm oder die Nabelschnur vorfallen.

Äußere Untersuchung und Ultraschalldiagnostik. Um die richtige Hand zu benutzen, muss bekannt sein, auf welcher Seite die Beine (Steiß) liegen.

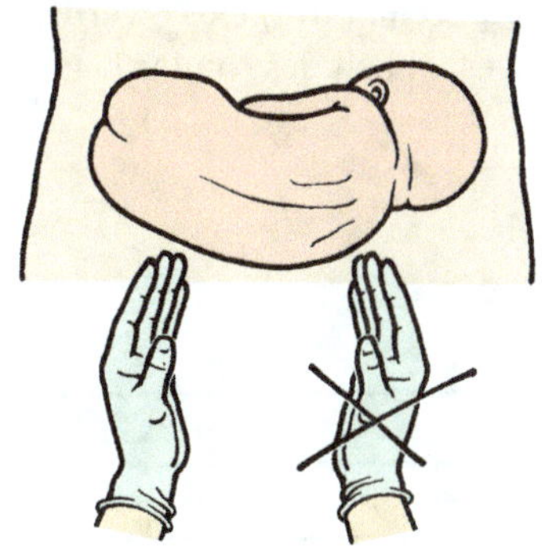

Abb. 9.44: Linke Querlage, linke Hand geht ein.

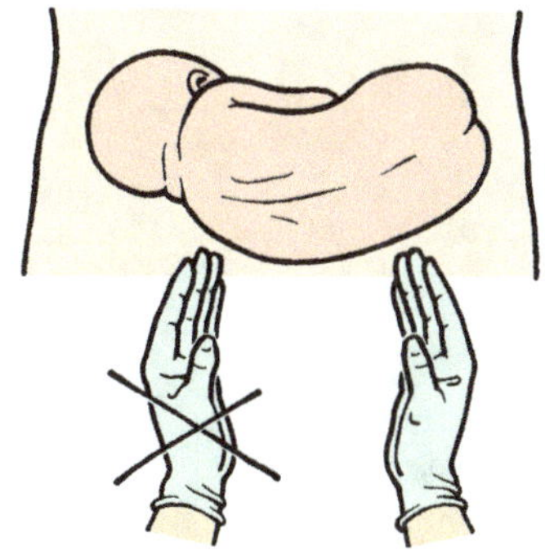

Abb. 9.45: Rechte Querlage, rechte Hand geht ein.

Lagerung der Gebärenden. Wendung in Rückenlage beginnen. Kommt man während der Operation zu der Feststellung, dass man in Rückenlage nicht an die Füße herankommt, ist Seitenlagerung einzunehmen, auf die Seite, auf der sich der Steiß befindet. Bei der Umlagerung hilft die Hebamme. Die Hand des Operateurs bleibt dabei im Uterus. Die Hebamme hebt das eine Bein der Gebärenden über den Kopf des Operateurs.

Sterile äußere Hand. Auf den Bauch der Gebärenden gehört ein steriles Tuch! Die äußere Hand darf sich nicht unsteril machen; ggf. muss die außen arbeitende Hand zur inneren Hand gemacht werden. Das ist aber unmöglich, wenn sie vorher auf den unsterilen Bauch gefasst hat.

Wahl der inneren Hand (Abb. 9.44, Abb. 9.45). Man führt die Hand in den Uterus ein, die dem Beckenende (Füßen) des Kindes entspricht:
- linke Hand (Abb. 9.44) bei I. oder linke QL (Kopf links, Steiß rechts)
- rechte Hand (Abb. 9.45) bei II. oder rechter QL (Kopf rechts, Steiß links).

Wahl des Fußes, auf den gewendet wird. Man wendet bei dorsoanteriorer QL auf den unteren Fuß, bei dorsoposteriorer auf beide Füße.

Tempi. Die Wendung ist mit langsamen und ruhigen Bewegungen auszuführen! Die innere Uteruswand ist möglichst wenig zu berühren, da Wehen ausgelöst werden oder sich ein innerer Schnürring bildet, wodurch die Beweglichkeit des Kindes beeinträchtigt wird.

Wendungsphasen. Ausführung in 3 Phasen (Tab. 9.2).

Tab. 9.2: 3 Phasen (Tempo I–III) der inneren Wendung aus QL.

Tempo I	Tempo II	Tempo III
(Abb. 9.45)	Hände am Steiß (Abb. 9.46)!	Äußere Hand am Kopf, innere am Fuß (Abb. 9.47)

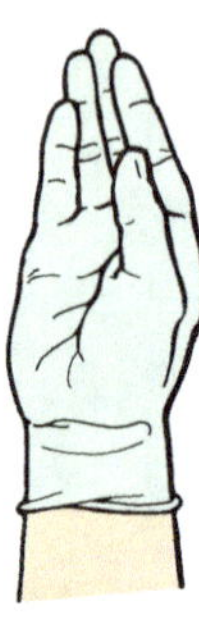

Abb. 9.46: Konische Haltung der inneren Hand beim Eingehen.

Tempo I. Beide Hände am Kopfende. Hochdrängen von Kopf und Schulter (Abb. 9.47)!

Zweck. Freimachen des Beckeneinganges, d. h. Zurückschieben des vorliegenden Teils, der Schulter vom Beckeneingang, um mit der Hand in die Gebärmutterhöhle hineinkommen zu können.

- Die äußere Hand drängt den Kopf von der Beckenschaufel nach oben weg, funduswärts.
- Die innere Hand ist mit konisch zusammengelegten Fingern (Abb. 9.46) unter Drehbewegungen in den Uterus eingeführt worden und schiebt die Schulter nach oben in dieselbe Richtung, in die der Kopf von außen weggeschoben wird. Die Schulter steht auf dem BE und versperrt den Eingang, damit den freien Zugang zum Inneren der Gebärmutterhöhle.
- Beckenhochlagerung der Gebärenden hilft, wenn das Hochdrängen der Schulter nicht gelingt.

Tempo II. Beide Hände am Steiß. Fassen des Fußes (Abb. 9.48).

Langsames, vorsichtiges Vorgehen mit betonter Ruhe, führt am schnellsten zum Ziel, den Fuß zu finden:

- Die äußere Hand schiebt den Steiß kräftig beckenwärts der inneren Hand entgegen.
- Die innere Hand tastet sich von der Schulter aus an der Seitenkante des Kindes entlang bis an den Steiß heran, der ihr von der äußeren Hand entgegengeschoben wird. Taststationen sind: Steiß zum Oberschenkel, vom Oberschenkel zum Fuß bzw. den Füßen. Fassen des Fußes bzw. der Füße, ohne daran zu ziehen!

Fuß identifizieren. Das Erkennen eines Fußes ist nicht leicht, wenn man ihn mit der tastenden Hand aus 4 Extremitäten, die auf engem Raum zusammengedrängt liegen, heraussuchen soll. Der Fuß liegt

- bei dorsoanteriorer QL meist hinten
- bei dorsoposteriorer QL meist vorn, gekreuzt auf dem Bauch des Kindes
- bei gestreckten Beinen in Nähe des Kopfes.

Praxishinweis. Differenzialdiagnose: Hand vs. Fuß. Nicht die Hand fassen! Genau abtasten, ob Hand oder Fuß gefasst wurden! Regel: Mit der inneren Hand entlang der Seitenkante des Kindes über Steiß, Ober- und Unterschenkel bis an den Fuß herantasten, so kommt man gar nicht an eine Hand heran!

Die äußere Hand ist bei der Wendung genauso wichtig wie die innere Hand. Jeder Akt beginnt mit der äußeren Hand. Vom Zusammenarbeiten beider Hände hängt der Erfolg der Wendung ab!

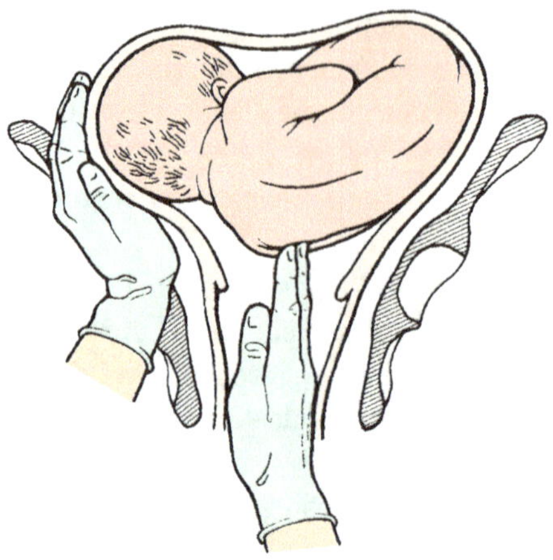

Abb. 9.47: Wendung aus Querlage. Tempo I: Hände am Kopfende.

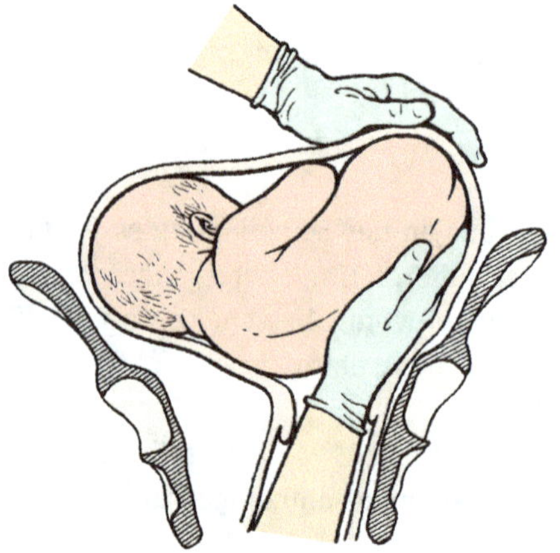

Abb. 9.48: Wendung aus Querlage. Tempo II: Hände am Steiß.

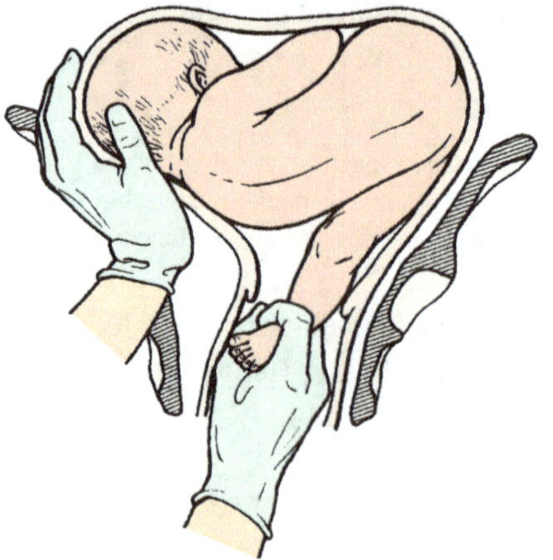

Abb. 9.49: Wendung aus Querlage. Tempo III: äußere Hand wieder am Kopf, innere Hand am Fuß.

Tempo III. Äußere Hand wieder am Kopf, innere Hand am Fuß (Abb. 9.49)!
Wendungsbeginn
- Die äußere Hand geht wieder an den seitlich stehenden Kopf zurück und schiebt ihn nach oben, funduswärts.
- Wenn der Kopf dem Druck und Schub nach oben folgt, wird der von der inneren Hand gefasste Fuß (bzw. die Füße) langsam nach unten gezogen und herausgeleitet.

Praxishinweis. Die Wendung misslingt, wenn erst der Fuß herausgezogen, dann der Kopf nach oben gedrängt wird!

Die Wendung ist beendet, wenn man den Kopf im Fundus fühlt und das Knie in der Vulva erscheint und darin verbleibt!

Pause von 2–3 Min. zwischen Wendung und Extraktion! Der heruntergeholte Fuß wird losgelassen, der Operateur spült sich die Hände in der Desinfektionslösung ab und wartet unter Beobachtung des Kardiotokogramms ab. Vorteil:
- Die durch Wendung aus ihrer Haltung herausgebrachten Arme und der Kopf haben Zeit, wieder in ihre normale Haltung zurückzufinden. Extrahiert man nach der Wendung ohne Pause weiter, schlagen sich die Arme hoch und die Entwicklung von Armen und Kopf wird schwierig.
- Man muss dem Kinde nach der Wendung Zeit lassen, sich zu erholen.

Nur Unerfahrene gehen gleich zur Extraktion über, ohne den Fuß loszulassen.

9.8.2 Wendung aus Schädellage

Definition. Drehung des Kindes (heute nur noch beim 2. Zwilling!) durch kombinierte Handgriffe aus SL in BEL.

9.9 Historischer Rückblick – Zerstückelnde Operationen: Perforation, Kraniotraxie

Im Zeitalter der modernen Schwangerenvorsorge und pränatalen Diagnostik und Therapie sind subpartale zerstückelnde Operationen oder Perforationen eine absolute Rarität geworden. Als historischer Rückblick, zur Anleitung für derartige Ausnahmefälle bzw. für Länder mit weniger fortschrittlicher Schwangerschaftsüberwachung haben die Autoren das Kapitel beibehalten. In den meisten Kliniken dürfte das Instrumentarium gar nicht mehr verfügbar sein und die Erfahrung mit den Verfahren fehlen.

Perforation

Definition. Zerstückelnde Operation am lebenden oder toten Kind: Die intrauterine Durchbohrung des kindlichen Schädels lässt das Gehirn austreten, verkleinert den Schädel, um den Durchtritt durch den Geburtskanal zu ermöglichen oder zu erleichtern.

Indikation. Hydrozephalus (s. S. 214) des lebenden Kindes.

In der Klinik wurde die Perforation am lebenden Kind selten ausgeführt. Einzige Indikation war der Hydrozephalus.

Vorbedingung. Mm muss für 2 Finger durchgängig sein. Der nicht vollständig eröffnete Mm ist keine Kontraindikation für die Perforation!

Die Kraniotraxie verlangt einen weiter geöffneten Mm.

Ausführung in vier Tempi

Tempo 1: Kopf von außen fixieren! Fehlerhaft ist, den Kopf von außen nicht kräftig in das Becken hineindrücken zu lassen! Die Hebamme fixiert den Kopf von oben, dass er von unten gefahrlos angebohrt werden kann.

Die Fixation verhindert, dass der Kopf beim Eindrücken des Perforatoriums zurückweicht und dass das Perforatorium beim Anstechen des Kopfes ausrutscht und z. B. in die Blase fährt.

Praxishinweis. Die Kopffixation ist so wichtig, dass man mit einiger Übertreibung sagen kann: Nicht derjenige perforiert den Schädel, der von unten ein spitzes Instrument in den Schädel hineinstößt, sondern derjenige, der den Schädel von oben kräftig in das Becken hineindrückt, bis die Perforation beendet ist.

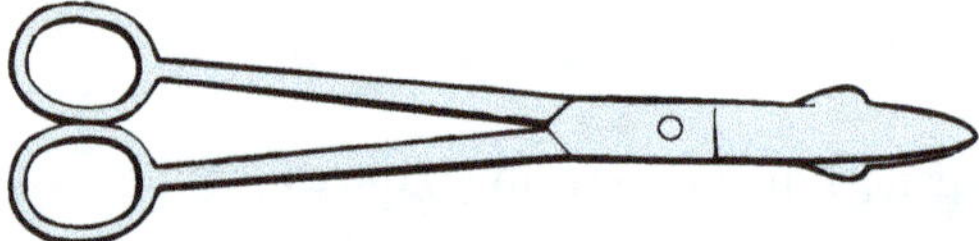

Abb. 9.50: Perforatorium nach Smellie (Schneide innen).

Tempo 2: Einführen der linken Hand zum Aufsuchen der zu perforierenden Stelle. Bei hochstehendem Kopf ist dieser schwer zu erreichen. Die linke Hand muss hoch eindringen, um an den Kopf heranzukommen. Abtasten von Pfeilnaht und Fontanellen. Die Perforation sollte in einer Naht oder in einer Fontanelle vorgenommen werden. Wenn möglich, führe man die Operation unter Leitung des Auges aus (Einstellung mit großen Bumm-Spiegeln).

Tempo 3: Perforation des Kopfes. Zur Verfügung steht das scherenförmige Perforatorium von Smellie (Schneide innen; Abb. 9.50) oder das von Naegele (Schneide außen).

Der Perforatorium wird fest in die rechte Hand genommen, während die linke sich zum Schutz des Gewebes rinnenförmig um das Instrument legt. Sehr vorsichtiges und langsames Einführen des Perforatoriums mit stark gesenktem Griff unter dem Schutze der linken Hand in die Scheide, Ansetzen der Spitze des Instrumentes auf die Kopfhaut über der Perforationsstelle. Die Achse des Perforatoriums muss senkrecht stehen (Abb. 9.51). Von diesem Augenblick an ist die energische Fixation des Schädels von außen oben unerlässlich. Jetzt wird die Spitze des Perforatoriums vorsichtig und mit betonter Langsamkeit in die Kopfschwarte hineingesenkt. Dazu ist ein gewisser Druck mit gehemmter Kraft notwendig. Ist Das geschehen, so hat man das Gefühl, dass die Spitze des Instrumentes sich in der Galea gefangen hat. Sie kann jetzt nicht mehr zur Blase oder zum Mastdarm ausweichen. Und erst jetzt, wenn dieses Gefühl vorhanden ist, darf man mit einem kräftigen, anschwellenden Druck bei gleichzeitiger kurzer Drehung des Instrumentes die aufgesuchte Stelle des kindlichen Schädels durchbohren. Dabei ist darauf zu achten, dass das Perforatorium senkrecht zum Kopf gehalten wird, so lange, bis das Instrument tief im Schädel sitzt und nicht abrutschen kann. Jetzt die linke Hand aus der Scheide herausnehmen, mit beiden Händen die Griffe fassen, spreizen und wieder schließen (Abb. 9.52). Drehen des Instrumentes um 90°, nochmaliges Spreizen und Schließen des Perforatoriums. Damit ist die Perforation beendet. Das Instrument wird geschlossen und herausgezogen.

Tempo 4: Loslösen und Zerwühlen der Gehirnmasse mit einer Kornzange, Ausspülen! Ist der Schädel perforiert und das Gehirn abgeflossen, ist die Operation beendet; die Lebensgefahr für die Mutter ist abgewendet.

An die Perforation muss sich nicht notwendigerweise die Kraniotraxie anschließen, zumal sie ein wesentlich schwierigerer Eingriff ist.

Spontangeburt kann abgewartet werden. Bei guten Wehen wird der enthirnte und zusammengedrückte Kopf schnell geboren.

Das sei weniger erfahrenen Ärzten noch einmal gesagt: Die Perforation ist es, die die Mutter aus der Gefahr befreit, nicht die Kraniotraxie.

Kraniotraxie

Definition. Kompression des perforierten Schädels mit dem Kranioklasten (→ Kranioklasie) und Extraktion des Kindes am perforierten Kopf.

Vorbedingungen
- Mm ≥ 6–7 cm.
- Conjugata vera ≥ 6 cm.

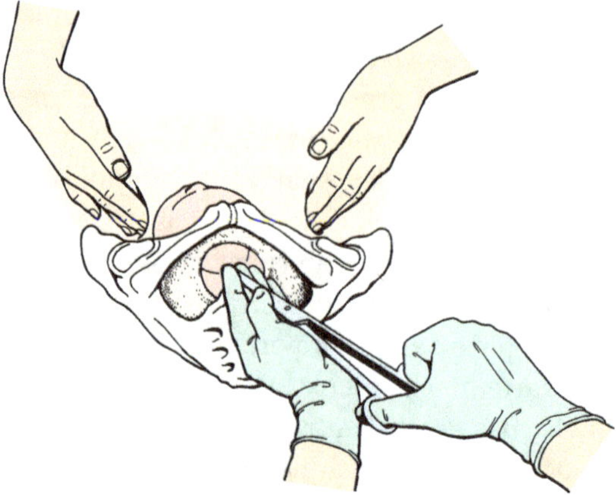

Abb. 9.51: Perforation des Kopfes (I; Stoeckel).

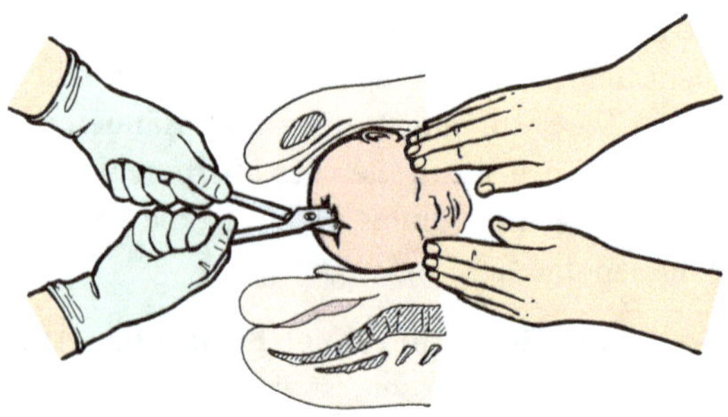

Abb. 9.52: Perforation des Kopfes (II).

Ausführung. Kranioklast nach Braun (Abb. 9.53). Wir empfehlen den Braun-Kranioklasten, der aus 2 Teilen besteht:

- inneres Blatt, massiver Teil mit rau geriffelter Oberfläche,
- äußeres Blatt, gefensterter, glatter Teil.

Vor Einführen des Instrumentes mache man sich klar, wie die Enden der Blätter ineinandergreifen (Abb. 9.53). Sodann orientiere man sich, auf welcher Seite das Gesicht bzw. das Hinterhaupt liegt.

> **Praxishinweis.** Abgleiten oder Abreißen des Kranioklasten beugt man vor, indem die Blätter Gesicht oder Hinterhauptschuppe zwischen sich fassen.

Gemieden werden sollten die Scheitelbeine, die leicht ausreißen. Am günstigsten ist es, die Blätter über das Gesicht fassen zu lassen. Die Gesichtsknochen setzen dem Aus-

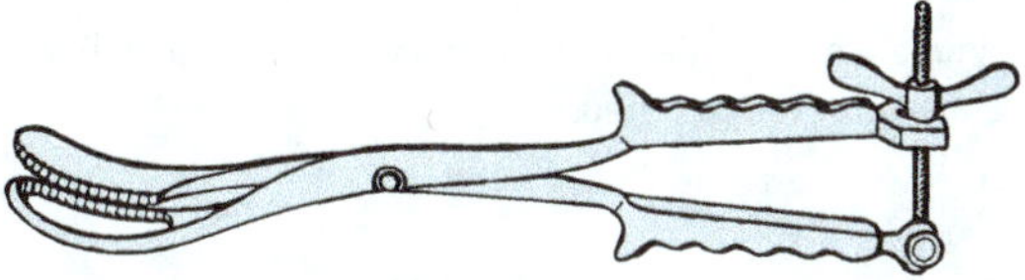

Abb. 9.53: Kranioklast nach Braun.

reißen den größten Widerstand entgegen; sie lockern sich ein wenig, reißen aber nicht so leicht aus. Die Festigkeit der Hinterhauptschuppe ist geringer.

Sechs Tempi

Tempo 1: Einführen des inneren Blattes. Das innere, massive Blatt wird zuerst eingeführt (Abb. 9.54) und durch die Perforationsöffnung so tief wie möglich in den Kopf hineingeschoben, in die Richtung des Schädelteils, der gefasst werden soll.

Hauptsache ist das Fixieren des Kopfes von oben mit beiden Händen, wie bei der Perforation.

Tempo 2: Einführen des äußeren, gefensterten Blattes (Abb. 9.55). Dazu müssen die Hände, die den Kopf von oben fixieren, loslassen, sonst kann man das zweite Blatt nicht richtig und nicht genügend hoch einführen. Das Blatt muss soweit wie möglich über das Gesicht herübergeschoben werden. Die 2. (innere) Hand deckt das Blatt und leitet seine Spitze zum Gesicht hin.

Eine Hilfsperson muss das innere Blatt halten, sonst fällt es heraus.

Tempo 3: Zusammenlegen der Blätter im Schloss. Jetzt werden die Blätter zunächst lose im Schloss zusammengelegt, die Flügelschraube angelegt und vorerst locker angezogen. Je weiter die beiden Handgriffe auseinander stehen, umso mehr ist gefasst, umso besser liegt der Kraniotraktor. Das Zusammenlegen im Schloss ist nicht wie bei der Zange gleichbedeutend mit dem Schließen des Instruments. Das Schließen erfolgt beim Kranioklasten erst durch das feste Zusammenschrauben (Tempo 5).

Tempo 4: Nachtasten. Prüfen, ob das innere Blatt so tief wie möglich im Schädel liegt und das äußere Blatt nicht einen Teil von Mm oder Scheide gefasst hat.

Tempo 5: Schließen, Zusammenschrauben. Mithilfe der Schraube und Flügelmutter wird der Kranioklast mit äußerster Kraft so fest wie möglich zusammengeschraubt (Abb. 9.56), damit er nicht abgleitet. Nach dem Zusammenschrauben nochmals der Sicherheit halber nachtasten.

Tempo 6: Ziehen (Abb. 9.57). Jetzt ganz langsam in Richtung Beckenachse ziehen:
- erst steil nach abwärts,
- danach mehr zur Horizontalen hin,
- dann mehr und mehr nach aufwärts,
- schließlich steil senkrecht nach oben.

Praxishinweis. Immer in die Richtung ziehen, in die die Griffe des Kranioklasten zeigen (Zugrichtung heißt Griffrichtung!)! Je kleiner der Mm, umso langsamer wird gezogen.

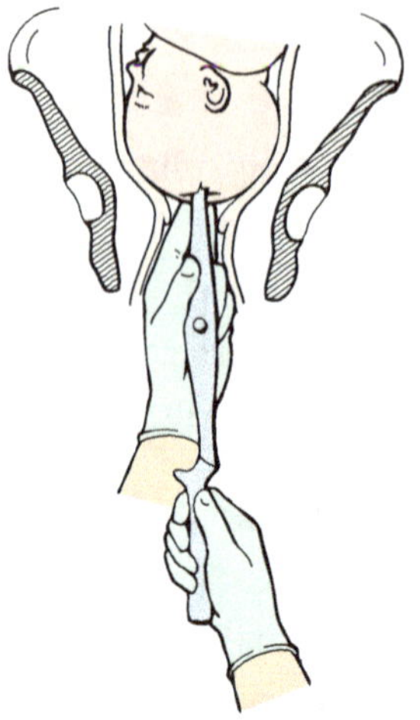

Abb. 9.54: Kraniotraxie (Tempo 1). Einführen des inneren, massiven Blattes, so hoch wie möglich, Kopf von oben gut fixieren.

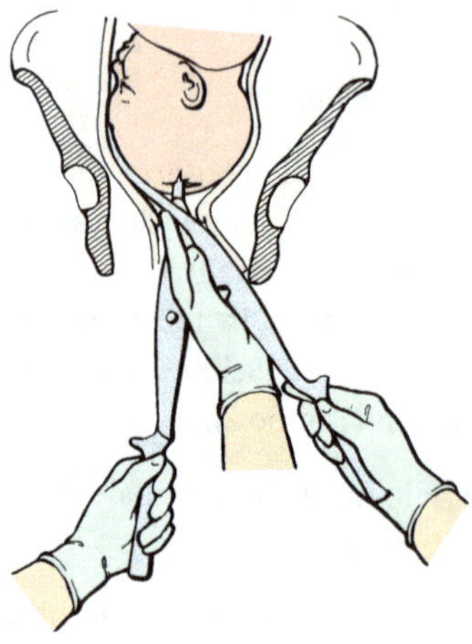

Abb. 9.55: Kraniotraxie (Tempo 2). Einführen des äußeren Blattes. Weit über das Gesicht herüberschieben! Kopf loslassen.

Nach jedem Zug geht eine Hand zu Kontrolle in die Scheide. Fühlt man, dass die Mm-Ränder zu stark angespannt sind, nicht weiterziehen! Abwarten, Kopf in derselben Stellung stehen lassen, ehe man weiter extrahiert. Auf scharfe Knochenkanten und -splitter achten! Ansonsten kann es zu stark blutenden, in die Geburtswege einschneidenden Verletzungen kommen. Mit den Fingern decken oder mit der Boer-Knochenzange (Abb. 9.58) abtragen.

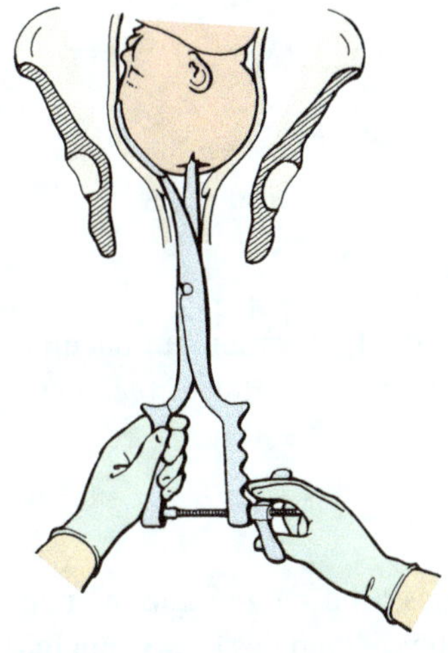

Abb. 9.56: Kraniotraxie (Tempo 5). Festes (!) Verschrauben der Blätter.

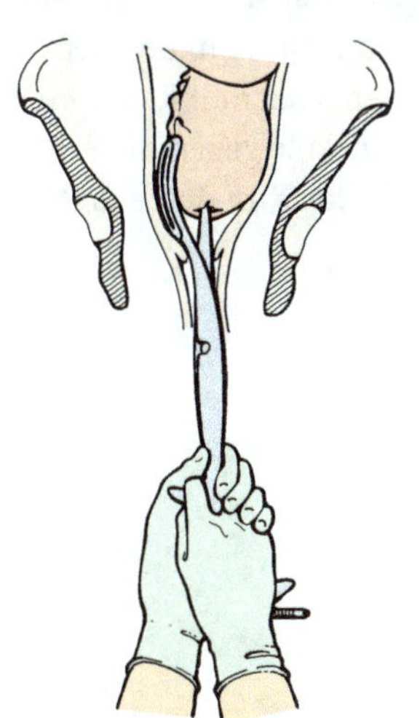

Abb. 9.57: Kraniotraxie (Tempo 6). Nachtasten, langsam ziehen. Zugrichtung ist Griffrichtung.

Bei **mazerierten Kindern** gelingt es oft nicht, den Kranioklasten anzulegen bzw. der Knochen reißt aus. In diesem Falle legt man 2–3 kräftige Fasszangen (am besten Collin-Klemmen) an den Schädel und extrahiert damit. Auch die Boer-Knochenzange eignet sich gut zum Fassen und zum Extrahieren.

Nach Extraktion Austastung der Uterushöhle und Besichtigung (große Spiegel, gute Beleuchtung) von Damm, Scheide und Mm-Rand.

Perforation des nachfolgenden Kopfes. Bleibt bei BEL der nachfolgende Kopf über dem BE hängen (enges Becken, Hydrozephalus), kann man das Kind nur mit dem Wiegand-Martin-Winckel-Handgriff (S. 397) retten.

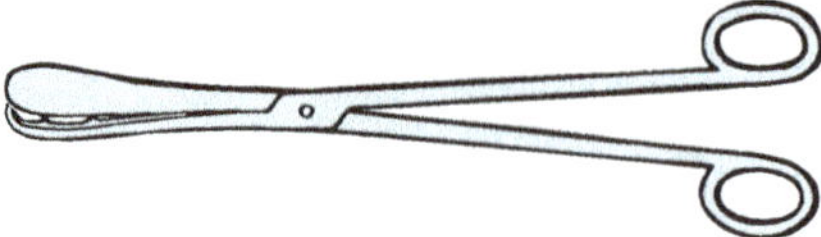

Bei einem Kopf, der nicht ins Becken eintreten kann, ist die Perforation am nachfolgenden Kopf vorzunehmen, ein wegen der dicken Weichteile des Halses technisch nicht so einfacher Eingriff.

Zwei Varianten

Hinterhaupt steht hinter der Symphyse (Abb. 9.59). Das Kind an den Füßen energisch nach abwärts ziehen. Dann sucht man sich den hinteren Rand des M. **sternocleidomastoideus** auf. Von diesem Rand aus stößt man das Perforatorium in schräger Richtung durch die Weichteile gegen die Schädelbasis vor. Dann zieht man das Perforatorium zurück und geht mit dem Finger in den geschaffenen Weichteilkanal ein. Der Finger wird gegen die Stelle vorgeschoben, an der die Wirbelsäule gegen die Schädelbasis stößt. Aufsuchen des Spalts zwischen Atlas und Schädelbasis, in den das Per-

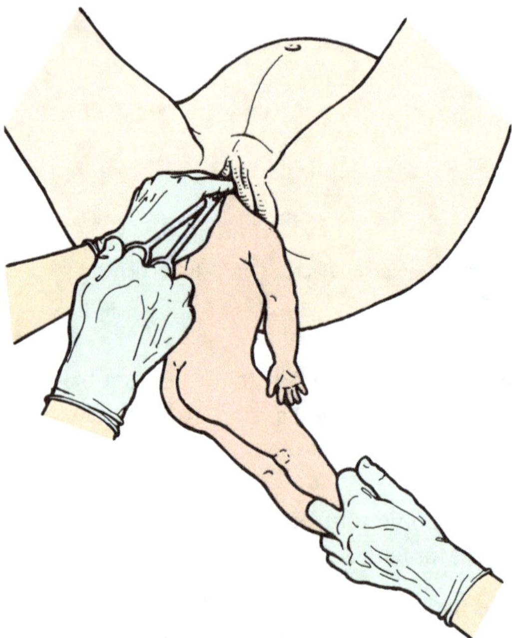

Abb. 9.59: Perforation des nachfolgenden Kopfes.

foratorium mit gehemmter Kraft eingestoßen wird. Durchstoßen werden dabei die Membranae atlantooccipitales posteriores. Nach einigen hebelnden Bewegungen mit dem Perforatorium liegt das Foramen occipitale frei. Das Gehirn kann austreten. Durch Rührbewegungen mit einer eingeführten Kornzange kann man das Abfließen des Hirns beschleunigen. Dann folgt die Extraktion des zusammengefallenen Kopfes am Rumpf.

Kinn steht hinter der Symphyse. Die Schädelbasis wird vom Mundboden aus durchstoßen. Man setzt das Perforatorium vorn am Hals an und stößt in die Weichteile zwischen den Unterkieferästen in Richtung Mundboden.

Literatur

Backes Kozhimannil K, Law MR, Virnig BA. Cesarean delivery rates vary tenfold among US Hospitals; Reducing variation may address quality and cost issues. Health Affairs. 2013;32:527–535.

Bamberg C, Scheuermann S, Slowinski T, et al. Relationship between fetal head station established using an open magnetic resonance imaging scanner and the angle of progression determined by transperineal ultrasound. Ultrasound Obstet Gynecol. 2011;37:712–6.

Berghella V, Baxter JK, Chauhan SP. Evidence-based surgery for cesarean delivery. Amer J Obstet Gynecol. 2005;193:1607.

Boucoiran I, Valerio L, Bafgha A, et al. Spatula-assited deliveries: a large cohort of 1065 cases. Eur J Obstet Gynecol Reprod Biol. 2010;151:46–51.

Bujold E, Goyet M, Marcoux S, et al. The role of uterine closure in the risk of uterine rupture. Obstet Gynecol. 2010;116:43–50.

Cohen G, Schreiber H, Mevorach N, Shechter-Maor G, Markovitch O, Biron-Shental T. Head Injuries Related to Birth Trauma in Low Birthweight Neonates During Vacuum Extraction. Geburtshilfe Frauenheilkd. 2023 Jan 19;83(2):201–211.

Dannecker C, Anthuber C, Hepp H. Die Episiotomie: Grenzen, Indikationen und Nutzen. Gynäkologe. 2000;33:864.

Deutsche Gesellschaft für Gynäkologie und Geburtshilfe. Vaginal operative Entbindungen. AWMF S1 – Leitlinie 015/023, Dez 2015.

Dietz HP, Lanzarone V. Measuring engagement of the fetal head: validity and reproducibility of a new ultrasound technique. Ultrasound Obstet Gynecol. 2005;25:165–8.

Dückelmann AM, Michaelis SA, Bamberg C, Dudenhausen JW, Kalache KD. Impact of intrapartal ultrasound to assess fetal head position and station on the type of obstetrical interventions at full cervical dilatation. The journal of maternal-fetal & neonatal. 2012;25:484–8.

Dudenhausen JW. Die ärztliche Sicht auf den Wunsch der Schwangeren zur Schnittentbindung. Z ärztl Fortbild Qual Gesundhwes. 2006;100:681.

Dudenhausen JW, Rumler-Detzel R. Die Schnittentbindung auf Wunsch der Schwangeren oder akzeptabel als selbstbestimmte Geburt? Z Geburtsh Neonatol. 2000;204:125.

Eggebø TM, Hassan WA, Salvesen K, Lindtjørn E, Lees CC. Sonographic prediction of vaginal delivery in prolonged labor: a two-center study. Ultrasound Obstet Gynecol. 2014;43:195–201.

Fernando RJ, et al. Repair techniques for obstetrical anal sphincter injuriers: a randomized controlled trail. Obstet Gynecol. 2006;107:1261.

Gei AF, Pacheco LD. Forceps: Still an option? Current Women's Health Reviews. 2008;4:56.

Ghi T, Eggebo T, Lees C, et al. ISUOG Practice Guidelines: intrapartum ultrasound. Ultrasound Obstet Gynecol. 2018;52:128–39.

Ghi T, Farina A, Pedrazzi A, Rizzo N, Pelusi G, Pilu G. Diagnosis of station and rotation of the fetal head in the second stage of labor with intrapartum translabial ultrasound. Ultrasound Obstet Gynecol. 2009;33:331–6.

Hannah ME, Hannah WJ, Hewson SA, et al. Planned caserean section versus planned vaginal birth for breech presentation at term: a randomized multicenter trial. Lancet. 2000;356:1375.

Heller G, Bauer E, Schill S, et al. Entscheidungs-Entbindungszeit und perinatale Komplikationen bei Notkaiserschnitt. Deutsches Ärzteblatt. 2017;114:589–96.

Henrich W, Dudenhausen J, Fuchs I, Kamena A, Tutschek B. Intrapartum translabial ultrasound (ITU): sonographic landmarks and correlation with successful vacuum extraction. Ultrasound Obstet Gynecol. 2006;28:753–60.

Hinkson L, Henrich W, Tutschek B. Intrapartum ultrasound during rotational forceps delivery: a novel tool for safety, quality control, and teaching. Am J Obstet Gynecol. 2021;224(1):93.e1-93.e7. doi: 10.1016/j.ajog.2020.07.028. Epub 2020 Jul 18. PMID: 32693095.

Jiang H, Qian X, Carroli G, Garner P. Selective versus routine use of episiotomy for vaginal birth. Cochrane Database Syst Rev. 2017;2(2):CD000081. doi: 10.1002/14651858.CD000081.pub3. PMID: 28176333; PMCID: PMC5449575.

Kalache KD, Duckelmann AM, Michaelis SA, Lange J, Cichon G, Dudenhausen JW. Transperineal ultrasound imaging in prolonged second stage of labor with occipitoanterior presenting fetuses: how well does the 'angle of progression' predict the mode of delivery? Ultrasound Obstet Gynecol. 2009;33:326–30.

Kolas T, Saugstad OD, Daltveit AK, et al. Planned cesarean versus planned vaginal delivery at term: Comparison of newborn infant outcomes. Am J Obstet Gynecol. 2006;195:1538.

Kubli F. Geburtsleitung bei Beckenendlage. Gynäkologe. 1975;8:48.

Lewin D, Sadoul G, Beuret T. Measuring the height of a cephalic presentation: an objective assessment of station. European journal of obstetrics, gynecology, and reproductive biology. 1977;7:369–72.

Lydon-Rochelle M, Holt VL, Easterling TR, Martin DP. Risk of uterine rupture during labor among women with a prior Cesarean delivery. N Engl J Med. 2001;345:3.

Lyell DJ, Caughey AB, Hu E, Daniels K. Peritoneal closure at primary cesarean delivery and adhesions. Obstet Gynecol. 2005;106:275.

Malvasi A, Montanari Vergallo G, Tinelli A, Marinelli E. "Can the intrapartum ultrasonography reduce the legal liability in distocic labor and delivery?". The journal of maternal-fetal & neonatal medicine. 2018;31:1108–09.

Masturzo B, De Ruvo D, Gaglioti P, Todros T. Ultrasound imaging in prolonged second stage of labor: does it reduce the operative delivery rate? The journal of maternal-fetal & neonatal medicine. 2014;27:1560–3.

Richter R, Bergmann RL, Dudenhausen JW. Previous caesarean or vaginal delivery: Which mode is a greater risk of perinatal death at a second delivery. Eur J Obstet Gynecol Reprod Biol. 2007;129:51.

Rizzo G, Ghi T, Henrich W, et al. Ultrasound in labor: clinical practice guideline and recommendation by the WAPM-World Association of Perinatal Medicine and the PMF-Perinatal Medicine Foundation. J Perinat Med. 2022;50(8):1007–1029. doi: 10.1515/jpm-2022-0160. PMID: 35618672.

Robinson JN, Norwitz ER, Cohen AP, et al. Episiotomy, operative vaginal delivery, and significant perineal trauma in nulliparous women. Obstet Gynecol. 1999;181:1180.

Roper JC, Thakar R, Sultan AH. UK survey of colorectal surgeons on the management of acute obstetric anal sphincter injuries. Colorectal Dis. 2024;26(1):130–136. doi: 10.1111/codi.16820. Epub 2023 Dec 26. PMID: 38148521.

Royal College of Obstetricians and Gynaecologists. Operative vaginal delivery. Green top Guideline No. 26, April 2020.

Samuelsson E, Ladfors L, Wennerholm UB, et al. Anal sphincter tears: prospective study of obstetric risk factors. Brit J Obstet Gynaecol. 2000;107:926.

Schvartzman JA, Carroli G, Di Renzo GC, et al. The odon device. A new simple instrument for assisted vaginal delivery. Obstet Gynecol. 2012;119:S3–S475.

Scott JR. Vaginal birth after cesarean delivery. Obstet Gynecol. 2011;118:342–350.

Signorelle LB, Harlow BL, Cehkos AK, Repke JT. Midline episiotomy and anal incontinence: retrospective cohor study. Brit Med J. 2000;320:86.

Silver RM, Landon MB, Rouse DJ, et al. Maternal Morbidity associated with multiple repeat Cesarean deliveries. Obstet Gynecol. 2006;107:1226.

Smith GCS, Pell JP, Cameron AD, Dobbie R. Risk of perinatal death associated with labor after previous Cesarean delivery in uncomplicated term pregnancies. JAMA. 2002;287:2684.

Sultan AH, Monga AK, Kumar D, Stanton SL. Primary repair of obstetric anal sphincter rupture using the overlap technique. Brit J Obstet Gynaecol. 1999;106:318.

Stark M, Chavkin Y, Kupfersztain C, et al. Evaluation of combinations of procedures in cesarean section. Int J Gynecol Obstet. 1995;48:273.

Watson F, Owen P. Perineal trauma following vaginal delivery without episiotomy. Eur J Obstet Gynecol Reprod Biol. 2010;148:202–3.

Welsch H. Müttersterblichkeit während der Geburt und Wochenbett bei vaginaler Entbindung und Sectio caesarea. Gynäkologe. 1997;30:742.

Youssef A, Maroni E, Ragusa A, et al. The fetal head-symphysis distance: a simple and reliable ultrasound index of fetal station in labor. Ultrasound Obstet Gynecol 2013; 41: 419–424.

Zeitlin J, Di Lallo D, Blondel B, et al. Variability in cesarean section rates for very preterm births at 28–31 weeks of gestation in 10 European regions: results of the MOSAIC project. Eur J Obstet Gynecol Reprod Biol. 2010;149:147–152.

Zimmermann R. Vakuumentbindung – richtig ausgeführt. Gynäkologe. 2012;45:791–800.

10 Blutungen in der Schwangerschaft und während der Geburt

Übersicht

Schwangerschaftsblutungen
- Erste Schwangerschaftshälfte. Abort, S. 534. Blasenmole, S. 549. Trophoblasttumoren, S. 552. EU, S. 555. Portioektopie, Zervixkarzinom.
- Zweite Schwangerschaftshälfte. Placenta praevia, S. 563. Vorzeitige Plazentalösung, S. 571. Variköse Blutung., Zervixkarzinom.

Blutungen während der Geburt
- Eröffnungsperiode. Placenta praevia, S. 563. Tiefer Sitz der Plazenta, S. 565. Vorzeitige Plazentalösung, S. 571. Randsinusblutung, S. 570. Uterusruptur, S. 463. Uterusruptur ist in der EP sehr selten, am wehenfreien Uterus am ehesten nach Myomenukleation
- Austreibungsperiode. Uterusruptur bei vaginalem Geburtsversuch nach Sectio, S. 463. S. 498. Labienriss. Klitorisriss, S. 485. Insertio velamentosa, Vasa praevia, S. 578. Scheidendammriss. Zervixriss, S. 596
- Nachgeburtsperiode. Atonische Nachgeburtsblutung, S. 582. Fibrinogenmangelblutungen, S. 575, von Willebrand Syndrom

Fibrinogenmangelblutungen bei:
- vorzeitiger Lösung der normal sitzenden Plazenta (S. 571)
- retinierter, toter Fetus (S. 545), extrem selten
- Abort (Endotoxinschock) (S. 546),
- Fruchtwasserembolie (50–80 % tödliche Lungenembolie bei einer Gebärenden durch Fruchtwasserbestandteile, die zu einer ausgeprägten Mikrothrombosierung in den kleinen Pulmonalgefäßen durch Complementaktivierung führt sog. „Pulmonary collaps Syndrome" mit konsekutiver pulmonaler Hypertension und Rechtsherzasystolie). Behandlung: Kardiorespiratorische Reanimation und Substitution von Blutbestandteilen, insbesondere Gerinnungsfaktoren S. 577,
- allgemein bei starker Blutung.

10.1 Fehlgeburt, Abort (Abortus)

Definition. Vorzeitiges Ende der Schwangerschaft durch Geburt eines toten Feten mit einem Geburtsgewicht ≤ 500 g; eine standesamtliche Meldepflicht besteht nicht.

Totgeburt. Ein Kind gilt als totgeboren, wenn es nach der Trennung vom Mutterleib keines der für eine Lebendgeburt maßgeblichen Zeichen (Herzschlag, natürliche Lungenatmung, Pulsation der Nabelschnur) und ein Gewicht von ≥ 500 g aufweist; standesamtliche Meldepflicht (Eintragung in die Personenstandsbücher).

© 2026 Walter de Gruyter GmbH, Berlin | https://doi.org/10.1515/9783111201559-010

Frühgeborenes. Lebt der Fet mit einem Körpergewicht ≤ 500 g (Nachweis von Herzschlag oder Pulsieren der Nabelschnur oder natürliche Lungenatmung), rechnet man ihn zu den Frühgeborenen und er wird als Lebendgeborenes beim Standesamt registriert (Meldepflicht!).

Häufigkeit. Vermutlich 10–15 % bezogen auf die Zahl aller Geburten (klinisch fassbare spontane Aborte). Frühe Embryoverluste, meist subklinisch verlaufend, sind nicht berücksichtigt.

Wiederholungsrisiko. Nach einem Spontanabort steigt das Wiederholungsrisiko auf 24 %, nach 2 aufeinanderfolgenden Spontanaborten auf 26 %, nach 3 (→ wiederholte Aborte, S. 544) auf 32 %.

Ätiologie. Unterschieden werden artifizieller und Spontanabort.

10.1.1 Artifizieller Abort

Definition. Therapeutischer Abort, Abruptio, Schwangerschaftsabbruch. Medikamentöser oder instrumentelle Beendigung der Schwangerschaft.

Beratungsregelung: Der Schwangerschaftsabbruch bis zur 14. SSW p. m. ist derzeit zwar rechtswidrig, aber straffrei, wenn
- die Schwangere sich vor dem Eingriff von einer staatlich anerkannten Beratungsstelle hat beraten lassen (Bescheinigung!),
- seit der Beratung mindestens 3 volle Tage verstrichen sind,
- der Eingriff von einem Arzt vorgenommen wird.

Kriminologische Indikation. Schwangerschaft als Folge eines Sexualdelikts, z. B. einer Vergewaltigung, Beendigung bis 14 + 0 p. m. Hier gibt es keine Beratungspflicht.

Der Schwangerschaftsabbruch ab 14 + 0 Schwangerschaftswochen p. m. ist straffrei (deutsches Strafrecht seit 1995; § 218 StGB) bei einer medizinischen Indikation, wenn . Gefahr für Leben und Gesundheit der Schwangeren besteht.

„... Schwangerschaftsabbruch ist nicht rechtswidrig, wenn der Abbruch der Schwangerschaft unter Berücksichtigung der gegenwärtigen und zukünftigen Lebensverhältnisse der Schwangeren nach ärztlicher Erkenntnis angezeigt ist, um eine Gefahr für das Leben oder die Gefahr einer schwerwiegenden Beeinträchtigung des körperlichen oder seelischen Gesundheitszustandes der Schwangeren abzuwenden, und die Gefahr nicht auf eine andere für sie zumutbare Weise abgewendet werden kann."

Bei medizinischer Indikation ist die Beendigung zu jedem Schwangerschaftszeitpunkt möglich.

Diese Gesetzgebung wurde zum 01. 01. 2010 durch das **Schwangerschaftskonfliktgesetz** ergänzt. Danach hat der Arzt, der Hinweise auf eine Schädigung der körperlichen oder geistigen Gesundheit des ungeborenen Kindes mitteilt,

– eine allgemeinverständliche und ergebnisoffene Beratung zu medizinischen und psychosozialen Aspekten der mitgeteilten Diagnose durchzuführen,
– Ärztinnen und Ärzten hinzuziehen, die mit der Gesundheitsschädigung bei geborenen Kindern Erfahrung haben,
– auf den Anspruch auf eine vertiefende Beratung durch eine psychosoziale Beratungsstelle hinzuweisen,
– eine psychosoziale Beratungsstelle/Selbsthilfegruppe/Behindertenverband im Einvernehmen mit Schwangeren zu vermitteln.

Außerdem hat der die Indikation zum Schwangerschaftsabbruch stellende Arzt die Pflicht

– zu medizinischen und psychischen Aspekten eines Schwangerschaftsabbruches zu beraten,
– schriftlich die Indikation festzustellen **nicht vor Ablauf von drei Tagen** nach der Diagnosestellung der kindlichen Gesundheitsschädigung.

Die Schwangere muss schriftlich bestätigen, dass eine ärztliche Beratung und die Vermittlung, z. B. an eine Selbsthilfegruppe, erfolgt ist.

10.1.2 Spontanabort

Definition. Abortus spontaneus; Fehlgeburt ohne äußere Einwirkung, nicht beabsichtigter Abort; natürliches Ende der Schwangerschaft infolge ovulärer und mütterlicher Ursache.

Formen. 1. Fieberfreier unkomplizierter Spontanabort. Fehlgeburt bei Temperaturen < 38° C. **2.** Fieberhafter komplizierter Spontanabort. Sekundär Endometritis ohne Adnexitis, Parametritis. **3.** Fieberhafter komplizierter Spontanabort mit Endometritis, Adnexitis, Parametritis.

Ovuläre Abortursachen. Nicht entwicklungsfähige Schwangerschaftsprodukte sind häufigste Ursache: Abortivanlage > 50 (–70) %, Windmole.

Jedem zweiten Spontanabort liegt kein entwicklungsfähiges Schwangerschaftsprodukt zugrunde!

Chromosomale Anomalien entstehen durch Verteilungsfehler bei der Reifeteilung der Eizelle. Die Hälfte der Abortivanlagen haben solche zytogenetischen Ursachen.
- Autosomale Trisomien überwiegen mit 50 %.
- 20 % entfallen auf Polyploidien mit Vorherrschen einer Triploidie.
- 25 % haben eine Monosomie X.
- 5 % strukturelle Chromosomenaberrationen.

Während die Aberrationsrate bei Lebendgeborenen 0,5 % und Frühaborten 50–60 % beträgt, sind Spontanaborte „Regulative der Natur". Aneuploidien nehmen mit mütterlichem Alter kontinuierlich zu.

Mit steigendem Schwangerschaftsalter wird die Aborturschache Chromosomenanomalie seltener

---

Exogene Faktoren. Intoxikation durch Nikotin, Infektion, Quecksilber, organische Lösungsmittel, Strahlenschäden, Medikamente.

Molen (Abortiveier). Einteilung (nach Bayer)
- Embryonalmole. Embryonalanlage ist fehlgebildet oder verkümmert.
- Windmole (Windeier). Embryonalanlage fehlt.
- Blutmole. Beim Absterben der Embryonalanlage kommt es nach Ablösung der Chorionhülle von ihrer Haftfläche zu einer Umblutung und völligen Durchblutung der Embryonalanlage.
- Fleischmole. Blutmole, deren Hämoglobin ausgelaugt und deren Inhalt organisiert worden ist.
- Breus-Hämatommole. Partielle Hämatombildung zwischen Chorion und Dezidua (subchoriales Hämatom), wodurch die Amnionhöhle nach innen vorgewölbt wird.
- Blasenmole (s. S. 549).

Mütterliche Aborturschachen

Genitalorgane
- Behinderung des Uteruswachstums und Raummangel. Hypoplasie des Uterus, Fehlbildung (Uterus subseptus, bicornis), intrauterine Adhäsion (Asherman-Syndrom), submuköse Myome (FIGO-Typ 0 bis 2) und Typ 3-Myome. Subseröse Myome stören eine Schwangerschaft nicht.
- Mangelhafter Schutz des unteren Eipols. Fehlender mechanischer Schutz, z. B. bei größerem Zervixriss und -insuffizienz nach vorausgegangenen operativen Maßnahmen (Zervix als Verschlussapparat).

Corpus-luteum-Insuffizienz. Progesteron des Ovars vom Corpus luteum graviditatis benötigt die Frucht nur in den ersten 4–6 SSW. Ab 2. SSM bilden die Chorionepithelien der Plazenta hohe Mengen Progesteron.

- Progesteron ist für die Schwangerschaft essenziell, besonders in den ersten Tagen (Deziduabildung, Einlagerung von Glukosacchariden in das Endometrium, Eieinnistung und Plazentaentwicklung). Dagegen ist die Wirkung auf die Uterusmotilität umstritten.
- Schilddrüsenfunktionsstörung und schlecht eingestellter Diabetes mellitus vor Konzeption oder in der Frühschwangerschaft kommen als Ursache in Frage.

Infektionen
- Hochfieberhafte Krankheiten sind Aborturachen, v. a. durch Anregung von Wehen, die zur Fehlgeburt führen können.
- Daneben spielen Virusinfektionen (Zytomegalie-Virus, Herpes-simplex-Virus) eine unterschätzte Rolle.

Psychische Faktoren. Seelisches Trauma, Erschütterung, Erregung.

Immunologische Ursachen. Es gibt Hinweise, dass bei Paaren, die eine erhöhte Übereinstimmung im HLA-System (human leucocytic antigen) besitzen, vermehrt Aborte auftreten. Die Übereinstimmung verhindert die Synthese von Antikörpern, die das Schwangerschaftsprodukt schützen.

Der Abort verläuft ein- (→ Frühabort, Abortus completus) oder zweizeitig (→ Abortus incompletus).

Anamnese. Letzte Regel beachten, menstruationsähnliche Blutungen und Schmerzen im medianen Unterbauch. Eine extrauterine Gravidität muss differnzialdiagnostisch ausgeschlossen werden (Symptome, die auf eine ektope Schwangerschaft hinweisen: plötzlicher, kolikartiger lateraler Unterbauchschmerz, typischerweise nicht vor der 6./ 7.SSW, Hypotension bei Hämatoperitoneum, Schwindel).

Klinik
- Körpertemperatur messen!
  - Temperaturen > 37,9° C zeigen einen fieberhaften Abort an,
  - Temperaturen > 39° C einen septischen Abort.
- behutsame Untersuchung und Spekulumeinstellung, evtl. bakteriellen Abstrich bei Infektionshinweis. Dann wird man heutzutage in der Regel ohne Palpation auskommen, da die **Vaginalsonographie** diagnoseführend ist. Falls kein Sonographiegerät zur Verfügung steht, kann digital untersucht werden. Dabei wird vorsichtig mit sterilen Handschuhen festgestellt, ob:
- Der äußere Muttermund geschlossen oder geöffnet ist (bei Mehrgebärenden ist ein klaffender äußerer Mm normal).
- Der Zervikalkanal eingängig oder sogar durchgängig ist.

- Der innere Mm auch geöffnet ist.
- Man im Zervikalkanal Fruchtteile fühlt.
- Adnexe: strangartig verdickt, tumorös geschwollen, druckschmerzhaft.
- Größe, Lage (Retroflexion!) und Haltung, besonders Konsistenz des Uterus vermerken.
- Parametrien: frei oder infiltriert, insbesondere seitlich und hinten.
- Douglas-Raum: teigig weich (retrouterines Hämatom, EU) oder tumoröse Massen (tiefgeschlagener Adnextumor, schwangere Tube?).

Die HCG-Bestimmung hat ihren Wert bei einem imminenten Abort oder als Verlaufsbestimmung bei unklarem Sitz der Schwangerschaft hinsichtlich der Differenzialdiagnostik einer ektopen Gravidität.

Die Kombination von Vaginalsonographie und Serum-HCG-Bestimmung steigert die diagnostische Aussage:

Praxishinweis. Serum-HCG-Spiegel um 1000 mU/ml weisen eine intrauterine Chorionhöhle von 4–7 mm Durchmesser nach. Gelingt der vaginalsonographische Nachweis nicht, ist mit einer ektopen Schwangerschaft zu rechnen.

Spiegeleinstellung. Blutungsintensität und -frequenz ermitteln.

Verletzung: Portio, Scheidenwand, hinteres Scheidengewölbe.

Blutbild. Rotes Blutbild, weißes Differenzialblutbild.

10.1.2.1 Abortus completus, Frühabort

Definition. Frühabort bis 12. SSW mit einzeitiger Fehlgeburt der kompletten Schwangerschaftsanlage (→ Abortus completus, vollständiger Abort; Abb. 10.1).

Pathogenese. Die Frucht ist eine kompakte Masse und ringsherum von Zotten besetzt, Chorion villosum (Puderquastenform, noch keine Differenzierung in Chorion frondosum und Chorion laeve). Treten Wehen auf, lösen sich die um diese Zeit noch wenig fest in der Dezidua verankerten Zotten ab, die Frucht wird in toto (Embryo mit Amnionsack, Chorionhülle) geboren (Abb. 10.1).

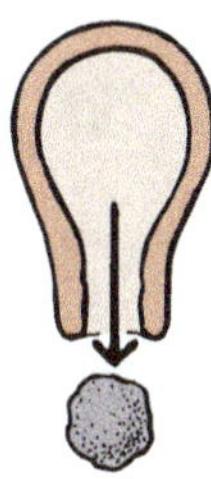

Abb. 10.1: Einzeitiger Abort.

Die Blutung ist erstes Symptom und verläuft als Dauerblutung bis zur Geburt des Uterusinhaltes. Blutung. Chorionzotten bilden intervillöse Räume, und es gibt keine Stelle um die Frucht herum, die sich ohne Eröffnung von Bluträumen ablösen könnte. Das gilt auch für den unteren Eipol, innerer Mm, an dem die Ablösung meist beginnt.

Klinik, Diagnostik
- Dauerblutung mit Geburt der Frucht.
- Zervixhalskanal ist vollständig eröffnet, ggf. schon wieder formiert.
- Sistieren der Blutung bei raschem Kleinerwerden des Uterus. Uterus ist kleiner (nicht selten: normal groß) als dem Schwangerschaftsalter entsprechend.

DD. Abortus incompletus.

Therapie
- Medikamentöse Unterstützung des Abortes mit Prostaglandinen z. B. Misoprostol, sofern keine überregelstarke Blutung vorliegt bis 9 vollendete SSW (s. u.)
  - Alternativ und danach: Saugkürettage bei ausreichend eröffnetem Muttermund.
  - Evtl. Dilatation des Zervixkanals bis Hegar 12/ 13
- oder stumpfe Kürettage bei höheren SSW, wenn die Plazenta unvollständig ist und/oder eine überregelstarke Blutung vorliegt.

10.1.2.2 Abortus incompletus, Spätabort

Definition. Unvollständige, zweizeitige Fehlgeburt, Spätabort (jenseits 12/0 SSW); gefährlicher als der Abortus completus. Gelegentlich wird der Embryo aber auch allein oder mit einem Teil des Amnions und Chorions fehlgeboren, sodass Eihüllen in der Uterushöhle zurückbleiben und es später abgehen (Abortus incompletus). Die Blutung dauert an, bis das Kavum leer ist.

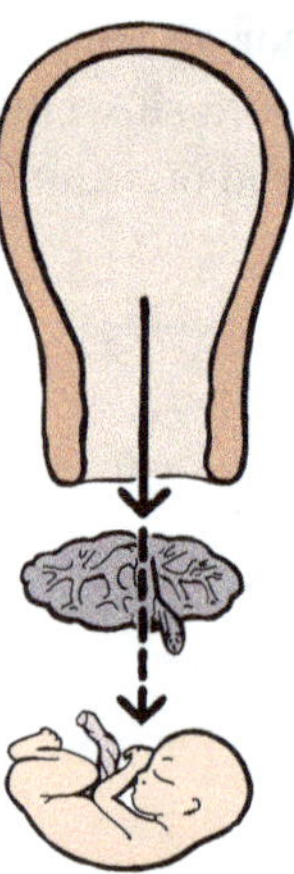

Abb. 10.2: Zweizeitiger Abort.

Klinik. Blutung; Wehen, Fruchtwasserabgang.

Praxishinweis. Ab 12./13. SSW geht der Abort (Spätabort) oft zweizeitig vor sich, und läuft ähnlich wie eine Geburt ab: Wehen, Blasensprung, Fruchtwasserabgang, EP, AP, Geburt des Feten, Pause, Geburt der Plazenta (Abb. 10.2).

- Fet abgegangen, Plazenta in utero, ggf. sind Stücke von Plazenta oder Chorion abgegangen.
- Zervikalkanal erweitert.

Therapie
- Instrumentell ab 12 SSW erst eingehen, wenn die Plazenta oder ihr größter Teil fehlgeboren ist: Perforations- und Blutungsgefahr!
- Digitale Plazentalösung: Wird die Plazenta nicht spontan geboren, muss sie manuell gelöst und entfernt werden. Sollte der Halskanal für den Finger noch nicht durchgängig sein, wird bis Hegar 18–22 dilatiert. Reste werden mit der großen stumpfen Kürette entfernt.

Praxishinweis. Je später ein Abort in Erscheinung tritt, umso weniger ist die rein instrumentelle Ausräumung angebracht.

- Die Dilatation des Zervikalkanals ist nur für die frühen Wochen erforderlich.
- Eine therapeutische Alternative zur operativen Behandlung bei Abortus incompletus stellt neben dem rein abwartenden Vorgehen das medikamentöse Management dar. Da heute die Schnelligkeit der Entleerung – anders als im Zeitalter der illegalen Schwangerschaftsabbrüche – nicht die oberste Maxime ist, kann die kontrollierte Beobachtung physiologischer Vorgänge wie die Expulsion des Inhaltes des Uterus und die medikamentöse Unterstützung eingesetzt werden. Ca. 10 % der Frauen müssen bei Versagen der konservativen medikamentösen Therapie dann doch kürettiert werden.

Es gibt verschiedene Schemata für das **medikamentöse Vorgehen.** Die aktuelle AWMF-Leitlinie empfiehlt folgendes Vorgehen < 12. SSW): 200 mg Mifepriston oral gefolgt von 600 bis 800 µg Misoprostol vaginal nach 24 Stunden. Die zweite Misoprostolgabe sollte frühestens 3 Stunden nach der Erstapplikation erfolgen, wenn die erste zu keinem oder zu einem nicht ausreichenden Gewebeabgang geführt hat.

7–14 Tage nach der ersten Medikamentengabe soll eine vaginalsonographische Kontrolle erfolgen, ob das Cavum leer ist.

10.1.2.3 Abortus incipiens, beginnender Abort

Definition. In Gang befindlicher, nicht mehr aufzuhaltender Abort mit Wehen und stärkerer Blutung, Zervikalkanal und innerer Mm sind mehr oder weniger geöffnet.

Klinik

- Verkürzung der Zervix mit Eröffnung des inneren Mm,
- unterer Eipol ist in den Halskanal eingetreten.

Diagnostik

- Abradat morphologisch und histomorphologisch untersuchen (Chromosomenaberration?).
- Aus humangenetischer Sicht wird die Untersuchung des Abortmaterials zurückgestellt. Danach sollte ab 3. Spontanabort (sog. habituelle Abortneigung) die Chromosomenuntersuchung der Eltern aus dem Blut erfolgen. Andererseits kann der Nachweis einer Aneuploidie den Eltern eine rationale Basis zur Verarbeitung des Geschehens geben.

Therapie

Abortus incipiens bis 13 + 6 SSW. Unterstützung des in Gang befindlichen, aber verzögerten Spontanabortes.

Zur **Zervixerweichung** 3 h vor dem operativen Eingriff z. B. 200 µg Misoprostol in das hintere Scheidengewölbe einlegen.

Alternativ: 200 µg Misoprostol oral 10 h vor Eingriff.

Für die Entfernung frühen Abortgewebes, wird die Saugkürette (Syn. Vakuumaspiration) empfohlen. Vorher Dilatation mit Hegarstift, der in etwa der erreichten SSW entspricht; so soll auch der Durchmesser der Absaugkanüle gewählt werden.

- Ragt die Fruchtanlage aus dem Halskanal heraus, wird sie nach Spiegeleinstellung der Portio mit der Abortzange gefasst und herausgezogen.
- Nachkürettage zur Entfernung von Zottenresten und Dezidua.

Abortus incipiens jenseits 14 + 0 bis 23 + 6 SSW. Instrumentelle Manipulation erst, wenn der Fet geboren ist, bis also aus dem A. incipiens ein A. completus bzw. incompletus geworden ist.

Je weiter die Schwangerschaft fortgeschritten ist, umso schwieriger (Fetus reißt ein) und gefährlicher (starke Blutungen, dünne und weiche Gebärmutterwand) ist die Entfernung der Frucht. Die Kürette verliert sich in der weiten Gebärmutterhöhle. Perforationsgefahr! Erlaubt der Blutverlust, die Geburt des toten Feten abzuwarten, wird wie folgt behandelt:

- 200 µg Misoprostol oral 24 h vor Weheninduktion zur Zervixvorbereitung. Zur Zervixerweichung 200 µg Misoprostol (Wiederholung alle 4 h).
- Bei Therapieversagern (keine Geburt innerhalb von 48 h) Sulproston-Dauerinfusion, 500 µg auf 500 ml, 2–8 ml/Min., maximal 1.500 µg/24 h.

Kontraindikation: Vorausgegangene Schnittentbindung oder andere transmurale Uterusoperation!

Nach Geburt: wie bei A. completus bzw. incompletus (s. o.), Nachkürettage mit stumpfer Kürette.

Lebensbedrohliche Blutungen erfordern (selten) eine Sofortkürettage bzw. die Anwendung der Abortzange (nach Erweiterung durch Hegarstifte). Prostaglandine sind laut Hersteller kontraindiziert nach vorausgegangener Sectio. Alternativ kann hier eine Zervixreifung mittels osmotischer Hydrogel-Dilatatorstäbchen erfolgen.

10.1.2.4 Abortus imminens, drohende Fehlgeburt

Definition. Drohende bzw. bevorstehende Fehlgeburt mit Kontraktionen, Uterusdauerschmerz oder leichter Blutung bei geschlossenem Zervikalkanal.

Klinik
- Leichte Blutung oder Kontraktionen oder beides bei geschlossenem Zervikalkanal.
- In frühen SSW finden sich häufig Kreuz- und Unterleibschmerzen als Wehenäquivalent.

Behutsam und nicht öfter als in Abständen von 10–12 Tagen untersuchen, Spekulumeinstellung und Verzicht auf digitale Untersuchung.

Diagnostik. Vaginalsonographie!
- Nachweis der intakten intrauterinen Gravidität ab 6. SSW, Herzaktion ab 5 + 4 SSW darstellbar
- Scheitel-Steißlänge, Chorionhöhle und Dottersack messen und Mehrlinge ausschließen. Adnexe darstellen, zum Ausschluss eines Adnextumors (1–2 % der Schwangeren, meist funktionelle Ovarialcysten) und einer sehr seltenen ektopen Simultanschwangerschaft (= heterotope Gravidität).

DD (Blutung bis zur 16. SSW). 1. Intakte intrauterine Schwangerschaft, **2.** Abortivanlage, Windmole, **3.** missed abortion, **4.** Abortus incompletus, **5.** Blasenmole, 6. ektope Schwangerschaft ausschließen

Prognose. Da zwischen Umfang der Zottenablösung und Blutungsstärke, -dauer eine Beziehung besteht, ist die Blutungsart ein prognostischer Faktor. Andererseits zeigt eine einmalige, auch stärkere Blutung häufig nicht den Verlust der Schwangerschaft. Jeder Abortus imminens bedarf einer klinischen Beobachtung!

Therapie
- laut aktueller AWMF-Leitlinie braucht keine Bettruhe empfohlen werden, Progesteron 200 mg vaginal kann gegeben werden
- Empfehlung zur sexuellen Enthaltsamkeit, solange eine vaginale Blutung besteht
- Stuhlgang durch milde (keine drastischen) Abführmittel regulieren

Prognose. Ungünstig, wenn
- die Blutungen > 2–3 Wochen anhalten,
- Kontraktionen in immer kürzeren Abständen oder regelmäßig auftreten,
- das Wachstum des Fruchtsackes und der SSL inadäquat ist,
- die Herzaktion sistiert bzw. nach 6/7 vollendeten SSW nicht darstellbar ist.
- der HCG-Serumspiegel nicht adäquat ansteigt bzw. sinkt

10.1.2.5 Abortus habitualis, habitueller Abort

Definition. Wenn 3 oder mehr Schwangerschaften jeweils mit Spontanabort enden, liegt ein habitueller Abort vor. Formen: habitueller Frühabort (bis zur 12. SSW) und Spätabort (nach der 12. SSW).

Ätiologie. Vielfältige Ursachen. Neben den bei den Abortursachen diskutierten Ätiologien müssen für den habituellen Abort folgende Ursachen diskutiert werden, wobei im Einzelfall die Ursachenanalyse schwierig und unbefriedigend ist:
- Zytogenetische Befunde bei Frühaborten.
- Aszendierende Infektionen.
- Endokrinologische Befunde. Hyper- und Hypothyreose, Nachweis von Thyreoperoxidase-Antikörpern, Syndrom polyzystischer Ovarien (bei Frauen mit PCO-Syndrom und Insulinresistenz führt eine Metformin-Behandlung zur Senkung der Abortrate), Corpus-luteum-Insuffizienz (Progesteronsubstitution erwägen) ungenügend eingestellter Diabetes mellitus, Hyperprolaktinämie.

  Werden TSH-Werte im oberen Normbereich als Ausdruck einer latenten Hypothyreose bei unauffälligen Werten der peripheren Schilddrüsenhormone gefunden, so wird ein erhöhtes Abortrisiko angenommen. Eine L-Thyroxin Behandlung wird empfohlen.
- Uterine Befunde. Uterusfehlbildungen (Uterus arcuatus, Uterus bicornis), Synechien nach Kürettagen, isthmozervikale Insuffizienz, intramurale oder submuköse Myome.
- Immunologische Ursachen. Abwehrreaktionen der Mutter auf das genetisch differente embryonale Gewebe (Therapieversuche mit Lymphozyten oder Immunglobulinen waren nicht erfolgreich).
- Thrombophile Ursachen. Faktor-V-Leiden-Mutation, Prothrombin-Polymorphismus (niedermolekulares Heparin ab 8. SSW erwägen), Antiphospholipidsyndrom (niedermolekulares Heparin plus 150 mg Acetylsalicylsäure).
- Umweltbelastungen. Umgang mit Schwermetallen, organischen Lösungsmitteln, Kenntnisse der Zusammenhänge unvollkommen, Risiken schwer kalkulierbar.
- Psychische Ursachen. Aufklärung schwierig, allerdings anerkannte Tatsache, dass tender loving care (ärztliche persönliche häufige Zuwendung) erfolgreich sein kann.

Therapie. Die aufgezählten Ursachen erlauben teilweise, spezielle therapeutische Maßnahmen zu erwägen, deren Effekte kontrovers diskutiert werden. Studiengestützte Empfehlungen existieren nicht. Auch kann nicht abschließend über die aktive (autologe Lymphozyten) oder passive (i. v. Immunglobuline) Immunisierung eine Empfehlung datenbasiert gegeben werden.

10.1.2.6 Missed abortion, verhaltene Fehlgeburt

Definition. Verhaltener Abort; wochenlange Retention einer abgestorbenen Embryonalanlage in der Gebärmutter ohne klinische Zeichen einer Fehlgeburt.

Klinik. Missverhältnis zwischen Schwangerschaftsalter und Uterusgröße!

Diagnostik
- Vaginalsonographie (ab 6.–10. SSW) ist diagnoseführend: Keine Herzaktion und für das Gestationsalter zu kleine SSL
- Hormone. Verminderte HCG-Ausscheidung im Urin und HCG- oder β-HCG-Konzentration im Blut spielen nur noch eine untergeordnete Rolle im Zeitalter hochauflösender Ultraschallsonden.

Komplikationen. Ein „Dead-fetus-Syndrom" im Sinne einer maternalen Verbrauchskoagulopathie durch Retention eines abgestorbenen Feten in utero kommt praktisch nicht vor.

Therapie. Prinzipiell auch wieder drei Optionen: Abwartendes Vorgehen, Abort(saug)kürettage oder medikamentöse Aborteinleitung:

200 mg Mifepriston oral gefolgt von 600 bis 800 µg Misoprostol vaginal nach 24 Stunden. Die zweite Misoprostolgabe sollte frühestens 3 Stunden nach der Erstapplikation erfolgen, wenn die erste zu keinem oder zu einem nicht ausreichenden Gewebeabgang geführt hat.

10.1.3 Abortus febrilis: fieberhafter Abort, septischer Abort

Definition. Fieberhafte Fehlgeburt; Abortus febrilis (lokale Endometriuminfektion) bis hin zu kompliziertem Abortus febrilis (mit Adnexitis) und septischem Abort mit Pelveoperitonitis, diffuser Peritonitis und drohendem septisch-toxischen Schock. Temperatur > 37,9° C zeigen einen fieberhaften, Temperaturen > 39° C einen septischen Abort an.

Fieberhafter Abort

Klinik

- Fieberhafter Abort: von lokaler Infektion (Endometrium) mit Temperaturen von 38–39° C. ohne Adnexitis und Peritonitis bis hin zu Adnexitis (Druckschmerz), lokaler Peritonitis (Pelveoperitonitis) oder generalisierter Peritonitis (Akutes Abdomen mit Abwehrspannung).

Therapie. Stationäre Aufnahme, i. v. Antibiotika, Kontraktionsmittel und Kürettage, möglichst erst nach Abklingen der akuten Infektion und ohne Fieber. Die Übergänge sind fließend zum septischen Abort.

Septischer Abort, septisch-toxischer Schock

Septischer Abort. Schwerste Verlaufsform des Abortus febrilis mit drohendem septisch-toxischen Schock.

Septisch-toxischer Schock (bakterieller oder infektiös-toxischer oder Endotoxinschock). Meist durch bakterielle Endotoxine gramnegativer Erreger ausgelöst. Vorkommen: am häufigsten beim fieberhaften Abort, seltener bei vorzeitigem Blasensprung mit Fieber (Amnioninfektionssyndrom), septischer Ovarialthrombose, Pyelonephritis gravidarum.

Häufigkeit. Abortus febrilis geht in 5 % mit arterieller Hypotonie einher: erstes Schocksymptom! Der Endotoxinschock scheint häufiger zu werden. Mortalität: > 10 % trotz intensivmedizinischer Behandlung.

Ätiologie. Gramnegative Erreger: meist E. coli, Bacterium clostridium perfringens.

Pathogenese. Endotoxine aktivieren Monozyten, die Mediatoren (TNFa, Interleukine) freisetzen. Diese Zytokine wirken prokoagulatorisch am Endothel und rufen in der terminalen Strombahn eine disseminierte intravasale Gerinnung (DIC) hervor mit Verlegung der Endstrombahn, Ischämie von Niere, Lunge, ZNS, Muskeln, später diffuse Gewebenekrosen mit Multiorganschäden.

Niere. Akutes Nierenversagen (→ Schockniere) mit Oligurie, Anurie, seltener Polyurie. Bei Defektheilung chronische Niereninsuffizienz.

Lunge. Interstitielles Lungenödem (→ Schocklunge), das von einer intraalveolären Exsudation gefolgt sein kann. Das Ödem führt zur Gasdiffusionsstörung, damit zur respiratorischen Insuffizienz.

ZNS. Hirnödem, Meningoenzephalitis.

Muskulatur. Zerfall des Muskelgewebes mit Konsistenzerhöhung, Spontan-, und Druckschmerz.

Herz. Myokardinsuffizienz mit Tachykardie, Anstieg des zentralen Venendrucks und Absinken des arteriellen Mitteldrucks.

Verbrauchskoagulopathie bei generalisierter intravasaler Gerinnung. Verbrauch von plasmatischen Gerinnungsfaktoren (Fibrinogen, Faktoren V, VII; S. 484). Pathologische Blutungen sind dennoch selten, da ein Überschießen der fibrinolytischen Aktivität kaum vorkommt.

Pathophysiologie. Der Schock bei septischem Abort manifestiert sich initial als arterielle Hypotonie; häufig beginnt der septisch-toxische Schock jedoch mit einem hyperzirkulatorischen (hyperdynamen) Anfangsstadium mit gesteigertem Herzminutenvolumen, Tachykardie, erniedrigtem peripheren Gefäßwiderstand, zunächst normalem, später erniedrigtem arteriellen Blutdruck, Hyperventilation, beginnender respiratorischer Insuffizienz, gefolgt vom hypozirkulatorischen Spätstadium mit erniedrigtem HMV, hohem peripheren Gefäßwiderstand, niedrigem arteriellen Blutdruck, DIC, akutem Nierenversagen, ARDS.

Klinik. Allgemeininfektion mit
- Fieberanstieg nach Schüttelfrost, gelegentlich ohne Temperaturanstieg!
- Genitale: putrider Fluor, mäßiger Druckschmerz an Uterus und Adnexen.
- Schockleitsymptome.
- ZNS. Bewusstseinstrübung, Unruhe, Nackensteifigkeit, Meningitis, Parese.
- Lunge. Tachypnoe, kompensatorische Hyperventilation, respiratorische Insuffizienz.
- Niere. Akutes Nierenversagen mit Oligurie, Anurie (Schockniere), ggf. primäre Polyurie.
- Herz-Kreislauf. Tachykardie und Hypotonie (reduzierter Blutrückstrom zum Herzen).
- Muskulatur. Spontan- und Druckschmerz der Extremitätenmuskeln.
- Ggf. unklare Bauchschmerzen.
- Hämorrhagische Hautnekrosen an Nasenrücken, Stirn- und Wangenhaut.

Diagnostik
- Körpertemperatur (rektal).
- Urinausscheidung (Dauerkatheter und Urometer), harnpflichtige Substanzen.
- Blutdruck- und Pulsmonitoring.
- Sättigungskontrolle: BGA.
- Periphere Durchblutung, ZVD.
- Wasser-Elektrolyt-Bilanz.
- Säure-Basen-Haushalt.

Pathologische Gerinnungsparameter. Thrombopenie, Hypofibrinogenämie, Clot-Observations-Test.

Therapie
Schockprophylaxe
- Venöser Zugang und Volumenzufuhr, Plasmaersatzlösung, ZVD < 14 cm H_2O!
- Ggf. Sauerstoffzufuhr.

– Korrektur der metabolischen Azidose.
– Antibiotika nach Erreger- und Resistenzbestimmung, bei unbekanntem Erreger Mezlozillin 3 × 2 g i. v./die und Metronidazol 3 × 500 mg i. v./die kombinieren.
– Uterusentleerung mit Prostaglandin: Sulproston 1–8 mg/Min.
– Kontrolle der unter Diagnose aufgeführten Parameter.

Schocktherapie
– Volumenzufuhr, ggf. Vasopressoren, Noradrenalin, ggf. Adrenalin, ggf. invasives Monitoring (ZVK, Arterie).
– Antibiotika. s. o. (im Schock vor Erregernachweis)
– ggf. Kortikosteroide. Prednison, Prednisolon (5 mg pro kg Körpergewicht) alle 4 Std. (bei refraktärem septischem Schock).
– Niereninsuffizienz behandeln, Intensivstation, Monitoring Gerinning (DIC: Disseminierte intravaskuläre Gerinnung).
– Lungenfunktionsstörung behandeln: Sauerstoffgabe, ggf. Intensivstation.
– Infektionsherd eliminieren, z. B.:
    – Kürettage bei eröffnetem Zervikalkanal.
    – Abdominale Hysterektomie bei geschlossenem Zervikalkanal erwägen.

10.2 Gestationsbedingte Trophoblasterkrankungen

Einteilung. Gestationsbedingte Trophoblasterkrankungen werden aufgrund vorhandener bzw. fehlender Chorionzotten in villöse und nicht-villöse Trophoblasterkrankungen unterteilt. Zu den villösen Gestationserkrankungen gehört die Molenschwangerschaft **(Partialmole, komplette Blasenmole, invasive Mole)**, zu den nicht-villösen Gestationserkrankungen gehören die trophoblastären Neoplasien (wie der **Trophoblasttumor** und das **Chorionkarzinom**). Villöse und nicht-villöse gestationsbedingte Trophoblasterkrankungen können sowohl gutartige als auch bösartige Erkrankungen sein bzw. sie können sich aus ihnen entwickeln.

Partialmole

Definition. Die Plazenta kann vergrößert sein und die plazentaren Zotten zeigen teils blasige Strukturen. Ein Embryo bzw. Fet ist entwickelt und weist häufig Fehlbildungen auf, eine Lebensfähigkeit wird meist nicht erreicht.

Ätiologie. Bei zytogenetischen Untersuchungen zeigt sich in über 90 % der Fälle eine Triploidie (69 XXX, 69 XXY, 69 XYY). Das genetische Material stammt zu ⅔ vom Vater und nur zu ⅓ von der Mutter.

Therapie. Durchführung einer Saugkürettage unter sonographischer Kontrolle! Bereitstellen von EK's. Bei Rh-negativer Patientin Anti-D-Prophylaxe!

Nachuntersuchung

Nach Diagnosestellung einer Partialmole besteht das Risiko einer persistierenden gestationsbedingten Trophoblasterkrankung (etwa 1 %). Daher wöchentliche HCG-Kontrolle bis zur Negativität. Bei Vorliegen von mindestens zwei aufeinanderfolgenden negativen HCG-Bestimmungen sind weitere HCG-Kontrollen nicht notwendig.

Bei persistierenden HCG-Werten, evtl. Notwendigkeit einer Re-Kürettage. Im Falle einer Molen-Geminigravidität, Alter > 45 Jahre oder Zeit bis zum negativen ß-HCG Test mehr > 8 Wochen, sollte nach negativem ß-HCG ein weiteres maternaler HCG-Monitoring erfolgen.

Blasenmole, komplette Mole

Definition. Mola hydatiformis, Traubenmole. Degeneration der plazentaren Chorionzotten in bis traubengroße, mit heller Flüssigkeit gefüllte Bläschen, gleichzeitig proliferieren Zyto- und Synzytiotrophoblast.

Ätiologie. Offenbar frühzeitige Entwicklungsstörung des Schwangerschaftsproduktes. Zytogenetische Untersuchungen zeigten, dass Blasenmolen diploide Chromosomensätze vom 46,XX-Karyotyp oder – seltener – vom 46,XY-Karyotyp aufweisen. Das genetische Material des Zellkerns ist väterlichen, die DNA der Mitochondrien mütterlichen Ursprungs. Es gibt auch Blasenmolen mit tetraploidem, triploidem oder aneuploidem Chromosomensatz.

Häufigkeit. Es gibt geographische Unterschiede: z. B. Asien 2:1.000, Europa 1:1.000.

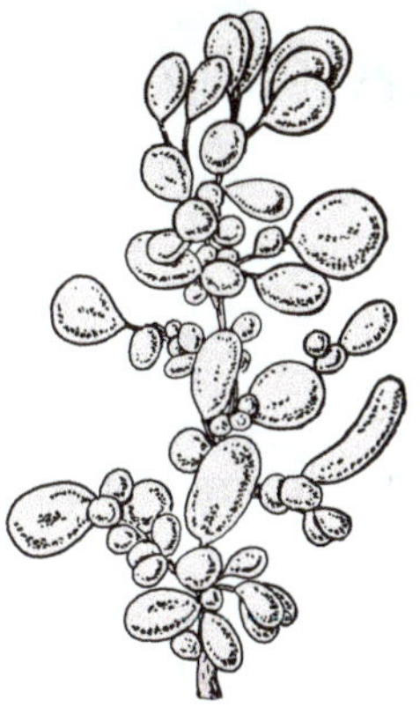

Abb. 10.3: Entartetes Zottenbäumchen bei Blasenmole.

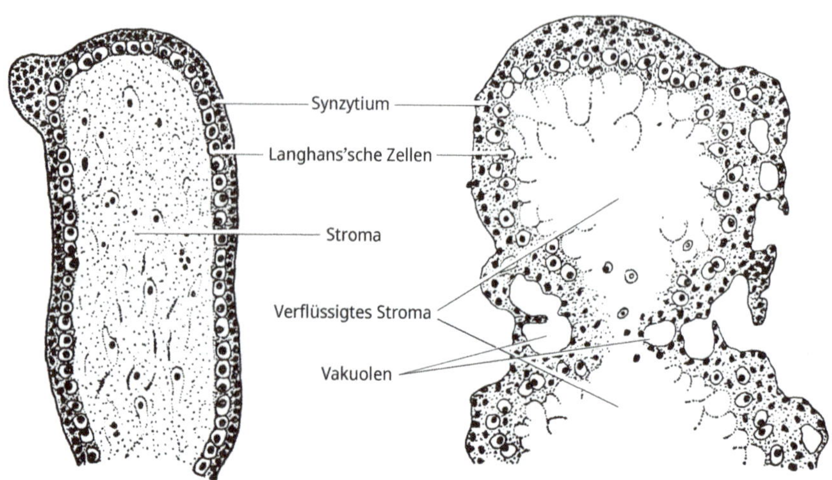

Abb. 10.4: Normale (links) und entartete Chorionzotte (rechts).

Histopathologie. Stroma und Chorionepithel sind betroffen. Stroma nimmt Wasser auf und quillt, hydropische Quellung. Umwandlung in eine sulzige, verflüssigte Masse. Stromazellen werden aufgelöst. Chorionepithel (Synzytium, Langhanszellen) zeigt hochgradige Wucherung, Verlust der Anordnung, Formveränderung: Größenveränderung und Vakuolenbildung.

Pathogenese. Zotten treten als Zottenbäumchen mit sehr feinen, gleichmäßig dünnen Ästen auf, die untereinander und mit der Dezidua verankert sind. Das Wesen der Blasenmole besteht darin, dass diese zarten Zottenäste blasig aufgetrieben werden und sich verdicken (Abb. 10.3, Abb. 10.4): von Streichholzkopf- bis über Erbsengröße; seltener sind sie so groß wie Weintrauben, Traubenmole.

Der ganze Uterus ist durch Quellung und Wucherung mit der weichen Masse aus blasigen, wasserklaren Beeren angefüllt (Abb. 10.5).

Klinik
– Hyperemesis, Hyperthyreose
  – Leitbefund ist der auffallend weiche und große (Fundusstand) Uterus, zu groß für das Schwangerschaftsalter (Regelanamnese).
– Fehlende Lebenszeichen: keine Herztöne, (Zottenepithel ist für den Stoffaustausch untauglich, der Fet geht zugrunde).
– Blutung nach außen infolge Ablösung entarteter Zotten.

Diagnostik
– Ektope chorionepitheliale Wucherung: erbs- bis kirschgroße blaurote Knoten in der Scheidenwand.
– Ablösung, Abgang der Bläschen (entartete Zotten) aus dem Zervikalkanal.

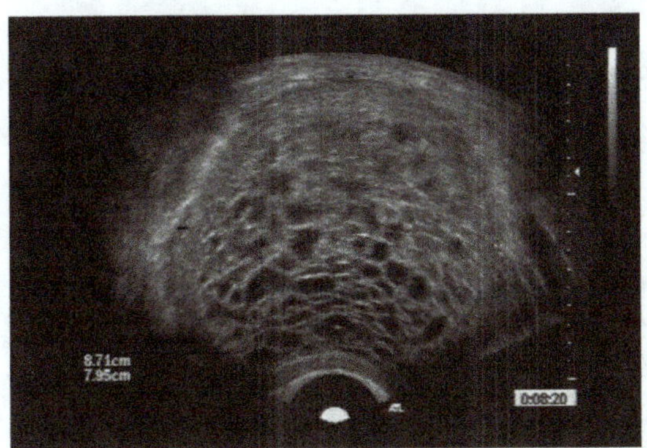

Abb. 10.5: Ultrasonographischer Befund einer Blasenmole zu Beginn des 2. Schwangerschaftsdrittels.

– Sonographie. Zystische Massen und Koagel im Uterus: „Schneegestöber" (Abb. 10.5). Keine Fetale Anlage.
– Mehrmals hohe HCG-Werte ($\geq$ 50.0000–1 Mio. E) sind diagnoseführend. Die Epithelwucherung führt zu einer exzessiven HCG-Produktion.
– Luteinzysten: HCG-Überproduktion induziert im Eierstock (in 10 %) Luteinzysten, doppelseitige Ovarialzysten können bis zu Kindskopfgröße heranwachsen.

Luteinzysten sind mit Granulosaluteinzellen ausgekleidete Follikelzysten, die sich aus einem atretischen Follikel nach ausgebliebenem Follikelsprung entwickeln.

Durch Entfernung der Blasenmole und Sistieren der Hormonproduktion bilden sie sich (meist) spontan zurück. Operation, wenn sie innerhalb von 3–4 Monaten nicht verschwunden sind.

Komplikation. Trophoblasttumor (s. u.).

Therapie. Blasenmole ist als Abort zu behandeln. Dabei gelten Besonderheiten.
– **Saugkürettage unter Sonographiekontrolle** Bereitstellen von EK`s. Ist der Zervikalkanal nicht genügend erweitert, wird vorsichtig mit Hegarstiften dilatiert. Ggf. Misoprostol präoperativ (off label use).
– Selten muss beim Zurückbleiben von Choriongewebe vorsichtig kürettiert werden, da Reste zu Blutungen und wochenlanger Hormonausscheidung führen kann.
  – 1 Amp. Methergin i. v. (cave: kardiale NW), ggf. Oxytocin i. v. verkleinert den Uterus und führt zu einer Wandverdickung, die die Perforationsgefahr reduziert.

Kürettage bei Blasenmole ist ein gefährlicher Eingriff! Zwei Gefahren drohen: Perforation der weichen, stellenweise stark verdünnten Uteruswand, Verblutung aus den klaffenden Gefäßen des überdehnten Uterus.

Nachuntersuchung

– Wöchentlich einmal kontrollieren: klinischer Befund, Ultraschalluntersuchung, HCG-Kontrolle (quantitativ).
– Ab zweimaligem Erreichen negativer HCG-Werte monatliche Kontrollen für mindestens 6 Monate nach Kürettage. Hormonelle Kontrazeption!
– Bei persistierend erhöhten HCG-Werten Re-Kürettage sofern β-HCG < 1000 U/ml, ansonsten Chemotherapie, da eine persistierende Trophoblasterkrankung in bis zu 23 % auftreten kann.

Trophoblasttumor, gestationsbedingte Trophoblasterkrankung (GTD)

Definition. Tumor, der durch Proliferation des intermediären Trophoblasten im Plazentabett wächst.

Nicht metastasierender Trophoblasttumor. Tumor im Uterus als persistierende oder invasive Blasenmole.

Metastasierender Trophoblasttumor: Tumor außerhalb des Uterus: Leber-, Hirnmetastasen.

Häufigkeit. Es werden 5–10 Trophoblasttumoren auf 100.000 Lebendgeburten angegeben.

Vorkommen

in 5 % im Anschluss an eine Blasenmole, selten nach partieller Blasenmole
in 70 % während oder nach normaler Schwangerschaft
in 25 % nach Abort oder EU.

Besonders gefährdet sind Erstgebärende und ältere Schwangere. Intervall zur vorangegangenen Gravidität beträgt im Mittel 3 Jahre, kann aber auch bis zu 18 Jahren betragen.

Pathogenese. Trophoblastneubildung, die über die Dezidua invasiv hinauswuchert, in die Blutbahn einbricht und Fernmetastasen setzt: Lungen, Leber, Hirn, Knoten in der Scheide.

Metastasen haben die auffällige Eigenschaft, rückbildungsfähig zu sein: Sie heilen durch bindegewebige Organisation aus und werden als gutartige Metastasen bezeichnet.

Klinik. Drei Leitsymptome sind: Blutung, Uterusvergrößerung, HCG-Anstieg.
Blutung
– Weiterbluten nach Ausräumung (Blasenmole, Abort)
– therapierefraktäre Blutung im Wochenbett
– erneute Blutung
– Plazentarpolypen im Wochenbett, beim Abort.

Uterus. Weich, groß, wenig zurückgebildet.

HCG-Bestimmung (S. 95) bleibt positiv oder wird erneut positiv.

Weitere Symptome

- Lungenmetastasen (häufig). Kurzatmigkeit und blutiger Auswurf,
- Metastasen in der Scheidenwand (häufig),
- Hirnmetastasen mit zerebraler Symptomatik,
- Lebermetastasen mit Ikterus, uncharakteristischen Oberbauchbeschwerden,
- Vulvametastasen als blau-rötliche-blau-schwarze Knoten, die zum Zerfall mit Blutungen neigen,
- Tumor perforiert die Uteruswand: Blutung in die freie Bauchhöhle, evtl. mit Schock,
- Eierstockgeschwulst. Luteinzysten durch HCG-Exzess.

FIGO-Stadieneinteilung

I   Erkrankung bleibt ausschließlich auf den Uterus beschränkt.

II Ausbreitung auf andere Genitalorgane (Vagina).

III Pulmonale Absiedlungen mit oder ohne Befall von Uterus, Vagina und kleinem Becken.

IV Fortgeschrittene Metastasierung in Hirn, Leber, Niere, Gastrointestinaltrakt.

Diagnostik

- HCG-Bestimmung in Serum oder Urin
- Ultraschalluntersuchung
- CT, MRT, Beckenarterienangiographie, Szintigraphie.

Therapie. Uterusexstirpation.

Methotrexat (Zytostatikum, Folsäureantagonist) ist Mittel der Wahl gegen Trophoblastgewebe. Dos.: 50 mg/d i. m. Tag 1–3–5–7 alle 2 Wochen plus Folsäuresubstitution 15 mg per os Tag 2–4 und 6
- Erfolgsmaßstab ist der HCG-Abfall.

Nebenwirkungen

- Leuko- und Thrombopenie
- Schleimhautulzeration im Mund-Rachen-Raum (Stomatitis, Gingivitis)
- Erbrechen, Diarrhoe, Ikterus
- Blockierung der tubulären Sekretion der Nieren.

Therapiebegleitende Kontrollen
- Blutbild

Bei High Risk Patientinnen oder MTX-Resistenz muss eine Polychemotherapie erfolgen.

Invasive Mole

Definition. Nachweis von Chorionzotten mit den histologischen Kriterien einer Blasenmole innerhalb der Myometriums bzw. in Lymph- oder Blutgefäßen, in seltenen Fällen in extrauteriner Lokalisation wie Vagina oder Lunge.

Diagnostik. Persistierende oder ansteigende HCG-Werte während der Nachuntersuchungen.

Staging durch Palpation, Transvaginalsonographie, computertomographische Untersuchung des Thorax und Abdomens und kranielles MRT.

Therapie. Chemotherapie mit Methotrexat im low Risk Kollektiv, Polychemotherapie im high Risk Kollektiv. Hysterektomie erwägen.

Nachuntersuchungen. HCG-Kontrollen entsprechend wie bei Blasenmole.

Chorionkarzinom

Definition. Tumorwachstum durch Proliferation des Zyto- und Zytotrophoblasten mit ausgeprägter Angioinvasion.

Diagnostik. Dysfunktionelle vaginale Blutungen und erhöhte HCG-Werte. In 50 % der Fälle geht dem Chorionkarzinom eine Blasenmole voraus. Das Chorionkarzinom wird aber auch nach normalen Schwangerschaften oder nach extrauterinen Graviditäten bzw. Aborten beobachtet. Staging analog wie bei der Blasenmole/GTD.

Therapie. Saugkürettage unter Ultraschallkontrolle. Bereitstellen von EK's. Chemotherapie analog wie bei der Blasenmole/GTD. Indikation zur Hysterektomie nur bei lebensbedrohlicher Blutung.

Kontrolluntersuchungen nach Beendigung der Chemotherapie:

Monatliche HCG-Kontrollen über 1 Jahr!

Zur Vermeidung einer Schwangerschaft nach Blasenmole oder Trophoblasttumor ist eine orale Kontrazeption indiziert. Bei später auftretender Schwangerschaft ist einerseits wegen der erhöhten Gefahr einer Molenschwangerschaft eine Ultraschall- und endokrinologische Diagnostik angezeigt, jedoch ist mit einem normalen Schwangerschaftsverlauf – auch nach Chemotherapie wegen maligner GTE – zu rechnen.

Prognose: hohe Heilungsrate. 5 % Mortalität bei Chemotherapieresistenz.

10.3 Ektope Gravidität (EG), Tubargravidität

Definition. Bauchhöhlen- oder ektopische Schwangerschaft; Schwangerschaft außerhalb des Gebärmutterkörpers. Prädilektionsstellen: Tube, Ovar, Zervix, Sectionarbe, Bauchhöhle. Lebensbedrohlich durch intraperitoneale Blutung.

Einteilung. Tubargravidität. Die häufigste Lokalisation der ektopen Gravidität ist in der Tube (99 %): (Abb. 10.6).

Ovarialgravidität. Befruchtung des Eies z. B. im gesprungenen Eifollikel und Ansiedlung dortselbst unter Zerstörung des Corpus luteum.

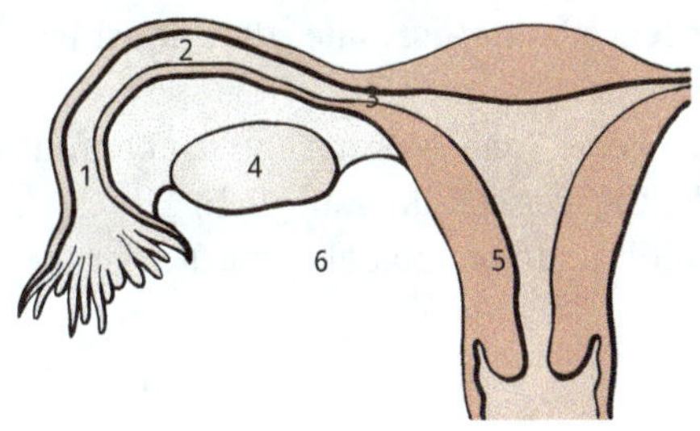

Abb. 10.6: Von 100 ektopischen Schwangerschaften haben 99 ihren Sitz in der Tube, meist im ampullären Teil (1), seltener im isthmischen (2), noch seltener im intramuralen (interstitiellen) Teil (3). Raritäten sind Ovarial- (4), Zervix- (5) und Abdominalgravidität (6).

Abdominalgravidität. Peritonealgravidität, primäre Implantation (Erstimplantation) und Entwicklung im Peritoneum (meist im Douglas-Raum).

Die folgenden Ausführungen beziehen sich nur auf die Tubargravidität. Ovarial- und Abdominalgravidität sind Raritäten (zusammen 1 % aller EU).

Häufigkeit (Abb. 10.6). Auf 100 Entbindungen kommen 1–2 Tubargraviditäten. Wiederholungsrisiko nach einer 10 %, nach wiederholter Tubargravidität 50 %. Häufigste Ursache der Müttersterblichkeit im ersten Trimenon. Wahrscheinlich 6 % der mütterlichen Todesfälle während der Schwangerschaft sind durch eine EG bedingt.

Ätiologie. Die Zygote bettet sich ein, wenn sie nidations- (implantationsfähig) ist, am 5.–6. Tag p. c.

Ursachen sind zum einen Hindernisse in der Eileitungsbahn (Die befruchtete Eizelle wird auf ihrem Weg zum Uterus aufgehalten) oder zum anderen gestörte Tubenperistaltik.

Hindernisse in der Eileitungsbahn. Hauptursache ist die vorausgegangene Tubenentzündung (→ Salpingitis) nach Chlamydien, fieberhaftem Abort, puerperaler (Wochenbett)-Entzündung oder Gonorrhoe.

Salpingitisfolgen sind:
- Verklebung der Schleimhautfalten zu einem Netz, in dessen Maschen die wandernde befruchtete Eizelle hängen bleibt; bes. im weiten ampullären Tubenteil.

– Bis tief in die Muskulatur hineingehende taschenartige Aussparungen und blind-
sackartige kleine Höhlen der Tubenwand (Folgen ausgeheilter Abszesse) besonders im engen, isthmischen Tubenteil.
Endometriose als chronischer Entzündungsprozess verengt den intramuralen Tu-
benabschnitt und führt zu einem Labyrinth von Nebengängen.
– Vorausgegangene Uterusoperationen

Gestörte Tubenperistaltik. Hauptursache ist die Ovarialinsuffizienz mit langen, eng-
lumigen und muskelschwachen (hypoplastischen, infantilen) Tuben mit lückenhaftem
Flimmerbesatz, die den Eizelltransport erschweren (→ Tubenperistaltik ist Voraussetzung für den Transport). Dazu kommt, dass die hypoplastische Tube einer aszendierenden Infektion (Salpingitis) viel leichter erliegt als die normale, funktionstüchtige Tube.

Die lang über einem Ovarialtumor ausgezogene Tube beeinträchtigt ebenfalls
den Eizelltransport (längerer Weg, Lumenverengung, Peristaltik unmöglich).

Intrauterinspiralen stören die Tubenperistaltik und kommen als Ursache der Tu-
bengravidität in Betracht.

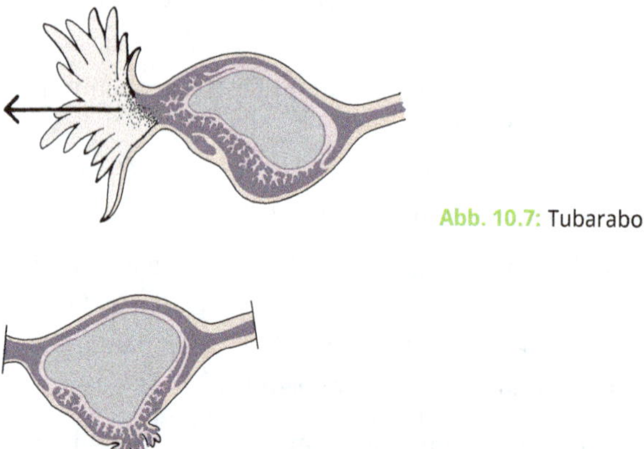

Abb. 10.7: Tubarabort.

Abb. 10.8: Tubarruptur.

Pathologische Anatomie. Tubenschwangerschaft führt zu: Tubarabort, Tubarruptur
oder Austragung (selten, wird hier nicht besprochen).

Praxishinweis (Faustregel). Eizellimplantation in der Ampulla tubae (weiter, ampullärer Teil) führt zum
Tubarabort (Abb. 107), im Isthmus tubae (enger) oder (selten) intramuralen (interstitiellen) Teil zur Tubarruptur (Abb. 10.8). Der Tubarabort ist 6–10-mal häufiger als die Tubarruptur.

Tubarabort (Abb. 10.7). Die befruchtete Eizelle verklebt in den Schleimhautfalten des ampullären Tubenteils und nistet sich so ein, dass ein Teil in der Muskelwand sitzt, der andere in das Lumen hineinragt. Dieses Eibett ist untauglich und geht zugrunde.

Nach mehreren Wochen reißt die zum Tubeninnern hin gelegene dünne Schleimhautkapsel auf: innerer Fruchtkapselaufbruch (Tubarabort) mit wehenartiger Kontraktion der Tube und Blutung.

Die abgelöste Fruchtanlage wird via Tube in Richtung Ostium abdominale getrieben; sie geht denselben Weg zurück, auf dem sie in die Tube hineingelangt ist.

Tubarruptur (Abb. 10.8). Die befruchtete Eizelle verklebt in Schleimhautfalten oder in einem blindsackartigen Gang der Wand im Isthmus tubae. Die Fruchtentwicklung vollzieht sich innerhalb der Wand (intramural).

Trophoblast bzw. Zotten fressen sich hindurch, wodurch die Wand (Fruchtkapsel) zur freien Bauchhöhle hin perforiert: äußerer Fruchtkapselaufbruch mit Tubarrupturblutung.

Arterielle Blutung. Die rupturierten Gefäße gehören zum Stromgebiet der A. ovarica. Resultat ist eine starke, plötzliche arterielle Blutung in die freie Bauchhöhle.

In 20–40 Min. können 1–2 l Blut nach intraabdominal verloren gehen. Rupturblutungen sind lebensbedrohlich!

Retrouterine Hämatozele. Ein Teil des Blutes sackt gerinnend in den Douglas-Raum ab und ist dort, wie beim Tubarabort, als weicher, teigiger Tumor von der Scheide aus zu tasten und zu punktieren.

Klinik. Unterschieden werden drei Stadien: Stadium 1 (intakte Tubenschwangerschaft), asymptomatisch, Stadium 2 (Embryonalanlage in der Tube absterbend oder tot, Blutung in die Tube), symptomarm, Stadium 3 (Blutung aus der Tube), peritonealer Schock.

Stadium 1: asymptomatisch

Definition. Frucht und Tube sind intakt, die Menstruationsblutung bleibt ein-, seltener zweimal aus und lässt an eine (uterine) Schwangerschaft denken. Einnistung und erste SSW verlaufen asymptomatisch.

Unter Einwirkung von Schwangerschaftshormonen wird der Uterus größer und weicher (→ Deziduaproliferation!).

Nur selten ist der Uterus so groß, wie es den SSW entspricht. Stets wird seine Schleimhaut in eine regelrechte Dezidua umgewandelt.

Diagnostik. Sonographie. Keine intrauterine Schwangerschaft, deziduale Umwandlung des Endometriums; häufig ist die tubar implantierte Frucht darstellbar, ggf. retrouterine Flüssigkeit.

Stadium 2: symptomarm

Definition. Blutung in die Tube, keine Blutung aus der Tube, 6–8 Wochen nach der letzten Regel.

Praxishinweis. Blutungen (meist Schmierblutungen) bei Frauen im gebärfähigen Alter 6–8 Wochen p. m. (2–4 Wochen nach der ausgebliebenen Regel) lenken den Verdacht auf EU oder Abort.

Drei Leitsymptome

1. Ausbleiben der Regel.
2. Hormonal bedingte uterine Schmier-Dauerblutungen 6–8 Wochen p. m. Ursache sind Auflösung und Ausstoßung der Dezidua aus dem Uterus. Das Corpus luteum graviditatis geht zugrunde.

   Die Blutung ist nicht obligat:
   - Tubarruptur verläuft oft ohne Blutung, weil die Ruptur eintritt, bevor die Frucht abgestorben ist.
   - Tubarabort geht regelhaft mit einer Blutung einher, manchmal nur geringe kurzdauernde Blutungen, blutig gefärbter Ausfluss.
3. Einseitige, oft wehenartige Schmerzen, periodisch wiederkehrend, sobald die uterine Blutung einsetzt. Ursache: Ablösung, später Tubenkontraktion, wenn die ampullenwärts getriebene Frucht das Lumen aufweitet.
   - Tubarabort. Schmerzattacken mit schmerzfreien Intervallen (→ langsamer Verlauf des Tubarabortes über Wochen). DD: Adnexitis.
   - Tubarruptur. Ein heftiger Schmerz (→ Rupturschmerz) im 3. Stadium aus voller Gesundheit heraus.

Diagnostik (Abb. 10.9):
- Beta-HCG-Bestimmung im mütterlichen Blut zeigt die Schwangerschaft wenige Tage nach Implantation an!
  - Schwangerschaft in der 4.–8. SSW mit oft angedeuteter Lividität der Scheide, aufgelockertem, leicht vergrößertem Uterus. Kaum Auftreibung der schwangeren Tube.
- Spekulumeinstellung, Schiebeschmerz der Portio. Beim Bewegen des Uterus tritt ein Adnexschmerz auf.
- Ultraschalldiagnostik: Transvaginalsonographie. In meisten Fällen gelingt die direkte Darstellung der ektopen Gravidität zwischen Uterus und Ovar oder lateral des Ovars bzw. eines Corpus Luteum. Gelegentlich findet sich Blut im Douglas-Raum (Abb. 10.10, 10.11).
  - Adnextumor (Hämatosalpinx) zwar palpabel, aber eine digitale Untersuchung kann eine Ruptur auslösen, daher Verzicht auf bimanuelle Palpation
- Laparoskopie. Nach Anlegen eines Capnoperitoneums mit etwa 3 l CO_2 werden durch eine eingeführte Optik die Tuben, Ovarien inspiziert und die Diagnose gesichert.

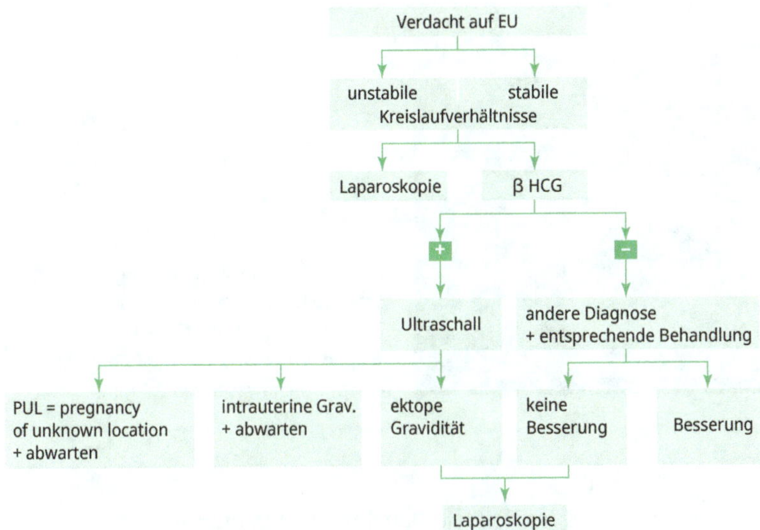

Abb. 10.9: Diagnostisches Vorgehen bei Extrauteringravidität am besten per Vaginalsonographie (sekundäre Amenorrhoe, Unterleibsbeschwerden, uterine Blutung).

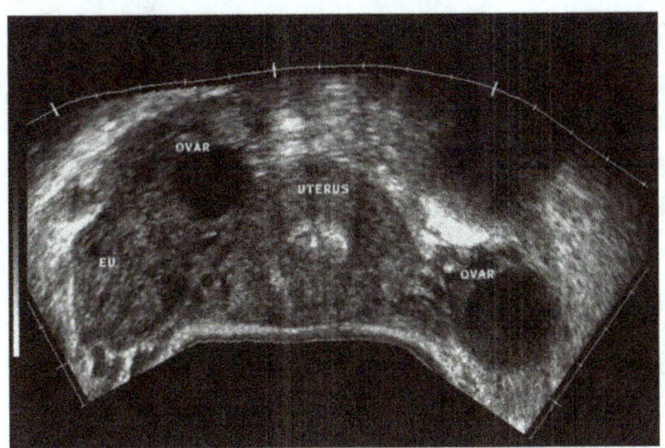

Abb. 10.10: Tubargravidität rechts, lateral des Ovars; Transversalschnitt von Uterus und Adnexen, Panoramaaufnahme.

Histologie

- Embryonalgewebe und Dezidua bestätigen den Abort.
- Nur Dezidua, kein Embryonalgewebe: Abort, bei dem die Frucht in toto fehlgeboren wurde, EG.

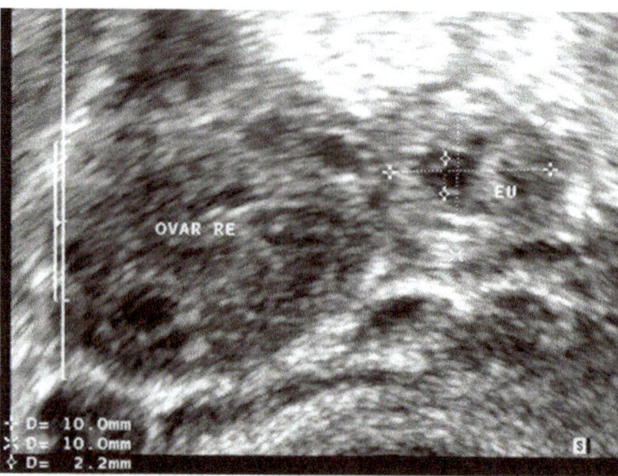

Abb. 10.11: Transvaginalsonographischer Schrägschnitt in der 6. SSW; Ovar mit Follikeln, Tubargravidität (= EU, 1 × 1 cm). Trophoblastgewebe und Chorionhöhle mit einem Durchmesser von 2,2 mm.

Stadium 3: peritonealer Schock

Definition. Blutung aus der Tube in die freie Bauchhöhle, Stadium des peritonealen Schocks.

Tubarabort

Peritubares Hämatom (Abb. 10.12). Das aus der Tube sickernde Blut gelangt nicht in die freie Bauchhöhle, sondern wird vorher aufgefangen, indem es um das abdominale Tubenende herum zu einem tastbaren Hämatom gerinnt; es kann faustgroß oder größer werden und sinkt, der Schwerkraft folgend, in den Douglas-Raum hinein.

Vier Leitsymptome

1. Schmerzen auf einer Adnexseite und perianal, schmerzhafter Abgang von Blähungen.

Meist wehenartige Schmerzen werden durch Tubenkontraktion (S. 558) und peritubares Hämatom verursacht. Die retrouterine Hämatozele ruft Mastdarmbeschwerden (s. o.) hervor, z. B. schmerzhafte Blähungen.

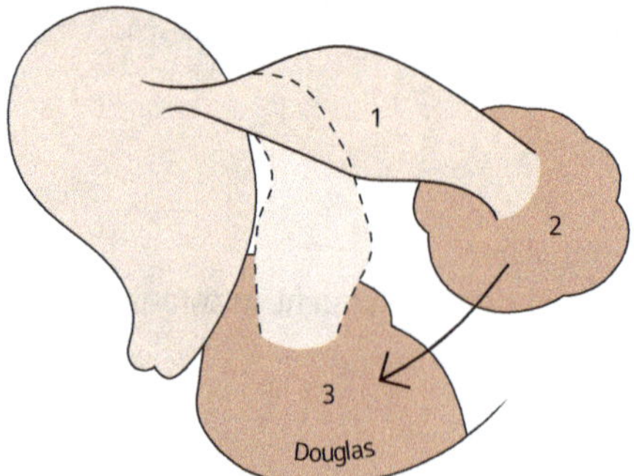

Abb. 10.12: 1 = Hämatosalpinx, 2 = peritubares Hämatom, 3 = Blutkoagel im Douglasraum.

2. Mehrere peritoneale Schocks manifestieren sich im Verlauf von Wochen als Schwächeanfälle: plötzliches Schwächegefühl, blasses Gesicht, spitze Nase, kalter Schweiß auf der Stirn, schneller Puls; kommen zustande durch den Kontakt des ausfließenden Blutes mit dem Bauchfell.

Schon eine kleine Blutmenge, die neben dem peritubaren Hämatom in die Bauchhöhle tropft, kann einen kurzen peritonealen Schock auslösen, der beim ersten Male nicht beeindruckend zu sein braucht: „Ich wollte mich gerade an den Tisch setzen, da bekam ich auf einmal unten links Schmerzen, mir wurde schwindelig und schwarz vor Augen." Das kann nach einem kleinen Blutungsschub auf das Bauchfell vorübergehen, um sich in Abständen von Stunden, Tagen oder Wochen noch ein oder mehrere Male zu wiederholen. Bis eines Tages einmal ein größerer Blutungsschub auf das Bauchfell gelangt und der peritoneale Schock einen bedrohlichen Eindruck (auffallend blasses Gesicht, fliehender Puls, Atemnot) macht, dass ein Arzt herbeigeholt wird. – Auch beim Tubarabort können sich diese Erscheinungen eines schweren peritonealen Schocks bis zum Zusammenbruch des Kreislaufs steigern.

3. Befund: peritubares Hämatom

Eine Palpation, die wegen der Abwehrspannung oft schwierig und wegen der Rupturgefahr vermieden werden sollte, ergibt eine neben dem aufgelockerten und vergrößerten Uterus mehr oder weniger verdickte Tube. Hat sich ein peritubares Hämatom entwickelt, tastet man am äußersten Tubenende eine weiche, teigige, diffuse Verdickung, die in kurzer Zeit Mannsfaustgröße überschreitet. Sind einige Schübe freien Blutes in den Bauchraum hineingeflossen oder hat sich das peritubare Hämatom in den Douglas-Raum gesenkt, findet man den Douglas-Raum mehr oder weniger vorgewölbt und tastet retrouterin die verdickte Tube.

4. Uterine Blutung wie im 2. Stadium.

Tubarruptur

Schlagartiges Hämatoperitoneum. Blutungsquelle sind rupturierte Tubenwandgefäße. Lebensgefahr, drohender Verblutungstod.

Drei Leitsymptome: Im Unterschied zum Tubarabort: einziger Anfall, aus Wohlbefinden heraus!

1. Plötzlicher Schmerz im Unterbauch.

Der Schmerzbeginn kann meist auf die Minute genau angeben werden, innen im Bauch sei etwas zerrissen; es wird auf die richtige Seite gewiesen. Der Schmerz ist so heftig, dass das Durchatmen schwerfällt. Manchmal wird angegeben, dass der Schmerz im Oberbauch unter dem Rippenbogen oder in einer Schulter oder Oberarm zu fühlen sei. Es handelt sich dabei um eine Phrenikusreizung: Beim Vordringen größerer Blutmengen wird bei der liegenden Patientin das Zwerchfell erreicht und dadurch das Phrenikussymptom ausgelöst (Schulter-, Oberarmschmerz).

2. Peritonealer Schock: Blässe, flacher Puls, Atemnot.

In einer einzigen Minute verwandelt sich das vorher gut durchblutete Gesicht und nimmt eine hochgradige Blässe an (→ für die Tubarruptur pathognomonisch)! Der fliehende Puls kann in kurzer Zeit verschwinden. Stets besteht Atemnot!

3. Akutes Abdomen (innere Blutung). Berührungsempfindlicher, brettharter Bauch!

Sekunden nach der Ruptur zeigt der Leib eine diffuse Empfindlichkeit und ist so gespannt und schmerzhaft, dass man ihn an keiner Stelle auch nur leicht berühren kann: akuter Bauch. Nur sofortige Laparoskopie oder die heutzutage seltener durchgeführte Laparotomie vermag eine Katastrophe abzuwenden.

Tab. 10.1: Differenzialdiagnose der Extrauteringravidität (Tubarabort, -ruptur) nach der Klinik (Leitsymptome).

Klinisches Stadium	Tubarabort	Tubarruptur
1. Stadium: Frucht und Tube intakt	asymptomatisch	asymptomatisch
2. Stadium: absterbende oder tote Frucht, evtl. Blutung in der Tube, Hämatosalpinx	Uterine Blutung 6–8 Wochen nach der letzten Regel Einseitige, oft wehenartige Schmerzen im Unterbauch. Tube meist noch nicht tastbar, wird erst tastbar, wenn sich eine Hämatosalpinx ausbildet.	asymptomatisch Es gibt bei der Tubarruptur meist kein 2. Stadium: keine Blutung, weil die Tube rupturiert, bevor die Frucht abgestorben ist.
3. Stadium: Blutung aus der Tube in die Bauchhöhle	Mehrere Schwächeanfälle im Verlauf von Wochen (peritonealer Schock) Befund: allmählich bilden sich aus: peritubares Hämatom, retrouterine Hämatozele	Ein einziger schwerster Anfall (peritonealer Schock), der plötzlich aus vollem Wohlbefinden heraus auftritt Kurz: Akuter Bauch mit innerer Blutung!

Diagnostik. Nach der Klinik (→ Leitsymptome).

DD (Tab. 10.1). Tubarabort: Kennzeichen ist die periodische, langsame Sickerblutung aus intervillösen Räumen, welche zu einer Hämatosalpinx, zu einem peritubaren Hämatom und Blut im Douglas Raum führen. (Abb. 10.12). Tubarruptur: Kennzeichen ist eine plötzliche exorbitante arterielle Blutung intraabdominal (S. 557).

Therapie

- Laparoskopische Salpingotomie oder Salpingektomie ist Mittel der Wahl. Die Tube wird heute oft, das Ovar nahezu immer erhalten.
- **Systemische Methotrexattherapie.** Die Proliferation von Trophoblastgewebe wird gehemmt, daher kann die Extrauteringravidität erfolgreich mit Methotrexat behandelt werden, vor allem bei HCG-Werten < 5.000 mIU/ml ist ein 92 %iger Behandlungserfolg beschrieben worden, bei höheren HCG-Werten nimmt die Erfolgsrate ab.

Weitere Voraussetzungen sind:

- keine starken Schmerzen.
- Gestationssack max. 40 mm, wenn keine Herzaktion darstellbar.
- hämodynamisch stabile Patientin, keine aktive Blutung (< 300ml Flüssigkeit im Douglas Raum).
- Leukozyten >1,5 /nl, Leber-und Retentionsparameter im Normbereich.
- Methotrexat ist 'off label use'.

Dosierung: einmalig 50 mg/qm Körperoberfläche. Kontrolle von HCG und Blutbild am Tag 4 und 7 nach Therapiebeginn, HCG-Kontrollen wöchentlich, bis kein HCG mehr nachweisbar ist. Etwa 20 % der Patientinnen benötigen eine zweite Injektion, einige wenige auch eine dritte. Sonographie zur Kontrolle der freien Flüssigkeit im Bauch, vor allem bei Hämoglobinabfall.

10.4 Placenta praevia

Definition. Atypische Lokalisation der Plazenta; die Innenwand des unteren Uterinsegments ist von Plazenta bedeckt; unterschieden werden 4 Formen, abhängig vom Mm-Überdeckungsgrad (s. Einteilung), wobei der Mm definitionsgemäß 3 cm eröffnet ist.

Einteilung in 4 Grade.
1. Placenta praevia totalis: Der innere Mm ist von der Plazenta vollständig bedeckt (Abb. 10.13, Abb. 10.16).
2. Placenta praevia partialis: Der innere Mm ist von der Plazenta teilweise bedeckt (Abb. 10.14, Abb. 10.17).
3. Placenta praevia marginalis: Der untere Rand der Plazenta erreicht den inneren Mm oder überragt ihn mit einem kleinen Segment (Abb. 10.15, Abb. 10.18).
4. Tiefer Sitz der Plazenta: Der Teil der Plazenta, der im unteren Uterinsegment sitzt, reicht mit seinem unteren Rand nicht an den inneren Mm heran (Abb. 10.19). Der Unterrand ist ≤ 5 cm vom inneren Mm entfernt.

Diese überlieferte Einteilung kann im Zeitalter der **transvaginalen Ultrasonographie** durch eine zeitgemäße ersetzt werden, die auch die klinischen Konsequenzen mit enthält:

Abstand des Plazentarandes vom inneren Muttermund:

> 20 mm	vaginale Geburtsleitung anstreben bzw. keine Indikation zur primären Schnittentbindung wegen Plazentasitz gegeben
11–20 mm	eine erhöhte Wahrscheinlichkeit für eine Blutung in der Schwangerschaft und für eine dadurch indizierte Schnittentbindung
0–10 mm	hohe Wahrscheinlichkeit für eine Blutung und für die Notwendigkeit der Schnittentbindung

---

Vorkommen. Bei Mehr- und Vielgebärenden, bei älteren Gebärenden; besonders bei schnell aufeinanderfolgenden Geburten bzw. Kürettagen; nach Schnittentbindungen; nach IVF / ICSI, weniger häufig bei Erstgebärenden.

Häufigkeit. Auf ca. 200 Geburten kommt 1 Placenta praevia.

Ätiologie. Unklar. Hauptrolle spielen eine größere Plazenta bei Mehrgebärenden, Endometriumdefekt, primäre Isthmusplazenta.

Größere Plazenta. Der wichtigste ätiologische Hinweis ist die vergrößere Plazenta bei Mehr- und Vielgebärenden, bei denen sich häufiger eine Schleimhautschädigung findet (s. u.).

Endometriumschädigung durch Entzündung, Endometritis corporis, Aborte, Kürettage, Atrophie nach schnell aufeinanderfolgenden Geburten, Narben nach Sektio. Folge: Minderung der Durchblutung und unzureichende Versorgung der Frucht, die sich daher nicht im oberen Teil der Korpushöhle einnistet, sondern nach unten in das untere Uterinsegment ausweicht.

Primäre Isthmusplazenta. Die Frucht siedelt sich primär im unteren Uterinsegment anstatt in der Korpusschleimhaut an. Die „primäre Isthmusplazenta" ist selten.

Pathogenese. Die Überdeckung des inneren Mm mit Plazenta wird umso größer, je weiter der Mm sich öffnet.

Der Grad der Überdeckung ist auf einen Mm von 3 cm Weite bezogen!

Die Placenta praevia ist tief unten im Uterus eingepflanzt, sie bedeckt die Innenwand des unteren Uterinsegments in unterschiedlicher Ausdehnung, die Öffnung des inneren Mm wird ganz oder teilweise bedeckt (Abb. 10.16, Abb. 10.17) oder nicht erreicht (Abb. 10.18, Abb. 10.19).

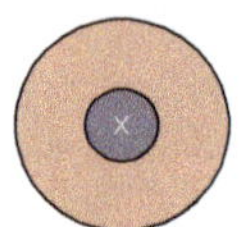

Abb. 10.13: Placenta praevia totalis (Mm 3 cm eröffnet).

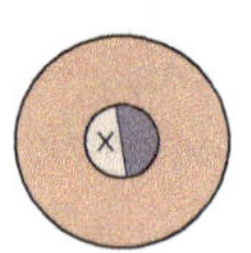

Abb. 10.14: Placenta praevia partialis (x freiliegende Eihaut; Mm 3 cm eröffnet).

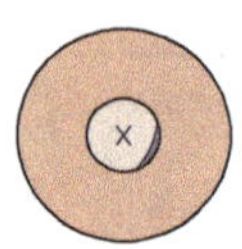

Abb. 10.15: Placenta praevia marginalis (Mm 3 cm eröffnet).

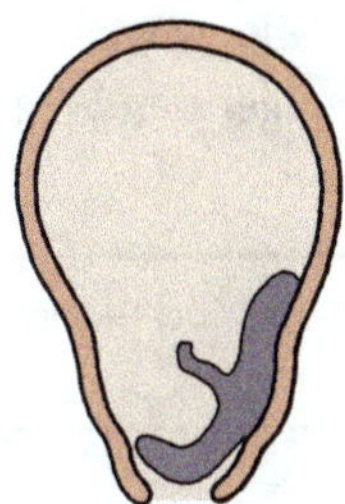

Abb. 10.16: Placenta praevia totalis.

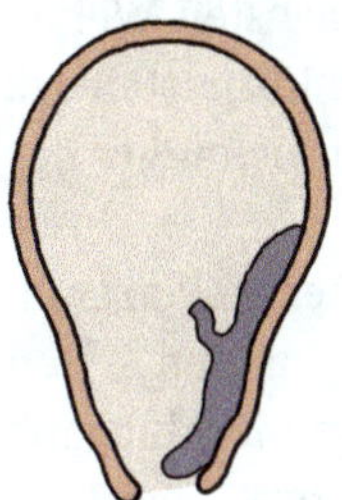

Abb. 10.17: Placenta praevia partialis lateralis.

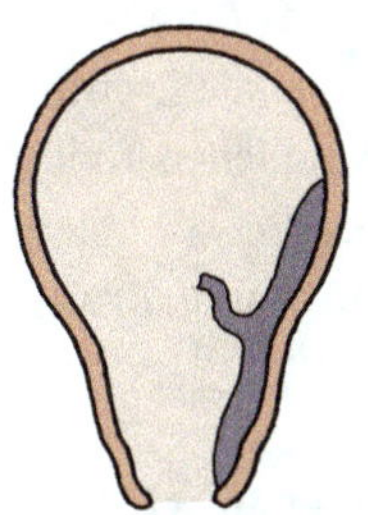

Abb. 10.18: Placenta praevia marginalis.

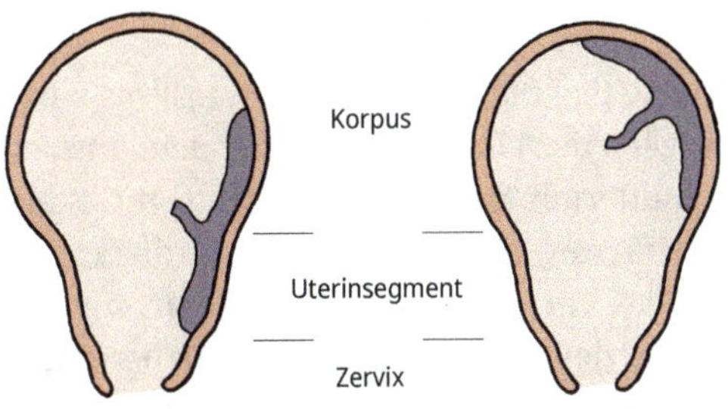

Abb. 10.19: Tiefer Sitz der Plazenta.

Abb. 10.20: Normaler Sitz der Plazenta.

Die Plazenta liegt so, dass sie scheidenwärts vor dem vorangehenden Teil des Kindes liegt: Sie geht dem Kinde voraus (P. praevia) und verlegt mehr oder weniger den Weg nach außen.

Die größte Gefahr besteht darin, dass sich die Placenta praevia in den letzten SSW, spätestens bei Geburt, ablöst und blutet.

Sitzt die Plazenta regelrecht im Fundus (s. Abb. 10.20), löst sie sich unter normalen Umständen erst, wenn das Kind geboren ist.

Das untere Uterinsegment wird bereits bei den ersten und schwächsten Wehen gedehnt, in die Länge gezogen und verdünnt. (Ganz im Gegensatz zum Korpusteil des Uterus, dessen Wände sich bei jeder Wehe zusammenziehen!). Folgen beim Sitz der Placenta praevia dort:

– Mütterliche Blutung. Da der auf dem unteren Uterinsegment haftende Plazentateil der Dehnung seiner Unterlage nicht folgen kann, wird diesem von den ersten Wehen an der Boden unter den Füßen weggezogen. Dies bedingt die Ablösung dieses Teiles der Plazenta. Folge sind Blutungen im Bereich des abgelösten Lappens, weil die Zotten aus der Decidua basalis herausgezogen und die intervillösen Räume eröffnet werden.
– Kindliche Blutung. Sehr selten. Bei Ablösung des Lappens zerreißen ggf. Zotten- und größere Plazentagefäße des kindlichen Teiles: fetales Hämoglobin und fetale Erythrozyten sind gelegentlich nachzuweisen. Ein extrem geringer Teil der kindlichen Todesfälle bei Placenta praevia ist auf Verblutung des Kindes zurückzuführen.
– Posthämorrhagischer Schock des Neugeborenen (Blässe, fehlende Atmung, Bradykardie), durch Blutung ausgelöst.

Eine der schwersten Geburtskomplikationen! Mit Verstärkung der Wehen wird ein immer größerer Flächenteil der Plazenta von der Innenwand des unteren Uterinsegments weggezogen: Werden die Wehen intensiver und schreitet die Mm-Eröffnung fort, wird die Praeviablutung stärker und lebensgefährlich!

Schwangerenberatung. Einerseits ist die frühzeitige Diagnose des Plazentasitzes wichtig, andererseits ist es bekannt, dass die Häufigkeit des Plazentasitzes über dem inneren Muttermund oder in der Nähe des inneren Muttermundes mit zunehmendem Gestationsalter abnimmt, besonders nach dem 2. Trimester. Diese Tatsache führt dazu, dass Schwangere mit der Diagnose „Placenta praevia" **vor der 20. SSW** häufig einen völlig normalen Ausgang der Schwangerschaft und der Geburt aufweisen. Daher führt die frühzeitige Diagnose eines nicht regelhaften Plazentasitzes zu einer unnötigen Beunruhigung der Schwangeren und möglicherweise auch zu unnötigen Überlegungen über den Geburtsmodus.

Von besonderem Interesse ist die Tatsache, dass die Voraussage des nicht regelhaften Plazentasitzes während der transvaginalen Ultraschalluntersuchung **in der**

20.–23. SSW eine Korrelation zum Schwangerschaftsausgang bzw. zum Geburtsmodus hat:

- **Tiefer Plazentasitz.** Wahrscheinlichkeit eines normalen Geburtsverlaufes groß.
- **Überlappen der Plazenta < 25 mm** über den Muttermund. Wahrscheinlichkeit der spontanen Apoptose des Plazentarandes groß, weitere Ultraschalluntersuchungen zur Kontrolle des Plazentasitzes sind angezeigt.
- **Überlappen der Plazenta > 25 mm** über den Muttermund. Hohe Wahrscheinlichkeit für das Fortbestehen der Placenta praevia und für die Schnittentbindung

Praxishinweis. Die transvaginale ultrasonographische Diagnostik des Plazentasitzes ist zwischen der 20.–23. SSW vernünftig und lässt eine Voraussage für Schwangerschaftsverlauf und Geburtsmodus zu.

Klinik

Leitsymptome sind: **1.** Blutung (→ Kardinalsymptom!), **2.** regelwidrige Lage, **3.** primäre Wehenschwäche, **4.** atonische Nachgeburtsblutung.

1. Blutung (→ Kardinalsymptom) in Schwangerschaft oder bei Geburt.

Praxishinweis. Placenta-praevia-Blutungen sind solche vor dem Blasensprung. Blutung nach dem Blasensprung ist keine Praeviablutung!

Schwangerschaftsblutung (→ nach der 28. SSW). Warn- oder Ansageblutung. Praeviablutungen treten oft in Ruhelage, nachts oder auch am Tage beim Umhergehen auf, ggf. haben leichte Wehen bestanden. Die erste Blutung ist niemals lebensgefährlich, wenn sie auch einen bedrohlichen Eindruck machen kann (→ Warn- oder Ansageblutung). Weitere Blutungen treten in Abständen von Tagen und Wochen auf. Ihre Stärke kann nie im Voraus beurteilt werden. Auf eine geringe Blutung kann eine schwere Blutung mit Lebensgefahr folgen.

Die Blutungsstärke nimmt von Mal zu Mal zu, die Anämie ebenfalls. Auch häufige kleine Blutungen verursachen eine Anämie.

Blutungen im Geburtsbeginn. Die erste Blutung kann mit den Eröffnungswehen in der Eröffnungsperiode einsetzen.

Die Praeviablutung unter der Geburt ist stark, oft lebensbedrohlich für Frau und Kind!

2. Häufig regelwidrige Lagen. Das Plazentakissen nimmt einen Teil des Beckeneingangsraumes ein. Dadurch wird die regelrechte Einstellung des Kopfes verhindert:

Regelwidrige Schädellagen, Schräglagen, QL, BEL sind häufig.

3. Primäre Wehenschwäche, da kein Druck auf die Zervikalganglien ausgeübt wird.

4. Atonische Nachgeburtsblutungen, s. S. 582., Placentabettblutungen und Atonie des unteren Uterinsegments

Diagnostik

Spiegeleinstellung bei akuter Blutung. Niemals vaginal untersuchen, jedoch Portio und Scheide mit sterilen Spiegeln auf dem gynäkologischen Stuhl einstellen! Dabei werden die Spiegel, nicht die Finger in die Scheide eingeführt:

- Wie weit ist der Mm? Wie lang ist die Zervix?
- Blutet es aus dem Mm oder woher sonst?
- Blutung sehr stark, stark, mäßig, gering?
- Mm geschlossen, nur wenig eröffnet, 3–5 cm weit, noch weiter?
- Fruchtblase steht, ist gesprungen?
- Zervixkarzinom ausschließen.

Sonographie

- Bei akuter Blutung. Plazentasitz (bereits in Schwangerenberatung erfolgt), retroplazentares Hämatom ausschließen.
- Ist also eine Placenta praevia Ursache der Blutung (Abb. 10.21)?

Die transvaginale Sonographie hat bei der Placenta praevia eine diagnostische Sicherheit von > 99 %!

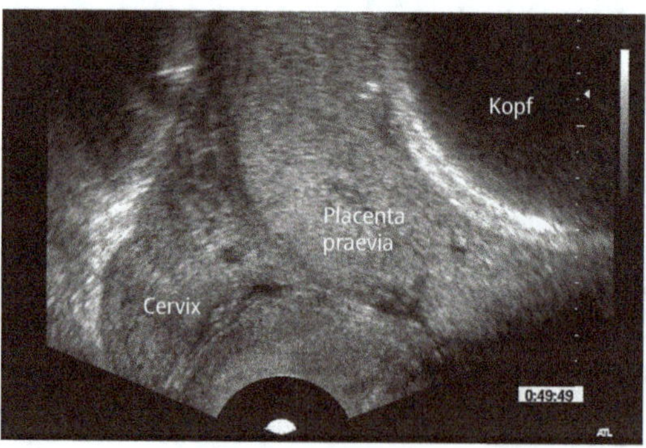

Abb. 10.21: Vaginalsonographischer Befund einer Placenta praevia totalis in Terminnähe.

- Grad. Placenta praevia marginalis, partialis, totalis?
- Routine lt. Mutterschaftsrichtlinien ist die Frühdiagnose, bevor es zur Ansageblutung kommt.

Ausschluss der Placenta accreta

Ist die Placenta praevia diagnostiziert, muss – vor allem nach Schnittentbindung – die Möglichkeit einer Placenta accreta/increta/percreta bedacht werden. Normalerweise befindet sich bei der Abdominalsonographie zwischen Plazentagewebe und der Blase ein hypoechogener Raum, der vom Myometrium und den retroplazentaren myometralen Gefäßen gebildet wird. Bei Plazentationsstörungen geht diese Schicht verloren, die Plazenta geht kontinuierlich in die Blasenwand über.

DD. Blutungen in der 2. Schwangerschaftshälfte sind zu 70–80 % Praeviablutungen! In 20–30 % kommt eine andere Blutungsquelle in Frage (Abb. 10.22):
1. Vorzeitige Lösung der Plazenta (s. S. 571).
2. Zervixkarzinom. Wird durch Spekulum-Untersuchung ausgeschlossen!
3. Mm-Polyp. Spekulum-Untersuchung!
4. Portioerosion. Spekulum-Untersuchung!
5. Arrodierte Scheiden- oder Klitorisvarizen bluten intensiv und sind deshalb nicht zu verkennen.
6. Randsinusblutung (Zerreißung des Sinus circularis placentae), auch bei Placenta in loco typico.

Komplikationen. Gefahren für die Mutter: schwere Blutung, Verblutung, Infektion, Sepsis. Gefahren für das Kind: Hypoxie. Durch Ablösung der Plazenta von ihrer Unterlage kommt es zu einer Verkleinerung ihrer Haftfläche und dadurch zu einer evtl. erheblichen Verminderung der Sauerstoffzufuhr. Posthämorrhagischer Schock, selten Verblutungstod.

Therapie

Vor 24 SSW kann bei einer Abruptio oder einem IUFT der Versuch einer vaginalen Geburt unter engmaschigem Blutungsmonitoring unternommen werden.

Nach 24 vollendeten SSW sollte eine Sectio caesarea ausgeführt werden. Blutverlust, Blutungsstärke, Placenta-praevia-Grad, Zustand von Mutter und Kind sind entscheidend.

Vorgehen bei schwacher Blutung
– Blutgruppe bestimmen (bereits in der Schwangerenberatung geschehen!)
– Bereitstellung von gruppengleichen gekreuzten Blutkonserven!
– Bettruhe, Aufstehen zum Toilettengang, Vermeiden von Verstopfung!
– Blutige Vorlagen zur Visite aufbewahren, damit Blutungsstärke zu beurteilen ist.
– Beobachtung.
– Blutbild, Hämoglobin. Hb < 7 g/dl Bluttransfusion diskutieren.
– CTG.
– Wehenhemmer vermeiden Schwangerschaftswehen und damit neue.

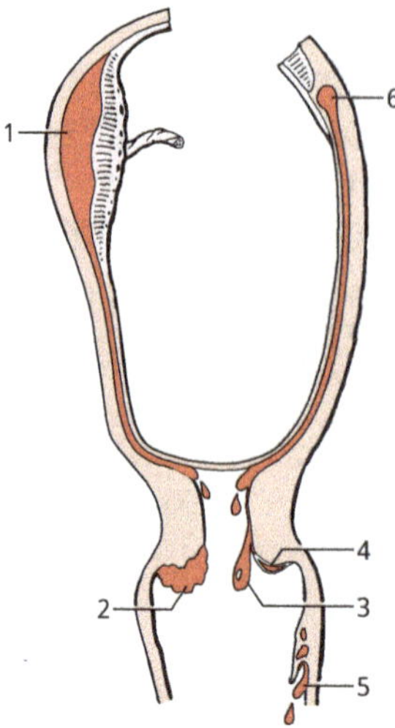

Abb. 10.22: 6 Hauptblutungsquellen am Ende der Schwangerschaft (Praeviablutung ist nicht berücksichtigt!): **1** vorzeitige Plazentalösung, **2** Zervixkarzinom, **3** Mm-Polyp, **4** Portioerosion, **5** Variköse Blutung, **6** Randsinusblutung.

– Eine antenatale Steroidprophylaxe mit 2 × 12 mg Betamethason (Celestan®) i. m. vor 34 + 0 SSW
– Rh-negative Frauen erhalten Anti-D-Globulin!

Vorgehen bei starker Blutung: Sektio oder vaginal?
– Maßnahmen wie bei schwacher Blutung, sofern dies die Dringlichkeit erlaubt.
– Spiegeleinstellung, Ultraschalluntersuchung (s. Diagn.) sind Entscheidungsgrundlage!

Absolute Sektio-Indikationen
– Starke Blutung bei wenig eröffnetem Mm, lebensfähigem Kind.
– Lebensbedrohliche Blutung der Mutter, wenig eröffneter Mm, nicht lebensfähiges oder totes Kind.
– Placenta praevia totalis und partialis (zu unterscheiden ist die Vorderwand- von der Hinterwand praevia totalis wegen der transplazentaren Kindsentwicklung bei einer VW-Plazenta. Auch ist der Nabelschnuransatz zu beachten).

Die (abdominale) Sektio ist einziges Verfahren, mit dem die Gefahren für Mutter und Kind sicher und schnell beseitigt werden.

Vaginale Entbindung
Indikation. Blase steht, geringe oder mittelstarke Blutung, Schädellage, äußerer Mm ≥ 5 cm, Placenta praevia marginalis. Ausführung:
– Trias des Handelns: **1.** Blase eröffnen (in Operationsbereitschaft), **2.** Kopf ins Becken hineindrücken, **3.** Wehenmittel geben. Blaseneröffnung und Kopfeinleitung kann Blutungsstillstand und Geburtsbeginn bedeuten! Die frappante Wirkung der Blaseneröffnung beruht darauf, dass der Kopf nach Ablassen des Fruchtwassers

tiefer rückt und den gelösten Plazentalappen gegen die Innenwand des unteren Uterinsegments andrückt.
– Gelingt die Blaseneröffnung, so wartet man die vaginale Blutstillung ab.
– Steht die Blutung nicht, wird die Sektio ausgeführt.

Technik in 3 Akten:
– Blase unter amnioskopischer Sicht eröffnen. Drohender Vorfall der Nabelschnur (Placenta praevia ist hochstehender Teil). Blase niemals durch Druck mit dem Finger eröffnen. Der Finger löst weitere Anteile der Plazenta ab!
– Kopf einleiten. Während Blaseneröffnung drückt die Hebamme den Kopf von oben her mit beiden Händen kräftig ins Becken. Bei Adipositas kommt man mit dem Kristellern besser zum Ziel.
– Wehenmittel verabreichen, wenn keine oder nicht genügende Wehen bestehen. Erst hierdurch kommt die notwendige vis a tergo zustande.

Nachgeburtsperiode. Bei der Praevia ist die Geburt des Kindes der Beginn einer neuen Gefahrenperiode, Nachgeburtsperiode: größere Blutungen sind geradezu charakteristisch!

Bei vaginaler Geburt wird Blutstillung durch Andrücken des abgelösten Plazentalappens erreicht. Post partum hört die Kompression auf. Der Lappen löst sich von der Haftfläche und blutet. Außerdem kontrahiert das blutende untere Uterinsegment am schwächsten. Deswegen besteht auch nach Sektio und vollständiger Entfernung der Plazenta Blutungsgefahr.

10.5 Vorzeitige Plazentalösung (VL), Ablatio placentae

Definition. Abruptio placentae; teilweise oder vollständige Ablösung der meist normal sitzenden Plazenta ab 2. Schwangerschaftshälfte oder unter der Geburt (Abb. 10.23) mit mütterlicher Blutung aus Gefäßen der Haftfläche und retroplazentarem Hämatom.

Die Placenta praevia löst sich ebenfalls manchmal vorzeitig, ihr falscher Sitz kann jedoch Ursache der vorzeitigen Lösung sein!

Häufigkeit. Schwere Verläufe mit klassischen Symptomen sind selten (0,2–0,5 %), leichte und asymptomatische (s. u.): 1 %. Wiederholungsrisiko für die nachfolgende Schwangerschaft 5–15 %, nach zwei aufeinanderfolgenden Schwangerschaften mit vorzeitiger Lösung 25 %.

Ätiologie. In 50–70 % unklar. Ursachen in 30–50 % sind: Erstgebärende, hochgradig Mehrgebärende, vorzeitige Lösung in der Schwangerschaft einer Schwester, nach Kinderwunschbehandlung, SIH, Rauchen, Thrombophilie, Myome, Kokain, Trauma, übermäßige Uterusretraktion nach Blasensprung, lang zurückliegender vorzeitiger Blasensprung, Geburt des 2. Zwillings.

– SIH (s. S. 117): Kapilläre Wandschäden an der Plazentahaftstelle mit Durchlässigkeit der Kapillarwand und konsekutiver Blutung zwischen Uteruswand und Plazentahaftstelle, die zur vorzeitigen Plazentalösung führt: „Das Drama spielt sich im Gebiet der Kapillaren ab" (Couvelaire).

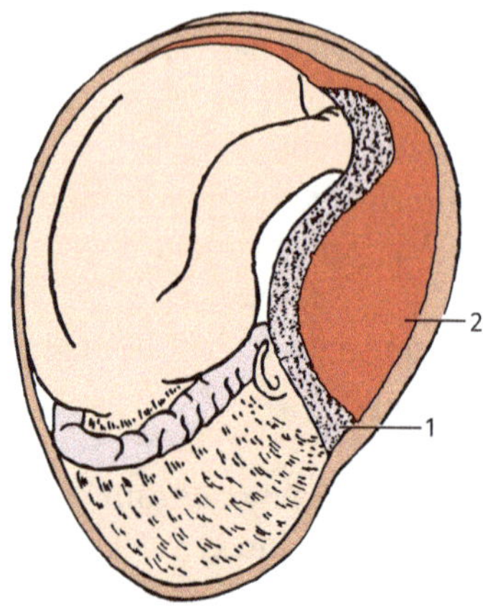

Abb. 10.23: Vorzeitige Plazentalösung. 1 vollständig abgelöste Plazenta, 2 retroplazentares Hämatom.

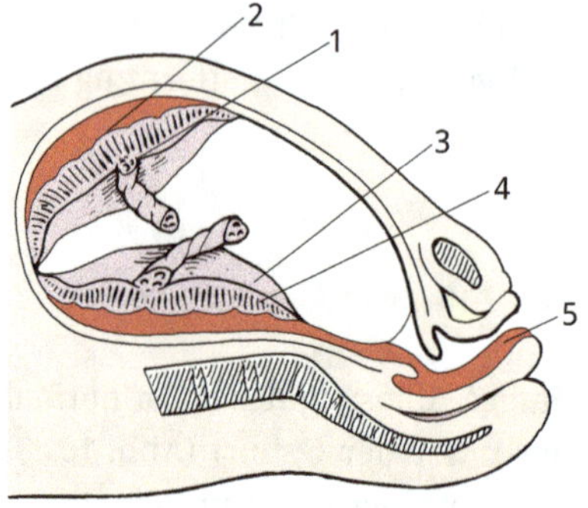

Abb. 10.24: Vorzeitige Lösung. 1 Zentral abgelöste Plazenta mit retroplazentarem Hämatom (2). 3 Zentral und am Rande abgelöste Plazenta mit retroplazentarem Hämatom (4) und Blutung nach außen (5).

Mechanische exogene Ursachen

– Trauma (Fall auf den Unterleib, Stoß), ferner zu kurze Nabelschnur (→ Zerrung an der Plazenta).
– Übermäßige Uterusretraktion bei plötzlicher Herabsetzung des Uterusinnendrucks nach Blasensprung bei Hydramnion, Geburt des ersten Zwillings. Folge: rasche Verkleinerung der Plazentahaftstelle, Ablösung eines Teils bzw. der zum zweiten Zwilling gehörenden Plazenta.

Pathogenese. Blutherkunft. Die Blutung beginnt mit der Ablösung der Plazenta von ihrer Haftfläche. Das Blut stammt aus kleinen mütterlichen Gefäßen, selten mit kindlicher Blutbeimengung.

Praxishinweis. Je stärker die Blutung, umso größer ist die abgelöste Fläche.

Blutungsrichtung

Blutung nach innen (20–30 %). Blut sammelt sich im Raum zwischen abgelöster Plazenta und Uterusinnenwand und bildet hier ein retroplazentares Hämatom. (Abb. 10.23, Abb. 10.25).

Blutung nach innen und nach außen (70–80 %). Keine massive Blutung! Nur möglich, wenn ein Teil des Plazentarandes abgelöst wurde. Das Blut bahnt sich einen Weg zwischen Eihäuten und Uterusinnenwand und fließt durch Zervikalkanal und Scheide nach außen (Abb. 10.24).

Praxishinweis. Die VL-Blutung ist v. a. ein innerer Blutverlust; die wahrnehmbare Blutung aus der Scheide ist kein Maßstab für die Blutungsintensität!

Klinik

Überwiegend plötzliches Ereignis ohne Vorboten, in einem Drittel liegt eine SIH vor.

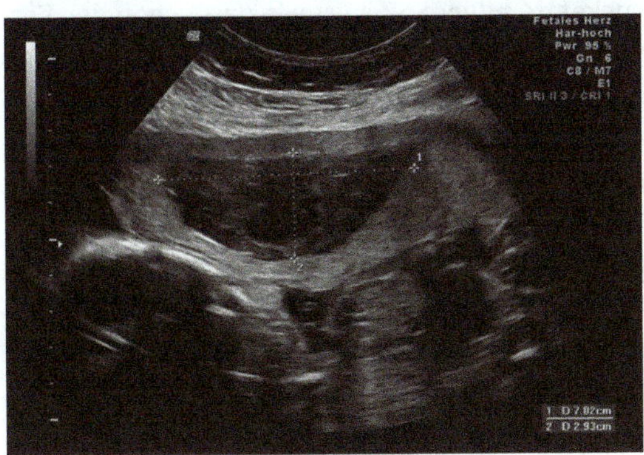

Abb. 10.25: Transabdominalsonographisches Bild einer vorzeitigen Lösung mit retroplazentarem Hämatom.

Subjektive Symptome:
– Schmerz. Der heftige, plötzliche Schmerz im Unterleib, oft als stichartig beschrieben, dominiert.
– Unwohlsein, verbunden mit Angstgefühl, Schwindel, Schwarzwerden vor den Augen, Hypotonie, Atemnot, Ohnmacht. Manchmal wird auch über Völlegefühl und Spannung im Leib geklagt.
– Kindsbewegungen werden nicht mehr wahrgenommen.

Objektive Symptome bei schwerem Verlauf:
- Geringe Blutung aus der Scheide nach außen ist das häufigste Symptom (70–80 %)! In 20–30 % blutet es nur nach innen.
- Schock. Gesichtsblässe, farblose Lippen, Hände, schneller, leicht unterdrückbarer Puls, Blutdruckabfall.
- Besonders die rasch zunehmende Gesichtsblässe weist auf den schweren Verlauf hin.

Praxishinweis. Der (geringe) Blutverlust nach außen steht im Gegensatz zur hochgradigen Gesichtsblässe, die v. a. schockbedingt ist.

Asymptomatische Verläufe. Häufiger als symptomatische Verläufe sind leichte Ausprägungen der VL, bei denen Symptome fehlen oder nur teilweise vorhanden sind und die VL erst anhand der Nachgeburt erkannt wird.

Diagnostik
1. Uterus fühlt sich gespannt bis hart an (l'utérus en bois, Holzuterus), als ob er in einem Zustand der Dauerkontraktion wäre (auch ohne Wehen). Die Spannung ist Folge des Blutergusses. Uterus ist druckempfindlich, oft so stark, dass schon der Versuch, äußerlich zu untersuchen, aufgegeben werden muss. Ursache: Überdehnung des Perimetriums (Uterusserosa). Die Punkte 1 und 2 machen eine Verwechslung mit der Uterusruptur möglich.
2. Im CTG: Hypoxie-Zeichen oder fehlende Herzaktionen.
3. Ultraschalluntersuchung. Retroplazentares Hämatom (Abb. 10.25, Abb. 10.26a) bei Vorderwandplazenta. Makroskopisches Korrelat nach Sektio am toten Kind (Abb. 10.26b). Aufgrund kindlicher Überlagerung ist die vorzeitige Lösung bei einer Hinterwandplazenta häufig nicht darstellbar. Frische retroplazentare Hämatome weisen eine geringere Echogenität auf als die Plazenta (Abb. 10.25). Farbdopplersonographisch zeigt sich im Gegensatz zum Plazentagewebe kein Blutfluss im Hämatom!
4. Nachgeburt. Plazenta ist napfförmig eingedellt. In der Delle stecken festhaftende, geronnene Blutklumpen.

DD. Placenta praevia (Blutung nach außen, jedoch fehlen Schmerz und Uterusspannung; S. 563), Uterusruptur, weitere Blutungsursachen (s. DD-Placenta praevia, S. 569).

Komplikation. Schwere Atonie, Couvelaire-Syndrom, Gerinnungsstörung.

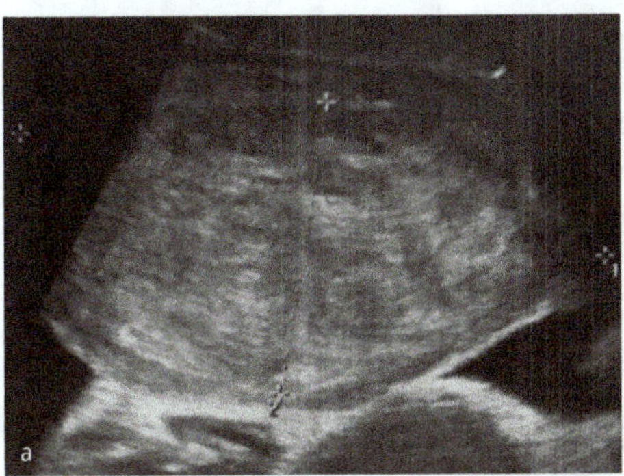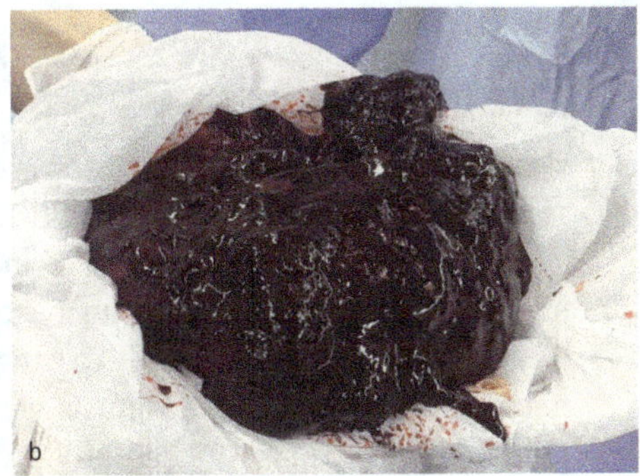

Abb. 10.26: Vorzeitige Plazentalösung 36 SSW, Sektio aus mütterlicher Indikation bei avitalem Fetus. a Transabdominalsonographie: das retroplazentare Hämatom hat die Plazenta vollständig abgehoben und ist organisiert. b das Blutkoagel als Korrelat des Ultraschallbildes.

Couvelaire-Syndrom (Apoplexia uteri)

Schwere Form der vorzeitigen Plazentalösung mit Blutung in die Muskelwand (meist kombiniert mit retroplazentarem Hämatom) des Uteruskörpers (→ Apoplexia utero-placentaris) mit Aufsplitterung der Muskelfasern, Degeneration von Muskelzellen.

Die Serosa des Corpus uteri ist dunkelblaurot bis schwarz, der Couvelaire-Uterus ist mit dem Aussehen eines stielgedrehten, hämorrhagisch infarzierten Ovarialkystoms vergleichbar.

Gerinnungsstörung (Hämostasestörung, Koagulopathie)

Ätiologie. ungeklärt. Aus dem retroplazentaren Hämatom und dem Uteroplazentarbett gelangen aktivierte Gerinnungsfaktoren (aus Gewebsthromboplastin) in den mütterlichen Kreislauf. Darüber hinaus wird die Fibrinolyse durch eingeschwemmten Gewebe-Plasminogen-Aktivator aus dem Myometrium überschießend aktiviert.

Pathogenese, Pathophysiologie

Koagulopathien bei VL und anderen Komplikationen von Schwangerschaft und Geburt verlaufen mehrphasisch: **1.** Phase der gesteigerten Gerinnung, **2.** Phase der Gerinnung und reaktiven Fibrinolyse in der Endstrombahn, **3.** Phase der manifesten Verbrauchskoagulopathie (DIC), **4.** Phase der profusen Blutungen und ausgeprägten Organversagen.

Phase 1. Es kommt zur Aktivierung der Gerinnung, ohne dass sich größere Laborveränderungen finden lassen.

Phase 2. In der terminalen Strombahn (Gefäßstrecke: Arteriolen → Kapillaren → Venolen) bilden sich Gerinnsel und in der Folge der Start der Fibrinolyse. Damit beginnt der Verbrauch von Gerinnungsfaktoren und Thrombozyten.

Phase 3. Hält der Prozess an, so setzen sich die Gerinnung und die Fibrinolyse in der Endstrombahn fort:

- Fibrinogen fällt zu Fibrin aus, wobei die korpuskulären Blutelemente in das Fasernetz des Fibrins eingeschlossen werden → Phase erhöhter Gerinnbarkeit, disseminierte intravasale Gerinnung (DIC in der terminalen Strombahn). Wegen des Verbrauchs von Fibrinogen (→ Fibrin) und anderer Gerinnungsfaktoren bezeichnet man diese Phase als Verbrauchskoagulopathie (DIC).
- Gestörte Mikrozirkulation mit Organ-, Gewebeschaden. Die Verlegung der terminalen Strombahn durch Gerinnsel vermindert die Mikrozirkulation. Hypoxie und metabolische Azidose führen zu Gewebeschädigung (Niere, Leber, Lunge, Hirn, Milz), später zu irreparablen Gewebsnekrosen. In dieser Phase der Gerinnungsstörungen sind es also die lebensbedrohenden Gewebeschädigungen innerer Organe, die das Krankheitsbild kennzeichnen.
- Das akute Nierenversagen (→ Olig-, Anurie) mit Schock steht klinisch im Vordergrund.
- Fibrinolyse. Der Organismus ist imstande, Fibringerinnsel in der terminalen Strombahn durch Fibrinolyse aufzulösen. Proteolyse von Fibrin und Fibrinogen durch Plasmin lässt Fibrin- und Fibrinogenspaltprodukte entstehen. Die verstopfte Gefäßstrecke Arteriolen → Kapillaren → Venolen wird eröffnet, die Mikrozirkulation kommt in Gang. Gewebeschäden können sich evtl. zurückbilden.
- Hyperfibrinolyse mit Hypo- oder Afibrinogenämie. Die Fibrinolyse kann über das Ziel hinausschießen, sodass Fibrin und Fibrinogen zerstört werden. Der Fibrinogenspiegel sinkt: Hypofibrinogenämie, fibrinolytisches Syndrom, Defibrinierungssyndrom.
- Fibrinogenmangelblutungen aus der Wundfläche des Uterus resultieren, damit beginnt oder verstärkt sich der Schock. Diese Blutungen sind oft lebensbedrohlich.

Bedrohliche Gerinnungsstörungen manifestieren sich bei einem Fibrinogengehalt < 100 mg/100 ml (selten!). Fibrinogengehalt des Blutplasmas normalerweise in der Schwangerschaft: 400–600 mg/100 ml.

Phase 4. Zustand mit lebensbedrohlichen Blutungen und schweren Organversagen.

Diagnostik. Gerinnungsstatus!
- Clot-observation-Test. Suchtest bei Afibrinogenämie oder Hyperfibrinolyse durch Messung der Gerinnungszeit von 1 ml Vollblut, das in einem Glasröhrchen bewegt wird (Referenzwert bei 22° C: 8–12 Min.); das Wiederauflösen des Gerinnsels innerhalb 1 Std. spricht für eine Hyperfibrinolyse.
- Thrombozyten-, Fibrinogen-, Thrombozyten-, AT-III- und Thrombinzeitbestimmungen!

- Hb bestimmen. Blutgruppe und Rh-Faktor sollten aus der Schwangerenberatung bekannt sein!
- Nierenfunktion. Harnmenge (Katheter!), Kreatinin, Elektrolyte (Niereninsuffizienz).
- Säure-Basen-Status. Blutgasanalyse: erfasst respiratorische und metabolische Störung (pH, pCO_2, Standardbicarbonat, Basenabweichung: BE).

Therapie. Geburtshilfliche Behandlung, Schock und Gerinnungsstörung behandeln!

Geburtshilfliche Behandlung

Ziel. Schnelle Entbindung: Blutung und Hypofibrinogenämie nehmen zu, Schockprophylaxe.

Schnittentbindung, wenn das Kind Überlebenschancen hat: Schätzgewicht! Schwangerschaftsalter!

Eine Sektio aus mütterlicher Indikation lässt sich vermeiden, wenn eine vaginale Geburt zügig vorangeht, die Gerinnung stabil bleibt (Überwachung in halbstündlichem Abstand). Jedoch kann auch bei totem Kind und normaler Gerinnung eine Sektio aus mütterlicher Indikation indiziert werden.

Vaginale Geburt bei totem Kind oder desolater Überlebenschance des Kindes:
- Eröffnung der Fruchtblase ist wichtigste Maßnahme ohne Rücksicht auf Höhenstand und Mm-Größe.
- Mm-Dehnung, Oxytocin-Dauertropf.
- Intensivüberwachung: Blutdruck, Urinausscheidung, Gerinnung, BGA.
- Ggf. Behandlung von Schock und Koagulopathie (s. u.). Eine Zeitgrenze für die Geburtsdauer ist nicht allgemeingültig festzustellen; alle geburtshilflichen Maßnahmen richten sich auf eine rasche vaginale Entbindung.
- Uterusexstirpation. Einzige Indikation ist die schwere Uterusatonie. Wenn der Uterus nach Geburt des Kindes therapierefraktär atonisch ist, muss er abgesetzt werden. Das gilt für Sektio und vaginale Geburt.

Praxishinweis. Die Verfärbung des Uterus beim Couvelaire-Syndrom ist keine Indikation zur Hysterektomie!

Schockbehandlung. Gerinnungsstörung stellt sich ein und verschlimmert sich, wenn die Schockbehandlung nicht früh einsetzt und konsequent betrieben wird.
- Kreuzprobe; Dauertropf, Venenkatheter.
- Volumenersatz: Plasmaersatzmittel (Hydroxyäthylstärke), tiefgefrorenes Frischplasma (FFP), Erythrozytenkonzentrate,

– Dos. nach Wirkung: Blutdruckanstieg, Pulsfrequenzabfall, rosige Peripherie, Warmwerden des Gesichts. Vorgehen bei Niereninsuffizienz (Harnausscheidung über Dauerkatheter erfassen!), Störung von Säure-Basen-Haushalt und Ventilation.

Der Schock ist bei einer Harnmenge > 30–40 ml/h beherrscht!
Gerinnungsstörung behandeln
– Geburtshilfliche Therapie. Rasche Entleerung des Uterus ist wichtigste Maßnahme.
– Kein Heparin, solange es blutet oder eine erhöhte Blutungsgefahr besteht!
– Adäquate Volumensubstitution zur Aufrechterhaltung der Mikrozirkulation. Faustregel: 1 ml Blutverlust ersetzen durch 3 ml kristalliner Lösung!
– Korrektur der evtl. bestehenden metabolischen Azidose.
– Gefrierplasma (FFP) enthält Gerinnungs- und Fibrinolysefaktoren und ist großzügig einzusetzen, um den Verbrauch auszugleichen!
– Erythrozytenkonzentrate bereithalten, bei Blutverlusten um etwa 1.500 ml innerhalb 30 Min. mit Transfusion beginnen!
– Tranexamsäure 1–2 g
– Thrombozytenkonzentrate bei Thrombozyten unter 50.000/µl.
– AT-III-Substitution bei AT-III-Mangel: 25 E/kg Körpergewicht.
– Fibrinogenkonzentrat 50 mg/kg Körpergewicht.
– Aprotinin (Trasylol®) als Antifibrinolytikum bei Hyperfibrinolyse.
– Rekombinanter Faktor VIIa (NovoSeven®) nach Ausschöpfen aller medikamentösen Maßnahmen: beispielsweise 100 µg/kg Körpergewicht als Bolus-Injektion

Prognose. Die Gefahr für die Mutter ist bei VL groß, für das Kind ist sie in schweren Fällen unabwendbar, wenn die VL ein Drittel der Fläche oder mehr betrifft:
– Mutter: Sterblichkeit: 1 %, Morbidität: 20–30 %.
– Das Kind ist in schweren Fällen meist verloren. Perinatale Mortalität: 20–50 % durch Sauerstoffmangel (Ablösung von ¼ der Plazentahaftfläche tötet das Kind).

10.6 Insertio velamentosa und Vasa praevia

Definition. Bei der Insertio velamentosa (IV) besteht ein pathologischer Ansatz der Nabelschnur an den Eihäuten. Die 3 Gefäße (eine V. umbilicalis, zwei Aa. umbilicales) verlaufen frei zwischen Amnion und Chorion in Verzweigungen zur Plazenta.

Formen. Insertio centralis, lateralis, marginalis sind normal.
– Insertio centralis: Anheftung in der Mitte der Plazenta
– Insertio lateralis: exzentrische Anheftung

- Insertio marginalis: am Rande der Plazenta
- Insertio velamentosa: Anheftung an den Eihäuten.

Häufigkeit der IV. Etwa 1 %.

Klinik. Bei einer Insertio velamentosa kommt es gehäuft zu SGA-Feten, pathologischen CTG`s durch Nabelschnurkompression z. B. durch den vorangehenden Kopf im unteren Uterinsegment und damit zu einer erhöhten sekundären Sectiowahrscheinlichkeit. Eine primäre Sectio ist in den meisten Fällen nicht indiziert.

Besondere klinische Bedeutung erhält die I. velamentosa, wenn die frei und ungeschützt zwischen den Eihäuten verlaufenden Nabelschnurgefäße in dem Bereich des inneren Muttermundes liegen.

Dann spricht man von **Vasa praevia** (Abb. 10.27)

Häufigkeit der VP. 1.2000, aber 1:350 nach IvF/ICSI.

Risikofaktoren sind eine tiefsitzende Plazenta mit kaudalem NS-Ansatz, Mehrlingsschwangerschaften, eine Placenta bipartita (Vasa praevia Typ II) mit kommunizierenden Gefäßen zwischen zwei Plazentaanteilen (Abb. 10.29).

Gefahren entstehen nur für das Kind:
- Transfusionspflichtige Blutung oder Verbluten des Kindes (aus der Scheide fließendes Blut stammt vom Kind), wenn beim Blasensprung ein größeres oder auch kleines Gefäß aufgerissen wird (Abb. 10.30).
- Sauerstoffmangel, wenn ein frei verlaufendes Gefäß komprimiert wird.

Diagnostik. Vor dem Fruchtblasensprung
- Eine Nabelschnurinsertionspathologie, Insertio velamentosa oder gar vasa praevia sollten im II. Trimester Screening sonographisch entdeckt werden
- Ultraschalluntersuchung und Dopplersonographie: Nachweis der Vasa praevia.

Beim Fruchtblasensprung
- abrupte Blutung beim Blasensprung,
- CTG: schwere variable Dezelerationen.

DD. 1. Placenta praevia und tiefer Sitz der Plazenta kommen nicht in Betracht: Blutung vor dem Blasensprung, bei Blasensprung hört sie schlagartig auf. **2.** Vorzeitige Lösung. Kommt auch nicht in Frage. Die VL geht mit schwerer innerer Blutung einher mit schlechtem Allgemeinzustand der Mutter, der bei I. velamentosa unbeeinträchtigt ist, obwohl es nach außen blutet. **3.** Randsinusblutung bei normal sitzender Plazenta.

Therapie. Primäre Sectio mit 36–37 SSW, je nach anamnestischen Risiken (z. B. vorausgegangener Frühgeburt) und Befundrisiken (wie z. B. Kontraktionen und kurze Zervix) individuell nach engmaschiger ambulanter Überwachung und präoperativer stationärer Überwachung. Möglichst keine Steroidprophylaxe, wenn ein Gestationsalter nach 34 vollendeten Schwangerschaftswochen erreicht werden kann.

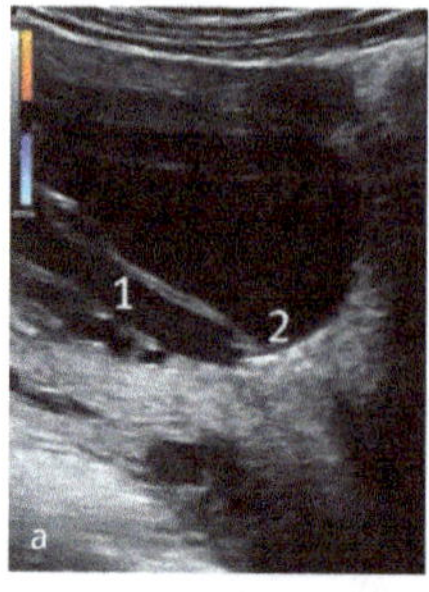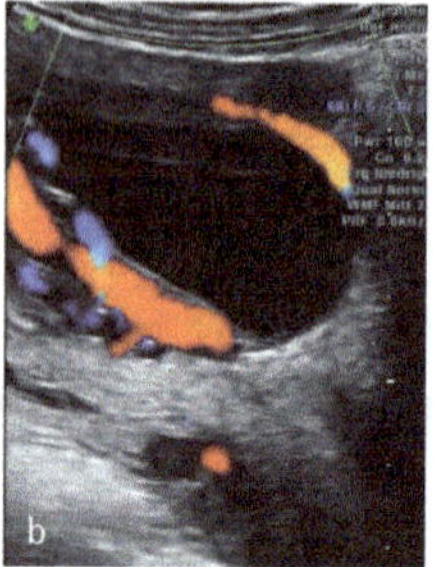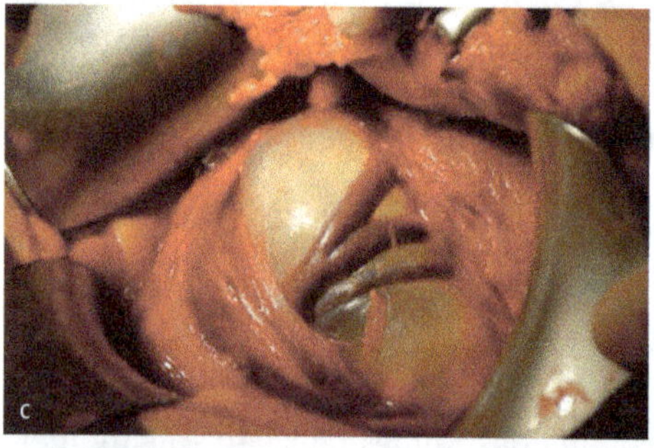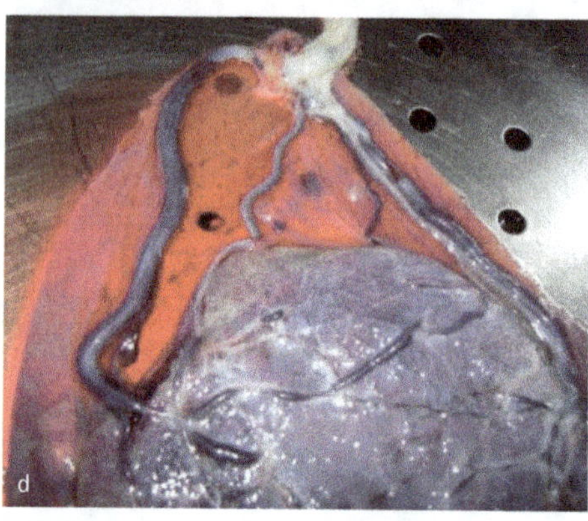

Abb. 10.27: **a:** Vasa praevia Typ 1 mit Insertion der Nabelschnur (1) in der Eihaut am inneren Muttermund (2) in 22 SSW; **b:** Color Doppler der gleichen Aufnahme; **c:** Situs nach Uterotomie, Erhalt der Fruchtblase und der Gefäße; **d:** Plazenta und Nabelschnurinsertion und -verlauf in der Eihaut.

Bei unbekannten Vasa praevia und fetaler Blutung typischerweise nach Blasensprung u. o. terminaler Bradykardie durch Kopfkompression ohne Blasensprung ist eine Notsectio indiziert, weil das Kind in Lebensgefahr ist.

– Vaginal entbinden bei tiefstehendem Kopf in Beckenmitte durch Zange oder VE dürfte eine große Ausnahme bei Überraschungsbefunden sein.

Differenzialdiagnostisch müssen Vasa praevia vom einfachen Vorliegen der Nabelschnur unterschieden werden.

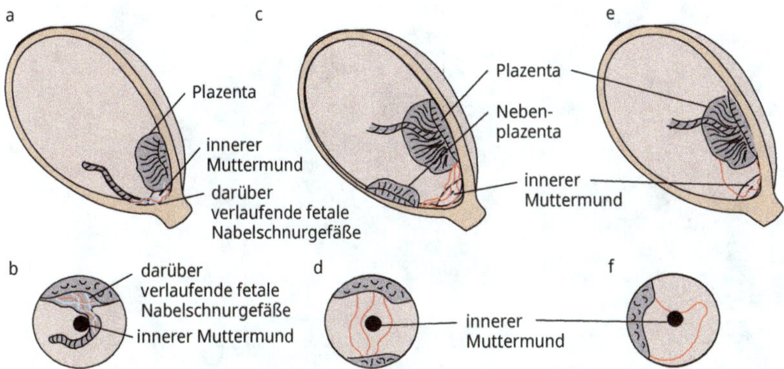

Abb. 10.28: Schematische Darstellung der Vasa praevia-Typen im Längs- und Querschnitt. a und b ist Typ 1, c und d ist Typ 2 und e und f sind Typ 3.

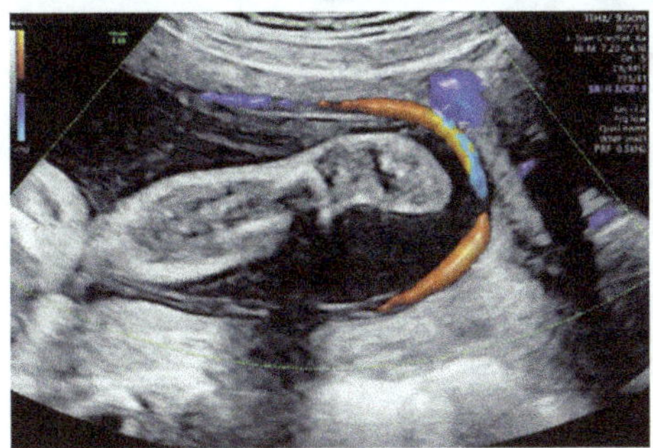

Abb. 10.29: Vasa praevia Typ 2 in 22 SSW bei einer Plazenta bipartita im Farbdopplermodus. Die Nabelschnurgefäße verlaufen von der Hinterwand über den inneren Muttermund (rechts im Bild) auf die Vorderwand.

10.7 Verstärkte Blutungen in der Nachgeburtsperiode

Definition. Nach Geburt oder Abort über die Nachgeburtsblutung (200–300 ml) hinausgehende uterine Blutung, 2–4 Std. p. p. > 500 ml, nach Schnittentbindung > 1.000 ml.

Einteilung, Ursache. 1. Blutung aus der Haftstelle der Plazenta ist am häufigsten (klaffende uteroplazentare Gefäße) bei unvollständiger oder nach vollständiger Plazentalösung. Unterschieden werden: Nachgeburtsblutung vor (→ Lösungsblutung) und Nachgeburtsblutung nach Plazentageburt (→ atone Blutung). **2.** Rissblutung aus verletzten Weichteilen, Zervixriss, isolierter Scheidenriss, Klitoris- und Labienriss, seltener Episiotomiewunde und Dammriss. **3.** Blutung infolge angeborener oder erworbener Gerinnungsstörung (von Willebrand Syndrom, Hypo- oder Afibrinogenämie, s. S. 576, Acetylsalicylsäure, Heparin). Nicht selten blutet es aus der Plazentahaftstelle und aus einem Riss gleichzeitig!

Merke die 4 T`s: Tonus, Tissue, Trauma und Thrombin als Ursache der peripartalen Hämorrhagie (PPH)

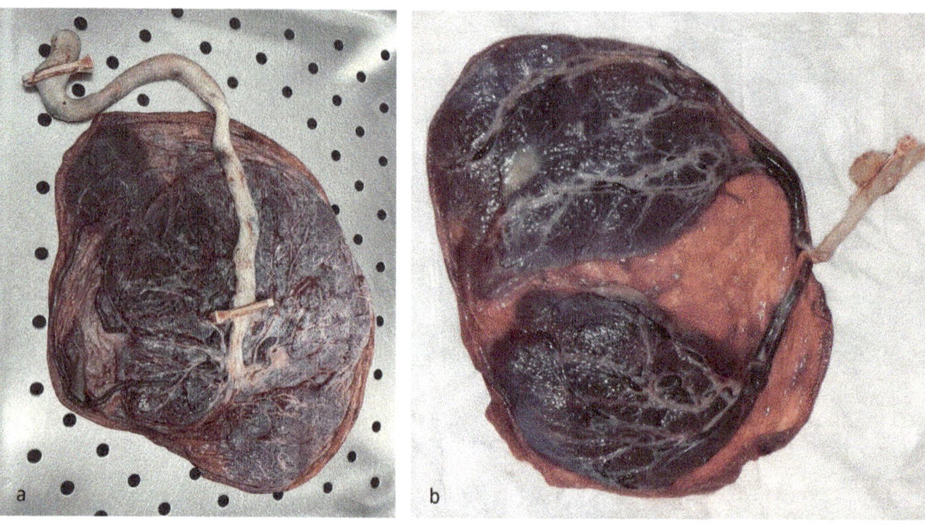

Abb. 10.30: a: Zufallsbefund von Vasa praevia Typ 3 (vgl. Abb. 10.28). In der Austreibungsperiode kam es zu einem tachykarden CTG und einer plötzlichen regelstarken vaginalen Blutung. Nach Notsectio wurde ein blasser transfusionspflichtiger Neonat geboren; **b:** Placenta bipartita mit Insertio velamentosa und Vasa praevia Typ 2. Der Nabelschnuransatz ist velamentös im Amnion und zweigt sich in beide Plazentaanteile auf.

10.7.1 Lösungsblutung, atonische Nachblutung

Definition. Verstärkte Blutung bei Plazentalösungsstörung vor (Lösungsblutung: Frühblutung) bzw. nach Ausstoßung der Plazenta (atonische Blutung).

Verstärkte Lösungsblutung (vor Geburt der Plazenta). Wird die Plazenta partiell von ihrer Haftfläche abgelöst, treten meist verstärkte Blutungen aus der Haftfläche auf.

Ätiologie. Funktionelle und pathologisch-anatomische Ursachen.
Funktionelle Ursachen
– Atonische Blutung bei Placenta adhaerens. Hauptursache ist die mangelhafte Kontraktionsmöglichkeit des Uterus.
– Plazenta bietet keine ausreichende Angriffsfläche für die Nachgeburtswehen:
    – Sitz (→ Tubenplazenta). Plazenta sitzt in einer Tubenecke und ist den Nachgeburtswehen kaum zugänglich.
    – Form. Niedrige, flache Placenta membranacea oder Placenta anularis (Ring- oder Gürtelplazenta), mittlere Partien sind verödet.
    – Größe. Abnorm kleine Plazenta.

Anatomisch-pathologische Ursachen (Lösungsstörungen der Plazenta)
– Die Plazenta löst sich überhaupt nicht! Sie ist an ihrer Haftstelle infolge eines partiellen oder vollkommenen Fehlens der Dezidua (z. B. nach energischer Kürettage,

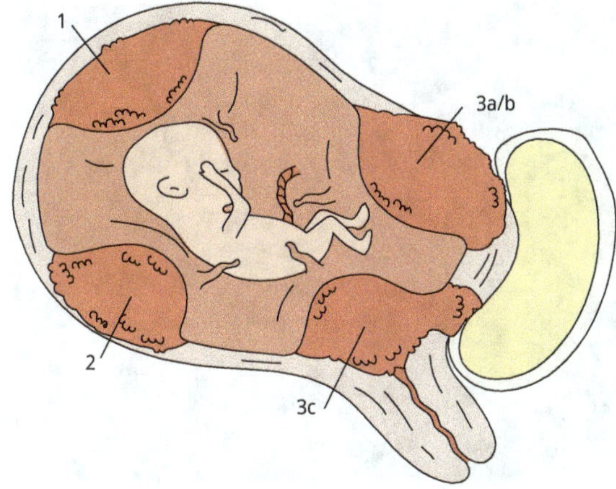

Abb. 10.31: Schematische Darstellung verschiedener Invasionsgrade des Placenta accreta Spectrums (PAS). Placenta accreta. (1), Placenta increta invadiert weiter das Myometrium (2), Placenta percreta reicht bis zur Serosa (3a) bzw. invadiert die benachbarten Organe wie z. B. Harnblase (3b), die Zervix (3c) oder die Parametrien.

nach Schnittentbindung, nach Myomenukleationen) und damit des direkten Kontaktes zwischen Chorion frondosum und Myometrium angewachsen. Je nach Invasionsgrad unterscheidet man Placenta accreta oder increta oder percreta (bis zur Serosa oder bis in die Nachbarorgane hinein!), zusammengefasst als Placenta accreta Spektrum (PAS), (Abb. 10.31).

Häufigkeit. Etwa 1 auf 500 bis 7.000 Geburten, die Häufigkeit steigt wegen der steigenden Raten von Schnittentbindungen; in 20 % sind die Lösungsstörungen mit der Placenta praevia verbunden.

Antepartale Diagnostik. In der MRT- und Ultraschalluntersuchung (Abb. 10.32a, b) findet sich die fehlende Abgrenzung zwischen Plazenta und Myometrium, und die Farb-Dopplersonographie lässt den Nachweis der starken Vaskularisation im Bereich der Blasenwand zu. Die Einteilung erfolgt nach FIGO (Placenta accreta FIGO 1, increta FIGO 2, percreta FIGO 3 mit Blaseninvasion 3b, mit Zervixinvasion 3c).

Therapie. Meist wird die Verdachtsdiagnose einer PAS erst gestellt, wenn die Lösung der Plazenta nicht erfolgt und sich bei der manuellen Plazentalösung Schwierigkeiten mit artifiziellen Trennschichten und Perforationsgefahren einstellen. In diesen meist dramatischen Fällen muss entsprechend dem Behandlungsprogramm der atonischen Nachblutung mit Prostaglandin-Infusionen und operativen Maßnahmen bis hin zur Hysterektomie konsequent vorgegangen werden.

Bei den oben genannten Risikofaktoren sollte die antepartale Diagnostik der PAS in der Schwangerschaft spätestens im zweiten bzw. dritten Trimenon erfolgen. Der Befund einer Vorderwand-Placenta praevia nach vorausgegangener Sectio ist die häu-

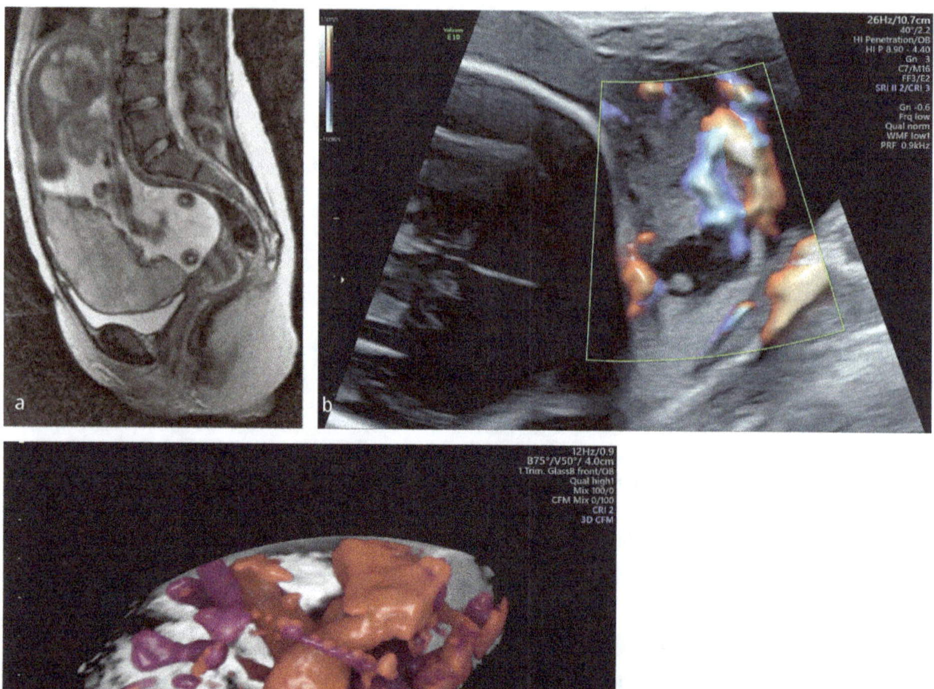

Abb. 10.32: a: Magnetresonanztomographie bei Vorderwandplazenta percreta; **b:** Vorderwandplacenta percreta 26SSW mit Infiltration der Placenta in die Harnblasenwand; **c:** Transvaginaler 3 D Angiomode. Ultrasonographischer Befund bei Vorderwandplazenta percreta bis in die Blasenwand infiltrierend. Beachte die im Color-Doppler darstellbaren massiv perfundierten plazentaren Mottenfraßlakunen.

figste Konstellation, die mit einer PAS einhergeht. Hier sollte die Schwangere rechtzeitig in einem Perinatalzentrum mit entsprechender sonographischer Expertise zur Geburtsplanung vorgestellt werden.

Im Falle einer PAS sollte als Entbindungsmodus die Sektio mit einer Segmentresektion oder wenn unumgänglich einer suprazervikalen bzw. totalen Hysterektomie gewählt werden. Alternativ können die Uterotomie und Entwicklung des Kindes unter Belassen der Plazenta, bei der nicht blutenden Patientin diskutiert werden.

Bei Belassen der Plazenta ist eine besonders hohe Compliance erforderlich. Engmaschige US- und Laborkontrollen, regelmäßige zervikale Abstrichentnahmen und eine längerfristige Antibiotikagabe sind in der Phase der zurückgelassenen Placenta nötig. Eine zweizeitige Operation oder Spontangeburt der geschrumpften Plazenta ist nach Wochen bis Monate möglich. Allerdings ist das Belassen der Plazenta mit nicht unerheblichen Infektions- und Blutungsrisiken verbunden.

Atonische Nachgeburtsblutung (Blutung nach Plazentageburt)

Atonia uteri bei unvollständiger Plazenta. Im Uteruskavum zurückgebliebene Plazentareste oder Nebenplazenten führen zur Blutung, weil die Muskulatur sich nicht ausreichend kontrahieren kann.

Praxishinweis. Jedes im Uterus zurückgebliebene Plazentastück (→ Bohnengröße genügt!) bedeutet Blutungsgefahr! Fehlt Plazentagewebe oder finden sich abgerissene Gefäße an Plazentarand oder in Eihäuten, ist zügig in Anästhesie nachzutasten!

Zurückgebliebene Plazentateile verursachen:

Nachblutung sofort nach Geburt der defekten Plazenta; selten! Häufiger sind:
  Blutung im Wochenbett. Häufigste Ursache von Wochenbettblutungen (S. 630), die sehr stark sein können.
  Infektion (selten Sepsis) im Wochenbett (S. 624), die von einer Infektion des Plazentapolypen (totes Gewebe!) ausgehen kann.
  Umwandlung des Plazentastückes in einen Trophoblasttumor (s. S. 552).

Nebenplazenten (Placentae succenturiatae). Abgerissene Gefäße in den Eihäuten und am Rande der Plazenta beweisen eine Nebenplazenta oder mehrere -plazenten.
  Atonia uteri bei vollständiger Plazenta.

Praxishinweis. Atonische Nachblutungen treten auch in Erscheinung, wenn sich keine Hinweise aus Anamnese, Befund und Geburtsverlauf ergeben.

Klinik, Diagnostik (s. Tab. 10.2)
- Blutungsquelle: Blutung aus der Haftstelle, meist bei Atonie und nach Plazentalösung, oder Rissblutung, Kontrolle der Zervix (s. S. 45).
- Gerinnungsparameter. Hypo- oder Afibrinogenämie (S. 576)?
- Kontrolle der Plazenta und Eihäute unmittelbar nach der Geburt: Plazentadefekte? Hinweis auf eine Nebenplazenta?
  - Transabdominale Ultraschallkontrolle und ultraschallgesteuerte manuelle Nachtastung und im Zweifel Kürettage vermindern das Perforationsrisiko und das Belassen von Plazentaresten. Zusätzlich ist eine Bilddokumentation des leeren cavum uteri möglich.

Besichtigung von Plazenta und Eihäuten (S. 208 u. 210) ist die wichtigste Voraussetzung zum Erkennen der unvollständigen Plazenta und zur Vermeidung von früher oder später PPH

DD. s. Tab. 10.2.
Therapie

Verstärkte Blutungen vor oder nach Geburt der Plazenta sind die häufigste mütterliche Todesursache sub partu! Behandlungsgrundsatz ist die medikamentöse Prophylaxe (Wehenmittel!).

Medikamentöse Prophylaxe. Wehenmittel applizieren, wenn der vorangehende Kopf durchschneidet oder die Schultern durchtreten bzw. der nachfolgende Kopf bei BEL durchschneidet. Resultate sind: geringerer Blutverlust, kürzere Nachgeburtsperiode. Generelle Prophylaxe: Wehenmittel werden bei jeder Geburt verabreicht! Gezielte Prophylaxe: Wehenmittel werden nach Indikationen verabreicht.

Tab. 10.2: Differenzialdiagnose (atonische) Blutung (häufig!) vs. Rissblutung (selten!).

Blutung aus der Plazentahaftstelle	Rissblutung
1. Uterus schlaff, weich, oft abnorm groß und hochstehend; 2. Verzögert einsetzende Blutung aus der Scheide (einige Min.) nach der Geburt des Kindes, weil sich erst die Uterushöhle füllt. Blut entleert sich schubweise im Schwall aus der Scheide.	1. Uterus hart, fest kontrahiert, klein; 2. Blutung aus der Scheide sofort nach Geburt des Kindes: kontinuierlich (nicht „im Schwall")! Spekulumeinstellung: Riss suchen!
3. Ist der Uterus schlaff, wird er nach Massage oder Wehenmitteln langsam hart → atonische Blutung aus der Haftstelle (Rissblutung kann zusätzlich vorliegen!).	3. Nach Massage oder Wehenmitteln wird der Uterus hart, die Blutung besteht fort.

Indikationen (gezielte Prophylaxe). Nach der Anamnese:
- verstärkte Lösungsblutung oder atonische Nachblutung bei früherer Geburt
- Vielgebärende
- schnell aufeinanderfolgende Geburten
- Übertragungen
- vorausgegangene Sektio
- gehäufte Aborte.

Schwangere mit schweren Nachgeburtsblutungen in der Anamnese dürfen nur in der Klinik entbunden werden!

Nach Befund und Geburtsverlauf:
- zu schnell entleerter Uterus: nach operativer Entbindung (Sektio!), Zange und Wendung mit Extraktionen; nach VE
- überdehnter Uterus; bei Zwillingen, Hydramnion, besonders bei großen, schweren Kindern

- übermüdeter Uterus: nach Überwindung eines Missverhältnisses zwischen Kopf und Becken, protrahierte Geburt
- erschlaffter Uterus: nach langdauernder Narkose, zu reichlich und zu kurz vor Beginn der Nachgeburtsperiode verabfolgten Spasmolytika
- wehenschwacher Uterus: nach primärer oder sekundärer Wehenschwäche, Oxytocin-Dauertropfinfusion
- Uterus myomatosus, Adenomyosis uteri interna
- Uterusfehlbildung: Uterus arcuatus, septus.

Wehenmittel

Oxytocin. 3 I. E. i. v.

Oxytocin-Dauertropfinfusion. Oxytocin als i. v. Dauertropfinfusion, ggf. Fortsetzung der bereits unter der Geburt verabfolgten Infusion (s. u.).

- Dosierung: auf 400 ml/h erhöhen, bis die Nachgeburtsperiode abgeschlossen (Plazenta ist gelöst, geboren, für vollständig erklärt).

Praxishinweis. Intravenöse Verweilkanüle belassen! Nach vollständiger Ausstoßung der Plazenta kann eine atonische Nachblutung plötzlich einsetzen, die über die liegende Kanüle mit Wehenmittel zu behandeln ist. Ist die Plazenta nicht vollständig und Nachtastung erforderlich oder ein Dammriss zu nähen, ist ein Zugang für die Applikation des Narkotikums vorhanden.

Nachgeburtsblutung vor Plazentageburt (verstärkte Lösungsblutung)

Behandlungsplan in fünf Stufen

1. Wehenmittel i. v.
- 3 E Oxytocin i. v. (Verweilkanüle) oder 1 Ampulle Carbetocin oder
- Oxytocin-Dauertropfinfusion (6 I. E. Oxytocin auf 500 ml Elektrolytlösung) Oxytocin ist gut steuerbar (rascher Wirkungseintritt, kurze Wirkungsdauer). Die Plazentalösung wird nicht erschwert, auch tritt keine Inkarzeration einer inzwischen gelösten Plazenta ein.
- Plasmaexpander: 500–1.000 ml (z. B. Kristalloide und kolloidale Lösungen) anlegen, um einem Volumenmangelschock vorzubeugen. Die Dauertropfinfusion kann bei Schock (frequenter Puls, Blutdruckabfall) auch als Schnellinfusion einlaufen.
- FFP als Volumenersatz und zur Prophylaxe einer Gerinnungsstörung.
- Bei Blutverlust über 20 % des Gesamtblutvolumens (Berechnung 9 % des Körpergewichtes der Entbundenen) sind Erythrozytenkonzentrate zu geben, bei Thrombozyten < 50.000/µl Thrombozytenkonzentrate infundieren!
- Falls trotz aller Maßnahmen in diesem Stufenprogramm die Blutung nicht sistiert, kann eine i. v. Applikation von rekombinantem Faktor VII initial 90 µg/kg Körpergewicht, Wiederholung nach 15–20 Min erwogen werden.

2. Blase entleeren (Harnblasenkatheter), Uterusmassage

– Blasenkatheter, sofern die Frau nicht spontan Wasser lassen kann. Eine volle Harnblase hemmt Eröffnungs-, Austreibungs- und Nachgeburtswehen. Eine volle Blase hält außerdem die gelöste Plazenta im Uteruskavum zurück.
– Massage des Uterus mit leichter Hand, Reiben mit den Fingerspitzen (Hebamme). Kein derbes Pressen oder grobes Drücken!
– Wenn die Plazenta gelöst: sofort mit dem Credé-Handgriff exprimieren.
– Wenn die Plazenta nicht gelöst: Vorbereitung zur manuellen Lösung (Querbett, Desinfektion), inzwischen

3. Credé-Handgriff ohne Narkose. Wenn erfolglos:

4. Credé-Handgriff in Narkose (Abb. 10.33). Letzter Versuch von außen!

Ausführung: Der Handgriff ohne oder in Narkose wird mit Kraft ausgeübt, doch nicht gewalttätig drücken oder quetschen!

Übt man den Handgriff mit zu roher Kraft aus, so drohen 2 Gefahren:

– Uterusinversion, wenn der Uterus nicht zu kräftiger Kontraktion gebracht wurde.
– Druck und Quetschung von Muskeln und Dezidua mobilisieren Thromboplastin (Thrombokinase), das zu Gerinnungsstörung führt (s. S. 575).

Praxishinweis. Der Credé-Handgriff, besonders der in Narkose (entspanntes Abdomen!), ist eine wertvolle Manipulation, um die adhärente Plazenta zu lösen.

Hat man auch mit dem Credé-Handgriff keinen Erfolg, erfolgt manuelle Lösung.

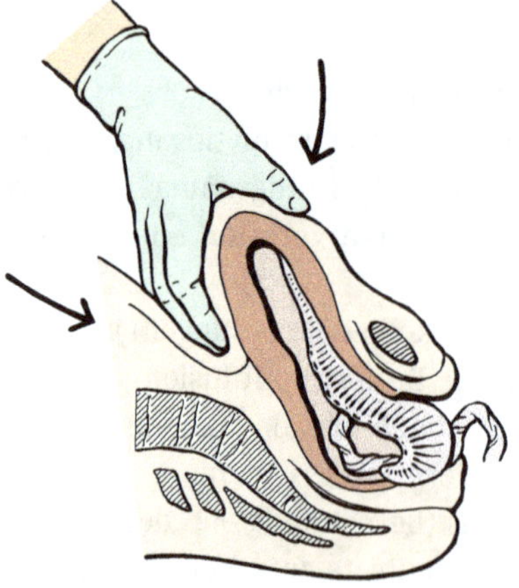

Abb. 10.33: Credé-Handgriff.

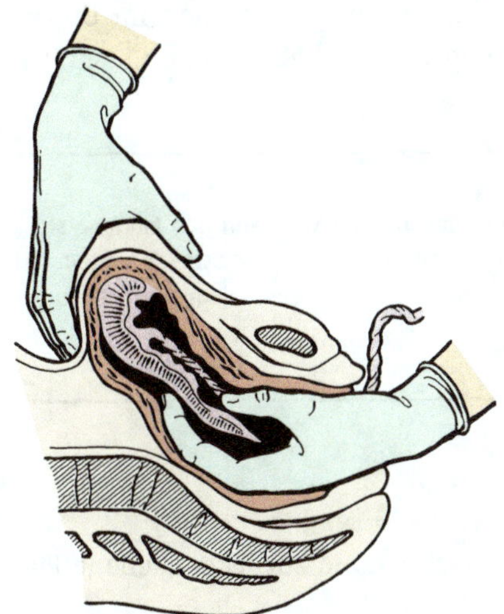

Abb. 10.34: Manuelle Plazentalösung.

5. Manuelle Lösung der Plazenta (Abb. 10.34). Ausführung in derselben Narkose nach dem erfolglosen Credé-Handgriff.

Ausführung. Es ist (dem Rechtshänder) zu empfehlen, mit der linken Hand einzugehen und die rechte Hand als äußere Hand zu verwenden. Die größere Kraft wird von der äußeren Hand verlangt, die der inneren den Uterus hinschieben und hinhalten muss. Stets beginnt die äußere (rechte) Hand. Sie fasst über und hinter den Fundus und drückt den Uterus kräftig nach unten in das Becken, dass der äußere Mm fast in der Vulva sichtbar wird.

Jetzt geht die innere (linke) Hand ein, ohne Berührung der Scheide unmittelbar in den äußeren Mm, in dem die kurze Strecke: Vulva → Introitus → äußerer Mm durch große Bumm-Spiegel entfaltet und überbrückt wird.

Die äußere Hand kann einen Augenblick den Uterus loslassen und die außen heraushängende Nabelschnur straff anziehen, sodass die innere Hand an der gespannten Schnur entlang sich schnell bis zum Sitz der Nachgeburt hochtasten kann. Aufsuchen des abgelösten Randes der Nachgeburt.

Die innere Hand dringt flach zwischen Plazenta und Uteruswand ein. Auf die Schicht achten! Die äußere Hand schiebt der inneren mit ziemlicher Kraft den festsitzenden Teil der Plazenta entgegen, den die innere Hand am besten mit der Kleinfingerseite langsam und vorsichtig (cave Uterusperforation!) mit sägenden Bewegungen abschält.

Die Kraft muss von der äußeren Hand ausgehen. Die innere hat nur den richtigen Spalt zwischen Uteruswand und Plazenta zu suchen und die Plazenta in Empfang zu nehmen. Auf Nichtbeachtung dieser Vorschrift beruhen die meisten Misserfolge. Keine Plazentateile abreißen! Nach Plazentalösung geht die innere Hand noch nicht aus dem Uterus heraus. Jetzt folgt die Kontrolle der Haftfläche. Zunächst wird die abgelöste Plazenta durch kräftigen Zug der äußeren Hand an der Nabelschnur aus Uterus und Scheide herausgezogen. Die innere Hand, die ununterbrochen im Uterus bleibt, kann sich frei bewegen und die Haftfläche noch einmal abtasten, ob noch Plazentateile zurückgeblieben sind.

Schwierigkeiten bei manueller Lösung

Placenta incarcerata (→ Krampf des inneren Mm). Ein Krampf des inneren Mm kann den Eingang stark verengen, sodass man nicht in das Kavum hineinkommt. Man lässt die Hand in der Scheide und wartet bei tiefer Narkose ab. Meist löst sich der Krampf nach einigen Minuten Die Plazenta liegt nicht selten gelöst im Kavum, sie war inkarzeriert.

Placenta accreta, increta, percreta (selten!), s. S. 582.

Nachgeburtsblutung nach Plazentageburt (atonische Blutung)

Atonia uteri bei unvollständiger Plazenta. Nachtastung, um zurückgebliebene Plazentareste oder Nebenplazenten zu extrahieren:

– Ausführung wie bei manueller Lösung.
– Macht die Entfernung mit dem Finger Schwierigkeiten, ist die Ausschabung mit der großen Bumm-Kürette zu empfehlen.
– Nachtastung auch bei Fieber, wenn das Fehlen eines mindestens bohnengroßen Plazentastückes festgestellt wird.

Atonia uteri bei vollständiger Plazenta (s. o. Indikationen, gezielte Prophylaxe).

Behandlungsprogramm in sieben Stufen
1. Oxytocin-Schnellinfusion i. v.

– Innerhalb von 20–30 Sek.: 20 E Oxytocin auf 500 ml Basislösung, Infusionsgeschwindigkeit 500 ml/h.

2. Uterus ausdrücken, Wehe anreiben, Harnblase entleeren (→ Hebamme). Wehenmittel wirken optimal, wenn der Uterus leer ist!

– Mit Wehenmittelapplikation Credé-Handgriff, um das intrauterine Blut zu entfernen.
– Anschließend wird durch nicht zu kräftiges Reiben mit den Fingerspitzen eine Wehe angeregt.
– Nicht kneten, mit Kneten kann man keine Kontraktionen anregen.

3. Uterus halten und überwachen. Eine Hand umfasst den gut kontrahierten Fundus uteri von oben her (Abb. 10.35): Daumen vorn, 4 Finger hinten und hält ihn fest. Einen Uterus, dessen Kontraktionen nicht befriedigend sind, halten lassen zu wollen, ist unsinnig. Der Uterus wird so gehalten, dass er nicht von neuem vollblutet und nicht wieder hochsteigt und der Kontraktionszustand überwacht.

– Die Tonisierung wird durch vorsichtige Streich- und Reibebewegung mit den Fingern unterstützt.

– Bei nachlassendem Tonus (Uterus weich, schlaff) wird aus dem Halten ein kräftiges Zusammendrücken der Vorder- und Hinterwand im Fundus und ein energisches Hineintauchen des Uterus ins Becken vulvawärts, um eine erneute Blutfüllung zu verhindern.

– Spekulumeinstellung! Zervixriss?

– Gerinnungsstörung (S. 575). Bei Blutung in der Nachgeburtsperiode wird alles gar zu gern auf den Uterus geschoben und zu wenig daran gedacht, dass es auch noch andere Ursachen gibt.

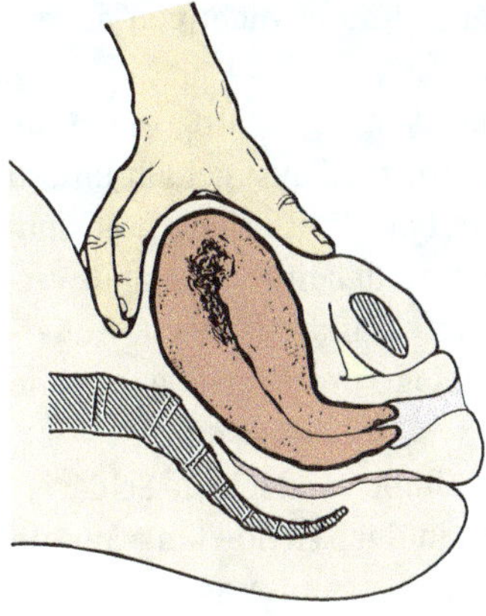

Abb. 10.35: Halten des Uterus.

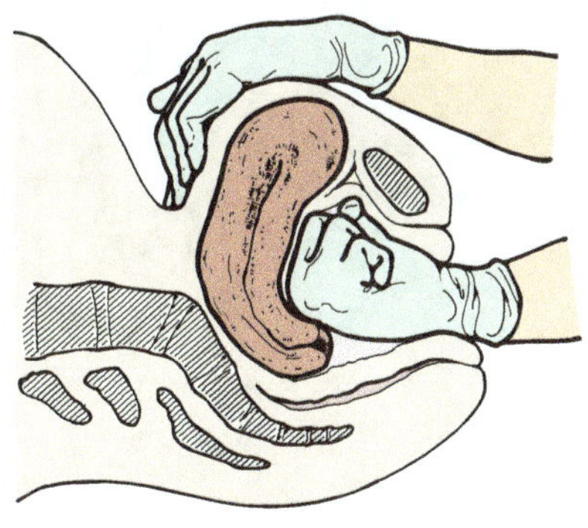

Abb. 10.36: Hamilton-Handgriff (Punchingball-Handgriff) zur Stillung einer atonischen Nachblutung mit innerer und äußerer Hand.

4. Prostaglandine

– Sulproston-Dauerinfusion. 1 Amp. = 500 µg in 500 ml Elektrolytlösung in 60–120 Min. (4–8 ml/Min.) infundieren oder

– Misoprostol rektal 800–1.000 mg.

5. Ausräumen der Blutkoagula, Nachtasten (stille Ruptur?)

– Blutkoagel, die die Uteruskontraktion verhindern, ausräumen.
– Nachtasten, ob Koagel an der Wand haften oder doch ein Plazentarest (obwohl die Plazenta vollständig erschien) zurückgeblieben ist. Auch wandständige Koagel schränken die Kontraktion ein, sind somit Blutungsursache.
– Nachtasten, ob eine Uterusruptur vorhanden ist.

Ausführung der manuellen Ausräumung: Man geht nach Desinfektion mit der Hand in die Uterushöhle ein, entfernt Blutklumpen und ggf. Eihautreste. Danach Höhle austasten, um einen Riss auszuschließen.

Uteruskompression durch Hamilton-Handgriff (Abb. 10.36): Uteruswände für längere Zeit (in schweren Fällen 1–2 Std.) aufeinanderpressen, damit es nicht von neuem in das Kavum hineinblutet.

– Die äußere Hand drückt das Korpus von den Bauchdecken aus kräftig gegen die innere Hand. Die innere Hand steckt in der Scheide, wird zur Faust geballt und so gehalten, dass die Fingerknöchel gegen die Vorderwand des Uterus gerichtet sind. Durch kräftigen Druck und Gegendruck der äußeren und der inneren Hand werden Vorder- und Hinterwand der Gebärmutter fest aufeinandergepresst. Außerdem üben beide Hände gleichzeitig eine leichte Massage des Uterus aus, ohne dabei das Organ aus dem festen Griff zu lassen.
– Äußere Hand. Die einzelnen Finger erteilen der Uterushinterwand leichte Schläge.
– Innere Hand. Die zur Faust geballte innere Hand wird in der Scheide langsam hin und her gedreht, sodass die Knöchel leicht an der Vorderwand massierend reiben. Auf diese Weise werden regelmäßige Nachwehen angeregt.

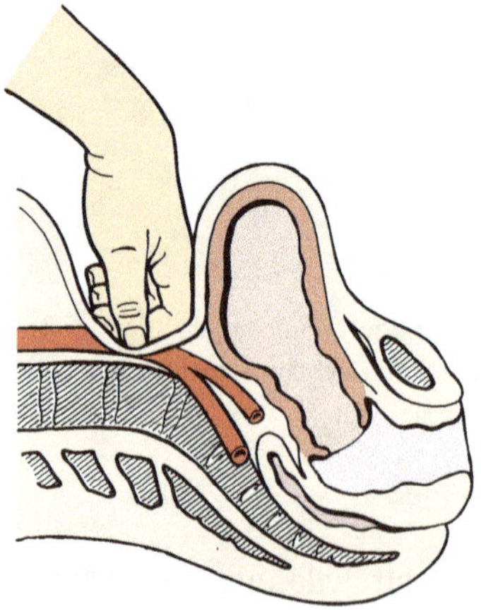

Abb. 10.37: Manuelle Aortenkompression.

Aortenkompression (Abb. 10.37). Ultima Ratio, jedoch einfach ist die Kompression der Aorta abdominalis: Aorta mit der Faust gegen die Wirbelsäule 15–20 Min. abdrücken, wodurch die Blutung steht und weitere Schritte in Ruhe unternommen werden können.

Zur zeitweiligen Reduktion der atonischen Blutung ist der **Tamponade-Ballon** (Abb. 10.38) vorgeschlagen worden (SOS Bakri Tamponade Balloon, Cook Ob/Gyn, USA).

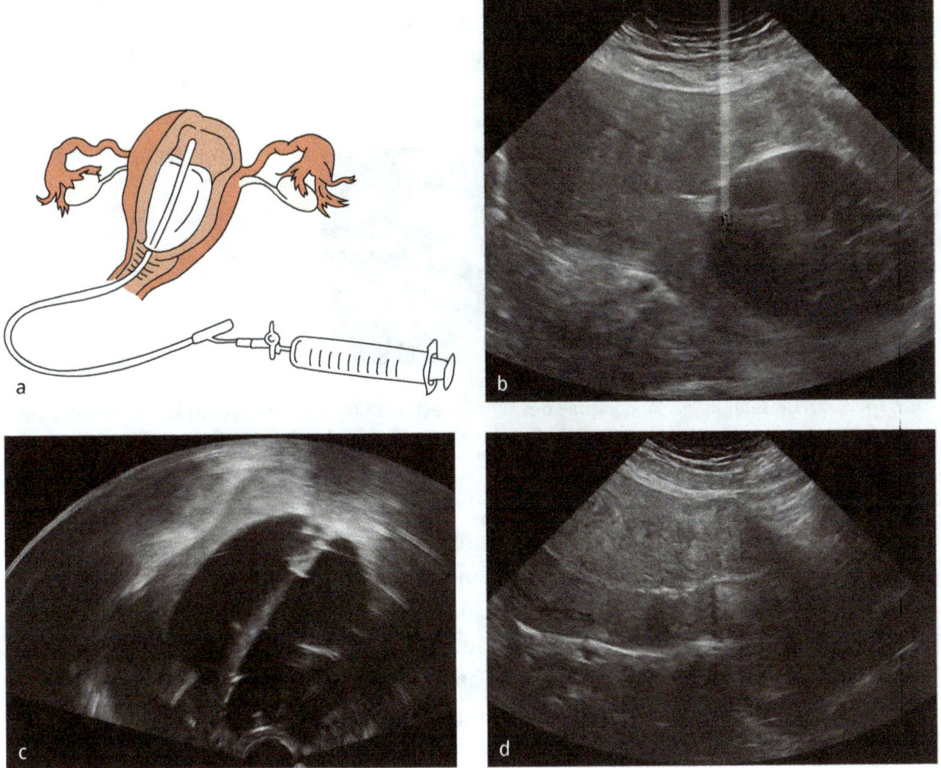

Abb. 10.38: Uterusballon-Tamponade nach Bakri zur Behandlung einer Atonie des unteren Uterinsegments nach Spontanpartus. **a:** Schemazeichnung; **b:** sonographische Kontrolle der korrekten Lage des Ballons, Transabdominalsonographie, Sagittalschnitt; **c:** gleicher Situs wie (b) Transvaginalsonographie, Sagittalschnitt; **d:** 24 h nach Entfernung des Ballons ist das Uteruscavum strichförmig und die Lochialblutung normal.

Seit 2022 ist eine blutstillende chitosanbehaftete Tamponade zur Behandlung der PPH in der Geburtsmedizin zugelassen (Abb. 10.39). Wegen der Einfachheit der Applikation im Cavum uteri als auch in der Zervix und der Vagina findet sie zunehmend Anwendung. Die Einlage ist leicht, kaum schmerzhaft, die Dislokation sehr selten, und die blutstillende Wirkung setzt nach 1–2 Minuten ein. Die Gaze wirkt auch bei Gebärenden, deren Gerinnung durch den hohen Blutverlust stark eingeschränkt ist. Sie wird in der Regel nach 12 h entfernt. In seltenen Fällen (sehr großer Uterus bei Makrosomie des Feten, Mehrlingen) können auch 2 Tamponaden eingelegt werde. Die Tamponade eignet sich auch bei atonen Blutungen und Plazentabettblutungen während der Sectio. Hier wird das Ende vor dem Verschluss der Uterotomie durch die Zervix nach außen abgeleitet.

Es besteht auch die Möglichkeit die Tamponade mit einem Ballon oder Kompressionsnähten im Sinne einer „Sandwichtechnik" zu kombinieren.

Sowohl bei der Ballon-Tamponade als auch bei der Chitosan-Tamponade wird eine einmalige Antibiotikaprophylaxe z. B. mit einem Cephalospoprin empfohlen.

Die Erfolgsraten liegen bei ca. 85 % für den Ballon und bei ca. 95 % für die Tamponade.

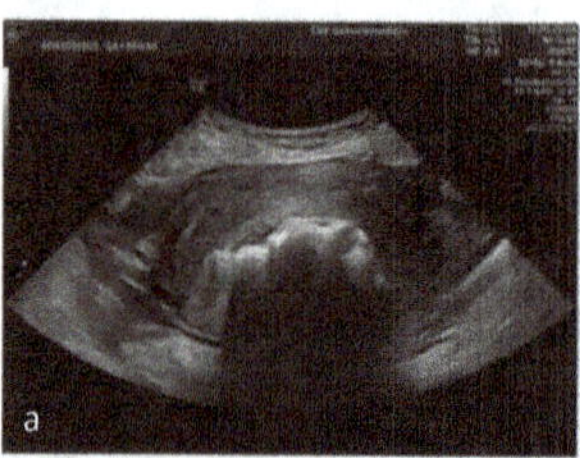 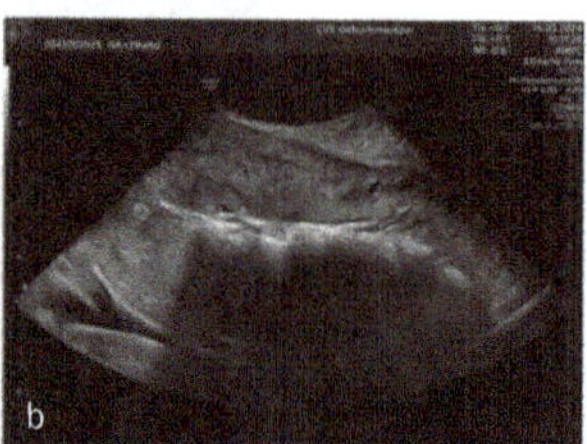

Abb. 10.39: a: Transabdominalsonographie des Uterus nach packing des Cavum uteri bei atoner Blutung, sagittal; **b:** transversal. Beachte die Schallauslöschung durch die hyperechogene Tamponade.

6. Operative Maßnahme

In ca. 3 % muss nach Einlage einer chitosanbehafteten Tamponade mit einer passageren Panuveitis und Hörminderung gerechnet werden. Daher werden prophylaktisch corticoidhaltige Augentropfen und Prednisolon iv. empfohlen.

In geeigneten Fällen (zum Transfer kreislaufstabile Patientin) und Verfügbarkeit eines interventionellen Radiologen ist die **intravasale Embolisation** der Aa. uterinae mit Gelatine oder/und Mikropartikeln eine Methode bei einer medikamentenresistenten Blutung nach Vaginalgeburt (Abb. 10.40). Komplikationen können durch Blutungen an der Punktionsstelle, Gefäßdissektion und durch eine allergische Kontrastmittelreaktion auftreten. Auch die Exposition der Patientin durch die Röntgenstrahlung ist ein Nachteil der Methode. Die Erfolgsrate liegt bei ca. 90 %.

Eine weitere invasivere Methode zur Behandlung der PPH sind Kompressionsnähte. Hierbei hat sich besonders die B -Lynch Naht durchgesetzt. Modifikationen sind die Nähte nach Hayman, Pereira und Cho. (Abb. 10.41)

Die Methoden eignen sich besonders bei einer PPH nach Sectio, da sie eine Laparotomie voraussetzen. Verwendet wird selbstauflösendes Nahtmaterial. Cave: zu viel Nähte können eine Uterusnekrose zur Folge haben.

Die Erfolgsrate liegt bei ca. 90 %.

– Die B-Lynch-Naht erfolgt mit einer Vicryl® BT-3 (Ethicon) oder Safil® HR48 (Braun) Naht.

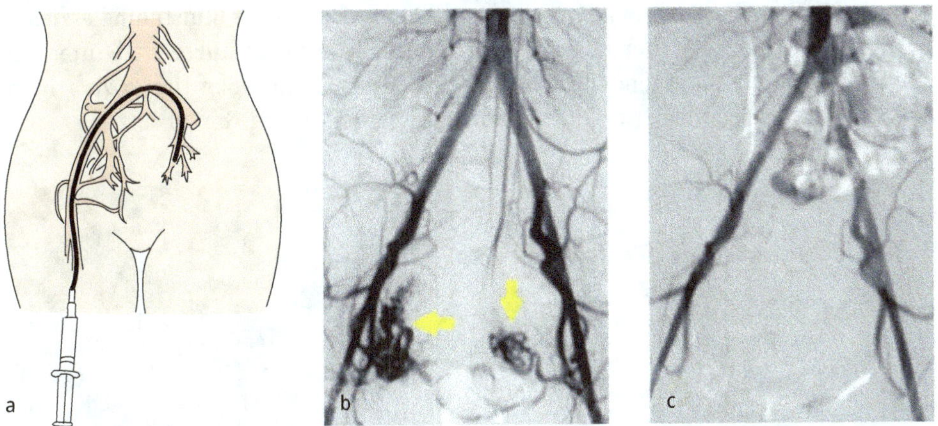

Abb. 10.40: a: Schematische Darstellung der radiologischen Embolisation der A. uterina. **b:** Darstellung beider Ae. uterinae vor und **c** nach Embolisation.

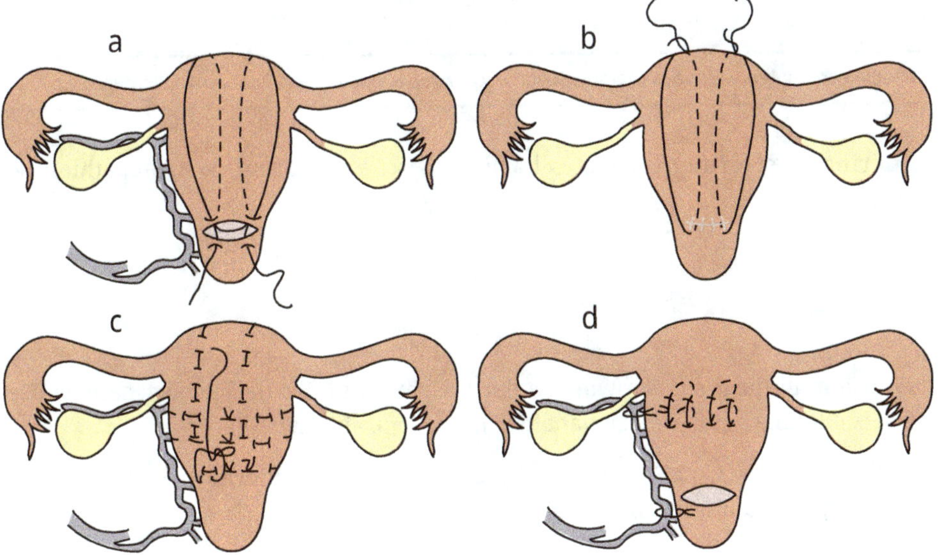

Abb. 10.41: Schematische Darstellung der B-Lynch, Hayman, Pereira und Cho- Kompressionsnaht.

Falls der Ballon, die Tamponade und Kompressionsnähte keine Blutstillung erzielen, besteht die Option der uterinen Devaskularisation durch Ligatur der Ae. uterinae bzw. der auf- und absteigenden Uterinagefäße. Hierbei ist auf den Ureter zu achten, welcher vor der Ligatur der Gefäße identifiziert werden sollte (Abb. 10.42)

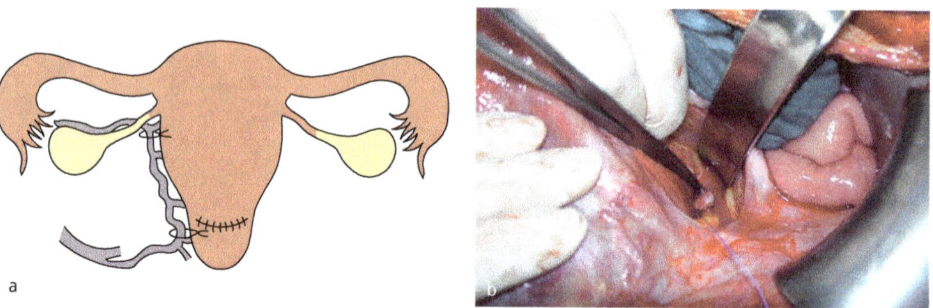

Abb. 10.42: a: Schematische Darstellung der A. uterina mit den auf- und absteigenden Blutgefäßen; **b:** Intraoperativer Situs vor Ligatur der linken A. uterina, lateral davon der Ureter.

Operation oder interventionelle Therapie sollten nicht zu spät bedacht und vorbereitet werden!

---

7. Gerinnungsstörung (→ akutes hämorrhagisches Syndrom, Koagulopathie); Behandlung, s. S. 575.

10.7.2 Rissblutung

Definition. Blutung aus Risswunden der Weichteile in der Nachgeburtsperiode (Gegensatz: Blutung aus der Plazentahaftstelle bei kontrahiertem Uterus.

Ätiologie. Zervix- (s. u.), Scheiden-, Klitoris- (S. 485) oder Dammriss (s. S. 482).
Häufigste Blutungsquelle ist die Zervix!

Zervixriss

Definition. Einreißen der Zervix meist unter der Geburt, z. B. bei nicht vollständig eröffnetem Mm oder zu schneller Erweiterung des Zervikalkanals durch Dilatation.
Emmet-Riss = narbig abgeheilter (geburtsbedingter) Zervixriss.

Ätiologie. Hoch hinaufreichende Zervixrisse entstehen bei zu früh, falsch oder schlecht ausgeführter operativer Entbindung bei nicht vollständig eröffnetem Mm nach:
- Wendung mit Extraktion
- Zangenentbindung/VE.

Prädilektionsstelle ist die seitliche Zervix, meist einseitig. Der Riss verläuft longitudinal aufwärts, beginnt am äußeren Mm und kann bis zum inneren Mm reichen.

Bei Zerreißung des zervikalen Astes der A. uterina resultieren starke Blutungen. Ferner kommt es häufig zur weiten und tiefen Eröffnung des Parametriums.

Klinik

Frühblutung
- Monosymptomatisch. Starke Blutung p. p. bei gut kontrahiertem Uterus, wenn der zervikale Ast der Uterinarterie gerissen ist,
- ggf. keine Blutung trotz hoch hinaufreichender Risse (Zervixrisse werden dann oft übersehen!).

Spätblutung
- Im Wochenbett, wenn die Blutung stand und nicht genäht wurde.
- Bei aufsteigender Infektion im Wochenbett durch Einwanderung von Keimen in die Blutbahn, ins Parametrium und Parakolpium.

Kleinste Zervixrisse können parametrane Infiltrationen hervorrufen und Eintrittspforte für die tödliche Sepsis im Wochenbett sein.

Diagnostik
- Gerinnungsparameter.
- Scheide und Zervix mit breiten Spiegeln einstellen und mit atraumatischern Fasszangen kontrollieren (nicht selten besteht gleichzeitig Atonie).

Nach Wendung mit Extraktion und Zangen- oder VE des Kopfes aus BM oder höher muss die Zervix mit breiten Spiegeln eingestellt und ringsherum auf einen Riss hin besichtigt werden! Fassen der Mm-Lippen mit atraumatischen Fasszangen. Behutsam nach unten ziehen und den Rand des Muttermundes Zentimeter für Zentimeter nach

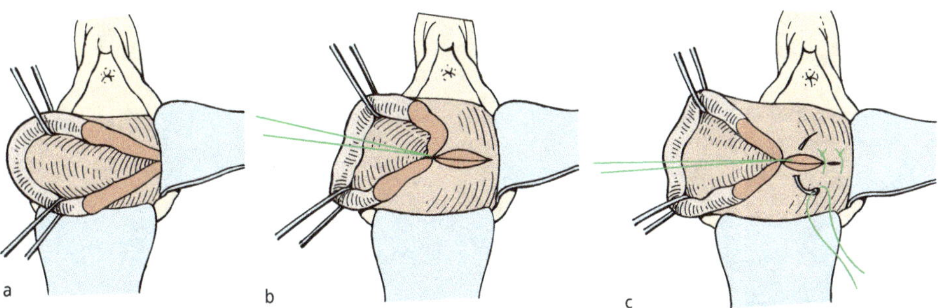

Abb. 10.43: Zervixriss, Einstellung und Naht, **a:** Risseinstellung, **b:** Erste Naht, **c:** Aufsuchen und Naht des obersten Winkels des Zervixrisses.

Einrissen absuchen! Gleichzeitig muss die Scheide auf einen isolierten Scheidenriss hin kontrolliert werden.

Therapie. Naht des Risses mit zwei Handgriffen:
- Uterus von oben her ins Becken hineindrücken lassen!
- Einführen breiter Plattenspekula. Der äußere Mm wird sofort sichtbar, mit Collin-Klemmen gefasst und nach unten gezogen (Abb. 10.43).

Nahttechnik. Keine Zeit verlieren mit Vorbereitungen! Nach Einstellung des Risses (Abb. 10.43a) werden Nadel, -halter, Nahtmaterial, Pinzette benötigt. Genäht wird mit Vicryl 3/0 und nicht zu großer Nadel.

Anfängerfehler. Die erste Naht nie gleich an der höchsten Stelle des Wundwinkels anbringen wollen. Das geht nicht, jedenfalls nicht bei längeren Rissen. Keine Zeit mit solchen Experimenten verlieren! Die erste Naht wird an diejenige Stelle des Risses gelegt, die man noch bequem erreichen kann, durchgreifend (ganze Zervix erfassen; Abb. 10.43b). Möglichst viel Gewebe fassen.

Faden knüpfen und an ihm den noch höher gelegenen Rissteil vorziehen, bis der oberste Wundwinkel sichtbar wird (Abb. 10.43c). Hier sitzt oft die spritzende Arterie, die zu umstechen ist. Jetzt Naht des Risses vom obersten Wundwinkel aus. Immer runde, niemals scharfe Nadeln benutzen! Sonst Gefahr der Verletzung weiterer Gefäße!

Geht der Riss über den inneren Mm hinaus, wird laparotomiert.

Prophylaxe. Niemals mit der Zange oder an einem Fuß extrahieren, wenn der Mm nicht mit Sicherheit vollständig eröffnet ist! Keine Extraktion am Beckenende und keine Zange oder Vakuumextraktion bei nicht völlig eröffnetem Mm! Bei noch nicht vollständigem Mm nicht pressen lassen.

Zusammenfassung der PPH-Diagnostik und Therapie

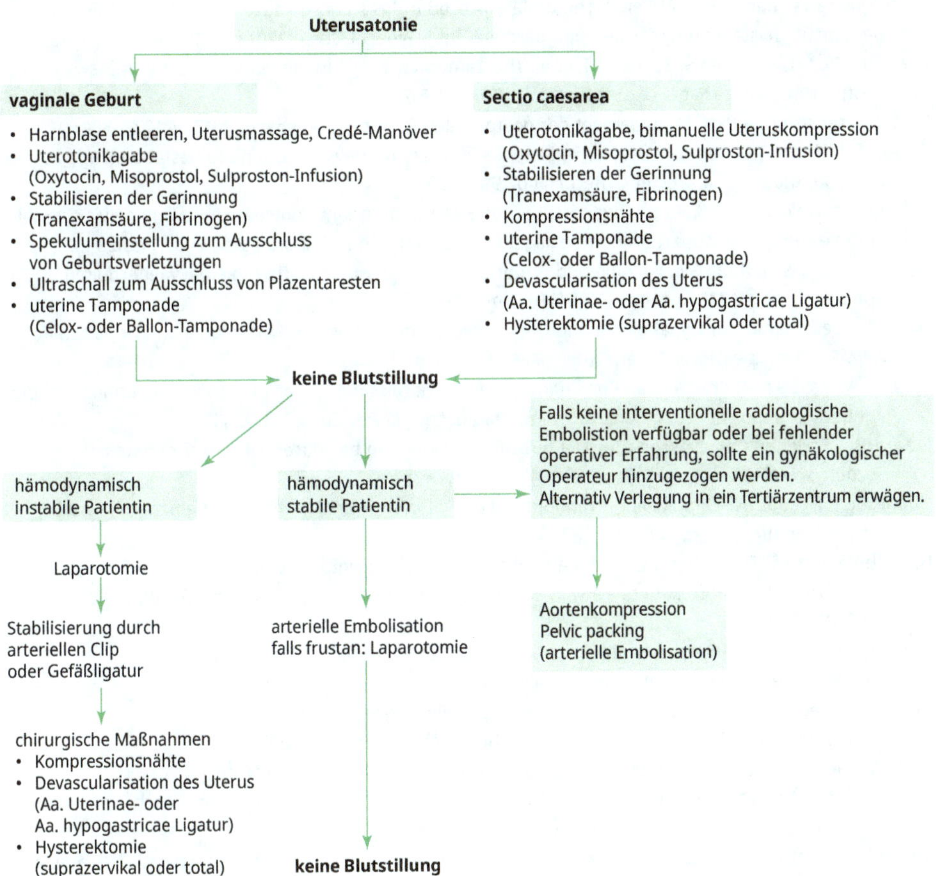

Abb. 10.44: Organigramm zur stufenweisen Therapie der peripartalen Hämorrhagien (Henrich, 2024).

Literatur

Ananth CV, Demissie K, Smulian JC, et al. Relationship among placenta previa, fetal growth restriction, and preterm delivery: a populations-based study. Obstet Gynecol. 2001;98:299.

Bagshawe KD. Treatment of high-risk choriocarcinoma. J Reprod Med. 1964;29:813.

Bartz, D, Goldberg A. Medication Abortion. Clin Obstet Gynecol. 2009;52:140–150.

Becker RH, Vonk R, Mende BC, et al. The relevance of placental location at 20–23 gestational weeks for prediction of placenta previa at delivery: evaluation of 8650 cases. Ultrasound Obstet Gynecol. 2001;17:496.

Benirschke K, Kaufmann P. Pathology of the human placenta. New York, Springer 2000.

Bodelon C, Bernabe-Opitz A, Schiff MA, et al. Factors associated with peripartum hysterectomy. Obstet Gynecol. 2009;114:115–23.

Bohlmann MK, Schauf B, Luedders DW, et al. Aktuelles zur rationellen Diagnostik und Therapie habitueller Frühaborte. Geburtsh Frauenheilk. 2007;67:217.

Chandraharan E, Rao S, Belli AM et al. The triple-P procedure as a conservative surgical alternativ to peripartum hysterectomy for placenta percreta. Int J Gynecol Obstet. 2012;117:191–4.

Condous GS, Arulkumaran S, Symonds I, et al. The 'tamponade test' in the management of massive postpartum hemorrhage. Obstet Gynecol. 2003;101:767.

Dach-Konsensgruppe PPH. Management der postpartalen Blutung. Frauenarzt. 2013;54:1072–80.

Dashe JS, McIntire DD, Ramus RM et al. Persistence of placenta previa according to gestational age at ultrasound detection. Obstet Gynecol. 2002;99:692.

Delotte J,. Novellas S, Koh C, et al. Obstetrical prognosis and pregnancy outcome following pelvic arterial embolization for post-partum hemorrhage. Eur J Obstet Gynecol Reprod Biol. 2009;145:129–32.

Deutsche Gesellschaft für Gynäkologie und Geburtshilfe. Diagnostik und Therapie bei wiederholten Spontanabort. AWMF S1 Leitlinie 015/050 Dez 2013.

Deutsche Gesellschaft für Gynäkologie und Geburtshilfe. Off-label use in Gynäkologie und Geburtshilfe. AWMF S1 Leitlinie 015/057 März 2013.

Empson M, Lassere M, Craig J et al. Prevention of recurrent miscarriage for women with antiphospholipid antibody or lupus anticoagulant. Cochrane Database Syst Rev 2005; 2: CD2859.

Franz HBG, Erxleben CWJ, Nitsche-Gloy U. Chirurgische Optionen bei Placenta increta/ percreta, Sectiohysterektomie. Gynäkologe. 2014;47:418–21.

Gülmezoglu M et al. WHO multicenter randomized trial of misoprostol in the management of the third stage of labour. Lancet. 2001;358:689.

Henrich W, Fuchs I, Ehrenstein T et al. Antenatal diagnosis of placenta percreta with planned in situ retention and methotrexate therapy in a woman infected with HIV. Ultrasound Obstet Gynecol. 2002;20:90.

Horn LC, Vogel M. Gestationsbedingte Trophoblastererkrankungen. II. Nicht-villöse Trophoblasterkrankung. Pathologe. 2004;25:281.

Horn LC, Vogel M, Bilek K, Einenkel J. Villöse und nicht-villöse gestationsbedingte Trophoblasterkrankungen – eine Übersicht. Geburtsh Frauenheilk. 2003;63:1233.

Janni W, Rack B. Gestationsbedingte Trophoblasttumoren. Gynäkologe. 2011;44:463–475.

Jaraquemada JMP, Pesaresi M, Nassif JC, et al. Anterior placenta percreta: surgical approach, hemostasis and uterine repair. Acta Obstet Gynecol Scand. 2004;83:738–744.

Kentenich H, Vetter K, Diedrich K. Was ändert sich beim Abbruch aus medizinischer Indikation. Frauenarzt. 2009;50:936–44.

Kulier R, Gulmezoglu AM, Hofmeyr GJ, et al. Medical methods for first trimester abortion. Cochrane Database Syst Rev 2004; 2: CD002855.

Laughon SK, Wolfe HM, Visco AG. Prior cesarean and the risk for placenta previa on second-trimester ultrasonography. Obstet Gynecol. 2005;128:105.

Nawroth F, Bohlmann M, Gillessen-Kaesbach G, et al. Habituelle Aborte – Diagnostik und Therapie entsprechend der S1-Leitlinie. Gynäkologe. 2017;50:533–545.

Niiinimäki M, Jouppila P, Martikainen H, et al. A randomized study comparing efficancy and patient satisfaction in medical or surgical treatment of miscarriage. Fertility Sterility. 2006;86:367.

Oppegard KS, Abdelarov M, Nesheim BI et al. The use of oral misoproston for pre-abortion cervical priming: a randomised trial of 400 versus 200 microg in first trimester pregnancies. Br J Obstet Gynaecol. 2004;111:154.

Oppenheimer LW, Farine D. A new classification of placenta previa: Measuring progress in obstetrics. Am J Obstet Gynecol. 2009;201:227–9.

Oyelese Y, Catanzarite V, Prefumo F. Vasa previa: The impact of prenatal diagnosis on outcomes. Obstet Gynecol. 2004;103:937.

Rath W, Schierbock S, Heilmann L. Rekombinanter Faktor VII a – eine neue vielversprechende Option zur Behandlung schwerer peripartaler Blutungskomplikationen. Geburtsh Frauenheilk. 2006;66:833.

Royal College of Obstetricians and Gynaecologists. Placenta praevia, placenta praevia accreta and vasa praevia: diagnosis and management. Green-top Guideline No. 27. January 2011.

Royal College of Obstetricians and Gynaecologists. The investigation and treatment of couples with recurrent first-trimester and second-trimester miscarriage. Green top Guideline No. 17, April 2011.

Rüdnick-Schöneborn S, Swoboda M, Zschocke J. Genetische Untersuchungen bei wiederholten Spontanaborten. Gynäkologe. 2018;51:286–295

Sharma A, Suri V, Gupta I. Tocolytic therapy in conservative management of symptomatic placenta previa. Int J Gynaecol Obstet. 2004;84:109.

Society of Maternal-Fetal Medicine. Placenta accreta. Am J Obstet Gynecol. 2010;203:430–439.

Surbeck DV. Misoprostol is effective in the management of third stage of labour. Evidence-based Healthcare. 2001;5:49.

Tikkanen M, Nuutila M, Hiilesma V, et al. Prepregnancy risk factors for placental abruption. Acta Obstet Gynecol Scand. 2006;85:40.

Toivonen S, Heinonen S, Anttila M, et al. Obstetric prognosis after placental abruption. Feta Diagn Ther. 2004;19:336.

Vogel M, Horn LC. Gestationsbedingte Trophoblasterkrankungen. I. Villöse Trophoblasterkrankungen. Pathologe. 2004;25:269.

Wolff M von, Strowitzki T. Habituelle Aborte – ein multifaktorielles Krankheitsbild. Gynäkol Endokrinol. 2005;3:7.

World Health Organization Scientific Group. Gestational trophoblastic disease. Technical report series 692. WHO, Geneva 1983.

11 Das normale Wochenbett

Definition. Wochenbett (Puerperium), Zeit nach der Geburt, in der sich die durch Schwangerschaft und Geburt am Körper der Frau entstandenen Veränderungen zurückbilden. Beginn mit der Geburt der vollständigen Plazenta. Dauer etwa 6–8 Wochen, gekennzeichnet durch:
- Rückbildungsvorgänge
- Wundheilungsvorgänge
- Initiierung und Aufrechterhaltung der Laktation
- Wiederaufnahme der Ovarialtätigkeit

11.1 Rückbildungsvorgänge (Involution)

Definition. Veränderung der mütterlichen Organe auf ihre ursprüngliche Lage, Größe, Form und Beschaffenheit. Allerdings entspricht der endgültige Rückbildungszustand durchaus nicht in jeder anatomischen und funktionellen Hinsicht den Verhältnissen vor der Schwangerschaft.

Rückbildung am Uterus, Beckenboden, Bauchdecken, Beckengürtel, Blase, Darm, Tonuszunahme der Bauchmuskulatur und Rückbildung der Wassereinlagerung. Alle Organe des weiblichen Organismus, deren Leistung auf die Schwangerschaft eingestellt war, stellen sich im Wochenbett wieder auf den nicht schwangeren Zustand ein.

Ursachen. Nach Geburt der Plazenta sind zwei Veränderungen wirksam:

Die Hormonversorgung des Uterus wird schlagartig so gut wie völlig ausgeschaltet, es entfallen:
- das Choriongonadotropin (HCG),
- das humane plazentare Laktogen (HPL),
- die Gestagene und
- die Östrogene.

Die Blutversorgung der Uterusmuskulatur wird zu einem großen Teil durch die Wochenbettwehen ausgeschaltet.

Wochenbettwehen. Drei Arten: die Dauerkontraktion = „tonische Retraktion", spontane rhythmische Kontraktionen = Nachwehen, Reizwehen (z. B. die Stillwehen).

Dauerkontraktion. Der Uterus fühlt sich in den ersten Tagen des Wochenbettes dauernd ziemlich hart oder „gespannt" an. Die Dauerkontraktion der Uterusmuskulatur setzt in den ersten Stunden nach der Geburt der Plazenta ein und lässt im Verlauf der ersten 4–5 Tage des Wochenbettes langsam nach.

© 2026 Walter de Gruyter GmbH, Berlin | https://doi.org/10.1515/9783111201559-011

Spontane rhythmische Kontraktionen = **Nachwehen** werden auf die Dauerkontraktion aufgesetzt. Sie beginnen wenige Stunden nach der Geburt und hören am zweiten bis dritten Tag des Wochenbettes wieder auf. Sie treten zunächst in kürzeren und dann in immer länger werdenden Abständen auf. Die Erstgebärende empfindet sie kaum. Bei der Mehrgebärenden sind die Nachwehen, die vom Rücken nach vorn ziehen, meist mit sehr unangenehmen Schmerzen verbunden. Die Nachwehen fördern die Verkürzung der Muskelfasern.

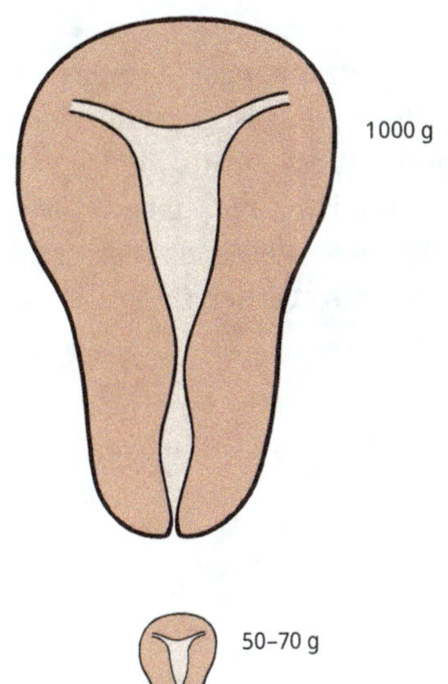

Abb. 11.1: Gewichtsverminderung und Verkleinerung der Gebärmutter im Wochenbett.

Reizwehen = **Laktations- oder Stillwehen** treten vor allem dann auf, wenn das Kind an die Brust gelegt wird und saugt. Der Saugreiz an der Brustspitze führt zu einer vermehrten Ausschüttung des wehenerregenden Oxytocins aus dem HHL.

Folgen der Wochenbettwehen
- **Ausschaltung eines erheblichen Teils der Blutversorgung** des Uterusmuskels. Folge: Uterusischämie = Kontraktionsischämie. Folge: Degeneration und Autolyse der überflüssigen Muskelfasern
- **Blutstillung der Gebärmutterwunde.** Da sich in der Gebärmutterwand Gefäße und Muskelfasern kreuzen, führen die Muskelkontraktionen sowohl zu einer Abklemmung als auch zu einer Abknickung eines großen Teiles der Gefäße, sog. „lebende Ligatur". Der endgültige Verschluss zumindest der großen uteroplazentaren Gefäße erfolgt durch Thrombosierung.
- Ausstoßen des Wundsekrets = Lochien.

Ergebnis. Die Gewichtsverminderung und Verkleinerung der Gebärmutter im Wochenbett ist in erster Linie die Folge der Rückbildung ihrer großen Muskelmasse (Abb. 11.1).

Das Gewicht des Uterus beträgt
unmittelbar nach der Geburt: etwa 1.000 g
nach Abschluss der Rückbildung (6–8 Wochen nach der Geburt): etwa 50–70 g!

11.1.1 Lage und Haltung des Uterus im Wochenbett

Kurz nach der Geburt findet man den Uterus meist in spitzwinkliger Anteflexion (Abb. 11.2 u. Abb. 11.3) liegen. Die schwere Muskelmasse des Korpus ist gegenüber der Zervix anteflektiert. Der Uterus ist in den ersten Tagen des Wochenbetts infolge der Schlaffheit des gesamten, stark gedehnten Halteapparates in weiten Grenzen beweglich. Daher kann einige Tage später der vorher spitzwinklig anteflektiert liegende Uterus, inzwischen kleiner geworden, für kurze Zeit retroflektiert oder retrovertiert liegen.

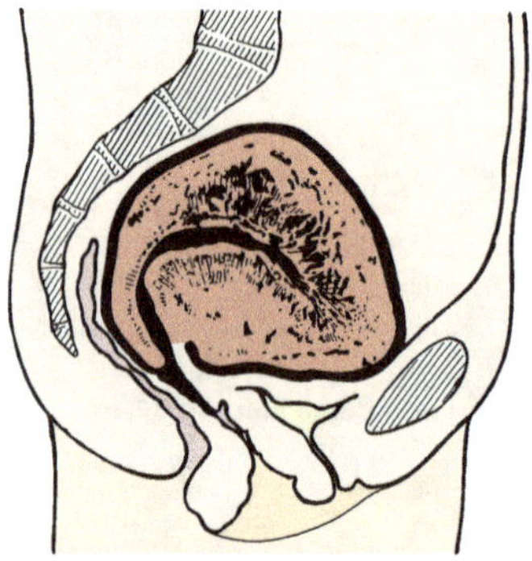

Abb. 11.2: Situs des puerperalen Uterus am 5. Wochenbettstag (nach Reist).

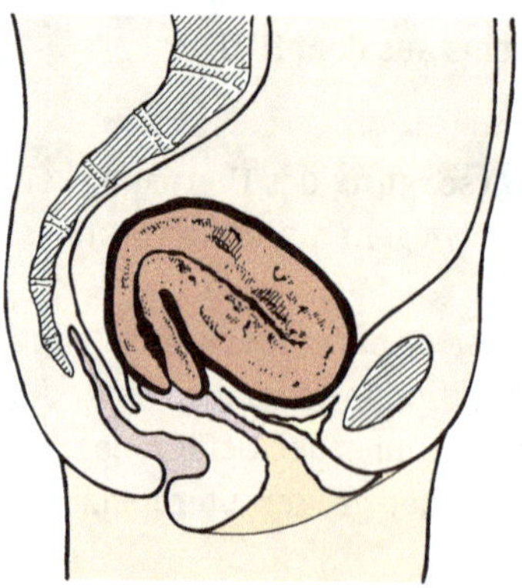

Abb. 11.3: Situs des puerperalen Uterus am 12. Wochenbettstag (Hyperanteflexionsstellung) (nach Reist).

11.1.2 Verschluss der Zervix

Der Verschluss der Zervix geht auffallend rasch vor sich:
- 2. Wochenbettstag: Die Zervix beginnt sich herauszubilden.
- 3. Wochenbettstag: Die Portio ist schon zum großen Teil formiert und der Zervikalkanal weitgehend verengt.
- 8.–10. Wochenbettstag: Innerer Muttermund. Verschlossen, bzw. nur noch so weit geöffnet, dass der Sekretabfluss gewährleistet ist. Äußerer Muttermund. Fingerkuppe kann noch eingelegt werden, der Finger kann jedoch nicht weiter in den Halskanal nach oben dringen.

Nach der endgültigen Rückentwicklung zeigt die Portio eine mehr plumpe, zapfenartige Form. Der äußere Muttermund, der vor der ersten Geburt grübchenförmig war, formiert sich im Verlauf von etwa 4–5 Wochen zu einem queren Spalt („Muttermundslippen").

11.1.3 Höhenstand des Uterus in den ersten Wochenbettstagen

- Unmittelbar nach Geburt der Plazenta: etwa in der Mitte zwischen Nabel und Symphyse der Plazenta.
- Nach 24 Stunden: etwa in Nabelhöhe oder etwas darunter (Abb. 11.4a) Ursachen. Nachlassen der Uteruskontraktion und Straffung des Beckenbodens im Verlauf des ersten Wochenbettstages.
- In den nächsten 10 Tagen: täglich 1 Querfinger tiefer.

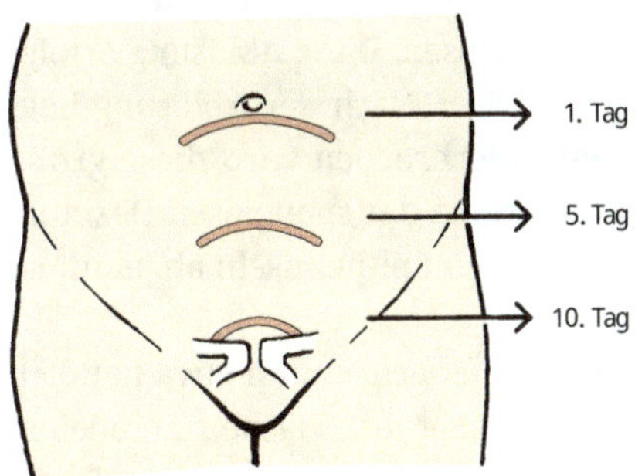

Abb. 11.4a: Höhenstand des Uterus in den ersten Wochenbettstagen.

---

am **5.** Wochenbettstag etwa in der Mitte zwischen Nabel und Symphyse
am **10.** Wochenbettstag etwa in Symphysenhöhe oder 1–2 Querfinger darüber

---

Am Ende der 2. Wochen kann man den Uterus von der Bauchdecke aus nicht mehr fühlen.

Die Größenänderung der Gebärmutter im Wochenbett lässt sich mit Hilfe der Ultraschalldiagnostik verfolgen (Abb. 11.4b). Der klinische Wert dieser Untersuchungsmethode ergibt sich vor allem bei einer Rückbildungsstörung, nicht als routinemäßig eingesetzte Methode im Wochenbett.

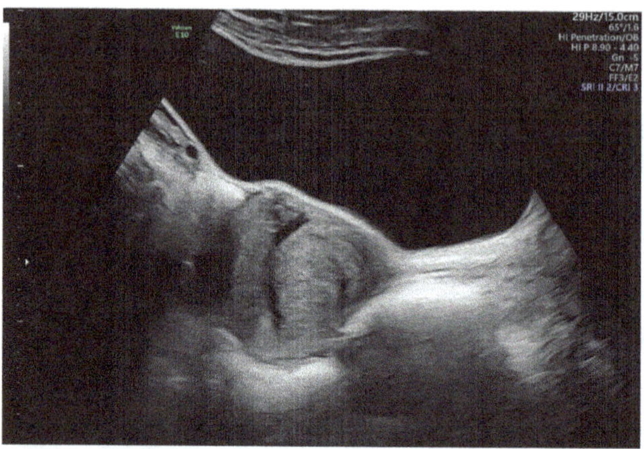

Abb. 11.4b: Transabdominale Sonographie eines im Sagittalschnitt dargestellten retroflektierten Uterus 6 Wochen nach Sectio. Die volle Harnblase erlaubt die detaillierte Sicht auf den normalen Uterus und das spaltförmige Cavum uteri nach vollständiger Involution.

11.2 Wundheilungsvorgänge im Wochenbett

Physiologie. Die Uteruswundfläche entsteht dadurch, dass die an der Innenfläche der Uterushöhle anhaftende Plazenta und die Eihäute sich ablösen. Diese Ablösung erfolgt in der tiefen Spongiosaschicht, d. h. nahe am Uterusmuskel. Nach der Ablösung liegt auf der ganzen Uterusinnenfläche die Dezidua frei. Unterbrochen wird diese große Wundfläche nur durch die Drüsen, die wie Inseln im Stroma der spongiösen Deziduaschicht stehen geblieben sind. Sieht man von diesen kleinen Epithelinseln ab, dann ist diese ganze Fläche ihres schützenden Epithels beraubt.

Die Plazentahaftstelle ist in den ersten Tagen des Wochenbettes noch etwa handtellergroß. Im Gegensatz zu der ziemlich glatten Umgebung sieht ihre Fläche rau, uneben und leicht höckerig aus. Das rührt her von den an der Haftstelle noch hängenden Geweberesten, den Gefäßstümpfen und den Resten der Haftzotten. Aus einem Teil der Gefäße sehen knopfförmig hervorragende Thromben heraus. Diese abgerissenen Gewebereste, die sich in weit geringerem Maße auch im Bereich der abgelösten Eihaut finden, bleiben nicht genügend ernährt, werden nekrotisch. Die eigentliche Heilung der großen Flächenwunde beginnt, wenn eine Säuberung der Wunde erfolgt ist. Dieses Abräumen geschieht durch Einwanderung von Granulozyten, Lymphozyten und Phagozyten. Diese werden in großen Mengen durch das Blut an die Wunde herangeführt. Sie sammeln sich unterhalb und innerhalb der abzuräumenden nekrotischen Gewebeteile zu Infiltraten. Die Gewebetrümmer werden enzymatisch angegriffen und zum größten Teil verflüssigt (Lochien). Der stehenbleibende Teil bildet den Grundstock für das neue Endometrium.

Die korpuskulären Blutbestandteile haben aber noch eine andere wichtige Aufgabe, sie bilden zusammen mit Massen von Fibrin den **Wundschutzwall,** der sich bis tief in die bindegewebigen Septen der Uterusmuskulatur hinein erstreckt. Dieser Schutzwall besitzt antibakterielle Wirkungen. Sie sind es, die den ganzen Wundbereich gegen den Angriff von Bakterien abriegeln.

Die zweite Schutzvorrichtung ist die Dauerkontraktion der Uterusmuskulatur. Sie verkleinert die Wundfläche und wirkt dadurch mit beim Verschluss der Gefäße, den Eintrittspforten für Bakterien.

Zwei Schutzvorrichtungen des puerperalen Uterus zur Keimabwehr: Wundschutzwall und Dauerkontraktion der Uterusmuskulatur.

Die **Wundheilung = Epithelisierung** und damit die Regeneration des Endometriums geht von den Epithelinseln, also von den Drüsenresten aus, die bei Ablösung der Plazenta und Eihäute stehen geblieben sind. Von diesen Inseln aus wächst das Epithel über die epithelentblößte Wunde. Die Wundheilung ist beendet, wenn das ganze Stroma wieder mit Epithel bedeckt ist. Das ist etwa in der 4.–6. Wochenbettwoche der Fall.

11.2.1 Die Lochien = der Wochenfluss

Definition. Sekret der großen Wunde in der Gebärmutterhöhle. Beschaffenheit der Lochien im Verlauf des Wochenbettes (Tab. 11.1):

Tab. 11.1: Farbe der Lochien = Spiegel der Gebärmutterwunde.

Zeit	Farbe (Konsistenz)	Bezeichnung	Gebärmutterwunde
1.–3. Tag	rein blutig	Lochia rubra, cruenta	Blutstillung noch unvollkommen
zweite Hälfte der 1. Woche	braunrot, bräunlich (dünnflüssig)	Lochia fusca	zunehmende Gefäßdrosselung in der Uteruswand, Verschluss der utero-plazentaren Gefäßöffnungen durch Thromben. Lochienmenge geringer, Zumischung von Serum, Lymphe und Leukozyten
Ende der 2. Woche	gelb (rahmig)	Lochia flava	Abstoßung von nekrotischem, meist verflüssigtem Zellmaterial aller Art

Zeit	Farbe (Konsistenz)	Bezeichnung	Gebärmutterwunde
Ende der 3. Woche	grauweiß (wässrig-serös)	Lochia alba	zunehmende Wundepithelialisierung, Lochienmenge wesentlich geringer
nach etwa 4 Wochen	Versiegen der Lochien		Wundheilung abgeschlossen

Abweichungen häufig! Insbesondere kann man auch bei gesunden Wöchnerinnen mehr oder weniger blutige Lochien weit über den 10. Wochenbettstag hinaus beobachten. Der Geruch der Lochien ist fade.

Durch die Keime der Scheide sind die Lochien bakterienhaltig (Streptokokken, Staphylokokken, Escherichia coli und andere pyogene Keime). Die Keime vermehren sich vom 2.–3. Wochenbettstag an reichlich in den Lochien.

11.3 Laktation

Physiologie. Fünf Phasen:
- **Mammogenese.** Entwicklung und Aufbau der Milchdrüse zum funktionsfähigen Organ.
- **Laktogenese.** Vorbereitung der Milchdrüse zur Milchsekretion.
- **Galaktogenese.** Auslösung der Milchsekretion in den Drüsenzellen.
- **Galaktopoese.** Aufrechterhaltung der bestehenden Laktation.
- **Galaktokinese.** Entleerung der Milch.

1. Mammogenese. Entwicklung und Aufbau der Milchdrüse zum funktionsfähigen Organ, beginnend mit Einsetzen der Pubertät.

Wachstum des Brustdrüsenkörpers wird durch die Steroidhormone des Eierstocks, Östrogene und Progesteron gesteuert. Dabei bewirken die Östrogene die Proliferation der Milchgänge, Progesteron und Östrogene gemeinsam die Aussprossung der Drüsenalveolen und die Proliferation des milchbildenden Alveolarepithels.

2. Laktogenese. Vorbereitung der Milchdrüse in der Schwangerschaft auf ihre Funktion, die Milcherzeugung. Durch weiteres Wachstum des Brustdrüsenkörpers und Bildung neuer Läppchen nimmt das Volumen der Brust zu. Außerdem kommt es zur Differenzierung der Alveolarepithelzellen. Die Parenchymzunahme geschieht durch die gleichen Steroidhormone, die jetzt in weitaus größeren Mengen erst vom Corpus luteum graviditatis und danach von der Plazenta erzeugt werden. Die Drüsenzelldifferenzierung wird auf die rasche Sekretionszunahme des plazentaren HPL und des hypophysären Prolaktins zurückgeführt. Die Sekretion von Milch wird während der Schwangerschaft allerdings durch die plazentaren Steroidhormone noch gehemmt. Beim Ausdrücken der Brust lassen sich lediglich einige Tröpfchen Kolostrum = Vormilch gewinnen.

3. Galaktogenese. Milchbildung; Auslösung der Milchsekretion in den Drüsenzellen nach Ausstoßung der Plazenta. Die Produktion der in der Schwangerschaft gebildeten Steroidhormone hört schlagartig auf, da die Ovarien ihre Tätigkeit erst langsam wieder aufnehmen. Der Wegfall des hemmenden Effektes hoher Östrogenspiegel auf die sekretorische Leistung des Drüsenepithels ist der Vorgang, der am Drüsenepithel die Milchsekretion auslöst. Dieser Vorgang wird durch den physiologischen Saugreiz unterstützt; daher fördert das frühzeitige Anlegen des Säuglings die Milchsekretion. Die Wirkung des Prolaktins zeigt sich klinisch oft erst am 3. Wochenbettstag, wenn der Milchfluss einsetzt.

4. Galaktopoese. Aufrechterhaltung der bestehenden Laktation im Wochenbett, bedingt durch endokrine, mechanische und neurale Faktoren. Von größter Bedeutung ist der Saugakt an der Brustwarze. Durch ihn wird ein nervaler Reflex über die Hypophyse ausgelöst. Dieser bewirkt
- das Inganghalten der Prolaktinproduktion im HVL, wodurch das Drüsenepithel zu einer dauernden Milchsekretion angehalten wird
- eine vermehrte Oxytocinausschüttung aus dem HHL.

5. Galaktokinese. Durch Oxytocin ausgelöste Entleerung der Milch (milk let down effect). Das Oxytocin regt die Kontraktion der Myoepithelien der Alveolarwand sowie die der feineren Milchgänge an, die Milch wird also durch Muskelkontraktion ausgepresst. Ein erwünschter Nebeneffekt durch die vermehrte Oxytocinausschüttung während des Stillens besteht in den dadurch ausgelösten Uteruskontraktionen.

Das Stillen fördert die Rückbildung des Uterus! Von entscheidender Bedeutung für die Aufrechterhaltung der Milchsekretion sind der **Saugreiz** an der Brustwarze und die **Entleerung der Brust.**

Wegfall des Saugreizes und Nichtentleeren der Brust führen zur **Atrophie** der Drüsen und damit zum **Aufhören der Milchsekretion.**

Zusammensetzung der Milch (Tab. 11.2)

Tab. 11.2: Wesentliche Bestandteile von Frauen- und Kuhmilch im Vergleich (in g pro 100 ml).

	Eiweiß	Fett	Laktose	Mineralien	Kalorien	Joule
Frauenmilch						
Kolostrum	1,8	3,0	6,5	0,35	65	165
Übergangsmilch (4.–14. Tag)	1,5	3,8	6,5	0,25	70	290
reife Frauenmilch	1,3	4,0	6,0	0,23	70	295
Kuhmilch	3,5	4,0	4,5	0,7	70	290

In den ersten Tagen der Laktation wird das Kolostrum (Abb. 11.5) abgesondert, etwa vom 4.–14. Tag nach der Geburt bildet sich die Übergangsmilch und ab 15. Tag etwa die reife Frauenmilch (Abb. 11.6) mit einer durchschnittlichen Stillleistung von 700 ml pro Tag.

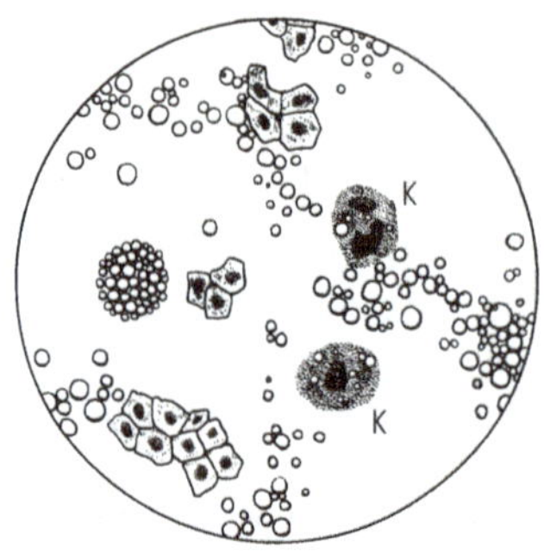

Abb. 11.5: Kolostrum = Vormilch (Mikropräparat), K = Kolostrumkörperchen.

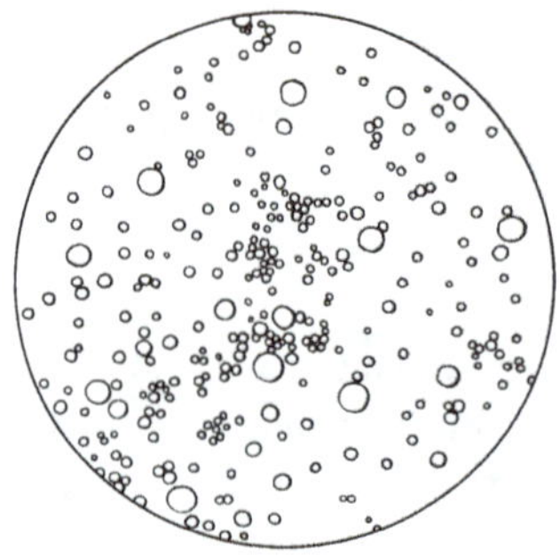

Abb. 11.6: Reife Frauenmilch mit größeren und kleineren Fetttröpfchen (Mikropräparat).

11.4 Die Wiederaufnahme der Ovarialfunktion

Während der Schwangerschaft wird die Ausscheidung von gonadotropen Hormonen aus dem HVL durch die Steroidhormone (Östrogene und Progesteron) zunächst des Corpus luteum graviditatis des Eierstocks und später durch die Steroidhormone der Plazenta gebremst. Infolgedessen fallen während der Schwangerschaft Follikelreifung und Ovulation aus. Nach der Ausstoßung der Plazenta werden vorübergehend nur kleinste Mengen von Steroidhormonen gebildet („relative Steroidverarmung"), da die Ovarien die Hormonbildung noch nicht sogleich wieder aufnehmen. Somit wird nach Fortfall der Plazenta die Bildung von gonadotropen Hormonen im HVL nicht mehr gehemmt. Es werden wieder gonadotrope Hormone gebildet, wodurch die Ovarialfunktion nach und nach in Gang kommt.

Das **erste Auftreten des Zyklus nach der Geburt** ist davon abhängig, wann die Wechselbeziehungen zwischen dem HVL-Zwischenhirnsystem und den Ovarien wieder aufgenommen werden.

Laktationsamenorrhoe. Ausbleiben der Regelblutung während der Stillzeit. Bei den meisten stillenden Frauen kommt es erst gegen Ende der Stillzeit oder nach dem Abstillen zum ersten Auftreten von Zyklen.

Der Prolaktinspiegel hemmt den hypothalamo-hypophysär-ovariellen Regelkreis. Der Prolaktinspiegel ist abhängig von der Stillfrequenz: je häufiger die Mutter stillt, umso höher ist der Prolaktinspiegel. Daraus folgt: LH, Östradiol, FSH niedrig. Erst bei abnehmendem Stillen kehren Ovulation und Menstruation zurück. Bei einem kleineren Teil der stillenden Frauen tritt etwa 6–8 Wochen post partum einmal eine Blutung auf, wodurch die Laktationsamenorrhoe gewissermaßen unterbrochen wird. Diese Blutung verläuft meist ganz wie eine Regelblutung und wird von den Frauen auch als Regelblutung angesehen. Es handelt sich dabei aber nicht um eine echte Menstruationsblutung.

Sehr selten kommt es vor, dass bei stillenden Frauen nach einer Laktationsamenorrhoe von 6–7 Wochen regelmäßig alle 4 Wochen Blutungen auftreten.

Bei der ersten oder den ersten Blutungen post partum, ganz gleich, wann sie zeitlich auftreten, handelt es sich meist nicht um echte Menstruationsblutungen, also nicht um Blutungen aus einem sekretorisch transformierten Endometrium nach Ovulation und Corpus-luteum-Bildung. Diese ersten Blutungen, die die Frauen zwar für echte Regelblutungen halten, sind so gut wie immer anovulatorische Blutungen, d. h. Blutungen ohne vorhergegangenen Eisprung. Der erste bzw. die ersten heranreifenden Follikel erreichen noch nicht die volle Ovulationsreife, es kommt nicht zu einer Ovulation. Dementsprechend wird das Endometrium nur proliferiert oder überproliferiert, jedoch nicht sekretorisch transformiert. Aus dieser Schleimhaut blutet es, wenn die Östrogenkonzentration im Blut nicht mehr ausreicht, um die im Endometrium entstandene Hyperplasie weiter aufrecht zu erhalten (relativer Östrogenmangel). Es liegt somit eine östrogene Abbruchblutung (anovulatorische Blutung) vor.

Wann die erste Ovulation und damit die erste echte Menstruation nach einer Geburt stattfindet, ist individuell sehr verschieden und hängt von mannigfachen Faktoren ab, insbesondere von
- der Dauer der Stilltätigkeit und
- dem Gesundheitszustand der Frau.

Bei **nicht stillenden Frauen** tritt die erste Blutung in der 5.–6. Woche post partum auf. Auch hier gibt es große individuelle Unterschiede.

Stillen und Empfängnis. Obwohl die erste oder die ersten Periodenblutungen meist ohne Eisprung vor sich gehen und obwohl Frauen, die stillen, ihre erste Ovulation später haben als Frauen, die nicht stillen, kann es auch während der Stillzeit zur Bildung einer befruchtungsfähigen Eizelle kommen. Das Stillen ist somit kein sicherer Schutz vor einer neuen Schwangerschaft.

11.5 Klinik des Wochenbettes

Wochenbettvisite. Fragen:
-   Gut geschlafen? Störende Nachwehen? Schmerzen? Kopfschmerzen in der Stirngegend weisen spezifisch auf einen Lochialstau hin, Schmerzen in der Mitte des Unterleibs weisen auf *Endometritis* und Myometritis, Schmerzen an den Seiten des Unterbauches auf eine Adnexitis hin.
-   Wasser gelassen? Blähungen abgegangen? Aufklärung über das Stillen. Psychosoziales Wohlbefinden

Kurve betrachten. Puls? Temperatur? Uterusstand und Lochien müssen ebenfalls in den ersten Tagen (= Klinisches Wochenbett) in die Kurve eingetragen werden.

Beim Wochenbett geht es in erster Linie um die Frage, ob die große Gebärmutterwunde einen normalen Heilungsablauf zeigt oder nicht.

11.5.1 Temperatur im Wochenbett

Die normale Temperatur beträgt, axillar gemessen, 36,5–37,0° C

Ab 37,1–37,9° sprechen wir auch im Wochenbett von subfebrilen Temperaturen, ab 38° von Fieber im Wochenbett.

An diese Einteilung sollte man sich korrekt halten. Sieht man von dem Tag der Geburt und dem 1. (–2.) Wochenbettstag ab, so haben über 80 % aller Wöchnerinnen normale Temperaturen.

Subfebrile Temperaturen sind bei entsprechenden Symptomen verdächtig auf eine **Endometritis** (s. S. 624). Man sollte Wöchnerinnen mit subfebrilen Temperaturen bei Verdacht auf eine Endomyometritis mit Antibiotika behandeln.

Temperaturen von 38° C und darüber sind ein deutlicher Hinweis auf Regelwidrigkeiten. Selbstverständlich ist in erster Linie an Puerperalfieber (S. 622) zu denken, jedoch bedeutet nicht jedes Fieber im Wochenbett Puerperalfieber.

Differenzialdiagnose des Fiebers im Wochenbett
Puerperalfieber:
-   infizierte Dammwunde, Endometritis, Endomyometritis
-   Salpingitis, Pelveoperitonitis
-   Parametritis, Puerperalsepsis (Cave: A-Streptokokken und deren fulminanter Verlauf mit hoher Letalität, siehe Seite 627)

Extragenital bedingtes Fieber:
- Harnweginfekt, Pyelonephritis
- viraler Infekt
- Thrombophlebitis, Bein-/Beckenvenen-Thrombose, Sinusthrombose
- Milchstau/Mastitis
- sekundär heilende Laparotomiewunde.

Fieber in den ersten 2 Tagen post partum ist oft durch extragenitale Infektionen bedingt, z. B. durch eine Zystitis, Pyelonephritis, Bronchitis, Angina u. a. Fieber vom 3.–4. Tag an hat als Ursache meist einen genitalen Prozess.

Temperatursteigerungen im Wochenbett treten meist erst am Spätnachmittag oder Abend auf. Die Temperatur muss daher nicht nur morgens, sondern vor allem zwischen 17 und 18 Uhr gemessen werden.

11.5.2 Kontrolle des Fundusstandes

Tieferrücken des Uterus von Tag zu Tag im Wochenbett (S. 602). Allerdings gibt es erhebliche individuelle Unterschiede.

Bei der Beurteilung des Fundusstandes sind zu beachten:
- Größe des Kindes! Zwillinge? Hydramnion? (Überdehnung des Uterusmuskels!)
- Lange Geburtsdauer? (Übermüdung des Uterusmuskels!)
- Erstgebärende – Mehrgebärende?
- Sektio? Bei Isthmusschnitt beobachtet man oft eine auffallend langsame Involution; auch nach anderen geburtshilflichen Operationen ist die Rückbildung oft verlangsamt.
- Plazenta- oder Eihautreste? Endometritis?
- Retroflexio uteri? (Lochialstauung!)
- Unfähigkeit zu stillen? (Stillen fördert die Rückbildung!)

Häufigste Gründe für einen auffallend hohen Fundusstand
Volle Blase! Die volle Blase hebt den Uterus hoch = vorgetäuschter Hochstand (Abb. 11.7 und Abb. 11.8). Blase entleeren! Der Fundusstand darf nur bei entleerter Blase bestimmt werden!

Schlechte Rückbildung = Involutionsverzögerung.

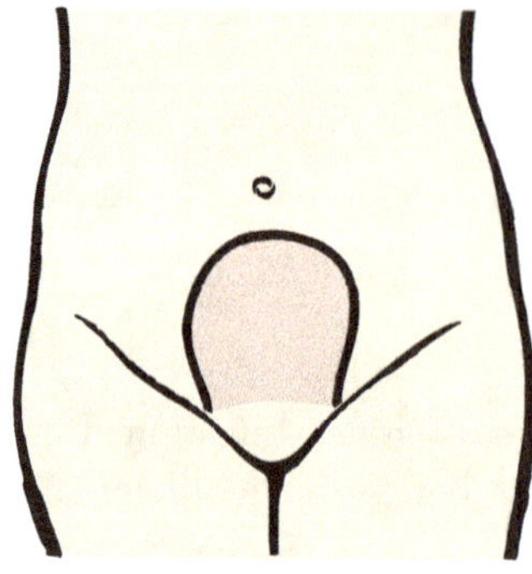

Abb. 11.7: Uterusstand im Wochenbett (2. Tag) bei leerer Harnblase.

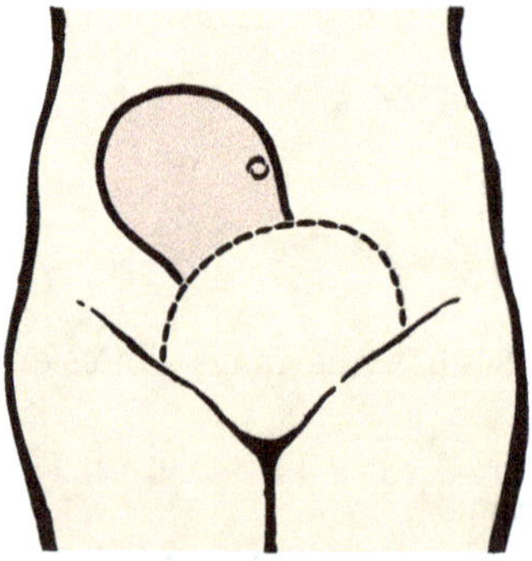

Abb. 11.8: Durch eine volle Harnblase bedingter Hochstand des Uterus.

11.5.3 Lochienkontrolle

Aussehen und Geruch der Lochien (s. S. 607) geben Auskunft über den Stand der Wundheilung.

Beim Vorlegen, Wegnehmen, Vorzeigen und Sammeln sind die Vorlagen von Ärzten, Hebammen und Pflegefachkräfte mit der behandschuhten Hand anzufassen. Gebrauchte Vorlagen kommen direkt in den Abfalleimer.

11.5.4 Harnentleerung im Frühwochenbett

Frühwochenbett = erste 10–14 Tage des Wochenbettes: Wöchnerinnen erzeugen sehr viel Urin. In den ersten Tagen nach der Geburt setzt eine „Harnflut" ein. Das Wasser, das in der Schwangerschaft reichlich in die Gewebe eingelagert wurde, wird durch die Nieren jetzt wieder ausgeschieden

Vermehrte Urinbildung im Frühwochenbett = täglich 2–4 l.
Andererseits ist in den ersten Tagen des Wochenbettes die Blasenentleerung oft erschwert. Zum ersten Wasserlassen soll man der Wöchnerin bis zu 6 Stunden nach der

Geburt Zeit lassen. Erst wenn innerhalb dieser Zeit die Blase nicht entleert werden konnte, darf man von Blasenentleerungsstörung im Wochenbett (Ischuria puerperalis) sprechen. Jetzt muss etwas gegen diese Störung unternommen werden.

Wochenbettpflege: Überwachung der regelmäßigen Blasenentleerung!

Ursachen der Blasenentleerungsstörung im Wochenbett. Hauptursachen sind die **intra partum** entstandenen **Läsionen** an der Harnröhre und Blase. Sie entstehen dadurch, dass der ins Becken tretende Kopf diese Organe mit hohem Druck gegen die knöcherne Beckenwand quetscht. Es kommt zur Schleimhautschwellung (Ödem) des Blasenhalses und zu Blutextravasaten in der Blasenwand.

Schwangerschafts- und Wochenbetthypotonie. Der Tonus der Blasenwand ist von der Schwangerschaft her noch erheblich vermindert.

Diagnostik. Restharnmessung, Ultraschallschätzung.

Inzidenz. Bis zu 10 %!

Komplikationen. Restharnbildung, Zystitis.

Therapie. Spontanes Wasserlassen unterstützen! Die Wöchnerin früh aufstehen lassen.

Bei Restharnbildung > 200 ml Blase mit Einmalkatheter entleeren. Bei Persistenz **einer Blasenentleerungsstörung** muss ein Harnwegsinfekt ausgeschlossen werden und ein Dauerkatheter gelegt werden. Bei mehr als 3 Tagen anhaltender Blasenentleerungsstörung sollte eine suprapubische Harnableitung und ein Blasentraining indiziert werden.

11.5.5 Darmentleerung

Die Obstipation im Wochenbett ist bis zu einem gewissen Grad als physiologisch anzusehen.

Ursachen. Der Tonus des Darmes ist von der Schwangerschaft her noch vermindert, der Darm ist „weitergestellt", Bauchdecken und Beckenboden sind erschlafft, der Darm ist infolge der Uterusentleerung verlagert. Die Wochenbettobstipation ist die Fortsetzung der Schwangerschaftsobstipation.

Spätestens am 3. Tag soll der erste Stuhlgang erfolgen. Danach ist mindestens jeden zweiten Tag für Stuhlgang zu sorgen.

Therapie
Ausreichend Trinken und ballaststoffreiche Ernährung

Abführmittel im Wochenbett. Zum Ingangbringen des Stuhlganges gibt man am 2. Wochenbettstag abends z. B. Macrogol (1–2 Beutel). Wenn am 3. Tag noch kein Erfolg: Darmeinlauf.

Ist der Stuhlgang einmal in Gang gebracht, so genügen zum Inganghalten meist Macrogol (1–2 Beutel) oder kleine Einläufe.

11.5.6 Gymnastik im Wochenbett

Ziel. Straffung der Bauch- und Beckenbodenmuskulatur, Anregung des Kreislaufes, Vorbeugung gegen Vorfall und Senkungsbeschwerden sowie Kreuz- und Rückenschmerzen. Mit der behutsamen Gymnastik kann bald nach der Entbindung angefangen werden. Dabei wird mit Übungen zur Anregung des Kreislaufes begonnen und die körperliche Belastung der Wöchnerin langsam gesteigert.

Man unterscheidet
- Übungen zur Anregung der Blutzirkulation in den Gliedmaßen
- Atemübungen
- Übungen für die Beckenbodenmuskulatur
- Übungen für die Bauchmuskulatur
- Übungen für die Rückenmuskulatur.

Die Gymnastik kann über die Kliniktage hinaus regelmäßig jeden Morgen mindestens in den ersten 3–4 Monaten nach der Entbindung ausgeführt werden.

11.5.7 Aufstehen im Wochenbett – Frühmobilisation

Ziel. Prophylaxe gegen die Thrombose und Embolie, Beschleunigung der Rückbildungsvorgänge; die Lochialstauungen sind seltener, das Wasserlassen geht leichter, die Darmtätigkeit, der Kreislauf und der Stoffwechsel werden angeregt. Darüber hinaus fördert das Frühaufstehen das Wohlbefinden, hebt die Stimmung und hat keine Nachteile.

Spätestens 6 Stunden nach der Geburt steht die Wöchnerin das erste Mal kurz auf. Sie geht das erste Mal zum spontanen Urinlassen (in Begleitung einer Pflegekraft) auf die Toilette.

11.5.8 Entlassung aus der Klinik am Ende des klinischen Wochenbetts

Entlassungsuntersuchung
- Untersuchung der Brüste (stets zuerst!). Betrachtung der Warzen (Schrunden?) und der ganzen Brust (Rötung, Schwellung?), danach Betastung der Brust (Schmerzen? Umschriebener Schmerz an irgendeiner Stelle?).

- Bestimmung des Fundusstandes (S. 605) durch äußere Untersuchung.
- Betrachtung von Vulva und Damm bei den Wöchnerinnen mit Nähten nach Episiotomien und Dammrissen.

Eine vaginale Untersuchung wird nicht bei der routinemäßigen Entlassungsuntersuchung, sondern bei der Nachuntersuchung 6 Wochen später vorgenommen.

Beratung
- **Blutungen.** Bei der stillenden Frau kommt die erste Blutung nicht vor der **6. bis 8. Woche** (s. S. 611). Jede Blutung vorher ist keine „Regel" und sollte mittels Spekulumeinstellung und Ultraschalluntersuchung abgeklärt werden.
- **Brüste.** Die Wöchnerin ist darauf hinzuweisen, dass sie bei Schmerzen an der Brust, bei Schwellung oder (und) Rötung, besonders bei Temperaturanstieg (aber auch ohne diesen!) einen Arzt aufsuchen sollte.

Die **Brustentzündung im Wochenbett** (S. 635) ist eine sehr angreifende, langwierige und gefährliche Erkrankung, wenn nicht sofort, richtig und energisch gehandelt wird!

- Jede Temperatursteigerung über 38° C ist zu melden!
- Baden. Zunächst nur duschen!
- Neugeborenen-Basisuntersuchungen (U_2) am 3.–10. Lebenstag oder – wenn diese Untersuchung schon vor Entlassung aus der Klinik durchgeführt worden ist – Neugeborenen-Untersuchung (U_3) während der 4.–6. Lebenswoche durch die Kinderärztin/den Kinderarzt.
- Gespräch über das Kind und das Stillen (s. u.).
- Geschlechtsverkehr ab 2–3 Wochen post partum.
- Familienplanung. Hinweis auf den unsicheren empfängnisverhütenden Schutz des Stillens! Bei Bedarf und Wunsch kann die Wöchnerin über die verschiedenen Möglichkeiten der Kontrazeption im Wochenbett (Kondom, IUD, hormonelle Kontrazeption, Gestagenpille, Sterilisation) beraten werden.

11.5.9 Das Stillen

Die Brustmilch ist die natürliche und damit beste Ernährung für ein Neugeborenes. Sie hat eine Zusammensetzung an Eiweiß, Fett, Kohlenhydraten und Salzen, die auch mit der teuersten künstlichen Ernährung nicht erreicht werden kann.

Vorteile. Die Infektanfälligkeit der mit Muttermilch ernährten ist erheblich niedriger als die der künstlich ernährten Kinder, z. B. ist die Zahl von Darminfektionen, Dermatiden, Rhinitiden, chronisch-pulmonalen Infektionen und Allergien bei Brustkindern geringer. Brustkinder sind gegenüber vielen Krankheiten widerstandsfähiger als künstlich ernährte Kinder.

Neben diesen kurzfristigen Vorteilen wiesen Studien auf prägende Effekte hin und werden kontrovers diskutiert, ob Stillen einen protektiven Effekt gegen Übergewicht, Hyperlipidämie, Hypertension, Diabetes Typ2 und atopische Erkrankungen hat. Einige Studien fanden die Förderung des Stillens auf die neurokognitive Entwicklung der Kinder, andere fanden Zweifel an der Evidenz dieser Befunde.

Die protektiven Effekte der Muttermilch werden neben unspezifischen Abwehrfaktoren wie Lysozym oder Laktoferrin den in der Muttermilch vorhandenen Immunglobulinen, vor allem dem sekretorischen IgA zugeschrieben. Es wird schon im Kolostrum in großen Mengen ausgeschieden und verhindert durch Bindung das Eindringen von Antigenen und Mikroorganismen in die Darmwand des Neugeborenen.

Voraussetzung für das Stillen ist die Stillbereitschaft der Mutter, die in über 90 % vorhanden ist, wenn man die weitverbreiteten Bedenken und die fehlende Bereitschaft beseitigt. Geburtsmediziner, Hebammen und Kinderkrankenschwestern können viel zur Förderung des Stillwillens beitragen. Die beste Gelegenheit für die Stillpropaganda ist die Zeit des Anlegens.

Physiologie des Saugaktes. Das Kind erfasst die Brustwarze mit dem Kiefer und durch luftdichtes Umfassen des Warzenhofes mit den Lippen. Durch Senken des Unterkiefers entsteht ein Unterdruck in der Mundhöhle des Kindes, durch den die Brustwarze in die Mundhöhle gesaugt wird. Durch Heben der Zunge wird die Brustwarze zwischen Zunge und Gaumen ausgedrückt. Dieser Vorgang wird durch oxytocingesteuerten Milk-let-down-Reflex unterstützt.

Stilltechnik. Vorbedingungen für eine richtige Stilltechnik ist eine gute Anleitung durch Schwester, Hebamme, Laktationsberaterin, Ärztin/Arzt oder erfahrene Bekannte. Vor jedem Anlegen werden die Brustwarzen und Umgebung sowie die Hände mit Wasser gründlich gereinigt. Beim Halten des Kindes sollen es Mutter und Kind bequem haben (im Liegen oder Sitzen mit Unterstützung, sonst Rückenschmerzen). Besonders die Stillversuche in den ersten Tagen erfordern Geduld, bis der Säugling den ganzen Warzenhof mit dem Mund erfasst und kräftig saugt. Das Kind wird bei jeder Mahlzeit an beide Brüste nacheinander angelegt, wobei die zuerst angelegte Brust jeweils gewechselt wird. Diese wird dann leer getrunken, während die andere Brust meist nur teilweise entleert wird. Die Methode gewährt eine optimale Milchproduktion. Diese wird nicht nur durch die Entleerung der Brust stimuliert, sondern auch durch die Häufigkeit, mit der sie durch das Saugen des Kindes angeregt wird. Das Anlegen an nur einer Seite pro Mahlzeit führt selten zu ausreichender Milchproduktion. Die Hauptnahrungsmenge entnimmt das Kind aus der zuerst angelegten Brust, an der anderen Brust befriedigt es in der Hauptsache sein Saugbedürfnis und regt die Brüste zur Milchproduktion an.

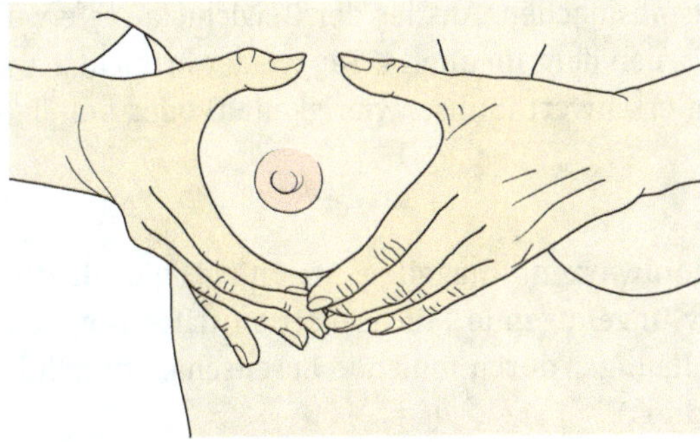

Abb. 11.9: Vorsichtige Massage der Brüste durch die Daumen oberhalb und die anderen Finger unterhalb der Brüste stimuliert den let-down effect.

Um wunde Brustwarzen zu verhindern, wird empfohlen, die Stillpositionen zu wechseln und somit die Mamille unterschiedlich zu beanspruchen. Verhütung von Schrunden = Verhütung der Mastitis!

Brustpflege. Zur Verhütung von Rhagaden empfiehlt es sich, die Warzen während des Wochenbettes an der Luft trocknen zu lassen.

Sollten Schrunden aufgetreten sein, so empfiehlt sich die Behandlung der Warzen mit Lanolin Salbe nach jedem Anlegen.

Die Brustentleerung mit der Hand (Abb. 11.9) empfinden manche Frauen als angenehmer und wirkungsvoller, da die Frau hierbei selbst den Druck auf die Brust und die Brustwarze kontrolliert.

Das erste Anlegen des Neugeborenen an die Brust der Mutter sollte möglichst noch im Geburtsraum innerhalb der ersten Stunde nach der Geburt erfolgen.

Stillen nach Bedarf (self demand feeding). Stillen ohne feste Anlegezeiten; das Rooming-in-System ermöglicht für Mutter und Kind ein gegenseitiges Beachten, Verstehen und Aufeinandereingehen. Dies bedeutet auch die jederzeitige Erfüllung des kindlichen Grundbedürfnisses nach Mutterkontakt und Nahrungszufuhr. Nach 4–6 Wochen pendelt sich das Kind spontan auf einen Tag-Nacht-Rhythmus ein, der etwa 5 Mahlzeiten in 4-stündigem Abstand und eine Nachtpause beinhaltet. Zu frühzeitiges Zufüttern stört die Entwicklung dieses spontanen Rhythmus und führt letztlich zum Rückgang der Milchsekretion.

Dauer des Stillens. Die Mutter soll ihr Kind mindestens 4–6 Monate stillen.

Gewicht des Neugeborenen. Regelmäßige Gewichtsabnahme in den ersten 3–5 Tagen, daher „physiologische Gewichtsabnahme". Ursache: Flüssigkeitsverlust durch Urin- und Stuhlentleerung sowie durch Atmung und Abdunstung. Die Gewichtsabnahme soll nicht mehr als 1/10 des Geburtsgewichts ausmachen. Anstieg der Gewichtskurve etwa ab 5. Tag. Das Geburtsgewicht wird zwischen dem 10. und 14. Tag wieder erreicht.

In einigen Fällen wird das Trinken erschwert (Stillschwierigkeiten) oder unmöglich gemacht (Stillhindernisse).

Stillschwierigkeiten

Vonseiten der Mutter. Flach- oder Hohlwarzen, Rhagaden, Mastitis, Hypogalaktie (Unergiebigkeit der Brüste, quantitativ ungenügende Milchsekretion tritt bisweilen konstitutionell auf, ist aber wesentlich häufiger durch fehlende Bereitschaft zum Stillen oder unsachgemäße Stilltechnik bedingt).

Der beste Reiz zur Milchbildung ist die völlige und regelmäßige Entleerung der Brust!

Schwierigkeiten beim Stillen infolge flacher oder sogenannter hohler Brustwarzen lassen sich mit Brusthütchen beheben (z. B. Dahlhausen Gentle Feed Brusthütchen).

Vonseiten des Kindes. Saug- oder Trinkschwäche, Schnupfen, angeborene Fehlbildungen (Lippen-, Kiefer- und Gaumenspalten).

Stillhindernisse (= Kontraindikationen zum Stillen)

Vonseiten der Mutter.
- HIV
- Chemotherapie
- Radiotherapie
- Offene Tuberkulose
- Phenylketonurie der Mutter, Galaktosämie, Drogenabhängigkeit, Mamma-Karzinom (in Therapie).

Keine Kontraindikation
- Hepatitis B (HBsAG positiv),
- Hepatitis C (niedrige Viruslast)
- Mamma-Karzinom im Remission.

Vonseiten des Kindes.

Praxishinweis. Echte Stillhindernisse sind eine Rarität.

Gerade für untergewichtige Kinder, aber auch für andere Neugeborene ist die Muttermilch aus oben dargestellten Gründen wichtig. Es ist also in jedem Fall zu prüfen, ob die Laktation durch Abpumpen nicht in Gang gehalten und die Milch dem Kind nicht mit der Flasche oder anderen Hilfsmaßnahmen (Magensonde u. a.) zugeführt werden kann.

Abstillen
- Primäres Abstillen. Hemmung der Laktation, bevor sie eingesetzt hat.
- Sekundäres Abstillen. Unterdrückung einer bestehenden Laktation.
- Physikalische Maßnahmen. Kalte Brustumschläge, Brüste hochbinden, wenig trinken lassen, keine Suppen, kein Obst, kräftig abführen. Die physikalischen Methoden sind häufig nicht sehr effektiv.
- Keine Einschränkung der Flüssigkeitszufuhr.
- Medikamentöse Maßnahmen. Zum medikamentösen Abstillen stehen heute die spezifischen Hemmer der Prolaktinsekretion Bromocriptin (Pravidel®) oder Lisurid (Dopergin®) oder Cabergolin (Dostinex®) zur Verfügung: 10–14 Tage 2 Tabl. Pravidel (2 × 5 mg) oder Dopergin (2 × 0,2 mg) pro Tag, Dostinex 1 × 2 Tabl. (1 × 1 mg) zum primären Abstillen. Bei dieser effektiven Therapie sind physikalische Abstillmaßnahmen nicht mehr nötig.
- Konservatives Abstillen Salbeitee/ Pfefferminztee.

Beim Abstillen kann es zu einer schmerzhaften Stauung in den Brustdrüsen kommen. Zur Linderung der Beschwerden wird in diesen Tagen das Auflegen von Eisblasen – sonst keine weitere Zusatzbehandlung – empfohlen.

Praxishinweis. Nach Fehlgeburten höherer Schwangerschaftsmonate (jenseits der 12. Schwangerschaftswoche) sollte primär abgestillt werden, da es bei etwa 75 % zu einem schmerzhaften Milchbildung.

Literatur

ACOG educational bulletin No. 258. Breastfeeding: Maternal and infant aspects. Int J Obstet Gynecol. 2001;74:217.

ACOG Committee Opinion, Number 820. Breastfeeding Challenges. Obstet Gynecol. 2021;137(2):e42–e53.

Henrich W, Wagner J, Dudenhausen JW. Bakterielle Keimbesiedelung des Uterus im Wochenbett. Geburtsh Frauenheilk. 1993;53:568.

Kearney R, Cutner A. Postpartum voiding dysfunction. The Obstetrician Gynaecologist. 2008;10:71–74.

Kramer MS. "Breast is best": The evidence. Early Hum Dev. 2010;86:729–32.

Paulus W. Krank in Schwangerschaft und Stillzeit. Welche Medikamente dürfen Sie verschreiben? MMW. 2005;147:1.

Reynolds A. Breastfeeding and brain development. Ped Clin N Am. 2001;48:159.

Schäfer C, Spielmann H, Vetter K. Arzneiverordnung in der Schwangerschaft und Stillzeit. 7. Aufl. Urban & Fischer, München 2006.

12 Das pathologische Wochenbett

12.1 Puerperalfieber = Kindbett- oder Wochenbettfieber

Definition. Fieberhafter Krankheitsprozess im Wochenbett, der durch Eindringen von pathogenen Bakterien in eine der Geburtswunden (Plazentahaftstelle, Verletzungen des unteren Uterinsegments, des Zervikalkanals, der Scheide, der Vulva. Scheiden-, Dammriss- und Episiotomiewunden bedeuten Rieseneintrittspforten für Bakterien) entstanden ist.

Die Frage, ob ein fieberhafter Prozess im Wochenbett als Puerperalfieber zu bezeichnen ist oder nicht, hängt also keineswegs etwa von dem Schweregrad des Zustandes ab. Von Puerperalfieber muss immer dann gesprochen werden, wenn es sich um eine Infektion handelt, die von den **Geburtswunden** ausgeht. Alle anderen durch Infektion im Wochenbett auftretenden Krankheitsprozesse extragenitalen Ursprungs, z. B. die Mastitis puerperalis, die Zystitis, die Pyelonephritis sowie interkurrente Krankheiten wie Pneumonie, Angina usw. fallen unter die Rubrik „Fieber im Wochenbett" und dürfen nicht als „Puerperalfieber" bezeichnet werden.

Mikrobiologie. Erreger des Puerperalfiebers: Aerobe Keime wie Escherichia coli, Proteus, Klebsiellen, Pseudomonas, Streptokokken der Gruppe A und B, Staphylokokken. Anaerobe Keime wie Bacteroides, Clostridien, Peptostreptokokken. Bei den puerperalen Infektionen handelt es sich fast immer um eine Mischinfektion.

Die besonders schwer verlaufende Wochenbettinfektion wird häufig von Streptokokken der Gruppe A hervorgerufen. Diese grampositiven Bakterien lagern sich zu langen Ketten zusammen, ein Umstand, der ihnen den Namen gab. Lancefield hat nach biochemischen Merkmalen der Zellwand 22 Gruppen unterteilt. Teilweise produzieren die Streptokokken Exotoxine, die zellschädigend, kardiotoxisch und letal wirksam sein können.

Infektionsweg
- **Exogene Infektion** = Fremdinfektion = Infektion mit exogenen Keimen. Das heißt: Die Keime werden bei einer vaginalen Untersuchung oder einem Eingriff unter der Geburt oder im Wochenbett in die Geburtswege der Frau gebracht.
- **Endogene Infektion** = Infektion mit endogenen Keimen = Infektion mit Keimen, die bereits an der Vulva, in der Scheide oder an anderen Teilen des Körpers der Frau vorhanden sind, entweder als
- **Spontaninfektion** = Spontan aszendierende Infektion: Die endogenen Keime der Frau dringen ohne Berührung der Gebärenden oder Wöchnerin in die oberen zunächst keimfreien Abschnitte des Geburtskanals ein.
- **Artifizielle endogene Infektionen.** Die endogenen Keime der Frau werden bei der vaginalen Untersuchung, Austastung der Gebärmutterhöhle, geburtshilflicher Operation mit Instrumenten in die Gebärmutterhöhle verschleppt.

© 2026 Walter de Gruyter GmbH, Berlin | https://doi.org/10.1515/9783111201559-012

Geschichtliches

Solange Kinder geboren werden, gibt es mit großer Wahrscheinlichkeit auch schon Kindbettfieber. Viele der ältesten Schriftsteller (Hippokrates, Galen u. a.) erwähnen es. Als mörderische Seuche trat das Kindbettfieber aber erst seit Errichtung der Gebärhäuser und der Unterrichtung von Studenten am Gebärbett auf. Die ältesten Berichte über das Auftreten des Kindbettfiebers als schwerste Endemie stammen aus dem Hôtel Dieu in Paris, dem ältesten Gebärhaus der Welt.

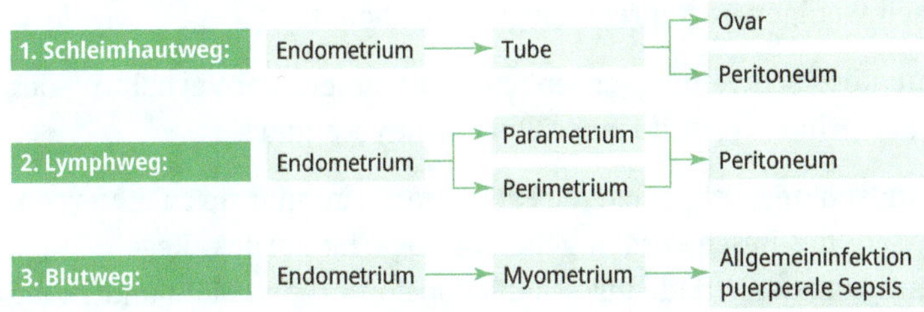

Abb. 12.1: Ausbreitungswege der puerperalen Infektion.

Der Mann, dem das unsterbliche Verdienst gebührt, das Wesen des Kindbettfiebers richtig erkannt und damit den Weg zu seiner Verhütung gewiesen zu haben, ist Ignaz Philip Semmelweis (1.7.1818 bis 13.8.1865). Semmelweis lehrte und bewies als Erster, dass das Kindbettfieber, wie wir es heute ausdrücken, durch Infektion übertragen wird. Er forderte auch schon die Isolierung infizierter Wöchnerinnen. Die von Semmelweis angegebenen Chlorwaschungen der Hände und Instrumente hatten eine Verminderung der Müttersterblichkeit von 11,4 auf 1,27 % zur Folge. Bei den damaligen Autoritäten (Scanzoni, von Siebold, Simson u. a.), an die er sich mit „Offenen Briefen" (1861) wandte, fand er allerdings fast nur Ablehnung. – Hauptschrift: „Die Ätiologie, der Begriff und die Prophylaxis des Kindbettfiebers" (1861). Erst nachdem die bakteriologischen Untersuchungen von Lister und Pasteur die Richtigkeit der Semmelweisschen Lehre bewiesen hatten, wurde ihr die gebührende Anerkennung in der ganzen Welt zuteil.

Klinik

Ausbreitungswege der puerperalen Infektion

- **Lokale Infektion.** Die Infektion bleibt auf die Geburtswunde beschränkt, die Infektion breitet sich nicht weiter aus = lokal begrenzte Infektion im Wochenbett.
- **Ausgebreitete Infektion.** Die Infektion bleibt nicht auf eine der Geburtswunden beschränkt. Von der befallenen Wunde, meist der Plazentahaftstelle, wandern die Bakterien auf verschiedenen Wegen weiter in den Organismus. Je nach dem Wege, den die fortschreitende Infektion dabei nimmt, unterscheidet man drei Wege der puerperalen Infektion (Abb. 12.1).

12.1.1 Lokal begrenzte Infektionen im Wochenbett

12.1.1.1 Infizierte Geburtswunde

Definition. Infektion einer Geburtswunde, z. B. eines genähten Dammrisses, ödematöse Schwellung, Rötung der Wundränder, Eröffnung der Naht, klaffende Wunde. Wundflächen mit typischem schmierigen, grünlich-schmutzig-grauen Belag.

Infizierte Wunden an diesen Stellen bekommt man heute verhältnismäßig selten zu sehen. Sowohl die kleinen Einrisse als auch die genähten Dammrisse und Episiotomiewunden pflegen nach wenigen Tagen reaktionslos abzuheilen.

Symptome. Vulva ödematöse Schwellung, erhebliche Schmerzen. Bei Verhaltung des Wundsekretes Temperaturerhöhung und Fieber, Puls nicht verändert.

Therapie. Zunächst Wundspülung. Schneiden die Fäden stark ein, sind sie zu entfernen. Das Sekret kann abfließen, die Beschwerden gehen schlagartig zurück. Regelmäßige Wundspülung. Nach Reinigung der Wunde mit granulationsfördernden Maßnahmen die Sekundärheilung abwarten. Bei großen klaffenden Damm- und Scheidenwunden ist die Sekundärnaht zu empfehlen.

12.1.1.2 Endometritis puerperalis

Definition. Infektion der Plazentahaftstelle und des Endometriums. Die Infektion betrifft oft auch die oberen Muskelschichten. Die „Endometritis" puerperalis ist dann meist eine Endo**myo**metritis puerperalis.

Klinik. Subfebrile Temperaturen ohne Störung des Allgemeinbefindens. Lochien übelriechend. Subinvolutio uteri (relativ groß und weich, der Fundus höher als es dem Wochenbettstag entspricht). Betastet man den Uterus von den Bauchdecken aus, so gibt die Frau häufig einen Druckschmerz an den Uteruskanten an = „Kantenschmerz". Leichte Blutungen.

> **Praxishinweis.** Bei Wöchnerinnen mit subfebrilen Temperaturen soll man stets eine Endometritis annehmen und sie entsprechend behandeln.

Bei dieser leichten Form der Endometritis findet sich meist eine Stauung des Wochenbettflusses, meist zwischen dem 4. und 7. Wochenbettstag = Lochialstauung. Die Stauung kommt mechanisch dadurch zustande, dass der innere Muttermund durch Blutkoagel verlegt wird. Man muss aber auch daran denken, dass der Gebärmutterhals durch eine volle Blase, das gefüllte Rektum oder eine Retroflexio uteri abgeknickt sein kann. Hauptkennzeichen: Es werden zu wenig und dabei sehr übelriechende oder gar keine Lochien ausgeschieden. Die Wöchnerinnen klagen dann über einen charakteristischen Stirnkopfschmerz und etwas gestörtes Allgemeinbefinden.

Symptome der Endometritis puerperalis
- subfebrile Temperaturen,
- übelriechende Lochien, oft Lochialstauung,
- Subinvolutio uteri (großer, weicher Uterus), Uterus druckschmerzhaft, bes. „Kantenschmerz",
- nicht selten leichte Blutungen.

Therapie. Kontraktionsmittel (z. B. Oxytocin i. v.), evtl. dazu ein Spasmolytikum, um den Zervikalkanal weit zu stellen (Buscopan-, Spasmo-Cibalgin-comp.-Supp.). Gabe eines Breitspektrum-Antibiotikums (Ampicillin/Sulbactam, Cephalosporin).
Wöchnerinnen mit Endometritis möglichst wenig belasten.

Prognose. Meist gutartig.

Praxishinweis. Jede lokal begrenzte Wochenbettinfektion kann eine Etappe auf dem Wege zur Puerperalsepsis sein!

Abhängig von
- Der Angriffskraft (Virulenz) der Bakterien.
- Der allgemeinen Abwehrkraft des befallenen Organismus. Langdauernde Geburten (= über 18 Std.!), hoher Blutverlust und operative Eingriffe erhöhen die Infektionsgefahr erheblich, weil sie eine Erschöpfung der Wöchnerin und eine Herabsetzung der allgemeinen Abwehrkraft zur Folge haben.
- Dem Zeitpunkt der Infektion. Kommt es bei einer spontan ablaufenden Geburt nach dem Blasensprung zu einer Aszension von infektiösen Keimen aus der Scheide, so dauert es häufig etwa 3 Tage, bis das Cavum uteri mit diesen Keimen besiedelt ist.

12.1.2 Ausgebreitete Infektion im Wochenbett

12.1.2.1 Schleimhautweg = Puerperale Adnexitis

Definition. Infektion einer oder beider Tuben, aufsteigend von einer Endometritis (Abb. 12.2).

Formen
- **Endosalpingitis.** Leichteste Form, Entzündung der Tubenschleimhaut. Bei stärker werdender Eiterung Zerstörung des Schleimhautepithels und Faltenverklebungen. Greift die Entzündung auf die Muscularis und die Serosa der Tube über, so schwillt die Tube an und wird allmählich starr.
- **Pyosalpinx puerperalis.** Das Fimbrienende verklebt meist, und das mit pathogenen Keimen beladene Sekret kann nicht in die Bauchhöhle abfließen.

– **Beckenbauchfellentzündung = Pelveoperitonitis.** Bei massiver Infektion mit hochvirulenten Keimen fließt der Eiter mit den pathogenen Keimen durch die Tube auf das Bauchfell, ehe es zum Verschluss des abdominalen Tubenendes gekommen ist. Eine lokal begrenzte Bauchfellentzündung ist die Folge. Zur Entwicklung einer **diffusen** Peritonitis kommt es unter diesen Umständen nur sehr selten. Eine Pelveoperitonitis kann aber auch dadurch entstehen, dass die pathogenen Keime einer Pyosalpinx die Tubenwand durchwandern, oder dass eine Pyosalpinx platzt.

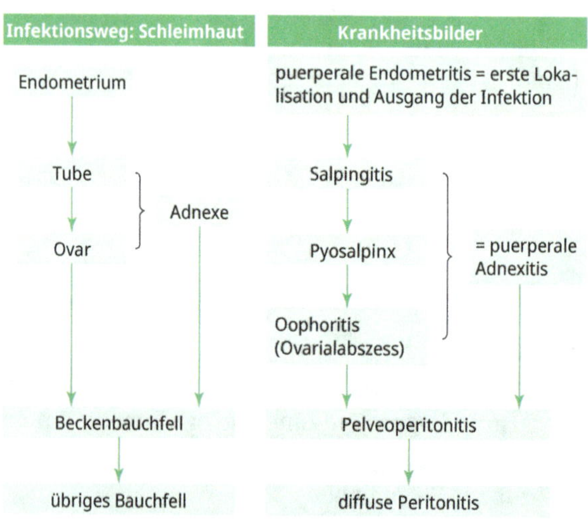

Abb. 12.2: Ausbreitung der Infektion auf dem Schleimhautweg.

– **Ovarialabszess.** Bei schweren und langdauernden Prozessen greift die Entzündung in seltenen Fällen auch auf das mit der Tube meist breit verklebte Ovar über. Ein Ovarialabszess verschlechtert die Prognose erheblich: Er kann platzen, und es kommt dann zu einer diffusen Peritonitis.

Symptome. Ziehende und stechende Schmerzen meist zunächst auf einer Seite. Nicht selten beim Aufsteigen der Infektion in die Tube plötzlicher Fieberanstieg. Im akuten Stadium stärkste Schmerzen im ganzen Unterbauch, jede Berührung des Bauches schmerzhaft. Die vaginale Untersuchung ist häufig daher nicht möglich. Brechreiz, Erbrechen, Nachlassen der Darmperistaltik, verhaltene Winde, Meteorismus, aufgetriebener Leib sind peritoneale Symptome.

Prognose. Stets mit Vorsicht zu stellen. Hängt davon ab, ob die Tuben allein ergriffen oder ob Pelveoperitonitis oder diffuse Peritonitis mit ergriffen werden oder nicht.

Therapie. Klinikaufnahme. **Medikamentös** sofort (nach bakteriologischem Abstrich aus der Cervix bzw. Cavum uteri und ggf. Blutkulturen und ggf. Urin PCR Chlamydien) Ampicillin/Sulbactam 3 g i. v. q6h Alternative: Cefuroxim 1.5 g i. v. q8h (oder Ceftriaxon 2 g i. v. q24h) + Metronidazol 500 mg i. v.q8h oder 400 mg p. o. q6h. Bei Nachweis von Streptokokken Anpassung der antibiotischen Therapie: Penicillin G 5 Mio IE i. v. 4–6 × tgl.

12.1.2.2 Blutweg = Puerperalsepsis

Definition. Eine Sepsis wird als Kontinuum von Infektion und Bakteriämie zur Sepsis und septischen Schock bis hin zu Multiorganversagen bezeichnet. Septische Infektionen können in Verbindung mit Fehlgeburt oder Geburt auftreten.

Die **Sepsis** wird als eine lebensbedrohliche Organdysfunktion, hervorgerufen durch die inadäquate systemische Reaktion des Organismus auf die Infektion verstanden, mit folgenden Manifestationen (zwei oder mehr der folgenden Symptome müssen erfüllt sein) (American College of Chest Physicians, Society of Critical Care Medicine) einhergehen:

- Körpertemperatur > 38° C oder < 36° C
- Pulsfrequenz > 90 Schläge/Min
- Atemfrequenz > 20 Atemzüge/Min. oder $PaCO_2$ < 32 mmHg
- Leukozyten > 12000/mm³ oder < 4000/mm³
- Nachweis der Infektion erforderlich
- ggf. Vigilanzminderung.

Bei der **schweren Sepsis** treten Organdysfunktionen hinzu (Organhypoperfusionen, Hypotension, Laktatazidose, Oligurie), beim **septischen Schock** besteht trotz Volumensubstitution eine Hypotension ($RR_{syst.}$ < 90 mmHg). Zur frühen Diagnose der Sepsis kann auch der qSOFA oder NEWS Score verwendet werden.

Pathophysiologie der Puerperalsepsis: die Eintrittspforte, der primäre Sepsisherd, die sekundären Sepsisherde = die metastatische Keimabsiedelung.

Für die Puerperalsepsis gilt:

Eintrittspforte kann jede Geburtswunde sein. Die weitaus häufigste Eintrittspforte ist die Plazentahaftstelle, hier besonders eine Endometritis mit schwerem Krankheitsbild und septischen Temperaturen (= septische Endometritis). Auftreten septischer Temperaturen und das schwerkranke Aussehen der Patientin zeigen, dass die Bakterien den Schutzwall durchbrochen haben.

Bei der besonders schwer verlaufenden Streptokokken-A-Puerperalsepsis, die in 1/3 aller Fälle zum Toxic Shock Syndrome führen kann, kommt es infolge des raschen Verlaufes und des massiven Befalls vieler Organe zum Organversagen und zum Tod, ehe sich sekundäre Sepsisherde ausprägen. **Überträger der A Streptokokken ist nicht selten ein an Scharlach erkranktes Kind oder Angehöriger in der Familie.**

Klinik. Moderates bis hohes Fieber (über 39° C),
– Fulminanter Krankheitsverlauf innerhalb von 24–72 h post partum möglich
– auch in Form eines hohen remittierenden Fiebers mit täglich 1–2 und mehr Schüttelfrösten über Wochen (früher als pyämischer Fiebertyp bezeichnet) oder
– in Form einer mehr oder weniger als Continua verlaufenden Fieberkurve (seltener) ohne oder mit nur gelegentlichen Schüttelfrösten (früher als septischer Fiebertyp i.e.S. bezeichnet).
– Uncharakteristischer Verlauf der Fieberkurve. Intermittierendes und remittierendes Fieber kann in eine Continua übergehen.

Allgemeinerscheinungen. Das subjektive Wohlbefinden und das rosige Aussehen der Wöchnerin sowie nichtsteroidale Analgetika können das Fieber senken und die schwerwiegende und lebensbedrohliche Diagnose verschleiern. Zyanotisches Hautkolorit sowie starke Wundschmerzen, dunkle Verfärbung einer Sectio- bzw. Episiotomie bzw. Dammrissnaht mit oder ohne Blasenbildung können bereits späte Zeichen einer, häufig letalen nekrotisierenden Fasziitis sein.

Blutbild. Es besteht je nach Schwere des Falles häufig eine zunehmende hochgradige Leukozytose von 20–30.000 Leukozyten/cm^3 und eine starke Linksverschiebung sowie häufig eine Anämie mit Hb-Werten unter 9 g%. Auffallend sind sehr hohe CRP Werte. Manchmal ist im Frühstadium eine Leukopenie zu beobachten.

Prognose. Auch heute noch eine beträchtliche Letalität, die Angaben schwanken je nach Erreger zwischen 20 und 50 %.

Komplikationen. Gerinnungsstörung. Ein Frühsymptom der durch die Puerperalsepsis bedingten Gerinnungsstörung kann in manchen Fällen das Absinken der Thrombozytenzahl sein. Man erklärt sich diesen Thrombozytenabfall folgendermaßen: Das vor allem von gramnegativen Keimen freigesetzte Endotoxin schädigt die Gefäßendothelzellen. An diesen Stellen der Gefäßwand werden die Thrombozyten durch Adhäsion „verbraucht". Neben dem Abfall der Thrombozyten sind einige Gerinnungsfaktoren in erhöhter Konzentration im Plasma vorhanden, die zu einer Neigung zur verstärkten Gerinnung führen (Hyperkoagulabilität). Außerdem führt das Endotoxin zur Freisetzung von Gewebethrombokinasen aus Monozyten. Und so kann es zur Präzipitation von Fibrin und damit zur Mikrothrombosierung in der Kapillarperipherie kommen, vor allem in Nieren und Lunge (disseminierte intravaskuläre Gerinnung). Wenn dabei der Verbrauch an Gerinnungsfaktoren die Resynthesekapazität übersteigt, kommt es zum Mangel an Gerinnungsfaktoren, der Verbrauchskoagulopathie. Zum septischen Geschehen treten dann noch schwere Blutungskomplikationen auf.

Therapie. Bei diesem schweren Krankheitsbild ist die interdisziplinäre Zusammenarbeit des Geburtshelfers mit Intensivmedizinern und Mikrobiologen erforderlich.

- **Intensivstationäre Überwachung** mit regelmäßiger Kontrolle von Körpertemperatur, Atmung, Blutdruck, Urinausscheidung und Urimeter; Laboruntersuchungen (Blutbild, Blutgase, Elektrolyte, Kreatinin, Harnstoff, Fibrinogen, Thrombozyten, Blutgerinnung u. a.).
- **Venöse Infusionsmöglichkeiten,** möglichst zentraler Katheter – auch zur Messung des zentralvenösen Druckes (ZVD).
- bei deutlicher **respiratorischer Insuffizienz** (z. B. kapillärer Po_2 bei Raumluftatmung < 60 mmHg) Intubation und Beatmung mit positiv endexspiratorischem Druck (PEEP) von 4–10 cm H_2O.
- **Antibiotische Therapie.** Die frühzeitig begonnene Antibiotikatherapie ist die wichtigste Behandlung gegen die Puerperalsepsis.

Praxishinweis. Je eher die Antibiotikatherapie bei Frühsymptomen (Fieber!) beginnt, desto besser ist der Behandlungserfolg!

- Vor Therapiebeginn Blutkulturen und bakteriologischer Abstrich aus der Cervix bzw. dem Cavum uteri
- Kalkulierte Therapie Piperacillin/Tazobactam 4,5 g i. v. q6h + Clindamycin 900 mg i. v. q8h; Alternative: Meropenem 1 g i. v. q6h + Clindamycin 900 mg i. v. q8h
- Bei einem Nachweis von Streptokokken Anpassung der antibiotischen Therapie auf Penicillin G 5 Mio. IE i. v. 5 × tgl. + Clindamycin 900 mg i. v. q8h, Alternative: Ceftriaxon 2 g i. v. q24h + Clindamycin 900 mg i. v. q8h (die Empfehlung zur Kombination mit Clindamycin bezieht sich auf invasive Infektionen mit V. a. S. pyogenes, da hier Clindamycin als Proteinsyntheseinhibitor die Produktion von potenziell letalen Exotoxinen hemmt; alternativ kann hierfür auch Linezolid eingesetzt werden)

- **Chirurgische Therapie.** Indikationsstellung und Zeitpunkt von operativen Maßnahmen wie Laparotomie und Hysterektomie zur Entfernung des bakteriellen Infektionsherdes haben sich in den letzten Jahrzehnten gewandelt; teilweise ist die Meinung hierzu auch heute noch nicht einheitlich. Je nach Infektionsherd sollte eine operative Therapie interdisziplinär und mit Hilfe von Bildgebung evaluiert werden. Ist bei schwerem Krankheitsbild etwa 6 Stunden nach Therapiebeginn keine Besserung der Schocksymptomatik zu verzeichnen, muss die Hysterektomie erwogen werden.

Der Entschluss zur Hysterektomie ist – vor allem bei jungen Wöchnerinnen ohne abgeschlossene Familienplanung – schwerwiegend. Es bestehen keine allgemein verbindlichen Richtlinien zur Indikationsstellung. Die Indikation zum Eingriff ergibt sich aus dem klinischen Verlauf, der interdisziplinären Beratung und der Verantwortung sowie Erfahrung des behandelnden Geburtsmediziners.

12.1.2.3 Puerperale (diffuse) Peritonitis

Definition. Entzündung des Bauchfells im Wochenbett.

Symptome. Das auffallendste Symptom jeder Peritonitis ist die außergewöhnliche Schmerzhaftigkeit des ganzen Bauches, die Empfindlichkeit gegen jede Berührung und Erschütterung, der Druck- und Loslassschmerz. Es kommt anschließend schnell zu einer unwillkürlichen, reflektorischen Abwehrspannung der vorderen und seitlichen Bauchmuskeln = Défense musculaire = Bauchdeckenspannung, die sich zum brettharten Abdomen steigern kann (durch die Anspannung der Muskulatur werden Verschiebungen der Serosa verhindert). Sobald die Serosa der Darmschlingen infiziert und entzündet wird (meist zunächst im unteren Teil der Bauchhöhle), kommt es zur Lähmung dieser Schlingen (= paralytischer Ileus, toxisch bedingte Funktionslähmung). Folge: Verhaltung von Stuhl und Winden, Totenstille im Bauch, auch mit dem Stethoskop sind keine Darmgeräusche mehr zu hören. Weitere Folge: Gärung des gestauten Darminhalts im paralytischen Darm, führt zu Meteorismus → aufgetriebenem Leib, Antiperistaltik der von der Infektion noch nicht erfassten Darmschlingen im oberen Bauchraum, zu Aufstoßen (Singultus), Brechreiz und Erbrechen.

Bei der puerperalen Peritonitis diffusa bestehen im Anfang nicht selten Durchfälle bei leichtem Meteorismus.

Allgemeinsymptome. Tachykardie, Fieber (oft nicht hoch), schweres subjektives Krankheitsgefühl.

Diagnostik: Klinische Untersuchung, Labor, Ultraschall, CT

Therapie. Laparoskopie, ggf. (Re-) Laparotomie und Exploration des Situs. Peritoneale Lavage mit Kochsalz Lösung oder Spühllösungen, interdisziplinäre Betreuung, intensivmedizinische Überwachung.

12.2 Blutungen im Wochenbett

Ursachen (häufig)
- Im Uterus zurückgebliebene Plazentareste bzw. -polypen,
- Endometritis puerperalis verursachen zwei Drittel aller Blutungen im Wochenbett,
- sog. funktionelle Ursachen ein Drittel aller Blutungen im Wochenbett,
- geburtstraumatische Blutungen im Wochenbett sind selten.

Andere seltene Ursachen:
Blutgerinnungsstörung, arteriovenöse Malformation, Chorionkarzinom

12.2.1 Plazentarest

Definition. Ein Plazentaanteil, das nach unvollständiger Geburt der Plazenta in der Uterushöhle zurückgeblieben ist (Abb. 12.3).

Klinik. Blutung ex utero. Nicht geschlossene, mehr oder weniger weit geöffnete Zervix. Größere Polypen regen Kontraktionen an. Dabei wird der untere Pol in den Zervikalkanal hineingetrieben, eröffnet, der untere Pol des Polypen ist zu tasten und nach Einsetzen von Spekula meist zu sehen.

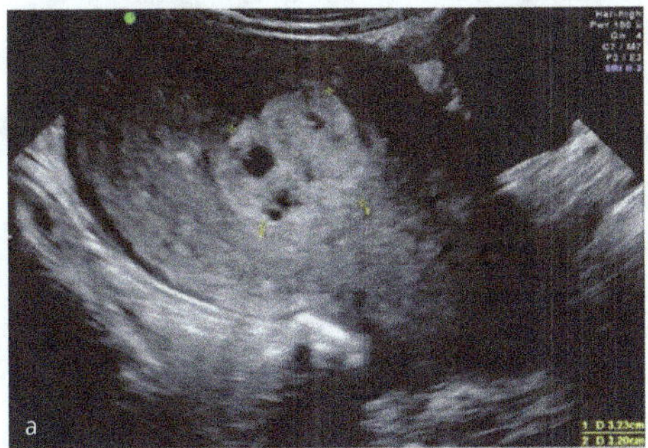

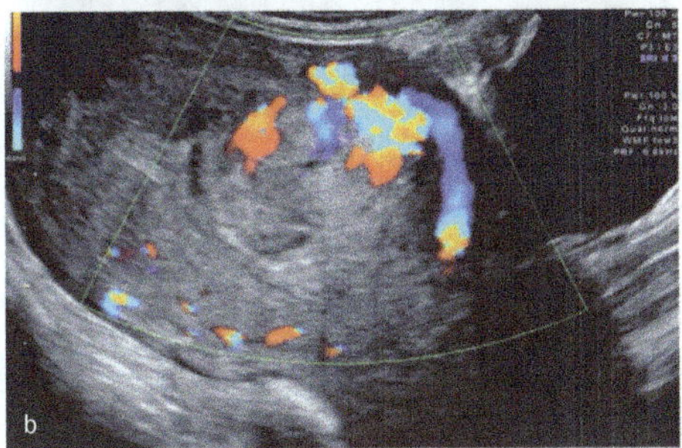

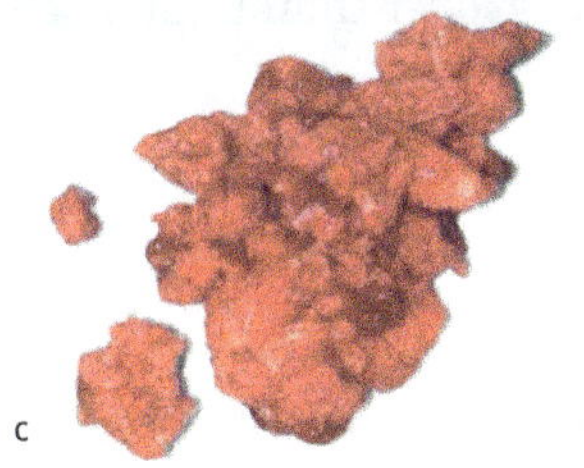

Abb. 12.3: a) Transabdominalsonographischer Nachweis eines Plazentarestes drei Wochen postpartum als B-Bild, b) Farbdopplersonographische Darstellung des durchbluteten Areals im Plazentarest, c) makroskopisches Korrelat nach Curettage.

Blutung bei Plazentarest im Wochenbett

- Ende der ersten oder im Verlauf der zweiten Woche,
- kommt meist unverhofft und ist gelegentlich überregelstark,
- Wehenmittel stillen die Blutung nur vorübergehend oder gar nicht.

Starke Blutungen im Wochenbett werden fast immer durch einen Plazentarest hervorgerufen.

Komplikationen. Infektion des Plazentarestes, des umgebenden Endometriums und der darunter liegenden Muskelsubstanz (umschriebene Endo-Myometritis). Auch die Gefäßthromben in diesem Bereich werden infiziert.

Therapie. Entfernung des Plazentarestes unter Antibiotikaschutz und sonographischer Sicht.

> **Praxishinweis.** Jeder Plazentarest kann eine Endomyometritis verursachen. In keinem Zustand in der Geburtshilfe ist die Uteruswand leichter perforierbar als bei einer Endomyometritis.

Auch ist das Entstehen eines Asherman-Syndroms durch die Entfernung der basalen Schicht des Endometriums durch die Curettage im Wochenbett beschrieben worden.

Jeder Plazentarest muss ausnahmslos histologisch untersucht werden, besonders auch deswegen, weil differenzialdiagnostisch ein Trophoblasttumor in Frage kommt.

Als medikamentöse alternative Behandlung ist heute die Misoprostol (**Cytotec**®, off label use Aufklärung) Gabe angezeigt. Dadurch kann möglicherweise ein operativer Eingriff mir allen Risiken vermieden werden, allerdings müssen sonographische und β-HCG-Kontrollen vereinbart werden.

Prophylaxe. Sorgfältige Kontrolle der Plazenta unmittelbar nach der Geburt.

12.2.2 Geburtstraumatische Blutungen im Wochenbett

Es kommt in seltenen Fällen vor, dass Risswunden unter der Geburt bzw. im Anschluss an die Geburt nicht erkannt werden, weil aus irgendeinem Grunde eine äußere oder innere Blutung nicht deutlich in Erscheinung trat. Die Hauptrolle spielen dabei nicht erkannte Zervixrisse, die stille Uterusruptur, infra- oder supralevatorische Blutungsquellen.

12.3 Symphysenschaden

Vorbemerkung. Die Verbindungen des Beckenringes (Abb. 12.4), also der Symphysenknorpel und die Iliosakralgelenke, stellen eine funktionelle Einheit dar. In der prägraviden Phase des Zyklus, besonders aber in der Schwangerschaft machen sie eine vorwiegend durch Östrogene bedingte Auflockerung durch, sie werden beweglicher = physiologische Beckenauflockerung. Der Symphysenspalt erweitert sich im Laufe der Schwangerschaft auf bis zu 7–10 mm. Trotz dieser physiologischen Weitstellung des mütterlichen Beckenringes kommt es gar nicht selten schon in der Schwangerschaft, insbesondere aber unter der Geburt zu Läsionen dieser Becken„gelenke", besonders der Symphyse. Die Läsionen, die als Beckenringlockerung (Abb. 12.5) bezeichnet wurden, stellen, sofern sie einen gewissen Grad erreicht haben, ein charakteristisches Krankheitsbild dar.

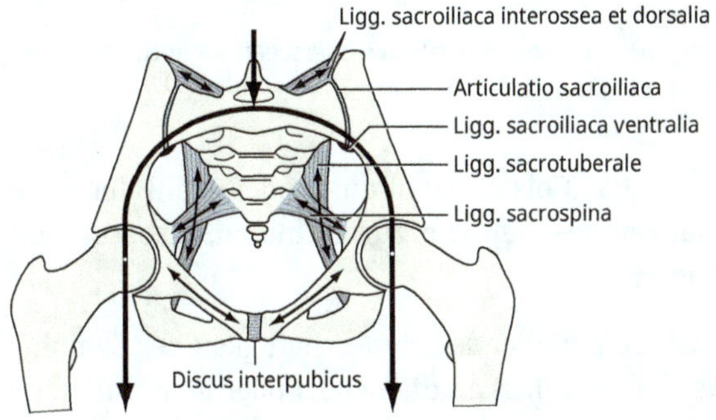

Abb. 12.4: Das Becken als statische Konstruktion. Frontalabschnitt in der Hüftgelenksebene. Fortleitung der Rumpflast auf die Femurköpfe. Zug- und Druckbelastung der Symphyse. Zugkräfte an den Bändern. Halbschematisch.

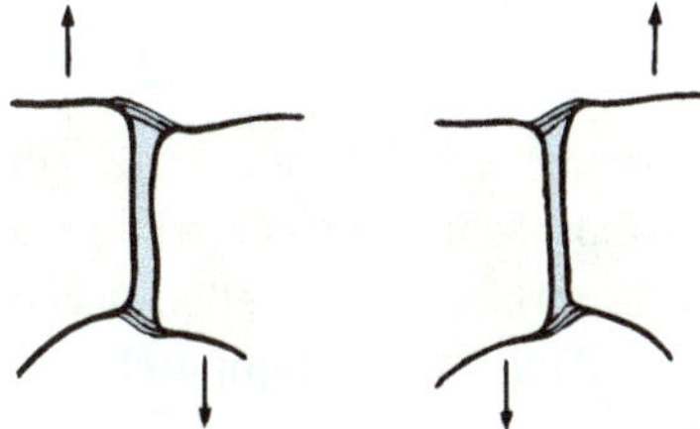

Abb. 12.5: Beckenringlockerung. Ungleicher Symphysenstand beim Wechsel des Standbeins.

Definition. Belastungsabhängige Schmerzen im Bereich der Symphysenfuge, Symphysenruptur, von einer Erweiterung der Symphysenfuge bis zur Dislokation der Schambeinäste (= Symphysenzerreißung Abb. 12.6) reichend.

Ursachen. Die **Symphysenruptur** wird fast immer durch ein schweres Geburtstrauma (Missverhältnis, schwere Zangenentbindung) verursacht. Schwere Geburtstraumen sind heute sehr selten. Dementsprechend sind Symphysenrupturen selten. Die Symphysenruptur wird heute dem sehr viel häufigeren Symphysenschaden geringeren Grades, kurz als „Symphysenschaden" bezeichnet, gegenübergestellt. Der Symphysenschaden, der zwar auch traumatisch bedingt sein kann (Überdehnung, kleinere Einrisse u. a.), hat in den weitaus meisten Fällen eine funktionelle Ursache.

Der im Zusammenhang mit einer Geburt auftretende Symphysenschaden findet sich auffallenderweise vorwiegend bei ganz spontan abgelaufenen Geburten. Nur in 10 % der Fälle kann man beim Symphysenschaden gewisse Geburtsschwierigkeiten nachweisen. Somit sind 90 % der Symphysenschäden funktionell bedingt. Die funktionellen Schäden der Symphyse bieten mehr oder weniger dasselbe eindrucksvolle Krankheitsbild wie die traumatische Schädigung.

Praxishinweis. Ein Symphysenschaden kann sowohl schon in der Schwangerschaft als auch während der Geburt oder erst im Wochenbett in Erscheinung treten.

Häufigkeit. Es werden Inzidenzen von 1:300 bis 1:30.000 angegeben; Zahl der Symphysenschäden hat in den letzten Jahren anscheinend zugenommen, insbesondere spontan entstandene Symphysenschäden.

Symptome. Das häufigste Symptom ist die auffallende Schmerzhaftigkeit der Symphysengegend, über die meist unmittelbar im Anschluss an die Geburt oder in den allerersten Wochenbettstagen geklagt wird. Der Symphysenschmerz verstärkt sich bei Bewegungen, beim Aufstehen, besonders bei schwerem Heben und Tragen. Die Schmerzen strahlen oft in die Oberschenkel und in das Kreuzbein aus.

Praxishinweis. Unklare Unterleibsschmerzen, die in die Oberschenkel oder ins Kreuzbein ausstrahlen, weisen auf einen Symphysenschaden hin.

Bei Druck auf die Symphysengegend wird an einer ganz umschriebenen Stelle ein Schmerz angegeben. Das gleiche gilt meist auch für die Iliosakralfugen. Oft geben die Patientinnen an, sich im Bett nicht drehen zu können. In ausgeprägten Fällen liegen die Beine abduziert und nach außen rotiert. In schweren Fällen treten Gehbeschwerden auf: Watschelgang bis zur völligen Gehunfähigkeit.

Nicht selten Schwellung mit möglicher Hämatombildung im Bereich der Symphyse. Vaginale Untersuchung, retrosymphysäres Hämatom als kissenartige Verdickung hinter der Symphyse. Oft Temperatur und Fieber. Sonographische Untersuchung (Messung der Symphysenfuge) oder Röntgenuntersuchung. Erweiterter Symphysenspalt und Dislokation der Schambeinäste (Stufenbildung) sind charakteristische Befunde. Jedoch spricht ein normaler oder sogar enger Schambeinstand nicht gegen die Diagnose Symphysenschaden. Verminderte und vergrößerte Weite des Symphysenspaltes repräsentieren verschiedene Stadien der Lockerung.

Praxishinweis. Symphysenschäden kommen mit allen charakteristischen Symptomen auch schon in der Schwangerschaft vor.

Über die Hälfte der betroffenen Frauen klagen in den letzten Wochen oder Monaten der Schwangerschaft über vermehrte Kreuzschmerzen, Schmerzen im Becken und im

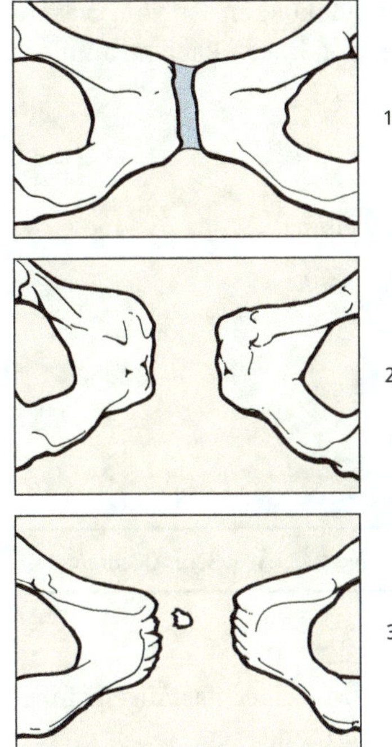

Abb. 12.6: Drei schematische Darstellungen einer Symphyse bei Wöchnerinnen mit gleicher Symptomatik in Anlehnung an eine Röntgenaufnahmen: 1. Symphysenschaden bei schmalem Symphysenspalt; 2. bei weitem Symphysenspalt (Symphysenruptur?); 3. sehr weiter Symphysenspalt mit abgerissenem Knochenfragment.

Symphysenbereich, die in die Oberschenkel ausstrahlten, sowie über Gangstörungen (Unsicherheit beim Gehen, Schwierigkeiten beim Treppensteigen). Erste Erscheinungen in der Schwangerschaft (auch schon der Frühschwangerschaft), die auf einen Symphysenschaden hinweisen, sind Klagen über „Müdigkeit und Ziehen in den Gliedern".

Prognose. Im Allgemeinen gut. Als Komplikationen kommen Gehstörungen vor, die sich aber auch in schweren Fällen meist weitgehend zurückbilden.

Therapie. Körperliche Schonung, symptomatische (analgetische) Behandlung, orthopädische Mitbetreuung, ggf. Symphysengurt. Bei therapierefraktärem Verlauf ggf. Osteosynthese.

12.4 Mastitis puerperalis

Definition. Brustentzündung im Wochenbett.

Häufigkeit. Etwa 1 % aller Wöchnerinnen. Nicht stillende Wöchnerinnen werden selten befallen.

Erreger. In über 90 % der Fälle wird die Mastitis puerperalis durch den Staphylococcus aureus haemolyticus hervorgerufen, außerdem Streptokokken, Proteusarten, E. coli.

Übertragung. Hauptweg der Übertragung der Staphylokokken ist vom Nasen-Rachenraum des Pflegepersonals und der Mutter über den Nasen-Rachenraum des Kindes auf die mütterliche Brustwarze.

Risikofaktoren:
- Wunde Mamillen
- verstärkter Milcheinschuss (initiale Brustdrüsenschwellung)
- verzögerter Stillstart (Laktogenese II)
- Milchstau
- verstärkte Milchbildung
- Stillhilfsmittel
- nach Brust-Op
- Erschöpfung, Stress, niedriger Immunstatus.

Befallen wird in den meisten Fällen immer erst eine Brust, und zwar bevorzugt ein äußerer Quadrant.

Symptome
- **Schmerzen.** An einer umschriebenen Stelle einer Brust. Schlechter Allgemeinzustand. Grippe-ähnliche Beschwerden, Kopf- und Gliederschmerzen.
- **Fieber.** Schüttelfrost.
- **Rötung.** Tritt oft erst 12–14 Stunden nach Schmerzbeginn und Temperaturanstieg auf. Ein Quadrant einer Brust (am häufigsten der obere äußere, danach der untere äußere) zeigt eine Hautrötung und ist wärmer als die Umgebung. Bei der Betastung ist er meist auffallend schmerzhaft. Die Rötung ist oft verbunden mit einer Peau d'orange.
- **Abszedierung.** Erfasst man die Mastitis nicht in der Frühphase und beginnt nicht sofort konsequent mit der Behandlung, Gefahr der Infiltration und Abszedierung. Es bildet sich im Verlauf von 2–3 Tagen an der geröteten, schmerzhaften Stelle ein nicht deutlich abgrenzbares derbes Infiltrat von etwa 2–3 cm Durchmesser. Die Brust erscheint jetzt deutlich größer. Die Betastung des Infiltrates ist außerordentlich schmerzhaft. Der infiltrierte Bezirk wird nach verschieden langer Zeit (mehrere Tage, eine Woche oder sogar mehrere Wochen) eingeschmolzen zu einem fluktuierenden Abszess (Abb. 12.7).

Therapie
Weiterstillen. Brust während dieser Zeit gut entleeren.

Antibiotische Behandlung. Bei Beschwerden, die über 24 Stunden anhalten, wird die kalkulierte antibiotische Therapie empfohlen. Aufgrund der nur mäßigen Bioverfügbarkeit empfehlen wir keine oralen Staphylokokkenpenicillin wie Oxacillin, Dicloxacillin, Flucloxacillin, sondern die sehr gut resorbierten Oralcephalosporine der 1. Generation: Cefadroxil p. o. KG $\leq$ 65 kg: 1000 mg q12h, KG > 65 kg: 1000 mg q8h. Alternativ Amoxicil-

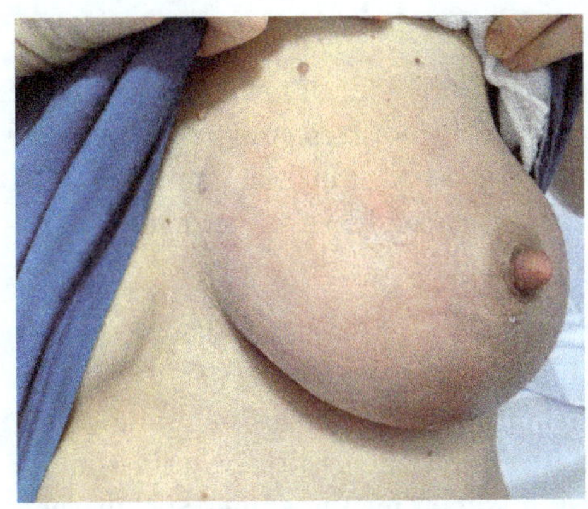

Abb. 12.7: Typisches Bild einer Mastitis puerperalis des inneren oberen und unteren Quadranten mit Rötung und Schwellung des betroffenen Areals. Zusätzlich zeigt sich der Aspekt der peau d'orange. Differenzialdiagnostisch sollte immer an ein inflammatorisches Mammakarzinom gedacht werden.

lin/Clavulansäure 875 mg/125 mg 2 × täglich. Bekannte MRSA-Besiedelung: Cotrimoxazol = Therapie der Wahl. Therapiedauer 5 (– 7) d (abhängig vom Lokalbefund).

Stationäre antibiotische Therapie

Indikation: Klinische Instabilität, Bakteriämie, ausgedehnter Lokalbefund

Antibiotische Therapie

Ampicillin/Sulbactam 3 g i. v. q6h

Alternative: Ceftriaxon 2 g i. v. q24h

Therapiedauer bei stationärer Therapieindikation abhängig vom Verlauf und dem Lokalbefund

Orale Sequenztherapie nach Resistogramm ist 2 d nach klinischer Stabilisierung/ Entfieberung möglich, wenn keine Bakteriämie nachgewiesen wurde

Ibuprofen 600 mg alle 6 h

Mammaabszess

Meist entsteht der puerperale Mammaabszess bei unzureichender Therapie einer Mastitis. Es entsteht ein abgekapselter Bereich, der mit Pus gefüllt ist. Der Befund kann palpatorisch und sonographisch diagnostiziert werden (Abb. 12.8).

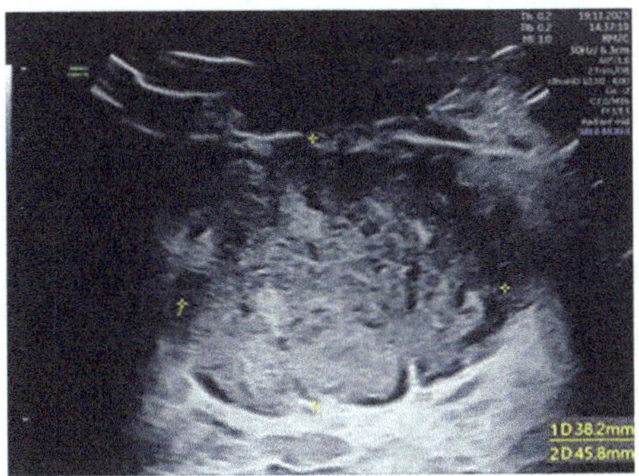

Abb. 12.8: Sonographische Darstellung eines großen inhomogenen retromamillären Mammaabszess. In der sonographisch gestützten Punktion entleerte sich 45 ml Pus.

Chirurgische Behandlung = Punktion oder Inzision des Abszesses.

Punktion. Nach Einschmelzung und bei Fluktuation wird nach Ultraschall-Lokalisation und bei nicht zu großem Abszess mit einer Kanüle der Abszess punktiert, abgesaugt und gespült. Die kosmetischen Resultate sind besser als nach Inzision und Gegeninzision, die Punktion muss unter Umständen an den folgenden Tagen wiederholt werden.

Schnittführung bei der Inzision
Radiäre Inzision (Abb. 12.9). Die einfache Inzision wird stets radiär ausgeführt.

Bei querer Inzision kommt es zur Durchtrennung und Verletzung der Milchgänge (Gefahr der Verödung des Parenchyms, Entstehung von Milchgangsfisteln und Milchzysten). Die Länge des Schnitts wird allein durch die Größe des Abszesses bestimmt. Nur bei ganz kleinen oberflächlichen Abszessen kommt man mit einer Stichinzision aus. Kosmetische Gesichtspunkte sind zu berücksichtigen. Der Schnitt soll nicht in den Warzenhof hineingehen. Vom gesunden Gewebe soll möglichst wenig geopfert werden.

Bardenheuersche Inzision = Hochklappen der Brust (Abb. 12.10).

Technik. Je nach Größe des Abszesses wird ein etwa 5–10 cm langer Bogenschnitt am unteren Rand der Mamma genau in der Falte gemacht. Spreizen der Wunde mit der Kornzange, Herstellen einer möglichst glatten Wundhöhle mit dem Finger. Auch Abszesse in den oberen Quadranten lassen sich mühelos erreichen. Gummilaschen mit einer Naht an der Umrandung des Schnittes fixieren.

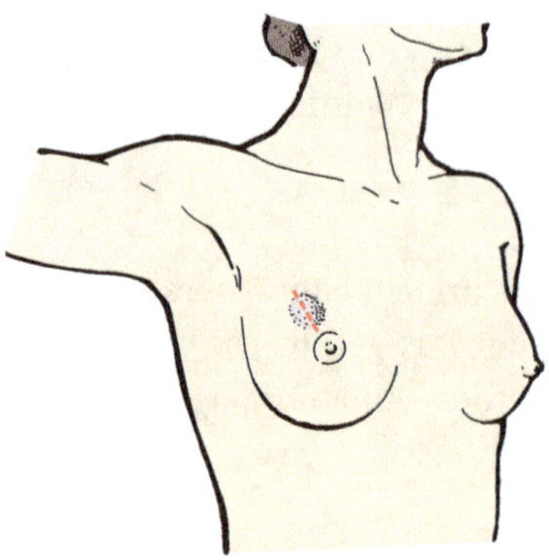

Abb. 12.9: Radiäre Inzision eines mastitischen Abszesses.

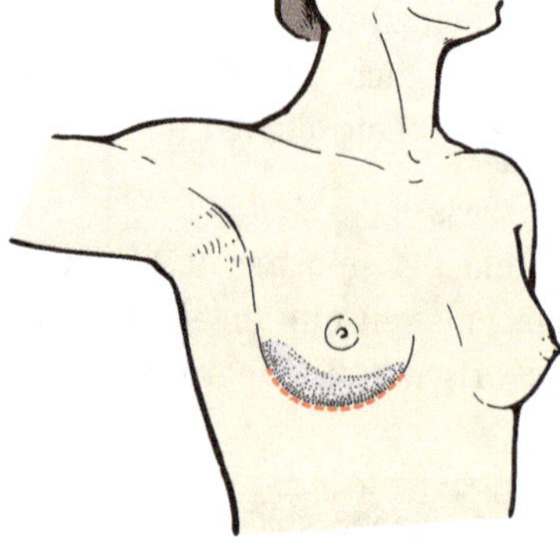

Abb. 12.10: Bardenheuersche Inzision = Hochklappen der Brust.

Die Bardenheuersche Inzision ist angezeigt:
- bei allen ausgedehnten Vereiterungen,
- bei allen größeren Einzelabszessen, die im unteren äußeren oder inneren Quadranten liegen,
- bei retromammären Abszessen.

Vorteile. Bester Abfluss, unauffällige Narbe, Wegfall weiterer Inzisionen, wenn der Bogenschnitt richtig angelegt wurde.

Bei größerem Abszess am tiefsten Punkt der Höhle eine Gegeninzision! Drainieren mit Gummilasche! Laschen bzw. Drains erst dann entfernen, wenn die Sekretion fast ganz aufgehört hat.

Mit der Inzision allein ist es aber nicht getan:

Klare Wundverhältnisse schaffen, d. h. man muss mit dem Finger in die Abszesshöhle eingehen und diese gründlich in ihrer ganzen Ausdehnung ausräumen. Dabei müssen noch stehende Gewebsbrücken durchtrennt und die Abszesshöhle allseitig nach weichen Wandstellen abgetastet werden: Findet sich noch ein weiterer Abszess, so wird er mit dem Finger von innen her eröffnet und ebenfalls ausgeräumt. Gegeninzision und Gummilasche durch beide Abszesse hindurch!

Die **drei größten Fehler** bei der Behandlung des mastitischen Abszesses:
1. Inzision, wenn noch nicht alles eingeschmolzen ist,
2. zu kleine Schnitte bei großen Abszessen!
3. Unterlassen von Gegeninzisionen, wo sie notwendig sind!

Prophylaxe der Mastitis puerperalis. Zwei Ziele:
- Verhütung von Schrunden und Rhagaden, Einzelheiten, s. S. 619;
- Händedesinfektion.

12.5 Beckenvenenthrombose (BVTh)

Definition. Vorwiegend blande, d. h. nichtentzündliche, teilweise oder vollständige thrombotische Verschlüsse sowohl der V. iliaca interna und ihrer Zuflussgebiete als auch solche der V. iliaca externa.

Folgen. Thrombosen im Bereich der V. iliaca interna. sind bei der klinischen Untersuchung nur schwer zu bestimmen und stellen nicht selten die Quelle schubweise verlaufender Lungenembolien dar (pulmonale Hypertonie, Lungenembolie „aus heiterem Himmel" im Wochenbett). Thrombosen der V. iliaca externa führen schnell zu deszendierendem Thrombuswachstum in die V. femoralis und sind an dem Ödem der betroffenen Extremität und an dem typischen Druckschmerz im Verlauf der großen Beingefäße zu erkennen. Beide Formen neigen zur Aszension in die V. cava inferior. Die in die

Thrombose einbezogenen Venenklappen werden innerhalb weniger Tage irreversibel geschädigt, sodass die konservativ „ausgeheilte", d. h. organisierte BVTh in der Regel zu Thrombosespätfolgen („postthrombotisches Syndrom") führt.

Es handelt sich dabei um ein vielschichtiges Erscheinungsbild chronisch venöser Insuffizienz, das von Fall zu Fall je nach Verlauf der Organisation der BVTh, ihrer Rezidivneigung und der Leistungsfähigkeit des venösen Umgehungskreislaufes verschiedene, auch gradweise unterscheidbare Zeichen in den Vordergrund treten lässt: Ödem, Stauungsflecken, sekundäres Lymphödem mit Induration, sekundäre Varikosis, trophische Störungen (Ulcera cruris).

Ätiologie und Pathogenese

- **Eine Verlangsamung des venösen Rückstromes** aus den Beinen tritt bereits während der normalen Frühschwangerschaft auf und kann in der Spätschwangerschaft infolge der Flussbehinderung durch den großen Uterus und nach der Geburt durch Bettruhe pathogenetische Bedeutung erlangen.
- **Die Veränderung der Venenwand** tritt als ätiologisches Moment für die BVTh im Wochenbett zurück. Degenerative Venenwandveränderungen kommen jedoch bei der Schwangerschaftsvarikosis, die sich oft auch auf den Beckenvenenplexus erstreckt, vor.

Häufigkeit. 1–2 ‰.

Klinik

- Richtungsweisende Vorgeschichte. Thrombosen in der Anamnese, Übergewicht, schwangerschaftsinduzierte Hypertonie, Varikosis, operative Entbindung.
- Allgemeine Zeichen. Ansteigende Pulsfrequenz (Mahlersches Zeichen) oft in Form des „Kletterpulses", Temperaturerhöhung (Michaelis-Zeichen), oft nur subfebril.
- Lokale Zeichen. Asymmetrischer Druckschmerz der Parametrien, Füllung der Hämorrhoidalvenen, evtl. Hämorrhoidalvenenthrombose, Füllung des Umgehungskreislaufes (V. epigastrica superficialis), Spontan- und Druckschmerz in der Leistengegend und im Verlauf der großen Beingefäße bis zum Adduktorenkanal. Stauungsödem der betroffenen Extremität, Glanzhaut, evtl. Lividität. Spontanschmerz im Bein beim Husten, beim Aufblasen einer Blutdruckmanschette um den Oberschenkel (Loewenbergsches Zeichen).

Bildgebende Diagnostik. Beim Verdacht auf eine Beckenvenenthrombose sind Doppler-Ultraschalluntersuchungen indiziert, um den Thrombus nachzuweisen und gegebenenfalls zu lokalisieren, seine Ausdehnung zu bestimmen sowie evtl. sein Alter abschätzen zu können.

Therapie. Die Behandlung der Beckenvenenthrombose besteht in einer gewichtsadaptierten niedermolekularen Heparintherapie in therapeutischer Dosierung, Enoxaparin 1 mg/kg subkutan alle 12 h. Im Anschluss an die initiale hochdosierte Heparintherapie wird die Sekundärprophylaxe bei der mobilisierten Patientin mit niedrigerer Heparingabe oder niedermolekularem Heparin fortgesetzt.

Anschließend Antikoagulation für mindestens 3 Monate.

Beinvenen-/Beckenvenenthrombose in der Schwangerschaft. Die Schwangerschaft prädisponiert ebenso wie das Wochenbett zu Thrombosen, da zu der verminderten Rückstromgeschwindigkeit des Blutes und der vermehrten Varikose in der Schwangerschaft die Konzentrationen der Gerinnungsfaktoren zunimmt und die gerinnungshemmenden Faktoren sowie das fibrinolytische System abnehmen.

Häufigkeit. Etwa 1 Promille; das Risiko der Schwangeren, eine Thrombose zu erleiden, ist etwa 5-fach höher als das der Nichtschwangeren.

Tab. 12.1: Thromboserisikogruppen in der Schwangerschaft und im Wochenbett und Management (nach Bauersachs et al. 2007), VTE = venöses thromboembolisches Ereignis.

niedriges Risiko	**mittleres Risiko**	**hohes Risiko**
– bisher keine VTE, aber positive Thrombophilie – bisher keine VTE, keine Thrombophilie, aber mehrere Risikofaktoren – bisher keine VTE, aber Lupus-Antikoagulans/Anti-Phospholipid-Antikörper – vorangegangene (sekundäre) Thromboembolie, keine Thrombophilie	– bisher keine VTE, aber Antithrombin-Mangel-I oder II – vorangegangene VTE ohne Auslöser – vorangegangene VTE und nachgewiesenen Thrombophilie – vorangegangene VTE in der Schwangerschaft oder während Ovulationshemmereinnahme – vorangegangene rezidivierende (sekundäre) VTE – mehr als 1 vorangegangene Fehlgeburt bei Anti-Phopholipid-Antikörper/ Lupusantikoagulans	– Schwangere unter oraler Antikoagulation – Antithrombin-Mangel mit Thrombosen – Anti-Phospholipid-Antikörper/Lupus-Antikoagulans mit Thrombosen – Rezidiv-VTE trotz suffizienter Prophylaxe – Thrombose/Embolie in der laufenden Schwangerschaft
– bei zusätzlichen Risikofaktoren Heparinisierung wie in der Stufe mittleres Risiko, Fortsetzung bis zu 2 Wochen nach Entbindung	– Beginn bei Risikofeststellung – Fortsetzung bis 6 Wochen nach der Entbindung – Dalteparin 50–100 Anti-Xa I. E./kg KG pro Tag	– Beginn bei Risikofeststellung ggf. präkonzeptionell – Dalteparin 100–150 IE/kg KG proTag

Risikofaktoren. Frauen mit Thrombosen in der Vorgeschichte haben ein erhöhtes Risiko. Ebenso Frauen mit erblichen Thrombophilien wie Faktor-V-Leiden-Mutation, Prothrombin-Gen-Mutation, Protein-S- oder Protein-C-Mangel, Antithrombinmangel oder erworbenen Thrombophilien wie dem Antiphospholipidsyndrom (Nachweis von Antiphospholipid-Antikörper und Lupus-Antikoagulans!)

Prophylaxe der Thrombose. Konsequente Thromboseprophylaxe bei Schwangeren und/oder Wöchnerinnen mit Risikohinweisen (z. B. ausgeprägte Varikosis, abdominal-operative Entbindung, Adipositas, Diabetes mellitus).

Maßnahmen
– medikamentöse Prophylaxe, heute überwiegend mit niedermolekularen Heparinen (siehe Tab. 12.1).

Bei der Langzeitanwendung von Heparin oder niedermolekularer Heparine sind folgende Nebenwirkungen zu bedenken: Wegen der gefürchteten heparininduzierten Thrombozytopenie (etwa in 3 % der Fälle) sind ab dem 5. Tag nach Beginn der Prophylaxe zweimal wöchentlich Thrombozytenkontrollen vorzusehen (Heilmann et al.). Bei den niedermolekularen Heparinen sind diese seltener! Auch das Risiko schwerer Blutungen scheint geringer zu sein, ebenso das Risiko der Osteoporose, das bei Langzeitanwendung, auch bei Low-dose-Heparinisierung in 5–10 % der Fälle in der Schwangerschaft beschrieben ist.

Orale Antikoagulantien (Cumarine) sollten in der Schwangerschaft nicht gegeben werden!

Nach der Entbindung wird die postoperative Prophylaxe bis zur vollständigen Mobilisierung, bei anderen Risiken wird die beschriebene Prophylaxe für 6 Wochen empfohlen.

12.6 Peripartale Kardiomyopathie

Systolische Herzinsuffizienz im zweiten Trimenon oder postpartum. Innerhalb weniger Stunden entwickelt die bis dahin symptomlose Wöchnerin (selten auch die Schwangere in den letzten Wochen der Schwangerschaft) eine Herzinsuffizienz, unter Umständen bis zum Herzversagen. Im Beginn der Erkrankung leidet die Wöchnerin an Ödemen, Atemnot, präkardialen Schmerzen.

Ursachen. Ungeklärt, möglicherweise sind angiogene Imbalance und gestörter Abbau des Prolaktins ursächlich beteiligt.

Häufigkeit. 1:4.000 Schwangerschaften (je nach Ethnizität und Region)

Diagnose: Echokardiographie, EKG.

Therapie. Bromocriptin, internistische Herzinsuffizienz-Therapie (ACE-Hemmer, Diuretika, Betablocker,), Verlegung in eine kardiologische Klinik.

12.7 Postpartale Thyreoiditis

10 % der Wöchnerinnen zeigen postpartal eine Thyreoiditis, die in der Regel milde oder klinisch inapparent erscheint. Der Verlauf kann ein- oder zweiphasig mit hyperthyreoten Phasen sein. In diesen hyperthyreoten Phasen wird eine symptomatische Betablocker-Therapie empfohlen, keine Thyreostatika! Ursächlich liegen zytotoxische Autoimmunreaktionen zugrunde.

Die Prognose ist gut, eine folgenlose Ausheilung innerhalb von 3–12 Monaten ist zu erwarten. Allerdings behalten 5 % der Frauen eine Hyperthyreose!

12.8 Psychische Störungen

Psychische Verstimmungen und Störungen nach der Geburt sind weit verbreitet. Am 3.–5. Tag nach der Geburt findet sich eine Stimmungslabilität mit raschem Wechsel zwischen Glücklichsein und Reizbarkeit, Weinen, ein Zustand der häufig als **Heultage** oder **Babyblues** bezeichnet wird. Diese Stimmungslabilität dauert wenige Tage und bedarf keiner spezifischen Behandlung.

Postpartale Depression. Tage bis Wochen nach der Geburt kann es zur Wochenbettdepression kommen, worunter eine depressive Verstimmung unterschiedlichen Schweregrades von der leichten, nicht behandlungsbedürftigen depressiven Verstimmung bis zu schwersten wahnhaften Depressionen verstanden wird. Als depressive Symptome werden beobachtet: Konzentrationsstörungen, Denkverlangsamungen, grüblerisches Denken, Depersonalisierungen, Lust- und Interesselosigkeit, Antriebsminderung, Insuffizienz- und Schuldgefühle, Panikattacken, Zwangsgedanken und Zwangsimpulse, Einschlaf- und Durchschlafstörungen, Suizidgedanken. Das Symptom der Suizidalität ist ernst zu nehmen, bei schweren postpartalen Depressionen ist das Risiko eines Suizids erhöht.

Eine Psychopharmakatherapie und/oder Psychotherapie ist dringend angezeigt. Ein Wiederholungsrisiko nach weiteren Entbindungen besteht.

Praxishinweis. Bei ausgesprochener suizidaler Gefährdung und Zwangsimpulsen, zum Beispiel dem Kind etwas anzutun, ist eine stationäre Behandlung erforderlich. Diese sollte auf einer Mutter-Kind-Station einer psychiatrischen Klinik erfolgen.

Postpartale Psychose. Von dem Babyblues und den Wochenbettdepressionen deutlich abzugrenzen sind die postpartalen Psychosen, die das ganze Spektrum psychopathologischer Auffälligkeiten zeigen.

Häufigkeit. 1–2:1.000 Geburten.

Symptomatik. Sie treten in den ersten Wochen nach der Entbindung auf und betreffen vor allem Erstgebärende. Insuffizienz- und Schuldgefühle, depressive Verstimmung mit Zwangssymptomatik, zum Beispiel das eigene Kind zu töten, Angst vor Kontrollverlust und Vermeidungsverhalten, Panikattacken, wahnhafte Überzeugungen unter dem Einfluss befehlsgebender Stimmen, optische oder akustische Halluzinationen, euphorische oder manische Verstimmungen mit Ideenflucht, Antriebssteigerung, vermindertem Schlafbedürfnis, Größenideen.

Ausgesprochene Rezidivgefahr nach weiteren Geburten.

Therapie. Stationäre Behandlung in einer psychiatrischen Klinik mit Mutter-Kind-Einheit.

Posttraumatische Belastungsstörung. Tritt nach einer traumatisch erlebten Entbindung auf. Wiedererleben der Geburt mit Alpträumen vom Geschehen, Schlafstörungen, Reizbarkeit. Die Belastungsstörung tritt in der Regel innerhalb von 6 Monaten nach dem Ereignis auf, der Zustand dauert nicht länger als einen Monat. Die beste Therapie besteht darin, in Gesprächen mit der Frau das subjektive Erleben mit den erlebten Maßnahmen in Einklang zu bringen. Eine psychotherapeutische Behandlung und/oder eine antidepressive Psychopharmakatherapie können angezeigt sein.

Literatur

Academy of Breastfeeding Medicine Clinical Protocol #36: The Mastitis Spectrum, Revised 2022, by Mitchell, et al. Breastfeed Med. 2022;17(5):360–376; doi: 10.1089/bfm.2022.29207.kbm. Breastfeed Med. 2022;17(11):977–8.

American College of O, Gynecologists' Committee on Practice B-O. ACOG Practice Bulletin No. 196: Thromboembolism in Pregnancy. Obstet Gynecol. 2018;132(1):e1-e17.

Bamberg C, Dudenhausen JW. Das Wochenbett. Gynäkologe. 2009;42:711–19.

Bauersachs RM, Dudenhausen JW, Faridi A, et al. Risk stratification and heparin prophylaxis to prevent venous thromboembolism in pregnant women. Thromb Haemast. 2007; 98:1237–41.

Bauersachs J, Konig T, van der Meer P, et al. Pathophysiology, diagnosis and management of peripartum cardiomyopathy: a position statement from the Heart Failure Association of the European Society of Cardiology Study Group on peripartum cardiomyopathy. Eur J Heart Fail. 2019;21(7):827–43.

Brunkhorst FM, Weigand MA, Pletz M, et al. [S3 Guideline Sepsis-prevention, diagnosis, therapy, and aftercare: Long version]. Med Klin Intensivmed Notfmed. 2020;115(Suppl 2):37–109.

Culligan P, Hill S, Heit M. Rupture of the symphysis pubis during vaginal delivery followed by two subsequent uneventful pregnancies. Obstet Gynecol. 2002;100:1114.

Curry A, Williams T, Penny ML. Pelvic Inflammatory Disease: Diagnosis, Management, and Prevention. Am Fam Physician. 2019;100(6):357–64.

Dossou M, Debost-Legrand A, Dechelotte P, Lemery D, Vendittelli F. Severe secondary postpartum hemorrhage: a historical cohort. Birth. 2015;42(2):149–55.

Evans L, Rhodes A, Alhazzani W, Antonelli M, et al. Surviving Sepsis Campaign: International Guidelines for Management of Sepsis and Septic Shock 2021. Crit Care Med. 2021;49(11):e1063-e143.

Gerhardt A, Scharf RE, Beckmann MW, et al. Prothrombin and factor V mutations in women with the history of thrombosis during pregnancy and the puerperium. N Engl J Med. 2000;342:374.

Harris K, Proctor LK, Shinar S, et al. Outcomes and management of pregnancy and puerperal group A streptococcal infections: A systematic review. Acta Obstet Gynecol Scand. 2023;102(2):138–57.

Heilmann L, Rath W, von Tempelhoff GF, et al. Niedermolekulare Heparine in der Schwangerschaft. Dtsch Ärztebl. 2002;99:B342.

Herren C, Dienstknecht T, Siewe J, et al. [Operative treatment of symphysis pubis rupture]. Unfallchirurg. 2016;119(5):447–9.

Mulic-Lutvica A, Axelsson O. Ultrasound finding of an echogenic mass in women with secondary postpartum hemorrhage is associated with retained placental tissue. Ultrasound Obstet Gynecol. 2006;28(3):312–9.

Paschetta E, Berrisford G, Coccia F, et al. Perinatal psychiatric disorders: An overview. Obstet Gynecol. 2014;210:501–9.

Pearson GD, Veille JC, Ramimtoola S. Peripartum cardiomyopathy. National Heart, Lung and Blood Institut and Office of Rare Diseases (National Instituts of Health) workshop recommendations and review. JAMA. 2000;283:1183–1188.

Peters F, Sedlmayr T. Puerperale Mastitis. Gynäkologe. 2001;34:925.

Ravitsky V, Roy MC, Haidar H, et al. The Emergence and Global Spread of Noninvasive Prenatal Testing. Annu Rev Genomics Hum Genet. 2021;22:309–38.

Seymour CW, Liu VX, Iwashyna TJ, et al. Assessment of Clinical Criteria for Sepsis: For the Third International Consensus Definitions for Sepsis and Septic Shock (Sepsis-3). JAMA. 2016;315(8):762–74.

Singer M, Deutschman CS, Seymour CW, et al. The Third International Consensus Definitions for Sepsis and Septic Shock (Sepsis-3). JAMA. 2016;315(8):801–10.

Sliwa K, Fett J, Elkayam U. Peripartum cardiomyopathy. Lancet. 2006;368:687–693.

Zhou Q, Meng W, Ren Y, Li Q, Boermeester MA, Nthumba PM, et al. Effectiveness of intraoperative peritoneal lavage with saline in patient with intra-abdominal infections: a systematic review and meta-analysis. World J Emerg Surg. 2023;18(1):24.

13 Das Kind nach der Geburt

Michael Obladen

Wichtige Definitionen

- Neonatalperiode. 1.–28. Lebenstag.
- Gestationsalter. 1. Tag der letzten Regelblutung bis zur Geburt; 280 Tage = 40 Wochen.
- Lebendgeborenes. Mindestens 1 Vitalitätszeichen postnatal vorhanden: Herzschlag, Nabelschnurpulsation, Atmung.
- Totgeborenes. Vitalitätszeichen (Herzschlag, pulsierende Nabelschnur, Atmung) fehlen, Geburtsgewicht > 500 g.
- Reifes Neugeborenes. Gestationsalter: 259–293 Tage oder 37 vollendete SSW bis < 42 vollendete Wochen.
- Frühgeborenes. Gestationsalter < 259 Tage od. < 37 vollendete SSW.

Weitere Definitionen zum Frühgeborenen s. S. 670.

13.1 Das gesunde Neugeborene

13.1.1 Das Kind und seine Eltern

Jede Mutter erwartet ein gesundes Baby. Geschlecht, Gewicht, Aussehen und Gesundheit des Kindes werden von den Eltern mit Spannung, oft auch mit Angst vorausbedacht. Die kleinste Abweichung von dem, was die Mutter als normal empfindet, kann in einer Phase, in der sie emotional besonders verletzlich ist, große Not verursachen.

Eine oft formulierte Kritik an der Krankenhausgeburtshilfe ist, dass das Neugeborene zu oft pathologisiert wird und dass unnötige oder einander widersprechende Informationen und Ratschläge durch zu viele oder unerfahrene Ärzte und Schwestern gegeben werden.

Aufklärung. Über Krankheiten, Fehlbildungen, Behinderungen, Operationen müssen die Eltern vom Arzt so früh, ehrlich und vollständig informiert werden wie möglich und zumutbar. Bewährt hat sich, das erste Gespräch mit beiden Eltern zu führen, wobei im Idealfall der behandelnde Kinderarzt und der Frauenarzt, der die Mutter kennt, teilnehmen.

Neonatologe. Wer Neugeborene in einer Entbindungsabteilung betreut, muss über den Fortschritt der Neonatologie in den letzten Jahren und über die Möglichkeiten der Intensivmedizin informiert sein, darf mit diesem Wissen jedoch nicht die Mutter verunsichern oder ängstigen. Insbesondere wenn die Eltern über Krankheiten, Fehlbildungen, Behinderungen, Operationen, ernste Prognosen oder über eine Verlegung

© 2026 Walter de Gruyter GmbH, Berlin | https://doi.org/10.1515/9783111201559-013

informiert werden, ist äußerste Behutsamkeit geboten. Das Kind gehört seinen Eltern. Sie haben das Recht, auf ihr Kind stolz zu sein. Die großen Veränderungen, die in einer Familie durch die Geburt eines Kindes erfolgen, und die seelischen Bedürfnisse von Eltern und Kind sollten die Gesprächsführenden stets vor Augen haben.

Der **Geburtshelfer** muss die normale intra- und extrauterine Entwicklung und die häufigsten Erkrankungen des Kindes bis zum Ende der frühen Neugeborenen-Periode kennen. Zu seinen wichtigsten Aufgaben gehört es, Gefährdungen bzw. Krankheiten von Neugeborenen zu erkennen und richtige Schlussfolgerungen zu ziehen:
- Beherrschung der primären Reanimation des Neugeborenen,
- Kenntnisse zur Pathogenese und Diagnostik der häufigsten Gefährdungen, Krankheiten, Fehlbildungen,
- Sofortentscheidungen über Verlegung und Transport von gefährdeten und kranken Neugeborenen.

13.1.2 Erstversorgung

Definition. Erste Maßnahmen am Kind im Geburtsraum unmittelbar post natum, abhängig von Reife und Zustand des Neugeborenen. Bei vital Bedrohten erfolgt die primäre Reanimation (s. S. 659). Unser Ablauf:
- Abnabeln, Freimachen der Atemwege
- Zustands-Diagnose (Apgar-Score 1 und 5 Min.)
- Abtrocknen, Warmhalten
- Mutter-Kind-Kontakt
- Reinigungsbad
- Untersuchung, Reifebeurteilung
- Augen-, Vitamin-K-Prophylaxe
- Magensondierung.

Abnabelung. Früh (sofort) bei Kindern diabetischer Mütter zur Minderung der Polyzythämie (s. S. 681), spät (nach Sistieren der Nabelschnurpulsation, frühestens jedoch 1 Min. p. p.) bei Frühgeborenen zur Minderung der FG-Anämie.

Freimachen der Atemwege, wenn Mund, Nase, Rachen mit Schleim oder Blut verlegt werden. Um eine Aspiration zu vermeiden, werden mit einem weichen, nicht zu dünnen Katheter zuerst Mund und Rachen, danach die Nase abgesaugt.

Praxishinweis. Beim Absaugen der Nasengänge wird meist eine tiefe Einatmung provoziert, die eine Aspiration nach sich ziehen kann.

Das **Warmhalten** erfolgt mit einem vorgewärmten Moltontuch, in welches das Kind vollständig eingeschlagen wird. Ein nasses Neugeborenes unbekleidet auf den Bauch der Mutter zu legen, zeugt nicht von Einfühlungsvermögen, sondern von Unkenntnis der Temperaturregulation. Es kann insbesondere bei anpassungsgestörten Neugeborenen zu erheblicher Unterkühlung führen.

Die **Magensondierung** wird mit einer nicht zu dünnen Sonde durchgeführt (Charr 12). Sie dient dem Ausschluss einer Ösophagus- und Duodenalatresie (> 10 ml Sekret im Magen; s. S. 694).

> **Praxishinweis.** Die Speiseröhre soll erst nach Ablauf der ersten 10 Min. sondiert werden, um eine gefährliche Vagusreizung (Bradykardie) zu vermeiden.

Mit dem Ankleiden des Kindes kann man sich Zeit lassen. Unnötig ist es, durch perfekte Reinigung die Vernix caseosa zu entfernen.

13.1.3 Untersuchungen

Erstuntersuchung (innerhalb der ersten 24 Std. post natum).
- Erkennung von Adaptationsstörungen von Atmung und Kreislauf, angeborenen Fehlbildungen, Geburtsverletzungen
- Körpermaße. Gewicht, Länge, frontookzipitaler Kopfumfang
- Reifezeichen, Zustand und Verhalten, aber noch kein differenzierter Neurostatus
- Haut. Farbe, Blutung, Verletzungen
- Schädel- und Mundhöhle. Verletzungen, Asymmetrien, Fazialisparese, Spaltenbildungen
- Thorax. Atem-, Herzgeräusche, Einziehungen, Schlüsselbein
- Abdomen. Tumoren, Nabel, Genitale, Femoralispulse
- Skelett. Extremitäten, Wirbelsäule, Gelenke, Clavicula-Fraktur.

Vorsorgeuntersuchung U2 (3.–10. Lebenstag). Ein erfahrener Kinderarzt, möglichst in Anwesenheit der Mutter, führt die U2 durch; er sieht vorher die Geburtsakte ein: Familienanamnese, Alter, Sozialstatus, Krankheiten und evtl. Behandlungen der Mutter, Verlauf früherer Schwangerschaften, Komplikationen, Diagnostik und Behandlung während der jetzigen Schwangerschaft, Geburtsverlauf, Apgar-Score, Reanimation oder sonstige Maßnahmen, die am Kind durchgeführt wurden. Die U2 konzentriert sich auf:
- Haut. Farbe, Turgor, Pusteln, Ikterus
- Schädel, Mundhöhle. Kopfform, Soor-Beläge
- Fontanellengröße und -konsistenz
- Thoraxorgane. Herzgeräusche, Lungenbelüftung, sternale Einziehungen

– Neugeborenen-Reflexe und Muskeltonus
– Abdominalorgane. Leberrand, Milzgröße, Nabelstrang, Nierengröße, Tumoren, Hoden-Descensus
– Skelett. Hüftstellung, Faltenasymmetrie, Wirbelsäule.

Größe der vorderen Fontanelle (Abb. 13.1). 0,5–3 cm. Zunahme des Durchmessers oder Vorwölbung zeigen einen erhöhten intrakraniellen Druck an.

Neugeborenen-Reflexe. Besondere Bedeutung haben: Moro-Umklammerungsreflex (Abb. 13.2), Galant-Reflex, Armzugreaktion. Vollständigkeit und evtl. Seitendifferenzen sind wesentlich für die Beurteilung, weniger die Auslösbarkeit (fast immer vorhanden).
– Moro-Reflex (auslösbar 0–5. Lebensmonat). Plötzliches Senken des Kopfes löst ihn aus. Ergebnis: Streckreaktion der Arme im rechten Winkel seitwärts zum Körper, Spreizen der Finger, bogenförmiges Zusammenführen der Arme vor der Brust.
  Diagnose. Feststellung zerebraler Asymmetrien, Armplexusparese.
– Galant-Reflex (auslösbar 0–5. Lebensmonat): paravertebrales Bestreichen der Haut mit Holzstäbchen löst ihn aus. Ergebnis: homolaterale Kontraktion mit gleichseitiger Abknickung des Rumpfes (Konkavität ist gereizter Seite zugewendet).
  Diagnose. Zerebrale Seitendifferenzen, angeborene Skoliose.
– Armzugreaktion (Abb. 13.3): sachtes Hochziehen an den Händen löst sie aus. Ergebnis: leichte Flexion aus dem Ellenbogen, beim gehaltenen Sitzen kann der Kopf für 2–3 s gehalten werden.
  Diagnose. Beurteilung von Muskeltonus und Kopfkontrolle.

Praxishinweis. Bei der Untersuchung der Bauchorgane (Abb. 13.4) hilft ein leichtes Anheben der Beine, die Bauchdecke zu entspannen. Zugleich erleichtert es die Beurteilung von Leber-, Milzgröße und Nierenlager.

Beim Neugeborenen kann der Leberrand den Rippenbogen in der Medioklavikularlinie um 2,5 cm überragen.

13.1.4 Screening-Programm

Ziel ist die Diagnostik behandelbarer angeborener Stoffwechselkrankheiten, bevor irreversible Organschäden eintreten.

Die **Blutentnahme** erfolgt am 3.–4. Lebenstag (oft nach Entlassung aus der Geburtsklinik), weil sie eine hinreichende Nahrungszufuhr voraussetzt, um metabolische Reaktionen auszulösen.

Ist das Kind bei Entlassung jünger als 72 Std., so wird trotzdem die Screening-Untersuchung durchgeführt und durch eine Kontrolle ergänzt.

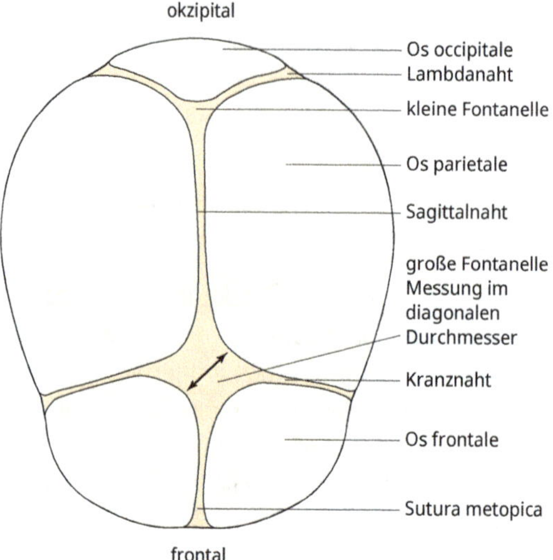

Abb. 13.1: Die Fontanellengröße wird im diagonalen Durchmesser bestimmt.

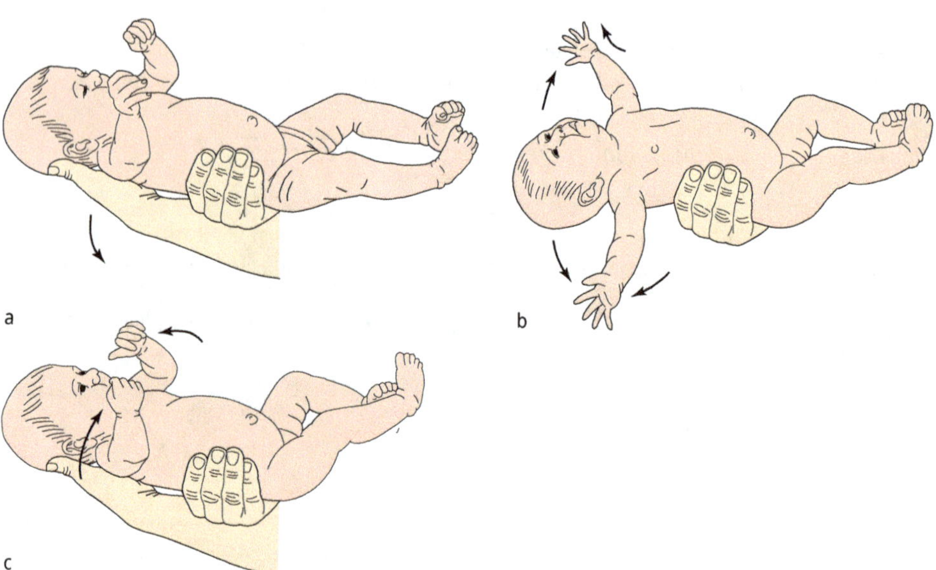

Abb. 13.2: Labyrinthstellreflex (Moro-Reflex). Kurzes Zurückfallenlassen des Kopfes (a) beantwortet das Kind mit einer komplizierten Umklammerungsreaktion: plötzliche Extension und Abduktion der Arme (b), gefolgt von Flexion und Adduktion (c).

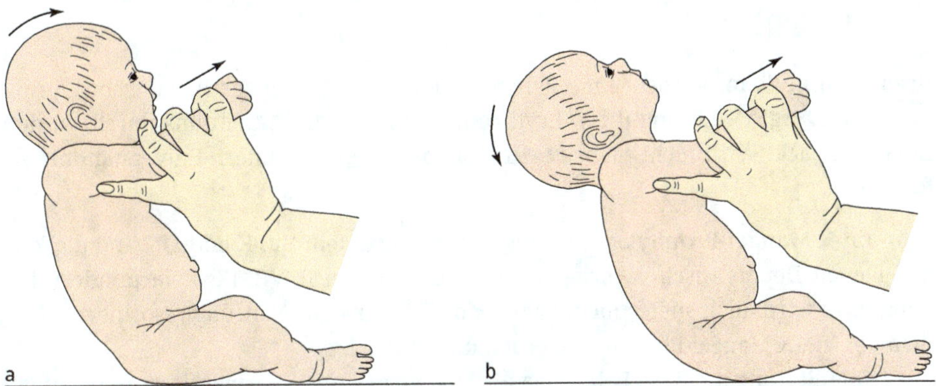

Abb. 13.3: Armzugreaktion und Kopfkontrolle bei Traktion, **a:** Das reife, gesunde Neugeborene leistet beim Hochziehen an den Armen aktiven Zug der Oberarmmuskulatur und kann den Kopf meist für einige Sekunden halten, **b:** fehlende Reaktion bei Früh- und Neugeborenen mit hypotoner Bewegungsstörung.

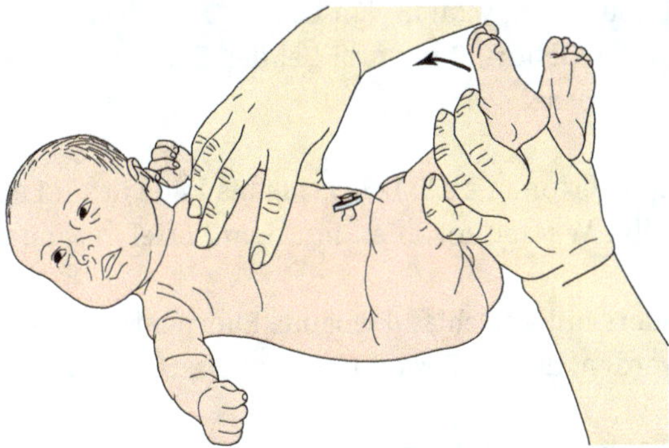

Abb. 13.4: Abdominale Palpation: Entlastung der Bauchdecke durch Anheben der Beine. Der Leberrand wird mit der Fingerkuppe von kaudal nach kranial getastet.

Massenscreening. Für folgende Krankheiten erfolgt im Alter von 36–48 Stunden ein Massensiebtest (Blutuntersuchung bei allen Neugeborenen): Phenylketonurie (PKU), Ahornsirupkrankheit (MSUD), Galaktosämie, Hypothyreose, adrenogenitales Syndrom (AGS), Biotinidasemangel, Fettsäureabbau-Störungen (MCAD, LCAD, VLCAD), Carnitin-Palmitoyltransferase-Mangel Typ 1 und 2, Glutarazidurie Typ 1, Isovalerianazidämie, schwere kombinierte Immundefekte, spinale Muskelatrophie. Für diese „Zielkrankheiten" gibt es effektive Behandlungsmöglichkeiten und adäquate Tests. Die Einwilligung der Eltern zur Untersuchung ist erforderlich.

13.1.5 Andere Präventionsmaßnahmen

Credé-Prophylaxe. Vorbeugende Behandlung gegen Gonoblenorrhoe durch Eintropfen 1 %iger $AgNO_3$-Lösung (bzw. Erythromycin, hier kein Argentumkatarrh) in den Bindehautsack. Wird nicht mehr regelmäßig durchgeführt, Eltern-Einverständnis erforderlich.

Vitamin-K-Mangel-Prophylaxe. Da die Muttermilch kein Vit. K enthält, sind die körpereigenen Depots rasch verbraucht und die Faktoren II, VII, IX, X vermindert. Bei Cholestase wird auch später nicht genügend Vit. K aus der Nahrung resorbiert. 2 Formen der Vit.-K-Mangel-Blutungen werden unterschieden:
- frühe Blutung am 3.–7. Lebenstag als Melaena (blutige Darmentleerung), Kephalhämatom, schwere gastrointestinale und intrakranielle Blutung
- späte Blutungen, 2.–16. Lebenswoche, meist als Hirnblutung.

Durchführung
- Risiko-Neugeborene erhalten bei Geburt 1 mg Vitamin K s. c.,
- reife Neugeborene 2 mg oral nach der Geburt, 2 mg oral bei der Entlassung aus der Geburtsklinik und 2 mg in der 5. Woche.

Vitamin D. Zur Rachitisprophylaxe appliziert man ab 5. Lebenstag bis Ende des 1. Lebensjahres 500 IE Vit. D als Tabl., die im Wasser zerfallen mit dem Löffel gegeben werden (nicht in die Milchflasche!).
- Auf diese Prophylaxe sollen besonders in Deutschland lebende Eltern aus sonnenreicheren Ländern hingewiesen werden, denen dies oft unbekannt ist.

Hörscreening. Eine Untersuchung der Hörfähigkeit ist vorgeschrieben, sollte bis zum 3. Lebenstag erfolgen, entweder mittels otoakustischer Emissionen oder durch Hirnstamm-Audiometrie.

Herzfehlerscreening. Seit 2016 auch in Deutschland vorgeschrieben, sollte frühestens im Alter von 4 Stunden erfolgen. Pulsoximetrie am Fuß, Verdacht auf zyanotischen Herzfehler bei $SO_2 < 96\ \%$, unverzüglich weitere Abklärung durch Echokardiographie.

Prophylaxe des plötzlichen Kindstodes. Ursachen des plötzlichen Säuglingstodes sind nicht bekannt. Wahrscheinlich handelt es sich um unterschiedliche Krankheiten, z. B. Reizleitungsstörungen (langes QT-Syndrom) und Schädigungen des Stammhirns (postasphyktische Gliose). Der plötzliche Säuglingstod ist seltener bei Kindern, die gestillt werden bzw. wurden, in deren Umgebung nicht geraucht wird und die nicht auf dem Bauch liegend schlafen. Eine diesbezügliche Aufklärung hilft, diese Katastrophe seltener zu machen.

13.2 Ernährung und Pflege

13.2.1 Laktation, Stillen, Medikamente in der Muttermilch

Stillen. Die meisten Neugeborenen werden natürlich ernährt. Vorteile des Stillens: Muttermilch ist adaptiert, steril, warm, einfach zu gewinnen und zu verabreichen, jederzeit vorrätig, billig, besonders leicht verdaulich und enthält keine Allergene. Stillen fördert die Mutter-Kind-Bindung und schützt das Kind vor Infektionen.

Der **Infektionsschutz** (s. S. 701) kommt v. a. durch das sekretorische IgA zustande, das sich in der Vormilch (Kolostrum) in hoher Konzentration befindet, den kindlichen Magen-Darm-Kanal intakt passiert und gegen enteropathogene E. coli sowie darmwirksame Viren schützt. Der Infektionsschutz wird durch unspezifische Abwehrfaktoren in der Muttermilch (Lysozym, Laktoferrin) und zelluläre Bestandteile (Makrophagen, Granulozyten, Lymphozyten) zusätzlich gefördert.

Die leichte Verdaulichkeit der Muttermilch beruht auf
- der feinen Gerinnung infolge eines niedrigen Anteils von Kasein am Milchprotein,
- dem hohen Gehalt an Lipase, die zur intestinalen Lipolyse beiträgt,
- dem Entstehen einer Bifidusflora, die das Wachstum von E. coli verhindert.

Stillberatung sollte Gelassenheit und Selbstvertrauen vermitteln, das Anlegen an der Brust sollte mit einer erfahrenen Pflegekraft oder Hebamme geübt werden. Schon kurz nach der Entbindung kann das erste Anlegen erfolgen, weil dann der Saugreflex des Kindes besonders stark ist und weil bei der Mutter die Ausschüttung von Prolaktin (LTH) aus dem Hypophysenvorderlappen angeregt wird. Das beste Stimulans für die Milchbildung ist die Entleerung der Mammae.

Die volle Milchmenge produziert die Brustdrüse jedoch erst 7–10 Tage p. p. Zunächst sollte jeweils eine Brust entleert werden, bevor an der anderen Seite angelegt wird.

Stilltechnik. Die Mutter wird in der Entbindungsabteilung in die Stilltechnik eingewiesen (Abb. 13.5): Das Kind soll beim Füttern hungrig, trocken, weder zu warm noch zu kalt bekleidet sein und bequem gehalten werden. In den ersten 5 Min. wird die Hälfte bis 2/3 der Mahlzeit, nach 15 Min. nur noch wenig getrunken. Längere Stillzeiten überanstrengen die Mutter, können zu Rhagaden an der Brust führen und „verwöhnen" das Kind.

Da sich beim self-demand feeding die Mutter vom Kind nur kurz trennen kann, entsteht für manche Frauen eine nicht zu unterschätzende Belastung.

Stillmenge. Bestimmung einer ausreichenden Stillmenge erfolgt in der 1. Lebenswoche durch tägliches Wiegen. Die „Produktionskontrolle" durch Wiegen des Kindes vor und nach dem Stillen ist sinnlos, da das Volumen der Mahlzeiten schwankt und die Mutter unter Leistungsdruck gesetzt wird. Bei reifen Neugeborenen ist eine physiolo-

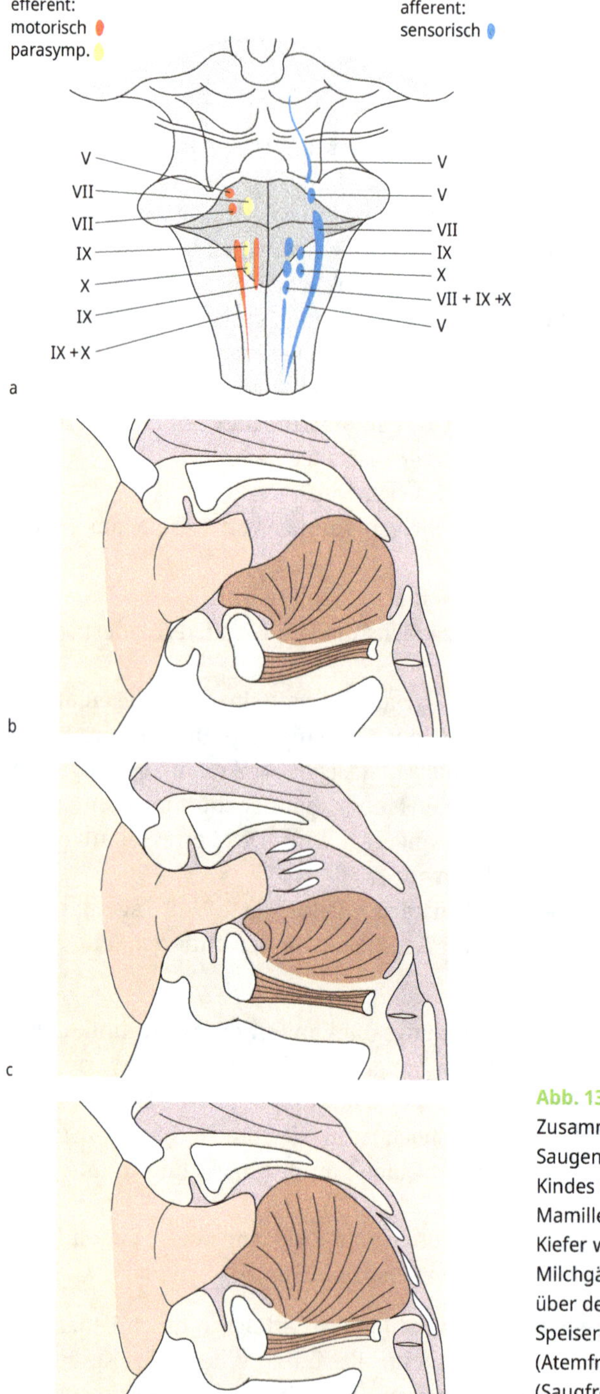

Abb. 13.5: Saugakt. **a:** Kompliziertes Zusammenspiel mehrerer Hirnnerven steuert Saugen und Schlucken: **b:** Saugpolster des Kindes umfassen die Areola (nicht die Mamille), **c:** Durch Zusammendrücken der Kiefer wird die angesaugte Milch aus den Milchgängen ausgepresst, **d:** Die Milch rinnt über den geschlossenen Kehldeckel in die Speiseröhre. Obwohl sich Atemwege (Atemfrequenz 50/Min.) und Nahrungsweg (Saugfrequenz 30/Min.) überkreuzen, kommt es nicht zum Verschlucken.

gische Gewichtsabnahme bis zu einem Zehntel des Körpergewichtes in den ersten Lebenstagen normal. Keinesfalls Kuhmilchmischungen beifügen.

Bei unreifen (< 37 Wochen), untergewichtigen (< 2.500 g), übertragenen (> 41 Wochen) oder übergewichtigen (> 4.000 g) Kindern besteht die Gefahr einer Hypoglykämie, die regelmäßige Blutzuckerbestimmung erfordert und der mit der Zufuhr von 5 %iger Glukoselösung oder Tee-Traubenzucker-Lösung begegnet werden muss.

Bei einem zu Hause gut zunehmenden („gedeihenden") Kind genügt wöchentliches Wiegen.

Medikamente in der Muttermilch. Die meisten Medikamente treten nur in geringen Mengen in die Muttermilch über und sind für das Neugeborene harmlos. Einige Medikamente reichern sich in der Milch an und sind für das Neugeborene toxisch. In diesen Fällen kann die evtl. zeitlich befristete Einschränkung des Stillens geboten sein. Im Zweifel sollte vor dem Abstillen ein Neonatologe konsultiert werden.

Gefährden können das gestillte Kind folgende Medikamente/Rauschmittel: Amphetamin, Atropin, Chloramphenicol, Dicumarol, Ergotamin, Heroin, Indometazin, Jodid, Lithium, Methadon, Phenylbutazon, Reserpin, Scopolamin, Sulfonamide, Tetrazykline, Thiouracil, Zytostatika.

13.2.2 Nahrungsaufbau bei künstlicher Ernährung

Künstliche Ernährung nur, wenn Stillen unmöglich ist! Mit der wissenschaftlich fundierten Einführung modifizierter Kuhmilch und der dadurch möglichen Technisierung der Säuglingsernährung stehen heute hochwertige Handelspräparate zur Verfügung, die eine zuverlässige Nährstoffzufuhr garantieren. Gleichwohl vermag die künstliche Säuglingsernährung die physiologischen, immunologischen und psychosozialen Vorzüge des Stillens nicht zu ersetzen. Nur wenn es nicht möglich ist, das Kind zu stillen, sollte es künstlich ernährt werden.

Nahrungsaufbau (Tab. 13.1, Abb. 13.6). Ernährungsbeginn ist der 2. Lebenstag. Berechnet wird die tägliche Milchmenge, die Nahrungsmengen werden nach den Gewichtsklassen festgelegt und gesteigert.

Praxishinweis. Die tägliche Milchmenge erreicht meist nach 8 Tagen ⅙ des Körpergewichts.

Bis zum 5. Lebensmonat ist ausschließliche Ernährung mit Muttermilch oder mit industriell hergestellter Säuglingsmilch ausreichend, danach stufenweiser Einsatz von Gemüse- und Obstsäften, Gemüsebrei mit Fleisch und Vollmilchbrei mit Getreide (Beikost; Abb. 13.6), um den Bedarf an Eisen, Vitaminen, Ballaststoffen zu decken.

Tab. 13.1: Zusammensetzung von Säuglingsnahrungen.

	Protein g/dl	Casein-Anteil %	Fett g/dl	Milchzucker g/dl	andere Kohlenhydrate g/dl	Ca mg/dl	P mg/dl	Osmolarität mosm/l	Kal. pro 100 ml
Kolostrum	2,7		1,9	5,3	–	31	14		54
reife Frauenmilch	1,2	35	3,5	7,0	–	33	15	240	67
Anfangs-(Pre) Nahrung	1,7	40	3,6	7,5	–	40	32	320	69
Frühgeborenen-nahrung	2,0	30	3,4	6,0	2,0	75	46	260	70
Kuhvollmilch	3,3	82	3,5	4,8	–	125	95	380	66

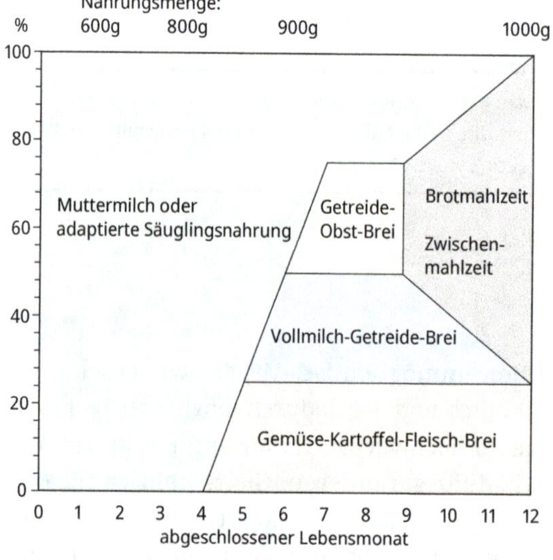

Abb. 13.6: Nahrungsaufbau im 1. Lebensjahr.

13.2.3 Ernährungsstörungen

Exsikkose, Durstfieber. Bei starker Gewichtsabnahme und ungenügender Flüssigkeitszufuhr in den ersten Lebenstagen kommt es, insbesondere bei hypotrophen oder übertragenen Neugeborenen leicht zu Dehydratation und Durstfieber. Diese kann sich auch nach einer Fototherapie (s. S. 686) ohne ausreichende Flüssigkeitszufuhr (Infusion) entwickeln.

Gedeihstörung. Die häufigste Ernährungsstörung ist die ausbleibende oder zu geringe Gewichtszunahme, das mangelhafte Gedeihen.

Ursache. Zu geringe oder übermäßige Nahrungszufuhr durch qualitative Fehlernährung, Hypogalaktie der Mutter, Allgemeininfektionen oder schwere Organkrankheiten des Kindes, chronische Enteritis, Malabsorptionssyndrome und Vernachlässigung bzw. psychische Deprivation.

Überfütterung. Häufiger als Gedeihstörungen ist in Mitteleuropa die Überfütterung: Füttern von nichtadaptierter, Kohlenhydrat- und kalorienangereicherter Nahrung in der Annahme, die Muttermilch reiche nicht aus. Hier kann eine Ernährungsberatung und der Hinweis auf die im Vorsorgeheft abgedruckte Gewichtskurve vorbeugen.

Am Ende des 1. Lebensjahres ist fast ⅓ der Säuglinge in Deutschland übergewichtig!

Normaler Stuhl. Der Stuhl eines gestillten Neugeborenen ist dünn, gelblich bis orange gefärbt, kann schollige feste Bestandteile enthalten und weist oft einen Wasserhof auf.

Gastroenteritis. Akuter Durchfall ist bei vollgestillten Neugeborenen selten, kann bei septischen Allgemeininfektionen oder als Hospitalepidemie (Dyspepsie-Coli, Rotaviren) auftreten; häufig liegt eine Soorinfektion zugrunde: weißliche Beläge im Mund, schuppende makulopapulöse Effloreszenzen im Perianalbereich. Infektionsquellen: mangelhaft sterilisierte Sauger oder Schnuller, Soorkolpitis der Mutter.

Erbrechen. Ursachen:
- verschlucktes Mekonium oder bluthaltiges Fruchtwasser
- Duodenalatresie oder -stenose
- Malrotation oder Darmobstruktion
- Sepsis
- Hiatushernie
- adrenogenitales Syndrom
- Pylorusstenose (meist ab 3. Lebenswoche).

Aufgetriebenes Abdomen. Ursachen:
- Postasphyxie-Sequenz, Darmperforation
- Sepsis, Peritonitis
- Mekoniumileus
- Raumforderung, z. B. Tumor, Zyste, Aszites, Harnwegsobstruktion
- Okklusionsileus, z. B. Atresie, Stenose, Malrotation, Tumorkompression, Mekoniumpfropfsyndrom
- Megacolon congenitum (Aganglionose)
- nekrotisierende Enterokolitis (bei Frühgeborenen).

13.2.4 Pflege des gesunden Neugeborenen

Hauptaufgaben der Pflegenden sind:
- pflegerische und emotionale Unterstützung der Mutter beim Erlernen der Versorgung des Kindes, beim Stillen und beim Rooming-in,
- Pflege und Beobachtung des Neugeborenen mit dem Ziel, Anomalien und Krankheitszeichen frühzeitig zu entdecken.

Praxishinweis. Die Frühdiagnose einer Sepsis ist überwiegend die Leistung sorgfältig beobachtender Pflegekräfte!

Je einfacher die Grundpflege, desto fehlerloser kann sie auch von den Müttern erlernt werden. Neue, scheinbar moderne Pflegetechniken werden ständig und oft aus kommerziellem Interesse vorgeschlagen und müssen vor ihrer Einführung geprüft werden, um Schädigungen des Kindes zu vermeiden.

Mekoniumabgang. Der Abgang von Kindspech erfolgt meist in den ersten Lebensstunden. Mekonium besteht aus Galle, Pankreassekret und abgeschilferten Zellen, hat eine zähe oder klebrige Konsistenz, schwarzbraune bis -grüne Farbe und wird am 2.–3. Tag von Übergangsstuhl abgelöst.

Urinabgang. Damit ist gleich nach der Geburt, u. U. erst in der 24.–36. Lebensstunde zu rechnen.

Trockenlegen, Reinigen erfolgen vor den Mahlzeiten. Stuhlentfernung und Reinigen des Gesäßes erfolgen mit Zellstoff und Kinderöl. Bei Mädchen ist von vorn nach hinten zu reinigen, damit kein Stuhl in die Vagina gebracht wird.

Das Waschen wird unter fließendem Wasser vorgenommen. Verwendet werden ein sauberer Lappen und eine milde alkalifreie Waschlotion.

Gebadet wird erst, wenn der Nabelschnurrest abgefallen und der Nabel völlig trocken ist, meist nach dem 12. Lebenstag, vor den Mahlzeiten.

Das Eincremen des Gesäßes erfolgt mit weißer Vaseline ohne Zusatz von Medikamenten oder biologischen Komponenten.

Praxishinweis. Puder ist in der Neugeborenen-Pflege unnötig und gefährlich: Talkumaspiration, Nabelgranulom.

- Zum Wickeln werden Einmalwindeln verwendet, die die Beine leicht spreizen, was die Entwicklung des Hüftgelenks fördert.
- Die Haut trocknet nach Verschwinden der Vernix caseosa aus und schuppt häufig in den ersten Lebenstagen.

– Hautrötung, -ausschlag. Vorübergehend tritt oft ein makulöses Erythema neonatorum auf, bei manchen Kindern (besonders bei Ikterus und Fototherapie) kann es in ein urtikarielles oder vesikuläres Exanthema toxicum übergehen.
– Der Nabel wird mit einer sterilen Kompresse und Isopropylalkohol oder mit sterilen Wattestäbchen mit 70 %igem Alkohol gereinigt. Die Nabelklemme wird in den ersten 24 Lebensstunden nicht entfernt. Der Nabelstumpf soll sauber und trocken gehalten werden, Nabelpflaster und Nabelbinden sind unnötig.
– Die Augen werden von außen nach innen mit fließendem Wasser gereinigt. In den ersten Lebenstagen entwickelt sich oft ein harmloser Konjunktivalkatarrh als Folge der Credé-Prophylaxe mit Argentum nitricum.
– Zur Mundpflege verwendet man am besten Wasser und sterile Tupfer.

13.3 Postnatale Adaptation

13.3.1 Physiologie der Adaptation

Umstellungen. Die Trennung des kindlichen vom mütterlichen Organismus erfordert Umstellungen:
– Atmungsumstellung von plazentarem auf pulmonalen Gasaustausch,
– Kreislaufumstellung durch Eröffnen der pulmonalen Zirkulation,
– Temperaturumstellung auf eigene Regulation,
– Ernährungsumstellung von parenteral auf enteral,
– Stoffwechselumstellung: Blutzucker, Elektrolyte, Säure-Basen-Haushalt,
– Keimbesiedelung und Auseinandersetzung mit Mikroorganismen und Umweltgiften.

13.3.1.1 Atmungsadaptation

Erster Atemzug. Der Fetus wird aus Apnoe in Exspirationsstellung geboren. Kälte, Licht, Schwerkraft, Kompression bei Durchtritt durch den Geburtskanal, Hyperkapnie, Azidose und Hypoxie lösen den ersten Atemzug aus. Der Lufteintritt baut Oberflächenspannung, Retraktionskraft und negativen interstitiellen Druck auf, die Lungenflüssigkeit wird resorbiert, nach 2–3 Atemzügen ist das Residualvolumen etabliert. Der Beginn der Luftatmung löst den Wechsel vom fetalen auf den adulten Kreislauf aus.

Besonderheiten der Atmung in den ersten 24 Lebensstunden (postnatale respiratorische Adaptation)
– Atemfrequenz: 40–50/Min.
– Regulation: Glomus caroticum unreif = geringe pO_2-Antwort. Hauptatemantrieb am Termin ist der pCO_2.
– Morphologie: Bronchialaufzweigung und Alveolenbildung 24–40 SSW. Kapillarisierung ab 26 SSW.

– Surfactant: lamellar bodies 24 SSW Phosphatidglycerol 35 SSW. Oberflächenaktiver Film = alveoläre Stabilität.
– Mechanik: Transpulmonaldruck bis 80 cm H_2O beim 1. Atemzug. Atemwegswiderstand erhöht.
– Ventilation: normales Atemzeitvolumen durch hohe Atemfrequenz und gesteigerte Atemarbeit.
– Diffusion: Interstitium 1–0,2 μm. Ödemneigung. Flüssigkeitsgehalt 40 ml = 60 % des Lungengewichts.
– Perfusion: Verschluss des Foramen ovale in Minuten, des Ductus arteriosus in Tagen. Rechts-Links-Shunt fällt von 90 auf 20 %.
– O_2-Transport: kritisch, da HK 40–55 % (26–40 SSW). Linksverschiebung der O_2-Dissoziationskurve.

13.3.1.2 Kreislaufadaptation

Vor der Geburt ist der Lungengefäßwiderstand hoch: < 1/10 des HMV passiert die Lunge, Rechts-Links-Shunt zu 90 %. Mit dem Einsetzen der Atmung kehren sich die Kreislaufverhältnisse um: der Lungengefäßwiderstand sinkt unter den Systemwiderstand, die entfaltete Lunge füllt sich mit Blut, das über die Lungenvenen abströmt,

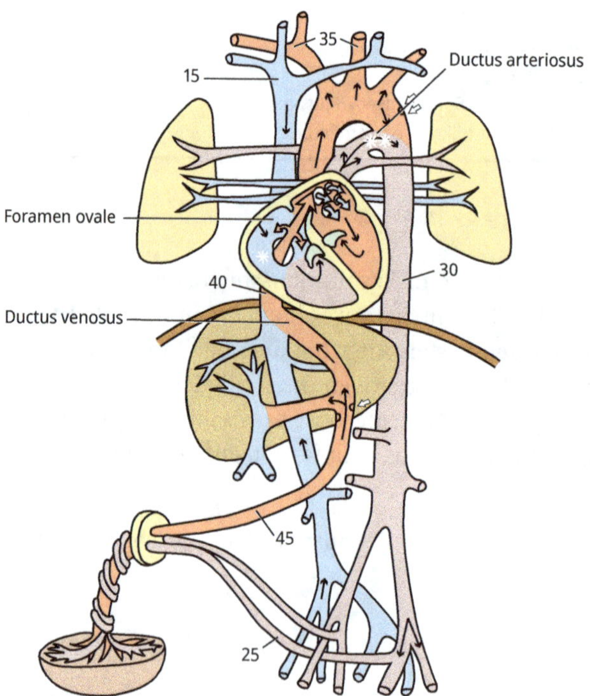

Abb. 13.7: Fetaler Blutkreislauf mit Sauerstoffpartialdruck (mmHg) in unterschiedlichen Gefäßprovinzen.

einen Druckaufbau im linken Vorhof vollzieht und so einen funktionellen Verschluss des Foramen ovale bewirkt (Abb. 13.7).

Der Verschluss des Ductus arteriosus erfolgt oft erst nach Tagen durch erhöhten Sauerstoffpartialdruck (s. Abb. 13.7) und verminderte Prostaglandineinwirkung.

Praxishinweis. Herzfrequenz des reifen Neugeborenen 120–160/Min.

Persistierender Ductus arteriosus (PDA)

Definition. Offener Ductus arteriosus (fetale Verbindung zwischen der Bifurkation der A. pulmonalis u. der Aorta descendens, Rechts-Links-Shunt) mit postnataler Shuntumkehr (Links-Rechts-Shunt).

Insbesondere bei Frühgeborenen (< 32 SSW) kann infolge von Hypoxie und vermehrter Prostaglandinbildung der Ductus offenbleiben oder sich wieder öffnen.

Der Links-Rechts-Shunt erhöht die pulmonale und vermindert die zerebrale Perfusion und begünstigt einen chronischen Lungenumbau.

Klinik
- wechselnde Geräuschphänomene: systolisches oder kontinuierliches Geräusch
- präkordiales Schwirren
- springende Pulse
- respiratorische Verschlechterung
- metabolische Azidose
- Kardio-, Hepatomegalie.

Diagnostik
- Echokardiographie, Farb-Dopplersonographie.

Persistierende pulmonale Hypertension des Neugeborenen (PPHN)

Definition. mangelnde Umstellung des fetalen Kreislaufs mit Persistenz des Rechts-Links-Shunts infolge pulmonaler Hypertension (= Bluthochdruck in der Lungenstrombahn) durch PDA oder offenes Foramen ovale. Primäre pulmonale Hypertension ist selten, sekundäre pulmonale Hypertension resultiert aus Spasmus, Verschluss oder Fehlentwicklung der pulmonalen Gefäße (Mediahypertrophie) oder einer Lungenhypoplasie.

Ursachen
- schwere, protrahierte Hypoxie
- Mekoniumaspirationssyndrom (s. S. 663)

– Surfactantmangel-Syndrom (s. S. 672)
– Polyglobulie (insbesondere Akzeptor-Zwilling bei fetofetaler Transfusion)
– Hydrops fetalis (s. S. 688)
– schwere Infektionen (Frühform der B-Streptokokken-Sepsis, s. S. 701)
– Lungenhypoplasie
– Zwerchfellhernie (s. S. 691).

Folgen. Verschiedene Trigger-Mechanismen lösen mit einer Vasokonstriktion im kleinen Kreislauf einen circulus vitiosus aus: Hypoxämie mit erhöhtem pulmonalen Gefäßwiderstand werden aufrechterhalten.

13.3.1.3 Temperaturadaptation

Postnataler Temperaturabfall (Abb. 13.8). Beim reifen Neugeborenen fällt unter ungünstigen Umständen die Rektaltemperatur um 1–2° C ab und stabilisiert sich erst in der 4.–8. Lebensstunde. Besondere Hypothermiegefahr besteht bei:
– niedrigem Geburtsgewicht
– prä- und postnataler Hypoxie
– Reanimation ohne adäquate Ausrüstung (z. B. Wärmestrahler, warme Tücher)
– Entbindung in kaltem Geburtsraum
– Versäumnis, das Kind abzutrocknen
– zu frühem Baden nach der Geburt
– mütterlicher Medikation (z. B. Opiate, Diazepam, Vollnarkose)
– Hypoglykämie.

Praxishinweis. Erstversorgung erfolgt in beheiztem, zugfreiem Raum unter Infrarotwärmestrahler.

Jenseits der postnatalen Adaptation besteht die Gefahr von Unterkühlung bei
– Frühgeburt
– akuter Infektion, insbesondere Sepsis
– Schock, Herzinsuffizienz
– Hypothyreose
– Transport des Kindes.

13.3.1.4 Beurteilung der Adaptation

Apgar-Schema (Tab. 13.2). Man beurteilt die postnatale Adaptation und Vitalität des reifen Neugeborenen nach dem Apgar-Schema (Atmung, Puls, Grundtonus, Aussehen, Reflexe), einem Punktschema für die Zustandsdiagnostik.

Die standardisierte Untersuchung wird jeweils 1 Min., 5 Min. und 10 Min. (Stoppuhr!) nach Geburt durchgeführt. Normal sind 7–10 Punkte, 4–6 Punkte zeigen eine leichte, < 4 Punkte eine schwere Depression an.

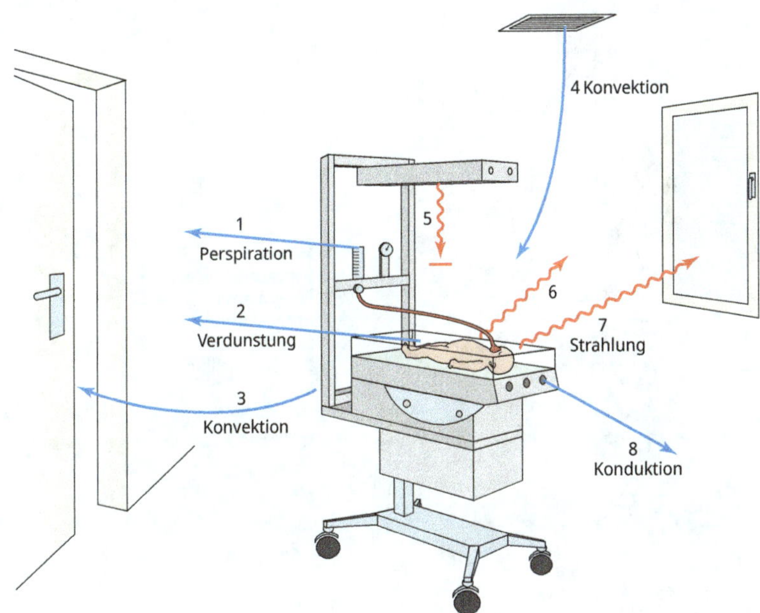

Abb. 13.8: Wege des Wärmeverlustes und häufige, zur Unterkühlung des Kindes führende Fehler:
1. Atemgas/O_2 nicht angewärmt, **2.** Kind nackt und nass, **3.** Luftzug durch offene Tür, **4.** Klimaanlage mit Luftzug und kalter Raumtemperatur, **5.** Wärmestrahler nicht eingeschaltet, **6.** Kachelwand, **7.** Fenster zu nahe, **8.** Matratzenheizung nicht eingeschaltet, leitfähige Unterlage (Gummimatte).

Besondere prognostische Bedeutung hat der 5-Min.-Wert: Niedrige Werte korrelieren mit späterer Behinderung.

Frühgeborenen-Beurteilung. Hierfür ist das Apgar-Schema kaum brauchbar, da Atmung, Muskeltonus und Reflexauslösbarkeit vom Gestationsalter abhängen.

Tab. 13.2: Apgar-Schema zur Beurteilung des Neugeborenen.

Apgar-Zahl	0	1	2
Symptom			
Hautfarbe	blau oder weiß	Akrozyanose	rosig
Atmung	keine	langsam, unregelmäßig	ungestört
Herzfrequenz	keine	< 100	> 100
Muskeltonus	schlaff	träge Flexion	aktive Bewegung
Reflexe beim Absaugen	keine	herabgesetzt	Schreien

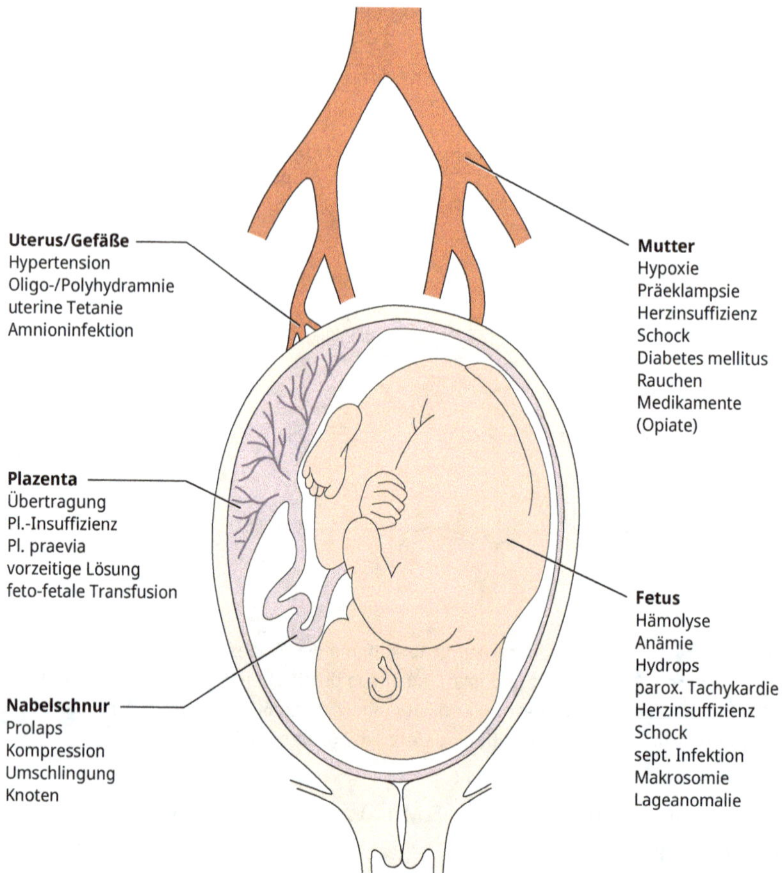

Abb. 13.9: Fetale Blutversorgung und pränatale (zirkulatorische) Ursachen der Asphyxie.

Praxishinweis. Nach unseren Erfahrungen geben bei untergewichtigen Neugeborenen die Rektaltemperatur vor Verlassen des Kreißsaals, Blutdruck und BGA zuverlässigere Informationen über die Qualität der Erstversorgung und über die Überlebenschancen als das Apgar-Schema.

Perinatale Asphyxie. Akutes Versagen des Gasaustauschs in Organen prä- (Abb. 13.9) und postnatal (Abb. 13.10) mit Hypoxie, Hyperkapnie und metabolischer Azidose.

Hypoxämie. PaO_2-Verminderung. Beim Fetus ist der pO_2 der Nabelvene 45, in der Aorta descendens 25 mmHg.

Hypoxie. Sauerstoffmangel im Gewebe, abhängig von Sauerstoffsättigung, Hb-Konzentration und Perfusion; eine anhaltende Hypoxie ist verbunden mit Basendefizit durch Laktatanstieg.

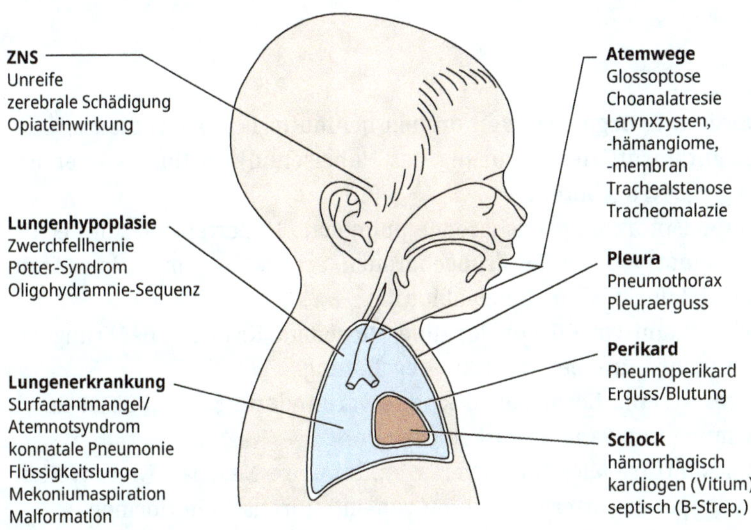

Abb. 13.10: Atemwege des Neugeborenen und postnatale (respiratorische) Ursachen der Asphyxie.

Tab. 13.3: Blutgasanalyse: Normalwerte beim Neugeborenen.

	bei Geburt		mit 24 Std.
	Nabelvene	Nabelarterie	arterielles Blut
pH	7,32	7,24	7,37
pCO$_2$ (mmHg)	38	49	33
St.-Bik. (mmol/l)	20	19	20
BE (mmol/l)	−4	−7	−5
pO$_2$ (mmHg)	27	16	73

Azidose. Eine objektive Vitalitätsbeurteilung und Hypoxie-Diagnostik erlaubt die BGA
(Tab. 13.3).

Praxishinweis. Normal sind im Nabelarterienblut pH-Werte von 7,20–7,38. Bei pH < 7,20 besteht eine
leichte, bei < 7,10 eine mittelgradige und unter 7,00 eine schwere Azidose.
  Bei einem pH < 7,10 aus der gut arterialisierten Ferse 15–30 Min. nach Geburt liegt eine schwere
Azidose vor.

Blutdruck. Die Messung ist in jedem Geburtsraum möglich. Sie erleichtert es, eine
Kreislaufzentralisation zu erkennen und behandeln.

13.3.2 Pathologie der Adaptation

13.3.2.1 Geburtsasphyxie

Hypo- oder Ischämie mit Organschäden drohen bei mütterlicher Hypotension, respiratorischer Plazentainsuffizienz, Störung des Nabelschnurblutflusses oder ungenügender Atmung des Neugeborenen.

- Lunge. Mekoniumaspiration, persistierende pulmonale Hypertension mit Rechts-Links-Shunt, Atemnotsyndrom des Frühgeborenen, Schocklunge mit sekundärem Surfactantmangel, Lungenödem, Lungenblutung.
- ZNS. Hypoxisch-ischämische Enzephalopathie, Hirnödem, Krämpfe. Bei Frühgeborenen erhöhte Gefahr intra-/periventrikulärer Blutung.
- Kardiovaskuläres System. Kardiogener Schock, verminderte Kontraktilität durch Glykogenverarmung und Papillarmuskelnekrosen.
- Niere. Prärenales/intrarenales Nierenversagen, tubuläre Nekrose, Nierenvenenthrombose, inadäquat gesteigerte Sekretion von antidiuretischem Hormon.
- Gastrointestinaltrakt. Mesenteriale Hypoperfusion, nekrotisierende Enterokolitis, Darmperforation, Lebernekrose.
- Stoffwechsel. Laktatazidose, Hypokalzämie, Hyponatriämie, Hyper- oder Hypoglykämie, Störung der Temperaturregulation.
- Gerinnung. Disseminierte intraversale Gerinnung, Blutungen.

Das Schädigungsmuster nach Asphyxie ist abhängig von Ausmaß und Dauer, ob Ischämie oder Hypoxie im Vordergrund stehen und vom Reifegrad.

13.3.2.2 Neu- und Frühgeborenenreanimation

Reanimation heißt Wiederbelebung; Ziel: Aufrechterhaltung der elementaren Vitalfunktionen und damit der zerebralen und myokardialen Sauerstoffversorgung.

Über den Erfolg entscheiden Erfahrungen des reanimierenden Teams und Vorbereitung vor der Geburt im Geburtsraum. Ist ein Risikofaktor festgestellt (Abb. 13.9, Abb. 13.10), so besteht meist Zeit, vor der Geburt ein Reanimationsteam (1 neonatologisch erfahrener Kinderarzt und 1 Pflegekraft mit Intensivpflegeweiterbildung) herbeizurufen oder die Schwangere in ein Perinatalzentrum zu verlegen.

Ausrüstung (tägliche Funktionskontrolle erforderlich)
- Reanimationstisch mit Wärmestrahler und Lichtquelle
- Vakuumpumpe (Sog 200 mbar), Absaugsonden Charr 6, 8
- Blutdruckmessgerät Dinamap mit Manschetten 1–4
- Pulsoxymeter, EKG-Monitor, Blutgasanalysegerät
- gewärmte sterile Moltontücher
- Sauerstoffquelle mit Flowmeter, Anfeuchter und Leitung
- Laerdal-Beatmungsbeutel für Neugeborene mit PEEP-Ventil und Masken Größe 00 und 01 sowie Reservebatterie

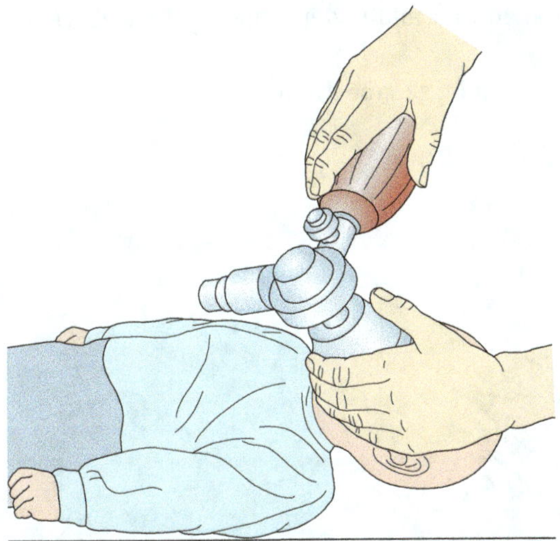

Abb. 13.11: Beatmung mit Maske und Beutel. Die linke Hand dichtet die weiche Atemmaske um Mund und Nase ab, der kleine Finger schiebt den Unterkiefer nach vorn (Esmarch-Handgriff). Druck auf den Hinterkopf vermeiden!

– Laryngoskop und Magill-Zange für Säuglinge
– Nasotrachealtuben, Größe 2,5/3,0/3,5 mit Adapter
– Einmalmundsauger mit Sekretfänger, Charr 8
– Stoppuhr
– Einmalskalpell, Nabelklemmen, Pleurakatheter Charr 8, Nahtmaterial, Nabelgefäßkatheterbesteck.

Medikamente
– Glukose 5 % und 10 %, Amp. 10 ml
– Natriumbicarbonat 8,4 %, Amp. 20 ml
– Konakion, Amp. 1 mg
– Adrenalin 1:10.000, Amp. 10 ml
– ggf. Notfallkonserve 0 Rh-negativ (Absorber-Kühlschrank).

Reanimation des leicht deprimierten Neu- und Frühgeborenen. Hier kommen Geübte meist mit wenigen Maßnahmen aus (s. u.).

Bei Frühgeborenen < 30. SSW sollte durch kurze Maskenbeatmung (Abb. 13.11) die Entfaltung der Lunge erleichtert werden (Stethoskopkontrolle), jedoch versuchen wir, primäre Intubation und Beatmung zu vermeiden. Wegen der Pneumothoraxgefahr durch unbeabsichtigt hohe Spitzendrücke sollten nur Beatmungsbeutel mit Sicherheitsventil verwendet werden (z. B. Laerdal). Nur wenn eine Ateminsuffizienz jenseits der ersten Lebensminute persistiert oder wenn ein langer Transport in die Kinderklinik bevorsteht, sollte nasotracheal intubiert werden.

Kreißsaalreanimation des Frühgeborenen und mäßig deprimierten Neugeborenen (Apgar 4–6)
- Probleme vorhersehen (errechneter Termin, genaue Anamnese).
- Frühzeitig anwesend sein.
- Ruhe und Übersicht bewahren.

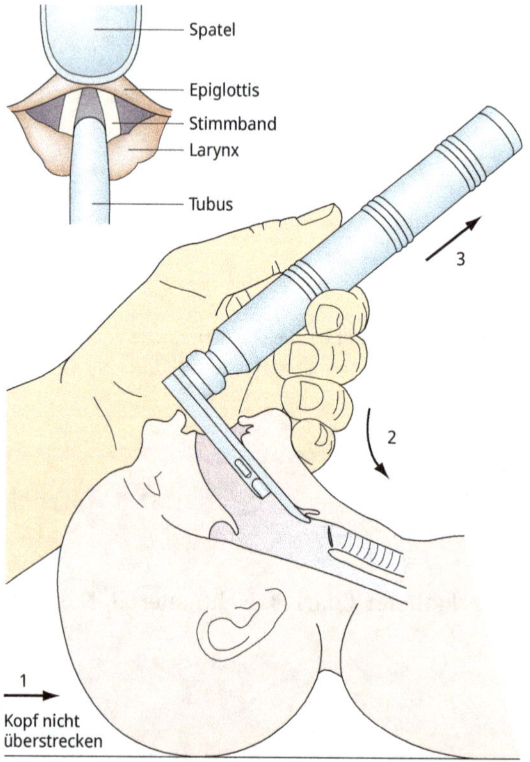

Abb. 13.12: Laryngoskop, Haltung und Bewegungsführung (1–3). Esmarch-Handgriff und Einblickfeld bei der endotrachealen Intubation. Das Laryngoskop wird mit der linken Hand geführt, die Epiglottis mit dem Spatel gefasst, sodass der Kehlkopfeingang frei wird.

- Ausrüstung kontrollieren. Wärmestrahler, Tücher, Sauerstoff, Beatmungsbeutel und -maske, Stethoskop, Vakuumpumpe, Absaugkatheter, Laryngoskop, Magill-Zange, Tuben.
- Warmhalten. Strahler, Abtrocknen, Zudecken.
- Atemwege freimachen. Rachen u. Nase absaugen.
- Auskultieren. Herztöne links? Belüftung?
- Beatmung. Zunächst nur mit Maske/Beutel.
- Vit.-K-Injektion 1 mg s. c.

Weitere Maßnahmen (falls das Kind sich nicht erholt)
- Endotracheale Intubation (Abb. 13.12), Nasotrachealtubus 2,5–3,5 mm.
- Epinephrin: 0,01–0,03 mg/kg endotracheal.
- Nabelvenenkatheter bei Schock (ZVD).
- Volumenzufuhr: Serumkonserve/Notfallblut.
- Pufferung bei persistierender metabolischer Azidose.

Reanimation des schwer deprimierten Neugeborenen. Die schwere Depression (Apgar 0–3) ist bei den modernen Methoden der Geburtsüberwachung sehr selten geworden. Sie kommt als sekundäre (terminale) Apnoe nach längerdauernder Hypoxie (z. B. Nabelschnurvorfall) oder bei schwerem hämorrhagischem Schock (z. B. Insertiovelamentosa-Blutung) vor. Außer von Ateminsuffizienz ist sie stets von schwerer metabolischer Azidose (Nabelarterien-pH < 7,0) und Kreislaufschock begleitet. In dieser Situation reicht die dargestellte respiratorische Reanimation zur Stabilisierung des Kindes nicht aus, sondern es sind weitergehende Maßnahmen erforderlich:

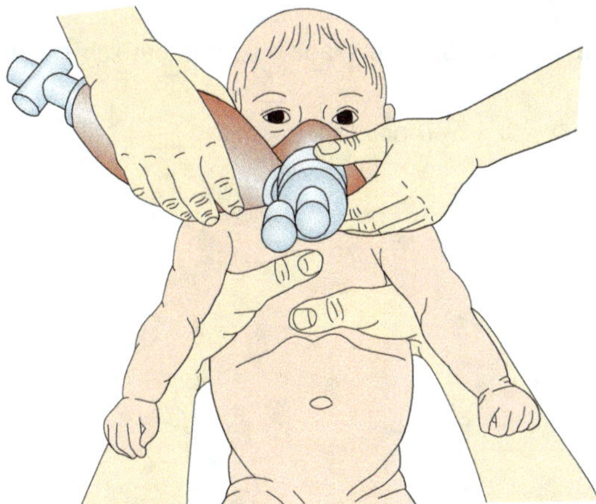

Abb. 13.13: Extrathorakale Herzmassage. Nach 4–5 Kompressionen wird ein Atemhub mit 100 % O_2 gegeben.

Nabelvenenkatheter legen (nach Intubation und Beginn der Beatmung), da periphere Venen im schweren Kreislaufschock nicht zu kanülieren sind.

Notfallkonserve. Beim hämorrhagischen Schock kann 0-Rh-negatives lysinfreies Blut (als Universalspenderblut) ohne Kreuzprobe transfundiert werden.

Katecholamine, Herzmassage, Blindpufferung: Bei fehlender Herztätigkeit bzw. Bradykardie unter 50/Min. geben wir 0,1–0,3 ml/kg Adrenalin 1:10.000 in den Endotrachealtubus.

Reanimation bei schwerer Depression (Apgar 0–3)

- Probleme vorhersehen, z. B. Nabelschurvorfall, Notsektio bei Blutung ex utero.
- Frühzeitig anwesend sein.
- Ruhe und Übersicht bewahren, Ausrüstung kontrollieren, Nabelvenenkatheterung und Blutdruckmessung vorbereiten, Notfallkonserve bereitstellen, ggf. anwärmen.
- Kind warm halten (zusätzliche Wärmelampe, Abtrocken).
- Luftwege freimachen (Rachen und Nase absaugen).
- Sofort nasotracheal intubieren.
- Sauerstoffbeatmung ist weitgehend verlassen: Reanimation mit Luft ergibt höhere Überlebensraten. Nur wenn das Pulsoxymeter eine echte Hypoxämie anzeigt, wird mit Sauerstoff beatmet. Dabei ist zu berücksichtigen: Viele Neugeborene haben erst nach 10 Minuten präduktale $SO_2 > 90$ %. Herzmassage, wenn Herzfrequenz < 50/Min. (Abb. 13.13).
- Epinephrin: 0,01–0,03 mg/kg endotracheal.
- Nabelvenenkatheter Charr 8, 8–10 cm tief einführen (Abb. 13.14), Zentralvenendruck messen.
- $NaHCO_2$ 3 mmol/kg verdünnt 1:1 mit Glukose 5 % langsam i. v., nur bei schwerer metabolischer Azidose.
- Volumenzufuhr (Serum/Notfallkonserve) bis ZVD positiv.
- Vit.-K-Injektion 1 mg s. c.
- BGA und gezielte weitere Therapie.

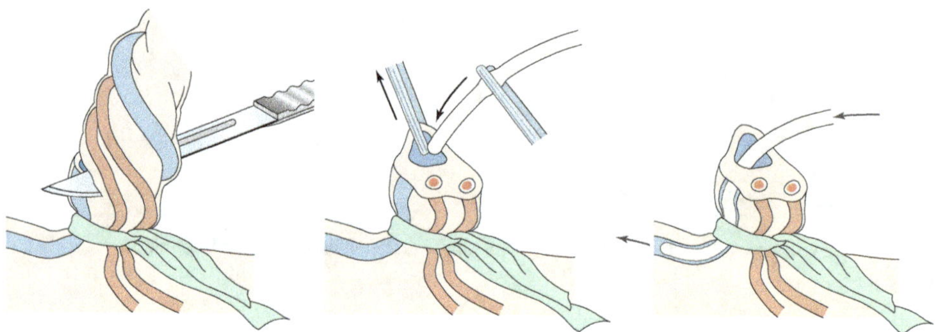

Abb. 13.14: Nabelvenenkatheter. Nach Anschneiden der Nabelschnur werden die Gefäße sichtbar. Die Nabelvene ist das größte der 3 Gefäße, liegt meist kranial, ist dünnwandig und nicht kontrahiert. Die Sondierung wird leichter, wenn der Nabelstumpf mit einer chirurgischen Pinzette nach kaudal gezogen wird.

13.3.2.3 Mekoniumaspirationssyndrom (MAS)

Definition. Respiratorische Insuffizienz des Neugeborenen infolge Aspiration von Mekonium.

Pathogenese. Ursache ist eine intrauterine Hypoxie, häufig bei hypotrophen reifen od. übertragenen Neugeborenen, die zur mesenterialer Ischämie und Hyperperistaltik des Darms führt, was einen frühzeitigen Mekoniumabgang induziert. Folgen: intrauterine od. unmittelbar postnatale Aspiration des Mekoniums mit respiratorischer Insuffizienz durch partielle Bronchusobstruktion. Diffusionsstörung, Atelektasen, emphysematöse Areale (Gasüberblähung), interstitielles Emphysem, Hypoxie oder chemisch-toxische Pneumonie mit Atelektasen u. intrapulmonalen Shunts mit Hypoxie.

Praxishinweis. Abgang von mekoniumhaltigem Fruchtwasser ist ein Alarmsymptom, womit in 10 % aller Geburten zu rechnen ist. Eine Gefährdung besteht, wenn es dick grün bzw. erbsbreiartig ist und beim ersten Atemzug nach der Geburt in die tiefen Luftwege aspiriert oder durch Reanimation in die Lunge gepresst wird.

Warnhinweise intrauteriner Hypoxie mit drohendem MAS sind:
- Herzfrequenzdezelerationen
- silentes CTG
- prolongierte, komplizierte Geburt
- Abgang von grünem Fruchtwasser.

Klinik
- Haut ist bei Geburt mit Mekonium bedeckt.
- Haut, Fingernägel und Nabelschnur sind grünlich-gelb verfärbt.
- Schwere Atemdepression mit Schnappatmung, groben Rasselgeräuschen.
- Bradykardie, Hypotonie, Schocksymptome.
- Nach Einsetzen der Spontanatmung persistieren Tachypnoe, Dyspnoe, interkostale Einziehungen, exspiratorisches Stöhnen und Zyanose.

Komplikationen. Pneumothorax u. Pneumomediastinum, persistierende pulmonale Hypertension (s. S. 654), drohende bakterielle Superinfektion!

Erstversorgung bei Mekoniumaspiration
- Schnelle Beendigung der Geburt bei persistierender fetaler Hypoxie!
- Keine prophylaktischen Intubationsversuche, kein prophylaktisches endotracheales Absaugen!
- Kurzes Absaugen von Mund, Nase und Rachen
- Bei avitalem Kind rascher Beginn einer Maskenbeatmung

13.3.2.4 Hypoxisch-ischämische Enzephalopathie
Definition. Allgemeine Bezeichnung für zentralnervöse Folgen einer Geburtsasphyxie.

Klinik. Nach schwerer Geburtsasphyxie entwickelt ⅓ der reifen Neugeborenen am 1. Lebenstag eine hypoxisch-ischämische Enzephalopathie, die klinisch in 3 Schweregrade eingeteilt wird (Sarnat-Schema):

- Grad I (mild). Irritabilität, Schreckhaftigkeit, milde Hypotonie, Trinkschwäche.
- Grad II (moderat). Lethargie, Krampfanfälle (Beginn 12–24 Std.), deutliche Hypotonie, Sondenernährung.
- Grad III (schwer). Koma, prolongierte Krampfanfälle, schwere Hypotonie, häufig keine Spontanatmung.

Grad I ist meist rasch reversibel, Grad III führt später oft zu zerebralen Schädigungen, die in Abhängigkeit der Lokalisation von mentaler Retardierung, Hyperaktivitätssyndrom, spastischer Tetraparese und Choreoathetose bis zu Anfallsleiden und intellektuellen Störungen reichen.

Besonderheit. Die **zystische periventrikuläre Leukomalazie** ist eine spezifische Verlaufsform beim Frühgeborenen infolge zerebraler Minderperfusion (Ischämie) mit periventrikulären Nekrosen der weißen Substanz, ggf. mit Substanzdefekten. Sauerstoffmangel spielt hier eine geringe, Entzündungsvorgänge (Chorioamnionitis) eine große Rolle.

Folge ist eine Zerebralparese, wobei die spastische Diplegie häufiger ist als die Tetraplegie, da die zum Bein führenden Bahnen näher am Ventrikel verlaufen und deshalb schon bei kleineren Läsionen betroffen werden (Abb. 13.15).

Pathophysiologie. Hyperventilation (fehlende Autoregulation) mit Ischämie, da bei niedrigem pCO_2 die zerebrale Perfusion stark gedrosselt wird. Ischämie, bakterielle Infektionen (vorzeitiger Blasensprung), bei denen toxische Entzündungsmediatoren frei werden.

Klinik. Blutdruckabfall, Hyperventilation.

Therapie
- Akutbehandlung. Adäquate (nicht übermäßige) Oxygenierung, optimale Ventilation und Organperfusion (cave Reperfusionsschaden) und Aufrechterhaltung der Thermoneutraltemperatur (cave: Fieber).
- Neuroprotektive Therapieansätze, z. B. systemische Hypothermie über 3 Tage, sind in spezialisierten Zentren möglich und können das Ausmaß der Gehirnschädigung mindern.

13.4 Geburtsverletzungen

Tab. 13.4 listet die häufigsten perinatalen Verletzungen auf.

Fazialislähmung
Ursache ist meist eine mechanische Kompression oder ein Ödem, weniger häufig eine Verletzung durch Forzeps-Entbindung.

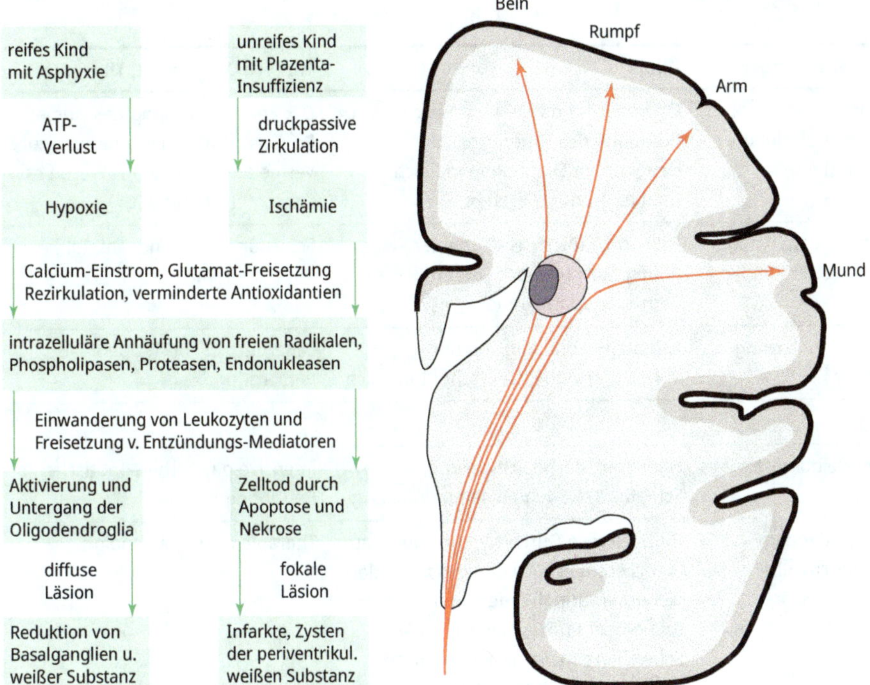

Abb. 13.15: Pathogenese der hypoxisch-ischämischen Hirnschädigung und typische Lokalisation der zystischen periventrikulären Leukomalazie.

Tab. 13.4 : Häufige perinatale Verletzungen mit Klinik, Diagnostik, Therapie.

Art der Verletzung	Klinik	weitere Diagnostik, Therapie
Fraktur	Schwellung, Dislokation, Hämatom, Bewegungseinschränkung	Ruhigstellung
Klavikulafraktur	Bewegungseinschränkung des Armes, bei Dislokation. Stufen-, später Kallusbildung (tastbare Schwellung)	Seitlagerung auf die Gegenseite
Schädelfraktur	tastbare Impression (evtl. begleitendes Kephalhämatom)	intrakranielle Blutung ausschließen! Operative Hebung der Impression
Fraktur der langen Röhrenknochen	Dislokation, Bewegungseinschränkung	Rö. 2 Ebenen, Ruhigstellung
Nervenläsion		
Fazialisparese	Gesichtsasymmetrie bei einseitiger Lähmung, bes. beim Schreien, fehlender Lidschluss, hängender Mundwinkel	regelmäßige Befeuchtung der Cornea; heilt meist spontan

Tab. 13.4 (fortgesetzt)

Art der Verletzung	Klinik	weitere Diagnostik, Therapie
Plexus-brachialis-Läsion: 1. obere Plexuslähmung (C_{5-6} Läsion) Erb	Oberarm in Adduktion, Innenrotation, Pronation des Unterarms. Keine Beugung im Ellenbogen möglich. Intakter Handgreifreflex.	DD: Epiphysenlösung des Humerus, Rö.-Diagnostik Physiotherapie zur Vermeidung von Kontrakturen cave Zwerchfelllähmung (C4)
2. untere Plexuslähmung (C_7-Th1 Läsion) Klumpke	Fallhand, Pfötchenstellung der Finger; häufig auch Horner-Syndrom (Ptosis, Miosis, Enophthalmus)	Schienung der Hand, anschl. Physiotherapie
Rückenmarkverletzung	Lähmung, abhängig von der Verletzungshöhe; Querschnitt möglich	Lagerung; CT, MRT, operative Versorgung
Blutung		
M. sternocleidomastoideus	Hämatom, derbe Schwellung, Schiefhals, Bewegungseinschränkung	intensive physiotherapeutische Betreuung
Caput succedaneum (Geburtsgeschwulst)	Blutig-seröse Durchtränkung von Haut u. lockerem Zellgewebe des unter der Geburt vorangehenden kindl. Teils → teigig-ödematöse, bläulich livide Schwellung meist parieto-okzipital, Schädelnähte übergreifend	Therapie nicht notwendig
Kephalhämatom	Bluterguss zw. Periost u. Knochen, subperiostales Hämatom. Durch die Schädelnähte begrenzte fluktuierende Schwellung	Spontanheilung in Wochen bis Monaten. Resorption. Verkalkung möglich
intrakranielle Blutung		S. 670

Klinik. Mundwinkel der gesunden Seite wird beim Schreien verzogen.

Therapie. Keine.

Prognose. gut, meist spontane Rückbildung.

Armplexuslähmung

Läsion des Plexus cervicobrachialis, z. B. durch Überdehnung bei Beckenendlage oder Schulterdystokie. Formen: obere (Erb; Segmente C_{5-6}), untere (Klumpke; Segmente C_7–Th_1) Plexus-brachialis-Lähmung.

Klinik

- Adduzierter, innenrotierter Arm, Pronation (Abb. 13.16).
- Teile des Moro-Reflexes (s. Abb. 13.2) sind ausgefallen und geben Auskunft über die Höhe der Läsion.

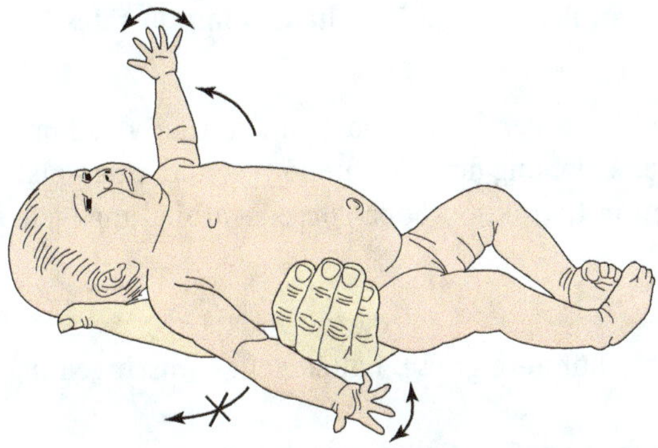

Abb. 13.16: Obere (Erb) Armplexuslähmung. Das Kind ist dargestellt während des Moro-Reflexes (s. Abb. 13.2), der rechte Arm kann nicht gehoben und gebeugt werden. Das Spreizen der Finger zeigt an, dass die unteren Teile des Armplexus funktionieren.

Klavikulafraktur

Schlüsselbeinbruch während der Geburt.

Klinik

- Schwellung oder unregelmäßige Form, Crepitatio bei Druck, Schonhaltung, gelegentlich hört oder fühlt man ein Knacken.
- Seitendifferenter Moro-Reflex,
- Schmerzen bei passiver Bewegung des Armes.

Therapie. Keine.

Prognose. Spontanheilung, nicht selten wird die Fraktur erst durch Kallusbildung am 7.–10. Lebenstag entdeckt oder ist Zufallsbefund auf dem Röntgenbild.

Humerusfraktur

Entsteht bei der Armlösung und wird vom Geburtshelfer meist sofort bemerkt.

Klinik. Schwellung des Oberarms, Schonhaltung, gelegentlich Abknickung.

Diagnose. Sicherung durch Röntgen.

Therapie. Ruhigstellung des Armes (am Thorax) für 3 Wochen.

Kephalhämatom

Kopfblutgeschwulst, Bluterguss zwischen Periost und Knochen, subperiostales Hämatom.

Ursache. Zerreißung von Gefäßen zwischen Periost u. Knochen während des Kopfdurchtritts unter der Geburt infolge Verschiebung der Weichteile gegenüber den platten Schädelknochen, meist nach Vakuum-Extraktion oder Forcepsentbindung, gelegentlich auch spontan entstehend.

Klinik
- Deutliche fluktuierende, tauben- bis hühnereigroße, halbkugelige Anschwellung am Schädel,
- Knochennähte werden nicht überschritten (Ggs. Geburtsgeschwulst),
- ggf. doppelseitiges Auftreten über beiden Ossa parietalia.

Therapie. Niemals punktierten! Heilt innerhalb von 3–6 Wochen von einem Randwall aus spontan ab. Große Hämatome können mit einer therapiebedürftigen Anämie oder mit einem starken Resorptionsikterus einhergehen.

Stauungshämatome

Ursache. Straffe Nabelschnurumschlingung um den Hals oder am vorangehenden Teil.

Klinik. Punktförmige, teilweise konfluierende Blutungen, auch in die Konjunktiven.

Therapie. Keine.

Prognose. Spontanheilung, meist harmlos, gelegentlich Resorptionsikterus.

Musculus-sternocleidomastoideus-Hämatom

(Kopfknickerhämatom). Fixierte Fehlstellung des Kopfes in Seitenneigung mit leichter Drehung zur Gegenseite.

Ursache. Gehäuft nach Beckenendlage.

Klinik. Meist wird am 2.–3. Lebenstag eine erbsgroße Verdickung des Muskels getastet, die nach einigen Tagen infolge bindegewebig organisierten Geburtshämatoms in eine strangförmige Verhärtung übergeht und den Muskel verkürzt.

Prognose. Es droht eine narbige Schrumpfung, die zu muskulärem Schiefhals (Torti-collis) führt.

Intrakranielle Blutung

Definition. Blutung innerhalb des knöchernen Schädels. Peri- u. intraventrikuläre Blutungen sind bei Frühgeborenen am häufigsten.

Vier Stadien. 1. Subependymale Blutung: häufig und harmlos, kein Ventrikeleinbruch, **2.** intraventrikuläre Blutung: Blutung aus dem subependymalen Marklager in die Sei-tenventrikel; resorbiert sich meist spontan, auch hier ist die Prognose gut, **3.** Ventri-keltamponade: bei ihr kann sich ein posthämorrhagischer Hydrozephalus entwickeln, **4.** Parenchymblutung: immer sind mehr oder minder ausgedehnte Gehirnareale/Lei-tungsbahnen zerstört, sodass mit bleibenden Behinderungen gerechnet werden muss.

13.5 Das Frühgeborene

Definition. Das Gestationsalter des reifen Neugeborenen beträgt 37–41 SSW (259 –293 Tage, gerechnet vom 1. Tag der letzten Regel). Frühgeborene sind Kinder, die vor Vollendung von 37 SSW (Gestationsalter < 259 Tage) geboren werden.
– Unabhängig vom Gestationsalter werden nach dem Geburtsgewicht definiert: Unter-gewichtige Neugeborene (LBW, low birth weight infants). Geburtsgewicht < 2.500 g; 5–15 % der Lebendgeborenen, jedoch > 70 % der in der Neonatalperiode (1.–28. Le-benstag) Verstorbenen. Sehr untergewichtige Neugeborene (VLBW, very low birth weight infants). Geburtsgewicht < 1.500 g; 0,8–1,5 % der Lebendgeborenen, jedoch > 50 % der in der Neonatalperiode Verstorbenen. Extrem untergewichtige Neugebo-rene (extremely low birth weight infants). Geburtsgewicht < 1.000 g; 0,4–0,6 % der Lebendgeborenen, > 40 % der in der Neonatalperiode Verstorbenen.

Häufigkeit. 5–7 % aller Neugeborenen sind Frühgeborene.

13.5.1 Gestationsalter

Reifezeichen. Die Reifebeurteilung gibt Auskunft über kindliche Körpermerkmale und -funktionen und darüber, ob ein (unreifes) Frühgeborenes vorliegt; erfolgt durch quantitative Bestimmung des Gestationsalters nach einem Punkteschema mit einer Genauigkeit von 2 Wochen, wobei körperliche oder neurologische Kriterien zugrunde gelegt werden:

- Hautdurchsichtigkeit
- Ohrmuschelknorpel (vollständiges Knorpelgerüst, Ohrform)
- Fußsohlenfältelung
- Brustdrüsendurchmesser (10 mm)
- Brustwarzendifferenzierung
- Fingernagellänge
- Kopfhaardifferenzierung
- Genitale (Labienschluss, Descensus testes).

13.5.2 Gefährdungen

Die **Unreife** bei Frühgeborenen geht mit Adaptationsstörungen einher, die in Pflege und Behandlung zu beachten sind:
- Temperaturregulation: Hypothermie, Hypoxie, Azidose
- Atmung: Surfactantmangel, Atemnotsyndrom, Asphyxie, Apnoe-Anfälle
- Zirkulation: Schock, Rechts-Links-Shunt, Hypoxie, Hirnblutung, nekrotisierende Enterokolitis
- Ernährung: Katabolismus, Aspiration, Subileus
- Stoffwechsel: Hypoglykämie, Hypokalzämie, Hypoproteinämie, Ikterus, Anämie
- Ausscheidung: Ödeme, Elektrolytimbalancen
- Immunität: Pneumonie, Sepsis, Meningitis.

Frühgeborene < 35 SSW auf Spezialpflegestation verlegen (vor Symptommanifestation)
Frühgeborene < 32 SSW: Geburt im Perinatalzentrum erforderlich.
Frühgeborene < 30 SSW: Erstversorgung durch Neonatologen erforderlich.

Erstversorgung des Frühgeborenen
Phase 1. Vorbereitung
- Telefonat: Risikofaktoren? Sektio: Zeitpunkt festlegen.
- Intensivpflegeplatz richten: Transoxode eichen, Inkubator 35° C, Röntgen-Kassette vorwärmen.

Phase 2. Geburtsraum
- Reanimationstisch wärmen, Türen schließen, warme Tücher bereitlegen.
- O_2 6–8 l/Min., Absaugung: max. bis 0,25 bar.
- Laerdal-Beutel und Intubationsbesteck überprüfen.

1. Minute
- Baby in Tuch einhüllen, Rachen und Nase absaugen.
- Auskultation: Herztöne links?
- Maskenbeatmung zur Lungenentfaltung, Stethoskop: Belüftungskontrolle.
- Laerdal-Ventil: 45 cm H_2O! Pulsoxymeter anlegen.
- Tuch nicht aufdecken!

2.–5. Minute
- Erst nach einigen Min. oder vor Intubation: Magen absaugen mit Schleimfalle (Größe 8 oder 10) und Mageninhalt messen.
- Wenn unter Maskenbeatmung keine Stabilisierung oder keine Eigenatmung: nasotracheale Intubation.
- Blutzucker-Stix, Blutgase. Blutdruck messen: wenn systolisch < 40 mmHg 5 % Plasma 3 ml/kg langsam i. v., Glukoseinfusion 7,5–10 %.
- Konakion 1 mg s. c., (lang) abnabeln (Abstrich!),
- Rektaltemperatur messen, ggf. jetzt Tuch wechseln.
- Antibiotika, falls indiziert; dann Blutentnahme vorziehen!
- Credé-Prophylaxe.

Bei Ankunft in der Neonatologie
- Kind befindet sich noch im Originaltuch bzw. im Transportinkubator: Temperatur, Blutgase, Blutzuckerstix, Hämatokrit, Blutdruck messen.
- Ggf. Beatmungsprotokoll anlegen. Kontrolle der Inkubatortemperatur.
- Wiegen mit Tüchern unter Wärmestrahler.

13.5.3 Krankheiten Frühgeborener

Zur Pathogenese von Frühgeborenen-Krankheiten tragen verminderte Enzymaktivität, bakterielle Besiedelung bei, ungenügende Infektabwehr und die mit der vorzeitigen Umstellung von plazentarer auf pulmonale Atmung verbundene Anflutung von Sauerstoffradikalen. Die Inzidenz steigt mit abnehmendem Gestationsalter. Die häufigsten Krankheiten werden nachfolgend besprochen.

13.5.3.1 Surfactantmangel (Atemnotsyndrom)

Definition. Atemnotsyndrom des Frühgeborenen durch Surfactantmangel, akute pulmonale Erkrankung innerhalb der ersten Lebensstunden.

Pathogenese. Hauptursache ist Mangel des pulmonalen oberflächenaktiven Systems (Surfactant), welches aus Phospholipiden (Lezithin, Phosphatidylglyzerol) und Proteinen (hydrophiles Surfactantprotein A, hydrophobe Surfactantproteine B und C) besteht. Die erhöhte Oberflächenspannung an der Luft-Wasser-Grenzfläche verursacht nach der Geburt einen exspiratorischen Alveolenkollaps, Atelektasen und Rechts-Links-Shunt. Durch Plasmaeinstrom in die Alveolen bilden sich hyaline Membranen. Hypoxie, Azidose und Rechts-Links-Shunt setzen einen circulus vitiosus in Gang (Abb. 13.17).

Klinik. Symptome unmittelbar postnatal bzw. innerhalb der ersten 6 Lebensstunden.
- Tachypnoe, Dyspnoe: sternale und interkostale Einziehungen, Nasenflügeln, in- und exspiratorisches Stöhnen (Knorksen),
- abgeschwächtes Atemgeräusch, grau-blasses Hautkolorit, Zyanose.

Diagnostik
- Pränatal. Bestimmung der Surfactantmetaboliten im Fruchtwasser (keine Routine): L/S-Quotient (Lezithin/Sphingomyelin) > 2:1 gibt Hinweise auf ausreichende Lungenreife.
- Postnatal. Klinik, BGA u. Radiologie. Rö.-Thorax (Primärdiagnostik): Dichte, feingranuläre Zeichnung (Mikroatelektasen), ggf. Aerobronchogramm.

Therapie. Wärme, Surfactant applizieren, kontinuierlich-positiven Atemwegsdruck.

Prävention. Bei drohender Frühgeburt Lungenreifeinduktion durch Gabe von Glukokortikoiden an die Mutter, um so die fetale Surfactantsynthese zu stimulieren!

13.5.3.2 Persistierender Ductus arteriosus (PDA)

Definition. Beim reifen Neugeborenen verschließt sich der Ductus arteriosus durch Nachlassen der Prostaglandin-E_2-Bildung in Folge des postnatal ansteigenden Sauerstoffpartialdruckes. Dieser Mechanismus kann bei Frühgeborenen mit Atemnotsyndrom oder anderen pulmonalen Erkrankungen gestört sein, der Ductus persistiert, oder er öffnet sich wieder, wobei ein Links-Rechts-Shunt entsteht mit pulmonaler Überflutung, diastolischem Negativfluss im großen Kreislauf (verminderte Perfusion von Mesenterial- und Gehirngefäßen), Herzinsuffizienz und Lungenödem.

Komplikationen. Chronische Lungenkrankheit, nekrotisierende Enterokolitis, periventrikuläre Leukomalazie.

13.5.3.3 Bronchopulmonale Dysplasie (BPD)

Definition. Chronische Lungenkrankheit des Frühgeborenen mit interstitiellem Ödem und Fibrose, Atelektasen, überblähten basalen Lungenabschnitten und pulmonaler Hypertension (Cor pulmonale).

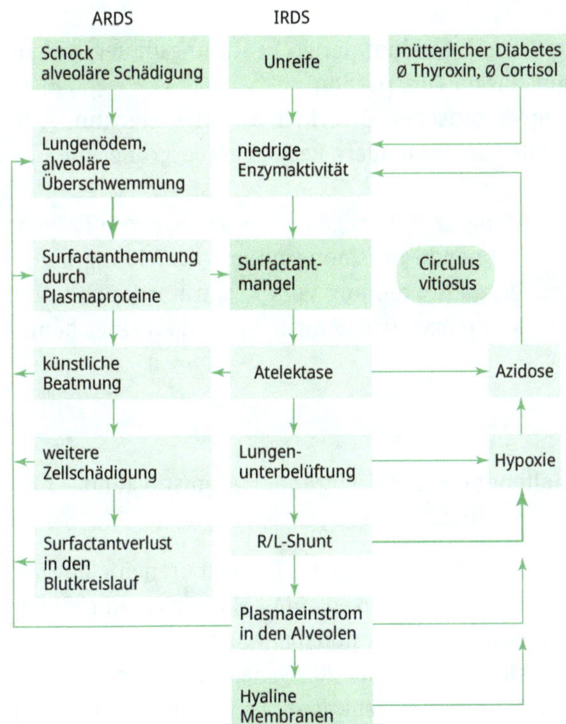

Abb. 13.17: Atemnotsyndrom. Pathogenese und Faktoren, die den Verlauf beeinflussen können. Links adulter, rechts immaturer Pathogeneseweg, die beide beim Neugeborenen vorkommen (R/L-Shunt = Rechts-Links-Shunt).

Pathogenese. Zwei Formen:

- klassische Form, bedingt durch Organunreife, Barotrauma (Beatmung) und Sauerstofftoxizität (freie Radikale),
- „neue" Form, Entzündungsmediatoren (Interleukine) bei primär pulmonaler Infektion (z. B. Ureaplasmen, Mykoplasmen) spielen hier die Hauptrolle.

Klinik

- Dyspnoe (Einziehungen, Nasenflügeln),
- protrahierte O_2-Ahängigkeit, anhaltende Hyperkapnie, -krinie, rezidiv. Bronchospasmen,
- Rechtsherzbelastung,
- rezidivierende bronchopulmonale Infektionen.

Diagnostik

- Klinischer Verlauf (pulmonale Grundkrankheit, lange Beatmungsdauer, anhaltende pulmonale Insuffizienz mit starker Obstruktion).
- Rö.-Thorax. Überblähte neben atelektatischen Bezirken. Streifige Zeichnung, fibrotische Verdichtungen, Kardiomegalie (besonders Rechtsherzvergrößerung).

Prävention. Die BPD ist Folge verschiedener, z. T. iatrogener Ursachen, deren Prävention bzw. Vermeidung Priorität hat. Schonende Beatmung unter Vermeidung hoher Spitzendrücke, frühzeitige u. konsequente Entwöhnung vom Respirator (auch unter Akzeptanz einer Hyperkapnie), Vermeidung bzw. frühzeitiger Verschluss eines hämodynamisch wirksamen PDA.

13.5.3.4 Apnoe-Anfälle bei Frühgeborenen

Definition. Kurzzeitig (> 20 s) anhaltender u. rezidivierender Atemstillstand. Komplexe Störung der Atmungskontrolle im Schlaf.

Pathogenese. Periodische Atmung (Cheyne-Stokes) ist beim Frühgeborenen < 35. SSW physiologisch und resultiert aus der Unreife des Atemzentrums. Hauptatemantrieb der Chemorezeptoren ist der pCO_2. Auf verminderte Sauerstoffspannung reagiert das Frühgeborene kaum mit vermehrter Atemaktivität. Apnoen > 20 s gehen oft mit Bradykardie einher. Die Unterscheidung von zentralen und obstruktiven Apnoen ist möglich, hat aber wenig praktische Konsequenz.

Apnoen sind häufiger und schwerer bei Frühgeborenen mit Hirnblutungen, Infektion, Anämie, persistierendem Ductus arteriosus, gastroösophagealem Reflux.

13.5.3.5 Retinopathia praematurorum

Definition. Vasoproliferative Netzhautkrankheit, die zu Netzhautvernarbung u. Erblindung führt; syn. retrolentale Fibroplasie, FG-Retinopathie.

Häufigkeit. Indirekt proportional zum Gestationsalter.

Pathogenese. Unreife (avaskuläre Retina) und toxische Wirkung von Sauerstoff auf die sich entwickelnden retinalen Blutgefäße infolge vermehrter oder gestörter Expression von Gefäßwachstumsfaktoren (VEGF). Risikofaktoren: Mehrlinge, Hyperkapnie, Blutaustauschtransfusionen, gehäufte Transfusionen.

Prävention

- Kontinuierliche transkutane Überwachung des paO_2. Arterielle Kontrollmessungen.
- Misstrauen gegenüber Pulsoxymetrie-Monitoring.
- Rechtzeitige Untersuchung des Augenhintergrundes durch Ophthalmologen.

13.5.3.6 Hirnblutung

Häufigkeit. Seltener geworden, da Geburtsleitung schonender und postnataler Transport vermieden wird.

Bei Atemstörungen des Frühgeborenen kommt es zur Hyperkapnie und damit zum gesteigerten Blutfluss in den Arteriolen des subependymalen Marklagers. Damit sind Gefäßzerreißungen möglich. Stadieneinteilung der intrakraniellen Blutungen s. S. 582.

Risikofaktoren für Hirnblutungen (Abb. 13.18) des Frühgeborenen:

- Asphyxie
- Geburtstrauma
- Bikarbonatzufuhr
- Blutdruckschwankungen
- postnataler Transport
- Pneumothorax.

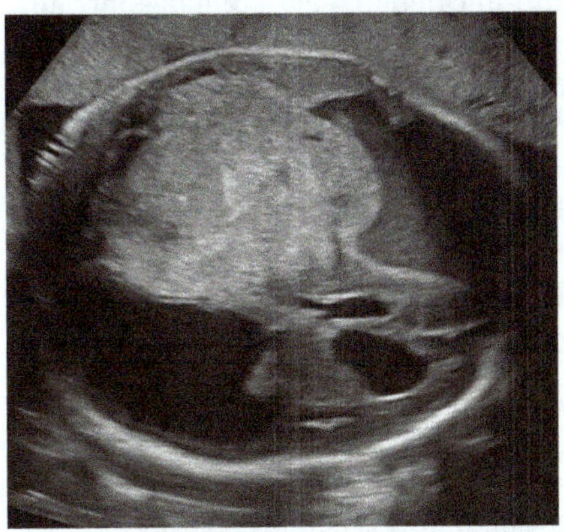

Abb. 13.18: Schädelsonographie 32 SSW. Schwere intrazerebrale Hirnblutung mit Ausbildung eines großen Koagels und bilateralem Hydrozephalus bei fetaler Alloimmunthrombozythämie.

13.5.3.7 Nekrotisierende Enterokolitis (NEC)

Definition. Hämorrhagisch-nekrotisierende, ulzerierende, meist multifokale Entzündung des Dünn- und Dickdarms.

Pathogenese. Ursache sind Unreife des Darms, frühe enterale Ernährung, mesenteriale Hypoperfusion durch Hypovolämie oder PDA (diastolischer Negativfluss), bakterielle Superinfektion durch Gasbildner. Regionale Häufung und endemisches Auftreten zeigen einige Charakteristika einer nosokomialen Infektion.

Prävention. Muttermilch hat gegenüber der Ernährung mit Frühgeborenen-Formula eine teilweise protektive Funktion. Orale Probiotika halbieren das NEC-Risiko.

13.5.3.8 Frühgeborenenanämie

Definition. Fehlende Erythropoese und rasches Wachstum prädisponieren jedes Neugeborene zur einer gewissen Anämie (Trimenonreduktion). Beim Frühgeborenen ist diese stärker ausgeprägt.

Zwei Formen: Frühe hämorrhagische Anämie, die durch zu frühes Abnabeln und diagnostischen Blutverlust während der Intensivtherapie verursacht wird. Und die späte hyporegenerative Anämie, verursacht durch hohen pO_2, der die Erythropoietinproduktion hemmt.

Praxishinweis. Spätabnabeln reduziert das Ausmaß der Anämie!

13.6 Hypotrophes Neugeborenes

Definition. Neugeborene, deren Körpergewicht unter der 10. Perzentile des intrauterinen Wachstums liegt (Abb. 13.20).

Pathogenese. Das intrauterine Wachstum hängt vom genetischen Potenzial des Kindes ab und wird beeinflusst durch (Abb. 13.19):
- Umweltfaktoren (mütterliche Gesundheit, Ernährung, Rauchen).
- Hormone und Wachstumsfaktoren, wobei das fetale im Vergleich zum postnatalen Wachstum von Insulin, weniger vom Schilddrüsen- und Wachstumshormon abhängt.
- Größe, Zustand der Plazenta: Thrombose, diffuse Ablagerung von Fibrin, Ödem, Verdickung von Basalmembran und Terminalzotten.
- Die Einordnung der Körpermaße in populationsspezifische Perzentilen zum Zeitpunkt der Geburt erlaubt die Beurteilung des fetalen Wachstums (s. Abb. 13.20).
- Bei Geburt haben hypotrophe Neugeborene verminderte Glukosekonzentration im Nabelvenenblut und einen rascheren postnatalen Abfall des Blutzuckers.

Fetale Wachstumsretardierung. Zwei Hauptgruppen:

Bei der symmetrischen Retardierung wächst der Fetus kontinuierlich, aber langsamer, Kopfumfang und Länge sind proportional zum Gewicht vermindert. Ursachen: Chromosomenanomalien, angeborene Fehlbildungen, einige angeborene Stoffwechselkrankheiten, virale Infektionen.

Bei der asymmetrischen Retardierung verlangsamt sich das fetale Wachstum und kann sistieren. Dabei ist das Gehirnwachstum meist ausgespart, Leber, Milz und Körpermasse sind mehr betroffen, Kopfumfang ist weniger betroffen als die Länge, und das Körpergewicht ist am meisten vermindert.

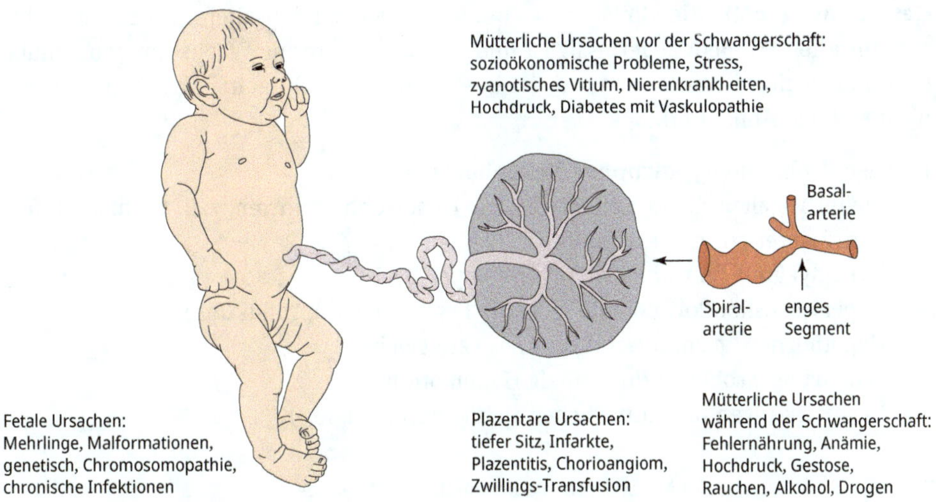

Abb. 13.19: Hypotrophes Neugeborenes. Ursachen fetaler Wachstumsretardierung.

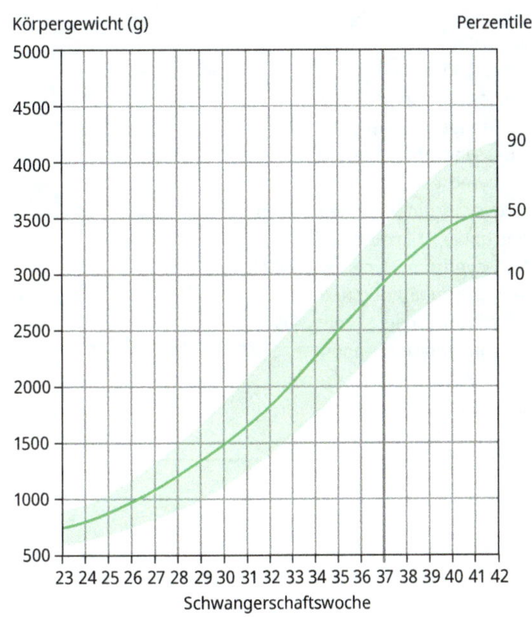

Abb. 13.20: Sheffield-Perzentilkurven für das Geburtsgewicht (beide Geschlechter) in Abhängigkeit vom Gestationsalter.

Gestationsalter. Da die klinische Bestimmung des Gestationsalters insbesondere bei sehr unreifen FG nicht zuverlässig ist und da das intrauterine Wachstum von Population und Region beeinflusst wird, ist die Wahl der „richtigen" Wachstumskurven nicht einfach (Abb. 13.20).

Häufige Probleme hypotropher Neugeborener:
- Weiterbestehen der Ursachen, die zur Hypotrophie führten, z. B. vertikale Infektion, Zigarettenrauchexposition,
- Hypoglykämie (verminderte Glykogenspeicher),
- Hyperviskosität/Polyglobulie (erhöhte Erythropoietinproduktion),
- Hypothermie (vermindertes braunes Fettgewebe),
- Ernährungsprobleme (intestinale Hypomotilität),
- Nachwirkungen bei mütterlicher Medikation (Tab. 13.5).

Tab. 13.5: Schädigungen des Neugeborenen durch mütterliche Pharmaka.

Medikament	neonatale Gefährdung
Alkohol	Mikrozephalus, Entwicklungsrückstand
Antidiabetika, orale Antiepileptika	Hypoglykämie, Blutungen (atypische Lokalisation)
Aminoglykoside (Streptomycin)	Ototoxizität
Antikoagulantien (Dicumarol)	ZNS-Fehlbildungen
Diethylstilböstrol	vaginales Karzinom
Zytostatika (Methotrexat, Aminopterin)	Fehlbildungen, Anämie
Heroin, Methadon	Entzugssyndrom, Hyperexzitabilität
Jodhaltige Desinfektionsmittel	Hypothyreose
Morphin	Entzugssyndrom, Atemdepression
Nicotin	Hypotrophie, Mikrozephalus
Promethacin	Entzugssyndrom, Hyperexzitabilität
Reserpin	Nasenschleimhautobstruktion
Sulfonamide	Hyperbilirubinämie, Kernikterus
Tetrazykline	Zahnschmelzverfärbungen
Thalidomid	Dysmeliesyndrom
Thyreostatika	Struma, Hypothyreose
Tokolytika	Hypokalzämie, Hypoglykämie

13.7 Das Kind der diabetischen Mutter

13.7.1 Glukosestoffwechsel und Hypoglykämie

Glukose ist das wichtigste Substrat des oxidativen Gehirnstoffwechsels und nahezu der einzige Nährstoff des Feten.

Mit dem Abklemmen der Nabelschnur sistiert die Zufuhr, der Blutzucker sinkt innerhalb von 2 Std. auf 50 mg/dl ab; nach 24–48 Std. ist ein Gleichgewicht zwischen Glukoseverbrauch und Glukoneogenese erreicht.

Störanfällig ist der Glukosestoffwechsel bei Neugeborenen von Diabetikerinnen mit vermehrter Insulinproduktion und bei solchen mit mehr als 4.000 g Geburtsgewicht (verminderte Glykogenreserve bei Frühgeborenen, hypotrophen und übertragenen Neugeborenen), insbesondere, wenn während der ersten Tage bis zum Einsetzen der Milchproduktion keine Glukose zugeführt wird.

Praxishinweis. Eine späte Hypoglykämie jenseits der ersten 2 Lebenstage findet sich bei angeborenen Stoffwechselkrankheiten: Galaktosämie, Glykogenspeicherkrankheiten.

Hypoglykämie des Neugeborenen bedeutet einen Blutzucker < 35 mg/dl innerhalb der ersten 24 Lebensstunden, < 45 mg/dl danach.

Klinik
- Asymptomatisch,
- Symptomatisch. Neuromuskuläre Übererregbarkeit, Tremor, Tachypnoe, Krämpfe, Hypotonie, Apnoe, Blässe, Zyanose, Koma, bleibende Hirnschädigung.

Diagnostik
- Postnatale Blutzuckerüberwachung mittels Teststäbchen im Alter von 2, 6, 12 und 24 Lebensstunden.
- Therapie. Frühfütterung mit adaptierter Nahrung oder Glukoselösung im Alter von 4 Lebensstunden bei
  - hypotrophen Neugeborenen < 2.500 g,
  - übertragenen und dystrophen Kindern mit reduziertem Turgor.

Prävention. Frühfütterung (s. o.) beugt der Hypoglykämie vor.

13.7.2 Fetopathia diabetica und Komplikationen

Definition. (Pränatale) Entwicklungsstörung bei Feten und Neugeborenen mit Makrosomie (hypertrophes Neugeborenes) und Hyperinsulinismus aufgrund intrauterin erhöhten Blutzuckers bei Gestations- oder Typ-1-Diabetes der Mutter; syn. Embryofetopathia diabetica.

Pathogenese. Glukose ist plazentagängig und führt zur fetalen und mütterlichen Hyperglykämie. Resultat ist eine fetale B-Zell-Hyperplasie mit Hyperinsulinämie. Insulin stimuliert als fetales Wachstumshormon Lipogenese und Proteinsynthese mit Organvergrößerung, Hypertrophie; Geburtsgewicht > 90. Perzentile (Abb. 13.21). Die chronische Hypoxie stimuliert die Erythropoietinbildung, weshalb Polyzythämie und Hyperviskositätssyndrom (HK > 65 %), ggf. mit Gefäßthrombosen, resultieren.

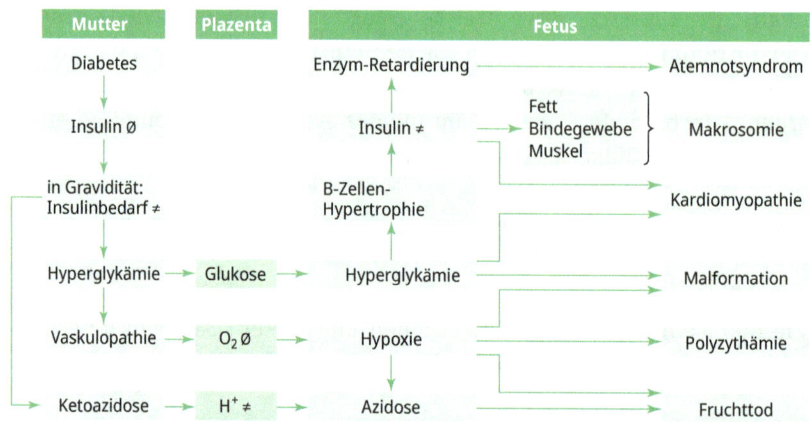

Abb. 13.21: Schwangerschaftsdiabetes. Auswirkungen auf das ungeborene Kind.

Bei schwerem mütterlichem Diabetes mit plazentarer Vaskulopathie werden die Kinder hypotroph geboren.

Die verzögerte Rückbildung des kindlichen Hyperinsulinismus postnatal führt häufig zur Hypoglykämie!

Komplikationen vor Geburt. Metabolische Gefährdung.
- Fehlbildungen (Herz, Darm, kaudale Regression)
- retardierte Surfactantreifung (Atemnotsyndrom)
- Plazentainsuffizienz (vorwiegend respiratorisch)
- Hyperviskosität (Erythropoietinproduktion)
- Glykogeneinlagerung ins Ventrikelseptum
- Nierenvenenthrombose (Hyperviskosität).

Komplikationen bei Geburt. Gefährdung durch Makrosomie.
- Asphyxie (bis 10 % der hypertrophen Neugeborenen)
- Mekoniumaspiration
- persistierende pulmonale Hypertension
- Clavicula-, Humerusfraktur
- Erb-Parese.

Komplikationen nach Geburt. Metabolische Gefährdungen
- Hypoglykämie durch Hyperinsulinismus
- Hypokalzämie (Parathormonbildung vermindert)

- Hypomagnesiämie (< 0,6 mmol/l)
- Hyperbilirubinämie (Erythrozytenabbau vermehrt).

Therapie. Glukoseinfusion (Glukose 10 % 5 ml/kg KG/h).

Prävention. Konsequente Einstellung des Schwangerschaftsdiabetes auf normoglykämische Werte! Kinder von Diabetikerinnen und makrosome Neugeborene ohne Diabetesanamnese müssen klinisch und metabolisch überwacht werden.

13.8 Häufige Krankheiten des Neugeborenen

13.8.1 Atemstörungen

Atemnot. Die fetale Lunge ist mit 34 SSW ausgereift; bei früher Geborenen droht Surfactantmangel-Syndrom (Atemnotsyndrom, s. S. 672) mit Dyspnoe:
- Tachypnoe > 60/Min. (Aufrechterhaltung eines normalen Atemzeitvolumens trotz hohen Atemwegswiderstands),
- sternale Einziehungen (vermehrte Retraktionskraft der Lunge durch erhöhte Oberflächenspannung bei weichem Thoraxskelett),
- exspiratorisches Stöhnen (verbesserter Gasaustausch durch Hinauszögern des alveolären Kollapses),
- Nasenflügeln (Einsatz der auxiliären Atemmuskulatur).

Ursachen pulmonal
- Atemnotsyndrom (s. S. 672)
- transitorische Tachypnoe (Flüssigkeitslunge)
- Aspirationssyndrom (Blut, Mekonium, s. S. 663)
- Pneumonie (z. B. B-Streptokokken, Ureaplasmen, s. S. 701)
- persistierende pulmonale Hypertension (s. S. 654)
- Pneumothorax und andere extraalveoläre Gasansammlungen
- Lungenhypoplasie (z. B. Oligohydramnie-Sequenz)
- lobäres Emphysem und andere Lungenfehlbildungen.

Ursachen extrapulmonal
- Postasphyxie-Sequenz (s. S. 659)
- Obstruktion und Fehlbildungen der oberen Atemwege
- Zwerchfellhernie (s. S. 691)
- Zwerchfellhochstand bei abdominalen Prozessen
- Sepsis (s. S. 702)
- angeborene Herzfehler (s. S. 695).

Flüssigkeitslunge

Definition. Erhöhter Gehalt an Flüssigkeit der Alveolen, später des Interstitiums mit gestörter oder protrahierter Resorption, z. B. durch zu rasche Geburt, die den pulmonalen Lymphweg überfordert.

Prädisponiert sind Neugeborene nach Kaiserschnitt, Beckenendlage, Geburtsasphyxie, hoher Flüssigkeitszufuhr bei der Mutter.

Eine „Fruchtwasseraspiration" kann es nicht geben, da ein Teil des Fruchtwassers in der Lunge gebildet wird und die fetale Lunge ohnehin mit Flüssigkeit gefüllt ist.

Klinik

- Tachypnoe und Nasenflügelatmung unmittelbar nach Geburt.
- Sternale Einziehungen, gelegentlich auch Stöhnen oder Zyanose bzw. Sauerstoffbedarf.
- Die Symptome sind immer innerhalb von 24 Std. rückläufig.

Da es zunächst schwierig ist, die Flüssigkeitslunge von Atemnotsyndrom, angeborener Pneumonie oder Pneumothorax zu unterscheiden, sollte jedes Neugeborene mit einer über die unmittelbare postnatale Adaptation andauernden Atemstörung zur Abklärung und Behandlung in eine Abteilung für Neonatologie verlegt werden.

13.8.2 Anämie, Polyzythämie, Hyperviskosität

Angeborene Anämie

Definition. Blutarmut; Verminderung von Hb-Konzentration und Hämatokrit (HK) am 1.–2. Lebenstag (Hb < 16,0 g/dl, HK < 45 %) bzw. 3.–7. Lebenstag (Hb < 14,5 g/dl, HK < 40 %).

Einteilung nach Pathogenese.

Hypogenerative Anämie. Unfähigkeit, auf verminderte Erythrozyten mit Stimulation der Erythropoese zu reagieren: Frühgeborenen-Anämie, schwere Infektionen, Hämodilution durch Wachstum.

Leitsymptome. Retikulozyten ↓, keine Erythroblasten im peripheren Blut.

Hämolytische Anämie. Rh-, AB0-Erythroblastose, andere Blutgruppeninkompatibilitäten, Erythrozytenenzymdefekte, Erythrozytenmembrandefekte, Hämoglobinopathien (Thalassämie).

Leitsymptome. Retikulozyten und Erythroblasten im peripheren Blut vermehrt.

Hämorrhagische Anämie. Fetomaternale/-fetale Transfusion, Placenta praevia, vorzeitige Plazentalösung, Randsinusblutung, Haut-, Hirn-, Darmblutung (Melaena), diagnostischer Blutverlust.

Klinik/Diagn./DD. Bei akuter Blutung stehen Hypovolämie oder Schock im Vordergrund, Hb und HK sind anfangs normal.
- Leitsymptome. Tachykardie, Rekapillarisierungszeit ↑, Blutdruck ↓.
- Bei unklarer Anämie wird durch Zählung von Hb-F-Zellen im mütterlichen Blut eine fetomaternale Transfusion nachgewiesen und ggf. quantifiziert.

Therapie
- Transfusion! In jeder Entbindungsklinik wird eine 0/Rh-negative lysinfreie CMV-negative Erythrozytenkonserve gelagert: Blutverluste bei der Geburt können erheblich sein, das Transfusionsvolumen wird durch ZVD-Bestimmung (Nabelvenenkatheter) geschätzt.
- Bei akutem Blutverlust wird notfallmäßig (ohne Kreuzprobe abzuwarten) im Geburtsraum transfundiert.

Praxishinweis. Bei allen anderen Transfusionen sind obligat: Blutgruppenbestimmung, Coombs-Test, Kreuzprobe.

Der chronische Blutverlust kann erheblich sein, z. B. bei fetomaternaler oder -fetaler Transfusion.

Klinik
- Blässe bei erhaltener Vitalität
- Apnoe bei Frühgeborenen
- Tachykardie
- Herzinsuffizienz (Ödeme, Hepatomegalie)
- Splenomegalie (extramedulläre Blutbildung)
- Hydrops fetales
- der Blutdruck ist bei der chronischen Anämie meist normal.

Polyzythämie

Definition. Venöser HK > 55 % od. Hb > 22 g/dl; syn. Polyglobulie, Hyperviskositätssyndrom.

Pathogenese. Ursache. Plazentainsuffizienz. Fetale Hypoxie stimuliert die fetale Erythropoietinsynthese, Erythrozytenbildung ↑. Häufig bei hypotrophen u. übertragenen Neugeborenen; Kindern von Raucherinnen und diabetischen Müttern.

Plazentahypertransfusion. Feto-, maternofetale Transfusion, spätes Abnabeln, Lagerung des Kindes stark unter Plazentaniveau („Abfluss" des Plazentablutes).

Viskositätszunahme vermindert die Fließgeschwindigkeit des Blutes! Stase zunächst im Endstromgebiet, Minderperfusion, Ischämie.

Formen

Sekundäre Polyzythämie. Durch chronischen Sauerstoffmangel und gesteigerte Erythropoietinproduktion bildet der Fetus zu viele Erythrozyten (Raucherin, Übertragung, Plazentainsuffizienz, Fetopathia diabetica). ZVD und Blutvolumen sind normal.

Therapie. Hämodilution (Austausch von eingedicktem Blut durch Plasma).

Hypertransfusionssyndrom (Plethora). Materno- oder fetofetale Transfusion (Akzeptor), Spätabnabelung oder tiefe Positionierung des nicht abgenabelten Kindes. ZVD und Blutvolumen sind erhöht. Therapie. Aderlass (Blutdruck beachten).

Dehydratation. Geburtsgewichtsverminderung > 10 % durch Flüssigkeitsmangel, Fototherapie oder Diarrhoe. ZVD und Blutvolumen sind erniedrigt. Therapie. Parenterale Flüssigkeitszufuhr.

13.8.3 Hyperbilirubinämie, Ikterus, Fototherapie

Physiologischer Ikterus. Anstieg des unkonjugierten Serumbilirubins bei 50 % aller Neugeborenen am 2.–3. Lebenstag (Höhepunkt 4.–5. Lebenstag) unter Ernährung mit Muttermilch auf 270 µmol/l = 16 mg/dl. Rückgang auf Normwerte bis zum 10. Lebenstag.

Hyperbilirubinämie. Bilirubinerhöhung bei Überschreiten der 97. Perzentile für die Referenzpopulation.

Physiologie des Bilirubinstoffwechsels. Hb-Abbau zu unkonjugiertem Bilirubin im Monozyten-Makrophagen-System. Bei Freisetzung Bindung an Albumin u. Transport zur Leber, wo eine Konjugation über die UDP-Glukuronyltransferase zu wasserlöslichem Bilirubin erfolgt. Physiologische Besonderheiten des Neugeborenen erklären den Neugeborenen-Ikterus. Verhältnismäßig hoher Hk/Hb mit erhöhter Bilirubinproduktion. Verkürzte Überlebenszeit der Erythrozyten (Abb. 13.22; 70–90 d, Erw. 120 d). Unreife der UDP-Glukuronyltransferase. Verstärkter enterohepatischer Kreislauf (intestinale Glukuronidaseaktivität u. Reabsorption) durch: verzögerte Darmpassage; noch geringe Kolonisation mit Darmbakterien, Abbau des konjugierten Bilirubins in Sterkobilinogen, Sterkobilin.

Therapie
- Physiologischer Ikterus ist nicht therapiebedürftig (frühes Füttern, ausreichende Flüssigkeitszufuhr).
- Pathologische Formen bedürfen einer Fototherapie (s. u.), im Extremfall Austauschtransfusion. Die Grenzen werden bei einer Therapieindikation nach Gestationsalter u. Geburtsgewicht festgelegt!

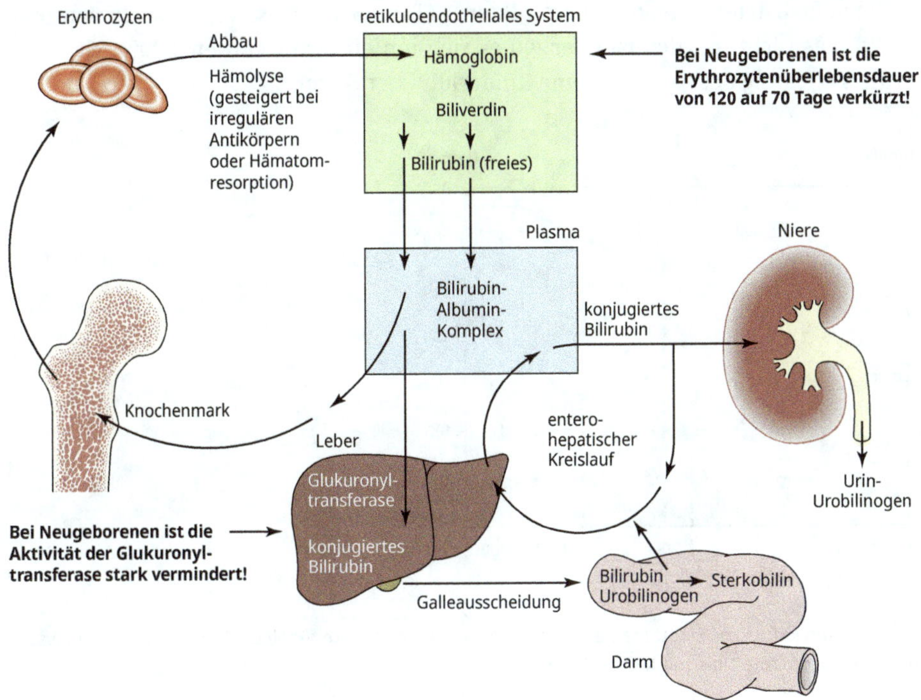

Abb. 13.22: Bilirubinstoffwechsel und wichtige Ursachen des Neugeborenen-Ikterus.

Fototherapie. Erst Ursachen klären, Ausmaß und Gefährdungsgrad der Bilirubinerhöhung kontrollieren und evtl. Nebenwirkungen überwachen. Aufgabe der Entbindungsabteilung ist, pathologische von physiologischen Ikterusformen abzugrenzen und kranke Neugeborene rechtzeitig zur Behandlung in die Kinderklinik einzuweisen.

Praxishinweis. Die kritiklose Anwendung von Therapiediagrammen für den Morbus haemolyticus führt dazu, dass mancherorts gesunde Neugeborene unnötig einer Fototherapie zugeführt wurden.

Prinzip. Durch Lichteinwirkung wird in der Haut Bilirubin bei einem Absorptionsmaximum von 460 nm (Blaulicht) abgebaut. Dabei entstehen durch Fotooxidation und Fotoisomerisation Mono- und Dipyrrole, die nicht hirntoxisch sind und ohne Glukuronisierung ausgeschieden werden.

Indikation (Abb. 13.23)
- Prophylaktische Fototherapie > 310 µmol/l (18 mg/dl). Da es schwierig ist, den Bilirubingrenzwert abzuschätzen, bei dem die Gefahr einer Hirnschädigung besteht (Kernikterus), wird bei den meisten reifen Kindern heute eine Fototherapie durchgeführt, obwohl eine Gehirnschädigung wenig wahrscheinlich ist.

– Die aufgelisteten Krankheiten mit Ikterus (Tab. 13.6). müssen ausgeschlossen sein. Wo dies nicht möglich ist oder wo es sich um ein Frühgeborenes handelt, muss die Verlegung des Kindes in eine Kinderklinik erfolgen.

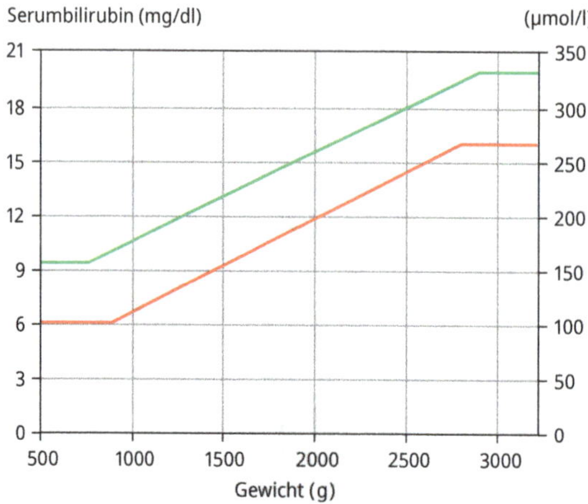

Abb. 13.23: Indikation zur Fototherapie. Kritische Serumbilirubinwerte für Neugeborene ohne Hämolyse. Grüne Linie ohne, rote Linie mit Risikofaktoren.

Tab. 13.6: Krankheiten mit Ikterus.

Diagnose	Beginn Lebenstag	Diagnostik
Resorptionsikterus	1.–2.	Hämatome, Stauungsblutungen
M. haemolyticus	bei Geburt, bis 4. Tag	Coombs-Test positiv, Hb fällt ab
kongenitale hämolyt. Anämie	ab. 3.	Sphärozytose, Anämie
Hämolyse durch Medikamente	ab 3.	Anamnese, Anämie
Infektionen	2.–3.	konjugiertes Bilirubin, Blutbild, CRP, spezifische Serologie
Galaktosämie	2.–3.	konjugiertes Bilirubin, Hypoglykämie
Gallengangsatresie	ab 7.	nur konjugiertes Bilirubin

Nebenwirkungen. Exantheme, Dehydratation, dünne Stühle und Temperaturdysregulation.

In der Regel muss während der Fototherapie eine zusätzliche (parenterale) Flüssigkeitszufuhr erfolgen, um die Gefahr von Dehydratation und Cholestase (eingedickte Galle) zu vermindern.

Augen abdecken, um eine Retinaschädigung zu vermeiden.

13.8.4 Morbus haemolyticus

Definition. Immunhämolytische Anämie durch Blutgruppeninkompatibilität (Rh- und AB/0-System) bei Neugeborenen (syn. Neugeborenen-Erythroblastose, M. haemolyticus neonatorum) und Feten (syn. M. haemolyticus fetalis, fetale Erythroblastose).

Rhesus-Inkompatibilität (Rhesus-Erythroblastose, M. haemolyticus fetalis). Blutgruppenserologische Unverträglichkeit im Rhesussystem. Typisch: Mutter Rh-negativ, Kind Rh-positiv. Formen:
- Anti-D-Antikörper. Früher häufig, heute selten wegen jahrzehntelanger Immunprophylaxe.
- Anti-C-, Anti-c-, Anti-E-, Anti-e-Antikörper jedoch unverändert häufig.

Diagnostik. Pränatal Diagnose stellen!
- Pränatal. Blutgruppe der Mutter = Rh-(d)-negativ: indirekter Coombs-Test identifiziert irreguläre Ak. Engmaschige Sonographie (Hydrops?).
- Postnatal aus Nabelschnurblut. Blutgruppe des Kindes mit Rhesusfaktor → direkter Coombs-Test (Nachweis von an Erythrozyten haftenden irregulären Ak). Beim Kind ist der direkte Coombs-Test positiv, der die Antikörperbeladung der Erythrozyten anzeigt. Bei AB/0-Inkompatibilität aufgrund der Antigenunreife meist negativ!
- Bilirubin (indirektes Bilirubin ↑), BB (Anämie → Hb < 12–15 g/dl, Retikulozytose)

Praxishinweis. Rh negative Frauen mit irregulären Antikörpern sollten in einem Perinatalzentrum betreut werden.

Therapie. Bei positivem direktem Coombs-Test Einweisung in die Abteilung für Neonatologie.

Prophylaxe. Anti-D-Immunglobulin (Anti-D-Prophylaxe) bei einer Rh-(d)-negativen Mutter nach Geburt eines Rh-positiven Kindes, auch nach Aborten u. Amniozentese od. unsachgemäßen Transfusionen mit Rh-positivem Blut. Präpartale Anti-D-Prophylaxe in der 28.–29. SSW einer Rh-(d)-negativen Schwangeren.

AB0-Inkompatibilität

Pathogenese. Meist hat die Mutter die Blutgruppe 0, das Kind A oder B. Die regulären Iso-Agglutinine (IgM) Anti-A oder Anti-B sind zu Immunhämolysinen (IgG) transformiert, welche plazentagängig sind und den Fetus oder das Neugeborene schädigen.

Praxishinweis. Negativer Coombs-Test schließt Sensibilisierung im AB0-System nicht aus.

Therapie. In der Neonatologie!

Fototherapie, bei AB/0-Inkompatibilität häufig über längere Zeit, oder Infusionstherapie unter Elektrolytbilanz.

13.8.5 Drogenabhängigkeit, Drogenentzug

Definition. Abhängigkeit von Suchtmitteln mit zentralnervöser Wirkung (z. B. Opiate wie Heroin, Kodein, Methadon, Kokain, Crack, Barbiturate, Benzodiazepine oder Amphetamine).

Drogengebrauch während der Schwangerschaft nimmt zu. Außer der direkten Wirkung bestehen Gefährdungen des Fetus durch mütterliche Fehlernährung, Plazentainsuffizienz und vertikale Infektion (besonders Hepatitis B, HIV).

Entzug bei Opiatexposition. Nach der Geburt entwickeln die Neugeborenen folgende Symptome:
- Zittrigkeit, Irritabilität, Myoklonien
- Hyperaktivität, muskuläre Hypertonie
- kurze Schlafphasen
- schrilles Schreien
- übermäßiges Saugen, Trinkschwierigkeiten
- Erbrechen, Durchfälle
- Niesen
- Tachypnoe
- Schwitzen.

Prophylaxe. Spezialsprechstunde für Drogenabhängige im Perinatalzentrum. Vorsichtiger Drogenentzug über Methadon kann die neonatale Entzugssymptomatik mindern. Die Betreuung von Mutter und Kind muss die psychosoziale Situation berücksichtigen.

13.8.6 Neugeborenenkrämpfe

Pathogenese. Ursache s. Tab. 13.7.

Klinik

- Oft symptomarm (meist keine tonisch-klonischen generalisierten Anfälle),
- subtile Augenbewegungen, Grimassieren, fokale Automatismen, Gähnen, Saug- u. Schmatzbewegungen,
- Apnoe-Anfälle.

Therapie. Verlegung in eine Abteilung für Neonatologie, bereits bei Verdacht!

Tab. 13.7: Häufige Ursachen von Neugeborenenkrämpfen.

Ursachen	Wirkungsmechanismus
Lebenstag 1–3	
perinatale Hypoxie	hypoxisch-ischämische Enzephalopathie
schwierige Entbindung	subdurale Blutung
Kind diabetischer Mutter	Hypoglykämie, Hypokalzämie
hypotrophes Neugeborenes	Hypoglykämie
Frühgeborenes	Intraventrikuläre Blutung, periventrikuläre Leukomalazie
Drogenentzug	mütterliche Opiate
Lebenstag 4–14	
Infektion	Meningitis, Sepsis, Toxoplasmose
hohe Phosphatzufuhr	Hypokalzämie
Stoffwechselkrankheit	Galaktosämie Nesidioblastose Glykogenspeicherkrankheit Hyperammonämie

13.9 Häufige angeborene Fehlbildungen

Definition. Entwicklungsfehler einzelner bzw. mehrerer Organe od. Körperabschnitte, die auf eine Störung der Embryogenese zurückzuführen sind.

Häufigkeit. 1–2 % aller Neugeborenen weisen Fehlbildungen auf, 2–4 % zeigen lagebedingte Fehlstellungen, Kontrakturen bei Anhydramnie beispielsweise.

Pathogenese. Meist lässt sich eine einzelne Ursache nicht identifizieren; je ein Drittel sind

- vererbte Anomalien (einschließlich Neumutationen),
- multifaktorielle Störungen der Embryogenese (einschließlich Umweltfaktoren),
- ungeklärt.

Entscheidend ist nicht die Art der Schädigung (Virusinfektion, Blutung, Medikamente, Strahlung), sondern der Zeitpunkt (Abb. 13.24).

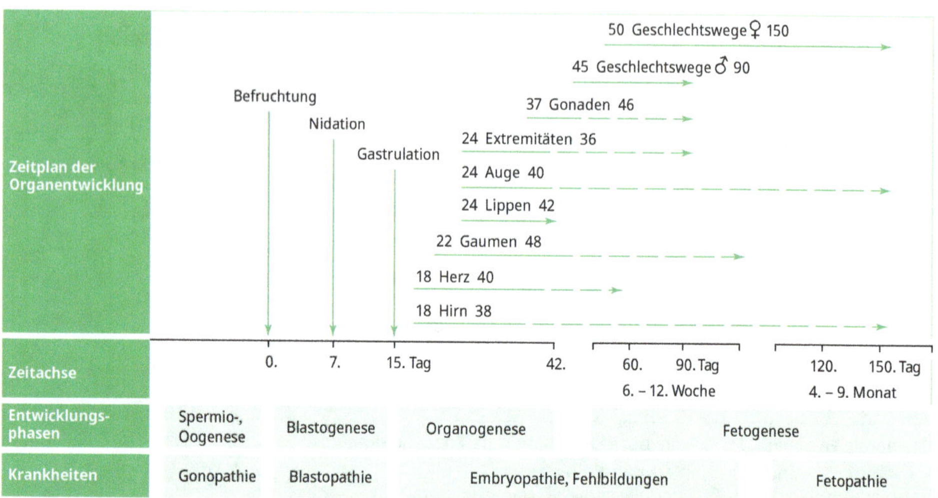

Abb. 13.24: Vulnerable Phase für Fehlbildungen verschiedener Organe. Determination in Wochen bzw. Tagen.

Praxishinweis. Das Elterngespräch setzt Ehrlichkeit, Einfühlungsvermögen und Erfahrung voraus. Das Kind darf im Gespräch nicht auf seine Fehlbildung reduziert werden. In jedem Falle soll es den Eltern gezeigt werden. Abwertende Ausdrücke wie „Missbildung", „Defektheilung", „Risikokind" sind zu vermeiden. Ein fehlgebildetes Kind ist in besonderem Maß darauf angewiesen, von seinen Eltern angenommen und geliebt zu sein.

13.9.1 Magen-Darm-Trakt

Die häufigsten angeborenen Fehlbildungen im Magen-Darm-Trakt sind Zwerchfelldefekt, Omphalozele, Gastroschisis, Ösophagusatresie, intestinale Atresie.

Zwerchfelldefekt

Definition. Meist einseitiger (80 % linksseitiger) Zwerchfelldefekt mit Verlagerung abdomineller Organe in den Thoraxraum, Einengung der Thoraxhälfte u. Hypoplasie der Lunge, syn. Hernia diaphragmatica.

Klinik

- Akute, u. U. schwerste respiratorische Insuffizienz. Dyspnoe, Zyanose, asymmetrischer Thorax ohne Atemexkursion; paradoxe Atmung, kein Atemgeräusch askultierbar (evtl. thorakale Darmgeräusche!); hypersonorer Klopfschall,
- Verlagerung des Herzens,
- Schocksymptomatik,
- eingesunkenes Abdomen.

Diagnostik

- Pränatal (Sonographie), perinatale Betreuung in spezialisiertem Zentrum,
- postnatal. Rö.-Thorax in 2 Ebenen.

Therapie

- Erstversorgung. Primäre Intubation. Cave: Keine Maskenbeatmung, da Gefahr der Aufblähung von Magen, Darm im Thorax!
- Magensonde; Lagerung auf betroffener Seite.
- Operativer Zwerchfellverschluss n. Stabilisierung!

Prognose. Abhängig vom Grad der Lungenhypoplasie und Begleitfehlbildungen, die in 30 % vorkommen!

Omphalozele

Definition. Hemmungsfehlbildung der vorderen Bauchwand mit Vorfall von Bauchorganen in den aus Nabelschnurhäuten bestehenden Bruchsack, der sich nicht zurückgebildet hat; syn. Nabelschnurbruch.

Klinik

- Im Bruchsack befinden sich Dünn- und Dickdarm, Anteile der Leber, seltener auch andere Bauchorgane.
- Häufig (50 %) Zusatzfehlbildungen, die embryologisch erklärbar sind: Herzfehler, Sternumspalte, Ectopia cordis, Blasenekstrophie, vesikointestinale Fissur, Lageanomalie des Darmes obligat, Atresien.

Diagnostik

- Fetale Sonographie mit Blickdiagnose des Bruchsackinhalts!
- Rö.-Thorax (Herzfehlbildungen!), Echokardiographie.

Praxishinweis. 3 × S, Suction (Absaugung), Sack, Seitlagerung.

Therapie. Präoperative Vorbereitung unerlässlich (12–24 –(48) Std.).

– Möglichst geplante Entbindung (evtl. per sectionem). Unmittelbar postnatal stehen Schock-, Infektionsprophylaxe, kardiopulmonale Adaptation, Stabilisierung von SBH, Wasser- u. Elektrolythaushalt sowie Störungen der Temperaturregulierung im Vordergrund.
– Magensonde, Seitlagerung zur besseren Durchblutung des Bruchsackinhaltes, Einpacken des Kindes in einen sterilen Sack, Minimierung der Infektionsgefahr, Verminderung der Austrocknung.
– Operationsziele sind Reposition der vorgelagerten Abdominalorgane u. Bauchdeckenverschluss (+ Behandlung von Zusatzfehlbildungen). Probleme entstehen bei großen Omphalozelen durch das Missverhältnis von Volumen der Bauchhöhle zu Abdominalorganen!

Prognose. Gut; wird durch Zusatzfehlbildungen bestimmt.

Gastroschisis

Definition. Eviszeration von Abdominalorganen (nie jedoch Leber!) durch eine meist rechts paraumbilikal gelegene Bauchwandlücke bei regelrechter Nabelschnurinsertion durch vaskulären Insult bei vorzeitigem Verschluss der rechten H. vitellina. syn. Bauchspalte.

Häufigkeit. ⅔ der Kinder sind Frühgeborene.

Klinik
– Kleiner Defekt kein Bruchsack.
– Prolabierte Darmschlingen sind stranguliert, ödematös verquollen und durch eine fibrinöse Peritonitis zu einem Konvolut verbacken oder torquiert und infolge einer chemischen Peritonitis geschädigt.
– Weitere Fehlbildungen sind selten.

Diagnostik. Pränatale Sonographie.

Therapie. Erstversorgung im Geburtsraum:
– Bedecken mit sterilen Tüchern oder das Kind bis zum Hals in sterilen Plastikbeutel stecken, Wärmeschutz, Rechtsseitlagerung, um eine Gefäßabknickung zu verhindern, Magenablaufsonde.
– Verhinderung der Torsion, ggf. Erweiterung der Bruchpforte bei Strangulation.
– Operation so früh wie möglich.

Prognose
– Im Gegensatz zur Omphalozele komplizierterer postoperativer Verlauf mit langer Magen-Darm-Atonie, Intensivtherapie,
– nach erfolgreicher postoperativer Behandlung gute Ergebnisse!

Ösophagusatresie

Definition. Verschluss der Speiseröhre mit oder ohne Fistelgang zu Trachea oder Bronchus durch Störung der tracheoösophagealen Septierung.

Häufigkeit

- Häufigste Fehlbildung des Gastrointestinaltrakts, 1:3–4.000,
- gleichzeitige Ösophagotrachealfistel zu 80 %,
- häufig (⅓ der Fälle) auch assoziierte Fehlbildungen: Vitium cordis; Obstruktionen von Gastrointestinal- u. Harntrakt.
- ⅓ sind Frühgeborene, familiäre Häufung.

Einteilung. Nach Vogt (Abb. 13.25); am häufigsten (90 %) ist der Typ III b.

Klinik. Diagnosestellung häufig durch betreuende Pflegende!

- Frühsymptome
- mütterliches Hydramnion,
- verstärkter Speichelfluss, Speichel wird nicht verschluckt,
- Ansammlung von schaumigem Sekret im Nasen-Rachen-Raum,
- Husten und Niesen.
- Spätsymptome. Nahrungsmittelaspiration mit Erstickungsanfällen, Pneumonie.

Diagnostik

- Pränatal Sonographie (Hydramnion u. Ösophagusblindsack).
- Postnatal Ösophagus im Geburtsraum nicht sondierbar (obligater Sondierungsversuch bei jedem Neugeborenen nach respiratorischer Adaptation!)
- Rö.-Thorax mit Darstellung einer schattengebenden aufgerollten Sonde im Blindsack. Stark luftgefüllter Magen/Darm bei distaler Fistel zur Trachea.

Therapie. Operation, neonatologische Intensivtherapie!

- Sofortmaßnahmen. Blindsacksondierung mit Dauerabsaugung (od. in kurzen Intervallen); evtl. Intubation, kardiorespiratorische Stabilisierung, Operation (jedoch keine absolute Notfall-Operation)

Intestinale Atresie

Definition. Okklusion (angeborene Verschlüsse) des Darmlumens in verschiedenen Lokalisationshöhen. Prädilektionsstelle ist das Duodenum.

Duodenalatresie

Pathogenese. Multifaktoriell; extra- u. intraintestinale Ursachen: Duodenalmembranen, echte Atresien, Pancreas anulare, Malrotationsformen; häufig bei Down-Syndrom.

Prädilektionsstelle distal der Papille (Erbrechen daher gallig).

Begleitfehlbildungen in 70 % (Trisomie 21, Herzfehler, Malrotation).

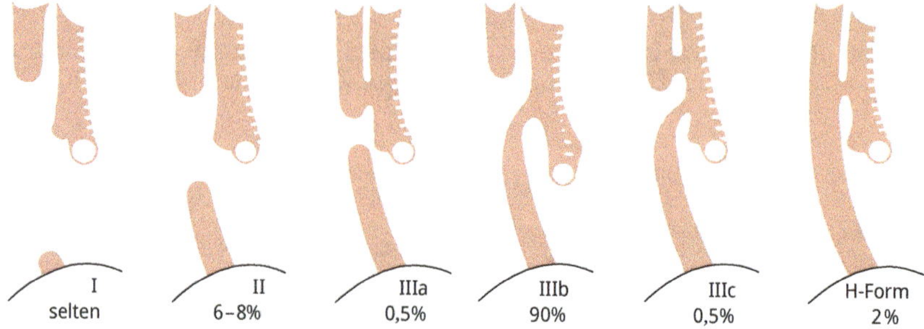

Abb. 13.25: Ösophagusatresie. Einteilung u. Häufigkeiten n. Vogt (Typen I, II, IIIa–c, H-Form): I Distale Atresie ohne Fistel (selten, 1 %); II Atresie mit distalem Lumen ohne Fistel; IIIa Atresie mit distalem Lumen u. Ösophagotrachealfistel des oberen Blindsackes; IIIb Atresie mit distalem Lumen u. Ösophagotrachealfistel des unteren Blindsackes = häufigste Form (> 90 %); IIIc Atresie mit distalem Lumen u. Ösophagotrachealfistel des oberen u. unteren Blindsackes; H-Form: Keine Atresie, Ösophagotrachealfistel.

Klinik. Erbrechen (meist gallig), Symptomatik des hohen Dünndarmileus, pränatal Hydramnion.

Diagnostik
- Hinweis ist ein mütterliches Hydramnion,
- pränatal sonographisch,
- postnatales Magensekretvolumen > 10 ml,
- Rö.: Doppelblasenphänomen.

13.9.2 Angeborene Herzfehler

Häufigkeit. 1 auf 100 Lebendgeborene. Jeder 10. ist ein „kritischer" Herzfehler, also vital bedrohlich in der Neugeborenen-Periode.

Verdachtssymptome

Herzfehler. Screening, siehe S. 645.
- Generalisierte Zyanose bei Transposition der großen Arterien, Pulmonalstenose, Lungenvenenfehlmündung,
- Herzinsuffizienz, erkennbar an grauem Hautkolorit, Dyspnoe und Lebervergrößerung, bei hypoplastischem Linksherzsyndrom, Aortenisthmusstenose,
- systolische Geräusche bei PDA, VSD, Fallot-Tetralogie und anderen Vitien.
- **Diagnostik.** Kinderkardiologische Untersuchung, Echokardiographie!

13.9.3 Skelettfehlbildungen

Die häufigsten orthopädischen und kieferchirurgischen Fehlbildungen sind Lippenkiefergaumenspalten, prämature Nahtsynostosen, Hüftgelenkdysplasie, Klumpfuß, Achondroplasie.

Fehlbildungen durch multifaktorielle Vererbung mit Schwellenwerteffekt, d. h. die Malformation exprimiert sich, wenn sich mehrere Gene oder exogene Noxen summieren.

Lippenkiefergaumenspalten (LKGS)

Definition. Angeborene vertikale Gesichtsspalten (kraniofaziale Dysplasie) heterogener Ursache u. in unterschiedlicher Kombination als isolierte od. komplexe Lippen-, Kiefer- u. Gaumensegelspalten; in 50 % liegt eine einseitige, vollständige LKGS vor.

> **Praxishinweis.** Spalten verursachen in der Regel keine Atemstörungen, sodass eine sofortige Verlegung aus dem Geburtsraum meist nicht angezeigt ist. Eltern, die nicht gut informiert wurden und deren Kind sofort verlegt wird, drängen oft auf baldige Beseitigung der Lippenkiefergaumenspalte.

Pathogenese. Entstehung während später Blastogenese u. früher Embryogenese (3.–8. SSW). Ergebnis einer singulären od. komplexen morphogenetischen Störung.

Häufigkeit. 1 auf 600–1.000 Neugeborene. Teilsymptom anderer Fehlbildungssyndrome, z. B. Trisomie 13.

Klinik. Assoziierte Fehlbildungen?

Diagnostik. Klinik!
- Pränatal. Fehlende Oberkieferfusion im Sonogramm.

Therapie. Eine in den ersten Lebenstagen angepasste Silikonplatte verschließt den Gaumen und ermöglicht normales Saugen.
- Operativer Verschluss der Lippe nach einigen Monaten, der Gaumenspalte sehr viel später (Erstoperation ab dem 4. Lebensmonat, folgende Operationen bis zum 6. Lebensjahr), da die Sprachentwicklung Wachstum und Wölbung des Gaumens voraussetzt.

> **Praxishinweis.** Das Rehabilitationsprogramm hat eine multidisziplinäre Behandlung und Geduld zur Voraussetzung: Nur durch gute Kooperation von Pränataldiagnostikern, Geburtshelfern, Neonatologen, Kieferchirurgen, HNO-Ärzten und Logopäden werden optimale Langzeiterfolge erzielt.

Prognose. Gut bei isolierten Störungen u. termingerechter interdisziplinärer Behandlung

Prämature Nahtsynostose, Kraniosynostose

Definition. Verfrühte Verknöcherung einer od. mehrerer Schädelnähte mit drohender Schädeldeformierung.

Formen (überkompensiertes Wachstum in Richtung vorzeitig verschlossener Naht):
- Schädelverbreiterung (Brachyzephalus) durch Verschluss der Koronarnaht,
- Schädelverlängerung (Dolichozephalus) durch Verschluss der Sagittalnaht,
- Schädelhöhenwachstum (Turrizephalus) bei gleichzeitigem Verschluss von Koronar- und Sagittalnaht,
- Schädelasymmetrien bei einseitiger Verknöcherung von Nähten,
- Dreieckschädel (Trigonozephalus) bei prämaturem Verschluss der Frontalnaht: Die Stirn läuft spitz dreieckig nach vorn zu.

Praxishinweis. Bei prämaturen Nahtsynostosen droht eine Erhöhung des Schädelinnendruckes, besonders wenn mehrere Nähte betroffen sind.

Therapie. Multidisziplinär; Abwägen von funktionellem und kosmetischen Nutzen und Risiko.

Angeborene Hüftdysplasie

Definition. Mangelentwicklung (Abflachung) der Hüftgelenkpfanne mit drohendem Austritt des Hüftkopfs (Hüftgelenksubluxation bzw. -luxation), syn. Hüftgelenkdysplasie (Abb. 13.26).

Häufigkeit. 2–4 auf 100 Neugeborene, betroffen sind 5-mal häufiger Mädchen als Knaben.

Klinik. Die klinische Untersuchung, insbesondere die Ortolani-Untersuchung (Hüftklick) ist unzuverlässig und kann zu Verletzungen führen. Auch eine Abspreizhemmung kann vollständig fehlen bzw. erst nachträglich auftreten, wenn der Hüftkopf luxiert.

Diagnostik. Ultraschalluntersuchung wird als Teil der U3 im Alter von 4 bis 6 Wochen bei allen Kindern durchgeführt. Noch frühere Untersuchung, etwa zum Zeitpunkt der U2, erbringt aufgrund der Unreife des Hüftgelenks viele unklare oder falschpositive Ergebnisse und soll daher nur bei klinischem Verdacht (Abspreizhemmung, Faltenasymmetrie, Beckenendlage) oder familiärer Belastung durchgeführt werden.

Therapie. Dysplasie. Früh einsetzende Spreizhosenbehandlung, bei der das Hüftgelenk gebeugt u. abduziert gehalten wird. Ziel: Hüftkopf zentral in der Pfanne einstellen, Luxation verhindern u. durch die in der Spreizhose mögliche Bewegung die Knorpelentwicklung u. damit die Ausreifung zur Pfanne fördern.

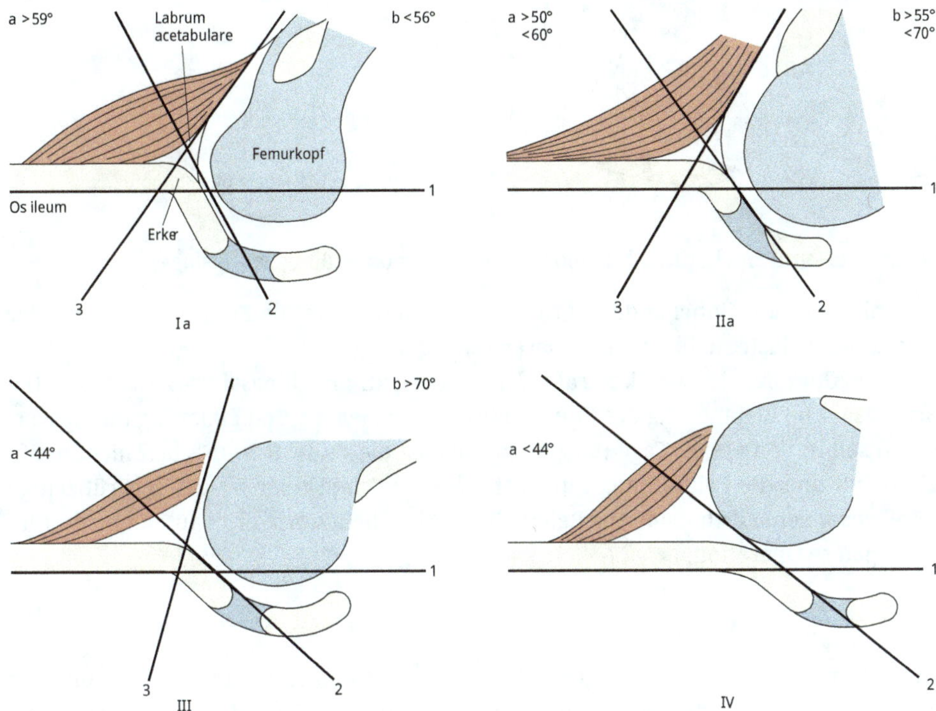

Abb. 13.26: Ultraschallklassifikation der Hüfte nach dem Pfannendachwinkel α; und dem Ausstellungswinkel β. 1 Grundlinie, 2 Pfannendachlinie, 3 Ausstellungslinie. Ia reife, normale Hüfte, IIa unreife Hüfte mit verbreitertem knorpeligem Erker, III dysplastische (dezentrierte) Hüfte mit abgeflachtem knöchernem Erker, IV luxierte Hüfte mit flachem Erker, Winkel β lässt sich nicht bestimmen.

Prognose. Je früher die Therapie, desto rascher u. unkomplizierter werden gute Ergebnisse erreicht. Bei leicht bis mittelgradigen Dysplasien Restitutio ad integrum.

Klumpfuß

Definition. Fehlbildung des Fußes: Spitzfußstellung des Gesamtfußes, Adduktion des Vorfußes sowie Supination und Plantarflexion der Ferse (Pes equinovarus), da der Vorfuß stärker als der Rückfuß plantarflektiert ist.

Pathogenese. Ursache unbekannt, rezessiver Erbgang mit unterschiedlicher Penetranz.

Klinik (Abb. 13.27):
- Spitzfußstellung u. Vorfußadduktion
- Supination des ganzen Fußes mit Subluxation des Talus
- Varusfehlstellung des Rückfußes
- Atrophie der Wadenmuskulatur.

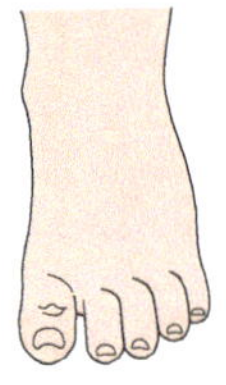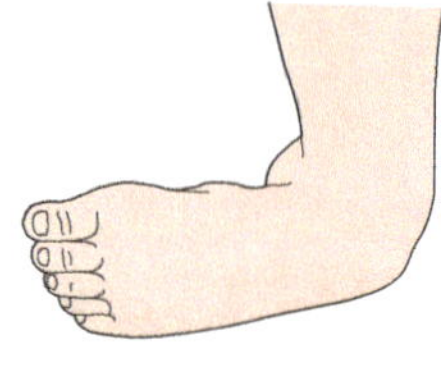

Abb. 13.27: Typische Merkmale des Klumpfußes.

DD. Sichel- und Hackenfuß, harmlos, resultieren aus fetaler Zwangslage.

Komplikationen. Unbehandelt wird beim Gehen der laterale Fußrand od. sogar der Fußrücken belastet u. führt zu schweren Gangstörungen.

Der Klumpfuß ist stets kontrakt, d. h. weder aktiv noch passiv redressierbar. Die orthopädische Behandlung des Klumpfußes (Redressierung und Fixierung im Gipsverband) soll in den ersten Tagen beginnen, solange die Fußwurzelknochen nicht ossifiziert sind und die Fehlbildung nur ligamentär und muskulär fixiert ist. Frühzeitige und konsequente orthopädische Behandlung ermöglicht normales Laufen und verhindert spätere Operation.

Achondroplasie

Definition. Ossifikationsstörungen (enchondral) der langen Röhrenknochen und der knorpelig präformierten Schädelbasis mit dysproportioniertem Minderwuchs (Körperendgröße 130 cm = Zwergwuchs); zugrunde liegen ein autosomal dominanter Erbgang oder Spontanmutationen.

Klinik

- Makrozephalus mit Sattelnase u. Balkon-Stirn,
- kurze Extremitäten, normale Knochendicke,
- ausgeprägte lumbosakrale Lordose,
- keine geistige Retardierung.

13.9.4 Down-Syndrom

Definition. Chromosomenaberration, Fehlbildungs-Retardierungssyndrom mit flachem Gesicht, lateral ansteigender Lidachsenstellung, kurzem Hirnschädel, kurzem Hals, Muskelhypotonie u. Gelenküberbeweglichkeit; syn. Trisomie 21.

Häufigkeit. Häufigste autosomale Chromosomenaberration; Prävalenz: 1 auf 700 –1.000 Lebendgeborene.

Pathogenese. Ursache bei freier Trisomie 21:95 %. 47 Chromosomen, davon 3 × Chromosom 21. Entstehung während der Meiose durch Non-conjunction (Meiose I) od. Non-disjunction (Meiose II). Wiederholungsrisiko gering (1–2 %).

Klinik. Siehe S. 531.

– Kraniofaziale Dysmorphien. Rundlicher Minderwuchs (trotz ausreichender STH-Produktion); Brachy-, auch Mikrozephalie; Brushfield-Flecken (Verdichtung des Irisstromas), Telekanthus (weiter Augenabstand); breite Nasenwurzel, tiefsitzende, kleine Ohren; offener Mund mit vermehrter Speichelsekretion u. vorstehender, relativ großer Zunge.
– Intelligenzquotient 25–50, individuell unterschiedlich ausgeprägt, anschmiegsam, zärtlich, z. T. musikalisch mit Sinn für Rhythmik, z. T. motorisch lebhaft, freundlich, heitere Grundstimmung.
– Muskelhypotonie, allgemeine Bindegewebeschwäche, Cutis laxa, tiefstehender Nabel (oft mit Hernie), Vierfingerfurche; Fußdeformitäten (sog. Sandalenlücke: weiter Abstand zwischen 1. u. 2. Zehe), Klinodaktylie des 5. Fingers, Hüftgelenkdysplasie. Unterentwicklung der Kiefer u. Zähne sowie verspäteter Schluss der Schädelnähte u. der Fontanelle ohne Verzögerung der Knochenkernentwicklung.
– Angeborene Herzfehler in 50 % (bes. Endokardkissen- u. Septumdefekte: drohende pulmonale Hypertonie).
– Duodenalstenose, Hirschsprung-Erkrankung (Ileus!), Analatresie, Rektumprolaps, Obstipationsneigung; prim. Hypothyreose (25 %).
– Häufig Kryptorchismus (Hoden fibrös umgewandelt): männliche Infertilität, weibl. Pat. sind fertil bei freier Trisomie: 50 % ihrer Kinder gesund, 50 % mit Trisomie 21.

Komplikationen. Risiko bes. für Leukosen (10–20 × häufiger)! Ab 4. Lebensjahrzehnt zunehmende Demenz u. a. durch Verminderung cholinergischer Neurotransmissionsenzyme (Acetylcholinesterase, Cholinacetyltransferase, Katecholamine) u. zerebrale Hirnnekrosen.

Prognose

– Durchschnittliche Lebenserwartung vermindert (s. Komplikationen), bei optimaler Förderung auch über 50 Jahre. Gegenwärtig erreichen 80 % der Pat. das 30. Lebensjahr, daher gewinnt die ärztliche u. psychologisch-pädagogische Langzeitbetreuung Bedeutung!
– Die Art des Herzfehlers bestimmt die Lebenserwartung, Leukämierisiko ist erhöht.
– Bei gezielter, frühzeitig begonnener u. individuell angepasster Förderung sind die Kinder eingeschränkt lernfähig und sozial gut integrierbar!

13.9.5 Alkoholembryopathie, -fetopathie (fetales Alkoholsyndrom)

Definition. Disruptionssyndrom durch mütterlichen Alkoholabusus sowie in progredienter od. chronischer Phase einer Alkoholkrankheit während der Schwangerschaft; syn. Embryofetopathia alcoholica.

Häufigkeit. Etwa 3 auf 1.000 Neugeborene! (s. S. 102).

> **Praxishinweis.** Das embryofetale Alkoholsyndrom ist eine der häufigsten angeborenen Ursachen mentaler Behinderung!

Pathogenese. Toxische Wirkung des Alkohols bzw. seines Abbauproduktes Acetaldehyd. Im Vordergrund steht die alkoholbedingte embryotoxische Enzephalopathie = teratogener Mechanismus unklar; Dosis-Wirkungs-Korrelation.

Klinik. Abhängig von der konsumierten Alkoholdosis während der Schwangerschaft:
- 50 g/d: reduziertes Längenwachstum, Gewicht und Kopfumfang (Hypotrophie).
- 80–100 g/d: fetaler Minderwuchs, mentale Retardierung, Mikrozephalie, Muskelhypotonie und Hyperaktivität mit Dysmorphie:
- lateral abfallende Lidachsen, Epikanthus, Blepharophimose, schmales Lippenrot, fehlendes Philtrum, eingesunkene Nasenwurzel, Ohrmuscheldysplasie, Mikrogenie, Klinodaktylie, anomale Handfurchen.
- Gehäuft Fehlbildungen von Genitale und Gelenken, Herzfehler und LKGS.
- **Prognose.** Der Minderwuchs gleicht sich nach der Geburt nicht mehr aus, die Intelligenz bleibt stark herabgesetzt.

13.10 Neonatale Infektionen

13.10.1 Immunstatus des Neugeborenen

Zelluläre u. humorale Immunität (Tab. 13.8) sind pränatal vorhanden, jedoch unterschiedlich ausgeprägt. In der frühen Embryonalzeit ist das phagozytäre System funktionsfähig. Ab der 16. SSW sind periphere Lymphozyten nachweisbar; ab der 20. SSW T-Lymphozyten im Thymus u. Immunglobuline in der Milz.

Reife Neugeborene haben durch diaplazentare Übertragung hohe IgG-Ak-Spiegel (= Nestschutz). IgM u. IgA sind dagegen niedrig konzentriert, weil sie die Plazentaschranke nicht passieren.

13.10.2 Sepsis und B-Streptokokken-Infektion

Sepsis. Allgemeininfektion durch Aussaat von Mikroorganismen (meist Bakterien, selten Pilze) von einem Herd aus in die Blutbahn (Bakteri-, Fungämie), gefährlichste Infektion bei Neugeborenen, Frühgeborenen mit hoher Sterblichkeit; syn. Septikämie. Frühform in den ersten 3 Lebenstagen durch intrauterine Infektion = foudroyanter Verlauf; Spätform nach dem 3. Lebenstag = häufig nosokomiale Infektion i. R. der Intensivtherapie!

Pathogenese. Ursache.
- Frühform. Hauptursache ist die Unfähigkeit mancher B-Streptokokken-Trägerinnen, IgG-Antikörper zu bilden und an den Feten weiterzugeben. Prädilektionsstelle der Erreger ist die Rektovaginalflora der Mutter (β-hämolysierende Streptokokken der Gruppe B, E. coli, Staph. aureus, Listerien, Klebsiellen, Anaerobier).
- Spätform. Erreger sind Enterokokken, H. influenzae, Staph. epidermidis, Pseudomonaden, Klebsiellen, Enterobacter, Serratia, Anaerobier; Pilze (Candida).

Infektionsweg. Aszendierend (Amnioninfektionssyndrom bei vorzeitigem Blasensprung > 24 h). Hämatogen (diaplazentar); über kutane od. intestinale Besiedlung; über Beatmungstubus, Katheter.

Tab. 13.8: Immunstatus des Neugeborenen.

	Natürliche (unspezifische) Immunität	Adaptive (spezifische) Immunität
humoral	Lysozym: beim Feten vorhanden Komplement: wird erst ab 22 SSW gebildet, chemotaktische Aktivität und Opsonisation fehlen	IgA: bei Geburt nicht vorhanden, exogene Zufuhr (Muttermilch) IgG: mütterlichen Ursprungs (plazentagängig, Nestschutz) IgM: einziges fetales Immunglobulin. Bei Geburt 1–2 % des Erwachsenenspiegels
zellulär	Granulozyten: Speicher vermindert, Chemotaxis fehlt, Verformbarkeit gering, Phagozytose normal, Bakterizidie normal Makrophagen: extra- und intrazelluläre Abtötung von Erregern funktioniert	B-Lymphozyten: Antikörperproduktion läuft erst nach der Geburt an T-Lymphozyten: Supressoreffekt dominiert, Neugeborenes hat noch keine Memoryzellen, Lymphokinproduktion vermindert

Initiation der Entzündung durch proinflammatorische Mediatoren (TNF, IL6) u. Aktivatoren des Komplement- u. Gerinnungssystems.

Eine Chorioamnionitis durch B-Streptokokken ist eine häufige Ursache der Frühgeburt, deshalb muss bei Frühgeborenen immer mit dieser Infektion gerechnet werden.

Klinik. Bei AZ-Verschlechterung an eine Infektion denken!

Praxishinweis. Wichtiges Frühsymptom nimmt die erfahrene Pflegekraft wahr: „Das Kind gefällt mir nicht, es sieht schlecht aus"!

Die Frühform ähnelt beim Frühgeborenen einem Atemnotsyndrom oder einer Pneumonie, beim reifen Kind geht sie mit Sepsis, Kreislaufzentralisation und DIC einher.

Die Symptome sind uncharakteristisch u. vielgestaltig:
- Thermolabilität (< 36° C oder > 37° C),
- Apathie/Hyperexzitabilität,
- Atemstörungen (Apnoe, Tachypnoe),
- Trinkunlust, Gedeihstörung, Magenrest, Erbrechen, geblähtes Abdomen,
- blass-graues Hautkolorit, marmorierte Haut, kalte Extremitäten, Rekapillarisierungszeit ↑,
- Ikterus, Hepatosplenomegalie,
- Petechien, Purpura, Blutungsneigung,
- metabolische Azidose.

Diagnostik. Infektionsdiagnostik!
- Abstriche von Plazenta, Eihäuten u. Ohr; Magensaft direkt postnatal. BB. Leukozytose (> 30.000/µl) od. Leukopenie (< 4.000/µl), Linksverschiebung.

13.10.3 Andere vertikale Infektionen

Prä-, Perinatalinfektionen. Zahlreiche Erreger werden vor oder während der Geburt von der Schwangeren auf das Kind übertragen (meist Erstinfektion der Mutter während der Schwangerschaft). Je nach Zeitpunkt und Schweregrad resultieren Fruchttod, Embryopathien mit Fehlbildungen oder Fetopathien mit generalisierter, lokalisierter oder asymptomatischer Infektion (s. S. 470 f.).

Die häufigsten Virusinfektionen sind: Hepatitis B, Herpes genitalis, HIV, Röteln, Zytomegalie. Die häufigsten bakteriellen Infektionen sind: B-Streptokokken, Listeriose, Lues. Die häufigste Protozoonose ist Toxoplasmose.

Röteln
Symptome: Katarakt, Glaukom, Taubheit, Myokarditis, Herzvitium, Thrombozytopenie.

Maßnahmen bei Geburt: Kind isolieren, Serologie, IgM-Antikörper, keine spezifische Therapie möglich

Zytomegalie
Symptome: 90 % asymptomatisch, niedriges Geburtsgewicht, Hepatosplenomegalie, Thombopenie, Ikterus, Mikrozephalie (s. S. 532).

Maßnahmen: Serologie, Virusnachweis, Ganciclovir-Therapie erwägen.

Herpes genitalis

Symptome: Herpesläsionen an Augen, Haut, Mundhöhle, Meningoenzephalitis, generalisierte septische Form.

Maßnahmen: Kaiserschnitt, Kind isolieren. Aciclovir-Therapie erwägen.

Hepatitis B

Symptome: Zunächst meist asymptomatisch. 10 % Ikterus mit 3–5 Monaten, oft chronische Hepatitis (s. S. 264).

Maßnahmen: HBsAg, HBeAg. Frühe aktive und passive Immunisierung.

HIV

Symptome: Zunächst asymptomatisch, evtl. niedriges Geburtsgewicht, Mikrozephalie, nach Monaten/Jahren Entwicklung von AIDS (s. S. 264).

Maßnahmen: Sektio-Entbindung. Handschuhe bei Primärversorgung und Blutentnahme. Zidovudin-Prophylaxe. Nicht stillen.

Lues

Symptome: Makulopapulöses Exanthem, Desquamation, Rhinitis, Hepatosplenomegalie, Periostitis, Keratitis (s. S. 202).

Maßnahmen: IgM-FTA-Abs-Test. Blutbild, CRP, bei Verdacht Penicillinbehandlung.

Listeriose

Symptome: Frühform mit Sepsis, Schock, Pneumonie. Spätform mit Meningitis.

Maßnahmen: Erregernachweis (Mekonium), Behandlung mit Ampicillin (s. S. 198).

Toxoplasmose

Symptome: Oft asymptomatisch. Niedriges Geburtsgewicht, Chorioretinitis, Krämpfe, Hydrozephalus, Hepatomegalie.

Maßnahmen: Serologie, spezifischer IgM-Test, Liquoreiweiß. Therapie mit Pyrimethamin, Sulfadiazin und Folinsäure.

Varizellen

Symptome: Fudroyante Erkrankung möglich, wenn Mutter 4 Tage vor bis 2 Tage nach der Geburt erkrankt.

Maßnahmen: Hyperimmunglobulin, Aciclovir-Behandlung.

Postnatale Infektionen

Postnatale Infektionen gehören zu den häufigsten Erkrankungen des Neugeborenen. Prädisponierende Faktoren sind mütterliche Infektion während der Schwangerschaft und Geburt (v. a. Amnioninfektion mit Fieber sub partu), operative Entbindung, vorzeitiger Blasensprung > 24 Std., Unreife des Kindes, Geburtsasphyxie, invasive Behandlungstechniken (z. B. Gefäßkatheter).

Wichtigste Erreger sind: B-Streptokokken, Staphylokokken, Pneumokokken, E. coli, Klebsiellen, Pseudomonas, Candida albicans.

Krankheitsbilder. Pneumonie, Sepsis, Meningitis. Durch Infektion besonders gefährdet sind Kinder, deren Geburtsanamnese wie folgt belastet war:

- fetale Tachykardie,
- Fieber der Mutter,
- vorzeitiger Blasensprung > 24 Std.,
- Geburtsdauer > 24 Std.,
- mekoniumhaltiges oder putrides Fruchtwasser.

Klinik, Diagn. s. Tab. 13.9.

Tab. 13.9: Neonatale Infektion, klinische Überwachung und Labordiagnose.

	Parameter	Grenzwert	Sensitivität	Probleme
klinisch (etwa 2-stdl.)	Temperatur	> 37,5, < 36,5° C	< 50 %	
	Atmung	> 60/Min.	< 50 %	
	Puls	> 160/Min.	< 50 %	
	Rekap.-Zeit	> 2 sec.	> 50 %	
Labor	Leukozyten	> 30, < 4 × 1.000/µl	50 %	
	Neutr.I/T-Ratio	> 0,20	60–90 %	aufwendig
	IL-6	> 25 pg/ml	70–90 %	früh
	CRP	> 1 mg/dl	40–60 %	spät

13.11 Versorgungsstufen und Regionalisierung

Seit 2005 sind auch in Deutschland perinatale Versorgungsstufen definiert. Dabei muss bei vorhersehbar hohem kindlichem Risiko die Geburt in einem Perinatalzentrum erfolgen, in dem sich die Neugeborenen-Intensivstation Wand an Wand zum Geburtsraum befindet und Geburtsmedizin und Neonatologie rund um die Uhr mit Spezialisten (Geburtsmedizin, Neonatologie) ausgestattet sind.

13.11.1 Pränatale Verlegung in Perinatalzentren

In die höchste Versorgungsstufe **(Perinatalzentrum Level 1)** sind Gebärende bei folgender Situation einzuweisen bzw. zu verlegen:
– Frühgeburt < 29 + 0 SSW bzw. < 1.250 g,
– Drillinge < 33 + 0 SSW und alle höhergradigen Mehrlinge,
– alle pränatal diagnostizierten Erkrankungen, bei denen nach der Geburt eine unmittelbare Notfallversorgung des Neugeborenen erforderlich ist. Dieses betrifft: Erkrankungen der Mutter mit fetaler Gefährdung (PKU, Hypo-/Hyperthyreose, Z. n. Transplantation, Autoimmunopathie, HIV),
– angeborene Fehlbildungen (z. B. kritische Herzfehler, Zwerchfellhernien, Meningomyelozelen, Gastroschisis) sollen in hierfür besonders spezialisierte Level-1-Perinatalzentren pränatal verlegt werden.

Benötigt wird ein regionales Perinatalzentrum Level 1 für einen Einzugsbereich von 10.000 Geburten. Mindestmenge: Um ärztlichen und pflegerischen Erfahrungsstand sicherzustellen, müssen Perinatalzentren Level 1 jährlich mindestens 30 Frühgeborene < 1.250 g behandeln.

In die mittlere Versorgungsstufe **(Perinatalzentrum Level 2)** sollen folgende Schwangere pränatal verlegt werden:
– Frühgeburt 29 + 0 bis 32 + 0 SSW bzw. 1.250–1.499 g;
– Zwillinge 29 + 1 bis 33 + 0 SSW;
– schwere schwangerschaftsassoziierte Erkrankungen (Wachstumsretardierung < 3. Perzentile bei Präeklampsie und Gestose)
– insulinpflichtige diabetische Stoffwechselstörung mit fetaler Gefährdung.

Die in Deutschland gemäß den Richtlinien des Gemeinsamen Bundesausschusses anerkannten Perinatalzentren und deren Ergebnisse werden jährlich veröffentlicht auf www.perinatalzentren.org.

13.11.2 Hinzuziehen des Neonatologen

Aus der Geburtsmedizin entstanden, ist die Neonatologie heute ein Teilgebiet der Kinderheilkunde, welches sich mit Störungen der postnatalen Adaptation und Krankheiten von Neu- und Frühgeborenen befasst. In Perinatalzentren sind Neonatologen ständig anwesend, andere Entbindungskliniken sollten bei Bedarf einen neonatologischen Bereitschaftsdienst hinzuziehen.

Anwesenheitspflicht des Neonatologen im Geburtsraum bei:
- operativen Entbindungen bei kindlicher Gefährdung, fetal-neonatale Azidose (pH < 7,10),
- dick-grünes/erbsbreiartiges Fruchtwasser vor Entbindung,
- mütterlicher Diabetes,
- Geburt eines untergewichtigen (< 2.500 g) oder übergewichtigen (> 4.000 g) Kindes,
- Frühgeburt < 36 + 0 SSW,
- Fieber der Mutter, CRP-Erhöhung oder andere Infektionszeichen,
- Morbus haemolyticus fetalis, Hydrops fetalis jeder Ursache,
- Anpassungsstörung (auffällige Atmung, Blutzucker < 35 mg/dl),
- Pränatal vermutete Fehlbildung,
- Kinder HbsAG-positiver Mütter zur Impfung.

Anwesenheitspflicht des Neonatologen im Kinderzimmer bei:
- klinisch auffälligem Kind (Atmung, Temperatur, Erbrechen),
- Ikterus, sofern Behandlung erwogen wird oder Coombs-Test positiv ist,
- Blutzucker < 35 mg/dl,
- HK > 65 %.

13.11.3 Indikation zur Verlegung auf eine Neugeborenen-Intensivstation

- Postasphyxie-Sequenz (Apgar < 4, Nabelarterien-pH < 7,10, nach primärer Reanimation und Intubation),
- kardiorespiratorische Symptome: Atemstörung, Zyanose, Herzinsuffizienz, Anämie, Schocksymptomatik,
- Geburtsgewicht < 2.000 g,
- zerebrale Krämpfe, Meningitis, Apnoe-Anfälle,
- Fetopathia diabetica, Polyglobulie, Morbus haemolyticus,
- schwere Fehlbildungen mit sofortigem Handlungsbedarf: Zwerchfellhernie, Myelomeningozele, gastrointestinale Atresie,
- Infektion (s. Tab. 13.9),
- Ernährungsstörungen: Gehäuftes Erbrechen, aufgetriebenes Abdomen,
- Hyperbilirubinämie, sofern abklärungsbedürftig oder therapiebedürftig.

Vor der Verlegung soll ein Gespräch mit den Eltern über die Erkrankung ihres Kindes, die Notwendigkeit der Verlegung in eine Spezialabteilung und über Besuchs- bzw. Mitaufnahmemöglichkeiten geführt werden.

13.11.4 Keine Indikation zur Verlegung auf eine Neugeborenen-Intensivstation

Voraussetzungen: Das Kind ist postnatal in gutem Zustand, die kinderärztliche Betreuung ist gewährleistet und Diagnose sowie Überwachung sind in der Entbindungsklinik möglich.
– mütterliche Erkrankungen oder Medikation (z. B. Steroide),
– nach operativer Entbindung (Sektio, Forzeps),
– leichte Geburtsasphyxie (Apgar 4–6, Nabelarterien-pH > 7,10), sofern das Kind im Alter von 10 Minuten unauffällig ist,
– Geburtsgewicht 2.000–2.500 g, außer wenn < 35 SSW,
– grünes Fruchtwasser, sofern keine Atemstörung vorhanden,
– nicht hämolytischer Ikterus mit einem Bilirubinwert < 16 mg/dl (274 µmol/l) bei sonst asymptomatischen reifen Neugeborenen,
– nicht lebensbedrohliche Fehlbildung: Hexadaktylie, Down-Syndrom, Gaumenspalte,
– soziale Probleme (z. B. Freigabe zur Adoption).

13.11.5 Postnataler Transport

Postnatale Transporte bergen Gefahren in sich: Unterkühlung, Hirnblutung, Infektion. Bei unvermeidbarem Transport (antepartaler Transport wegen fortgeschrittener Geburt, schwerer antepartaler Blutung, Präeklampsie, fetaler Hypoxie nicht mehr möglich) muss die Geburts- und Transportmethode zwischen den Krankenhäusern abgesprochen werden. In der Regel wird das Kind vom regionalen Perinatalzentrum mit einer mobilen Intensiveinheit abgeholt. Nur bei qualifizierter Information können Versorgung und Transport des Kindes ausreichend vorbereitet oder erste therapeutische Maßnahmen vorgeschlagen werden. Während des Transportes müssen Hautfarbe, Atmung und Motorik laufend beobachtet werden (volle Beleuchtung des Notarztwagens einschalten). Herzfrequenz, Körpertemperatur, Sauerstoffsättigung (Pulsoxymeter) sowie O_2-Konzentration und Inspirationsdruck des Beatmungsgerätes müssen apparativ überwacht und kontinuierlich angezeigt werden. Der Transport sollte ruhig und zügig, ohne unnötige Aufenthalte und Vibrationen durchgeführt werden. Fahrzeug anhalten lassen, wenn Maßnahmen am Kind (z. B. Absaugen) erforderlich werden. Erfolgreicher Intensivtransport setzt gute Zusammenarbeit mit den regionalen Rettungsdiensten voraus.

Vorteile des maternalen gegenüber dem neonatalen Transport:
– erhöhte Überlebensrate der Kinder,
– verminderte Häufigkeit von Hirnblutungen,
– verminderte Rate bleibender Behinderung,
– verkürzte stationäre Behandlungsdauer,

– Vermeidung der Trennung von Mutter und Kind,
– einfachere und schnellere Organisation,
– geringere Durchführungs- und Folgekosten.

Die Chancen für ein gefährdetes Neugeborenes vermindern sich durch den postnatalen Transport. Deshalb gehören gebärende Frauen mit erhöhtem kindlichem Risiko in eine Klinik, in der personelle und apparative Geburtsüberwachung möglich und die Betreuung des Neugeborenen vor Ort gewährleistet ist.

Literatur

Aktuelle Leitlinien der Gesellschaft für Neonatologie und Pädiatrische Intensivmedizin (GNPI). www.awmf.org/leitlinien/aktuelleleitlinien. Accessed 30. 09.2023.

Aranda JV, van den Anker JN. Yaffe and Aranda's neonatal and pediatric pharmacology: therapeutic principles in practice. 5th edn. Wolters Kluwer 2021.

Bergen RN, Burton GJ, Kaplan CG. Benirschke's pathology of the human placenta. 7th edn. Springer Nature Switzerland 2021.

Briggs GG, Towers CV, Forinash AB. Drugs in pregnancy and lactation. A reference guide to fetal and neonatal risk. 12th edn. Lippincott, Williams & Wilkins, Philadelphia 2021.

Gemeinsamer Bundesausschuss. Vereinbarungen über Maßnahmen zur Qualitätssicherung der Versorgung von Früh- und Neugeborenen. www.g-ba.de/informationen/richtlinien. accessed 30.09.2023.

Goldsmith JP, Karotkin EH, Suresh G. Assisted ventilation of the neonate: evidence-based approach to newborn respiratory care, 6th edn. Elsevier, Philadelphia 2021.

Jones KL, Jones MC, del Campo (eds). Smith's recognizable patterns of human malformation, 8th edn. Elsevier, Philadelphia 2013.

Macdonald MG, Seshia MMK (eds). Avery's Neonatology. Pathophysiology and management of the newborn, 7th edn. Lippincott, Williams & Wilkins Philadelphia 2015.

MacDonald MG. Atlas of procedures in neonatology, 5th edn. Wolters Kluwer, Philadelphia 2017.

Maier RF, Obladen M, Stiller B, Zemlin M. Obladens Neugeborenen-Intensivmedizin. Evidenz und Erfahrung. 10th edn. Springer, Heidelberg 2024.

Martin RJ, Fanaroff AA, Walsh MC (eds). Fanaroff and Martin's Neonatal-perinatal medicine. Diseases of the fetus and infant, 11th edn. Elsevier, Philadelphia 2019.

Milunski A, Milunski JM. Genetic disorders and the fetus: Diagnosis, prevention and treatment. 7th edn. Wiley-Blackwell, Hoboken 2015.

Obladen M. Oxford textbook of the newborn. A cultural and medical history. Oxford, University Press 2021.

Orkin SH, Nathan DG, Ginsburg D, Look AT, Fisher DE, Lux S. Nathan and Oski's hematology of infancy and childhood. 8th edn. Elsevier, OLxford 2015.

Perloff JK, Marelli AJ Perloff's clinical recognition of congenital heart disease. 6th edn. Elsevier Saunders Philadelphia 2012.

Polin RA, Abman SH, Rowitch D, Benitz WE. Fetal and neonatal physiology. 6th edn. Elsevier, Philadelphia 2021.

Qualität der Versorgung sehr kleiner Frühgeborener. www.perinatalzentren.org. accessed 305.09.2023.

Rennie J. Roberton's textbook of neonatology, 5th edn. Churchill Livingstone 2012.

The Cochrane Library of Systematic Reviews. www.cochranelibrary.com/, accessed 30.09.2023.

Volpe JJ. Volpe's neurology of the newborn, 6th edn. Saunders, Philadelphia 2017.

Wilson CB, Nizet V, Maldonado Y, Remington J S, Klein JO. Infectious diseases of the fetus and newborn infant, 8th edn. Blackwell Saunders, Oxford, Philadelphia 2016.

Wyllie J, Bruinenberg J, Röhr CC, Rüdiger M, Trevisanuto D, Urlesberger B. European Resuscitation Council guidelines for resuscitation 2015. Section 7. Resuscitation and support of transition of babies at birth. Resuscitation. 2015;95:249–63.

Register

50 g Screeningtest. 142
75 g oGTT 142

AB0-Inkompatibilität 696
Abdomen
– akutes 145
– aufgetriebenes 657
– Transversalschnitt 74
Abdominalgravidität 555
Ablatio placentae 571
Abnabelung 298, 647
Abort 534
– Anamnese 538
– artifizieller 535
– beginnender 542
– drohender 543
– einzeitiger 539
– fieberhafter 545
– habitueller 544
– Häufigkeit 535
– Klinik 538
– septischer 545
– verhaltener 545
– zweizeitiger 540
Abortiveier 537
Abortursachen
– Chromosomenaberrationen 537
– Corpus-luteum-Insuffizienz 537
– Genitalorgane 537
– Immunologische Ursachen 538
– Infektionskrankheiten 538
– ovuläre 536
– Psychische Faktoren 538
Abortus 534
Abortus completus 539
– Klinik 540
– Therapie 540
Abortus febrilis
– Ätiologie 546
– Häufigkeit 546
– Klinik 546
– Therapie 546
Abortus habitualis
– Ätiologie 544
– Therapie 545
Abortus imminens
– Diagnostik 543

– Klinik 543
– Therapie 543
Abortus incipiens
– Diagnostik 542
– Klinik 542
– Therapie 542
Abortus incompletus
– Definition 540
– Klinik 541
– Spätabort 540
– Therapie 541
Abortus spontaneus 536
Abruptio 535
Abstillen 621
Acardiacus 408
Acetylsalicylsäure 544
Achondroplasie 706
Aciclovir® Therapie 195
ADA-Klassifikation
– Diabetes 138
Adaptation
– Beurteilung 662
– Mehrlingsschwangerschaft 408
– mütterliche 408
– Pathologie 666
– Physiologie 659
– postnatale 659
Adnexitis 612
Adnextumor 539, 543
Adnextumoren 150
AFP
– Fruchtwasser 100
AFP-Plasmakonzentration 97
Akme 229
Akupunktur 280
Akzeleration
– Frequenzanstieg 58, 261
Alkohol 107
Alkoholembryopathie 707
Alkoholfetopathie 707
Alkoholsyndrom
– fetales 707
Alphaherpesvirus 194
Alpha-Methyl-Dopa 127
Alvarez-Kontraktionen 156, 230
Amnionepithel 15
Amnionhöhle 16

© 2026 Walter de Gruyter GmbH, Berlin | https://doi.org/10.1515/9783111201559-014

Amnioninfektionssyndrom 166, 709
Amnioninfusionssyndrom 470
Amnioskopie 63, 66
– Geburtseinleitung 428
Amniotomie 175, 425
Amniozentese 96, 167, 192
Amvorliegen 438
Analatresie
– Trisomie 21 707
Analinkontinenz 477
Anämie 690
– hämolytische 690
– hämorrhagische 691
– hypogenerative 690
Anamnese 28
Anenzephalie 106
Angeborene Vitien 131
Angiokardiopathie 191
Anhydramnion 15
Ansageblutung 567
Antenatale Steroide 160
Anti-c 51
Anti-D 51
Anti-D-Globulin! 570
Anti-D-Prophylaxe 549
Antihypertension 171
Antikonvulsiva 127
Antikörper
– irreguläre 46
Antiphospholipidsyndrom 144
– Abortursachen 544
Antithrombin 144
Antithrombinmangel 144
Aortenkompression 593
– manuelle 592
Aortenpuls 42
AP 285
APC-Resistenz 144
Apgar-Schema 662–663
Apnoe-Anfälle
– Frühgeborene 678
Apoplexia uteri 575
Appendektomie
– konventionelle 147
– laparoskopische 147
Appendizitis 145
– akute 146
Aprotinin 578

Aquäduktstenose 214
Armlösung
– BEL 369
– Bickenbach 374
– Bracht 370
– klassische 376
– Lövset 374–375
– Müller 373
– schwierige 393
Armplexuslähmung 674–675
Armvorfall 438
– Missverhältnis 453
Armzugreaktion 649, 651
Arrhythmie 256
Asherman-Syndrom 632
Asphyxie 666
– Frühgeborene 678
– perinatale 664
Aspirin 124
Assimilationsbecken 459
A-Streptokokken 612
Asynklitismus 241, 243, 449
Aszendierende Infektion 153
Atelektasen 680
Atemfrequenz
– Adaption 659
Atemminutenvolumen (AMV) 23
Atemnot 689
Atemnotsyndrom 679, 681
– Frühgeborene 678
Atemwege
– Freimachen 647
Atemzug
– erster 659
AT-III 578
Atmung
– periodische 682
Atmungsadaptation 659
Atmungsumstellung 659
Atonia uteri 585
– Behandlungsprogramm 590
Atopisches Ekzem 130
Atresie
– intestinale 701
Aufnahme-CTG 64, 258, 264
Auskultation 42
– Herztöne 256
Austauschtransfusion 692

Austreibungsperiode
- CTG 265
- HiHHL 327
- Leitung 285
Austreibungswehen 231
Austrittsmechanismus 245–246
Autofahren
- Schwangere 110
Azidität sanstieg 270
Aziditätsstadien 270
Aziditätssteigerung
- maternogene 271
Azidose 270, 432
- Frühgeborene 678
- metabolische 270, 430
- Neugeborene 665
- Progredienz 270
- respiratorische 270, 431

Babyblues 643
Bakteriurie 49, 135, 170
Ballotement
- Leopold-Handgriff 37
Ballspiele 109
Bamberger Divergenzzange 486
Bandl-Furche 232, 467
Bardenheuersche Inzision 639
Basalfrequenz 58, 60
Basalplatte 2
Basaltemperatur 29
Basaltemperaturanstieg 31
Basaltemperaturerhöhung 30
Basaltonus 231
Base Exzess 270
Bauchumfang 35
Beatmung
- Beutel 667
- Maske 667
Beat-to-beat-Methode 57
Becken
- allgemein verengtes 33, 446
- langes 33, 457
- normales 33
- platt-rachitisches 33
- verengtes 44
Beckenausgang 225–226
Beckenausgangsraum 223, 226
Beckenaustastung 45, 47–48
Beckenboden 227

Beckenbodenmuskulatur 616
Beckeneingang 225–226
Beckeneingangsebene 222
Beckeneingangsraum 222–223
Beckenendlage 41
Beckenenge 225–226
Beckenführungslinie 226
Beckenhöhle 223, 225
Beckenmaße 43
- allgemein verengtes Becken 447
- kleine 44
Beckenmitte 225
Beckenuntersuchung
- äußere 43
Beckenweite 225–226
Beckenzirkel 43, 220
Bein-/Beckenvenen-Thrombose 613
Beinentwicklung 298
BEL 41, 349, 363
- äußere Untersuchung 352
- Beckenaustastung 365
- begünstigende Faktoren 349
- Einteilung 349
- Entbindungsmodus 367
- Geburtsleitung 367
- Geburtrauma 364
- Hypoxie 362
- intrakranielle Blutung 364
- Manualhilfe 369
- manuelle Extraktion 383
- primäre Schnittentbindung 367
- Sonographie 352
- Tentoriumriss 364
- ultrasonographisch 365
- vaginale Geburt 368
- Wendung 365
Belastung
- körperliche 109
Beratung
- Schwangere 102
Beruf
- Schwangerschaft 108
Betamethasonphosphat 164
Betamimetika 160
Bewegungsmuster
- fetale 87
Bickenbach-Handgriff 371
Biegungsdiffizillimum 244
Biegungsfazillimum 244

Bifidusflora 653

Bikarbonatzufuhr 683

Bilirubin
- Lichteinwirkung 693

Bilirubinstoffwechsel 693
- Physiologie 692

Bishop Score 173

Blase
- Füllungsstand 308

Blasenentleerungsstörung 615

Blaseneröffnung 428

Blasenmole 537, 549
- Ätiologie 549
- Definition 549
- Diagnostik 550
- Häufigkeit 549
- Histopathologie 550
- Klinik 550
- Komplikation 551
- Kürettage 551
- Nachuntersuchung 552
- Pathogenese 550
- Saugkürettage 551
- Therapie 551
- ultrasonographischer Befund 551

Blasenscheidenfistel
- Missverhältnis 454

Blasensprung 153
- BEL 365
- doppelter 274
- falscher 274
- frühzeitiger 274
- hoher 274
- induzierter 274
- Infektionsgefahr 236
- rechtzeitiger 274
- verspäteter 274
- vorzeitiger 236, 273, 365–366

Blastogenese 15

Blastozyste 2

Blutdruck
- Neugeborene 665

Blutgasanalyse 665

Blutgruppeninkompatibilität 695

Blutkreislauf
- fetaler 660

Blutkulturen 629

Blutmolen 537

Blut-pH 269

Blutung
- Differenzialdiagnose 586
- intraventrikuläre 677
- periventrikuläre 677
- subependymale 677

Blutungsprophylaxe
- medikamentöse 302

Blutversorgung
- fetale 664

BMI 104

Body mass index 104

Boer-Knochenzange 530

BPD 680

Bracht-Handgriff 370, 372

Bradykardie 58, 60, 259
- terminale 259
- therapieresistente 260

Braxton-Hicks-Kontraktionen 156, 230

Breus-Hämatommole 537

Brustdrüsendurchmesser 678

B-Zell-Hyperplasie 687

Calcium 106

Caput succedaneum 290–291, 293, 674

Ca^2-Antagonisten 160

Cerclage 154

Chlamydieninfektion
- genitale 53

Cholelithiasis 145
- akute 147

Cholezystektomie
- laparoskopische 147

Cholezystitis 145
- akute 147

Chorangiom 310

Chordozentese 192

Chorioamnionitis 672

Chorionamnionitis 169

Choriongonadotropin 602

Chorionhöhle 543

Chorionplatte 4

Chorionzotte
- entartete 550

Chorionzottenbiopsie 96, 192

Chorioretinitis 206

Chronische Hypertonie 117

Circumferentia fronto-occipitalis 220

Circumferentia mento-occipitalis 220

Circumferentia suboccipito-bregmatica 220

Clindamycin 155
Clot-Observations-Test 547
Clot-observation-Test 576
Clue Cells 155
CO$_2$-Stoffwechsel
– plazentarer 8
conduplicato corpore 400
conjoined twins 417
Conjugata anatomica 223
Conjugata externa 43–44
Conjugata vera (obstetrica) 224
Corpus luteum 9
Corpus-luteum-Insuffizienz
– Abortursachen 544
Couvelaire-Syndrom 575
Credé-Handgriff 305, 588
Credé-Prophylaxe 652
Crista sacralis media(na)
– BEL 353
CRP 628
CSE 284
CTG-Score 267

Dammnaht 482
– tiefe 480
Dammriss 596
– Definition 482
– Einteilung 482
– Nachbehandlung 485
Dammschutz 293–294
– Indikation 294
– Technik 294
Darmgeräusche 42
Darmverschluss 145, 147
Daumenzeichen 354
De Lee-Handgriff 250–251, 380
Dead-fetus-Syndrom 545
Decidua basalis 2
Decidua compacta 2
Decidua spongiosa 2
Deflexion 245, 330
Deflexionslage 332
Dehydratation 692
Demenz
– Trisomie 21 707
Dermoidzyste 424
Dezelerationen
– frühe 260
– hypoxiesuspekte 264

– späte 261
– variable 261–263
– wehenabhängige 57–58
Dezidua 2
DHA 106
Diabetes mellitus
– Kind 686
– mütterliche Mortalität 138
– Pathophysiologie 137
– Stoffwechselkontrollen 139
Diabetes mellitus Typ 1. 138
Diabetes mellitus Typ 2. 138
Diameter biparietalis 221
Diameter bitemporalis 221
Diameter fronto-occipitalis 220
Diameter mento-occipitalis 220
Diameter suboccipito-bregmaticus 220
Diaphragma pelvis 228
Diaphragma urogenitale 228
Diazepam
– Hypothermiegefahr 662
DIC
– vorzeitigen Plazentalösung 575
-Differenz
– fetomaternale 9
Dihydralazin 127
Diplegie 672
Distantia cristarum 43
– allgemein verengtes Becken 447
Distantia externa
– allgemein verengtes Becken 447
Distantia spinarum 43
– allgemein verengtes Becken 447
Distantia trochanterica 43
– allgemein verengtes Becken 447
Distraktion 232
Dizephalus 408
Dolantin 60
Dolichozephalus 704
Dottersack 16, 543
Down-Syndrom
– Klinik 707
– Prognose 707
Drehpunkt
– GL 341
– HiHHL 325
– Stirnlage 340
– VoHL 333
Dreimännerhandgriff 396–397

Drillinge
- abdominale Schnittentbindung 416
- Entbindung 416
- Geburtsmodus 416
- Häufigkeit 406
Drogenabhängigkeit
- Neugeborene 696
Drogenentzug
- Neugeborene 696
Ductus arteriosus 661
- offener 661
- persistierender 661, 680
Dudenhausen_0525_GC 270
Duncan-Modus 301
Duodenalatresie 701
Duodenalstenose
- Trisomie 21 707
Durchmesser
- schräger 224
Durchtrittsebene
- GL 341
- HiHHL 325
- Stirnlage 340
- VoHL 333
Durchtrittsmechanismus 242-243
Durstfieber 656
Dysmorphien
- Trisomie 21 707
Dyspareunie 477
Dysplasie 150
- bronchopulmonale 680

Ebenensystem
- klassisches 225
E-E-Zeit 511
Eihaut 606
Eihäute
- Inspektion 310
- unvollständige 310
Einstellung 39-40
Einstellungsanomalie
- Querstand 316
Eintrittseffekt 256
Eintrittsmechanismus 241-242
Eipollösung 176
Eisen 105
Eisensupplemente 105
Eizelle 1
Eklampsie 118

Ektoderm 16
ELISA-Test 203
Embolisation
- interventionelle 596
- intravasale 594
Embryogenese 16, 697
Embryonalmole 537
Embryopathie 189
Emmet-Riss 596
Endoderm 16
Endometriose 556
Endosalpingitis 625
Endotoxine 153
Enfluran 282
Entbeugung 245
Entspannungsbad 276
Entspannungsübung 278
Enzephalopathie
- hypoxisch-ischämische 671
- Schweregrade 671
Episiotomie 295
- Indikation 477
- laterale 477-478
- mediane 477-479
- mediolaterale 477-479
- Wundnaht 478
Episiotomienaht 481
Erb-Lähmung 674-675
Erbrechen 657
Ernährung
- künstliche 655
- Risikofaktoren 103
Ernährungsindikator
- indirekter 103
Ernährungsstörungen 656
Ernährungsumstellung 659
Eröffnungsperiode
- Leitung 272
Eröffnungswehen 231
Erstgebärenden 272
Ersttrimesterscreening 125
Erstuntersuchung 27, 648
Erstversorgung 647
Erythem 200
Erythropoese 684
Esmarch-Handgriff 667
Ethambutol 134
EU 555, 559
- Ätiologie 555

– Differenzialdiagnose 562
– Häufigkeit 555
– Methotrexattherapie 562
– pathologische Anatomie 556
– Salpingektomie 562
– Salpingotomie 562
Exanthem 201
Exsikkose 656
extended legs 350
Extraktion
– manuelle 383, 385
Extrauteringravidität 559

Faktor-VIII-Erhöhung 144
Faktor-V-Leiden-Mutation 144
– Abortursachen 544
Faltenasymmetrie 649
Familienplanung 617
Fascia diaphragmatis urogenitalis superior et
    inferior 228
Fazialislähmung 672
Fazialisparese 673
FBA 266
– Fehler 269
– Indikation 270
– Risiken 269
– Sauerstoffmangel 432
– Wiederholung 270
Fehlbildung
– angeborene 697
– vulnerable Phase 698
Fersenzeichen 354
Fetalblutentnahme 268
fetale/perinatale Programmierung 172
Fetales Inflammatory Syndrom (FIRS) 170
Fetogenese 16
Fetopathia diabetica 687
Fetopathia toxoplasmotica 206
Fetopathien 189
Fetozid
– selektiver 412
FFTS 412
Fibrinogenkonzentrat 578
Fibrinogenmangelblutungen 576
Fibrinolyse 576
Fibronektin (fFN) 156
Fingernagellänge 678
Fisch
– roher 104

Fleischmole 537
Fliegen 110
Flimmern vor den Augen, 122
Flow-Spektrum
– A. cerebri media 93
– A. umbilicalis 92–93
– A. uterina 90–91
Fluktuation 58
Fluktuationsbeurteilung 59
Flüssigkeitslunge 690
Fluss-Spektren 89
Folsäure 105
Folsäuresupplementation 106
Fontanelle 219, 221
– große 221–222
– Größe 649–650
– kleine 221–222
Fototherapie 692, 694
Fruchtblase 166
Fruchtblaseneröffnung 427
Fruchtblasensprung 273
– Nabelschnurvorfall 433
Fruchthöhlendurchmesser 68
Fruchtwasser
– erbsbreiförmiges 256
– grünliches 256
Fruchtwasserembolie 470
Fruchtwasserfarbe 256
Fruchtwassermenge 14
Fruchtwasserpunktion 96
Fruchtwasserspiegelung 63
Frühabnabelung 298
Frühabort 539
Frühblutung 597
Frühform
– Sepsis 709
Frühgeborenenreanimation
– Ausrüstung 666
– Medikamente 667
Frühgeborenes 535, 646
– Adaptationsstörungen 678
– Anämie 684
– Apnoe-Anfälle 682
– Atemstörungen 683
– Beurteilung 663
– Definition 677
– Erstversorgung 678
– Häufigkeit 677
– Krankheiten 679

– Links-Rechts-Shunt 661
– Unreife 678
Frühmobilisation 616
Frühschwangerschaft 25
Früh-Tief 57
Fundussenkung 34
Fundusstand 36
– irregulärer 35
Fünflinge
– Häufigkeit 406
Fuß
– Kennzeichen 354
Fußlage 351–352
– manuelle Extraktion 384
Fußsohlenfältelung 678

Galant-Reflex 649
Gallenblase
– Sludge-Phänomen 147
Gallensäuren 117
Gametogenese 15
Gastroenteritis 657
Gastroschisis
– Dünndarmschlingen 84
– Klinik 700
– Therapie 700
GBS-Status 55
Gebärende
– Vorbereitung 234, 236
Gebärhaltung 275
Gebärhocker 275
Gebärstuhl 275
Geburt
– Beginn 234
– gewaltfreie 280
– langdauernde 313
– normale 219
– überstürzte 313
– Vorboten 234
Geburtenanamnese 28
Geburtsanzeichen 235
Geburtsasphyxie 666
Geburtsbeginn 235
– hormonale Faktoren 233
– mechanisch-nervöse Faktoren 234
Geburtsdauer
– Erstgebärende 312
– lange 453
– Mehrgebärende 312

– Missverhältnis 453
Geburtseinleitung 173, 425
Geburtsfaktoren 219
Geburtsfortschritt 312
Geburtsgeschwulst 290–291, 293
– GL 342
Geburtsgewicht
– Perzentilkurven 685
Geburtshaltung
– regelwidrige 330
Geburtskanal 222
– Knie 226, 245
Geburtskräfte 229
Geburtsleitung 272
– Missverhältnis 455
– Zustand nach abdominaler
    Schnittentbindung 469
Geburtsposition 285
Geburtsreifebeurteilung 46
Geburtsreifepunkte 47
Geburtsschmerz 277
Geburtsstillstand 423
– BB 423
– BE 423
– BM 423
Geburtsterminbestimmung 29
Geburtsverlauf 233
Geburtsverletzungen 672
Geburtsvorboten 234
Geburtsweg 222, 228
– Revision 307
Geburtszange 486
Geburtszeit 298
Gedeihstörung 656
Gelbkörper 1
Gentamycin 205
Genussmittel 107
Geradstand
– hoher 320–321
– vorderer hoher 320
Gerinnungsstörung 596, 628
– behandeln 578
Gerinnungssystem
– erworbener Defekt 144
Gesamtöstrogenausscheidung 13
Geschlechtsverkehr
– Schwangerschaft 111
Geschwulst
– Leitstelle 254

Gesichtslage 340
Gestationsalter 646, 677
Gestationshypertonie 117
Gestationsproteinurie 117
Gewicht
– Geburtsreife 299
– postpartales 105
– prägravides 104
Gewichtszunahme 104
– wünschenswerte 104
GL 332, 340–341
– Behandlung 343
– Lagerung 345
– mentoanteriore 341, 343
– mentoposteriore 344
– Zange 345
Glabella
– Stirnlage 340
Glykolyse
– anaerobe 430
– Azidose 270
Gonokokken 212
Gravidarium 31
Grenzwerte sind 92/180/152 mg/dl 142

Halteseil 275
Haltung 39–40
Haltungsänderung 243
Haltungsanomalie 330, 332
Hämatom
– peritubares 560
– retroplazentares 300
– subperitoneales 466
Hämatosalpinx 558, 560
Hamilton-Handgriff 591–592
Hämostaseparameter 144
Hand
– Kennzeichen 354
Harninkontinenz 477
Harnsediment 49
Harnstau 135
Harnstoff 15
Harnweginfektion 49, 135
Haut
– Geburtsreife 299
HbA1c 137, 139
HCG
– Blasenmole 551

– EU 558
– Trophoblastneubildung 552
HELLP-Syndrom 118
HELLP-Syndrom, 158
Heparin 544, 642
Hepatitis B
– FBA 270
– Kind 711
Hepatitis C
– FBA 270
Hernien 147
Herpes genitalis
– Kind 711
Herpes-simplex-Virus 538
Herzfehler
– angeborener 702
– Trisomie 21 707
Herzfehlerscreening 652
Herzfrequenzmuster
– kurzfristige 58
– langfristige 58
– mittelfristige 58
Herzfrequenzregulation
– Pathophysiologie 57
Herzinsuffizienz 642
Herzmassage
– extrathorakale 669
Herzminutenvolumen 22
Herzrhythmusstörung 130
Herztöne 41
Herztönerohr 42
HF-Muster
– kurzfristige 58
– langfristige 58
– mittelfristige 58
HiHHL 324
– Behandlung 327
– Vakuumextraktion 327
Hinterdammgriff 296
Hinterhauptlage
– hintere 323
– regelrechte 248
– vordere 248
Hinterscheitelbeineinstellung
    449, 451
– gebärunfähige Lage 451
Hirnblutung 683
– Frühgeborene 678

Hirnschaden
– perinataler 429
Hirnschädigung
– hypoxisch-ischämische 673
Hirschsprung-Erkrankung
– Trisomie 21 707
HIV
– FBA 270
– Kind 711
HIV-Screening 203
HIV-Serologie 203
HLA-System 538
Höchstdauer 312
Hofmeier-Impression 439
Höhenänderung 243
Höhendiagnose 248, 252
– Ultraschalldiagnostik 254
Höhenstand
– Leopold-Handgriff 38
Holzuterus 574
HSV 196
HT
– schlechte 256
Hüftbeuge
– vordere 393
Hüftbreite 222
Hüftdysplasie
– angeborene 704
Hüfte
– Ultraschallklassifikation 705
Hüftumfang 222
Humanes Plazentares Laktogen (HPL 602
Humerusfraktur 675
Hydramnion 167
Hyperbilirubinämie 692
Hyperfibrinolyse 576
Hyperinsulinämie 687
Hyperinsulinismus 688
Hyperkapnie 430, 432
Hyperkoagulabilität 23
Hyperkoagulolabilität 144
Hyperprolaktinämie
– Abortursachen 544
Hyperreflexie 122
Hypertension
– pulmonale 661
Hyperthyreose 145, 643
– Abortursachen 544
Hypertransfusionssyndrom 692

Hyperventilation
– wehenschmerzbedingte 278
Hyperviskosität 690–691
Hypoglykämie 686–688
– Frühgeborene 678
– Hypothermiegefahr 662
Hypothermie
– Frühgeborene 678
Hypothyreose 145
– Abortursachen 544
Hypotonie
– arterielle 49
Hypoxämie 430, 432
– Neugeborene 664
Hypoxie 172, 428, 430
– Frühgeborene 678
– Hypothermiegefahr 662
– Neugeborene 664
Hypoxie-Bradykardie 259
Hysterektomie 584

Ikterus 692, 694
IL-6 153
Impfen
– Schwangere 110
Implantation 3
Infektion
– Labordiagnose 712
Infektionen
– Abortursachen 544
– vertikale 710
Infektionsdiagnostik
– Sepsis 710
Infektionsprophylaxe 476
Influenza 213
Insertio velamentosa 311
– Diagnostik 579
– Formen 578
– Häufigkeit 579
– Klinik 579
– Therapie 579
Insulinbedarf
– Zunahme 138
Interleukin-1 233
Interleukin-6 233
Interleukin-8 233
Interspinallinie 252
Intrakranielle Blutung 677
Intrauterine Wachstumsrestriktion 158

Intubation 669
In-Utero-Transfer 160
Inversio uteri 306
Involution 602
Ischämie 666
Ischiopagus 408
Isoniazid 134
ITU 254–255
– vakuumgerecht 255
IUFT 176

Jod 105
Jodmangel 105, 145
Jodmangelgebiet 105
Jodsalzzufuhr 145
Jogging 109
Juckreiz 116

Kanalbecken 460
Kardiomyopathien 131
Kardiotokographie 173
– Überwachungsdauer 258
– antepartale 59, 61–62
– elekronische 267
– Indikation 257
– intermittierende 258
– kontinuierliche 258
– mit Belastung 62
– ohne Belastung 60
– pathologische 62
– Sauerstoffmangel 432
– telemetrische 258
kardiotokographische Überwachung
– Indikationen 58
Katheter-PDA 282
Keimaszension 239
Kephalhämatom 292–293, 674, 676
Ketoazidose 139
Ketonurie 115
Kielland-Zange 486
Kind
– Gefahren 475
– reifes 219
Kindbettfieber 623
Kindsbewegung
– erste 31
– Geräusche 41
Kindstod
– plötzlicher 652

Kivi 503
Klavikulafraktur 673, 675
Klitorisriss 482, 485, 596
Klumpfuß 706
– Klinik 705
Klumpke-Lähmung 674
Knie-Ellenbogen-Lage 288
– vorgefallener Arm 440
Knielage 352
– Extraktion 388
Knochenkanal 222
Knopflochmechanismus 448, 450
Koagulopathie
– vorzeitigen Plazentalösung 575
Kolostrum 609
Kolporrhexis 463
Kolposkopie 25
Konditionierung
– positive 280
Kontraktionsring 232
Konzeptionstag 29–30
Kopf 254
– äußere Drehung 245
– Austritt aus dem Geburtskanal 244
– Beugung 243
– Drehung 243
– Durchtritt 241
– Eintritt in den BE 241
– Höhenstand 248
– Tiefertreten 243
Kopfblutgeschwulst 292–293
Kopfdurchmesser 219
Kopfentwicklung
– BEL 369
– Bracht 370
– schwierige 395
Kopfgeschwulst
– Größe 292
Kopfhaardifferenzierung 678
Kopfhaare
– Geburtsreife 299
Kopfhaltung 245
Kopfhöhenstand 252
Kopfknickerhämatom 676
Kopflage 41
– regelwidrige 316
Kopflagen
– Armvorfall 439
Kopfnähte 219

Kopfschmerzen
- postspinale 284
Kopfschwartenelektrode 259
Kopfstand
- regelwidriger 316
Kotyledonen 5
Krampfanfälle 672
Krämpfe 429
Kranioklast 527
Kraniopagus 408
Kraniosynostose
- prämature 704
Kraniotraxie 524, 528
- Ausführung 526
- Tempi 527
- Vorbedingungen 525
Krankheiten
- präexistente 32
Kranznaht 219
Kreislaufadaptation 660
Kreislaufumstellung 659
Kreißsaalreanimation 668
Kreuzbein
- Vorderwand 48
Kristeller-Handgriff 296
Kryptorchismus
- Trisomie 21 707
Küstner-Zeichen 304

L/S-Quotient 680
Labetalol 127
Labienrisse 482, 485
Labyrinthstellreflex 650
Lachgas 282
Lackmustest 236
Lage 39
- dorsoposteriore 332
Lagerung
- Gebärende 277
- HiHHL 327
- nach Fritsch 307
- tiefer Querstand 318
- VoHL 336
Lagerungsregel 277
Lagewechsel
- Mutter 261
Laktat-Gehalt 270
Laktation 602
Laktationsamenorrhoe 611

Laktobazillen 154
Lamaze 280
Lambdanaht 219
Länge
- Geburtsreife 299
Längslagen 40
Lanugohärchen
- Geburtsreife 299
Laparoskopie
- EU 558
Laparotomie
- notfallchirurgische Maßnahmen 148
Laryngoskop 668
Laufe-Divergenzzange 486
LB 457
Lebendgeborenes 646
Lebensführung
- Schwangerschaft 108
Lebergericht 104, 107
Leboyer 280
Leibesumfang 35
Leitstelle 47
- GL 341
- HiHHL 325
- Höhenstand 251
- Stirnlage 340
- VoHL 333
Leitungsanästhesie 282
Leopold-Handgriff 36–37, 249
Leukomalazie
- periventrikuläre 672
Leukopenie 628, 710
Leukosen
- Trisomie 21 707
Leukozytose 710
Levatorentrichter 228
Levatorspalt 228
Levatortor 228
Lezithin 680
Liepmann-Kegelkugelhandgriff 322
Lig. transversum perinei 228
Linea fusca 25
Linksseitenlage
- Gebärende 277
Lippenkiefergaumenspalte 703
Listeria monocytogenes, 204
Listeriose
- Kind 711
Lochialstau 612

Lochien 607
Löffel
– Wandern 499
– Wandernlassen 501
Lösung
– ganze Hand 394
– manuelle 589
Lösungsblutung 582
– physiologische 300
– verstärkte 300, 582, 587
Lösungszeichen
– Plazenta 303
Lövset-Handgriff 371
Lues 208
– Kind 711
Lues connata 209
Lungenembolie 639
Lungenreifeinduktion 680
Lungentuberkulose 134

M. bulbocavernosus 228
M. coccygeus 228
M. ischiocavernosus 228
M. levator ani 228
M. sphincter ani 228
M. sphincter urethrae 228
M. transversus perinei profundus 228
M. transversus perinei superficialis 228
Magensondierung 648
Magnesium 160
Makrosomie 173, 687
Mammaabszess 637
Manualhilfe
– BEL 369
manuelle Lösung 590
Marfan-Syndrom 131
MAS 670
Maskenbeatmung 667
Massenscreening 651
Mastdarmnaht 484
Maximalgeschwindigkeit 89
maximum velocity 89
Mazeration 177
MBU 266
McRoberts-Manöver 442
Mehrgebärende 272
Mehrlinge 406
– Entbindung 416
– Frühgeburtenrate 410

– Frühgeburtenrisiko 414
– Frühschwangerschaft 406
– Geburtskomplikation 415
– Geburtsmodus 416
– höhergradige 407–408
– Hospitalisierung 410
– intrauterine Mangelentwicklung 415
– Nachgeburtsperiode 419
– Schwangerenbetreuung 410
– Schwangerschaftsbeendigung 415
– Ultraschalldiagnostik 410
Mehrlingsschwangerschaft
– Hauptkomplikation 412
Mekoniumabgang 256
– Neugeborenes 658
Mekoniumaspirationssyndrom 174
– Klinik 671
– Pathogenese 671
– Therapie 671
Meldepflicht 534
Meningoenzephalitis 193
Meningomyelozele 106
Mesoderm 18
Methotrexat 553
Methoxyfluran 282
Metronidazol 155
Michaelis-Raute 32–33
– allgemein verengtes Becken 447
Mikronährstoffe 104
Mikrophthalamie 191
Milchfluss 609
Milchmenge
– tägliche 655
Milchproduktion 618
Milchstau/Mastitis 613
Mineralien 105
Misgav-Ladach 516
Misoprostol 175, 540–542, 545, 591
Missed abortion 545
Missverhältnis
– Conjugata vera 454
– Geburtsleitung 455
Mitpressen 285
– Bedingungen 286
– frühes 286
Mitteldruck
– arterieller 22
Mittelstrahlurin 49
MODY 137

Mola hydatiformis 549
Molen 537
Morbus Crohn 147
Morbus haemolyticus 695
Moro-Reflex 649–650
Morula 1
Mottenfraßlakunen 584
Müller-Handgriff 371
Multigravida 28
Multiorganschäden 429
Multipara 28
Multivitaminsupplemente 107
Musculus-sternocleidomastoideus-Hämatom 676
Muskelhypotonie
– Trisomie 21 707
Mutter
– Gefahren 475
Muttermilch
– Infektionsschutz 653
– Medikamente 655
– Verdaulichkeit 653
Muttermund 47
– Öffnung äußerer 46
Muttermundlippe
– Ödem 453
– Missverhältnis 454
Mutterschaftsrichtlinien 27
Mutterschutzgesetz 108
MVmax 89
MVmin 89
Mycoplasma hominis 170
Myome
– Abortursachen 544
Myometritis 612

Nabelschnur
– falscher Knoten 312
– Inspektion 311
– Knotenbildung 312
– Länge 312
– lateraler Ansatz 311
– marginaler Ansatz 311
– Vorfall 434
– Vorliegen 434
– wahrer Knoten 312
– zentraler Ansatz 311
– Zug 302
Nabelschnurarterienblut 299
Nabelschnurbruch 699

Nabelschnurgefäße 312
Nabelschnurgeräusch 41
Nabelschnurkomplikation 433
Nabelschnurriss 305
Nabelschnurvenenblut 299
Nabelschnurvorfall 176, 435
– BEL 365
– Missverhältnis 452
– Prophylaxe 437
Nabelschnurvorliegen 433
Nabelschnurzeichen 304
Nabelvenenkatheter 669–670
Nachblutung
– atonische 582
Nachgeburtsperiode
– Blutungen 581
– Leitung 300
Nachgeburtswehen 231, 302
Nachtastung 590
Nachwehen 231, 603
Nackentransparenz 72
Naegele-Obliquität 241, 243, 449
Naegele-Regel 29
Naegele-Zange 486–487
Nägel
– Geburtsreife 299
Nahrungsaufbau 655–656
Nahtsynostose
– prämature 704
Nahtsynostosen 704
Narbenruptur 463–464
– inkomplette 466
– komplette 467
Nasenflügelatmung 690
Nebenplazenta 310
NEC 683
Nekrotisierende Enterokolitis 683
Neonatalperiode 646
Neonatologe 646
Neugeborenen-Erythroblastose 695
Neugeborenenhepatitis 200
Neugeborenenkrämpfe 697
– Ursachen 697
Neugeborenenreanimation
– Ausrüstung 666
– Medikamente 667
Neugeborenen-Reflexe 649
Neugeborenen-Untersuchung 617
Neugeborenes

- Ernährung 653
- gesundes 646
- Hypoglykämie 687
- hypotrophes 684–685
- Immunstatus 709
- mütterliche Pharmaka 686
- Pflege 653
- reifes 646
- Sepsis 708
Neuralrohrdefekt 106
Neuroprotektion 162
Nichtopioidanalgetika 281
Nidation 3
Nierenversagen
- akutes 576
Nifedipin 127
Nikotin 107
No-Donatoren 160
Normokardie 58
Notfalleingriffe 511
Notfallkonserve 669
NovoSeven 578
NYHA Klassen 132

O₂-Sättigung 8
Oberbauch
- Transversalschnitt 84
Ödem
- supraperiostales 290
Ohrmuschelknorpel 678
Oligohydramnie 173
Oligohydramnion 15
Omega-3.Fettsäuren 106
Omphalozele
- Zusatzfehlbildungen 699
Operationen 524
- Indikation 474
- Vorbedingung 474
Operationsvorbereitung 476
Opiate
- Hypothermiegefahr 662
Opiatexposition 696
Opioidanalgetika 281
Opioidanalgetikum 281
Organismus
- mütterlicher 21
Organogenese 16
Orificium internum canalis isthmi 238
Ösophagotrachealfistel 702

Ösophagusatresie
- Diagnostik 701
- Einteilung 701–702
- Häufigkeit 701
- Klinik 701
- Therapie 701
Ostium uteri 238
Östriol
- unkonjugiertes 13
Oszillation 58
Oszillationsamplitude 58, 60, 266
- silente 62–63
Oszillationsfrequenz 58, 266
Oszillationsverlust 264
Ovarialabszess 626
Ovarialgravidität 555
Ovulation 1
Oxytocin-Dauertropfinfusion
- intravenöse 426
Oxytocinrezeptorantagonisten 160

Pachyzephalus 704
Pagusbildung 408
Palpation 229
Para 28
Paralytischer Ileus 630
Parenchymblutung 677
Partogramm 313
PCEA 284
PDA 661, 680
- Indikation 282
- Kontraindikation 282
Peak-Geschwindigkeit 89
Pelveoperitonitis 545, 626
Pemphigoid gestationis 130
Perforation
- Ausführung 524
- Indikation 524
- Vorbedingung 524
Perforatorium 217, 524
Periduralanästhesie 282–283
Periodenblutung
- Ausbleiben 28
Periodische Atmung 682
Peritonealgravidität 555
Perzentilen 684
Pes equinovarus 705
Pethidin 281
Pezziball 275–276

Pfannendachwinkel 705
Pfeilnaht 219
– Drehung 245
Pflegende
– Hauptaufgaben 658
pH-Abfall
– Therapie 271
– Ursachen 270
pH-Tief
– postnatales 430
Pinard-Handgriff 390
Placenta accreta 569, 583, 590
– Antepartale Diagnostik 583
– Therapie 583
Placenta anularis 308
Placenta bipartita 579
Placenta bipartita oder bilobata 308
Placenta circumvallata 308
Placenta extrachorialis 308
Placenta incarcerata 590
Placenta increta 583, 590
– Antepartale Diagnostik 583
– Therapie 583
Placenta marginata 308
Placenta marginata et circumvallata 308
Placenta membranacea 308
Placenta percreta 584, 590
– antepartale Diagnostik 583
– Therapie 583
Placenta praevia 564
– Ätiologie 564
– Definition 563
– Formen 563
– Häufigkeit 564
– Komplikationen 569
– Nachgeburtsperiode 571
– Pathogenese 564
– schwache Blutung 569
– Schwangerenberatung 566
– starke Blutung 570
– Therapie 569
– transvaginalen Ultraschalluntersuchung 566
– Vaginale Entbindung 570
– Vorkommen 564
– Wendung 366
Placenta praevia marginalis 563–564
Placenta praevia partialis 563–564
Placenta praevia totalis 563
– ultrasonographischer Befund 568

Plazenta
– Austauschorgan 7
– endokrines Organ 9
– Inspektion 308
– Lösungsmechanismus 300
– manuelle Lösung 589
– pathologische 308
– tiefer Sitz 563, 565
– übergewichtige 308
– Vollständigkeit 309
Plazentaausstoß
– Blutstillung 302
Plazentahaftstelle 606
– Gerinnungsthromben 302
Plazentahormone 9
Plazentainfarkt 310
Plazentalösung 300, 573
– Ätiologie 571
– Definition 571
– Diagnostik 574
– Häufigkeit 571
– laterale 301
– manuelle 589
– Pathogenese 572
– verzögerte 305
– vorzeitige 259, 571–572
– zentrale 301
Plazentareste 630
Plazentarperiode 300
Plazentese 96
Plethora 692
Plexus-brachialis-Lähmung 674
Plexuslähmung 674
Plurigravida 28
Pluripara 28
Pneumothorax 671
Pneumozyten Typ II 19
Poliomyelitis 213
Polyhydramnion 15, 74
Polyzythämie 690–691
– sekundäre 692
Portio
– Konsistenz 46–47
– Länge 47
– Stellung 47
Portio uteri 150
Postpartale Psychose 643
Postplazentarperiode 306
Postthrombotisches Syndrom 640

Posttraumatische Belastungsstörung 644
PPHN 661
Präazidose 270
Präeklampsie 117
Praeviablutung 566
Präkanzerose
– zervikale 150
Pregnandiol 12
– Urin 11
Pressperiode 285
Presswehen 231, 285
– Ansetzen 289
– Gebärposition 287
Primigravida 28
Priming 425
Primipara 28
Profil
– fetales 80
Progesteron 162, 538
Prolaktin 609
Promontorium 222
Prophylaxe
– gezielte 586
– medikamentöse 586
– subpartale 54
Prostaglandin 175
Prostaglandine 591
Prostaglandin-Gel
– intravaginal 427
– intrazervikal 426
Prostaglandinsynthesehemmer 160
Prostaglandin-Tablette
– intravaginal 427
– oral 427
Protein C 144
Protein S 144
Protein-C-Mangel 144
Protein-S-Mangel 144
Proteinurie 49
Prothrobin-Polymorphismus
– Abortursachen 544
Prothrombin-Polymorphismen 144
Protrahierter Geburtsverlauf 166
Pruritus gravidarum 129
Psychoprophylaxe 278
Pudendusanästhesie 282, 284–285
Puerperalfieber 622
Puerperium 602
Pulmonalarterielle Hypertension 131

Pulsoxymetrie
– fetale 272
PUPPP 129
Pyelonephritiden 135
Pyelonephritis 613
– Klinik 135
– Komplikationen 135
– Therapie 135
Pyelonephritis gravidarum 135
Pyosalpinx puerperalis 625

QL 41, 398, 401
– Armvorfall 402
– Behandlung 404
– dorsoanteriore 398
– dorsoinferiore 398
– dorsoposteriore 398
– dorsosuperiore 398
– Nabelschnurvorfall 403
– Phasen 400
– verschleppte 403–404
– Wendung 403
QT-Syndrom
– langes 652
Querlage 398
Querstand
– linker tiefer 316
– rechter tiefer 316
– tiefer 316–317

Rachitisprophylaxe 652
Randsinusblutung 569
Read 278
Reanimation 666
– Hypothermiegefahr 662
Reanimationstisch 678
Rechts-Links-Shunt
– Frühgeborene 678
Regionalisierung 712
Reifezeichen 299, 677
Reinigen
– Neugeborenes 658
Reisen 110
rekombinantem Faktor VII 587
Renin-Angiotensin-Aldosteron-System). 121
Reposition
– vorgefallener Arm 440
Re-Sektio
– primäre 469

Restharn 615
Retinopathia praematurorum 682
Retraktion 232
Retraktionsring 467
Retroplazentares Hämatom 574
Rezipient
– Donator 412
Rhesus-Inkompatibilität 695
– Diagnostik 695
– Prophylaxe 695
– Therapie 695
Richtungsbezeichnungen
– geburtshilfliche 224
Rifampicin 134
Risikoschwangerschaft 55
Rissblutung 596
Ritgen-Handgriff 296
Roederer-Kopfeinstellung 448
Rohr
– äußeres 227
– inneres 227
Röteln
– Kind 710
Rückdrehung 245
Rückenlage 286
Ruhefrequenz 58
Rumpf
– Entwicklung 297
Rumpfmaße 222
Ruptur
– asymptomatische 466
– drohender 468
– stille 466
– symptomatische 467
– violente 463
– Vorgehen 469

Salpingitis 555
Sarnat-Schema 671
Sauerstoffbeatmung 670
Sauerstoffbindungsvermögen
– fetalen Blutes 8
Sauerstoffkapazität
– fetalen Blutes 8
Sauerstoffmangel
– intrauteriner 428–429
– subpartaler 255
– Ursachen 428
Sauerstoffsparschaltung 431

Saugakt 654
Säuglingsernährung
– künstliche 655
Säuglingsnahrungen 656
Saugpolster 654
Schädelasymmetrien 704
Schädelfraktur 673
Schädelnähte 221
Schaukellagerung 322
Scheidendammnaht 483
Scheidendammriss 482
Scheidendammschnitt
– Indikation 477
Scheidennaht 480
Scheiden-pH 154
Scheidenriss 596
Scheitelbeine
– Übereinanderschieben 451
Scheitel-Steiß-Länge 172
– Normbereichskurve 69
Scheitel-Steißlänge 543
Schilddrüsenkrankheiten 144
Schlüsselbeinbruch 675
Schmerzleitung 279
Schmerzlinderung 277
– medikamentöse 280
Schmerzmittel 281
Schnittentbindung
– abdominale 510
– Beckenendlage 514
– Geburtsstillstand 514
– Indikation 510–511
– Intraoperative Komplikation 518
– Mütterliche Morbidität 518
– Mütterliche Mortalität 518
– Operationstechnik 516
– primäre 511
– sanfte 516
– Sauerstoffmangel 515
– sekundäre 511
– Wunsch 513
Schnittentbindungsrate 511
Schock
– septisch-toxischer 546
Schockbehandlung 577
Schockprophylaxe 547
Schocktherapie 548
Schulterbreite 222, 245
Schulterdystokie 441–442

Schulterentwicklung 297
– BEL 369
Schultergeradstand
– hoher 441
Schultern
– Entwicklung 296
Schulterquerstand
– tiefer 441
Schulterumfang 222
Schultze-Modus 301
Schwangerenberatung
– BEL 365
Schwangerenbetreuung 27
Schwangerengymnastik 278
Schwangerenvorsorge 27
Schwangerschaft
– Diagnose 25
– Hauptblutungsquellen 570
Schwangerschaftsabbruch 535
Schwangerschaftsanamnese 28
Schwangerschaftsdatenscheibe 31
Schwangerschaftsdauer 29
Schwangerschaftsdiabetes 688
Schwangerschaftserbrechen 115
Schwangerschaftstest
– positiver 31
Schwangerschaftswehen 230
Schwangerschaftszeichen
– sichere 25
– wahrscheinliche 25
Schwarzenbach-Handgriff 250–251
Schwermetalle
– Abortursachen 544
Screening-Programm 649
Segmentresektion 584
Seitenlage 287
Sekundärheilung 624
Selbstentwicklung 400
Sellheim
– Armlösung 394
Senkungsbeschwerden 616
Senkwehen 230
Sepsis 627
Serumbilirubinwerte
– kritische 694
Serum-HCG-Werte 10
Serumprogesteron 11
sFlt-1/PlGF-Quotient 119
Shute-Parallelzange 486

SIH 158
– Blutdruckmesung 49
Skelettfehlbildungen 703
Skelettmodus 86
SL 339
Smellie 524
Sofortabnabelung 298
soft cups 504
Sonographie
– Plazentasitz 568
Spaltbildungsprophylaxe 106
Spasmolytika 422
Spätabnabeln 298
– Anämie 684
Spätblutung 597
Spätform
– Sepsis 709
Spät-Tief 57
Spekulumuntersuchung 25
sphincter ani externus 483
Sphingomyelin 680
Spina bifida 106
– Magnetresonanztomographie 85
Spina bifida aperta
– lumbosakrale 85
Spiralarterienerweiterung 92
Spontanabort 536
Sport
– Schwangerschaft 109
Sprossenwand 275
Spurenelemente 105
Stadium decrementi 229
Stadium incrementi 229
STAN 272
Stauungshämatome 676
Steißbein 48
Steißfußlage 351–352
– Extraktion 388
Steißlage 349–350
– Geburtsmechanismus 354
– reine 352
Stellung 39
Stellungsänderung 243
Stellungsanomalie 330, 332
– HiHHL 323
Stellungskorrektur
– manuelle 322
Stellwehen 230
sternale Einziehungen 689

Steroidhormone 9
Stillberatung 653
Stillen 618
Stillmenge 653
Stilltechnik 653
Stirnlage 332, 339
Stirnnaht 219
Stoffaustausch
– plazentarer 7
Stoffwechselumstellung 659
Strecklage 330
Streptokokken 54, 622
– Frühform 54
Streptokokken der Gruppe B (GBS 170
Streptomycin 134
Striae gravidarum 25
Stromprinzip
– multivillöses 8
Strömungsprofil 88
Struma
– euthyreote 145
Struma-Prophylaxe 145
Stuhl
– normaler 657
Sturzgeburt 314
Subinvolutio uteri 624
Sulproston 591
Surfactant 19
Surfactantmangel 679
– Frühgeborene 678
Symphysen-Fundus-Abstand 35
Symphysenknorpel 632
Symphysenruptur 633
Synechien
– Abortursachen 544
Synklitismus 241
System
– feto-materno-plazentares 9

Tachykardie 58, 60–61, 261
Tachypnoe 689–690
Tamponade-Ballon 593
Tastbefunde 240
Tbc 134
– geschlossene 134
– offene 134
Team
– geburtshilfliches 274

Temperaturabfall
– postnataler 662
Temperaturadaptation 663
Temperaturumstellung 659
TENS 280
Teratogenese 15
Terminkorrektur 173
Teststreifen 49
Tetanus 213
Tetraplegie 672
Thorakopagus 408
Thorax
– Transversalschnitt 81
Thoraxdurchmesser
– Mittelwert 69
Thrombin 581
Thrombophilie 144
Thrombophilien 642
Thrombozyten 144
Thrombozytenaggregation 121
Tiefs
– variable 57
Tissue 581
Tod
– intrauteriner 414
Tokogramm
– externes 230
Tokographie 57
– externe 230
Tokometrie 155
– interne 231
Tonus 581
totaler Muttermundsverschluss 162
Totgeborenes 646
Totgeburt 534
Toxic Shock Syndrome 627
Toxoplasma gondii 205
Toxoplasmose
– Kind 711
Toxoplasmosetest 206
Toxoplasmoseteste 206
TPHA-Screening-Test 210
Transaminasen 117
Transfusion
– fetomaternale 691
Transfusionssyndrom
– fetofetales 412–413
Transvaginalsonographie (TVS) 156

Trauma 581
– VL 572
Trichterbecken 456
Trigonozephalus 704
Triple I 169
Triploidie 548
Trisomie 21 706
Trisomien 537
Trockenlegen
– Neugeborenes 658
Trophoblast 2
Trophoblastinvasion 4, 92
Trophoblastkrankheit
– gestationsbedingte 548
Trophoblasttumor 548, 632
– metastasierender 552
– nicht metastasierender 552
Tubarabort 556–557, 562
– Leitsymptome 560
Tubargravidität 555, 559
Tubarruptur 556–557, 562
– Leitsymptome 561
Tubenperistaltik
– gestörte 556
Tuberkulintest 134
Tumornekrosefaktor 233
Turrizephalus 704
Turtle-Phänomen 441

U2 648
Überdehnungsruptur 463
Überfütterung 657
Übergangsbecken 457–458
Übergewicht 104
Überlappen der Plazenta 567
Übertragung 173
Ulkuskrankheit 145
Ulkusperforation 148
Ullrich-Turner-Syndrom 72
Ultraschalldiagnostik
– EU 558
– Geburtstermin 31
– intrapartale translabiale 254
– retroplazentares Hämatom 574
Ultraschalluntersuchung
– intrapartale translabiale 255
Untergewicht 104
Unterkühlung 663
Untersuchung

– äußere 237
– bimanuelle 26
– geburtshilfliche 32
– innere 237
– vaginale 25, 45, 239
Urapidil 127
Ureaplasma urealyticum 170
Uricult 50
Urinabgang
– Neugeborenes 658
Urin-HCG-Werte 10
Urinkultur 136
Urinuntersuchung 49
Uterinsegment
– unteres 231
Uterus
– halten 591
– Veränderungen 22
– Verankerungssystem 233
Uterus arcuatus
– Abortursachen 544
Uterus bicornis
– Abortursachen 544
Uterusfehlbildungen
– Abortursachen 544
Uterusfundusstand 34
Uterusfunktion
– Geburt 231
Uterusgefäße 91
Uterusgröße 26
Uterusmassage 588
Uterusmyom 424
Uterusruptur 464, 592
– inkomplette 463, 466
– komplette 463, 465–466
– Missverhältnis 453
– spontane 463
– Symptomatik 468
– violente 463

Vaginalflora 154
Vaginose 154
Vakuumextraktion 318, 506
– Indikation 504
– Instrumente 503
– tiefer Querstand 318
– VoHL 336
– Vorbedingung 504
Vakuumextraktionsglocken 504

Vanishing twin 408
Varikosis, 642
Vasa aberrantia 310
VEGF 119
Veit-Smellie-Handgriff 379, 381
– umgekehrter 395–396
Vena-cava-inferior-Syndrom 23, 277
Ventrikelerweiterung 214
Ventrikeltamponade 677
Verbrauchskoagulopathie 547
Verletzungen
– perinatale 673
Versorgungsstufen 712
Viefüßlerstand 288
Vierlinge
– Häufigkeit 406
Vitamin D 652
Vitamin-A-Hypovitaminose 107
Vitamine 105
Vitamin-K 652
Vitamin-K-Mangel-Prophylaxe 652
VL 571
– Gerinnungsstörung 575
– Morbidität 578
– Prognose 578
– Sauerstoffmangel 578
– Sterblichkeit 578
VoHL
– Zange 337
Vollnarkose
– Hypothermiegefahr 662
Volvulus 147
Vorderhauptlage 332, 334
Vorderscheitelbeineinstellung 449–451
Vorliegen der Nabelschnur 580
Vorsorgeuntersuchung 27, 648
Vorwehen 230

Wachstumskurve
– intrauterine 16
Wachstumsretardierung
– fetale 684
walking epidural 284
Wärmestrahler 663
Wärmeverlust 663
Warmhalten 648
Wassergeburt 276
Wasserlassen
– Missverhältnis 454

Wehen 229
– beeinflussbare Faktoren 238
– hypertone 421
– unkoordinierte 421
Wehenarten 230
Wehendauer 230
Wehendystokie 419
Wehenform
– hyperaktive 421
– hypoaktive 419
Wehenformen
– pathologische 419
Wehenfrequenz 230
Wehenhemmung 271
– intrapartal 271
Wehenmittel 587
– Indikation 422
– Kontraindikationen 422
Wehenpausen 230
Wehenschreibung 57
Wehenschwäche 419
– Missverhältnis 453
– primäre 420
– sekundäre 420
Wehenstärke 230
Wehensturm 467
Weichteilkanal 227
Weichteilrohr 227, 229
Wendung
– äußere 365
– Ausführung 519
– Indikation 519
– kombinierte 518
– Kontraindikationen 366
– QL 405
– Querlage 518
Wendungsphasen 520
Wiegand-Martin-Winckel-Handgriff 396–397
Windmole 537
Windpocken 194
Winter-Lösung 394
Wochenbettdepression 643
Woods-Manöver 442
Wunschsektio 511

Zange
– Anlegen 490
– Extraktion 494
– Fassen 496

– Gefahren 501
– Handwechsel 497
– Hauptbewegung 498
– Hinhalten 491–492
– Nachtastung 494
– Prognose 502
– Schließen 493, 495
– schrägstehender Kopf 499
– tiefer Querstand 318
– Verletzung der Mutter 503
– Verletzung des Kindes 503
– VoHL 336
– Zug 497
Zangemeister-Handgriff 39, 445
Zangenoperation 486
– Indikation 488
– Vorbedingung 488
Zehenlinie 354
Zehenzeichen 354
Zeichnen 234
Zerebralparese 672
Zervix-, Muttermundstatus 45
Zervixbefundung 46
Zervixinsuffizienz 156
Zervixlängenmessung 156
Zervix-Pessars 164
Zervixreifung 425

Zervixriss 596–597
Zwerchfelldefekt 698
Zwillinge
– dizygote 407
– Geburtsleitung 417
– Geburtsmodus 416
– Häufigkeit 406
– Monoamniotische 416
– monozygote 407
– Ultrasonographie 409
– vaginale Entbindung 416
– verbundene 408–409, 417
– VL 571
– Zeitintervall 418
Zyanotische Herzerkrankung 131
Zygote 1
Zygotie 407
Zygotiediagnostik
– postpartale 408
Zytologie 25, 150
Zytomegalie
– Kind 710
Zytomegalie-Virus 538
Zytotrophoblast/Syzytiotrophoblast: 3

§ 218 StGB 535

www.ingramcontent.com/pod-product-compliance
Lightning Source LLC
Chambersburg PA
CBHW081125240726
48654CB00003B/3